LIBRAIRIE DE J.-B. BAILLIÈRE,
LIBRAIRE DE L'ACADÉMIE IMPÉRIALE DE MÉDECINE,
RUE HAUTEFEUILLE, 19, A PARIS.

TRAITÉ
DE
PHYSIOLOGIE COMPARÉE
DES
ANIMAUX DOMESTIQUES

PAR
G. COLIN,
Chef du service d'anatomie et de physiologie à l'École impériale vétérinaire d'Alfort, etc.

PARIS, 1854-1856, 2 VOLUMES IN-8,
AVEC 114 FIGURES INTERCALÉES DANS LE TEXTE.
PRIX : 18 FRANCS.

Quoiqu'il y ait de grandes analogies entre les animaux supérieurs sous le rapport du mode dont les fonctions vitales s'exécutent ; quoique essentiellement même ces fonctions soient identiques, cependant les différences de dispositions organiques, d'instinct et de mœurs particulières à chaque espèce produisent entre elles, considérées individuellement, et entre elles et l'homme pris comme type, une assez grande diversité pour justifier un livre consacré exclusivement à l'histoire physiologique des animaux domestiques.

M. Colin a mis à profit les études, les recherches, les expériences, les observations faites à différentes époques sur des parties circonscrites de la physiologie. Son livre porte en outre le cachet d'une véritable originalité qu'il doit aux expériences nombreuses et diversifiées dont il est rempli ; expériences aussi ingénieusement conçues qu'habilement exécutées, et qui assignent à cet ouvrage une place distinguée parmi les travaux remarquables dont s'est enrichie de nos jours la physiologie expérimentale.

Le *Traité de physiologie comparée des animaux domestiques* commence par une introduction où se trouvent exposés avec clarté les connaissances générales, les principes et les règles d'après lesquelles on doit se guider pour procéder aux études physiologiques. Classant et étudiant les fonctions animales, M. Colin commence par l'INNERVATION qui domine et règle toutes les autres, qu'elle tient sous sa dépendance. Puis viennent les SENSATIONS au moyen desquelles l'animal est diversement impressionné par le monde extérieur. *Le livre troisième* est consacré *aux mouvements.* La LOCOMOTION complète les relations qui existent entre l'animal et le monde extérieur ; la DIGESTION, destinée à modifier les matériaux étrangers qui doivent reconstituer le sang, entretenir et accroître tous les organes, forme le *livre quatrième.* Puis viennent l'ABSORPTION, qui fait pénétrer dans certains canaux les matières qui peuvent servir au renouvellement du fluide nutritif, aux sécrétions et à la formation des tissus, et la RESPIRATION qui met l'air et le fluide nutritif en rapport l'un avec l'autre. La CIRCULATION, la NUTRITION, les SÉCRÉTIONS et la GÉNÉRATION forment les quatre derniers livres.

Tel est l'ordre suivi par M. Colin dans son *Traité de physiologie comparée.* On voit que par cette classification se trouvent distribués en trois groupes bien distincts les actes qui concourent aux trois résultats résumant toute la vie de l'animal : se mettre en rapport avec le monde extérieur, se nourrir et se reproduire.

Dans chaque livre, M. Colin rassemble, discute, et contrôle par les expériences nouvelles, tous les faits relatifs aux fonctions animales. C'est un résumé bien complet et très clair de tout ce qui est acquis à la science physiologique. Les praticiens comme les élèves ne peuvent que profiter à sa lecture, qui servira à éclairer, dans leur esprit, beaucoup de questions de l'ordre des choses de la pathologie.

Signalons en passant une analyse extrêmement minutieuse des actes de la locomotion. Pour mieux les faire comprendre, M. Colin essaie de représenter par des planches ingénieusement conçues les mouvements des membres du cheval immobilisés, à chacun de leurs temps, dans les différentes allures.

L'insalivation, la rumination, le vomissement, la digestion gastrique et intestinale ont été, par suite des expériences propres à l'auteur, traités d'une manière toute nouvelle ; ce sont autant de monographies complètes sur ces fonctions remarquables.

Dans le livre *cinquième* consacré à l'ABSORPTION, M. Colin fait connaître des résultats très intéressants obtenus par l'expérimentation. La faculté absorbante des différentes membranes et des tissus est démontrée et mesurée, pour ainsi dire, par une série d'expériences ingénieuses, qu'il est impossible d'énumérer ici, tant elles sont multipliées. De même, dans le *livre septième* où il étudie la CIRCULATION, M. Colin ne se contente pas de s'inspirer des travaux déjà faits sur ce point de physiologie, il s'éclaire à chaque instant par des expériences qui lui sont propres et ne formule son opinion sur les différentes questions que soulève ce sujet complexe qu'avec une connaissance parfaite de cause. Signalons dans le *livre neu-*

TRAITÉ

D'ANATOMIE COMPARÉE

DES

ANIMAUX DOMESTIQUES.

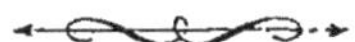

Paris. — Imprimerie de L. MARTINET, rue Mignon, 2.

TRAITÉ

D'ANATOMIE COMPARÉE

DES

ANIMAUX DOMESTIQUES

PAR

A. CHAUVEAU,

Chef des travaux anatomiques à l'École impériale vétérinaire de Lyon,
Membre de la Société impériale de médecine de la même ville.

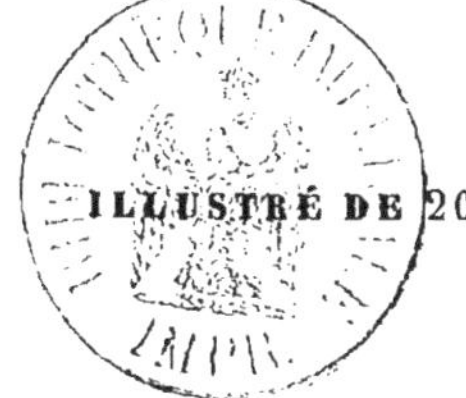

ILLUSTRÉ DE 207 FIGURES INTERCALÉES DANS LE TEXTE.
Dessinées d'après nature

PARIS.

CHEZ J.-B. BAILLIÈRE,

LIBRAIRE DE L'ACADÉMIE IMPÉRIALE DE MÉDECINE,
rue Hautefeuille, 19.

Londres	New-York
H. BAILLIÈRE, 219, REGENT-STREET.	H. BAILLIÈRE, 290, BROADWAY.

MADRID.—C. BAILLY-BAILLIÈRE, CALLE DEL PRINCIPE, 11.

1857.

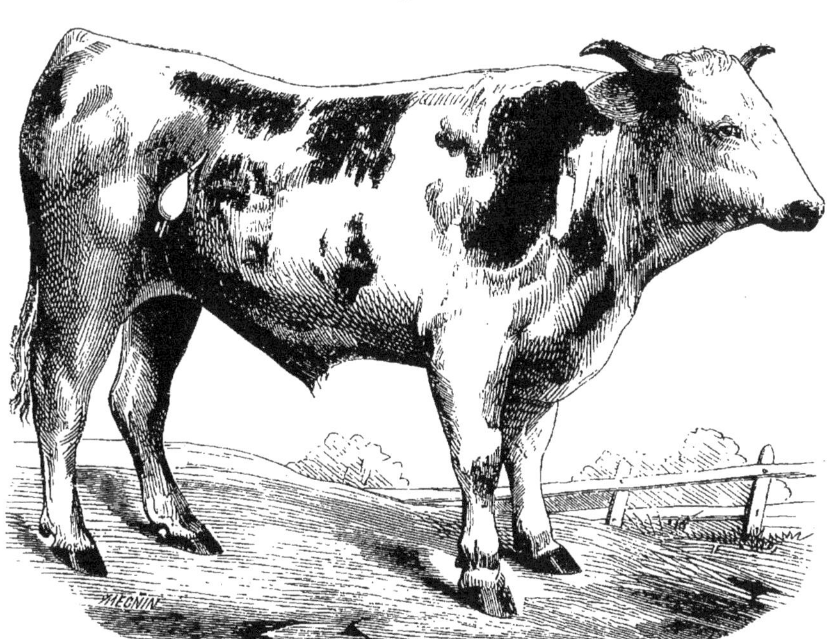

Fig. 50. — *Taureau avec l'appareil destiné à recevoir le fluide pancréatique.*

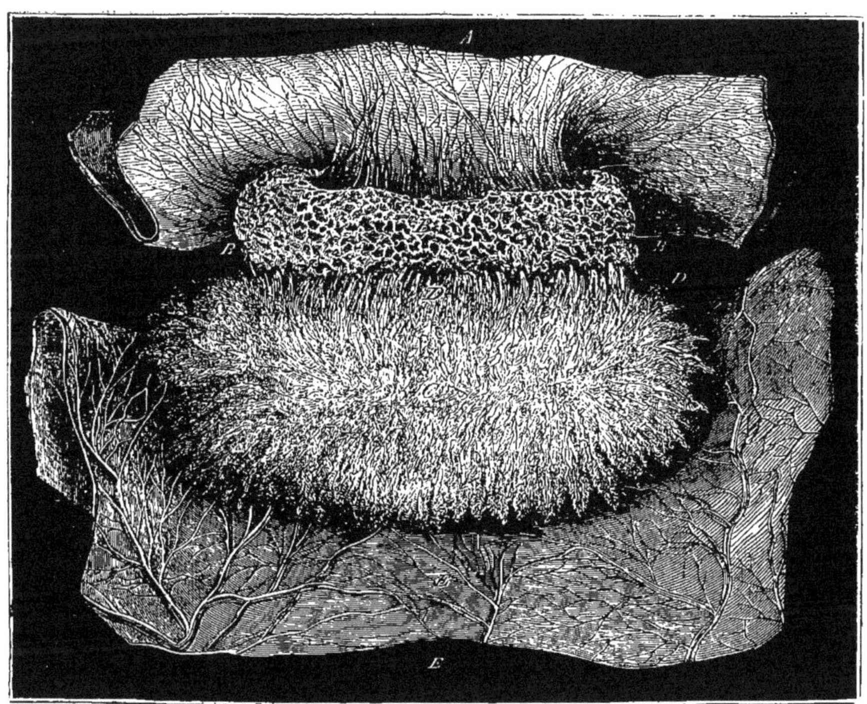

Fig. 98 *représentant un placenta à moitié séparé de son cotylédon chez la vache.*

vième qui traite des sécrétions, ses expériences sur la fonction glycogénique. L'ouvrage se termine par un livre dixième, DE LA GÉNÉRATION : c'est une histoire complète de cette fonction.

Nous sommes convaincu que tout le monde, élèves ou praticiens, vétérinaires ou médecins, trouveront, chacun à son point de vue, de précieux éléments d'instruction dans ce *Traité de physiologie comparée des animaux domestiques.*

Pour faciliter l'intelligence de ses démonstrations, M. Colin a intercalé dans son texte des figures au nombre de 114 qui se recommandent par la fidélité du dessin et l'habileté de la gravure. Ces *illustrations*, qui ajoutent à la clarté du texte, sont d'une très grande utilité pour le lecteur.

Comme spécimen des figures, nous donnons, page 3 :

1° Une figure représentant un taureau avec l'appareil destiné à recevoir le fluide pancréatique ;

2° Une figure représentant un placenta à moitié séparé de son cotylédon chez la vache.

Le *Traité de physiologie comparée des animaux domestiques* forme 2 beaux volumes grand in-8 avec 114 figures intercalées dans le texte. Prix : 18 fr.

J.-B. BAILLIÈRE.

Paris. — Imprimerie de L. MARTINET, rue Mignon, 2.

TRAITÉ

D'ANATOMIE COMPARÉE

DES

ANIMAUX DOMESTIQUES.

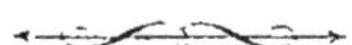

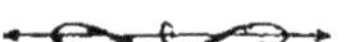

Paris. — Imprimerie de L. MARTINET, rue Mignon, 2.

TRAITÉ
D'ANATOMIE COMPARÉE
DES
ANIMAUX DOMESTIQUES

PAR

A. CHAUVEAU,

Chef des travaux anatomiques à l'École impériale vétérinaire de Lyon.

ILLUSTRÉ DE FIGURES INTERCALÉES DANS LE TEXTE,

Dessinées d'après nature.

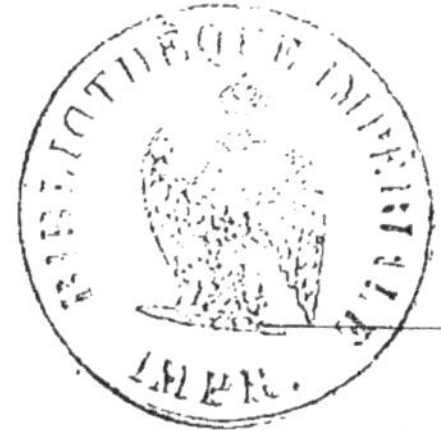

PARIS,

CHEZ J.-B. BAILLIÈRE,

LIBRAIRE DE L'ACADÉMIE IMPÉRIALE DE MÉDECINE,

rue Hautefeuille, 19.

A LONDRES, CHEZ H. BAILLIÈRE, 219, REGENT STREET.

A New-York, chez H. Baillière, 290, Broadway.

A MADRID, CHEZ C. BAILLY-BAILLIÈRE, CALLE DEL PRINCIPE, 11.

1855.

A M. F. LECOQ

DIRECTEUR DE L'ÉCOLE IMPÉRIALE VÉTÉRINAIRE DE LYON,
CHEVALIER DE LA LÉGION D'HONNEUR,
MEMBRE DE L'ACADÉMIE IMPÉRIALE DES BELLES-LETTRES, SCIENCES ET ARTS DE LYON,
DE LA SOCIÉTÉ DE MÉDECINE,
DE LA SOCIÉTÉ D'AGRICULTURE DE LA MÊME VILLE, ETC., ETC.

A M. H. BOULEY

PROFESSEUR A L'ÉCOLE IMPÉRIALE VÉTÉRINAIRE D'ALFORT,
SECRÉTAIRE GÉNÉRAL DE LA SOCIÉTÉ IMPÉRIALE ET CENTRALE
DE MÉDECINE VÉTÉRINAIRE, ETC., ETC.

PRÉFACE.

Présenter dans un livre concis et complet la description exacte des rouages anatomiques qui composent la charpente du corps chez nos animaux domestiques, tel a été notre but en écrivant le travail que nous offrons aujourd'hui à l'appréciation du public.

Nous avons recherché la concision avec une sorte d'opiniâtreté, non-seulement dans notre langage, mais encore dans le choix des faits et des idées. En nous imposant cette condition, nous avons cru rendre service aux personnes qui voudront bien nous lire : nous ménageons leurs instants. Dans une époque de progrès comme la nôtre, où les sciences se multiplient et se développent, où l'esprit humain, saisi par la fièvre de production, enfante chaque jour de nouveaux livres consacrés à l'étude de ces sciences, on trouve à peine le temps de lire et d'apprendre; c'est donc un devoir, pour un écrivain, d'être bref. S'il surcharge son livre de détails puérils, s'il dit ce qui peut être facilement deviné par le lecteur, s'il expose avec trop d'abondance les idées et les faits intéressants, aura-t-il atteint la perfection à laquelle il vise; en un mot, sera-t-il complet? Non; il sera long, et voilà tout: grave inconvénient, que l'élégance, la chaleur et l'éclat du style ne font pas toujours pardonner, quand on le rencontre dans un livre didactique, dans un traité élémentaire principalement.

Rien ne nous a coûté pour atteindre l'exactitude, cette première qualité d'un ouvrage comme le nôtre, ni les veilles employées aux recherches bibliographiques, ni les fatigues des travaux d'amphithéâtre. Tous les écrits publiés sur l'organisation animale, traités généraux, manuels particuliers, monographies, articles de journaux, tout a été lu et interrogé. Mais nous avons surtout demandé nos renseignements à la nature, ce guide sûr et infaillible, toujours sage, même dans ses écarts ; nous l'avons consultée, le scalpel à la main, avec une persévérance que rien n'a pu rebuter. Les sujets de toutes espèces ne nous ont point manqué, du reste ; et nous avons largement mis à profit les immenses ressources dont notre position de chef des travaux anatomiques à l'École impériale vétérinaire nous a permis de disposer.

Il ne nous suffisait point d'être vrai, c'est-à-dire de décrire fidèlement les organes de l'économie animale. La vérité veut encore être présentée du haut d'un point de vue philosophique qui domine les détails. Il faut à un livre, à un livre d'anatomie surtout, une pensée saillante, qui donne à ce livre sa raison d'être, son originalité, et le mette au-dessus d'un aride catalogue, en formant un tout des mille objets divers dont il traite. Qu'on nous permette d'exposer en quelques mots celle qui a présidé à la rédaction de notre travail.

Parmi les êtres ou les objets qui composent le monde naturel, les animaux se distinguent par la diversité du volume et des formes extérieures. Cette diversité se répéterait-elle dans leur structure interne ? Quand l'ordre et la simplicité règnent partout ailleurs au sein de la nature, y aurait-il là désordre et complication ? Compterait-on autant d'organisations différentes que d'espèces particulières ? Poser ces questions et les résoudre dans le sens affirmatif, ce serait faire injure à la sagesse du Créateur. Aussi les premiers naturalistes, guidés par leur instinct plutôt que par leurs connaissances, admirent-ils une certaine uniformité dans la composition des animaux.

C'était une bonne inspiration, qui menaça de s'effacer à l'époque où la science anatomique, répandue et cultivée de toutes parts avec le plus louable empressement, découvrait chaque jour les secrets de l'organisation de nouvelles espèces. Sans guide dans la recherche des analogies, frappés des différences apparentes qu'ils rencontraient à chaque instant sous leur scalpel, les anatomistes de cette époque négligèrent la comparaison des divers animaux. En présence d'une nouvelle forme d'organes, ils croient à l'existence d'un nouvel instrument, et créent un nom nouveau pour le désigner. Alors on fait de l'anatomie humaine, de l'anatomie du cheval, du bœuf, etc. : les monographies se multiplient ; plus de vues d'ensemble, plus de lien pour rassembler ces matériaux disparates ; la confusion commence, le chaos va venir ; et le principe des analogies est à la veille d'être englouti sous les ruines de la science.

Heureusement, deux hommes apparaissent, deux génies, deux gloires de la France : G. Cuvier et Étienne Geoffroy Saint-Hilaire, — deux noms à jamais illustres, que nous aimons à réunir, à leur grand étonnement peut-être, comme l'expression d'un seul et même symbole.

Le premier, après d'immenses recherches, ose comparer entre elles les innombrables espèces du règne animal ; il saisit leurs caractères généraux, c'est-à-dire les analogies qui les rapprochent ; il pèse ces analogies et les met en regard des différences ; il en établit de plusieurs sortes et de plusieurs degrés, et il peut ainsi former des groupes naturels, subdivisés eux-mêmes en plusieurs catégories, où les individus se trouvent rassemblés d'après leurs analogies et leurs affinités. Alors le chaos se débrouille, la lumière se fait, le champ de la science s'éclaire ; l'*anatomie comparée* est créée de toutes pièces, et la structure du règne animal est ramenée aux lois d'uniformité qui brillent dans toutes les autres parties de la création.

Geoffroy Saint-Hilaire suit Cuvier sur le même terrain. Plus exclusif que lui, il néglige entièrement les caractères différentiels pour se laisser dominer par la considération des ressemblances. Il poursuit surtout la découverte d'une règle fixe propre à guider dans la recherche de ces ressemblances ; tâche difficile, et dangereux écueil contre lequel était venue échouer la sagacité de son illustre émule ! Pour être plus sûr de lui, pour mieux embrasser son sujet, il restreint le champ de ses observations ; c'est surtout la classe des vertébrés qu'il consulte pour deviner l'énigme dont il cherche le mot. Il le trouve enfin, et nous le fait connaître dans des pages mémorables, pages abstraites, où la pensée est souvent obscure et voilée, mais qui n'en resteront pas moins des hymnes magnifiques chantés en l'honneur de Dieu. La forme, dit-il, et les fonctions des organes n'offrent aucune stabilité, leurs rapports seuls sont invariables ; eux seuls ne peuvent donner d'indications trompeuses dans la comparaison des instruments de la vie. Il fonde ainsi son grand *principe des connexions* ; il en établit solidement la valeur ; il le fortifie par des principes accessoires ; il le montre à la jeune génération qui le suit comme une boussole, comme un phare secourable, sous la protection duquel elle pourra marcher à la conquête des analogies avec confiance et sécurité. Alors le sentiment philosophique est décidément introduit dans les recherches sur l'organisation, et l'anatomie devient une véritable science.

Admirateur enthousiaste de ces deux grands maîtres, nous nous faisons gloire d'appartenir à leur école : c'est assez dire que la pensée saillante de notre œuvre a été inspirée par leurs travaux. Ainsi, en comparant les organes des espèces assez nombreuses dont nous avons à nous occuper, en décrivant leurs caractères différentiels même, nous avons toujours pris à tâche de démontrer leurs analogies.

Les espérances que Geoffroy Saint-Hilaire fondait sur l'avenir de l'anatomie philosophique ne se sont pas entièrement réalisées. Les naturalistes ont, il est vrai, toujours cultivé cette science admirable ; M. Lecoq en a conservé les traditions, à l'école vétérinaire de Lyon, dans son enseignement si simple, si clair et si élevé ; à Toulouse, un habile et savant professeur, M. Lavocat, en arbore hardiment le drapeau. Mais partout ailleurs, dans les écoles de médecine surtout, l'anatomie n'est-elle pas restée essentiellement monographique et purement chirurgicale? Aussi beaucoup de médecins et de vétérinaires, ne voyant dans cette science que le côté pratique, pleins de défiance, du reste, à l'égard des théories spéculatives, pourront ne nous savoir aucun gré de nos efforts pour ramener l'anatomie des animaux dans les voies philosophiques. A ceux-là nous n'avons rien à dire : s'ils ne voient pas combien la science grandit et devient facile avec de semblables éléments ; s'ils ne comprennent pas tout ce qu'il y a de noble et d'utile dans ces vues généralisatrices ; s'ils ne sentent point les sentiments élevés qui bouillonnent dans l'âme en présence de la simplicité des lois de la nature, c'est que leur pensée n'est pas à l'unisson de la nôtre, et nous nous garderons bien d'engager avec eux une discussion stérile.

Tel est notre plan : l'avons-nous exécuté d'une manière satisfaisante ? Nous ne nous sommes point fait illusion sur nos forces, et nous reconnaissons volontiers qu'il nous a manqué bien des ressources et bien des qualités pour mener à bonne fin une pareille entreprise. Aussi espérons-nous être jugé avec indulgence. Si nous sommes parvenu à faciliter aux élèves des écoles vétérinaires l'étude si importante de l'anatomie ; si notre livre devient entre les mains des praticiens un guide chirurgical utile, si enfin les médecins et les naturalistes trouvent qu'il peut les aider dans leurs recherches sur l'anatomie comparée, notre but sera atteint et nous aurons reçu la plus douce récompense à laquelle un écrivain de bonne foi puisse prétendre !

Avant de terminer, le sentiment de la justice et de la reconnaissance ramènera encore sous notre plume le nom de l'honorable M. Lecoq : l'idée de ce livre a été conçue à ses leçons, et c'est à ses leçons que nous avons puisé la majeure partie de nos matériaux. Aussi est-ce pour satisfaire au vœu le plus impérieux de notre conscience et de notre cœur que nous lui avons offert la dédicace de ce premier essai. Pouvait-il être mieux placé que sous son patronage?

Nous avons voulu joindre à son nom celui de M. H. Bouley, ce maître éminent et dévoué, aux conseils duquel nous devons tant, et qui a montré pour nous la plus vive sollicitude dans des circonstances que nous n'oublierons jamais. Qu'il daigne accepter cet hommage comme l'expression de notre sincère reconnaissance.

J'ai trouvé dans l'obligeance et les lumières de M. Rodet un secours très efficace; il me permettra de lui en témoigner toute ma gratitude.

J'ai souvent mis à une rude épreuve la complaisance des élèves qui m'entourent; elle ne m'a jamais fait défaut, et je me plais à les en remercier sincèrement. Mais je citerai particulièrement M. Violet, dont le zèle intelligent m'a épargné bien des labeurs dans la tâche difficile que je m'étais imposée.

Pour faciliter autant que possible l'intelligence du texte, j'ai fait représenter, d'après nature, les principaux traits de l'organisation des animaux. J'ai été heureux de rencontrer pour ce travail un artiste distingué de notre ville, M. F. Gabillot; il s'en est acquitté avec le plus grand bonheur, comme on pourra s'en convaincre. M. P. Lackerbaüer mérite également les plus grands éloges pour l'habileté avec laquelle il a transporté nos figures sur le bois.

J'adresserai enfin mes derniers remercîments à M. J.-B. Baillière, l'éditeur de ce livre, qui n'a épargné aucun soin et qui n'a reculé devant aucun sacrifice pour en faire une belle œuvre typographique.

A. CHAUVEAU.

Lyon, 30 septembre 1854.

TABLE DES FIGURES INTERCALÉES DANS LE TEXTE.

TRAITÉ
D'ANATOMIE COMPARÉE
DES
ANIMAUX DOMESTIQUES.

INTRODUCTION.

BUT ET UTILITÉ DE L'ANATOMIE ET DE LA PHYSIOLOGIE.

Les animaux que l'homme est parvenu à soumettre à sa domination pour ses besoins ou ses plaisirs forment non seulement la principale richesse des nations civilisées, mais doivent encore être considérés comme une condition indispensable de leur existence. C'est un fait si universellement reconnu, que nous croyons inutile d'apporter des preuves à l'appui. On sait assez qu'une agriculture prospère est la source première de la splendeur d'un État, et qu'il n'y a point d'agriculture possible sans animaux domestiques.

Les sciences qui se rattachent à la production et à la conservation de ces animaux sont donc d'une importance de premier ordre.

Parmi ces sciences, on en distingue deux qui servent, pour ainsi dire, d'introduction aux autres : ce sont l'**Anatomie** et la **Physiologie**.

La première nous apprend à connaître la structure des animaux. Elle étudie sur le cadavre les diverses parties solides qui entrent dans sa composition et auxquelles on donne le nom d'*organes*.

La seconde s'occupe des phénomènes qui ont leur siége, pendant la vie, dans le corps animal, et qui résultent du jeu des organes.

Ces deux sciences, quoique secondaires par le but qu'elles atteignent, dominent néanmoins l'hygiène et la médecine, qui constituent les deux branches essentielles de l'art d'élever et d'entretenir les animaux domestiques. Il est impossible, en effet, d'apprendre à diriger l'amélioration de ces animaux, leur éducation et les soins qu'ils réclament, soit en santé, soit dans leurs maladies, sans connaître, au préalable, leur organisation et la manière dont fonctionnent les rouages si compliqués de ces machines vivantes. Si l'hygiène et la médecine des animaux, abandonnées autrefois à la pratique d'une aveugle routine, sont entrées dans la voie du progrès général, c'est parce que leurs principes fondamentaux reposent maintenant sur de sérieuses connaissances anatomiques et physiologiques.

DÉFINITION ET DIVISIONS DE L'ANATOMIE.

L'**Anatomie** est donc la science de l'organisation. Elle comprend deux divisions :

1° L'*anatomie descriptive*, qui étudie la situation, la forme, les rapports des organes et l'arrangement relatif des divers tissus qui les composent, abstraction faite de la structure et des propriétés de ces tissus.

2° L'*anatomie générale*, qui, tout au contraire, s'occupe de la structure et des propriétés des tissus animaux, sans tenir compte des organes auxquels ils appartiennent. Elle envisage la matière même ou les éléments anatomiques qui forment les tissus, au point de vue de la distribution dans l'économie animale, de la texture, de la composition chimique, des propriétés physiques, des propriétés vitales, du développement et des usages.

Quand l'anatomie descriptive embrasse l'étude de l'organisation dans tout le règne animal, et recherche les *différences* qui caractérisent le même organe ou la même série d'organes dans chaque classe, famille, genre ou espèce, on la nomme *anatomie comparée*. Restreinte à nos animaux domestiques, cette étude constitue l'*anatomie vétérinaire*.

L'*anatomie philosophique* diffère de l'anatomie comparée en ce qu'elle signale les *analogies* des organes chez tous les individus du règne animal, pour montrer la simplicité du plan de la nature dans les lois générales de l'organisation.

Si l'anatomie descriptive se borne à indiquer les rapports qui existent entre les divers organes d'une région, en vue surtout du manuel opératoire et du diagnostic des maladies externes, elle s'appelle *anatomie topographique*, *des régions*, *chirurgicale*.

ÉNUMÉRATION ET CLASSIFICATION DES ESPÈCES ANIMALES DOMESTIQUES.

Ce livre a pour objet l'*anatomie vétérinaire*. Les animaux qui en font le sujet appartiennent à la classe des mammifères et à celle des oiseaux.

Les mammifères domestiques de nos climats ont des représentants dans un grand nombre d'ordres. Ainsi, on trouve parmi eux :

1° Des Carnassiers, le **Chat** et le **Chien** (fig. 1).

Fig. 1. — Squelette du Chien.

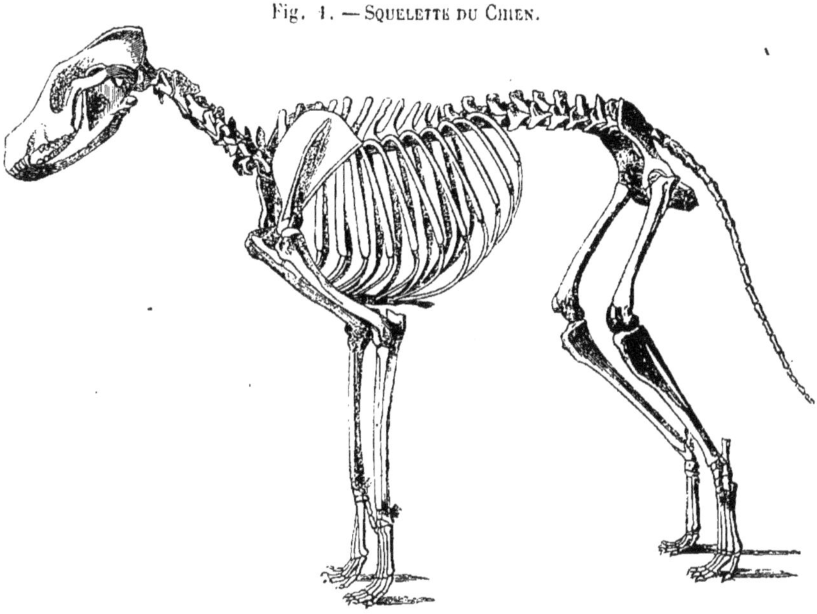

2° Un Rongeur, le **Lapin**.

3° Un Pachyderme, le **Porc** (fig. 2).

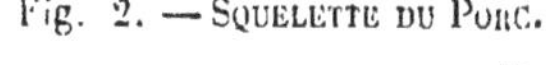

Fig. 2. — Squelette du Porc.

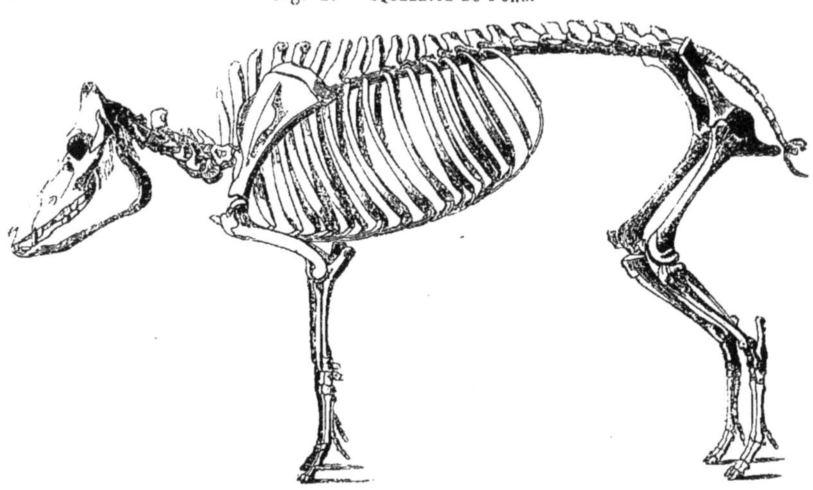

4° Des Solipèdes, le **Cheval** (fig. 3), l'**Ane**; le produit du baudet avec la jument, c'est-à-dire le **Mulet**, et celui du cheval avec l'ânesse, connu sous le nom de **Bardeau**.

Fig. 3. — Squelette de Cheval.

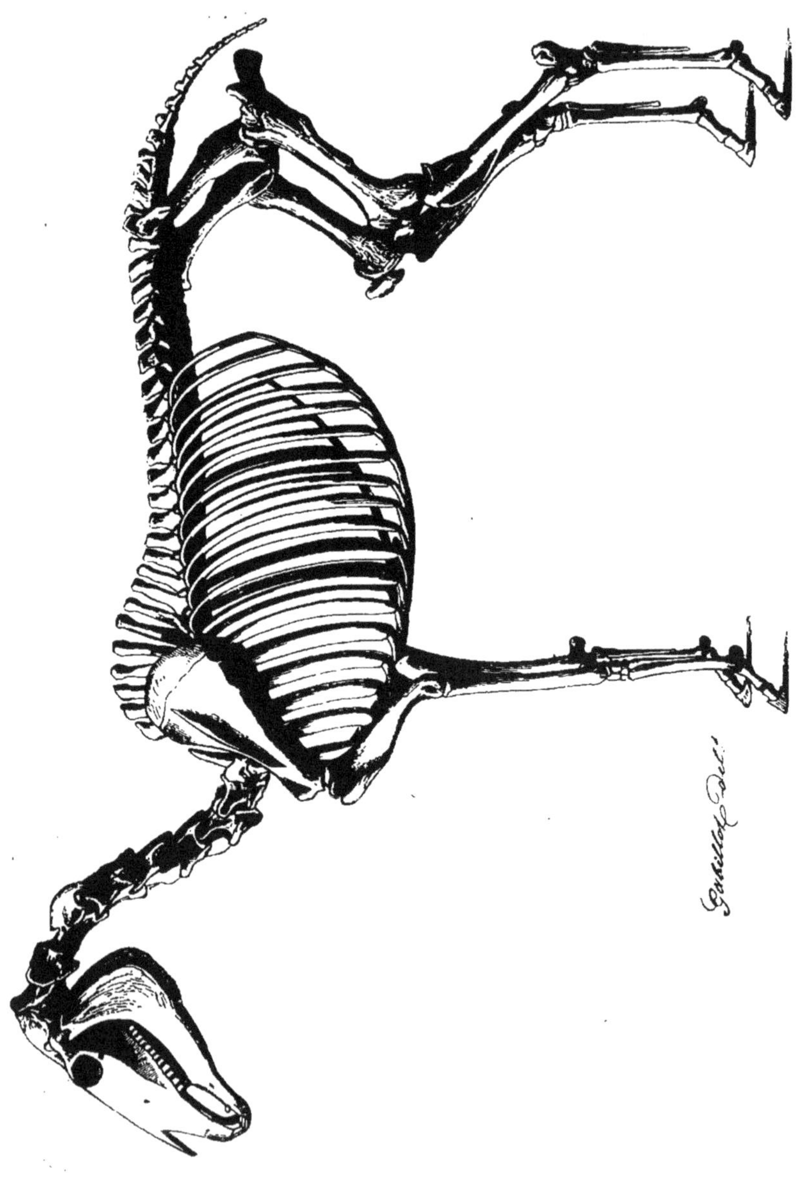

5° Des Ruminants, le **Bœuf** (fig. 4), le **Mouton** (fig. 5), et la **Chèvre**.

Fig. 4. — Squelette de Vache.

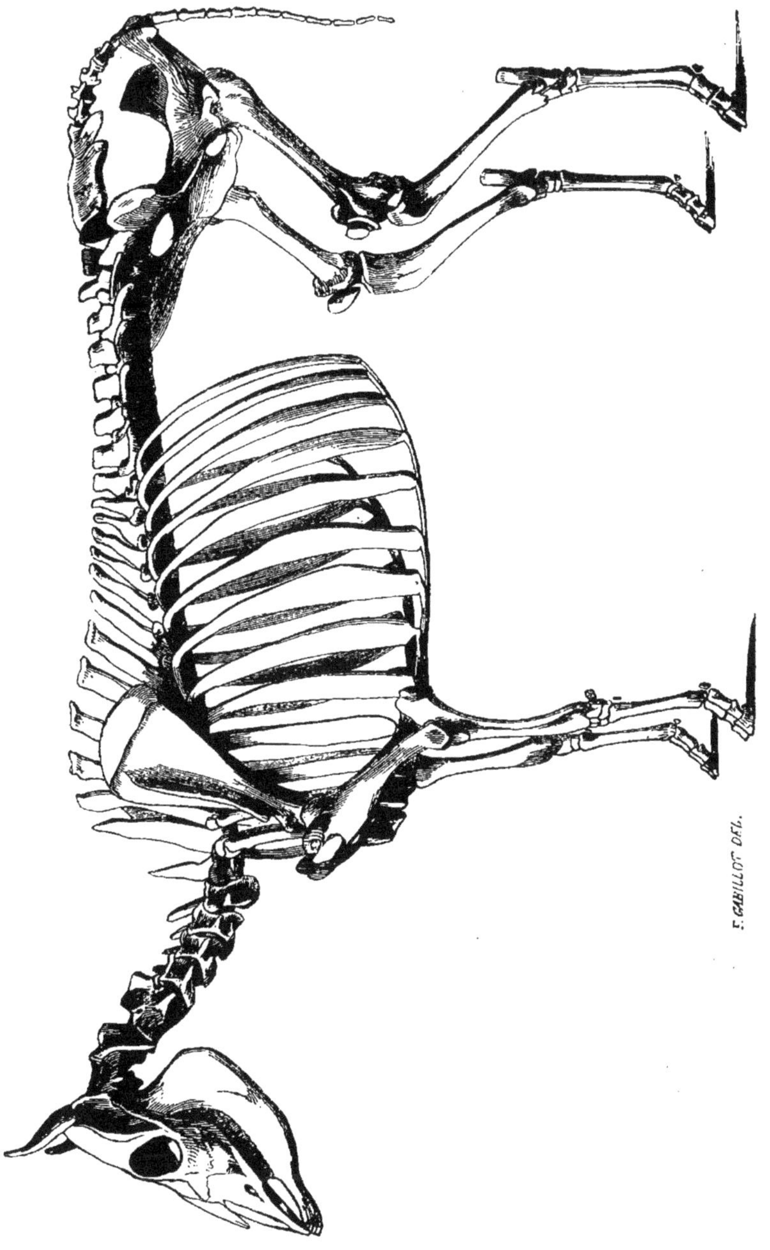

FIG. 5. — SQUELETTE DE BREBIS

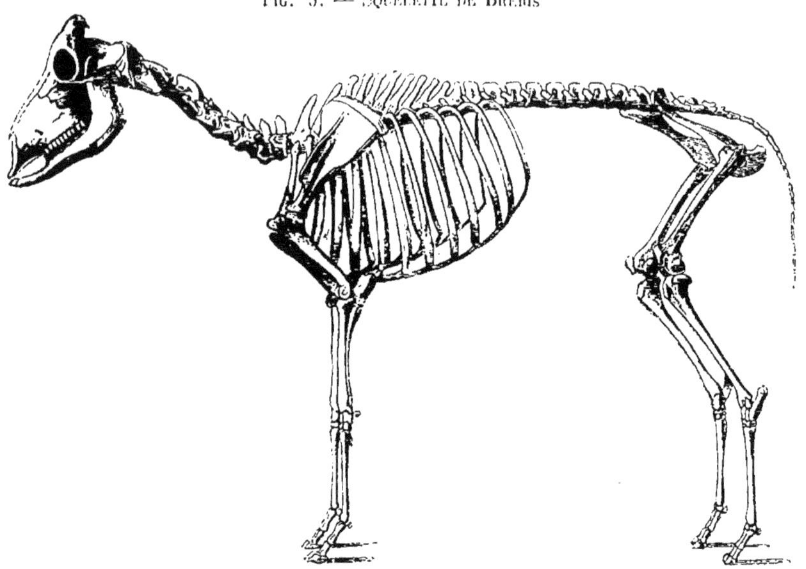

Quant aux oiseaux de basse-cour, les uns, ceux des genres **Coq**, **Pintade**, **Dindon** et **Pigeon**, font partie de l'ordre des *Gallinacés ;* les autres sont classés dans les *Palmipèdes :* ce sont les **Oies** et les **Canards**.

Girard a proposé, pour les mammifères domestiques, une classification spéciale basée sur le nombre des doigts qui terminent chacun de leurs membres. Il établit quatre catégories : La première comprend le cheval, l'âne, le mulet et le bardeau, qui prennent le nom de *Monodactyles*, parce que leur région digitée se compose d'un doigt unique. Dans la deuxième entrent, sous la qualification de *Didactyles* ou *Bisulques*, les animaux à deux doigts, c'est-à-dire, le bœuf, le mouton et la chèvre. Dans la troisième, celle des *Tétradactyles réguliers*, se trouve rangé le porc, dont chaque membre présente quatre doigts. Enfin, le chien et le chat, qui possèdent, le plus souvent, quatre doigts aux membres postérieurs et cinq aux membres antérieurs, forment la catégorie des *Tétradactyles irréguliers*.

Nous ne nous servirons point de cette nomenclature, à laquelle nous ne reconnaissons pas les avantages que lui attribue M. Girard pour la facilité des études anatomiques. Nous croyons qu'il vaut mieux s'en tenir à la classification zoologique établie par Cuvier pour les mammifères en général, parce que cette manière de faire évite toute confusion dans le langage scientifique, qui reste alors le même pour tout le monde.

Pour arriver à faire l'anatomie descriptive de tous ces animaux, nous ne les passerons pas en revue les uns après les autres, en donnant pour chacun d'eux la description de chaque organe. Nous suivrons la voie qui nous a été tracée par la plupart de nos devanciers, c'est-à-dire que nous décrirons avec détail les organes d'un seul animal, le cheval, qui sera pour tous un type auquel nous comparerons brièvement tous les autres. Néanmoins nous ne craindrons pas de nous étendre longuement toutes les fois que les différences que nous aurons à signaler seront dignes, à un titre quelconque, de fixer l'attention.

ORDRE SUIVI POUR LA DESCRIPTION DES ORGANES.

Une étude fructueuse de ces instruments si nombreux n'était possible qu'à condition de les classer méthodiquement d'après leurs affinités fonctionnelles. On a donc rassemblé dans une même catégorie tous ceux qui sont préposés à la même finalité physiologique, et l'on a donné à cette collection le nom d'*appareil*. Ainsi, un appareil, c'est l'ensemble de tous les organes d'un animal qui concourent au même but, qui servent à l'accomplissement de la même fonction. Nous décrirons successivement les organes dont se composent les appareils de l'économie animale, en procédant pour ceux-ci de la manière suivante :

1° *Appareil de la locomotion.*
2° *Appareil de la digestion.*
3° *Appareil de la respiration.*
4° *Appareil de la dépuration urinaire.*
5° *Appareil de la circulation.*
6° *Appareil de l'innervation.*
7° *Appareils des sens.*
8° *Appareils de la génération.*

Nous terminerons ce que nous avons à dire de ces derniers par l'exposition abrégée de l'*évolution du fœtus et de ses annexes*.

La description que nous donnerons des organes qui composent ces appareils s'appliquera à l'animal adulte. Nous la ferons suivre d'un rapide aperçu sur les différentes phases qu'ils parcourent depuis la période embryonnaire jusqu'à la vieillesse.

LIVRE PREMIER.

APPAREIL DE LA LOCOMOTION.

L'*appareil de la locomotion* se compose de tous les organes qui servent à l'exercice des mouvements que peut exécuter l'animal. C'est, à coup sûr, l'un des plus importants de l'économie, par le nombre et le volume des pièces qui le forment, et par le concours nécessaire qu'il prête à la plupart des autres appareils pour l'accomplissement des actes physiologiques auxquels ils sont préposés.

Il est constitué par deux espèces d'organes : les *os* et les *muscles*. — Les *os*, durs et résistants, d'apparence pierreuse, sont de véritables leviers inertes, réunis entre eux par des *articulations* solides et mobiles qui leur permettent de jouer les uns sur les autres avec la plus grande facilité, tout en maintenant leurs rapports. — Les *muscles*, groupés autour des précédents et attachés sur eux, sont des organes mous qui jouissent de la propriété de se raccourcir, dans certaines conditions déterminées, et d'entraîner dans ce mouvement les os sur lesquels ils sont fixés par leurs extrémités. — Les premiers sont tout à fait passifs dans leur jeu. Les seconds représentent les organes véritablement actifs de la locomotion, c'est-à-dire les puissances destinées à mouvoir les leviers osseux.

Nous aborderons successivement :

1° L'étude des os, branche particulière de l'anatomie descriptive, qui a reçu le nom d'*ostéologie ;*

2° L'étude des articulations, ou l'*arthrologie ;*

3° L'étude des muscles, ou la *myologie.*

PREMIÈRE SECTION.

DES OS.

CHAPITRE PREMIER.

DES OS EN GÉNÉRAL.

Les *os* proprement dits n'existent que chez les animaux vertébrés, dont ils constituent le principal caractère zoologique. Ils forment, dans le corps de l'animal, une charpente intérieure qui en consolide l'édifice tout entier et qui lui donne sa forme générale et ses dimensions. Nous devons, avant d'entreprendre la description particulière de chacun d'eux, les envisager d'une manière générale. Cette étude comprendra : 1° la description du *squelette* ; 2° l'indication sommaire des *principes généraux* qu'il importe de connaître pour comprendre les détails des descriptions spéciales.

Art. I. — Du squelette

L'ensemble des os considérés dans leurs rapports naturels constitue le *squelette.* Il suffit, pour préparer le squelette d'un animal quelconque, de débarrasser les os des parties molles qui les entourent. Le squelette sera dit *naturel* si l'on respecte dans cette opération les ligaments qui réunissent naturellement les diverses pièces osseuses. Il s'appellera squelette *artificiel* si les ligaments ont été détruits et qu'il ait été nécessaire de les remplacer par des liens étrangers à l'organisation, comme des fils de fer ou de laiton.

Le squelette se divise en *tronc* et en *membres.*

Le *tronc* offre à étudier sur la ligne médiane le *rachis* ou la *colonne vertébrale,* tige flexueuse qui mesure toute la longueur de l'animal et qui se compose d'une série de pièces distinctes articulées les unes à la suite des autres. — Cette tige supporte antérieurement la *tête,* renflement pyramidal qui résulte lui-même de l'assemblage d'un grand nombre de petits os. — De chaque côté de la partie moyenne du rachis, on voit se détacher les arcs osseux qui ont reçu le nom de *côtes,* et qui viennent s'appuyer directement ou indirectement, par leur extrémité inférieure, sur un os unique appelé *sternum.* Ces arcs osseux circonscrivent ainsi le *thorax,* cavité spacieuse destinée à loger les principaux organes de la respiration et de la circulation.

Les *membres,* au nombre de quatre, deux *antérieurs* et deux *postérieurs,* sont les appendices qui supportent le tronc. Chacun d'eux représente une colonne brisée en plusieurs rayons qui s'appuient les uns sur les autres, en formant généralement des angles plus ou moins ouverts. — Les *membres antérieurs* sont décomposés chacun en quatre régions principales : l'*épaule,* appliquée contre la partie antérieure du thorax ; le *bras,* qui succède à l'épaule ; l'*avant-bras* et le *pied.* — Les *membres postérieurs* comprennent également quatre régions : la *hanche,* qui est articulée avec la partie postérieure du rachis ; la *cuisse,* la *jambe* et le *pied postérieur.*

Chez les oiseaux, les membres postérieurs seuls remplissent le rôle de colonnes de soutien. Les membres antérieurs, conformés pour le vol, constituent les *ailes.*

Le nombre des os qui entrent dans la composition du squelette de nos animaux domestiques arrivés à l'âge adulte varie d'une espèce à l'autre. Ils se répartissent dans les régions que nous venons de reconnaître au tronc et aux membres de la manière indiquée par le tableau suivant :

		Solipèdes (1)	Ruminants.	Porc.	Chien (2).
Colonne vertébrale (3)		44	43	42	43
Tête (4)		28	28	29	28
Thorax		37	27	29	27
Epaule	Régions doubles.	1 — 2	1 — 2	1 — 2	1 — 2
Bras		1 — 2	1 — 2	1 — 2	1 — 2
Avant-bras		2 — 4	2 — 4	2 — 4	2 — 4
Pied antérieur		16 — 32	20 — 40	36 — 72	36 — 72
Hanche		1 — 2	1 — 2	1 — 2	1 — 2
Cuisse		1 — 2	1 — 2	1 — 2	1 — 2
Jambe		3 — 6	3 — 6	3 — 6	3 — 6
Pied postérieur		15 — 30	19 — 38	36 — 72	32 — 64

Art. II. — Principes généraux applicables a l'étude de tous les os (5).

La description d'un os, quel qu'il soit, comprend l'indication de son *nom*, de sa *situation*, de sa *direction*, de sa *forme*, des *particularités* qu'il présente à sa surface, de sa *structure* et de son *mode de développement*.

Nom. — La nomenclature ostéologique ne repose sur aucune base capable de lui imprimer un cachet méthodique. Ainsi, on trouve des os qui tirent leur nom de leur forme (exemple : le péroné); d'autres, de leur ressemblance avec des objets connus (le tibia, le vomer). Quelques uns l'empruntent à leur position (les côtes), ou à leurs usages (l'axis, le pariétal). Plusieurs tentatives ont été essayées pour ramener la nomenclature des os à des règles plus précises et plus uniformes; mais les nouvelles dénominations qui ont été proposées n'ont pas été sanctionnées par l'usage.

Situation. — La situation d'un os doit être envisagée de deux manières : 1° *relativement au plan médian du corps ;* 2° *relativement aux autres parties du squelette.*

A. *Situation relative au plan médian du corps.* — On appelle *plan médian*, et improprement *ligne médiane*, un plan fictif, vertical, passant par le milieu du squelette qu'il divise, d'avant en arrière, en deux parties égales. — Les os peuvent être situés sur le plan médian ; dans ce cas, il n'en existe qu'un seul de chaque espèce, et on les dit *impairs;* ils sont encore appelés os *symétriques*, parce que le plan médian les partage en deux moitiés latérales exactement semblables. — Les os disposés d'une manière régulière et en double sur les côtés de la ligne médiane portent, pour cette raison, le nom d'*os pairs;* on les appelle aussi os *asymétriques*, parce que leur forme ne permet pas de les séparer, en aucun sens, en deux moitiés semblables. Par contre, un os pair présente toujours la plus parfaite symétrie avec celui du côté opposé.

B. *Situation relative aux autres parties du squelette.* — Indiquer la situation d'un os considéré à ce point de vue, c'est faire connaître la place qu'il occupe dans

(1) On trouve une vertèbre lombaire en moins chez l'âne et quelquefois chez le mulet.

(2) Nous n'avons point tenu compte de l'os pénien.

(3) Le sacrum compte pour un seul os, et le nombre des vertèbres coccygiennes est évalué en moyenne à 12 chez le cheval, à 16 chez le bœuf, à 14 chez le porc et à 15 chez le chien.

(4) L'hyoïde compris et compté pour un seul os.

(5) Ce chapitre ne contient absolument que les détails nécessaires à connaître pour établir une méthode générale de description. Voyez, pour des renseignements plus complets, les traités d'anatomie générale.

la région à laquelle il appartient, et les rapports qu'il peut avoir avec les régions voisines. Ainsi le radius est situé en avant du cubitus entre l'os du bras et le carpe.

DIRECTION.—La direction d'un os peut être *verticale*, *horizontale* ou *oblique*. Ainsi le scapulum est placé dans une direction oblique de haut en bas et d'arrière en avant.

FORME. — Elle est *absolue* ou *relative*.

A. *Forme absolue.* — La forme absolue d'un os est celle qu'il doit au rapport existant entre ses trois dimensions : longueur, largeur et épaisseur. — *a.* Un os dans lequel une des dimensions l'emporte de beaucoup sur les deux autres est un *os long :* exemple, le fémur. Tous les os longs sont creusés à l'intérieur d'une cavité allongée, la cavité médullaire, remplie, à l'état frais, d'un amas de graisse qui constitue la moelle. Les os longs appartiennent exclusivement aux membres. — On trouve, dans l'économie animale, des os qui leur ressemblent par leurs dimensions, mais qui manquent de cavité médullaire : exemple, les côtes. Ils diffèrent essentiellement des véritables os longs ; aussi les en a-t-on distingués sous le nom d'*os allongés.* — *b.* Un os qui offre deux dimensions beaucoup plus développées que la troisième est un *os plat* ou *large :* exemple, le pariétal. Les os de cette catégorie, dépourvus de cavité médullaire, se rencontrent dans la tête et les régions supérieures des membres — *c.* Un os qui présente à peu près le même développement dans toutes ses dimensions s'appelle un *os court :* exemple, l'astragale. Privés comme les précédents de cavité médullaire, les os courts se trouvent dans le rachis et dans quelques régions des membres.

B. *Forme relative.* — Faire connaître la forme relative d'un os, c'est indiquer la ressemblance plus ou moins exacte qu'il peut avoir avec des figures géométriques ou des objets connus. Ainsi, le scapulum est un os de forme triangulaire.

PARTICULARITÉS EXTÉRIEURES DES OS. — Elles appellent fortement l'attention, parce qu'elles modifient la forme générale des os, et qu'elles aident singulièrement à faire reconnaître chacun d'eux parmi tous les autres. Ces particularités, véritables marques distinctives qui permettent d'établir avec précision le signalement des os, sont toujours, ou des *éminences*, ou des *cavités.*—Les *éminences* qui font relief à la surface des os se répartissent dans deux catégories différentes. Les unes concourent à former les articulations qui joignent les os entre eux ; on les nomme *éminences articulaires*, et on les distingue en *éminences diarthrodiales* et en *éminences synarthrodiales*, suivant qu'elles appartiennent à des articulations mobiles ou à des articulations immobiles. Les autres, destinées généralement aux insertions des ligaments et des muscles, sont appelées *éminences d'implantation* ou *non articulaires.*—Les *cavités* des os ont été divisées également en *cavités articulaires* et en *cavités non articulaires.* Les premières répondent aux éminences de même nom dans les jointures osseuses. Les secondes servent, soit à des implantations ligamenteuses et musculaires, soit au passage de vaisseaux, de nerfs ou de tendons, etc.

Les diverses éminences et cavités des os ont reçu, le plus souvent, des noms particuliers tirés, tantôt de leur forme, tantôt de leurs usages, etc. Nous trouverons l'occasion de les faire connaître, avec l'acception qui se trouve attachée à chacun d'eux, dans l'étude spéciale des os.

Quand on veut décrire les éminences et les cavités extérieures d'un os, il est essentiel de ne point les signaler au hasard en passant indifféremment des unes aux autres.

Pour éviter les difficultés qui résulteraient de l'application d'un système aussi peu rationnel, il convient de diviser l'os que l'on veut étudier en plusieurs *régions*, dans lesquelles on recherche tour à tour les particularités extérieures qu'elles peuvent présenter.

Nous devons donner ici la marche générale à suivre pour établir les régions d'un os long, d'un os large et d'un os court. — *a*. Un os long se divise toujours en trois parties : un *corps* et deux *extrémités*. Le *corps* ou *partie moyenne*, ou encore *diaphyse*, est la partie la plus étroite de l'os. Il représente un solide géométrique qui se rapproche plus ou moins d'un prisme très allongé. On étudiera donc dans le corps d'un os long autant de *faces* et autant d'*angles plans* ou de *bords* que le prisme qu'il représente en offrira. Quant aux *extrémités*, elles ont si peu d'étendue, qu'il est inutile de les diviser en régions secondaires. — *b*. Un os plat aura nécessairement deux *faces*, des *bords* et des *angles*. — *c*. Un os court présente à décrire des *faces* en plus ou moins grand nombre, et des *angles plans* et *saillants* qui sont généralement négligés à cause de leur peu d'importance.

STRUCTURE. — Les os sont formés d'un *tissu propre* entouré à l'extérieur par une membrane particulière, le *périoste*, et pénétré à l'intérieur par de la *graisse*, des *vaisseaux* et des *nerfs*.

1° *Tissu propre*. — Le tissu propre des os se compose d'une trame de substance organique dans laquelle sont déposés des sels calcaires qui donnent à ce tissu sa dureté caractéristique. Il est facile de rendre évidente cette composition en plongeant un os quelconque dans l'acide chlorhydrique étendu d'eau. L'acide dissout les sels calcaires et respecte la trame organisée. Aussi, après quelques jours de macération, l'os est devenu flexible comme du cartilage et a perdu une partie de son poids, quoiqu'il ait conservé la même forme et le même volume. On peut faire la contre-partie de cette opération en soumettant un os à l'action du feu. Cet os est rendu alors tout à fait friable, parce qu'on a détruit sa trame organique, sans attaquer les sels calcaires qu'elle contient.

Le tissu propre d'un os est plus ou moins dense suivant les points où on le considère ; de là, sa division en *substance compacte* et en *substance spongieuse*. La première, très condensée, présente des pores à peine visibles à l'œil nu ; la seconde est creusée de cellules ou plutôt d'aréoles très larges qui communiquent toutes entre elles. La substance compacte forme en entier le corps des os longs et la couche la plus extérieure des os larges et courts ; on la retrouve ainsi dans tous les points qui supportent de violents efforts. La substance spongieuse semble destinée à donner plus de volume aux os sans augmenter leur poids : elle existe surtout aux extrémités des os longs et à l'intérieur des os courts et des os plats.

2° *Périoste*. — C'est une membrane fibreuse, très vasculaire, à la face interne de laquelle se produisent les couches de l'os, pendant la période d'accroissement, et qui sert à leur nutrition quand l'accroissement s'est arrêté. Elle recouvre l'os en entier, à l'exception des surfaces articulaires.

3° *Graisse*. — Dans les os longs la graisse constitue la *moelle ;* elle remplit tout le canal médullaire, et se prolonge même dans les cellules de la substance spongieuse. Un feuillet celluleux extrêmement fin, la *membrane médullaire*, entoure la moelle et envoie, à son intérieur, une multitude de prolongements lamelleux qui la partagent en un grand nombre de lobes et de lobules. Dans les os privés de cavité médullaire, la graisse occupe, avec du tissu cellulaire en plus ou moins grande quantité, les aréoles de la substance spongieuse.

Chez les oiseaux, tous les os contiennent primitivement de la substance médullaire. Mais cette substance disparaît bientôt chez quelques uns d'entre eux, pour faire place à de l'air, qui arrive à leurs cavités intérieures par des prolongements particuliers des sacs aériens. Nous reviendrons sur ce sujet quand nous nous occuperons de l'appareil respiratoire des oiseaux.

4° *Vaisseaux et nerfs.*—Les *vaisseaux artériels* viennent de deux sources différentes : les uns ne sont que les capillaires du périoste qui s'insinuent dans les pores ouverts à la surface de l'os ; les autres pénètrent dans l'intérieur de celui-ci par un orifice particulier, le *trou nourricier*, quelquefois même par plusieurs, pour se distribuer, partie à la graisse et à sa membrane de soutien, partie au tissu osseux lui-même.

Les artères sont accompagnées par les *veines;* mais le plus grand nombre de ces derniers vaisseaux sortent de l'os par des trous spéciaux, fort larges, percés dans les points où la substance spongieuse est abondante, comme les extrémités des os longs. — Les *lymphatiques* des os ne sont pas encore connus. — Les *nerfs* suivent les artères dans l'intérieur de l'os, en passant par le trou nourricier. Ils semblent ne se distribuer qu'à l'enveloppe médullaire.

Développement. — Les os, avant d'arriver à l'état sous lequel ils se présentent chez l'animal adulte, parcourent plusieurs phases successives dont l'étude constitue l'un des sujets les plus importants de l'histogénie.

Ainsi, chez l'embryon très jeune, les os sont formés d'une *matière muqueuse* analogue à celle qui entre dans la composition de tous les autres organes.

Plus tard, ils s'imprègnent de gélatine et deviennent *cartilagineux.* Sous cette nouvelle forme, ils jouissent déjà d'une grande solidité, quoique le tissu qui les constitue, élastique et d'un blanc opalin, soit assez mou pour se laisser entamer par l'instrument tranchant.

La substitution de la *substance osseuse* au tissu cartilagineux commence à s'opérer de bonne heure ; vers la fin du second mois de la conception, chez l'espèce chevaline, ce travail est en pleine activité. Il s'effectue pour chaque os de la manière suivante : Dans certains points déterminés de la masse cartilagineuse, on voit se développer plusieurs *noyaux d'ossification* qui seront le point de départ de sa transformation complète. Ces noyaux, dont l'évolution marche isolément, grossissent de jour en jour et finissent bientôt par envahir tout le cartilage. Lorsque l'animal vient au monde, les principaux noyaux d'ossification ont à peu près complété leur développement, mais ils restent encore fort longtemps isolés les uns des autres par une couche de la matière primitive. L'ossification de celle-ci marche très lentement ; quand elle est terminée, les noyaux sont soudés ensemble de manière à ne former qu'une pièce unique, et l'os est définitivement constitué. — Les os très petits ne se développent jamais que par un seul noyau.

Il y a plusieurs parties du squelette qui ne subissent point la transformation osseuse, et qui restent le plus souvent, pendant toute la vie de l'animal, à l'état cartilagineux. Ces *cartilages permanents* se rencontrent dans les points où la charpente osseuse devait présenter une certaine flexibilité (exemple : le cartilage de prolongement du scapulum) et sur les surfaces articulaires.

CHAPITRE II.

DES OS DES MAMMIFÈRES EN PARTICULIER.

—

Art. I. — Colonne vertébrale.

La *colonne vertébrale*, ou le *rachis*, est une tige solide et flexible située à la partie médiane et supérieure du tronc, dont elle constitue la pièce essentielle. Cette tige, articulée antérieurement avec la tête et terminée en pointe à son extrémité postérieure, est formée par l'assemblage d'un nombre assez considérable d'os courts, impairs et tubéreux, auxquels on a donné le nom de *vertèbres*. Ces os, quoique tous construits sur un type uniforme, ne présentent pas néanmoins la même configuration dans tous les points de la tige rachidienne. Les différences qu'ils présentent sous ce rapport ont permis d'en former cinq groupes principaux; d'où la division de la colonne vertébrale en cinq régions qui sont, en les énumérant d'avant en arrière : 1° la *région cervicale*, 2° la *région dorsale*, 3° la *région lombaire*, 4° la *région sacrée*, 5° la *région coccygienne*. La première comprend sept vertèbres qui servent de base au cou de l'animal; la deuxième en compte dix-huit, sur lesquelles s'appuient les côtes; la troisième n'en a que six, qui répondent aux lombes; dans la quatrième il en existe cinq constamment soudées, chez l'adulte, pour constituer un os unique, le *sacrum*; la cinquième enfin possède un nombre variable de petites vertèbres dégénérées qui s'éteignent en s'amincissant graduellement pour former la queue.

Nous étudierons d'abord les caractères qui appartiennent à toutes les vertèbres; nous passerons ensuite à la description particulière des vertèbres de chaque région; nous terminerons enfin par l'examen du rachis considéré dans son ensemble.

§ I. — Caractères communs à toutes les vertèbres.

Chacun de ces petits os est percé, d'avant en arrière, d'une large ouverture, le *trou vertébral* (fig. 6); d'où résulte, pour la tige rachidienne complète, un long canal qui règne dans toute sa longueur et qui loge une portion très importante des centres nerveux, la moelle épinière. Ce trou, qui traverse la vertèbre d'outre en outre, la transforme en un véritable anneau auquel on reconnaît, pour la description, deux parties, l'une inférieure, l'autre supérieure. La première, ou le *corps*, est très épaisse et forme la base de la vertèbre; la seconde, amincie au contraire, a été appelée *spinale*, à cause d'une des particularités qu'elle présente, ou encore *annulaire*, parce qu'elle circonscrit la majeure partie du trou vertébral. Cette division n'est pas tout à fait arbitraire; le corps

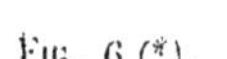

Fig. 6 (*).

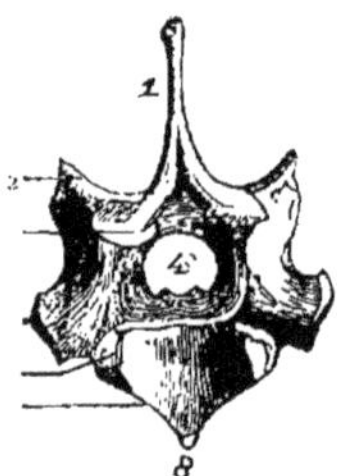

(*) Fig. 6. — *Type d'une vertèbre (première vertèbre dorsale du cheval)*. — 1. Apophyse épineuse. 2. Apophyse articulaire antérieure. 3. Apophyse articulaire postérieure. 4. Trou vertébral. 5. Apophyse transverse. 6. Demi-facette articulaire pour la tête de la première côte. 7. Cavité postérieure du corps. 8 Crête inférieure du corps.

et la partie annulaire constituent, chez le fœtus, deux pièces distinctes dont la soudure complète ne s'opère même que longtemps après la naissance.

CORPS. — Le corps de la vertèbre a la forme d'un prisme à quatre faces dont deux seulement, la *supérieure* et *l'inférieure*, sont libres et peuvent être étudiées chez l'adulte, les deux faces latérales étant soudées et confondues avec la partie annulaire. Ce prisme présente en outre deux *extrémités*, l'une *antérieure*, l'autre *postérieure*.

Faces. — La *face supérieure*, peu étendue, fait partie du trou vertébral dont elle constitue le plancher. On y remarque : 1° sur la ligne médiane, deux surfaces en relief, rugueuses, représentant deux triangles isocèles opposés sommet à sommet ; 2° sur les côtés, deux surfaces excavées, lisses, percées d'un ou de plusieurs trous qui pénètrent dans l'intérieur de l'os. — La *face inférieure* est partagée en deux parties latérales par une crête médiane.

Extrémités. — L'*antérieure* porte une éminence arrondie en forme de tête plus ou moins détachée. — La *postérieure* est creusée d'une cavité destinée à recevoir la tête de la vertèbre suivante. Ces deux plans, l'un convexe, l'autre concave, ne se mettent point en rapport d'une manière immédiate ; un fibro-cartilage élastique et flexible est interposé entre eux et solidement fixé à l'un et à l'autre.

PARTIE ANNULAIRE. — Elle est formée par une lame osseuse fortement incurvée en bas, et représente un arc dont les deux extrémités, très rapprochées l'une de l'autre, enclavent le corps et s'unissent avec lui. Elle offre à étudier : 1° une *surface interne* et une *surface externe ;* 2° un *bord antérieur* et un *bord postérieur*.

Surfaces. — La *surface interne*, lisse et concave, forme le trou vertébral avec la face supérieure du corps. — L'*externe*, convexe et irrégulière, présente : 1° une saillie impaire qui s'élève du milieu de la partie supérieure et qui porte le nom d'*apophyse épineuse ;* 2° l'*apophyse transverse*, éminence paire, située par côté et se portant transversalement en dehors.

Bords. — Le *bord antérieur* porte deux facettes articulaires tournées en haut : ce sont les *apophyses articulaires antérieures*, l'une droite et l'autre gauche. Sous chacune de ces apophyses existe une échancrure qui, réunie avec une semblable échancrure de la vertèbre précédente, forme le *trou de conjugaison.* — Le *bord postérieur* présente les mêmes particularités, avec cette différence que les facettes articulaires, dites *apophyses articulaires postérieures*, sont tournées en bas pour répondre aux facettes antérieures de la vertèbre qui suit.

Structure des vertèbres. — La substance compacte, abondante dans la partie spinale, forme, dans le corps, une couche extrêmement mince autour d'un noyau volumineux de tissu spongieux. Celui-ci est traversé par de nombreux canaux veineux qui viennent s'ouvrir à la surface de l'os.

Développement. — Nous savons déjà que le corps et la partie spinale d'une vertèbre constituent, chez les jeunes animaux, deux pièces distinctes. Chacune d'elles était formée primitivement de deux noyaux latéraux qui se sont confondus sur la ligne médiane. Dans le corps, la soudure de ces noyaux est si prompte et si rapide qu'on croit généralement, peut-être avec raison, au développement de cette partie de la vertèbre par un noyau d'ossification unique. L'union des deux noyaux de la partie annulaire, désignés ordinairement sous le nom de *lames vertébrales*, est plus tardive ; elle commence d'abord dans les vertèbres les plus antérieures, et s'effectue

Fig. 7 (*).

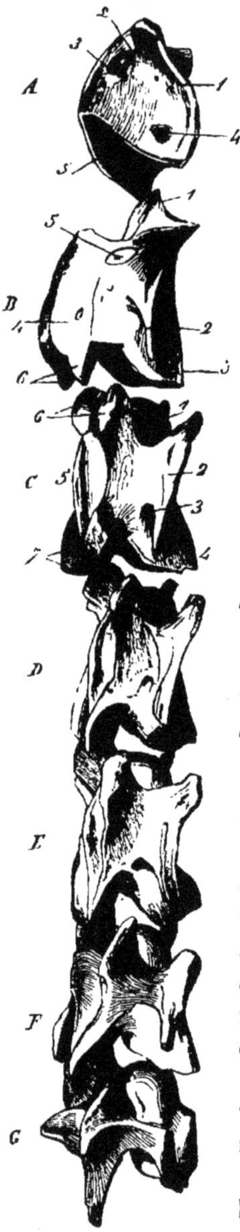

en dernier lieu dans les régions sacrée et coccygienne. Aux deux pièces principales de la vertèbre en voie de formation s'ajoutent, plus tard, des points d'ossification complémentaires, le plus souvent au nombre de cinq : un pour le sommet de l'apophyse épineuse et de chaque apophyse transverse, un autre pour la tête, et le dernier enfin pour la cavité postérieure du corps.

§ II.—Étude particulière des vertèbres de chaque région

1° Vertèbres cervicales (fig. 7.)

Caractères généraux. — Ces vertèbres, les plus longues et les plus épaisses de toutes, présentent dans leur ensemble la forme cubique. Elles se distinguent en général des vertèbres appartenant aux autres régions par les caractères suivants : L'*arête inférieure* du corps est fortement prononcée, surtout en arrière, où se elle termine par un petit tubercule.—La *tête*, fort bien détachée de la masse de l'os, décrit une courbe très brève.—La *cavité postérieure*, large et profonde, représente une véritable cavité cotyloïde (1) trop spacieuse pour contenir exactement la tête ; aussi le fibro-cartilage intermédiaire à ces deux surfaces est-il d'une grande épaisseur. — L'*apophyse épineuse* forme une simple crête rugueuse, à peine saillante. — Les *apophyses transverses*, très développées, sont allongées dans le sens antéro-postérieur et inclinées en bas ; on les désigne encore, dans cette région, sous le nóm d'*apophyses trachéliennes*, à cause de leurs rapports avec la trachée ; un trou qui les traverse d'avant en arrière, tout à fait à leur base, a été appelé, pour la même raison, *trou trachélien*. — Les *apophyses articulaires*, larges et saillantes, sont inclinées de haut en bas et de dehors en dedans. — Les *échancrures* sont larges et profondes.

Caractères spécifiques. — Les sept vertèbres cervicales se comptent d'avant en arrière, et reçoivent des noms numériques indiquant leur place dans la région (2).

Première.—La première vertèbre du cou, qui a reçu le nom d'*atlas*, mérite une description toute particu-

(*) Fig. 7. — *Vertèbres cervicales.* — *A. Atlas.* 1. Apophyse transverse. 2. Trou antérieur externe. 3. Trou antérieur interne (remplaçant l'échancrure antérieure). 4. Trou postérieur ou trachélien. 5. Surface articulaire qui remplace l'apophyse articulaire postérieure. — *B. Axis.* 1. Apophyse odontoïde. 2. Apophyse transverse. 3. Crête inférieure du corps. 4. Apophyse épineuse. 5. Deuxième trou de conjugaison. 6. Apophyses articulaires postérieures. — *C. Troisième.* 1. Tête. 2. Apophyse transverse. 3. Trou trachélien. 4. Crête inférieure du corps. 5. Apophyse épineuse. 6. Apophyses articulaires antérieures. 7. Apophyses articulaires postérieures.

(1) En forme d'écuelle, de κοτύλη, écuelle.

(2) Il en est de même des vertèbres des autres régions.

lière. — On la reconnaît, à première vue, au grand développement de son diamètre transversal, aux dimensions considérables du trou vertébral et au peu d'épaisseur de son corps. — La face intra-rachidienne de celui-ci est divisée, par une crête transversale, en deux parties : l'une, antérieure, garnie d'empreintes ligamenteuses (1), présente latéralement deux excavations profondes qui logent des sinus veineux; l'autre, postérieure, lisse et concave d'un côté à l'autre, forme une surface articulaire dans laquelle est reçue l'apophyse odontoïde de l'axis; cette surface tient lieu de la cavité cotyloïde. — La crête inférieure du corps se montre sous la forme d'un gros tubercule. — La tête manque et est remplacée par deux facettes concaves. — Les apophyses articulaires antérieures ont leur surface de glissement tournée en bas; elles s'unissent aux deux facettes précédentes pour constituer deux vastes cavités diarthrodiales, qui répondent aux condyles de l'occipital. — Point d'apophyse épineuse; à la place, une surface chagrinée. — Les apophyses transverses, larges, aplaties de dessus en dessous, inclinées en avant et en bas, sont pourvues d'une lèvre épaisse et raboteuse. Elles portent, tout à fait à leur base, en arrière, et de chaque côté du trou vertébral, deux larges facettes verticales qui représentent les apophyses articulaires postérieures; ces facettes, ondulées et confondues avec la cavité articulaire de la face supérieure du corps, répondent à deux facettes analogues de l'axis. Chaque apophyse transverse est percée, à sa base, de deux trous qui la traversent de dessous en dessus : l'un, postérieur, représente le trou trachélien des autres vertèbres; l'autre, antérieur, se continue à la surface externe de l'apophyse, par une gouttière large, profonde et très courte, se dirigeant de dehors en dedans, et aboutissant à un troisième trou qui pénètre dans l'intérieur du canal rachidien. — Ces deux dernières ouvertures, avec le demi-canal qui les réunit, remplacent l'échancrure antérieure; la postérieure manque tout à fait. — Enfin, un conduit veineux, inflexe, qui varie dans sa position et dont l'existence même n'est pas constante, traverse les lames de l'atlas en s'ouvrant, d'un côté, dans le canal rachidien, et de l'autre, sous l'apophyse transverse. — L'atlas contient beaucoup de tissu compacte, et se développe généralement par six noyaux d'ossification : deux pour le corps, soudés de très bonne heure en une seule pièce, et deux pour la partie annulaire; les deux derniers sont des noyaux complémentaires qui forment, chacun, une des facettes ondulées postérieures et la lèvre de l'apophyse transverse correspondante.

Seconde. — Elle est encore appelée *axis*. C'est la plus longue de toutes les vertèbres cervicales; celles qui lui succèdent diminuent graduellement de longueur et augmentent d'épaisseur. — Le corps de l'axis ne porte point de tête antérieurement, mais une apophyse conique, dite *odontoïde*, aplatie de dessus en dessous, rugueuse et concave d'un côté à l'autre sur sa face supérieure, convexe dans le même sens et parfaitement lisse sur sa face inférieure. Celle-ci représente un demi-gond articulaire, autour duquel glisse la surface articulaire concave qui existe à la face supérieure du corps de l'atlas. — Les apophyses articulaires antérieures sont repor-

(1) On appelle *empreintes* une réunion de petites rugosités qui rendent la surface de l'os comme chagrinée. Elles sont dites *musculaires*, *tendineuses*, *ligamenteuses*, *aponévrotiques*, suivant qu'elles donnent attache à des muscles, à des tendons, à des ligaments ou à des aponévroses.

tées à la base et de chaque côté du pivot odontoïdien, sous forme de deux facettes ondulées qui sont confondues avec la surface de glissement de celui-ci et dont nous connaissons déjà la destination. — L'apophyse épineuse, très puissante et allongée dans le sens antéro-postérieur, se divise postérieurement en deux lèvres rugueuses. — Les apophyses transverses, peu développées, se terminent par un seul tubercule dirigé en arrière. — Les échancrures antérieures sont très profondes, le plus souvent même converties en trous. — Cette vertèbre, quoique volumineuse, est assez légère, parce qu'elle contient beaucoup de substance spongieuse. — Chez le jeune sujet, l'apophyse odontoïde et les surfaces articulaires qui la flanquent latéralement constituent deux noyaux distincts l'un de l'autre et du corps de la vertèbre.

Troisième, quatrième et cinquième. — Elles ont chacune à leurs apophyses transverses deux prolongements, l'un antérieur, l'autre postérieur. — La troisième présente, entre ses apophyses articulaires antérieures et postérieures, un évidement complet ; dans la quatrième, ces mêmes apophyses sont réunies par une lame osseuse mince et tranchante, échancrée en avant ; cette lame, dans la cinquième, est continue, épaisse et rugueuse. — Le tubercule de la crête inférieure du corps, peu marqué dans la troisième, se développe davantage dans la quatrième et encore plus dans la cinquième.

Sixième. — Elle se distingue surtout par l'effacement presque complet de la crête inférieure, et la présence d'un troisième prolongement à ses apophyses transverses, prolongement très fort et incliné en bas.

Septième. — Elle a reçu le nom particulier de *proéminente*, parce que son apophyse épineuse, terminée en pointe, est plus prononcée que dans les vertèbres précédentes (l'axis exceptée). On la reconnaîtra encore — aux fortes empreintes qui remplacent la crête inférieure, — à la demi-facette concave qui existe de chaque côté de la cavité postérieure, pour servir à l'articulation de la tête de la première côte, — à la disposition de ses apophyses transverses qui sont unituberculées, — à l'absence complète de trou trachélien, — enfin, à la profondeur et à la largeur de ses échancrures. — Le trou vertébral, qui a déjà pris un diamètre assez considérable dans la sixième vertèbre cervicale, s'élargit encore davantage dans la septième.

DIFFÉRENCES. — Le nombre des vertèbres cervicales ne varie pas dans la classe des mammifères ; il est de sept pour tous les individus qui la composent.

Bœuf (fig. 4). — Les vertèbres cervicales du bœuf diffèrent de celles des animaux solipèdes par leur brièveté et le plus grand développement de leurs éminences d'insertion.

Dans l'*atlas*, les apophyses transverses sont moins inclinées que chez le cheval et manquent de trou trachélien ; les facettes postérieures pour l'articulation avec l'axis sont à peu près planes. — L'*axis* possède une apophyse odontoïde demi-cylindrique et non conique, tellement concave à sa face supérieure que celle-ci est transformée en une véritable gouttière. Son apophyse épineuse, moins épaisse que dans le cheval, ne se bifurque pas en arrière. — Dans les *trois vertèbres suivantes*, une lame osseuse, continue et rugueuse, réunit les apophyses articulaires antérieures aux postérieures. L'apophyse épineuse est inclinée en avant et aplatie transversalement à son sommet, qui se bifurque quelquefois ; elle augmente progressivement de hauteur de la troisième vertèbre à la cinquième. — Dans la *sixième*, le apophyses transverses n'ont que deux prolongements, un supérieur et l'autre inférieur; celui-ci, large et aplati d'un côté à l'autre, se renverse fortement en bas. L'apophyse épineuse atteint déjà, dans cette vertèbre, 4 à 5 centimètres de hauteur et s'aplatit latéralement. —La *septième* mérite bien le nom de *proéminente :* son apophyse épineuse s'élève, en effet, à 10 ou 12 centimètres, et ressemble tout à fait à celle des vertèbres dorsales.

Mouton et **Chèvre** (fig. 5). — Chez ces deux espèces, à part une longueur relativement plus grande, les vertèbres cervicales présentent les mêmes caractères que dans le bœuf.

Porc (fig. 2). — C'est celui de tous les animaux domestiques qui a les vertèbres cervicales les plus courtes, les plus larges, les plus tubéreuses, et partant les plus fortes. Le corps est dépourvu de crête à sa face inférieure; sa tête, peu détachée, est à peine arrondie et comme refoulée sur elle-même; sa cavité postérieure est conséquemment peu profonde. Les lames vertébrales sont très étroites et ne se recouvrent point d'une vertèbre à l'autre à leur partie supérieure; aussi le canal rachidien semble-t-il, à ce point, découpé à jour.

Dans l'*atlas*, les apophyses transverses sont encore moins inclinées que chez les ruminants; le trou trachélien n'est pas constant; quand il existe, il s'ouvre, d'un côté, sous l'apophyse transverse, de l'autre, sur son contour postérieur, après avoir parcouru un certain trajet dans l'épaisseur de l'os. — L'apophyse odontoïde de l'*axis* est étranglée à sa base. Cette vertèbre se distingue encore par son apophyse épineuse haute et mince, inclinée légèrement en arrière, par ses apophyses transverses fort peu proéminentes et percées d'un énorme trou trachélien. — Dans les *quatre vertèbres suivantes*, l'apophyse épineuse est terminée en pointe mousse et inclinée en avant; peu saillante dans la première, elle s'élève graduellement dans les autres. Les apophyses transverses forment deux prolongements: l'un, supérieur, tuberculeux, est uni à l'apophyse articulaire antérieure par une lame osseuse percée d'un trou; l'autre, inférieur, aplati d'un côté à l'autre, renversé en bas, et d'autant plus élargi qu'il appartient à une vertèbre plus postérieure, transforme la face inférieure des corps vertébraux en une large gouttière. — La *proéminente* est pourvue d'une apophyse épineuse aussi longue que celles de la région dorsale. Une lame osseuse perforée réunit, comme dans les vertèbres précédentes, l'apophyse articulaire antérieure au tubercule unique dont se compose l'apophyse transverse; celui-ci se continue en arrière jusqu'auprès de l'échancrure postérieure par une seconde lame également percée d'un trou.

Carnassiers (fig. 1). — Chez ces animaux, les vertèbres cervicales, longues et épaisses, se rapprochent beaucoup de celles des solipèdes. Elles s'en distinguent, néanmoins, à part leur moindre volume : 1° par la disposition des plans articulaires au moyen desquels les corps vertébraux se correspondent; l'antérieur, ou la tête, est presque plan et même légèrement excavé à son centre; le postérieur, ou la cavité, est à peine creusé pour recevoir la tête de la vertèbre suivante; 2° par la largeur des lames vertébrales, qui se recouvrent exactement les unes les autres; 3° par la hauteur de leur apophyse épineuse, d'autant plus considérable que la vertèbre est plus postérieure; 4° par la grande étendue des apophyses articulaires antérieures et postérieures qui sont réunies au moyen d'une lame osseuse continue et très saillante, laquelle augmente considérablement le diamètre transversal de chaque vertèbre.

Dans l'*atlas*, la surface articulaire sur laquelle glisse le pivot odontoïdien occupe la face supérieure du corps tout entière, et se confond en avant avec les cavités qui répondent aux condyles de l'occipital. Les deux facettes qui sont annexées, en arrière, à cette surface articulaire, au lieu d'être planes ou légèrement ondulées comme dans les autres animaux domestiques, sont transformées en véritables cavités glénoïdes (1). Les apophyses transverses se portent directement en dehors et se dirigent un peu en arrière ; la lèvre qui borde chacune d'elles se relève légèrement ; des deux trous qui remplacent l'échancrure antérieure, un seul existe, c'est celui qui pénètre dans l'intérieur du canal rachidien ; l'autre ne constitue qu'une simple échancrure. — Dans l'*axis*, l'apophyse odontoïde, cylindroïde, étranglée à sa base, se recourbe un peu de bas en haut ; les facettes latérales de cette éminence représentent de véritables *condyles* (2). L'apophyse épineuse, très mince et indivise, se recourbe en avant au-dessus des lames de l'atlas. Les échancrures antérieures ne sont jamais converties en trou. — La troisième vertèbre cervicale est la plus large de toutes. — Les suivantes vont en diminuant graduellement d'épaisseur jusqu'à la dernière, contrairement à ce qui existe pour les autres espèces. — Celle-ci est loin de présenter une apophyse épineuse aussi développée que chez les ruminants et les pachydermes.

Lapin. — Les vertèbres cervicales de cet animal ressemblent assez à celles du chat.

2° Vertèbres dorsales (fig. 8).

Caractères communs. — Dans les vertèbres dorsales, le *corps*, très court, est pourvu, en avant, d'une *tête* large, peu saillante, et, en arrière, d'une *cavité* peu profonde. — Ces vertèbres présentent latéralement, à la base des apophyses transverses, quatre *facettes articulaires* concaves, dont deux antérieures situées près de la tête, et deux postérieures creusées sur le contour de la cavité articulaire du corps. Chacune de ces facettes s'unit à une facette analogue de la vertèbre voisine pour former une petite excavation dans laquelle est reçue la tête de la côte correspon-

Fig. 8 (*).

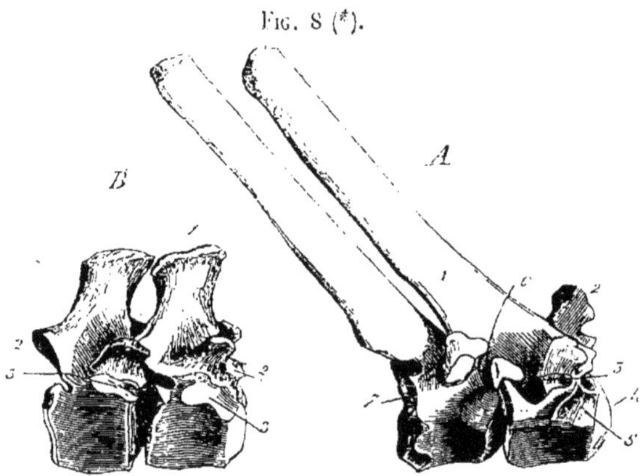

(*) Fig. 8. — *Types de vertèbres dorsales.* — *A.* La *quatrième* et la *cinquième*. 1. Apophyse épineuse. 2. Apophyse transverse. 3. Facette articulaire pour la tubérosité de la côte. 4. Tête. 5. Demi-facette antérieure pour la tête de la côte. 6. Trou de conjugaison. 7. Demi-facette postérieure pour la tête de la côte. — *B.* La *seizième* et la *dix-septième*. 1. Apophyse épineuse. 2,2. Apophyses articulaires. 3,3. Facette de l'apophyse transverse et demi-facette antérieure du corps confondues en une seule surface articulaire.

(1) Une *cavité glénoïde* est une cavité articulaire ovalaire et peu profonde.

(2) Un *condyle* est une éminence articulaire qui représente un segment d'ovoïde. Les condyles répondent toujours à des cavités glénoïdes dans les articulations.

dante. — L'*apophyse épineuse*, très haute, comprimée d'un côté à l'autre, s'incline en arrière et se termine par un sommet renflé. — Les *apophyses transverses*, unituberculeuses et dirigées obliquement en dehors et en haut, portent, à leur face externe, une facette diarthrodiale plane qui répond à la tubérosité de la côte. — Les *apophyses articulaires*, étroites, constituent de simples facettes sans relief, taillées sur la base même de l'apophyse épineuse. — Les *échancrures postérieures* sont profondes, quelquefois converties en trous.

Caractères spécifiques. — Aucune des dix-huit vertèbres dorsales ne s'éloigne beaucoup du type que nous venons de faire connaître; aussi devient-il assez difficile d'établir, pour chacune d'elles, des caractères essentiellement distinctifs. Il sera cependant toujours possible d'assigner, approximativement, à une vertèbre dorsale le rang qu'elle doit occuper, en prenant pour règle les données suivantes : — 1° Le diamètre vertical des *corps vertébraux* augmente progressivement d'avant en arrière. Leur diamètre latéral, qui détermine celui du canal rachiden, va, au contraire, en diminuant de la première vertèbre à la dixième; après quoi il prend des proportions de plus en plus grandes jusqu'à la dernière. Les plans articulaires qui servent à leur union mutuelle (*tête* et *cavité*) sont d'autant plus larges et plus effacés qu'ils appartiennent à des vertèbres plus postérieures. — 2° Les *cavités intervertébrales* destinées à la réception de la tête des côtes diminuent de profondeur et d'étendue de la première à la dernière. — 3° Les *apophyses épineuses* les plus longues appartiennent aux troisième, quatrième et cinquième vertèbres; celles qui suivent s'abaissent graduellement jusqu'à la dix-huitième. Leur largeur diminue de la seconde à la huitième; elle augmente ensuite d'une manière progressive dans les vertèbres suivantes. Leur obliquité se prononce d'autant moins qu'elles sont plus postérieures; dans la seizième et la dix-septième vertèbre, l'apophyse épineuse est à peu près verticale; elle s'incline légèrement en avant dans la dix-huitième. — 4° Les *apophyses articulaires*, à partir de la première vertèbre jusqu'à la dixième, se rétrécissent peu à peu et se rapprochent de la ligne médiane; dans les vertèbres suivantes, elles s'élargissent au contraire graduellement et s'éloignent de celles du côté opposé. — 5° Le volume des *apophyses transverses* et la largeur de leur facette diarthrodiale diminuent d'avant en arrière. Dans les trois premières vertèbres, cette facette est concave. Elle se confond généralement avec la facette latérale antérieure du corps dans les deux ou trois dernières.

La première vertèbre dorsale ressemble beaucoup à la proéminente; elle se distingue particulièrement par le peu de hauteur de son apophyse épineuse qui est terminée en pointe, par la largeur et la saillie de ses apophyses articulaires, enfin par la profondeur de ses échancrures. — La deuxième possède une apophyse épineuse moins longue que la troisième, et diffère encore de celle-ci par le développement de ses apophyses articulaires. — La dernière n'a jamais de facettes sur les côtés de sa cavité postérieure.

Différences. — **Bœuf.** — Cet animal a treize vertèbres plus longues et plus épaisses que celles du cheval. Leurs apophyses épineuses sont plus larges et plus inclinées en arrière; leurs apophyses transverses, très volumineuses, sont pourvues d'une facette convexe de haut en bas; leurs échancrures postérieures sont presque toujours converties en trous.

Considérées individuellement, elles se montrent moins épaisses au centre de la région qu'à ses extrémités. On remarque de plus que les apophyses épineuses diminuent de largeur, à leur sommet surtout, de la première à la onzième, pour s'élargir ensuite dans les deux dernières vertèbres; qu'elles s'inclinent de plus en plus jusqu'à la dixième, tandis que les suivantes se redressent peu à peu ; que les quatre premières, les plus longues, ont à peu près la même hauteur, et qu'elles vont ensuite en s'abaissant graduellement. — Dans les quatre ou cinq premières vertèbres, la facette articulaire des apophyses transverses, tout en gardant sa convexité dans le sens vertical, se creuse dans le sens antéro-postérieur. Cette facette manque toujours dans la dernière vertèbre, et quelquefois même dans l'avant-dernière. Les deux os qui terminent la région dorsale présentent, en outre, des apophyses articulaires disposées comme celles des vertèbres lombaires.

Brebis et **Chèvre**. — Les vertèbres dorsales de ces deux animaux ressemblent à celles du bœuf, avec cette différence qu'elles sont relativement moins fortes, que leurs apophyses épineuses sont moins larges, et que leurs échancrures postérieures ne sont jamais converties en trous.

Porc. — Le porc a quatorze vertèbres dorsales qui se rapprochent beaucoup de celles du bœuf par leur disposition générale. Comme chez ce dernier animal, les trous de conjugaison ou intervertébraux sont doubles, chaque lame vertébrale étant percée latéralement d'une ouverture située en avant de l'échancrure postérieure. De plus, les vertèbres du porc présentent ceci de particulier, que leurs apophyses transverses sont généralement traversées, à la base, par un trou simple ou multiple, qui communique avec le précédent.

Quant aux caractères individuels propres à quelques unes d'entre elles, ils sont, comme chez les autres animaux, fort peu nombreux. Nous ferons cependant à ce sujet les remarques suivantes : 1° les apophyses transverses des quatre vertèbres qui précèdent la dernière sont très peu saillantes; 2° dans la quatorzième, cette même apophyse ressemble à celles des vertèbres lombaires ; 3° la facette articulaire de l'apophyse transverse, dans les quatre dernières vertèbres, est confondue avec la facette latérale antérieure qui répond à la tête de la côte ; 4° les apophyses articulaires des cinq dernières vertèbres se disposent comme aux lombes; et la saillie formée par le tubercule que porte en dehors l'apophyse articulaire antérieure remplace, jusqu'à un certain point, l'apophyse transverse de ces vertèbres.

Carnassiers. — Dans le **Chien**, on trouve treize vertèbres dorsales conformées sur le même modèle que celles du cheval. Seulement, leurs apophyses épineuses sont en général moins larges et plus épaisses. On reconnaîtra toujours la dixième à son apophyse épineuse verticale, triangulaire et terminée en pointe aiguë. Les trois dernières manquent de facettes postérieures pour l'articulation de la tête des côtes, et présentent, dans la conformation de leurs apophyses articulaires, la même disposition que les vertèbres lombaires. —Dans le **Chat**, les apophyses transverses des trois dernières vertèbres dorsales, minces, aiguës et renversées en arrière, ne portent jamais de facettes pour répondre à la tubérosité des côtes.

Rongeurs. — Le **Lapin** a douze vertèbres dorsales assez semblables à celles du chat.

3° Vertèbres lombaires (fig. 9).

Caractères communs. — Un peu plus longues et plus larges que les vertèbres dorsales, auxquelles elles ressemblent par la disposition de leur corps, ces vertèbres sont caractérisées : — 1° par des *apophyses épineuses* courtes, minces, larges, légèrement inclinées en avant et pourvues, à leur sommet, d'une lèvre rugueuse ; — 2° par des *apophyses transverses* énormément développées, aplaties de dessus en dessous, et dirigées horizontalement en dehors (1) ; — 3° par des *apophyses articulaires antérieures* saillantes, excavées d'un côté à l'autre, et pourvues en dehors d'un tubercule d'insertion ; — 4° par des *apophyses articulaires postérieures* également très proéminentes, arrondies en forme de demi-gond.

Fig. 9 (*).

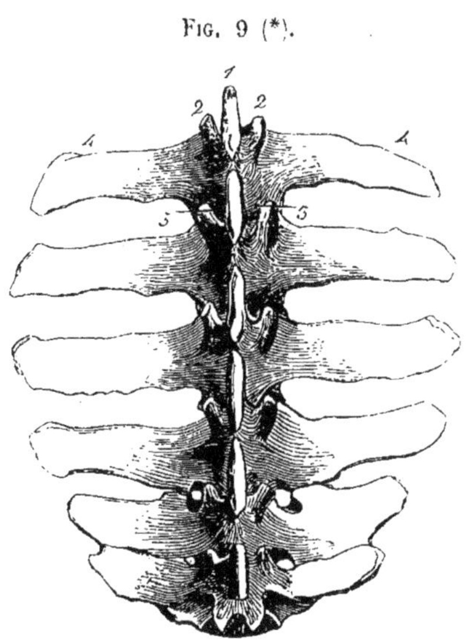

Caractères spécifiques. — Les caractères qui peuvent servir à faire distinguer ces vertèbres les unes des autres sont tirés du corps et des apophyses transverses. — Ainsi, depuis la première jusqu'à la dernière, il y a diminution progressive dans le diamètre vertical des corps vertébraux, tandis que le diamètre transversal augmente. — Les apophyses transverses sont plus longues dans les vertèbres placées à la partie moyenne de la région, que dans les premières et les dernières. Ces apophyses, dans la première et dans la deuxième vertèbre, s'inclinent légèrement en arrière ; elles sont à peu près droites dans la troisième ; celles des vertèbres suivantes se dirigent un peu en avant. Elles se distinguent dans les deux dernières par leur épaisseur. Dans la cinquième, elles portent sur leur bord postérieur une facette articulaire de forme ovale. Dans la sixième, elles en présentent deux : une en avant, qui répond à la précédente, et une en arrière, légèrement concave, s'unissant à une semblable facette du sacrum. La quatrième et la cinquième vertèbre se correspondent aussi fort souvent, par leurs apophyses transverses, au moyen de facettes analogues.

Différences. — Dans l'**Ane**, et quelquefois dans le **Mulet**, on ne trouve que cinq vertèbres lombaires.

Ruminants. — Le **Bœuf** a six vertèbres lombaires plus longues et plus épaisses que celles du cheval. — Les apophyses transverses, généralement plus développées

(*) Fig. 9. — *Vertèbres lombaires.* — 1. Sommet de l'apophyse épineuse. 2,2. Apophyses articulaires antérieures. 3,3. Apophyses articulaires postérieures. 4,4. Apophyses transverses.

(1) On a dit avec raison que ces apophyses représentent de véritables côtes avortées et soudées aux vertèbres. Aussi les appelle-t-on souvent *apophyses costiformes.*

que chez les solipèdes, concaves sur le bord antérieur, convexes sur le bord opposé, s'inclinent légèrement en bas, à l'exception des deux premières, qui restent à peu près horizontales. Elles augmentent progressivement de longueur de la première vertèbre à la quatrième ; dans celle-ci et dans la cinquième, elles ont à peu près les mêmes dimensions ; elles se raccourcissent subitement dans la dernière. Leur largeur diminue graduellement d'avant en arrière. Enfin, dans la cinquième et la sixième vertèbre, ces apophyses sont privées de facettes articulaires pour correspondre entre elles et avec le sacrum, ces facettes se rencontrant seulement chez les animaux solipèdes. — Les apophyses articulaires sont proéminentes et d'autant plus écartées de la ligne médiane qu'elles sont plus postérieures.

Dans la **Chèvre**, même disposition ; seulement les apophyses transverses sont encore plus inclinées vers le sol.

Dans le **Mouton**, ces apophyses se relèvent, au contraire, à leur extrémité. Cet animal a souvent sept vertèbres lombaires.

Porc. — Les vertèbres lombaires du porc ressemblent beaucoup à celles des animaux ruminants. Elles sont au nombre de six, le plus souvent (1). Il arrive assez communément qu'on en rencontre sept ; mais dans ce cas, la vertèbre supplémentaire est bien évidemment une vertèbre sacrée, la première, qui a été distraite de la région à laquelle elle appartient naturellement, pour être reportée dans la région lombaire. Les exemples d'une semblable transposition ne sont pas rares, même chez d'autres animaux que le porc. Nous ne nierons pas cependant qu'il puisse exister sept vertèbres lombaires dans le porc, avec le nombre normal des vertèbres sacrées.

Carnassiers. — Dans le **Chien** et le **Chat**, on trouve toujours sept vertèbres lombaires, remarquables par la force qu'elles doivent à leur longueur, à leur épaisseur et au développement des éminences d'insertion. L'apophyse épineuse s'abaisse et devient aiguë dans les dernières vertèbres. Les apophyses transverses s'inclinent fortement en avant et en bas ; elles s'allongent de la première à l'avant-dernière vertèbre ; elles se rétrécissent dans celle-ci et encore plus dans la septième, où elles se terminent en pointe mousse. Le tubercule des apophyses articulaires antérieures est extrêmement saillant. Les échancrures postérieures sont surmontées d'un petit prolongement très aigu, dirigé en arrière, et d'autant plus développé que la vertèbre est plus antérieure. Ce petit prolongement représente exactement l'apophyse transverse des vertèbres dorsales.

Lapin. — Cet animal possède sept vertèbres lombaires encore plus fortes que celles des carnassiers, auxquelles elles ressemblent beaucoup. Les trois premières portent à la face inférieure du corps une crête si saillante, qu'elle simule une véritable épine inférieure.

4° Sacrum (fig. 10).

Le *sacrum* résulte, comme nous le savons déjà, de la soudure de cinq vertèbres. Cet os, impair, est articulé : en avant avec la dernière vertèbre lombaire, en arrière avec le premier os coccygien, sur les côtés avec les coxaux. Il est aplati de dessus

(1) On a indiqué le nombre 5 dans les *Leçons d'anatomie comparée* de Cuvier, 2e édition. Il y a certainement erreur.

en dessous, triangulaire, et il décrit d'avant en arrière une légère courbure à concavité inférieure. Il offre à étudier : une *face supérieure*, une *face inférieure*, deux *côtés*, une *base*, un *sommet* et un *canal central*, suite du canal rachidien.

Fig. 10 (*).

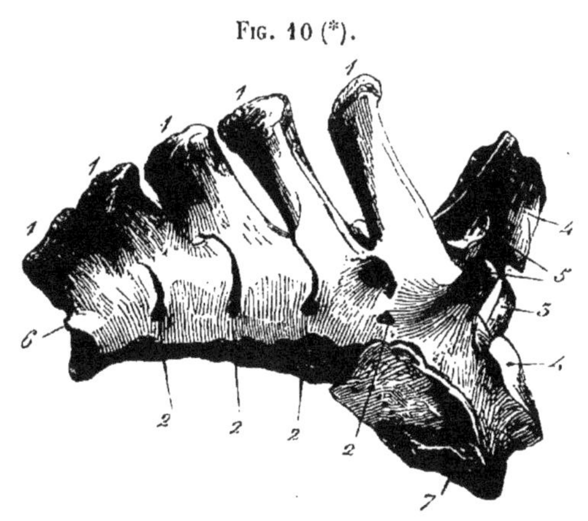

Faces. — La *face supérieure* présente, sur son milieu, les apophyses épineuses des vertèbres sacrées, dont l'ensemble constitue ce que l'on appelle l'*épine sacrée* ou *sus-sacrée.* Ces apophyses s'unissent entre elles par leur base seulement, et restent isolées dans le reste de leur étendue ; elles s'inclinent toutes en arrière et se terminent, à l'exception de la première, par un sommet renflé, souvent bifide ; leur longueur diminue de la deuxième à la cinquième. De chaque côté de l'épine sacrée, existe une gouttière au fond de laquelle s'ouvrent quatre trous dits *sus-sacrés.* Ces orifices pénètrent dans le canal rachidien et communiquent avec quatre trous analogues, mais plus larges, percés à la face inférieure de l'os, et nommés, pour cette raison, *sous-sacrés.* — La *face inférieure*, lisse, offre des traces de la séparation primitive des corps vertébraux ; on y remarque les trous sous-sacrés, qui représentent, avec les ouvertures sus-sacrées correspondantes, les trous de conjugaison des autres régions du rachis.

Côtés. — Les *deux côtés*, épais et concaves, forment, en arrière, une lèvre rugueuse. Ils présentent, en avant, une surface irrégulière taillée obliquement de haut en bas, de dedans en dehors, et d'avant en arrière ; cette surface, destinée à l'articulation du sacrum avec le coxal, est divisée en deux parties : l'une inférieure, nommée, chez l'homme, *facette auriculaire*, légèrement ondulée et diarthrodiale ; l'autre, supérieure, servant à des insertions ligamenteuses.

Base. — Elle offre : 1° sur la ligne médiane, l'orifice antérieur du canal sacré et la surface articulaire antérieure du corps de la première vertèbre sacrée, surface ovalaire et légèrement convexe ; 2° sur les côtés, les apophyses articulaires et les échancrures antérieures de cette vertèbre, ainsi que les facettes elliptiques et légèrement convexes qui la mettent en rapport avec les apophyses transverses de la dernière vertèbre lombaire.

Sommet. — Le sommet, tourné en arrière, présente : 1° l'orifice postérieur du canal sacré ; 2° la surface articulaire postérieure du corps de la dernière vertèbre sacrée ; 3° les vestiges des apophyses articulaires et des échancrures postérieures de cette même vertèbre.

(*) Fig. 10. — *Sacrum.* — 1,1,1,1,1. Apophyses épineuses formant l'épine sus-sacrée. 2,2. Trous sus-sacrés. 3. Surface articulaire du corps de la première vertèbre sacrée. 4,4. Surfaces articulaires qui répondent aux apophyses transverses de la dernière vertèbre lombaire. 5,5. Apophyses articulaires antérieures de la première vertèbre sacrée. 6. Vestige d'une apophyse articulaire postérieure de la dernière vertèbre sacrée. 7. Facette auriculaire.

Canal sacré. — C'est la partie du canal rachidien creusée dans le sacrum. Il est triangulaire et diminue de largeur d'avant en arrière.

DIFFÉRENCES. — *Ruminants.* — Chez le **Bœuf**, le sacrum, plus volumineux et plus courbé que celui du cheval, se compose aussi de cinq vertèbres. Les apophyses épineuses sont entièrement soudées et surmontées d'une lèvre épaisse et rugueuse. Elles sont longées, à leur base et de chaque côté, par une crête qui représente les vestiges des apophyses articulaires. Les bords latéraux sont tranchants et déjetés en bas. La direction des surfaces qui servent à l'union du sacrum avec les coxaux se rapproche beaucoup de la verticale. Point de facettes latérales sur la base de l'os, pour l'union du sacrum avec les apophyses transverses de la dernière vertèbre lombaire.

Chez le **Mouton** et la **Chèvre**, on compte quatre vertèbres sacrées seulement, conformées comme celles du bœuf. Dans quelques races de moutons, la soudure des apophyses épineuses ne s'effectue point ou n'arrive que fort tard.

Porc. — Le sacrum, chez cet animal, est formé de quatre vertèbres qui tardent longtemps à s'unir entre elles. Aussi est-il souvent assez difficile d'établir le point où finit le sacrum et où commence le coccyx (1). — Les apophyses épineuses manquent tout à fait. Les lames vertébrales ne se soudent pas entre elles, en sorte que le canal rachidien est découpé à jour, par sa partie supérieure, comme à la région cervicale. Ce canal est fortement comprimé de dessus en dessous.

Chien et Chat. — Le sacrum des *carnassiers* est formé de trois vertèbres qui se soudent de très bonne heure. L'épine sus-sacrée constitue une crête mince et tranchante. Les surfaces latérales pour l'articulation avec le coxal sont tournées tout à fait en dehors et presque verticales.

Lapin. — Le sacrum de cet animal, plus long relativement que celui des carnassiers, se compose de quatre vertèbres dont les apophyses épineuses restent isolées les unes des autres.

5° VERTÈBRES COCCYGIENNES (fig. 3).

La *région coccygienne*, ou le *coccyx*, comprend de douze à quinze vertèbres dégénérées, qui s'amincissent graduellement de la première à la dernière. Dans les trois ou quatre premières, on retrouve encore à peu près tous les caractères des vraies vertèbres. Elles présentent, en effet, un trou vertébral, un corps, une apophyse épineuse, et des apophyses transverses dirigées en arrière ; les apophyses articulaires sont les seules particularités dont il ne reste aucune trace. Dans les vertèbres suivantes, ces caractères s'effacent de plus en plus. Ainsi, les lames vertébrales ne se rejoignent pas complétement; et le canal vertébral ne forme plus qu'une gouttière qui, devenant elle-même de moins en moins profonde, finit enfin par disparaître complétement. Les éminences d'insertion se montrent de moins en moins saillantes ; et la vertèbre coccygienne se réduit bientôt à un petit cylindre

(1) On y parviendra néanmoins toujours en consultant la disposition des apophyses articulaires. Ainsi dans les vertèbres sacrées, ces éminences (si nous exceptons les antérieures de la première vertèbre et les postérieures de la dernière) n'existent jamais qu'à l'état de vestiges, tandis qu'elles reparaissent avec tous leurs caractères dans les cinq ou six premières vertèbres coccygiennes.

osseux, évidé dans son milieu, renflé à ses extrémités, qui se terminent l'une et l'autre par une surface articulaire convexe. Ces petits cylindres, derniers vestiges des corps vertébraux, se développent chacun par trois noyaux d'ossification ; ils sont très spongieux, et partant fort légers. — La première vertèbre coccygienne se soude très souvent avec le sacrum, dans les sujets avancés en âge.

DIFFÉRENCES. — *Ruminants.* — Les vertèbres coccygiennes du **Bœuf** sont plus fortes et plus tubéreuses que celles du cheval. Les apophyses articulaires antérieures existent, à l'état de vestige, dans les quatre ou cinq premières.

Porc. — Le coccyx du porc se distingue surtout par la présence des apophyses articulaires, au moyen desquelles les vertèbres les plus antérieures se correspondent.

Carnassiers. — Chez le **Chien** et le **Chat**, les vertèbres du coccyx sont très fortes et très tubéreuses. Les cinq ou six premières sont tout aussi parfaites que les vraies vertèbres et se comportent absolument comme elles.

§ III. — Du rachis en général.

Nous devons considérer maintenant la colonne vertébrale dans son ensemble, et passer en revue successivement : sa *face supérieure*, sa *face inférieure*, ses *faces latérales* et le *canal rachidien*. Nous l'envisagerons ensuite sous le rapport de sa *direction* et de sa *mobilité*.

Face supérieure. — Elle présente, sur la ligne médiane, la série des apophyses épineuses. A peine saillantes dans la région cervicale, ces éminences sont fort développées au contraire au dos et aux lombes, où elles constituent une longue crête, nommée *épine dorso-lombaire*, ainsi qu'au sacrum, où elles forment l'*épine sacrée*. Elles disparaissent bientôt dans les vertèbres coccygiennes. En dehors et de chaque côté de ces apophyses, se voit une suite de tubercules d'insertion, représentés, dans les vertèbres cervicales et lombaires, par les apophyses articulaires, et, dans les vertèbres dorsales, par la partie supérieure ou rugueuse des apophyses transverses. Ces tubercules sont disposés en ligne et séparés des apophyses épineuses par une gouttière, dite *vertébrale*, plus ou moins large et profonde. C'est sur eux et sur les apophyses épineuses que les faisceaux musculeux extenseurs du rachis prennent la plupart de leurs insertions fixes ou mobiles.

Face inférieure. — Large au cou, cette face se rétrécit dans la région dorsale, pour s'élargir ensuite à la région lombo-sacrée et se rétrécir de nouveau dans le coccyx. On y remarque les crêtes plus ou moins marquées qui divisent les corps vertébraux en deux parties latérales, l'une droite et l'autre gauche.

Faces latérales. — Elles offrent à étudier les trente-six trous de conjugaison qui livrent passage aux nerfs spinaux. Elles présentent en outre : au cou, les apophyses transverses ; au dos, les facettes externes de ces mêmes apophyses et les facettes intervertébrales, destinées, les unes et les autres, à servir d'appui aux côtes ; aux lombes, les apophyses transverses ou costiformes. On remarquera que les côtes et les apophyses transverses du cou et des lombes fournissent des points d'insertion aux puissances musculaires chargées d'opérer l'inclinaison latérale de l'échine. Dans le sacrum, les faces latérales sont conformées, nous le savons, pour l'articulation du rachis avec les coxaux.

Canal rachidien. — Ce canal communique en avant avec la cavité crânienne. Très large au niveau de l'atlas, pour recevoir l'apophyse odontoïde et permettre les mouvements de rotation de la tête, sans que la moelle soit exposée à être blessée, le canal rachidien se rétrécit subitement dans l'axis. Il se dilate ensuite à la fin de la région cervicale et au commencement de la région du dos ; là, en effet, la moelle présente un plus grand volume et les mouvements du rachis sont très étendus. C'est vers la partie moyenne du dos que le canal rachidien présente son plus petit diamètre. Il s'agrandit ensuite à partir de ce point jusqu'au niveau de l'articulation lombo-sacrée ; après quoi il se rétrécit rapidement pour disparaître tout à fait vers la quatrième ou la cinquième vertèbre coccygienne. La dilatation lombo-sacrée coïncide avec le renflement que la moelle présente à cet endroit, et avec le volume énorme des cordons nerveux qui sont accolés à cette dernière.

Direction de la colonne vertébrale. — La tige rachidienne n'est pas étendue en ligne droite de la tête à l'extrémité postérieure du corps. Si on la suit depuis la pointe caudale, qui est libre et qui regarde en bas, jusqu'à l'extrémité antérieure, on la voit d'abord se porter en haut et en avant, en formant une inflexion à concavité inférieure, qui répond au plancher du bassin. Dans la région lombaire et la moitié postérieure de la région dorsale, elle est à peu près horizontale et rectiligne. Elle s'abaisse ensuite jusqu'à la région cervicale, qui se relève en décrivant elle-même deux courbures : l'une postérieure, tournée en haut, l'autre antérieure, tournée en bas ; cette disposition donne à la région cervicale la forme d'une console.

Mobilité de la colonne vertébrale. — Dans la région cervicale, l'absence presque complète d'apophyses épineuses, le grand développement des apophyses articulaires, et la courbe très brève décrite par les surfaces de contact des corps vertébraux permettent au rachis des mouvements très étendus et très variés. Ces mouvements sont, au contraire, très bornés dans la région dorsale, les apophyses épineuses et les arcs costaux empêchant le jeu des vertèbres les unes sur les autres. A la région lombaire, le rachis peut se fléchir ou s'étendre plus qu'à la région dorsale. Mais les mouvements latéraux sont tout aussi restreints, à cause de la présence des apophyses transverses et de l'emboîtement réciproque des apophyses articulaires. Ils sont même rendus impossibles dans la moitié postérieure de la région, par l'appui que les apophyses transverses prennent les unes sur les autres. Nous ferons remarquer que cette disposition favorise singulièrement la transmission intégrale de l'impulsion qui est imprimée au tronc par la détente des membres postérieurs.

Quant aux vertèbres sacrées, chargées d'offrir aux coxaux un point d'appui solide, elles ne pouvaient conserver leur indépendance et leur mobilité. Aussi sont-elles soudées en une seule pièce qui remplit toutes les conditions de solidité voulues pour servir à l'usage qui lui est attribué. Dans le coccyx, la tige rachidienne recouvre une mobilité plus marquée que partout ailleurs ; les os coccygiens, articulés entre eux au moyen de surfaces convexes, et dépourvus de longues apophyses à leur périphérie, se trouvent dans les meilleures conditions possibles pour la variété et l'étendue des mouvements.

ART. II. — DE LA TÊTE.

La *tête* est une grosse pyramide osseuse allongée de haut en bas et quadrangulaire, suspendue à l'extrémité antérieure du rachis, dans une direction qui varie avec les attitudes de l'animal, mais que nous supposerons à peu près verticale pour la commodité de nos descriptions. Elle est formée d'un grand nombre d'os particuliers, distincts les uns des autres seulement chez les tous jeunes animaux. Bien avant que ceux-ci soient arrivés à l'âge adulte, les os de la tête se soudent ensemble, pour la plupart, et ne peuvent plus être séparés.

On divise la tête en deux parties : le *crâne* et la *face.*

§ I. — Des os du crâne.

Le *crâne*, ou la partie supérieure de la tête, se compose de sept os plats, dont cinq sont impairs : l'*occipital*, le *pariétal*, le *frontal*, le *sphénoïde*, l'*ethmoïde;* un seul est pair, c'est le *temporal.* Ces os circonscrivent une cavité centrale, la *boîte crânienne*, qui communique en arrière avec le canal rachidien, et loge la partie principale des centres nerveux, c'est-à-dire l'encéphale.

FIG. 11 (*).

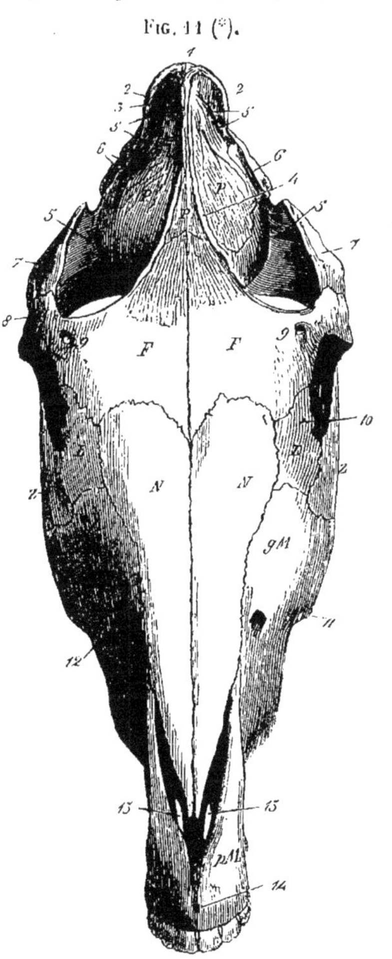

1° OCCIPITAL (fig. 11, 16, 18).

L'*occipital* occupe l'extrémité supérieure de la tête ; c'est par son intermédiaire que celle-ci se trouve supportée à l'extrémité antérieure de la tige rachidienne. Cet os est très irrégulier dans sa forme, et se coude à angle droit, en avant et en arrière. On y considère une *face externe*, une *face interne*, et une *circonférence* par laquelle il se met en rapport avec les os crâniens qui l'avoisinent ; celle-ci se décompose en deux *bords latéraux antérieurs*, deux *bords latéraux postérieurs*, un *angle saillant antérieur*, un *angle saillant postérieur*, et deux *angles rentrants latéraux*.

Faces. — La *face externe* est divisée en trois parties par la double coudure de l'os : l'une regarde en avant, l'autre en haut, et la troisième en arrière. On y remarque : 1° Sur la ligne médiane et d'avant en arrière : *a.* une crête antéro-postérieure, qui constitue l'origine des crêtes pariétales dont nous parlerons

(*) Fig. 11. — *Tête de cheval* (*face antérieure*). — 1. Protubérance occipitale. 2,2. Origine des crêtes mastoïdiennes. 3. Éperon de l'occipital formant l'origine des crêtes pariétales. — *P. Pariétal.* 4. Crête pariétale gauche. 5. Orifices pénétrant dans le conduit pariéto-temporal. — *E. Portion écailleuse du temporal.* 6. Racine supérieure de l'apophyse zygomatique. 7. Apophyse zygomatique. — *F. Frontal.* 8. Apophyse orbitaire. 9. Trou surcilier. — *L. Lacrymal.* 10. Tubercule pour l'insertion du muscle orbiculaire des paupières. — *Z. Zygomatique.* — *N. Sus-nasaux.* — *gM. Grand sus-maxillaire.* 11. Épine sus-maxillaire. 12. Orifice inférieur du conduit sus-maxillo-dentaire. — *pM.* Petit sus-maxillaire. 13,13. Ouvertures incisives. 14. Trou incisif.

plus loin ; *b.* une éminence transversale, volumineuse, très élevée et garnie en arrière de fortes empreintes : c'est la *protubérance occipitale*, qui forme le point culminant de la tête, et sépare l'une de l'autre la partie antérieure et la partie supérieure de la face externe de l'os ; *c.* la *tubérosité cervicale* (1), gros tubercule saillant et très rugueux situé immédiatement en arrière de la protubérance ; *d.* le *trou occipital*, large orifice qui traverse l'os d'outre en outre au niveau de la coudure postérieure, et qui fait communiquer la cavité crânienne avec le canal rachidien ; *e.* la surface externe de l'*apophyse basilaire*, prolongement étroit et épais que forme l'os en allant à la rencontre du sphénoïde : cette surface est convexe dans le sens latéral. — 2° Sur les côtés : *a.* une crête tranchante qui prolonge latéralement la protubérance occipitale et descend sur le milieu du bord latéral antérieur, pour se continuer avec la racine supérieure de l'apophyse zygomatique et la crête mastoïdienne du temporal ; *b.* des empreintes linéaires, parallèles à cette dernière et prolongées sur la base de l'apophyse styloïde : elles sont destinées à l'insertion du petit oblique de la tête ; *c.* en dedans de ces empreintes, une excavation à peine rugueuse pour l'insertion des muscles droits postérieurs ; *d.* les deux *condyles*, éminences articulaires à double convexité, l'une supérieure, l'autre inférieure : ces éminences se trouvent situées de chaque côté du trou occipital et répondent aux cavités antérieures de l'atlas ; *e.* plus en dehors, les deux *apophyses styloïdes* (2), longues éminences aplaties d'un côté à l'autre, terminées en pointe mousse, dirigées en arrière, et séparées des condyles par une échancrure profonde, dite *stylo-condylienne* ; *f.* sous les condyles, la *fossette condyloïdienne* ou *condylienne*, dépression tout à fait lisse, percée à son fond par le *trou condylien*, qui pénètre dans le crâne.

La *face interne* de l'occipital est concave et présente : en arrière, le trou occipital ; en haut, une surface mamelonnée qui forme la voûte de la cavité cérébelleuse ; en bas, la face supérieure de l'apophyse basilaire, légèrement excavée en gouttière ; sur les côtés, l'orifice interne du trou condylien.

Circonférence. — Les *bords latéraux antérieurs* sont épais ; ils s'unissent par suture avec le pariétal, et par harmonie avec la portion tubéreuse du temporal. — Les *bords latéraux postérieurs*, tranchants, constituent les côtés de l'apophyse basilaire ; chacun d'eux concourt à la formation de l'hiatus *occipito-sphéno-temporal*, encore appelé *trou déchiré*, vaste ouverture irrégulière, allongée de haut en bas, pénétrant dans le crâne, et divisée par un ligament, dans l'état frais, en deux parties, l'une inférieure (3), l'autre supérieure (4). — L'*angle antérieur*, dentelé, s'enclave dans le pariétal. — L'*angle postérieur*, très épais, forme le sommet de l'apophyse basilaire ; il s'unit par suture avec le corps du sphénoïde. — Les *angles rentrants latéraux* correspondent au point où s'opère la coudure postérieure de l'os ; ils séparent le bord latéral antérieur du bord latéral postérieur correspondant, et sont occupés par la portion tubéreuse du temporal.

(1) *Protubérance occipitale externe* chez l'homme. Quant à la protubérance occipitale du cheval, elle répond, avec les crêtes qui s'en détachent latéralement, aux lignes courbes supérieures de l'occipital de l'homme.

(2) *Éminences jugulaires* chez l'homme.

(3) Elle représente le *trou déchiré antérieur* de l'homme.

(4) Analogue du *trou déchiré postérieur* de l'homme.

Structure. — L'occipital renferme beaucoup de substance spongieuse.

Développement. — Il se développe par quatre noyaux d'ossification : l'un, antérieur, impair, porte la protubérance occipitale; un autre, postérieur, également impair, forme l'apophyse basilaire; les deux derniers sont pairs, et comprennent chacun un condyle, avec l'apophyse styloïde et le trou condylien correspondants.

DIFFÉRENCES. — *Ruminants* (fig. 19, 23). — L'occipital du **Bœuf** ne présente pas de coudure antérieure; aussi ne fait-il point partie de la face antérieure de la tête. La tubérosité cervicale est obtuse et donne naissance, par côté, à deux lignes courbes, à concavité postérieure, qui remplacent la protubérance occipitale et les crêtes qui s'en détachent latéralement. Les apophyses styloïdes sont courtes et fortement recourbées en dedans. L'apophyse basilaire, large, courte et épaisse, porte une cannelure sur le milieu de sa face externe. Les trous condyliens sont doubles, quelquefois triples. L'ouverture inférieure représente l'unique trou condylien du cheval; le trou supérieur n'aboutit point directement dans le crâne, il se rend dans un vaste conduit qui s'ouvre en arrière sur le pourtour latéral du trou occipital, et qui se termine en avant par deux orifices, l'un ouvert dans le conduit pariéto-temporal, l'autre à la surface extérieure de l'os (1). Le trou déchiré est partagé, non par un simple ligament, comme chez le cheval, mais par la portion mastoïdienne du temporal, en deux parties, l'une supérieure, l'autre inférieure.

On retrouve dans l'occipital du **Mouton** et de la **Chèvre** les particularités principales que nous avons signalées chez le bœuf; la cannelure de l'apophyse basilaire manque cependant quelquefois. Disons aussi que les crêtes courbes qui remplacent la protubérance occipitale sont très saillantes chez le mouton, et occupent le sommet de la tête. Cette disposition se marque davantage dans la chèvre, et encore plus dans les animaux du genre **Cerf**, chez lesquels l'occipital tend à se rapprocher de celui du cheval.

Porc (fig. 20). — L'occipital, chez cet animal encore, n'est point coudé antérieurement; mais la protubérance forme néanmoins, comme chez le cheval, le sommet de la tête. Cette éminence, excavée d'un côté à l'autre sur sa face postérieure, s'unit en avant avec le pariétal, qui s'arc-boute sur l'occipital à angle aigu. Point de tubérosité cervicale. Apophyses styloïdes très longues et dirigées en bas.

Carnassiers (fig. 12, 21). — Protubérance occipitale très forte et très élevée. Tubérosité cervicale nulle ou peu marquée. Apophyses styloïdes courtes. Trou déchiré divisé en deux parties par la protubérance mastoïdienne. Apophyse basilaire large, longue et épaisse, creusée par côté d'une gouttière qui s'unit à une semblable gouttière du temporal, pour former un large canal veineux. Celui-ci communique, en arrière, avec le trou déchiré postérieur, et vient aboutir, en avant, dans le crâne, où il se continue avec la gouttière caverneuse du sphénoïde. L'angle antérieur forme une saillie très prononcée, qui s'enclave profondément dans le pariétal, et constitue, en partie, la protubérance interne de cet os.

2° Pariétal (fig. 11, 16).

Le *pariétal* est un os large et mince qui s'incurve fortement en voûte pour former le plafond de la boîte crânienne; il est borné en haut par l'occipital, en

(1) Un conduit analogue existe aussi chez le Chien.

bas par le frontal, et latéralement par les deux temporaux.—Il offre à étudier une *face externe*, une *face interne*, et une *circonférence* qui se divise elle-même en quatre régions ou *bords*.

Faces. — La *face externe* est convexe. On y remarque deux crêtes courbes à concavité tournée en dehors ; ces deux crêtes, dites *pariétales*, se rapprochent et se confondent supérieurement, pour se continuer avec la crête antéro-postérieure de l'occipital ; elles divergent en bas, et vont, l'une d'un côté, l'autre de l'autre, se réunir au bord supérieur de l'apophyse orbitaire. Elles partagent la surface de l'os en trois portions : deux, latérales, rugueuses et parcourues par des sillons vasculaires, font partie des fosses temporales ; la troisième, médiane, plane, lisse et de forme triangulaire, est recouverte par la peau. — La *face interne*, concave, parsemée d'impressions digitales (1), et sillonnée par de petites gouttières vasculaires, offre, sur la ligne médiane et tout à fait en haut, la *protubérance pariétale* (2). Cette éminence, trifaciée, très proéminente, présente, à sa base et de chaque côté, une excavation allongée transversalement, dans laquelle s'ouvre le conduit pariéto-temporal, et qui est destinée à loger un sinus veineux. Elle est continuée en avant par une crête médiane, souvent remplacée par un léger sillon (3) bordé d'empreintes linéaires. Deux autres crêtes qui résultent de l'adossement du bord latéral de l'os avec la face antérieure du rocher partent des côtés de cette éminence et descendent jusque sur le sphénoïde.

Bords. — Le *bord supérieur*, échancré, épais et légèrement dentelé, s'articule avec l'occipital. — Le *bord inférieur*, un peu concave, fortement dentelé, forme un biseau externe dans sa partie moyenne et un biseau interne sur les côtés ; il répond au frontal. — Les *bords latéraux*, très minces, sont taillés, aux dépens de la lame externe de l'os, en un large biseau qui présente une gouttière destinée à la formation du conduit pariéto-temporal. Un angle très saillant sépare chacun d'eux en deux parties : une inférieure, articulée par suture avec la portion écailleuse du temporal, et une autre supérieure, qui se recourbe en dedans vers le centre de la cavité crânienne ; cette dernière partie du bord latéral s'applique contre la face antérieure du rocher, avec lequel elle concourt à former la crête latérale qui descend de la protubérance pariétale.

Structure. — Cet os contient beaucoup de substance compacte ; la substance spongieuse n'existe qu'à sa partie moyenne.

Développement. — Il se développe par deux larges noyaux d'ossification latéraux, auxquels s'adjoint un noyau impair qui porte la protubérance pariétale (4). Dans le jeune âge, les crêtes pariétales n'existent point.

DIFFÉRENCES. — *Ruminants.* — Le pariétal du **Bœuf** n'occupe point la face antérieure de la tête ; il concourt avec l'occipital à former la base du chignon. Il représente une lame osseuse très étroite, allongée transversalement, et recourbée à ses deux extrémités, qui descendent dans les fosses temporales pour aller s'appuyer

(1) Le nom d'*impressions digitales* est donné aux excavations qui semblent produites par la pression du doigt sur l'os.

(2) *Protubérance occipitale interne* chez l'homme.

(3) *Gouttière sagittale* chez l'homme.

(4) Ce noyau est décrit sous le nom d'*os interpariétal* par les anatomistes qui considèrent les deux noyaux latéraux comme deux pariétaux distincts.

sur le sphénoïde. Point de crêtes pariétales. La protubérance interne est marquée seulement par un léger relief de la lame interne de l'os ; elle appartient en grande partie à l'occipital. Le pariétal du bœuf se développe par trois noyaux d'ossification, comme celui du cheval (1) ; mais ces noyaux se soudent de très bonne heure entre eux et avec la pièce antérieure de l'occipital. Il ne concourt point à la formation du conduit pariéto-temporal, et se creuse intérieurement de cavités qui communiquent avec les sinus frontaux.

FIG 12 (*).

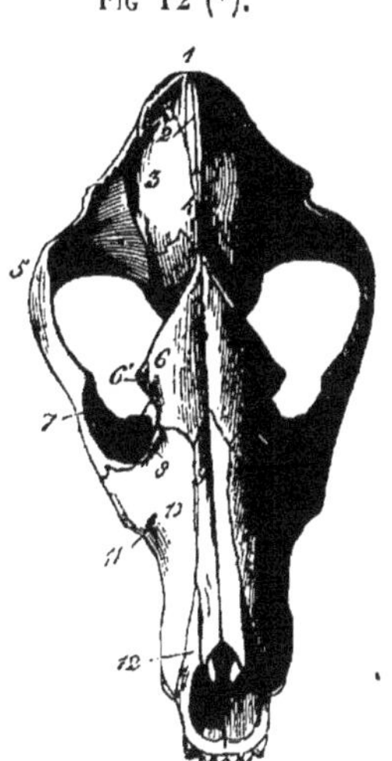

Le pariétal de la **Brebis** et de la **Chèvre** (fig. 15) se comporte à peu près de la même manière que celui du bœuf ; seulement il est relativement beaucoup plus large, et il entre ainsi pour une plus grande part dans la composition des parois du crâne. Il participe à la formation du conduit pariéto-temporal et n'est pas creusé de sinus intérieurs.

Carnassiers.—Le pariétal du **Chien** (fig. 12), constitué par deux noyaux d'ossification seulement, se distingue par le grand développement des crêtes et de la protubérance pariétales. Cette dernière, formée en partie par l'occipital, ne présente point à sa base d'excavations latérales ; elles sont reportées plus bas, vers le sommet du rocher, sur les côtés de l'occipital. Les conduits pariéto-temporaux se continuent néanmoins jusqu'à la base de la protubérance, qu'ils traversent pour s'aboucher l'un avec l'autre dans son intérieur.

Chez le **Chat**, les crêtes pariétales sont presque nulles, et la protubérance interne est remplacée par deux grandes lames osseuses transverses qui séparent la cavité cérébelleuse de la cavité cérébrale.

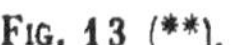

FIG. 13 (**).

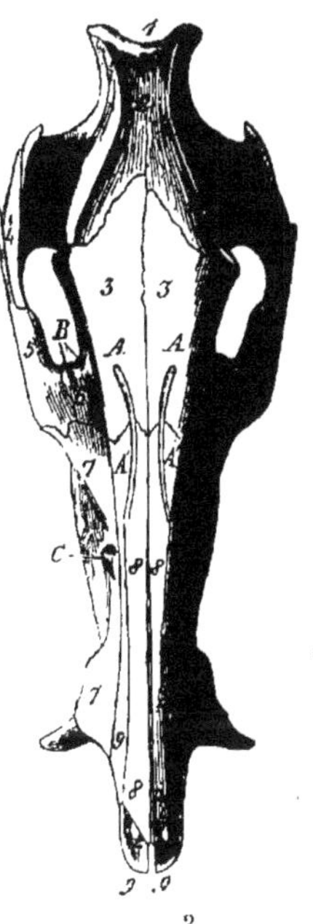

Porc (fig. 13). — Chez cet animal, le pariétal est très épais et dépourvu de protubérance interne. Il présente deux crêtes pariétales très marquées, qui ne se réunissent point à leur partie supérieure, et il se développe par deux noyaux d'ossification seulement.

3° FRONTAL (fig. 11, 16).

Le *frontal* est un os plat, quadrilatère, dont les parties

(*) Fig. 12. — *Tête de chien (face antérieure).* — 1. Protubérance occipitale. 2. Eperon médian de l'occipital. 3. *Pariétal.* 4. Origine des crêtes pariétales. 5. Apophyse zygomatique du temporal. 6. *Frontal.* 6'. Apophyse orbitaire. 7. *Zygomatique.* 8. *Lacrymal.* 9. *Sus-nasal.* 10. *Grand sus-maxillaire.* 11. Orifice inférieur du conduit sus-maxillo-dentaire. 12. *Petit sus-maxillaire.*

(**) Fig. 13. — *Tête de porc (face antérieure).* — 1. Sommet de la protubérance occipitale. 2. *Pariétal.* 3. *Frontal.* A. Trou surcilier. A'. La gouttière qui en descend. 4. Apophyse zygomatique. 5. *Zygomatique.* 6. *Lacrymal.* B. Conduits lacrymaux. 7. *Grand sus-maxillaire.* C. Orifice inférieur du conduit sus-maxillo-dentaire. 8. *Sus-nasal.* 9. *Petit sus-maxillaire.*

(1) Le noyau médian est même primitivement divisé en deux parties latérales.

latérales se coudent à angle aigu sur la partie moyenne, et se portent en arrière et un peu en dedans à la rencontre des ailes du sphénoïde. Il concourt à former la voûte crânienne et une partie de la face. Il se trouve borné : en haut, par le pariétal; en bas, par les sus-nasaux et les lacrymaux ; de chaque côté, par les temporaux. Il offre à étudier une *face externe*, une *face interne* et *quatre bords*.

Faces. — La *face externe* est divisée, par la double coudure de l'os, en trois régions : une médiane et deux latérales. — La première, à peu près plane, de forme losangique, est recouverte par la peau et constitue la base du front. Elle donne naissance, de chaque côté, au point même où s'opère l'inflexion de l'os, à l'*apophyse orbitaire*, longue et forte éminence aplatie de dessus en dessous et recourbée en arrière. La face supérieure ou externe de cette apophyse est convexe et légèrement rugueuse; la face interne, lisse et concave, fait partie de la fosse orbitaire; son bord postérieur, épais et concave, se continue, en dedans avec la crête pariétale correspondante, en dehors avec le bord supérieur de l'apophyse zygomatique; il limite en avant la fosse temporale; le bord antérieur (1), également concave, mais aminci, concourt à la formation du pourtour de l'orbite; le sommet, renflé et denticulé, s'appuie sur l'apophyse zygomatique du temporal et s'unit avec elle; la base, large, est traversée par un trou appelé *sus-orbitaire* ou *surcilier*. — Les deux régions latérales de la face externe du frontal sont légèrement excavées et servent, par la plus grande partie de leur étendue, à former les orbites. Elles présentent souvent, près de la base de l'apophyse orbitaire, une légère dépression qui répond au coude décrit par le muscle grand oblique de l'œil, quand il s'infléchit sur sa poulie de renvoi.

La *face interne* du frontal, concave, est divisée en deux parties inégales, par un relief transversal qui répond au bord antérieur de la lame criblée de l'ethmoïde. — La supérieure, la plus étendue, parsemée d'impressions digitales, appartient à la cavité crânienne. Elle présente : 1° sur la ligne médiane, un léger sillon, ou une crête qui se continue, en haut avec la crête médiane du pariétal, en bas avec l'apophyse *crista-galli ;* 2° sur les côtés et dans l'angle rentrant formé par la coudure de l'os, une fente étroite, espèce de mortaise qui reçoit l'aile du sphénoïde. — La partie inférieure s'unit sur la ligne médiane avec la lame perpendiculaire de l'ethmoïde. Elle concourt à former l'arrière-fond des cavités nasales, et présente latéralement deux larges ouvertures qui pénètrent dans les sinus frontaux, vastes cavités anfractueuses creusées entre les deux lames de l'os.

Bords. — Le *bord supérieur*, denticulé, est taillé en biseau dans sa partie moyenne, aux dépens de la lame interne de l'os, et, sur les parties latérales, aux dépens de sa lame externe ; il répond au pariétal et à la portion écailleuse du temporal. — L'*inférieur*, prolongé en pointe dans le milieu, répond aux sus-nasaux au moyen d'un large biseau externe ; latéralement, il est très mince, à peine denticulé, et s'articule avec le lacrymal. — Les *bords latéraux*, minces et irréguliers, présentent deux échancrures : l'une, supérieure, large et profonde, est bouchée par l'aile du sphénoïde ; l'autre, inférieure, très étroite, forme, en s'unissant à une semblable échancrure du sphénoïde, le *trou orbitaire*, qui aboutit dans le crâne,

(1) *Arcade orbitaire* dans l'homme.

très près et en dehors de la fosse ethmoïdale. Chacun de ces bords répond encore, dans une très petite étendue, au palatin correspondant.

Structure. — Les deux lames compactes du frontal sont séparées par du tissu spongieux vers la partie moyenne de l'os et en haut; elles s'écartent, en bas, pour former les sinus frontaux. Latéralement, elles sont très minces et confondues ensemble.

Développement. — Le frontal se développe par deux noyaux d'ossification latéraux qui se soudent assez tard l'un avec l'autre. Dans le jeune âge, la partie crânienne de l'os forme, en avant de la tête, une large bosse arrondie qui prédomine sur la partie faciale. Cette saillie disparaît plus tard par suite du développement des sinus frontaux. Ces cavités n'existent point chez le fœtus très jeune. Elles commencent à se former vers le quatrième mois de la conception, par un travail de résorption qui fait disparaître la substance spongieuse interposée aux deux lames compactes de l'os, et qui amène même la destruction de la lame interne. Elles s'agrandissent avec l'âge et restent, pendant toute la vie de l'animal, séparées l'une de l'autre par une cloison verticale.

DIFFÉRENCES. —*Ruminants.* — Dans le **Bœuf** (fig. 14), le frontal, extrêmement développé, occupe à lui seul plus de la moitié de la face antérieure de la tête. Il se distingue surtout : — 1° par sa grande épaisseur, qui le rend propre à résister aux chocs auxquels il est exposé, quand l'animal use des moyens de défense et d'attaque que la nature lui a départis; — 2° par les chevilles osseuses coniques qui servent de support aux cornes. Ces éminences, plus ou moins longues, plus ou moins contournées, très rugueuses, criblées de trous, et sillonnées de petites gouttières vasculaires, se détachent de chaque côté de l'os, près du sommet de la tête, et se portent en dehors.

Les apophyses orbitaires s'appuient par leur sommet sur le zygomatique. Le trou surcilier est transformé en un véritable con-

Fig. 14 (*).

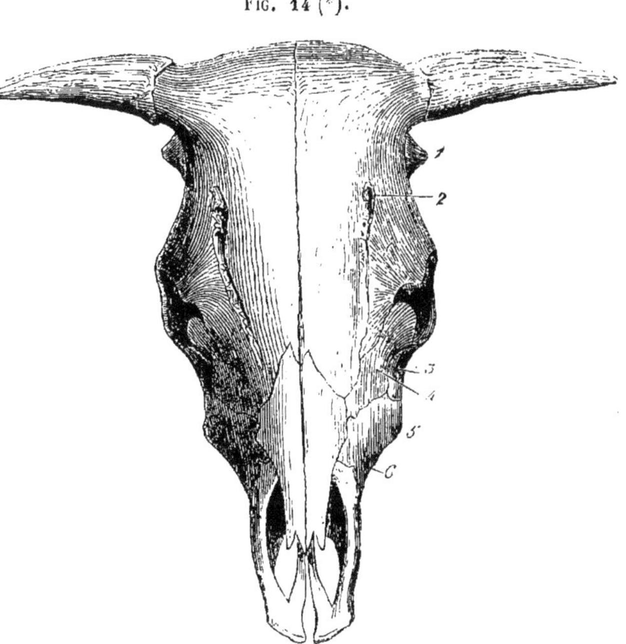

(*) Fig. 14. — *Tête de bœuf (face antérieure).* — 1. Apophyse mastoïde. 2. Trou surcilier. 3. *Zygomatique.* 4. *Lacrymal.* 5. Epine sus-maxillaire. 6. Orifice inférieur du conduit sus-maxillo-dentaire.

duit souvent multiple; son orifice antérieur s'ouvre dans une gouttière vasculo-nerveuse, qui remonte vers la base des cornes et descend jusque près du bord inférieur de l'os. Entre cette gouttière et la base de l'apophyse orbitaire, existe une surface bombée, tout à fait lisse, qui porte le nom de *bosse frontale*. Le trou orbitaire appartient en entier au frontal. Le bord inférieur de l'os est profondément échancré dans son milieu pour recevoir les sus-nasaux. Les sinus frontaux se prolongent dans les chevilles latérales, dans le pariétal et jusque dans l'occipital.

Dans la **Brebis** et dans la **Chèvre** (fig. 15), le frontal présente relativement moins d'étendue et moins de force de résistance que dans le bœuf; il n'arrive pas, en haut, jusqu'au sommet de la tête; et les sinus frontaux ne se prolongent pas au delà du bord supérieur de l'os. Chez ces animaux, comme chez le bœuf, le frontal n'est jamais en rapport avec les temporaux et les palatins.

Fig. 15 (*).

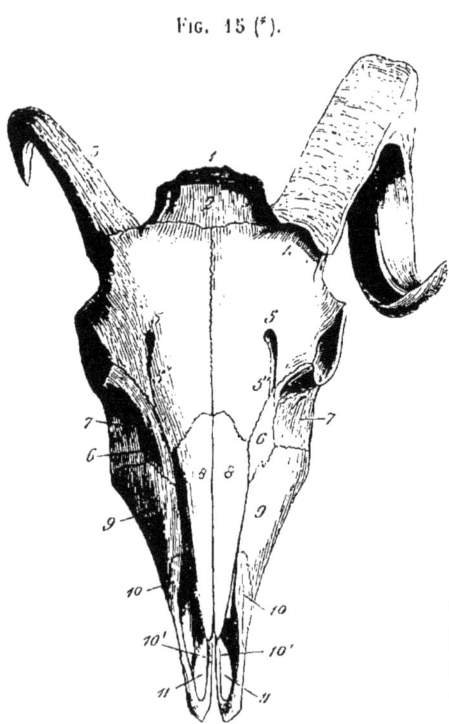

Porc (fig. 13). — Le frontal du porc est aussi très épais, mais fort étroit. L'apophyse orbitaire est courte et ne rejoint ni le temporal ni le zygomatique; l'arcade orbitaire est complétée par un ligament. Le trou surcilier, disposé comme dans le bœuf, aboutit, en avant, à une gouttière qui descend jusque sur les sus-nasaux. Le trou orbitaire est formé par le frontal seulement. Point de mortaise pour l'union du frontal avec le sphénoïde. Enfin, les sinus frontaux se prolongent dans le pariétal. Le frontal du porc n'est pas articulé avec les palatins, par ses bords latéraux, mais il l'est, en revanche, avec les grands sus-maxillaires.

Carnassiers (fig. 12). — Dans le **Chien**, la face externe du frontal présente, sur son milieu, un enfoncement plus ou moins marqué suivant les races. Apophyse et trou orbitaire comme dans le porc. Point de trou surcilier. Point de mortaise à la face interne. Le frontal du chien ne s'articule pas avec le temporal; mais il s'unit, en avant, avec les grands sus-maxillaires.

4° Ethmoïdes (fig. 16, 22, 24).

L'*ethmoïde*, situé profondément sur la limite du crâne et de la face, est enclavé entre le frontal, le sphénoïde, le vomer, les palatins et les grands sus-maxillaires. Il

(*) Fig. 15. — *Tête de bélier* (*face antérieure*). — 1. *Occipital*. 2. *Pariétal*. 3. La cheville osseuse qui sert de base à la corne frontale droite. 4. Celle du côté opposé recouverte de son étui corné. 5. Trou surcilier. 5'. La gouttière qui en descend. 6. *Lacrymal*. 7. *Zygomatique*. 8. *Sus-nasal*. 9. *Grand sus-maxillaire*. 10. *Petit sus-maxillaire*. 10'. Son apophyse interne. 11. Ouverture incisive.

se compose de trois parties : une *lame perpendiculaire* et *deux masses latérales*.

LAME PERPENDICULAIRE DE L'ETHMOÏDE. — Située dans le plan médian et aplatie d'un côté à l'autre, elle présente à étudier *deux faces*, l'une gauche, l'autre droite, et *quatre bords*.

Faces. — Les *faces*, tapissées par la pituitaire, présentent, en arrière, de petites crêtes sinueuses ; elles sont lisses dans le reste de leur étendue. Un intervalle très étroit, qui constitue l'arrière-fond des cavités nasales, les sépare l'une et l'autre des masses latérales.

Bords. — Le *bord supérieur* regarde le centre de la cavité crânienne et constitue ce que l'on appelle la *crête ethmoïdale* ou l'*apophyse crista-galli* ; il est libre, concave, tranchant, prolongé en avant et en haut par la crête médiane du frontal, et confondu en arrière avec la partie moyenne du sphénoïde inférieur. — Le *bord inférieur* se continue avec la lame cartilagineuse qui sépare l'une de l'autre les cavités nasales. Lorsque cette lame s'ossifie, ce qui arrive assez communément, il devient impossible de préciser le point où elle commence et où finit l'ethmoïde. Aussi la cloison médiane du nez a-t-elle été considérée, avec raison, comme un prolongement de la lame perpendiculaire de l'ethmoïde. — Le *bord antérieur* se soude avec la cloison verticale qui sépare les sinus frontaux. — Le *postérieur* s'unit, en haut, à la lame médiane qui sépare en deux compartiments les sinus sphénoïdaux. En bas, il s'enfonce dans la rainure du vomer, et ne tarde pas à se confondre avec cet os, soudé lui-même au sphénoïde inférieur.

FIG. 16 (*).

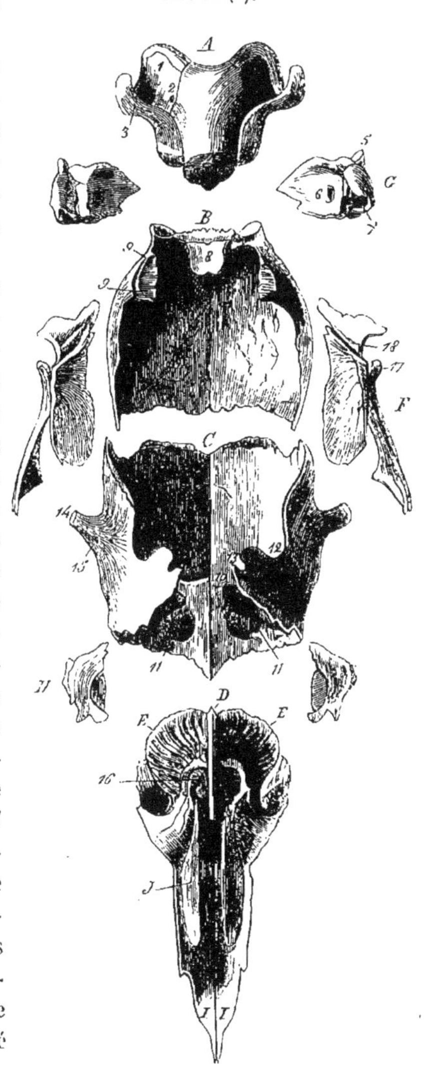

(*) Fig. 16. — *Os antérieurs de la tête d'un fœtus à terme (cheval) désarticulés et vus en arrière.* — *A. Occipital.* 1. Condyle. 2. Trou condylien. 3. Apophyse styloïde. 4. Sommet de l'apophyse basilaire. — *B. Pariétal.* 8. Protubérance pariétale. 9. Gouttière qui concourt à la formation du conduit pariéto-temporal. — *C. Frontal.* 10. Relief transversal qui sépare la portion crânienne de l'os de la portion faciale. 11. Sinus frontaux. 12. Echancrure du bord latéral bouchée par l'aile du sphénoïde. 13. Echancrure pour la formation du trou orbitaire. 14. Sommet de l'apophyse orbitaire. 15. Trou surcilier. — *D. Lame perpendiculaire de l'ethmoïde.* — *E,E. Masses latérales de l'ethmoïde.* 16. La grande volute ethmoïdale. — *F. Portion écailleuse du temporal.* 17. Apophyse sus-condylienne. 18. Gouttière qui sert à former le conduit pariéto temporal. — *G. Portion tubéreuse du temporal.* 5. Apophyse mastoïde. 6. Hiatus auditif interne. 7. Trou pour l'entrée de la trompe d'Eustache dans le tympan. — *H. Lacrymal.* — *I. Sus-nasal.* — *J. Cornet supérieur.*

Masses latérales de l'ethmoïde. — Ce sont deux grosses tubérosités piriformes, placées de chaque côté de la lame perpendiculaire, et offrant à étudier une *partie moyenne*, une *base* et un *sommet*. Chacune d'elles est formée par un assemblage de nombreuses lamelles osseuses fort minces, roulées en petits cornets extrêmement fragiles. Ceux-ci, allongés de haut en bas et d'autant plus longs qu'ils sont plus antérieurs, sont attachés, par leur extrémité supérieure, sur une lame transverse qui sépare le crâne des cavités nasales, et, par un de leurs bords, sur un mince feuillet osseux qui enveloppe en dehors les masses latérales. Ils ont reçu le nom de *volutes ethmoïdales*.

Partie moyenne. — Elle doit être envisagée à l'extérieur et à l'intérieur.

La *surface extérieure* de chaque masse ethmoïdale est divisée en deux sections : l'une interne, qui fait partie des cavités nasales ; l'autre externe, qui concourt à former les parois des sinus frontaux et maxillaires. — La première, la moins étendue, est à peu près plane ; parallèle à la lame perpendiculaire, elle s'en trouve isolée, nous le savons, par l'espace fort étroit qui forme l'arrière-fond des cavités nasales ; elle présente plusieurs fentes qui séparent les volutes les plus superficielles, et qui pénètrent dans les canaux intérieurs dont il sera parlé plus loin. — La seconde, très étendue et fortement convexe, regarde en dehors, en avant et en arrière. Elle est revêtue d'une lamelle osseuse parcourue par plusieurs sillons peu profonds, qui répondent intérieurement à de petites crêtes sur lesquelles s'attachent les volutes. Cette lamelle se prolonge, en bas, un peu au-dessous de l'extrémité inférieure de ces dernières, et se renverse en dehors pour s'articuler avec le palatin et le grand sus-maxillaire ; elle se soude supérieurement avec le sphénoïde et la partie orbitaire du frontal.

A l'intérieur, les masses latérales sont creusées, de haut en bas, par des canaux très diverticulés qui s'ouvrent inférieurement dans les cavités nasales, et qui séparent les volutes les unes des autres. Celles-ci sont roulées de façon que leurs cellules intérieures puissent communiquer avec eux. Il en est cependant quelques unes qui sont complétement closes ; la volute antérieure ou grande volute est souvent dans ce cas (1).

Base. — La *base* des masses latérales regarde en haut et se trouve formée, pour chacune d'elles, par la cloison transversale qui sépare le crâne des cavités nasales. Cette cloison est criblée d'ouvertures qui livrent passage aux nerfs ethmoïdaux ; aussi l'appelle-t-on *lame criblée* de l'ethmoïde. Elle est concave sur sa face supérieure, qui constitue la *fosse ethmoïdale*, et convexe sur sa face opposée, qui donne attache à l'extrémité supérieure des volutes. Elle se soude en dedans avec la lame perpendiculaire ; les autres points de sa circonférence s'unissent au sphénoïde et au relief tranversal de la face interne du frontal.

Sommet. — Le *sommet* de chaque masse latérale est formé par l'extrémité inférieure des volutes ethmoïdales, extrémité dirigée en bas vers les cavités nasales. L'une d'elles, plus volumineuse que les autres, se prolonge beaucoup plus bas et se termine par une protubérance arrondie. Elle répond au cornet moyen de l'homme.

Structure de l'ethmoïde. — Il n'entre que fort peu de tissu spongieux dans la

(1) Il n'est pas rare aussi de la voir s'ouvrir dans le sinus frontal.

composition de l'ethmoïde ; on en trouve seulement vers le bord antérieur de la lame perpendiculaire.

Développement. — L'ethmoïde n'achève son développement que fort tard. Les os qui l'avoisinent sont déjà à peu près complétement envahis par l'ossification que lui est encore entièrement cartilagineux. La transformation osseuse débute, dans l'ethmoïde, par l'extrémité inférieure des volutes, et marche progressivement de bas en haut. La lame perpendiculaire s'ossifie à part et seulement quand les volutes sont arrivées à la moitié environ de leur évolution ; elle se soude aussitôt avec le sphénoïde inférieur. C'est dans la lame criblée que l'ossification survient en dernier lieu ; elle est à peine achevée à l'âge de six à huit mois.

DIFFÉRENCES. — Dans tous les animaux domestiques autres que les solipèdes, l'ethmoïde est emprisonné très étroitement entre les os qui l'environnent, à cause du peu de développement que présentent les sinus autour de lui.

Ruminants (fig. 23). — La grande volute est énormément développée ; elle figure très bien un troisième cornet qui se prolonge entre les deux cornets véritables, et auquel on a donné le nom d'*antre olfactif*.

Carnassiers. — La fosse ethmoïdale est très profonde, et les volutes très développées et très diverticulées. La lame perpendiculaire se soude assez tard avec le sphénoïde.

FIG. 17 (*).

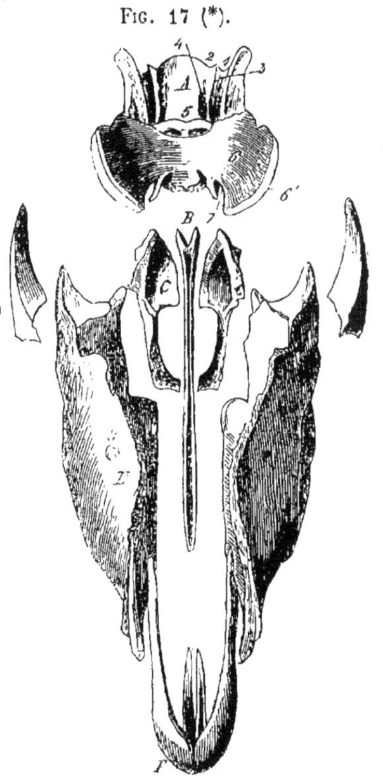

5° SPHÉNOÏDE (fig. 17, 18, 22, 24).

Le *sphénoïde* est situé en arrière du crâne, entre l'occipital, l'ethmoïde, les palatins, le vomer, les ptérygoïdiens, le frontal et les temporaux, Il est aplati d'avant en arrière, incurvé d'un côté à l'autre, épais dans sa partie moyenne, qui prend le nom de *corps*, et aminci sur les côtés, qui, dans leur moitié inférieure, se prolongent en forme d'*ailes*. On lui reconnaît *deux faces* et *quatre bords*.

Faces. — La *face externe*, convexe, présente : 1° sur la ligne médiane, la surface externe du corps, arrondie d'un côté à l'autre, faisant suite à celle de l'apophyse basilaire et pourvue, tout à fait en haut, de fortes empreintes musculaires ; 2° sur les côtés et de dedans en dehors : *a.* la *scissure vidienne*,

(*) Fig. 17. — *Os postérieurs de la tête d'un fœtus à terme (cheval) désarticulés et vus en avant.* — *A. Sphénoïde.* 1. Echancrure maxillaire. 2. Echancrure carotidienne. 3. Gouttière pour le passage du nerf sus-maxillaire. 4. Gouttière caverneuse. 5. Fossette optique. 6. Grande aile. 6'. Portion non encore ossifiée de la grande aile. 7. Echancrure pour la formation du trou orbitaire. — *B. Vomer.* — *C. Palatin.* — *D. Zygomatique.* — *E. Grand sus-maxillaire.* 8. Orifice inférieur du conduit sus-maxillo-dentaire. — *F. Petit sus-maxillaire.*

dirigée de haut en bas et continuée par le *conduit vidien*, très petit canal qui va s'ouvrir dans l'hiatus orbitaire; *b.* l'*apophyse sous-sphénoïdale* (1), longue éminence aplatie d'un côté à l'autre, inclinée en bas, articulée avec le palatin et le ptérygoïdien, et traversée, à sa base, par le conduit vidien ; *c.* un peu en arrière et au-dessus de cette éminence, l'orifice supérieur du *conduit sous-sphénoïdal*, large canal bifurqué inférieurement ; *d.* plus en avant, l'*hiatus orbitaire*, espèce de vestibule où aboutissent en commun la branche principale du conduit sous-sphénoïdal, les trois conduits sus-sphénoïdaux, le conduit vidien, le conduit optique et le trou orbitaire: cet hiatus est surmonté d'une lame osseuse mince et tranchante, au-dessus de laquelle vient s'ouvrir la plus petite branche du conduit sous-sphénoïdal ; *e.* enfin, tout à fait en dehors de l'hiatus, se remarque une surface lisse qui appartient à l'aile du sphénoïde et qui concourt à la formation de la cavité orbitaire.

La *face interne* est concave d'un côté à l'autre. On y voit : 1° Sur la ligne médiane et d'avant en arrière, une petite saillie qui se soude avec l'apophyse *crista-galli* ; la *fossette optique*, allongée transversalement en forme de navette, présentant, à son fond et de chaque côté, l'orifice supérieur du conduit optique, canal cylindrique qui se dirige obliquement en bas, en avant et en dehors, pour gagner l'hiatus orbitaire ; la *fossette sus-sphénoïdale* ou *pituitaire*, encore appelée *selle turcique*, dépression légère limitée en arrière par une saillie transversale, à peine sensible, qui la sépare de la gouttière supérieure de l'apophyse basilaire. — 2° Sur les côtés et en avant, la surface interne des ailes, déprimée par des impressions digitales très superficielles; plus en arrière et tout à fait en dehors, une fossette allongée d'avant en arrière qui loge le lobule mastoïde du cerveau; entre cette fosse et la selle turcique, deux scissures verticales : l'une interne, appelée *gouttière caverneuse ;* l'autre externe, plus large et plus profonde, destinée au passage d'une grosse branche nerveuse. Ces deux scissures aboutissent, en bas, vers l'embouchure de trois canaux qui prennent en commun le nom de *conduits sus-sphénoïdaux.* Deux d'entre eux, très larges, sont placés l'un au-devant de l'autre, séparés seulement par une légère cloison (2), et viennent aboutir dans l'hiatus orbitaire. Le troisième, très petit, situé en dehors du grand conduit antérieur, s'ouvre au-dessus du conduit optique, en dedans de la lame osseuse qui surmonte l'hiatus orbitaire, quelquefois même sur le bord libre de cette lame.

Bords. — Le *supérieur*, un peu concave, offre à étudier : dans son milieu, l'extrémité supérieure du corps, mamelonnée et articulée avec le sommet de l'apophyse basilaire ; de chaque côté, deux échancrures qui circonscrivent en bas l'hiatus occipito-sphéno-temporal. L'échancrure interne, la plus étroite, livre passage à l'artère carotide interne, et s'appelle *échancrure carotidienne* (3) ; elle se continue sur la face externe de l'os par une excavation tout à fait lisse que Rigot nomme *fossette carotidienne.* L'externe est aussi prolongée sur la face extérieure du sphénoïde par une courte et large scissure ; elle loge le nerf maxillaire inférieur (4).

(1) *Aile interne* de l'*apophyse ptérygoïde* de l'homme.

(2) Le supérieur correspond, chez l'homme, à la *grande fente sphénoïdale;* l'inférieur, au *trou grand rond.*

(3) Elle répond au *canal carotidien* du temporal de l'homme.

(4) Elle remplace conséquemment le *trou ovale.*

En dehors de celle-ci, il existe une troisième échancrure fort étroite, destinée au passage de l'artère méningée moyenne (1). — Le *bord inférieur*, également concave, se divise aussi en trois parties, une moyenne et deux latérales. La première est épaisse et formée par l'extrémité inférieure du corps; elle est creusée de deux larges cavités qui appartiennent aux sinus sphénoïdaux. Ces cavités sont séparées l'une de l'autre par une lame osseuse verticale, souvent perforée, qui se soude de très bonne heure avec la lame perpendiculaire de l'ethmoïde. Les parties latérales, très minces, font partie de la circonférence des ailes; elles sont échancrées près de leur union avec la partie moyenne pour concourir à la formation du trou orbitaire. — Les *deux bords latéraux* sont amincis et convexes dans leur moitié antérieure, qui appartient également au contour des ailes, et qui s'enfonce dans la mortaise du frontal. Dans le reste de leur étendue, ils sont épais, denticulés, et taillés en biseau aux dépens de la lame externe de l'os, pour s'articuler avec la portion écailleuse du temporal.

Structure. — Cet os est compacte sur ses côtés et spongieux dans sa partie moyenne.

Développement. — Il se développe par deux principaux noyaux d'ossification : l'un, supérieur, porte l'apophyse sous-sphénoïdale et le conduit de même nom, la scissure vidienne, la fossette pituitaire, les scissures de la face interne et le plus postérieur des grands conduits sus-sphénoïdaux ; l'autre, inférieur, porte la partie du corps creusée par les sinus, les ailes latérales (2), la fossette et les conduits optiques. En s'accolant l'un à l'autre, ils forment le conduit vidien et les deux conduits sus-sphénoïdaux antérieurs. Ils ne se soudent entre eux que fort tard; aussi les a-t-on décrits quelquefois comme deux os distincts. M. Tabourin a même proposé de rattacher la description du sphénoïde inférieur à celle de l'ethmoïde, parce qu'il se soude avec celui-ci longtemps avant de s'unir à la pièce supérieure (3).

DIFFÉRENCES. — *Ruminants.* — Chez le **Bœuf** (fig. 19, 23), les apophyses sous-sphénoïdales sont larges et minces. Le conduit sous-sphénoïdal manque. La selle turcique est profonde, et la saillie osseuse qui la sépare de l'apophyse basilaire est très élevée. Les trois conduits sus-sphénoïdaux sont convertis en un seul largement ouvert. Point d'échancrures au bord supérieur pour le passage de la carotide interne et de l'artère sphéno-épineuse. Celle qui est destinée au passage du nerf maxillaire inférieur est remplacée par un grand trou (trou ovale).

Chez la **Brebis**, la saillie osseuse qui limite en arrière la fossette pituitaire forme une lame recourbée en avant, et prolongée, à ses extrémités, en deux pointes qui constituent les *apophyses clinoïdes postérieures*.

Porc (fig. 20). — Sphénoïde très court, apophyses sous-sphénoïdales extraordinairement développées et aplaties d'avant en arrière. Point de conduit sous-sphénoïdal. Selle turcique profonde, bornée en arrière par une crête très saillante. Un seul conduit sus-sphénoïdal. Les ailes, peu saillantes, sont articulées par suture simple avec les bords latéraux du frontal.

Carnassiers (fig. 21). — Le sphénoïde supérieur du **Chien** est très court et porte,

(1) C'est l'équivalent du trou *petit rond* de l'homme.

(2) Ces ailes ne sont donc point analogues aux parties du sphénoïde de l'homme qui portent le même nom. Ce sont les *apophyses* d'*Ingrassias* énormément développées.

(3) *Journal de médecine vétérinaire*, publié à l'école de Lyon, année 1845, page 226.

latéralement, deux larges ailes qui remontent jusque dans la fosse temporale; elles correspondent à celles du sphénoïde de l'homme. Quant au sphénoïde inférieur, il est au contraire très étroit, et ses prolongements latéraux (apophyses d'Ingrassias) auxquels on a donné, en anatomie vétérinaire, le nom d'*ailes*, sont ramenés à des proportions très minimes. Apophyse sous-sphénoïdale très courte. Conduit sous-sphénoïdal simple, communiquant avec le trou grand rond. Fossette pituitaire peu profonde, limitée en arrière par la lame osseuse qui porte les *apophyses clinoïdes postérieures*, et surmontée en avant par les *apophyses clinoïdes antérieures*, petites éminences pointues qui se détachent de la base des apophyses d'Ingrassias. Conduits sus-sphénoïdaux au nombre de deux seulement : l'un représente la grande fente sphénoïdale ; l'autre, le trou grand rond. L'échancrure carotidienne, en s'unissant à une semblable échancrure du temporal, forme un trou que l'on pourrait appeler *trou carotidien*, parce qu'il livre passage à une anse extrêmement remarquable que décrit la carotide interne après avoir parcouru le canal carotidien. Point d'échancrure pour le nerf maxillaire inférieur; elle est remplacée par un trou, comme chez le bœuf.

Dans le **Chat**, la disposition est la même ; seulement on ne trouve plus de conduit sous-sphénoïdal, ni d'échancrure carotidienne.

6° Temporal (fig. 11, 16, 18, 22).

Les *temporaux* closent la cavité crânienne latéralement et s'articulent avec l'occipital, le pariétal, le frontal, le sphénoïde, le zygomatique, le maxillaire inférieur et l'hyoïde. Chacun d'eux est divisé en deux pièces qui ne sont jamais soudées chez le cheval : l'une forme la *portion écailleuse du temporal*; l'autre, la *portion tubéreuse*. Nous les décrirons séparément.

Portion écailleuse. — Elle est aplatie d'un côté à l'autre, ovalaire et légèrement incurvée en écaille, disposition qui lui a fait donner le nom sous lequel on la désigne généralement. Elle offre à étudier : une *face externe*, une *face interne* et une *circonférence*.

Faces. — La *face externe*, convexe, est garnie de quelques empreintes musculaires, de scissures vasculaires, et de trous qui pénètrent dans le conduit pariéto-temporal. Elle fait partie de la fosse temporale, et donne naissance vers son milieu à l'*apophyse zygomatique*, longue éminence qui se porte d'abord en dehors, et se recourbe bientôt en avant et en bas pour se terminer par un sommet aminci.

La *base* de cette éminence forme, en avant, une surface concave qui appartient à la fosse temporale; elle porte, en arrière, la surface articulaire qui répond au maxillaire ; celle-ci se compose : 1° d'un *condyle* allongé transversalement, convexe de haut en bas et légèrement concave d'un côté à l'autre; 2° d'une *cavité glénoïde* limitée, en bas par le condyle, en haut par une éminence mammiforme, dite *sus-condylienne* (1), contre laquelle vient s'appuyer le condyle du maxillaire, quand cet os est tiré en arrière ; c'est immédiatement au-dessus de cette éminence que s'ouvre l'orifice inférieur du conduit pariéto-temporal. La *face externe* de

(1) Elle est représentée, chez l'homme, par le rameau inférieur ou vertical de la racine supérieure de l'apophyse zygomatique.

l'apophyse zygomatique est lisse et convexe; l'*interne*, concave, est également lisse, et borne en dehors la fosse temporale. Son *bord antérieur* est tranchant et convexe; le *postérieur*, très court, est épais et rugueux. Son *sommet*, aplati d'avant en arrière et garni de dentelures sur ses deux faces, représente une espèce de coin qui s'enclave entre l'apophyse orbitaire du frontal et le zygomatique; il va s'appuyer jusque sur le grand sus-maxillaire, et concourt, par une petite portion de sa face antérieure qui est dépourvue de dentelures, à circonscrire la cavité orbitaire. Chez nos animaux domestiques, comme dans l'homme, l'apophyse zygomatique semble naître à la surface de l'os par deux racines : l'une, *inférieure* ou *transverse*, est représentée par le condyle; l'autre, *supérieure*, forme une crête tranchante qui se continue avec le bord antérieur de l'apophyse, et va rejoindre, en haut, la crête latérale de la protubérance occipitale.

La *face interne* ou *cérébrale* de la portion écailleuse du temporal est divisée en deux parties par une gouttière à peu près verticale, qui se termine au-dessus de l'éminence sus-condylienne, et qui, en s'unissant à une semblable gouttière du pariétal, forme le *conduit pariéto-temporal*. La partie supérieure, peu étendue et de forme triangulaire, s'articule par harmonie simple avec la face externe du rocher. La partie inférieure, la plus large, présente dans son milieu quelques impressions cérébrales. Dans le reste de son étendue, c'est-à-dire à son pourtour, elle est taillée en un large biseau dentelé et lamelleux, qui la met en rapport avec les os environnants.

Circonférence.— Elle peut se diviser en *deux bords* : l'un, *antérieur*, convexe, soudé avec le pariétal et le frontal ; l'autre, *postérieur*, articulé avec le sphénoïde dans sa moitié inférieure, et pourvu, au-dessus du niveau de l'éminence sus-condylienne, d'une échancrure profonde qui reçoit le conduit auditif externe. Supérieurement, les deux bords se réunissent au sommet d'une pointe amincie qui s'appuie sur l'occipital.

Structure. — La portion écailleuse du temporal est formée de deux lames compactes très minces, qui n'admettent entre elles que fort peu de tissu spongieux. Celui-ci est très abondant dans l'épaisseur de l'apophyse zygomatique.

Développement. — Elle se développe par un seul noyau d'ossification.

PORTION TUBÉREUSE. — C'est l'une des parties du squelette les plus intéressantes à étudier, parce qu'elle recèle, dans son intérieur, deux systèmes de cavités qui renferment les organes essentiels du sens de l'ouïe. L'un de ces systèmes porte le nom de *cavité du tympan* ou d'*oreille moyenne;* l'autre forme l'*oreille interne*. Ces cavités intérieures seront étudiées quand nous décrirons l'appareil de l'audition. Nous nous bornerons ici à l'examen de la surface extérieure, de la structure et du développement de cette portion du temporal.

Elle est enclavée entre le bord latéral antérieur de l'occipital, le bord latéral du pariétal et la partie supérieure de la face interne de l'écaille temporale. Elle représente une pyramide quadrangulaire dont la base est tournée en bas et un peu en arrière; nous étudierons successivement ses *quatre faces*, son *sommet* et sa *base*.

Faces. — La *face antérieure* s'unit, par harmonie, au pariétal. — La *face postérieure* s'articule, de la même manière, avec l'occipital. — La *face externe* s'accole à la portion écailleuse de l'os. — La *face interne*, légèrement concave et parsemée d'impressions digitales très superficielles, fait partie de la paroi latérale de la cavité cérébelleuse. Elle présente le *conduit* ou l'*hiatus auditif interne*, petite fossette dont le fond est percé de plusieurs trous qui livrent passage à des nerfs; l'un de ces trous, le plus large, est l'orifice interne de l'*aqueduc de Fallope*, canal flexueux qui traverse l'os d'outre en outre et vient s'ouvrir à la surface extérieure de la base; les autres trous pénètrent dans les cavités de l'oreille interne.

Ces faces sont séparées les unes des autres par autant de *bords* ou *angles plans*, dont deux méritent plus particulièrement de fixer l'attention; l'un isole la face externe de la face postérieure, l'autre sépare la face antérieure et la face interne. —Le *premier*, épais et rugueux, constitue la *crête mastoïdienne*, qui se continue, en haut, avec la crête latérale de l'occipital, après s'être réunie à la racine supérieure de l'apophyse zygomatique, et qui se termine, vers la base de l'os, par une tubérosité à insertions musculaires, à laquelle on donne le nom d'*apophyse mastoïde*. Ce bord est traversé par une scissure, la *scissure mastoïdienne* (1), qui s'engage sous la portion écailleuse et pénètre dans le conduit pariéto-temporal. — Le *second*, tranchant, forme avec la partie supérieure du bord latéral du pariétal, la crête qui établit la ligne de démarcation entre le compartiment cérébral de la cavité crânienne et le compartiment cérébelleux; il donne attache à la tente du cervelet

Sommet. — Il est légèrement denticulé et s'articule avec l'occipital.

Base. — Elle est très irrégulière et offre à étudier: en dehors, le *conduit auditif externe*, qui pénètre dans l'oreille moyenne, et dont l'orifice extérieur a été nommé, en anatomie vétérinaire, *hiatus auditif externe*; — en dedans, une crête tranchante qui circonscrit le contour externe du trou déchiré; — en haut et sous l'apophyse mastoïde, le trou *stylo-mastoïdien* ou *pré-mastoïdien*, orifice externe de l'aqueduc de Fallope; — en bas, l'*apophyse styloïde*, destinée à l'attache du muscle stylo-staphylin et de la trompe d'Eustache: c'est une apophyse longue, grêle et pointue, présentant, à sa base et en dedans, un conduit qui pénètre dans la cavité tympanique, et qui est incomplétement partagé, par une petite lamelle osseuse, en deux portions parallèles; — au centre, le *prolongement hyoïdien* (2), petite apophyse cylindrique entourée d'une gaîne osseuse (3), et la *protubérance mastoïdienne* (4), éminence peu saillante, lisse et arrondie, creusée intérieurement de nombreuses cellules qui font partie de l'oreille moyenne.

Nous oublions à dessein plusieurs petits conduits fort remarquables qui parcourent la portion tubéreuse du temporal; nous nous en occuperons seulement quand nous ferons la description des rameaux nerveux et artériels qui sont logés dans leur intérieur.

Développement. — La portion tubéreuse du temporal se développe par deux noyaux d'ossification principaux qui sont déjà soudés chez le fœtus à terme, et qu'on a souvent décrits comme deux pièces distinctes: l'un, sous le nom de *rocher*, de *portion pierreuse* ou *pétrée* du temporal; l'autre, sous celui de *portion mastoïdienne*.

(1) C'est l'analogue du *canal mastoïdien* de l'homme.

(2) *Apophyse styloïde* de l'homme.

(3) Cette gaîne n'est autre chose que l'*apophyse vaginale* de l'homme.

(4) L'apophyse mastoïde de l'homme représente tout à la fois et l'apophyse mastoïde et la protubérance mastoïdienne du cheval.

Les faces, les bords, le sommet et le côté interne de la base de l'os sont formés par le *rocher*, qui contient dans son intérieur les cavités de l'oreille interne et fournit la paroi interne de l'oreille moyenne.

La *portion mastoïdienne* constitue presque entièrement la base de la pyramide temporale ; c'est à elle qu'appartiennent le conduit auditif externe, la protubérance mastoïdienne, la gaîne du prolongement hyoïdien et l'apophyse styloïde ; et c'est elle qui forme la paroi externe et la circonférence de la caisse tympanique.

On compte encore pour la portion tubéreuse du temporal deux petits noyaux complémentaires : un pour le prolongement hyoïdien, dont la base se soude avec le rocher, et un autre (qui n'est cité ici que pour mémoire) formant le cercle tympanal.

Structure. — Le rocher est la partie la plus dure du squelette ; il ne contient guère de substance spongieuse qu'au centre de l'apophyse mastoïde. Cette substance n'entre point, pour ainsi dire, dans la structure de la portion mastoïdienne.

DIFFÉRENCES. — Dans les animaux domestiques autres que le cheval, la portion tubéreuse du temporal se soude toujours avec la portion écailleuse, et le sommet de l'apophyse zygomatique ne s'articule qu'avec l'os malaire.

Ruminants (fig. 19, 23). — Chez le **Bœuf**, le condyle de l'apophyse zygomatique est fort large et convexe dans tous les sens. Le conduit pariéto-temporal est très vaste et creusé entièrement dans l'os temporal ; son extrémité supérieure ou interne s'ouvre, au sommet du rocher, dans une excavation qui représente la cavité latérale de la protubérance pariétale du cheval ; à son extrémité inférieure, il offre toujours plusieurs orifices. L'apophyse mastoïde, très saillante, appartient à la portion écailleuse. La crête mastoïdienne est confondue avec la racine supérieure de l'apophyse zygomatique ; elle dépasse, en bas, l'apophyse mastoïde et se prolonge jusqu'à la protubérance mastoïdienne. Celle-ci est très volumineuse. L'apophyse styloïde est plus longue et plus forte que dans le cheval. Point de scissure mastoïdienne.

Même disposition chez la **Brebis** et la **Chèvre**. On remarquera néanmoins que l'apophyse mastoïde, loin d'être aussi saillante que chez le bœuf, est à peine distincte de la crête mastoïdienne. De plus, la portion mastoïdienne de l'os ne se soude que fort tard avec le rocher.

Porc (fig. 13, 20). — Le temporal du porc offre une disposition fort remarquable de la surface articulaire qui répond au maxillaire. Cette surface rappelle celle des rongeurs ; car elle n'est point bornée en arrière par une apophyse sus-condylienne, et, de plus, elle présente peu d'étendue dans le sens transversal. L'apophyse zygomatique est articulée avec l'os jugal par toute l'étendue de son bord postérieur. Une crête menée de l'hiatus auditif externe à la protubérance mastoïdienne remplace l'apophyse mastoïde. La crête mastoïdienne est, comme dans le bœuf, confondue avec la racine supérieure de l'apophyse zygomatique. La saillie formée par la protubérance mastoïdienne est énorme. Apophyse styloïde à peine sensible. Point de prolongement hyoïdien ni de conduit pariéto-temporal.

Carnassiers (fig. 12 et 21). — Chez les carnassiers, la surface articulaire de l'apophyse zygomatique forme simplement une cavité glénoïdale dans laquelle s'emboîte exactement le condyle du maxillaire. Le temporal de ces animaux se distingue encore par la largeur du conduit auditif externe, l'absence de prolongement hyoïdien, le peu de développement des apophyses mastoïde et styloïde, le volume énorme de la protubérance mastoïdienne, et la présence de deux canaux particuliers dont on ne retrouve pas même les traces dans les autres animaux. L'un, le *canal carotidien*, traverse la portion mastoïdienne, et se réunit supérieurement au conduit veineux qui rampe entre l'apophyse basilaire et le temporal ; par son extrémité inférieure, il s'abouche avec le trou carotidien qui pénètre lui-même dans le crâne, un peu en dehors du canal veineux dont nous venons de parler. L'autre conduit est percé dans le rocher, juste au-dessus du canal carotidien ; il livre passage à la cinquième paire encéphalique.

Rongeurs. — La surface articulaire du temporal est disposée comme dans le porc ; elle est même relativement plus étroite encore dans le sens transversal.

§ II. — Des os de la face.

La *face*, beaucoup plus étendue que le crâne, chez la plupart de nos animaux domestiques, se compose des *deux mâchoires*, appareils osseux qui servent de support aux organes passifs de la mastication, c'est-à-dire aux dents. — La *mâchoire supérieure* ou *antérieure*, traversée dans sa longueur par les cavités nasales, est formée de dix-neuf os larges, dont un seul, le *vomer*, est impair ; les os pairs sont : les *grands* et les *petits sus-maxillaires*, les *palatins*, les *ptérygoïdiens*, les *zygomatiques*, les *lacrymaux*, les *sus-nasaux*, les *cornets supérieurs* et les *cornets inférieurs*. Parmi ces os, quatre seulement, les sus-maxillaires, sont destinés à l'implantation des dents ; les autres établissent l'union entre le crâne et la mâchoire supérieure ou concourent à la formation des cavités nasales. — La *mâchoire inférieure* a pour base un seul os, le *maxillaire* ou *maxillaire inférieur*.

1° Grand sus-maxillaire (fig. 11, 17, 18).

Cet os, le plus étendu de la mâchoire supérieure, est situé sur le côté de la face et se trouve borné : en haut, par le frontal, le palatin, le zygomatique et le lacrymal ; en bas, par le petit sus-maxillaire ; en avant, par le sus-nasal ; en arrière et en dedans, par celui du côté opposé. Il est allongé dans le sens vertical, irrégulièrement prismatique, et offre à étudier *trois faces*, *trois bords* et *deux extrémités*.

Faces. — La *face externe*, d'autant plus convexe que l'animal est plus jeune, présente : 1° au niveau des quatrième et cinquième dents molaires, une crête allongée verticalement, qui se continue, en haut, avec le bord inférieur du zygomatique ; c'est l'*épine sus-maxillaire* ; 2° l'orifice inférieur du *conduit sus-maxillo-dentaire* (1).

La *face interne*, excavée d'un côté à l'autre, se divise en deux régions : l'une qui regarde directement en dedans, l'autre qui regarde en avant. — Celle-ci, à peu près lisse, constitue le plancher de la fosse nasale. — La première, beaucoup plus

(1) *Trou sous-orbitaire* chez l'homme.

étendue, concourt à former la paroi externe de cette même cavité. On y remarque : en haut et en avant, une excavation profonde, vaste et diverticulée, qui fait partie du sinus maxillaire ; en haut et en arrière, une surface hérissée de fines lamelles et de dentelures pour répondre au palatin, et traversée, de haut en bas, par une scissure qui forme, en s'unissant à une scissure semblable de ce dernier os, le *conduit palatin.* Dans le reste de son étendue, elle est inégalement lisse, tapissée par la membrane du nez, et partagée en deux surfaces par une légère crête verticale et sinueuse, qui donne attache au cornet maxillaire : la surface antérieure, qui répond au méat moyen de la fosse nasale, présente l'orifice inférieur du conduit osseux lacrymal, continué par une scissure jusqu'à l'extrémité inférieure de l'os ; la surface postérieure appartient au méat inférieur.

Fig. 18 (*).

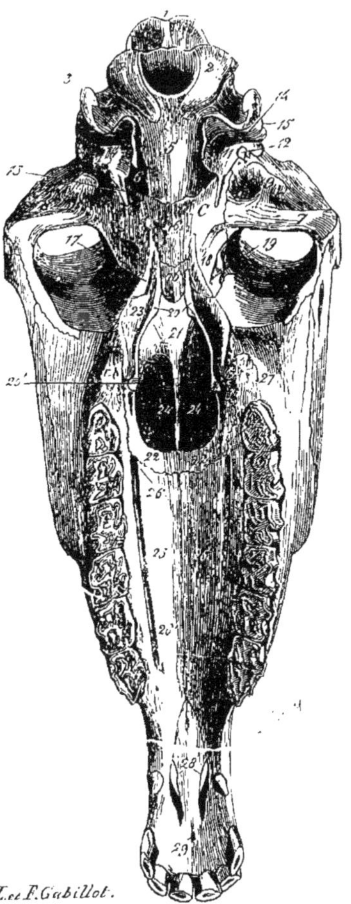

La *face postérieure*, légèrement concave d'un côté à l'autre, forme la base de la voûte palatine. Elle est sillonnée de petites scissures, criblée de porosités, et parcourue, suivant sa longueur, par une gouttière assez large, la *gouttière* ou la *scissure palatine*, qui prend naissance supérieurement à l'orifice inférieur du conduit palatin.

Bords.—L'*antérieur*, mince et convexe, se divise en deux parties : l'une, inférieure, creusée en mortaise pour recevoir le bord externe du sus-nasal et l'apophyse externe du petit sus-maxillaire ; l'autre, supérieure, taillée en large biseau, aux dépens de la lame externe de l'os, pour répondre au lacrymal et au zygomatique. — Le *bord externe* est très épais et se trouve creusé de six grandes cavités quadrilatères, nommées *alvéoles*, dans lesquelles sont implantées les dents molaires. Au-dessus du dernier alvéole, il forme une éminence rugueuse appelée *tubérosité alvéolaire ;* au-dessous du premier, il devient mince, tranchant, et fait partie de

(*) Fig. 18.— *Tête de cheval* (*face postérieure*). 1. Protubérance occipitale. 2,2. Condyles de l'occipital. 3. Apophyse styloïde. 4. Echancrure stylo-condylienne. 5. Apophyse basilaire. 6. Trou déchiré. 7. Condyle du temporal. 8. Cavité glénoïde. 9. Eminence sus-condylienne. 10. Fossette pour une veine. 11. Protubérance mastoïdienne. 12. Prolongement hyoïdien. 13. Apophyse styloïde du temporal. 14. Trou stylo-mastoïdien. 15. Apophyse mastoïde. 16. Corps du sphénoïde supérieur. 16'. Corps du sphénoïde inférieur. 17. Apophyse sous-sphénoïdale. 18. Orifice supérieur du conduit sous-sphénoïdal. 19. Hiatus orbitaire. *C.* Fossette carotidienne. 20. Ptérygoïdien. 20'. Son apophyse. 21. Vomer. 22. Extrémité antérieure des palatins. 23. Face interne de la crête palatine. 24,24. Ouvertures gutturales des cavités nasales. 25. Face palatine des grands sus-maxillaires. 26. Orifice inférieur du conduit palatin. 26'. Scissure palatine. 27. Tubérosité maxillaire. 28. Ouvertures incisives. 29. Trou incisif.

l'*espace interdentaire*, c'est-à-dire l'espace qui sépare les dents molaires des incisives. — Le *bord interne* est denticulé dans la plus grande partie de son étendue et s'articule avec l'os du côté opposé. Tout à fait en bas, il s'échancre pour recevoir la languette du petit sus-maxillaire et circonscrit en dehors la fente incisive.

Extrémités. — La *supérieure*, la plus grosse, représente une protubérance lisse et arrondie, à l'intérieur de laquelle se prolonge le sinus maxillaire. Au-dessus et en dedans de cette éminence, se voit une excavation large et profonde, à la formation de laquelle participe le palatin : c'est l'*hiatus maxillaire*, situé directement en regard de l'hiatus orbitaire. On signale au fond de cette cavité le trou nasal, ainsi que l'orifice supérieur du conduit sus-maxillo-dentaire et du conduit palatin. — Le *trou nasal* appartient à l'os palatin et pénètre dans la cavité nasale. — Le *conduit sus-maxillo-dentaire* traverse le sinus maxillaire, en passant au-dessus des racines des dents molaires, et se termine par deux branches : l'une, courte et large, qui s'ouvre à la surface externe de l'os au niveau de la troisième molaire ; l'autre, très étroite, qui continue le trajet du conduit dans l'épaisseur de l'os et se prolonge, par plusieurs petits rameaux très fins, jusque dans le petit sus-maxillaire. — Le *conduit palatin*, creusé entre le grand sus-maxillaire et le palatin, va de l'hiatus maxillaire à la scissure palatine.

L'*extrémité inférieure* présente une cavité qui forme l'alvéole du crochet en s'unissant à une cavité semblable du petit sus-maxillaire.

Structure et développement. — Cet os se développe par un seul noyau d'ossification et est d'autant plus spongieux, vers le bord alvéolaire et l'extrémité supérieure surtout, que l'animal est moins avancé en âge.

DIFFÉRENCES. — *Ruminants* (fig. 14, 15 et 19). — L'épine sus-maxillaire ne rejoint pas directement la crête zygomatique ; c'est une ligne courbe, à concavité postérieure, qui établit l'union entre ces deux parties. L'orifice inférieur du conduit sus-maxillo-dentaire est percé au-dessus de la première dent molaire. Point de scissure pour la formation du conduit palatin. La cavité du sinus est plus spacieuse que dans le cheval ; elle se prolonge (chez le bœuf seulement) entre les deux lames de la voûte palatine. Point d'alvéole pour le crochet.

Porc (fig. 13 et 20). — Chez cet animal, la surface externe du grand sus-maxillaire est évidée dans sa partie moyenne, et présente, en avant, un relief volumineux formé par l'alvéole de la dent canine. Celui-ci est creusé entièrement dans le grand sus-maxillaire. Point de tubérosité alvéolaire. Espace interdentaire très court. Cavité pour le sinus peu développée. L'orifice inférieur du conduit palatin est percé dans la substance même du grand sus-maxillaire.

Carnassiers (fig. 12 et 21). — Le grand sus-maxillaire de ces animaux est très court ; son bord antérieur se prolonge en une longue apophyse (1) qui va s'articuler avec le frontal. Il fournit, à lui seul, l'alvéole du crochet. Le conduit palatin, percé entièrement dans l'os de ce nom, s'ouvre néanmoins, par son extrémité inférieure, sur la limite du grand sus-maxillaire et du palatin. La cavité du sinus maxillaire est très peu spacieuse. Point d'épine sus-maxillaire.

(1) *Apophyse montante* ou *fronto-nasale* de l'homme.

2° Petit sus-maxillaire (fig. 11, 17 et 18).

Cet os, qui occupe l'extrémité inférieure de la tête, se compose d'une *partie renflée* prismatique, prolongée supérieurement par deux longues *apophyses*.

Partie renflée ou base. — Elle représente un solide à *trois faces* : une *externe* ou *labiale*, lisse et convexe ; une autre *interne*, denticulée pour s'unir à l'os du côté opposé, et traversée, d'avant en arrière, par une scissure inflexe qui forme, avec la scissure analogue de l'autre petit sus-maxillaire, le *conduit* ou le *trou incisif* ; la troisième ou la *postérieure*, encore appelée *buccale*, est légèrement concave et présente la continuation de la scissure palatine, qui aboutit au trou incisif. — Ces trois faces sont séparées par autant de *bords* : *deux internes*, limitant en avant et en arrière la face correspondante ; et *un externe*, séparant la face labiale de la face buccale. Celui-ci mérite seul d'être étudié ; il est très épais et se divise en deux parties : une inférieure, qui décrit une ligne courbe à concavité tournée en haut, et qui se trouve creusée de trois alvéoles pour recevoir les dents incisives ; une autre supérieure, droite, verticale et un peu tranchante, qui fait partie de l'espace inter-dentaire et est limitée, tout à fait en haut, vers la base de l'apophyse externe, par une cavité destinée à la formation de l'alvéole du crochet.

Apophyses. — On les distingue en *externe* et en *interne*. — La première, la plus forte et la plus longue, est aplatie d'un côté à l'autre ; sa face externe est lisse, et se continue avec celle de la partie renflée de l'os ; sa face interne est recouverte par la muqueuse du nez ; son bord antérieur est lisse et arrondi ; le postérieur, denticulé pour répondre au grand sus-maxillaire, se rencontre avec le bord externe de la base ; son sommet, aminci, s'insinue entre le grand sus-maxillaire et le sus-nasal. — L'*apophyse interne*, la plus petite, est aplatie d'avant en arrière, et figure une languette osseuse fort mince, séparée du reste de l'os par une échancrure étroite et très profonde qu'on appelle *ouverture* ou *fente incisive*. Sa face antérieure constitue une petite portion du plancher des fosses nasales ; la postérieure, continue avec la même face de la pièce principale de l'os, fait partie de la voûte palatine ; son bord externe circonscrit en dedans l'ouverture incisive ; l'interne s'unit par suture dentée avec l'os opposé.

Structure et développement. — C'est un os assez spongieux, développé par un seul noyau d'ossification.

Différences. — *Ruminants* (fig. 14, 15 et 19). — La partie inférieure ou pièce principale de l'os est aplatie d'avant en arrière et dépourvue d'alvéoles à son bord externe. Point de trou incisif. Fente incisive fort large. Cet os, rarement soudé avec les os qui l'avoisinent, n'est point, chez les petits ruminants, articulé avec le sus-nasal.

Porc (fig. 13 et 20). — Apophyse externe très longue et très large à sa base, soudée au sus-nasal dans ses deux tiers supérieurs environ. Point de trou incisif ni d'excavation pour l'alvéole du crochet. Ouvertures incisives ovalaires.

Carnassiers (fig. 12 et 21). — Petit sus-maxillaire peu étendu, manquant de trou incisif et de cavité pour l'alvéole de la dent canine. Ouvertures incisives comme dans le porc.

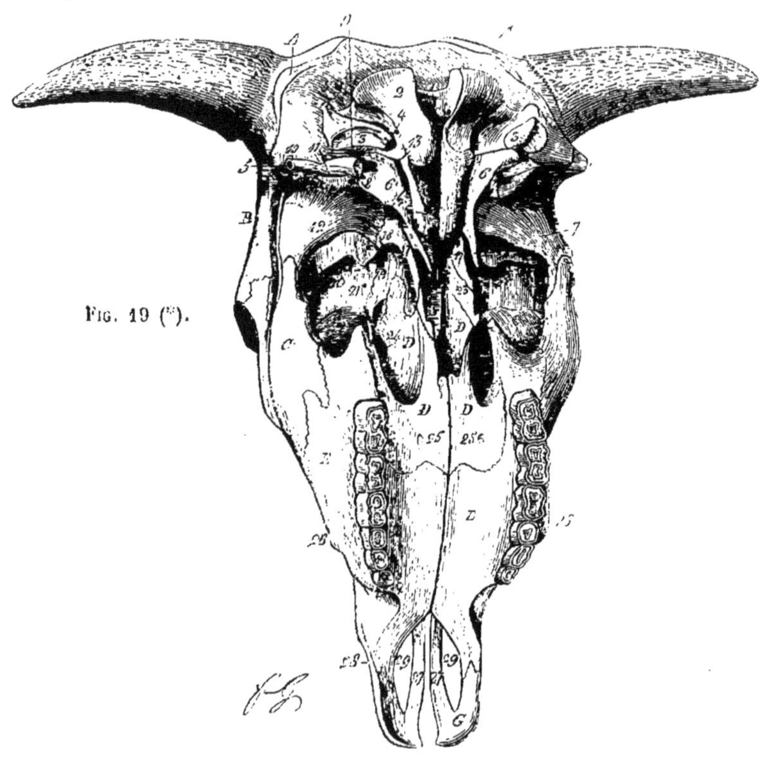

Fig. 19 (*).

3° Palatin (fig. 17, 18).

Les *os palatins*, situés entre les grands sus-maxillaires, au pourtour de l'ouverture gutturale des cavités nasales, sont articulés avec le sphénoïde, l'ethmoïde, le vomer, le frontal et les ptérygoïdiens. Allongés de haut en bas, aplatis dans le sens latéral, et recourbés l'un vers l'autre à leur extrémité inférieure qui s'aplatit d'avant en arrière, ces os, quoique irréguliers dans leur forme, présentent à l'étude *deux faces, deux bords* et *deux extrémités*.

Faces. — La *face externe* du palatin se subdivise en trois fractions, une supérieure ou *orbitaire*, une inférieure ou *palatine*, et une moyenne ou *articulaire*. — La première, lisse et légèrement excavée, participe à la formation de l'hiatus maxillaire ; on y signale une petite scissure, dite *staphyline*, qui gagne la fraction palatine en passant entre le bord postérieur de l'os et la tubérosité alvéolaire. — La seconde, peu étendue, regarde en arrière par suite de l'aplatissement dans le sens

(*) Fig. 19. — *Tête de bœuf (face postérieure).* — *A. Pariétal.* 1. Trou occipital. 2. Condyle de l'occipital. 3. Apophyse styloïde du même os. 4. Trous condyliens. 5. Apophyse mastoïde. 6. Protubérance mastoïdienne. 7. Apophyse styloïde (temporal). 8. Gaîne hyoïdienne. 9. Trou stylo-mastoïdien. 10. Hiatus auditif externe. 11. Orifice inférieur du conduit pariéto-temporal. 12. Condyle du temporal. 13. Trou déchiré postérieur. 14. Trou ovale. 17. Apophyse sous-sphénoïdale. 18. Hiatus orbitaire. 19. Trou optique. — *B. Frontal.* 20. Trou sourcilier. 21. Trou orbitaire. 22. Protubérance lacrymale. — *C. Zygomatique.* 23. *Ptérygoïdien.* — *D. Palatin.* 24. Trou nasal. 25. Orifice inférieur du conduit palatin. — *E. Grand sus-maxillaire.* 26. Epine maxillaire. — *G. Petit sus-maxillaire.* 27. Son apophyse interne. 28. Son apophyse externe. 29. Ouvertures incisives.

antéro-postérieur que l'os présente à son extrémité inférieure; elle fait partie de la voûte du palais. — La troisième représente une surface lamelleuse et denticulée, qui répond à une semblable surface du grand sus-maxillaire, et qui est parcourue, de haut en bas, par la scissure interne du conduit palatin.

La *face interne*, lisse et concave, forme une partie de la paroi externe et du plancher de la fosse nasale.

Bords. — L'*antérieur* est creusé, vers son tiers supérieur, d'une échancrure profonde souvent convertie en trou (*trou nasal*). Au-dessous de cette échancrure, l'os est mince et denticulé pour s'unir au grand sus-maxillaire; au-dessus, ses deux lames s'écartent fortement l'une de l'autre, d'où résulte une excavation très spacieuse qui fait partie des sinus sphénoïdaux. — Le *bord postérieur* représente, en haut, une crête rugueuse dite *palatine*, aplatie d'un côté à l'autre, déjetée en dehors, longée, à sa base et en dedans, par une surface synarthrodiale très étroite qui répond au ptérygoïdien. Il est lisse et concave, dans sa moitié inférieure, et forme, avec celui du côté opposé, une arcade parabolique qui circonscrit en bas et par côté le double orifice guttural des cavités nasales.

Extrémités. — La *supérieure*, aplatie d'un côté à l'autre, est taillée en biseau, du côté externe, pour s'articuler avec l'apophyse sous-sphénoïdale. — L'*inférieure*, aplatie d'avant en arrière, se recourbe en dedans et s'unit par suture simple avec celle de l'os opposé.

Structure et développement. — Le palatin est un os très compacte, développé par un seul noyau d'ossification.

DIFFÉRENCES. — *Ruminants* (fig. 19). — Le palatin du **Bœuf**, très développé, se distingue par l'étendue considérable de la portion palatine de sa face externe. Le conduit palatin est pratiqué entièrement dans son épaisseur. La crête palatine, très mince et très élevée, est formée par le bord postérieur du palatin, du ptérygoïdien et de l'apophyse sous-sphénoïdale tout à la fois. Point d'excavation pour les sinus sphénoïdaux. En revanche, toute la portion de l'os qui fait partie de la voûte palatine est creusée de cavités anfractueuses, qui communiquent avec le sinus maxillaire du même côté. Trou nasal fort large.

Dans la **Brebis** et la **Chèvre**, même disposition des os palatins. On remarquera seulement que les sinus maxillaires ne se prolongent pas dans leur épaisseur.

Porc (fig. 20). — La portion palatine de la

FIG. 20 (*).

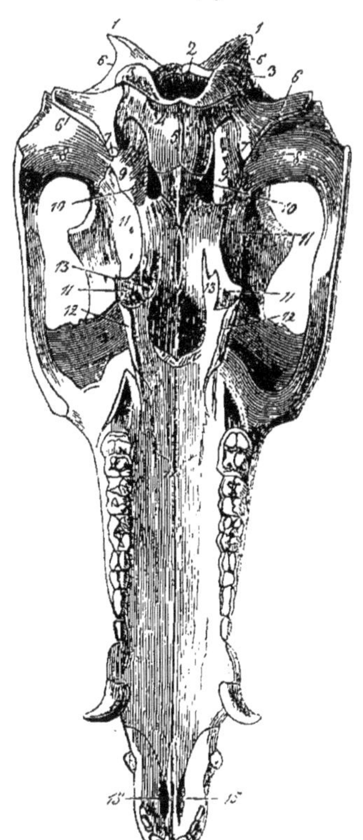

(*) Fig. 20. — *Tête de porc* (*face postérieure*). — 1. Protubérance de l'occipital. 2. Trou occipital. 3. Condyle de l'occipital. 4. Trou condylien. 5. Apophyse basilaire. 6,6. Crête mastoïdienne. 7. Apophyse styloïde de l'occipital. 8. Surface articulaire qui remplace le condyle et la cavité glénoïde du temporal du cheval. 9. Protubérance mastoïdienne. 10. Trou déchiré. 11. Apophyse souss-phénoïdale. 12. Crête palatine. 13. Ptérygoïdien. 14. Orifice inférieur du conduit palatin. 15,15. Ouvertures incisives.

face externe est plus développée encore que dans le bœuf. Par contre, la portion orbitaire n'offre qu'une très minime étendue. La crête palatine est remplacée par une tubérosité contre laquelle s'appuient, en dehors, l'apophyse sous-sphénoïdale, en dedans, le ptérygoïdien. La réunion de ces trois parties constitue, à la face postérieure de la tête, un gros mamelon trifide fort remarquable.

Carnassiers (fig. 21). — C'est chez ces animaux que les os palatins présentent le plus d'étendue dans leur partie palatine proprement dite. Ils n'entrent pour rien dans la formation des sinus sphénoïdaux ; mais ils fournissent une petite excavation aux sinus maxillaires.

4° Ptérygoïdien (1) (fig. 18).

Petit os très étroit, allongé de haut en bas, aplati d'un côté à l'autre, situé en dedans de la crête palatine et de l'apophyse sous-sphénoïdale et en dehors du vomer.

Sa *face externe* s'applique contre le palatin et le sphénoïde. — Sa *face interne* est lisse et tapissée par la muqueuse pharyngienne. — Son *extrémité supérieure* s'effile et participe à la formation du conduit vidien. — L'*inférieure* se renfle en une petite apophyse pointue, dont le sommet, dirigé en arrière, présente, en dehors, une coulisse qui sert de poulie de renvoi au tendon du muscle péristaphylin externe. — Cet os est entièrement compacte et se développe par un noyau d'ossification unique.

Fig. 21 (*).

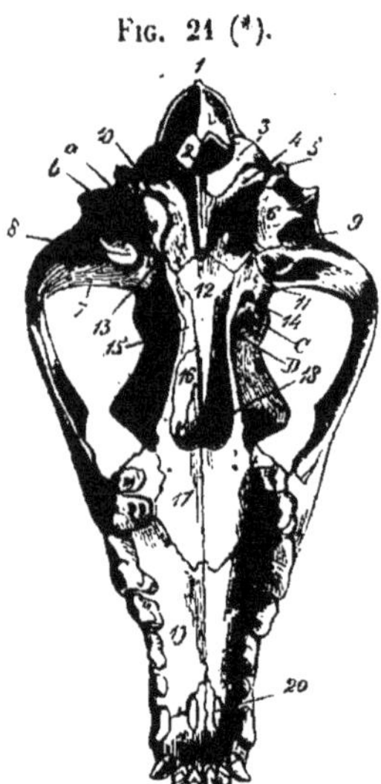

Différences. — Le ptérygoïdien des *ruminants* (fig. 19) est très large et bouche une ouverture que laissent entre eux le sphénoïde et le palatin. — Celui du **Chien** (fig. 21) est très fort et comme quadrilatère.

5° Zygomatique (fig. 11 et 17).

Os allongé de haut en bas, aplati d'un côté à l'autre, irrégulièrement triangulaire, situé sur le côté de la face et articulé avec le grand sus-maxillaire, le lacrymal et le temporal. On y considère *deux faces*, *deux bords*, *une base* et *un sommet*.

Faces. — La *face externe* comprend deux parties séparées l'une de l'autre par un rebord demi-circulaire, qui s'étend du sommet au milieu du bord antérieur de l'os, et qui concourt à former le sourcil de l'orbite. La partie antérieure, lisse et concave, appartient à la cavité orbitaire. La postérieure, plus étendue, est également lisse et légèrement convexe. — La *face interne* est excavée dans sa partie centrale,

(*) Fig. 21. — *Tête de chien* (*face postérieure*). — 1. Protubérance occipitale. 2. Trou occipital. 3. Condyle de l'occipital. 4. Trou condylien. 5. Apophyse styloïde de l'occipital. 6. Protubérance mastoïdienne. 7. Surface articulaire concave pour la jointure temporo-maxillaire. 8. Eminence sus-condylienne. 9. Orifice inférieur du conduit pariéto-temporal. 10. Trou déchiré postérieur. 11. Trou déchiré antérieur (On a marqué du côté opposé, en *a*, l'orifice qui fait communiquer la trompe d'Eustache avec le tympan, en *b*, celui qui livre passage à l'anse carotidienne). 12. Corps du sphénoïde. 13. Trou ovale. 14. Orifice inférieur du conduit sous-sphénoïdal. 15. Ptérygoïdien. 16. Surface nasale du palatin. 17. Surface palatine du même os. 18. Vomer. 19. Grand sus-maxillaire. 20. Ouverture incisive.

(1) Cet os représente l'*aile interne* de l'apophyse ptérygoïde de l'homme.

qui répond au sinus maxillaire. A son pourtour, elle présente des dentelures et des lamelles pour s'articuler avec le grand sus-maxillaire.

Bords. — L'*antérieur*, mince et denticulé, s'unit au lacrymal. — Le *postérieur*, plus épais, constitue une crête rugueuse, la crête *zygomatique*, qui se continue, en haut, avec le bord postérieur de l'apophyse de même nom, en bas, avec l'épine sus-maxillaire (1).

Base et sommet. — La *base*, très mince, se soude avec l'os grand sus-maxillaire. — Le *sommet*, aplati d'avant en arrière et taillé en biseau sur sa face antérieure, rejoint l'apophyse zygomatique, et forme avec elle le *pont jugal* ou l'*arcade zygomatique*.

Structure et développement. — Cet os, assez spongieux dans sa partie supérieure, se développe par un seul noyau d'ossification.

DIFFÉRENCES. — *Ruminants* (fig. 14, 15 et 19). — L'os jugal de ces animaux est très développé. La crête zygomatique n'est plus formée par le bord postérieur de l'os ; elle est reportée sur la partie postérieure de la face externe, et marche parallèlement au sourcil de la cavité orbitaire. Le sommet est bifurqué : sa branche antérieure s'arc-boute contre le sommet de l'apophyse orbitaire ; la postérieure s'articule avec l'apophyse zygomatique.

Porc (fig. 13). — Le sommet, aplati d'un côté à l'autre comme le reste de l'os, se divise aussi en deux branches entre lesquelles s'enclave le sommet de l'apophyse zygomatique ; la branche antérieure, très courte, ne rejoint pas l'apophyse orbitaire.

Carnassiers (fig. 12). — Le zygomatique du **Chat** et du **Chien** ne s'articule avec l'os sus-maxillaire que par sa base seulement. La crête zygomatique décrit une ligne courbe à concavité tournée en arrière. Le sommet est bifurqué ; mais la branche antérieure, extrêmement courte, ne représente plus qu'un petit tubercule.

6° LACRYMAL (fig. 11, 16).

Petit os fort léger, très mince, coudé sur lui-même à angle droit, situé sous l'orbite, qu'il concourt à former, et enclavé entre le frontal, le sus-nasal, le grand sus-maxillaire et le zygomatique. On étudie dans cet os une *face externe*, une *face interne* et une *circonférence*.

Faces. — L'*externe* est divisée en deux régions, l'une supérieure, l'autre inférieure, par une crête courbe qui fait partie du sourcil de la cavité orbitaire, et qui est pourvue d'échancrures variables dans leur forme et leur nombre. La région supérieure, appelée *orbitaire* à cause de sa situation dans l'orbite, est légèrement concave et lisse. Elle présente : près du sourcil orbitaire, l'orifice du *conduit lacrymal*, qui traverse le sinus maxillaire, et qui va s'ouvrir à la face interne du grand sus-maxillaire, où il est continué par une scissure ; plus en arrière, la *fossette lacrymale*. La région inférieure ou *faciale* est très légèrement bombée et pourvue quelquefois d'un tubercule d'insertion, le *tubercule lacrymal*. — La *face interne* est employée, dans toute son étendue, à la formation des parois des sinus maxillaire et frontal ; on y remarque un relief cylindrique produit par l'étui osseux du canal lacrymal.

(1) Le nom de *crête zygomatique* est souvent donné à l'ensemble de ces trois parties.

Circonférence. — Elle est très irrégulière et denticulée pour répondre aux os environnants.

Structure et développement. — Cet os, entièrement compacte, se développe par un noyau d'ossification unique.

DIFFÉRENCES. — Le lacrymal des *ruminants* (fig. 14, 15), beaucoup plus étendu que celui du cheval, forme, dans le fond de l'orbite, une énorme protubérance creusée à l'intérieur par le sinus maxillaire, et dont les parois sont si minces et si fragiles que le moindre choc suffit pour en amener la rupture (dans le squelette). Il serait convenable de l'appeler *protubérance lacrymale* (1). — Chez les petits ruminants, la région inférieure de la face externe présente une dépression désignée sous le nom de *fosse larmière.*

Porc (fig. 13). — On rencontre, chez cet animal, une fosse larmière, et deux conduits lacrymaux qui sont percés en dehors de la cavité orbitaire, et qui se réunissent bientôt dans l'épaisseur de l'os pour constituer un conduit unique. La fossette lacrymale est très profonde.

Carnassiers (fig. 12). — Leur lacrymal est extrêmement petit. Sa face externe, tout entière, appartient à l'orbite, et ne descend point au-dessous du sourcil de cette cavité; elle ne présente pas de fossette lacrymale.

7° SUS-NASAL (os propre du nez) (fig. 11, 16).

Situés à la face antérieure de la tête, articulés entre eux sur la ligne médiane et compris entre le frontal, les lacrymaux et les os sus-maxillaires, les sus-nasaux sont des os triangulaires, allongés de haut en bas, aplatis d'avant en arrière, qui offrent à étudier *deux faces, deux bords, une base,* et *un sommet.*

Faces.—La *face externe* ou *antérieure* du sus-nasal, plus large en haut qu'en bas, est convexe d'un côté à l'autre et à peu près lisse.—La *face postérieure, interne* ou *nasale,* présente une crête verticale qui longe le bord externe de l'os, et qui donne attache au cornet ethmoïdal ; à son extrémité supérieure, cette crête se bifurque et comprend entre ses deux branches une surface concave qui fait partie du sinus frontal. Dans le reste de son étendue, la face interne est lisse, tapissée par la muqueuse de la fosse nasale, et excavée en gouttière pour former le méat supérieur de cette cavité.

Bords. — Le *bord externe* est très aminci dans ses deux tiers supérieurs et s'articule avec le lacrymal, le bord antérieur du grand sus-maxillaire et l'extrémité supérieure du petit os de même nom. Dans son tiers inférieur, il s'isole de ce dernier os en formant, avec le bord antérieur de sa grande apophyse, un angle rentrant très aigu dont l'ouverture regarde en bas. — Le *bord interne* est denticulé pour répondre à l'os opposé.

Base et sommet. — La *base* occupe l'extrémité supérieure de l'os ; elle décrit une ligne courbe à convexité supérieure et figure, en s'unissant sur la ligne médiane à celle de l'os opposé, l'échancrure d'un cœur de carte à jouer; elle est taillée en biseau aux dépens de la lame interne de l'os et s'articule avec le frontal. — Le *sommet* des deux sus-nasaux, tout à fait pointu, constitue l'extrémité de

(1) Girard, qui nomme cette éminence *protubérance orbitaire,* l'a décrite, à tort, comme appartenant au grand sus-maxillaire.

l'*épine nasale*. On appelle ainsi une sorte de prolongement impair et triangulaire, qui comprend toute la portion des sus-nasaux séparée des petits sus-maxillaires par l'angle rentrant dont nous avons parlé plus haut.

Structure et développement. — Os presque entièrement compacte, développé par un seul noyau.

DIFFÉRENCES. — *Ruminants* (fig. 14, 15). — Les sus-nasaux du **Bœuf** ne se soudent jamais ni entre eux ni avec les os voisins. Leur bord externe ne répond au grand sus-maxillaire que dans une fort petite étendue. L'extrémité supérieure s'enfonce dans l'échancrure du bord inférieur du frontal. A leur extrémité inférieure, ils présentent chacun une échancrure qui la partage en deux pointes. — Chez les petits ruminants (**Mouton** et **Chèvre**), l'épine nasale est unifide, comme dans le cheval.

Porc (fig. 13). — Sus-nasaux étroits et longs, parcourus à leur face externe par la scissure qui descend du trou surcilier. Epine nasale courte.

Carnassiers (fig. 12). — Sus-nasaux peu développés, plus larges en bas qu'en haut, dépourvus d'épine nasale et présentant à la place une échancrure demi-circulaire.

FIG. 22 (*).

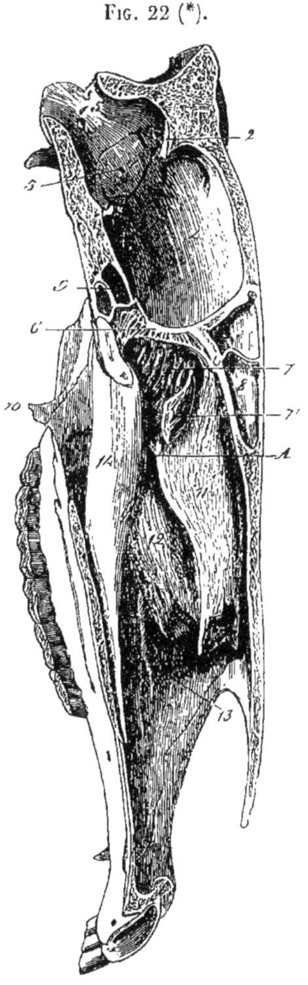

8° CORNETS (fig. 16, 22).

Les *cornets*, au nombre de deux de chaque côté, représentent deux colonnes osseuses irrégulières, plus larges en haut qu'en bas, comprimées dans le sens latéral, creuses intérieurement, couchées verticalement et côte à côte sur la paroi externe de la fosse nasale, qu'ils divisent en trois *méats* ou gouttières.

On distingue les cornets en *antérieur* et *postérieur*.

Le *cornet antérieur* ou *supérieur*, encore appelé *ethmoïdal*, est formé d'une lame de tissu compacte très mince, très fragile et comme papyracée, fixée par son bord antérieur à la crête interne du sus-nasal, et roulée sur elle-même, d'avant en arrière, à la manière des volutes de l'ethmoïde. En haut, il est confondu avec ce dernier os dont il n'est, à proprement parler, que la volute la plus antérieure. A son extrémité inférieure, il est prolongé,

(*) Fig. 22. — *Coupe antéro-postérieure et verticale de la tête du cheval.* — 1. Trou condylien. 2. Protubérance pariétale. 3. Hiatus auditif interne. 4. Cavité cérébrale. 5. Cavité cérébelleuse. 6. Bord supérieur de la lame perpendiculaire de l'ethmoïde (apophyse crista-galli). 7. Volutes ethmoïdales (face nasale). 8. Vestiges des sinus frontaux du côté droit. 9. *Id.* des sinus sphénoïdaux. 10. Apophyse ptérygoïde. 11. Cornet ethmoïdal. 12. Cornet maxillaire. 13. Crête du grand sus-maxillaire à laquelle est fixé ce dernier. 14. Vomer. *A*. Orifice de communication entre la cavité nasale et les sinus.

par une charpente fibro-cartilagineuse, jusqu'à l'orifice externe du nez. Sa cavité intérieure est partagée en deux, par une lame transverse; le compartiment supérieur fait partie du sinus frontal; l'inférieur est subdivisé, par d'autres petites lamelles, en un nombre variable de loges qui communiquent avec la cavité nasale. — Cet os, développé par un seul noyau, s'ossifie en même temps que les volutes ethmoïdales, et d'après le même procédé. Avant la naissance, il est déjà exactement soudé avec le sus-nasal.

Le *cornet postérieur*, *inférieur* ou *maxillaire* se comporte comme le premier, sauf les modifications que nous allons indiquer. Ainsi, sa partie osseuse, ou le cornet proprement dit, est moins longue et moins volumineuse. Sa partie cartilagineuse est, au contraire, plus développée. Il est attaché, par son bord postérieur, sur la crête verticale et sinueuse du grand sus-maxillaire, et il s'enroule d'arrière en avant, c'est-à-dire en sens inverse du précédent. Il n'a point de rapport avec l'ethmoïde. Sa cavité supérieure fait partie du sinus maxillaire inférieur. Il s'ossifie assez tard, et n'est guère soudé avec l'os maxillaire, d'une manière définitive, que vers l'âge d'un an environ.

Fig. 23 (*).

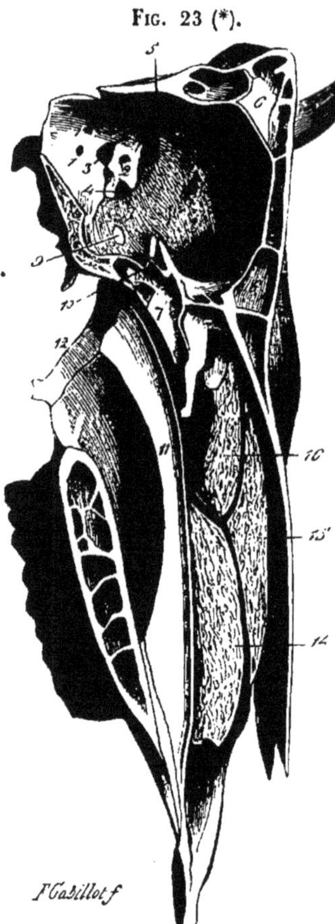

Les *méats* sont distingués en *antérieur* ou *supérieur*, *moyen*, et *postérieur* ou *inférieur*. — Le premier longe en avant le cornet ethmoïdal. — Le second sépare les deux cornets et présente, vers son extrémité supérieure, l'ouverture qui fait communiquer les sinus avec les cavités nasales (1). — Le troisième est situé en arrière du cornet maxillaire, et se confond avec le plancher de la fosse nasale.

Les cornets ont pour destination essentielle de fournir à la membrane du nez une vaste surface de développement. En effet, cette membrane les tapisse entièrement à l'extérieur, et elle pénètre même dans les cellules anfractueuses de leur compartiment inférieur.

DIFFÉRENCES. — *Ruminants.* — Chez le **Bœuf,** le cornet ethmoïdal est fort petit et

(*) Fig. 23. — *Coupe médiane et verticale de la tête du bœuf.* — 1. Trou condylien. 1'. Orifice postérieur du canal latéral de l'occipital aboutissant en avant dans le conduit pariéto-temporal. 2. Hiatus auditif interne. 3. Trou déchiré antérieur. 4. Trou déchiré postérieur. 5. Orifice intra-crânien du conduit pariéto-temporal. 6,6. Lame osseuse médiane qui sépare l'un de l'autre les sinus frontaux. 7. Celle qui isole les sinus sphénoïdaux. 8. Celle qui cloisonne la portion palatine des sinus maxillaires. 9. Trou ovale. 10. Fossette optique. 11. Vomer. 12. Ptérygoïdien. 13. Large ouverture qui pénètre dans le sinus maxillaire et qui est bouchée, dans l'état frais, par la pituitaire. 14. Cornet maxillaire. 15. Cornet ethmoïdal. 16. Grande volute ethmoïdale.

(1) Les deux cornets, en s'appliquant contre l'excavation de la face interne du grand sus-maxillaire, la bouchent à peu près complétement, et ne réservent entre eux qu'une fente verticale qui constitue précisément l'ouverture dont nous parlons.

uni au sus-nasal par les deux bords de sa lame osseuse. Grâce à cette disposition, sa cavité intérieure appartient tout entière au sinus frontal. — Le cornet maxillaire, très développé, se soude avec l'os qui lui sert de soutien encore plus tard que chez le cheval. Le feuillet osseux qui le constitue se contourne sur lui-même en deux sens différents : d'avant en arrière, par son bord postérieur, et d'arrière en avant, par son bord antérieur. Il est fixé au grand sus-maxillaire par sa partie moyenne, à l'aide d'une lame osseuse particulière, et il bouche d'une manière fort incomplète l'excavation qui concourt à former le sinus maxillaire. Aussi trouve-t-on, dans le squelette, en arrière et à la base de ce cornet, une vaste ouverture fermée en totalité, dans l'état frais, par la membrane pituitaire. Le sinus maxillaire ne se prolonge pas dans son intérieur. — Chez les *petits ruminants*, la cavité du sinus est bouchée par le cornet maxillaire d'une manière plus exacte que dans le bœuf.

Porc. — Même disposition que chez la brebis et la chèvre, avec cette différence que les cornets sont beaucoup plus longs et moins fragiles.

Carnassiers. — Les cornets du **Chien** et du **Chat** se distinguent surtout par leurs nombreux replis. Ils ne participent ni l'un ni l'autre à la formation des sinus frontal et maxillaire. Celui-ci n'est, en aucune façon, bouché par le cornet maxillaire ; il s'ouvre dans la cavité nasale par un orifice largement béant.

Fig. 24 (*).

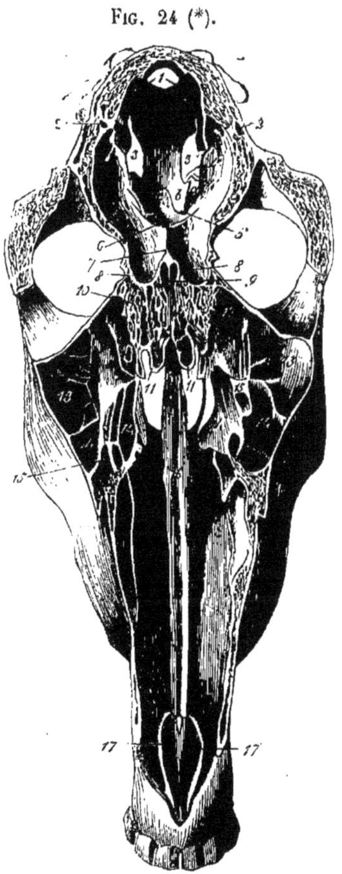

9° Vomer (fig. 17, 18, 22, 24).

Os impair, allongé de haut en bas, aplati d'un côté à l'autre, étendu, sur la ligne médiane, du corps du sphénoïde au petit sus-maxillaire ; il offre à étudier *deux faces latérales*, *deux bords* et *deux extrémités*.

Les *faces* sont lisses, planes et tapissées par la membrane nasale. — Le *bord antérieur* est creusé, dans toute sa longueur, d'une gouttière profonde qui reçoit le bord postérieur de la cloison cartilagineuse du nez. — Le *bord postérieur* est tranchant et lisse dans sa moitié supérieure, qui sépare les deux ouvertures gutturales des cavités du nez ; il est épais et légè-

(*) Fig. 24. — *Coupe longitudinale de la tête du cheval, montrant le plancher de la cavité crânienne et des cavités nasales, avec les sinus maxillaires.* — 1. Trou condylien. 2. Coupe du conduit pariéto-temporal. 3. Hiatus occipito-sphéno-temporal. 4. Echancrure carotidienne. 4'. Echancrure maxillaire. *a*. Scissure sus-maxillaire. *b*. Scissure caverneuse. 5. Origine des conduits sus-sphénoïdaux. *c*. Selle turcique. 6. Fossette optique. 7. Portion de l'apophyse crista-galli. 8. Lame criblée de l'ethmoïde. 9. Lame perpendiculaire du même os. 10,10. Ses masses latérales. 11. Intérieur de la grande volute ethmoïdale. 12,12. Bas-fond des sinus maxillaires communiquant avec les sinus sphénoïdaux. 13. Sinus maxillaire supérieur. 14. Sinus maxillaire inférieur. 14'. Compartiment supérieur du cornet maxillaire faisant partie de ce dernier sinus. 15. Coupe du conduit sus-maxillo-dentaire. 16. Gouttière du vomer. 17. Apophyse interne ou languette du petit sus-maxillaire.

rement denticulé dans le reste de son étendue, et s'appuie sur la suture médiane qui résulte de l'union des deux grands sus-maxillaires. — L'*extrémité supérieure* est pourvue, dans son milieu, d'une échancrure qui la partage en deux prolongements latéraux, en forme d'oreilles de chat; elle s'articule avec le sphénoïde inférieur, l'ethmoïde, les palatins et les ptérygoïdiens. — L'*extrémité inférieure* vient reposer sur la languette des petits sus-maxillaires.

Cet os est entièrement compacte et se développe par un noyau d'ossification unique.

DIFFÉRENCES. — **Bœuf.** — Vomer très large et très mince, appuyé seulement sur la moitié inférieure de la suture médiane des grands sus-maxillaires.

10° MAXILLAIRE (fig. 25).

Le *maxillaire* n'est soudé avec aucun des os qui précèdent; il s'unit seulement à deux d'entre eux, les temporaux, par articulation diarthrodiale. C'est un os considérable, situé en arrière de la mâchoire supérieure, et composé de deux branches symétriques, aplaties d'un côté à l'autre, plus larges en haut qu'en bas, recourbées en avant dans leur tiers supérieur, réunies par leur extrémité inférieure, écartées supérieurement de manière à limiter entre elles un espace dit *intra-maxillaire*, ayant la forme de la lettre V. Ces deux branches soudées ensemble chez l'adulte, constituent, chez le fœtus, deux pièces distinctes; chacune d'elles offre à étudier *deux faces*, *deux bords* et *deux extrémités*.

FIG. 25 (*).

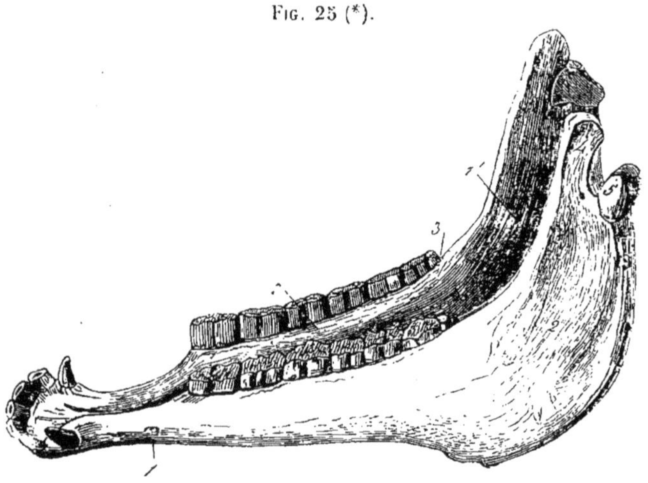

Faces. — La *face externe* des branches du maxillaire, lisse et arrondie dans ses deux tiers inférieurs, se transforme supérieurement en une surface rugueuse sur laquelle s'implantent les fibres du masséter. — La *face interne* présente, dans le point

(*) Fig. 25. — *Maxillaire.* — 1. Trou mentonnier. 1'. Orifice supérieur du conduit maxillo-dentaire. 2. Surface d'implantation du muscle masséter. 3. Ligne myléenne. 4. Apophyse coronoïde. 5. Condyle.

correspondant, une surface excavée sur laquelle on remarque l'orifice supérieur du *conduit maxillo-dentaire*, long canal qui descend entre les deux lames de l'os, en passant sous les racines des dents molaires, et qui se perd insensiblement dans le corps de l'os, après s'être largement ouvert à l'extérieur par le *trou mentonnier*. Dans ses deux tiers inférieurs, la face interne est lisse, presque plane et dépourvue de toute particularité remarquable. On y voit cependant : 1° près du bord alvéolaire, une légère ligne en saillie, la *ligne myléenne* ; 2° tout à fait en bas, c'est-à-dire au sommet même de l'angle rentrant formé par l'écartement des branches, une légère excavation rugueuse confondue avec celle de la branche opposée et nommée *surface génienne*.

Bords. — Le *bord antérieur*, appelé encore *alvéolaire*, offre à étudier une partie droite ou inférieure et une partie recourbée ou supérieure. La première est creusée de six alvéoles, pour recevoir les dents molaires inférieures. La seconde, plus mince, concave et rugueuse, sert à des insertions musculaires. — Le *bord postérieur* se divise également en partie droite et en partie recourbée. Celle-ci est convexe, épaisse, rugueuse et bordée de chaque côté par une lèvre raboteuse. La première est assez régulièrement rectiligne pour que tous ses points reposent à la fois sur un plan horizontal ; elle est épaisse et arrondie chez le jeune animal, et devient tranchante par les progrès de l'âge ; une scissure oblique et transversale, qui a reçu le nom de *scissure maxillaire*, la sépare de la partie recourbée.

Extrémités. — L'*extrémité supérieure* porte deux éminences : un *condyle* et une longue apophyse non articulaire appelée *apophyse coronoïde*. — Le condyle est allongé transversalement et convexe dans ses deux diamètres ; il répond, par l'intermédiaire d'un disque fibro-cartilagineux, à la surface articulaire de l'apophyse zygomatique. — L'apophyse coronoïde, située en avant du condyle dont elle se trouve séparée par une échancrure appelée *sigmoïde* ou *corono-condylienne*, est aplatie d'un côté à l'autre et renversée en arrière et un peu en dedans.

De la soudure des branches du maxillaire à leur *extrémité inférieure* résulte une partie impaire, aplatie d'avant en arrière, élargie en spatule, à laquelle on a donné le nom de *corps* de l'os. Nous allons en faire une description spéciale.

Sa forme permet d'y reconnaître une *face antérieure* ou *buccale*, une *face postérieure* ou *labiale*, et *une circonférence*. — La *face antérieure*, concave et lisse, se continue avec la face interne des branches ; elle est tapissée par la muqueuse buccale et supporte l'extrémité libre de la langue. — La *face postérieure*, convexe, plus étendue que la précédente, et continue avec la face externe des branches, présente : 1° sur la ligne médiane, une légère crête ou un petit sillon, traces de la séparation primitive de l'os en deux pièces ; 2° sur les côtés et en haut, le *trou mentonnier*, orifice inférieur du conduit maxillo-dentaire. Au niveau de ce trou, l'os offre un rétrécissement assez marqué qui a reçu le nom de *col* du maxillaire. — La *circonférence* décrit une courbe parabolique, à concavité supérieure, allant rejoindre, par ses extrémités, le bord antérieur de chaque branche. Elle est creusée, dans sa partie moyenne, de six alvéoles pour loger les incisives inférieures (1).

(1) Chez les animaux mâles, il y a en plus, de chaque côté, et à une très petite distance de la dent du coin, un alvéole pour le crochet.

Toute la partie comprise, de chaque côté, entre la dernière incisive et la première molaire, forme une crête plus ou moins tranchante qui constitue l'*espace inter-dentaire inférieur* ou les *barres*.

Structure et développement. — Formé, comme tous les os larges, de deux lames compactes séparées par du tissu spongieux, le maxillaire se développe, nous le savons déjà, par deux noyaux d'ossification, qui répondent à chacune des branches, et qui se soudent entre eux quelque temps après la naissance.

DIFFÉRENCES. — *Ruminants.* — La partie inférieure du bord postérieur est convexe et ne peut reposer sur un plan horizontal par tous ses points à la fois. Le condyle est convexe dans son petit diamètre et légèrement concave dans le sens latéral. L'apophyse coronoïde est renversée en arrière et en dehors. Le corps ne présente point d'alvéole pour le crochet, parce que cette dent manque chez ces animaux. En revanche, il est creusé de huit alvéoles pour les incisives. Les deux branches de l'os ne sont jamais soudées entre elles ; elles restent mobiles l'une sur l'autre pendant toute la durée de la vie.

Porc. — Une ligne droite menée par le grand axe des alvéoles des molaires ne traverserait point le bord postérieur des branches : le fond des alvéoles répond à un relief de la face interne. Condyle comprimé d'un côté à l'autre, et allongé d'avant en arrière. Apophyse coronoïde courte et large. Point de col. Espaces inter-dentaires très courts. Le conduit maxillo-dentaire s'ouvre inférieurement par des orifices multiples.

Carnassiers. — Le maxillaire de ces animaux est creusé, dans le point qui répond à la surface d'insertion du masséter, d'une fosse assez profonde. Le bord postérieur est disposé comme chez les ruminants ; il porte au-dessous du condyle une tubérosité très prononcée. Le condyle représente tout à fait un segment d'ovoïde, et s'emboîte exactement dans la cavité du temporal. L'apophyse coronoïde est très forte, très élevée et très large. Les trous mentonniers sont doubles ou triples. Point d'espaces inter-dentaires, ni de surface excavée à la face interne des branches. Celles-ci ne se soudent jamais entre elles.

11° DE L'HYOÏDE (fig. 26).

L'*hyoïde* constitue un petit appareil osseux spécial, qui sert de support à la langue ainsi qu'au larynx et au pharynx ; nous plaçons sa description immédiatement après celle des os de la tête, à cause de ses connexions avec cette région ; il est situé, en effet, entre les deux branches du maxillaire, et suspendu à la base du crâne, dans une direction oblique de haut en bas et d'arrière en avant.

L'appareil hyoïdien résulte de l'assemblage de cinq pièces distinctes que nous décrirons ici comme autant d'os particuliers : une est impaire, et porte le nom de *corps ;* les autres, appelées *branches*, sont paires, et se distinguent en *petites* et en *grandes*.

Corps. — Le corps de l'hyoïde ressemble à une fourche à deux dents ; il présente : 1° une partie moyenne aplatie de dessus en dessous, pourvue, par conséquent, d'une face supérieure et d'une face inférieure, qui n'offrent rien de remarquable ; 2° un long prolongement impair, aplati d'un côté à l'autre, qui se détache de la partie moyenne et se dirige en avant et en bas, pour se plonger dans le tissu musculeux de la langue : c'est l'*appendice antérieur* du corps de l'hyoïde ; 3° *deux cornes* latérales (1) dirigées en arrière et en haut, s'articulant par leur extrémité avec le cartilage thyroïde du larynx, et offrant, à leur point d'union avec la partie moyenne, deux facettes diarthrodiales convexes, qui regardent en haut et répondent aux petites branches. — Le corps de l'hyoïde se développe par trois noyaux d'ossification, dont un impair, qui porte l'appendice antérieur, et deux pairs, qui forment les cornes latérales ; il contient beaucoup de substance spongieuse.

Fig. 26 (*).

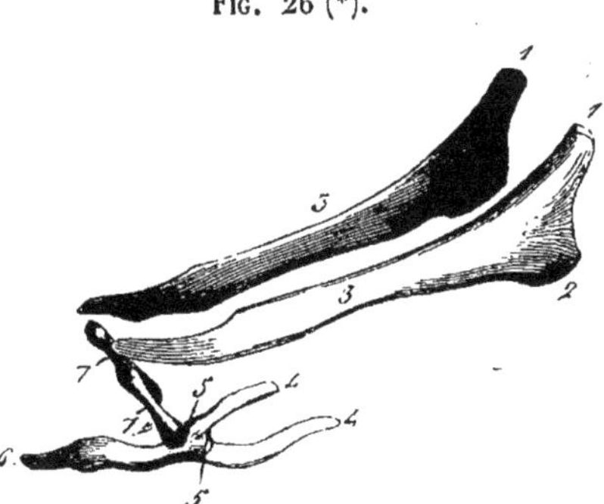

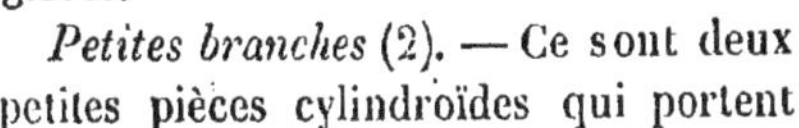

Petites branches (2). — Ce sont deux petites pièces cylindroïdes qui portent une surface diarthrodiale concave, à leur extrémité inférieure, pour s'unir au corps, et qui s'articulent, par leur extrémité supérieure, avec les grandes branches. Elles sont très spongieuses et se développent chacune par deux noyaux d'ossification, dont un épiphysaire pour l'extrémité inférieure.

Grandes branches (3). — Longues, minces, aplaties d'un côté à l'autre, et dirigées obliquement de haut en bas et d'arrière en avant, ces pièces de l'hyoïde ont chacune deux faces, deux bords et deux extrémités. — Les faces, l'une externe, l'autre interne, se montrent garnies de quelques rares empreintes. — Le bord antérieur est tranchant et légèrement concave dans son tiers supérieur. — Le bord postérieur, plus épais, se divise en deux parties : l'une supérieure ou horizontale, très courte ; l'autre inférieure ou verticale, beaucoup plus étendue. L'angle qu'elles forment à leur point de jonction représente une tubérosité saillante et plus ou moins rugueuse. — L'extrémité supérieure s'unit au prolongement hyoïdien du temporal, au moyen d'un fibro-cartilage cylindrique. — Par son extrémité inférieure, la grande branche hyoïdienne s'articule avec l'extrémité supérieure de la petite branche, en formant avec elle un angle à peu près droit ouvert en arrière. Cette articulation entre les deux branches de l'hyoïde se fait par l'intermédiaire d'un fibro-cartilage, dans le centre duquel on rencontre souvent un noyau osseux, vestige d'une troisième branche. — Les grandes branches hyoïdiennes se développent par un noyau d'ossification unique et sont presque entièrement compactes.

Différences. — *Ruminants.* — Leur hyoïde se compose de sept pièces, parce que le noyau osseux que l'on rencontre quelquefois, chez les solipèdes, entre les deux branches a pris les proportions d'une seconde petite branche. L'appendice antérieur est très court et ne représente plus qu'un gros mamelon.

Porc. — Corps volumineux, dépourvu d'appendice. Petites branches courtes et

(*) Fig. 26. — *Hyoïde.* — 1,1. Extrémité supérieure des grandes branches. 2. Le coude décrit par leur bord postérieur. 3,3. Les grandes branches. 4,4. L'extrémité des cornes. 5. La surface articulaire du corps qui répond aux petites branches. 6. Appendice antérieur du corps. 7,7. Petites branches.

(1) *Grandes cornes* de l'hyoïde chez l'homme.
(2) *Petites cornes* de l'hyoïde chez l'homme.
(3) Elles manquent chez l'homme.

soudées au corps. Grandes branches contournées en S, très minces, unies aux petites branches et au temporal, non plus par des fibro-cartilages, mais par de véritables ligaments jaunes élastiques.

Carnassiers. — Les trois pièces qui composent le corps de l'hyoïde, dans le jeune âge, ne se soudent point chez l'animal adulte; elles restent isolées, comme chez l'homme, pendant toute la vie de l'animal. La pièce médiane n'a point d'appendice antérieur. Les fibro-cartilages qui unissent les grandes branches aux petites et au temporal sont très longs et très flexibles.

§ III. — De la tête en général.

De l'union de tous les os qui constituent le crâne et la face, résulte une pyramide quadrangulaire, à sommet renversé, qu'il importe d'étudier dans son ensemble. Nous passerons en revue successivement ses *quatre faces*, sa *base* et son *sommet.*

Face antérieure. — La face antérieure de la tête a pour base les pariétaux, le frontal et les sus-nasaux. Supérieurement, elle s'incline en arrière et offre, de chaque côté des crêtes pariétales, deux surfaces bombées qui font partie des fosses temporales. Dans le reste de son étendue, elle représente une surface plane, qui forme la base du front et de la partie moyenne du chanfrein. Large en haut, cette surface se rétrécit graduellement jusqu'à l'extrémité de l'épine nasale; chez les animaux bien conformés, elle est aussi droite et aussi large que possible.

Face postérieure. — Cette face, extrêmement irrégulière, présente : tout à fait en haut, l'apophyse basilaire, les trous déchirés et la base de la portion tubéreuse des temporaux; puis l'espace intra-maxillaire, et, au fond de celui-ci, le corps du sphénoïde, la scissure vidienne, l'orifice supérieur du conduit sous-sphénoïdal, l'apophyse du même nom, les crêtes palatines, les ptérygoïdiens, les ouvertures gutturales des cavités nasales, séparées l'une de l'autre par le bord postérieur du vomer, la voûte du palais, les ouvertures incisives et le trou incisif.

Faces latérales. — On y voit : en arrière, la face externe des branches du maxillaire; en avant, une surface plus ou moins convexe, quelquefois évidée chez les vieux animaux, présentant, dans son milieu, l'orifice inférieur du conduit sus-maxillo-dentaire, et formant la base des parties latérales du chanfrein; plus haut, la crête et l'arcade zygomatiques, l'*orbite* et la *fosse temporale.* — Ces deux cavités, à la formation desquelles participent plusieurs os, ont été simplement indiquées jusqu'à présent; c'est ici le lieu d'en faire une mention plus détaillée.

L'*orbite* ou la *cavité orbitaire* est circonscrite à son entrée, qui est irrégulièrement circulaire, par l'apophyse orbitaire du frontal, le lacrymal, l'os malaire et le sommet de l'apophyse zygomatique. A son fond, qui présente les hiatus maxillaire et orbitaire, elle se trouve confondue, dans le squelette, avec la fosse temporale (1). Elle est destinée à loger le globe de l'œil et les muscles qui le font mouvoir. Quelques organes accessoires de l'appareil de la vision, comme la glande lacrymale et la paupière clignotante, sont encore contenus dans cette cavité.

(1) C'est un cornet fibreux, la *gaîne oculaire*, qui l'isole de cette dernière cavité chez la plupart des animaux mammifères ; elle n'a de parois osseuses complètes que dans l'homme et les quadrumanes.

La *fosse temporale* surmonte l'orbite et s'en trouve incomplétement séparée par l'apophyse orbitaire. Ovalaire, couchée obliquement de haut en bas et de dedans en dehors sur les côtés du crâne, la fosse temporale est délimitée, en dedans par la crête pariétale, en dehors par le bord antérieur et la racine longitudinale de l'apophyse zygomatique; elle loge le muscle crotaphite.

Base ou extrémité supérieure de la tête. — Elle présente la protubérance occipitale, la tubérosité cervicale, le trou occipital, les crêtes et les scissures mastoïdiennes, les apophyses styloïdes de l'occipital, les échancrures stylo-condyliennes et les condyles. — Sur un plan plus inférieur et en arrière, on remarque la portion recourbée du bord postérieur du maxillaire.

Sommet. — Formé par les petits sus-maxillaires et le corps du maxillaire inférieur, il supporte les dents incisives et représente une tubérosité plus ou moins arrondie, suivant l'âge des animaux, surmontée, en avant, par l'ouverture extérieure des cavités nasales; cette ouverture, comprise entre l'apophyse externe des petits sus-maxillaires et l'épine nasale, se trouve divisée, dans l'état frais, en deux orifices qui constituent les naseaux.

A l'*intérieur*, la tête renferme les *fosses nasales* et la *boite crânienne.* Nous ferons la description de ces cavités en même temps que celle des appareils auxquels elles appartiennent. (Voyez l'*appareil de la respiration* et l'*appareil de l'innervation.*)

ART. III. — DU THORAX.

Le *thorax* représente une cage conoïde, allongée d'avant en arrière, suspendue sous les vertèbres de la région dorsale, et destinée à contenir les principaux organes de la respiration et de la circulation. Il se compose des arcs osseux nommés *côtes*, au nombre de trente-six, dix-huit de chaque côté, et d'une pièce impaire, le *sternum*, qui sert de point d'appui direct ou indirect à l'extrémité inférieure des côtes.

§ I. — Des os du thorax en particulier.

1° STERNUM (fig. 27).

C'est une pièce ostéo-cartilagineuse, allongée d'avant en arrière, comprimée d'un côté à l'autre dans ses deux tiers antérieurs, et de dessus en dessous dans son tiers postérieur, légèrement incurvée sur elle-même, située sous le thorax dans une direction oblique de haut en bas et d'avant en arrière. Elle offre à étudier une *face supérieure*, *deux faces latérales*, *trois bords* et *deux extrémités*.

FIG. 27 (*).

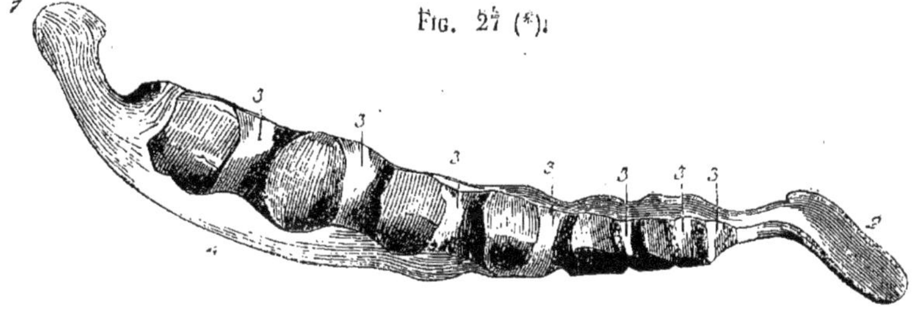

(*) Fig. 27. — *Sternum.* — 1. Prolongement trachélien. 2. Appendice xiphoïde. 3,3. Cavités pour l'articulation des cartilages sternaux. 4. Bord inférieur.

Faces. — La *face supérieure*, légèrement concave dans le sens de sa longueur, représente un triangle isocèle très allongé dont le sommet est dirigé en avant; elle constitue le plancher de la cavité thoracique. — Chaque *face latérale* comprend deux parties, l'une *supérieure*, l'autre *inférieure*. La première présente huit cavités diarthrodiales, qui reçoivent l'extrémité inférieure des cartilages des vraies côtes; ces cavités, allongées de haut en bas, sont d'autant plus rapprochées les unes des autres qu'elles sont plus postérieures. La partie inférieure, plus étendue en avant qu'en arrière, offre aux puissants muscles pectoraux une large surface d'insertion.

Bords. — Les *deux bords latéraux* séparent la face supérieure des faces latérales; ils règnent au-dessus des cavités diarthrodiales creusées sur ces dernières, se réunissent antérieurement, et donnent attache, l'un et l'autre, à un cordon fibreux. — Le *bord inférieur* est opposé à la face supérieure; convexe, mince et très proéminent dans ses deux tiers antérieurs, il simule, jusqu'à un certain point, la carène d'un navire.

Extrémités. — L'*antérieure*, aplatie d'un côté à l'autre et recourbée en haut, dépasse de quelques centimètres la première cavité articulaire des faces latérales; elle constitue le *prolongement trachélien* du sternum. — La *postérieure* est aplatie de dessus en dessous et forme une large palette cartilagineuse, très mince, creuse en dessus, convexe en dessous, qui a reçu le nom de *prolongement abdominal* ou d'*appendice xiphoïde*.

Structure et développement. — Le sternum est une des parties du squelette qui ne subissent pas complétement la transformation osseuse. Il se développe, chez les solipèdes, par six noyaux impairs de substance spongieuse, rangés les uns à la suite des autres, à la manière des grains d'un chapelet. Jamais ces noyaux ne se soudent entre eux pour former une pièce unique; ils restent séparés, pendant toute la vie de l'animal, par la gangue cartilagineuse primitive. Celle-ci constitue entièrement le prolongement antérieur de l'os, sa carène et l'appendice xiphoïde. Quand ces parties du sternum s'ossifient, ce qui est rare, ce n'est jamais que partiellement.

DIFFÉRENCES. — *Ruminants.* — Le sternum du **Bœuf**, fort large, est aplati de dessus en dessous dans toute son étendue; il présente, par conséquent, une face supérieure, une face inférieure, et deux bords latéraux qui portent les cavités articulaires destinées à répondre aux cartilages costaux. Les pièces osseuses qui le constituent sont au nombre de sept; elles sont beaucoup plus compactes que celles du cheval, et se soudent de bonne heure entre elles, à l'exception de la première; celle-ci s'unit à la seconde par une articulation diarthrodiale qui lui permet d'exécuter des mouvements latéraux. Point de prolongement trachélien. Appendice xiphoïde peu développé et bien détaché du corps de l'os. — Dans le sternum de la **Chèvre** et de la **Brebis**, les deux premières pièces ne se mettent point en rapport par une articulation diarthrodiale; elles sont simplement réunies par une couche de cartilage qui finit même, chez les vieux animaux, par être envahie complétement par l'ossification.

Porc. — Le sternum de cet animal présente, dans sa conformation générale, les dispositions essentielles du sternum des grands ruminants. Il est pourvu d'un prolongement trachélien très prononcé, et se compose de six pièces divisées elles-mêmes, du moins les quatre ou cinq dernières, en deux noyaux latéraux. Cette particularité se retrouve également chez les jeunes ruminants.

Carnassiers. — Le sternum du **Chien** et du **Chat** est formé de huit pièces allongées d'avant en arrière, évidées dans leur partie moyenne, renflées à leurs extrémités, conformées, en un mot, sur le même plan que les dernières vertèbres coccygiennes du cheval; elles ne se soudent jamais entre elles.

2° Des côtes.

On compte, avons-nous dit, pour chacune des moitiés latérales du thorax, dix-huit côtes (1), qui sont à peu près parallèles entre elles et séparées les unes des autres par les espaces appelés *intervalles inter-costaux*. Attachés, par leur extrémité supérieure, aux vertèbres de la région dorsale, ces os se terminent, à leur extrémité inférieure, par un prolongement élastique et flexible nommé *cartilage costal*, au moyen duquel ils se mettent en rapport direct ou indirect avec le sternum. —Nous ferons connaître, d'abord, les caractères communs à toutes les côtes, puis les caractères spéciaux qui peuvent servir à les distinguer les unes des autres, et nous passerons enfin à l'examen des différences qu'elles présentent chez les animaux domestiques autres que les solipèdes.

Fig. 28 (*).

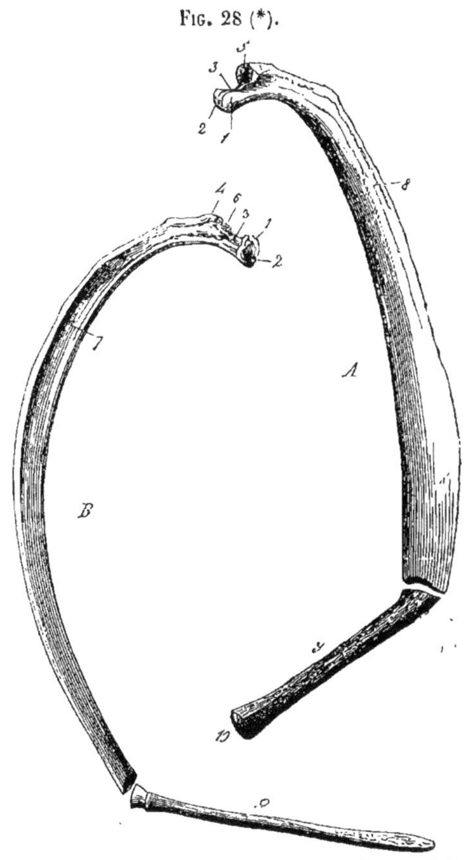

A. Caractères communs a toutes les côtes. — Nous les étudierons dans une description type qui s'adressera successivement à la côte proprement dite et à son cartilage de prolongement.

1. **Description type d'une côte.** —Une côte est un os allongé, asymétrique, oblique de haut en bas et d'avant en arrière, aplati d'un côté à l'autre, courbé en arc, et tordu sur lui-

(*) Fig. 28. — *Types de côtes.* — *A. La cinquième côte sternale vue par sa face interne.* — *B. La première asternale vue par sa face externe.* — 1. Tête de la côte. 2. Sa scissure. 3. Son col. 4. Tubérosité. 5. Sa facette articulaire. 6. Fossette rugueuse pour l'insertion du ligament inter-osseux transverso-costal. 7. Gouttière de la face externe. 8. Scissure vasculo-nerveuse du bord postérieur. 9. Cartilage de prolongement. 10 (*A*). Renflement articulaire qui répond au sternum.

(1) Il n'est pas rare d'en rencontrer dix-neuf, avec un nombre égal de vertèbres dorsales, chez les chevaux bien constitués; mais alors il n'existe, le plus souvent, que cinq vertèbres lombaires.

même, de telle façon que ses deux extrémités ne peuvent reposer à la fois sur un plan horizontal. — Cet os se divise en une *partie moyenne* et *deux extrémités.*

Partie moyenne. — Elle offre deux faces et deux bords. — La face externe, convexe et creusée en large gouttière dans sa moitié antérieure, présente supérieurement (1) quelques tubercules et quelques empreintes musculaires. — La face interne, concave et lisse, est tapissée par la plèvre, qui la sépare du poumon. — Le bord antérieur est concave, mince et tranchant. — Le postérieur, convexe, épais et garni de rugosités, est creusé, en dedans, d'une scissure vasculo-nerveuse qui disparaît vers le milieu de la côte.

Extrémités. — La supérieure porte deux éminences, une *tête* et une *tubérosité*, qui servent à l'appui de la côte sur le rachis. — La première est formée de deux demi-facettes articulaires, placées l'une en avant de l'autre, et séparées par une rainure à insertion ligamenteuse; elle se trouve isolée de la tubérosité par un rétrécissement nommé *col*, creusé en haut d'une fossette rugueuse qui sert à l'implantation d'un ligament. — La seconde, située en arrière de la tête et plus petite que cette dernière, est pourvue d'empreintes à son pourtour, et présente à son sommet une facette diarthrodiale à peu près plane. — Chaque côte s'articule, par sa tête et sa tubérosité, avec deux vertèbres dorsales; la tête est reçue dans la cavité articulaire inter-vertébrale; la tubérosité répond, par sa facette, à l'apophyse transverse de la vertèbre postérieure.

L'extrémité inférieure est renflée et creusée d'une cavité peu profonde, irrégulière à son fond; cette cavité répond à l'extrémité supérieure du cartilage costal.

Structure et développement. — Les côtes sont des os très spongieux, dans leur moitié inférieure surtout, se développant de fort bonne heure par trois noyaux d'ossification, dont un principal pour la partie moyenne et l'extrémité inférieure, et deux complémentaires pour la tête et la tubérosité.

2. **Description type d'un cartilage costal.**—Le cartilage costal représente bien évidemment la côte inférieure des oiseaux; c'est une pièce cylindroïde, légèrement comprimée d'un côté à l'autre, arrondie et lisse sur ses faces et sur ses bords. Par son extrémité supérieure, il se soude à la côte qu'il prolonge, en formant avec elle un angle plus ou moins obtus ouvert en avant. A son extrémité inférieure, il se termine par un renflement articulaire ou par une pointe mousse. — Dans le jeune âge, les prolongements costaux sont entièrement formés de substance cartilagineuse; mais ils ne tardent pas à être envahis par l'ossification, et, chez l'animal adulte, ils sont déjà transformés en une substance spongieuse, à larges aréoles, qui reste entourée, pendant toute la vie de l'animal, par une légère couche de cartilage.

B. Caractères spécifiques des côtes. — Les côtes, comme les vertèbres de chaque région du rachis, ont reçu les noms numériques de première, deuxième, troisième, etc., en les comptant d'avant en arrière.

Grâce à la présence d'un caractère tout à fait essentiel, elles se divisent naturellement en deux grandes catégories: les *côtes sternales* ou *vraies côtes*, et les *côtes asternales* ou *fausses côtes.* — Les *côtes sternales*, au nombre de huit (les

(1) Vers le point qui répond à l'angle de la côte chez l'homme

huit premières), ont leur cartilage de prolongement terminé inférieurement par un renflement articulaire; ce renflement répond à l'une des cavités latérales du sternum, et met les vraies côtes en rapport direct avec cette pièce du squelette. — Les *côtes asternales*, au nombre de dix, s'appuient les unes sur les autres, la dernière sur la dix-septième, celle-ci sur la seizième, et ainsi de suite, par l'extrémité inférieure de leur cartilage de prolongement, qui se termine en pointe mousse. Le cartilage de la première fausse côte s'unit, d'une manière étroite, au dernier cartilage sternal; et c'est par l'intermédiaire de celui-ci que toutes les côtes asternales prennent un appui indirect sur le sternum.

Si maintenant nous considérons les côtes en masse, sous le rapport des caractères différentiels qu'elles présentent dans leur longueur, leur largeur et leur degré d'incurvation, nous pourrons constater : 1° que leur longueur augmente de la première à la neuvième, et diminue ensuite progressivement jusqu'à la dernière; 2° que la même progression croissante et décroissante existe pour les cartilages de prolongement; 3° qu'elles s'élargissent peu à peu de la première à la sixième inclusivement, pour se rétrécir ensuite graduellement jusqu'à la dix-huitième; 4° que la courbe décrite par chacune d'elles est d'autant plus brève et plus prononcée que la côte est plus postérieure. Nous ajouterons que la gouttière de la face externe est d'autant moins marquée que la côte est plus étroite.

La première côte, considérée individuellement, se distinguera toujours par l'absence de gouttière sur sa face externe, de scissure vasculo-nerveuse à son bord postérieur, et de rainure intermédiaire aux deux facettes de sa tête articulaire. On la reconnaîtra encore à la présence de fortes empreintes musculaires sur sa face externe, à la brièveté ainsi qu'à l'épaisseur de son cartilage, et surtout à la facette articulaire que ce cartilage présente en dedans pour répondre à celui du côté opposé. — La dernière côte n'a point de gouttière sur sa face externe; la facette de sa tubérosité est confondue avec la facette postérieure de la tête. Ce dernier caractère se remarque aussi presque toujours sur la dix-septième côte, et quelquefois sur la seizième.

C. DIFFÉRENCES. — Dans l'**Ane** et dans le **Mulet**, toutes les côtes, en général, mais surtout les plus postérieures, sont moins incurvées que chez le cheval.

Bœuf. — Cet animal possède treize côtes de chaque côté, huit sternales et cinq asternales. Elles sont plus longues, plus larges et moins courbées en arc que chez les solipèdes. Les éminences articulaires de l'extrémité supérieure sont volumineuses et bien détachées. Les côtes sternales s'unissent à leur cartilage de prolongement par une véritable articulation diarthrodiale. Enfin, dans la dernière côte, et quelquefois dans l'avant-dernière, la tubérosité est à peine sensible et dépourvue de facette articulaire. — Chez la **Brebis** et la **Chèvre**, les côtes sternales sont soudées avec les cartilages.

Porc. — Il a quatorze paires de côtes dont sept sternales et sept asternales. Les premières sont pourvues de cartilages de prolongement tout à fait aplatis d'un côté à l'autre, extrêmement larges, tranchants et convexes sur leur bord supérieur. Dans les quatre dernières côtes asternales, la facette de la tubérosité est confondue avec la facette postérieure de la tête. Du reste, les côtes du cochon se rapprochent beaucoup, par leur conformation générale, des côtes du mouton ou de la chèvre. Elles s'en distinguent néanmoins par plus de largeur et un degré plus prononcé d'incurvation.

Carnassiers. — Ils possèdent treize côtes de chaque côté, neuf sternales et quatre asternales. Ces côtes sont très incurvées, étroites et épaisses. Leurs cartilages s'ossifient très rarement. Chez le **Chien**, la facette articulaire de la tubérosité reste, dans toutes les côtes, isolée de la facette postérieure de la tête; elle manque dans les trois dernières côtes du **Chat**.

Rongeurs. — Le **Lapin** n'a que douze côtes, et, sur ce nombre, sept sternales.

§ II. — Du thorax en général.

Nous renvoyons pour la description intérieure de la cavité thoracique à l'appareil de la respiration. Nous n'avons à envisager ici que la surface extérieure de cette cage osseuse, et nous la diviserons, pour cette étude, en six régions : *un plan supérieur*, *un plan inférieur*, *deux plans latéraux*, *une base* et *un sommet*.

Plans. — Le *plan supérieur* est partagé en deux parties latérales par les apophyses épineuses des vertèbres dorsales ; chacune d'elles forme avec ces mêmes apophyses épineuses une gouttière dite *vertébro-costale*, destinée à loger la plupart des muscles de la région spinale du dos et des lombes. — Le *plan inférieur*, moins étendu que le précédent, offre : 1° sur la ligne médiane, la carène du sternum et l'appendice xiphoïde ; 2° sur les côtés, les articulations chondro-sternales et les cartilages de prolongement des vraies côtes. — Les *plans latéraux*, convexes et plus larges à leur partie moyenne qu'en avant et en arrière, présentent les espaces intercostaux. Ils servent d'appui, dans leur partie antérieure, aux rayons supérieurs des deux membres de devant.

Base. — La base, circonscrite par le bord postérieur de la dernière côte et par les cartilages de toutes les côtes asternales, est coupée obliquement de haut en bas et d'arrière en avant. Elle donne attache, à son pourtour interne, au muscle diaphragme, qui sépare la cavité thoracique de la cavité abdominale.

Sommet. — Il occupe la partie antérieure du thorax et présente une ouverture ovalaire, allongée verticalement, pratiquée entre les deux premières côtes ; cette ouverture constitue l'entrée de la poitrine, et livre passage à la trachée, à l'œsophage, à des vaisseaux et à des nerfs importants.

Art. IV. — Membres antérieurs.

Nous rappellerons que le *membre antérieur* se décompose en quatre régions secondaires : l'*épaule*, le *bras*, l'*avant-bras* et le *pied*.

§ I. — Epaule.

Chez la plupart de nos animaux domestiques, cette région a pour base un seul os, le *scapulum* ou l'*omoplate*. Le chien, le chat et le lapin sont les seuls, parmi eux, qui possèdent la *clavicule*, et encore cet os n'existe-t-il, chez ces animaux, qu'à l'état rudimentaire.

Scapulum (fig. 29, 30).

C'est un os plat, triangulaire et symétrique, prolongé à son bord supérieur par un cartilage flexible, articulé, par en bas, avec l'humérus seulement, appliqué contre le plan latéral du thorax, dans une direction oblique de haut en bas et d'arrière en avant. On y considère *deux faces*, *trois bords* et *trois angles*.

Fig. 29 (*). Fig. 30 (**).

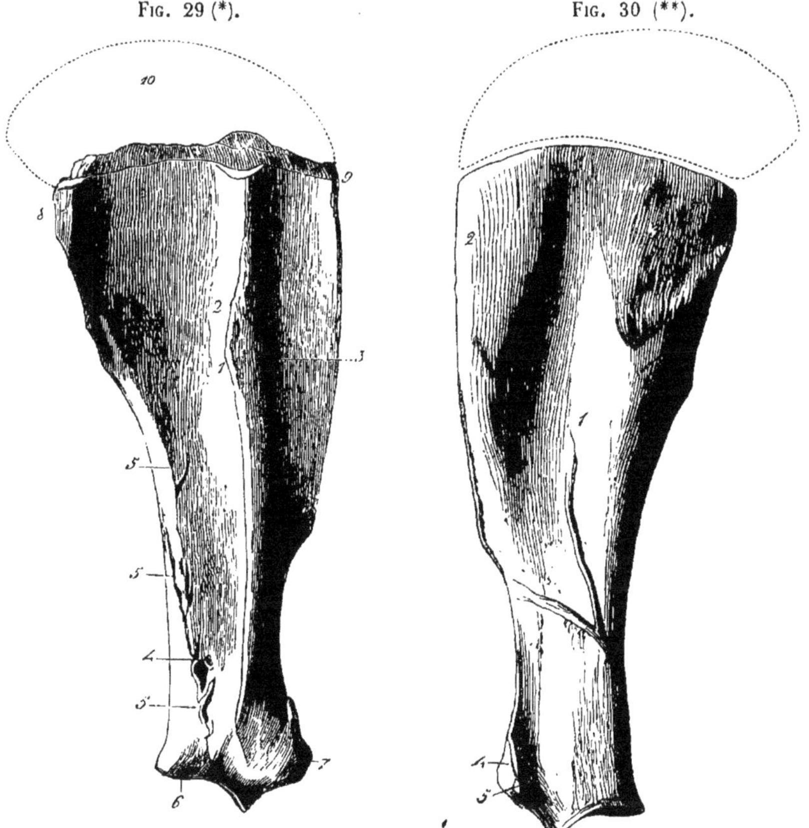

Faces. — La *face externe* est partagée, par l'*épine* de l'omoplate ou l'*épine acromienne*, en deux fosses d'inégale largeur : la *fosse sus-épineuse* et la *fosse sous-épineuse.* — L'*épine* est une crête très saillante qui parcourt la surface externe du scapulum dans toute sa longueur ; très élevée dans sa partie moyenne qui porte un renflement rugueux appelé *tubérosité* de l'épine, elle s'abaisse insensiblement à ses deux extrémités. — La *fosse sus-épineuse*, la plus étroite, se trouve située au-dessus ou plutôt en avant de l'épine ; elle est régulièrement concave d'un côté à l'autre et parfaitement lisse. — La *fosse sous-épineuse*, du double plus large que la précédente, occupe toute la surface qui s'étend derrière l'épine. On y remarque : 1° en bas et près du bord postérieur, plusieurs séries de lignes rugueuses à insertions musculaires ; 2° près du col, le trou nourricier de l'os et quelques sillons vasculaires.

(*) Fig. 29. — *Scapulum (face externe)*. — 1. Tubérosité de l'épine. 2. Fosse sous-épineuse. 3. Fosse sus-épineuse. 4. Trou nourricier. 5, 5, 5. Empreintes linéaires pour l'insertion du court abducteur du bras. 6. Tubercule servant au même usage. 7. Apophyse coracoïde. 8. Angle dorsal. 9. Angle cervical. 10. Cartilage de prolongement.

(**) Fig. 30. — *Scapulum (face interne)*. — 1. Fosse sous-scapulaire. 2. Surface triangulaire antérieure. 3. Surface triangulaire postérieure. 4. Base de l'apophyse coracoïde. 5. Bec de l'apophyse coracoïde.

La *face interne* est excavée dans son centre pour former une fosse dite *sous-scapulaire*, prolongée supérieurement par trois pointes divergentes. La pointe médiane s'étend jusqu'au bord supérieur de l'os, et sépare l'une de l'autre deux surfaces triangulaires rugueuses destinées à des implantations musculaires.

Bords. — Le *supérieur* est creusé d'un sillon raboteux pour recevoir le bord inférieur du *cartilage de prolongement.* Celui-ci, convexe sur son bord supérieur, dépasse, en arrière, l'angle postérieur de l'os, et s'amincit graduellement en s'éloignant de son point d'attache ; on le trouve presque toujours ossifié en partie chez les vieux chevaux. — Le *bord antérieur*, mince et tranchant, est convexe dans ses deux tiers supérieurs et légèrement concave dans le reste de son étendue. — Le *postérieur* est plus épais et légèrement concave.

Angles. — L'*angle antérieur* ou *cervical* est le plus mince des trois. — L'*angle postérieur* ou *dorsal* est épais et tubéreux. — L'*angle inférieur* ou *huméral*, le plus volumineux, est séparé du reste de l'os par un léger rétrécissement qui constitue le *col* du scapulum. On y remarque : 1° la *cavité glénoïde*, surface diarthrodiale ovalaire, légèrement excavée pour recevoir la tête de l'humérus, échancrée du côté interne, et portant, sur le pourtour externe du sourcil qui la circonscrit, un petit tubercule d'insertion (fig. 29,6) ; 2° l'*apophyse coracoïde*, située en avant et à une certaine distance de la cavité glénoïde. C'est une forte éminence dans laquelle on doit distinguer deux parties : la *base*, gros mamelon rugueux, et le *sommet*, qui figure une espèce de *bec* recourbé en dedans.

Structure et développement. — Comme tous les os larges, le scapulum est formé de deux lames compactes séparées par du tissu spongieux. Celui-ci, très peu abondant vers le centre des fosses sus-épineuse et sous-épineuse, où même il manque souvent complétement, se trouve surtout répandu dans les angles. — Le scapulum se développe par deux noyaux d'ossification, dont un pour l'apophyse coracoïde.

DIFFÉRENCES. — Dans tous les animaux domestiques autres que les solipèdes, l'apophyse coracoïde est immédiatement appliquée contre la cavité glénoïde.

Ruminants. — Leur scapulum est plus régulièrement triangulaire que celui du cheval. L'épine ne s'abaisse point insensiblement en descendant vers le col de l'os ; elle s'élève au contraire et se termine par une arête brusque, prolongée en pointe, qui constitue l'*acromion*. Elle partage la surface externe de l'os en deux fosses plus inégales que chez le cheval ; la fosse sus-épineuse est effectivement à la fosse sous-épineuse dans le rapport de 1 : 3. Le col est plus rétréci et l'angle huméral mieux détaché.

Porc. — L'épine s'élève fortement vers la partie moyenne et se prolonge en une éminence triangulaire qui se renverse sur la fosse sous-épineuse. Point d'acromion.

Carnassiers. — L'épine partage la surface externe de l'os en deux fosses égales. Elle se termine inférieurement par un acromion très prononcé, qui descend jusqu'au niveau de la cavité glénoïde, et qui porte une petite apophyse particulière dirigée en arrière, plus marquée chez le chat que chez le chien. Point de cartilage de prolongement. — La clavicule du **Chien** est une petite écaille osseuse, noyée entre les muscules et située en dedans de l'angle scapulo-huméral. Celle du **Chat** constitue un petit os styloïde, qui s'unit à l'acromion et au sternnm par l'intermédiaire de deux cordons ligamenteux.

Lapin. — Chez cet animal, l'acromion et son apophyse postérieure prennent un développement remarquable. — La clavicule rudimentaire du lapin, quoique plus longue que celle du chat, ne s'appuie cependant pas directement sur le sternum et l'acromion.

§ II. — Bras.

Cette région a pour base un seul os : l'*humérus*.

Humérus (fig. 31, 32).

L'*humérus* est un os long, pair, situé entre le scapulum et les os de l'avant-bras, dans une direction oblique de haut en bas et d'avant en arrière ; il offre à étudier, comme tous les os longs, *un corps* et *deux extrémités*.

Corps. — Le corps de l'humérus semble avoir été tordu sur lui-même, de devant en dehors par son extrémité supérieure, de dehors en avant par son extrémité opposée ; il est irrégulièrement prismatique et se divise en *quatre faces*. — La *face antérieure*, plus large en haut qu'en bas, est pourvue inférieurement et dans sa partie moyenne de quelques empreintes musculaires (fig. 32, 2, 2). — La *postérieure*, lisse et arrondie d'un côté à l'autre, se confond insensiblement avec les faces voisines. — L'*externe* est creusée d'une large gouttière qui l'occupe tout entière, et qui contourne l'os obliquement de haut en bas et d'arrière en avant ; c'est à elle que l'humérus doit sa torsion apparente : aussi l'appelle-t-on *gouttière de torsion* du corps de l'humérus. Cette gouttière est nettement séparée de la face antérieure par un bord saillant, qui vient mourir en bas au-dessus de la fossette coronoïdienne, et qui se termine, vers le tiers supérieur de l'os, par la *crête sous-trochitérienne*, encore appelée *tubérosité externe* du corps de l'humérus (1). Celle-ci est une éminence rugueuse, très proéminente, aplatie d'avant en arrière, et renversée sur la gouttière de torsion ; elle donne naissance, par son extrémité supérieure, à une ligne courbe (fig. 31, 3) qui se porte en arrière et va rejoindre la base de la tête articulaire. Près de l'extrémité inférieure de l'os, la coulisse de torsion de l'humérus est limitée, en arrière, par une lèvre rugueuse qui descend sur la base de l'épitrochlée et qui a été appelée, pour cette raison, *crête de l'épitrochlée*. — La *face interne* du corps de l'humérus, arrondie d'un côté à l'autre, n'est séparée des faces

Fig. 31 (*).

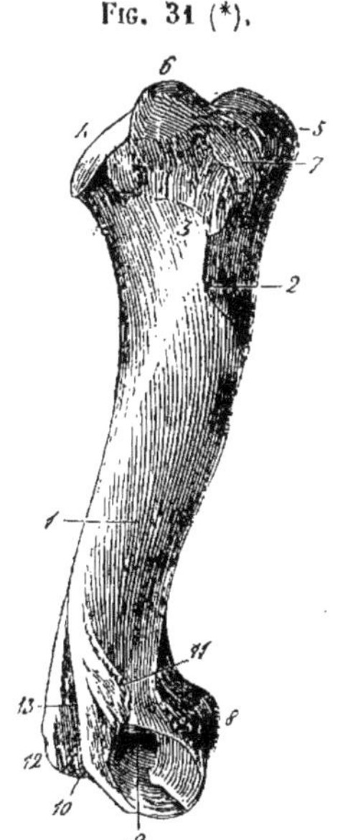

(*) Fig. 31. — *Humérus vu par sa face externe*. — 1. Gouttière de torsion du corps de l'os. 2. Crête sous-trochitérienne. 3. Ligne courbe servant à l'insertion du muscle court extenseur de l'avant-bras. 4. Tête. 5. Sommet du trochiter. 6. Convexité du trochiter. 7. Crête du trochiter. 8. Condyle. 9. Fosse pour l'insertion du ligament latéral externe de l'articulation du coude. 10. Epitrochlée. 11. Crête de l'épitrochlée. 12. Epicondyle. 13. Fosse olécrânienne.

(1) *Empreinte deltoïdienne* chez l'homme.

antérieure et postérieure par aucune ligne de démarcation tranchée. Elle offre, vers son milieu, un mamelon déprimé, rugueux, qui prend le nom de *tubérosité interne* du corps de l'humérus. Vers son tiers inférieur, elle présente le trou nourricier de l'os.

Extrémités. — Elles se distinguent en *supérieure* et en *inférieure.* Toutes deux sont légèrement recourbées, la première en arrière, la seconde en avant, disposition qui tend à donner à l'humérus la forme d'un S.

Fig. 32 (*).

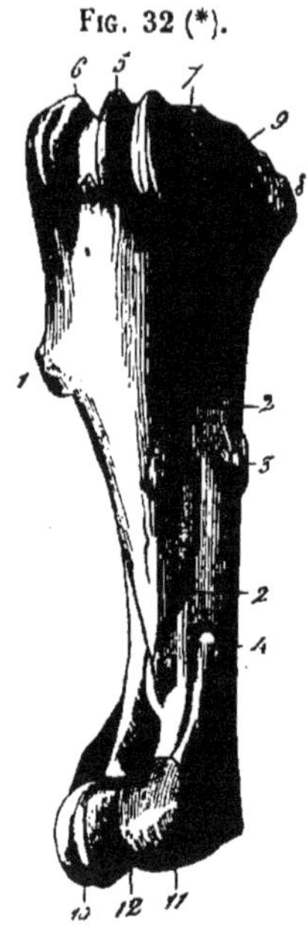

L'*extrémité supérieure*, la plus volumineuse, porte trois grosses éminences: une postérieure, une externe et l'autre interne. — La première constitue la *tête* de l'humérus: c'est une éminence articulaire très peu détachée, arrondie comme un segment de sphère, et répondant à la cavité glénoïde du scapulum, qui est trop petite pour la recevoir tout entière. — L'éminence externe, nommée *trochiter*, *grand trochanter*, *grosse tubérosité*, comprend trois parties : 1° un *sommet*, mamelon rugueux destiné à l'implantation d'un muscle, et limitant, en dehors, la gorge externe de la coulisse bicipitale ; 2° une *convexité*, tubérosité arrondie plus grosse que la précédente, en arrière de laquelle elle se trouve située : elle sert au glissement d'un tendon ; 3° une *crête*, facette musculaire raboteuse, placée au-dessous et en avant de la convexité. — L'éminence interne, le *trochin*, le *petit trochanter*, la *petite tubérosité*, présente aussi trois parties distinctes qui, par leur position, répondent exactement aux trois régions du trochiter : ce sont autant de facettes musculaires mamelonnées que l'on distingue en *antérieure* (fig. 32, 7), *postérieure* (8) et *inférieure* (9). — Le trochiter et le trochin se trouvent séparés l'un de l'autre, en avant, par une coulisse dite *bicipitale*, parce qu'elle sert au glissement du tendon supérieur du muscle biceps. Cette coulisse se compose de deux gorges verticales séparées par un relief médian.

L'*extrémité inférieure* de l'humérus porte une surface articulaire qui répond au radius et au cubitus. Cette surface, allongée transversalement, convexe d'avant en arrière, d'un diamètre plus étendu en dedans qu'en dehors, se décompose en trois parties : 1° une gorge médiane (1) aboutissant, en avant dans la fossette coronoïdienne, en arrière dans la fosse olécrânienne; 2° une gorge latérale, placée en dehors de la précédente et fort peu profonde : c'est la *trochlée* ou la *poulie humérale* (2); 3° un *condyle* (3) volumineux, bornant en dedans la gorge médiane. — Autour de cette surface articulaire se groupent des éminences et des cavités que nous allons étudier successivement. Ainsi on rencontre : 1° au-dessus et en arrière

(*) Fig. 32. — *Humérus vu par ses faces antérieure et interne.* — 1. Crête sous-trochitérienne. 2, 2. Empreintes pour l'insertion du muscle omo-brachial. 3. Tubérosité interne du corps de l'os (insertion du grand dorsal et de l'adducteur du bras). 4. Trou nourricier. 5. Relief médian de la coulisse bicipitale. 6. Sommet du trochiter. 7, 8, 9. Trochin (7, insertion de la branche interne du sus-épineux; 8, insertion du sous-scapulaire ; 9, insertion du grand pectoral). 10. Trochlée. 11. Condyle. 12. La gorge qui sépare ces deux dernières parties l'une de l'autre. 13. Épicondyle. 14 Fossette coronoïdienne.

(1) Elle répond à la *trochlée* de l'humérus de l'homme.
(2) Sa lèvre externe représente le *condyle* de l'humérus de l'homme.
(3) C'est, chez l'homme, la lèvre interne de la trochlée.

de la trochlée humérale, une tubérosité rugueuse qui prend le nom d'*épitrochlée*, à cause de sa position ; 2° au-dessus et en arrière du condyle, une autre éminence d'insertion, plus volumineuse, aplatie d'un côté à l'autre : c'est l'*épicondyle* (1) ; 3° entre ces deux éminences, une fosse large et profonde dite *olécrânienne*, parce qu'elle loge le bec de l'olécrâne dans les mouvements d'extension de l'avant-bras ; 4° en avant et directement au-dessus de la gorge articulaire médiane, une autre fosse moins spacieuse, qui reçoit l'apophyse coronoïde, dans la flexion outrée de l'avant-bras, et qu'il serait convenable d'appeler, pour cette raison, *fossette coronoïdienne ;* 5° au côté externe de la trochlée, une excavation à insertions ligamenteuses ; 6° en dedans du condyle, une petite tubérosité destinée au même usage.

Structure et développement. — L'humérus, comme tous les os longs, n'est spongieux qu'à ses extrémités. Il se développe par six points d'ossification : un qui forme le corps à lui tout seul, un pour la tête et le trochin, un autre pour le trochiter, un quatrième pour la surface articulaire inférieure, un cinquième pour l'épicondyle, et le dernier, enfin, pour l'épitrochlée. Celui-ci manque quelquefois.

DIFFÉRENCES. — *Ruminants.* — Les extrémités sont plus renflées, plus recourbées que chez les solipèdes. La crête sous-trochitérienne est peu saillante. La coulisse bicipitale n'est point divisée en deux gorges par un relief médian. Le trochiter est énorme ; et son sommet, très élevé, se renverse sur la coulisse bicipitale. Tête mieux détachée que chez le cheval. Trochlée plus profonde. On a dit que le canal médullaire de l'humérus du bœuf est traversé par une bride osseuse : ce caractère est loin d'être constant.

Porc. — L'humérus du porc est, pour ainsi dire, comprimé d'un côté à l'autre. La tête est fortement renversée en arrière, ce qui prononce davantage l'inflexion en S que l'os tend à décrire. Coulisse bicipitale simple, placée, non plus en avant, mais en dedans de l'extrémité supérieure. Trochin peu développé. Trochiter volumineux, à sommet renversé, comme chez les ruminants, sur la coulisse bicipitale. Crête sous-trochitérienne et tubérosité interne du corps de l'os remplacées par des empreintes musculaires.

Carnassiers. — Humérus très allongé, plus courbé en S que chez tous les autres animaux. Tubérosité interne de l'os remplacée par quelques empreintes. Coulisse bicipitale simple. Trou nourricier reporté sur la face postérieure ; ce caractère appartient également aux ruminants et au porc. A son extrémité inférieure, l'humérus des carnassiers est traversé d'outre en outre par un trou qui fait communiquer la fosse olécrânienne avec la fossette coronoïdienne. Celui du chat porte, au côté interne de cette même extrémité, un trou particulier qui forme une arcade vasculaire.

§ III. — Avant-bras.

Cette région a pour base deux os, le *radius* et le *cubitus*, soudés de très bonne heure en une seule pièce, chez la plupart de nos animaux domestiques.

(1) Les surfaces articulaires qui reçoivent, en anatomie vétérinaire, les noms de *trochlée* et de *condyle*, n'étant plus les mêmes qu'en anatomie humaine, il en résulte une fâcheuse inversion dans la situation des éminences que nous avons nommées *épitrochlée* et *épicondyle*. Cette dernière répond effectivement à l'épitrochlée de l'homme, et réciproquement. (M. Lavocat.)

1° RADIUS (fig. 33, 34).

Os long, pair, situé dans une direction verticale, entre l'humérus et la première rangée des os du carpe, divisé en *un corps* et *deux extrémités*.

Corps. — Légèrement recourbé en arc et déprimé d'avant en arrière, il présente à étudier *deux faces* et *deux bords*. — La *face antérieure* est convexe et parfaitement lisse. — La *postérieure*, un peu concave d'une extrémité à l'autre, offre : 1° près du bord externe, une surface triangulaire, garnie d'aspérités, allongée verticalement, très étroite, commençant vers le quart supérieur de l'os, pour se terminer par une pointe effilée, vers le quart inférieur ; cette surface se met en rapport avec la face antérieure du cubitus, par l'intermédiaire d'un ligament inter-osseux, déjà complétement ossifié avant que l'animal soit arrivé à l'âge adulte ; 2° plus haut, une large coulisse transverse fort peu profonde, concourant à former l'arcade radio-cubitale, et présentant, près du point où elle touche la surface précédente, le trou nourricier de l'os ; 3° près du bord interne et vers le tiers inférieur, une éminence d'insertion allongée verticalement et peu saillante. — Les *deux bords*, l'un *externe*, l'autre *interne*, sont épais et arrondis ; ils établissent une transition insensible entre les faces.

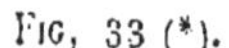
FIG. 33 (*).

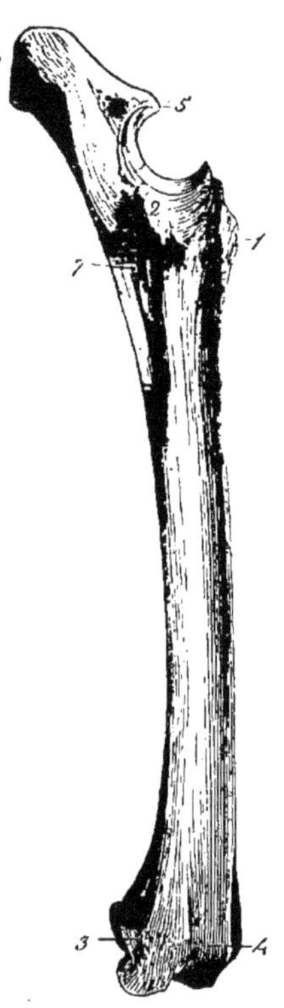

Extrémités. — La *supérieure* est plus grosse que l'inférieure. On y remarque : 1° une surface articulaire, allongée d'un côté à l'autre, concave d'avant en arrière, plus large en dedans qu'en dehors, moulée sur la surface articulaire de l'extrémité inférieure de l'humérus ; aussi présente-t-elle : en dehors, une double gorge qui reçoit les deux lèvres de la trochlée humérale ; au milieu, un relief antéro-postérieur reçu dans la gorge médiane ; en dedans, une cavité glénoïde répondant au condyle ; — 2° la *tubérosité externe*, placée en dehors, à l'extrémité du grand diamètre de la surface articulaire ; elle est proéminente et bien détachée ; — 3° la *tubérosité interne* (1), gros mamelon très rugueux, déprimé, qu'on trouve en dedans et en avant de la cavité glénoïde ; — 4° un peu plus bas et du même côté, une forte empreinte musculaire et ligamenteuse, séparée de la précédente tubérosité par une coulisse transversale destinée au passage d'une branche tendineuse ; 5° l'*apophyse coronoïde* (2), petite éminence conique au sommet de laquelle se ter-

(*) Fig. 33. — *Os de l'avant-bras vus par leur face externe.* — 1. Tubérosité bicipitale. 2. Tubérosité externe et supérieure du radius. 3. Coulisse pour le passage du tendon de l'extenseur latéral des phalanges. 4. Coulisse pour le passage du tendon de l'extenseur antérieur des phalanges. 5. Bec de l'olécrâne. 6. Sommet de l'olécrâne. 7. Arcade radio-cubitale.

(1) *Tubérosité bicipitale* chez l'homme.
(2) Chez l'homme, elle appartient au cubitus.

mine, en avant, le relief médian de la surface articulaire ; — 6° deux facettes diarthrodiales allongées transversalement, sculptées sur le pourtour postérieur de la grande surface articulaire, avec laquelle elles se confondent par leur bord supérieur ; elles répondent à de semblables facettes du cubitus ; — 7° au-dessous d'elles, une surface rugueuse qui s'étend jusqu'à l'arcade radio-cubitale, et qui se met en rapport avec une surface analogue du même os, par l'intermédiaire d'un ligament inter-osseux ; chez le cheval, ce ligament s'ossifie rarement.

L'*extrémité inférieure*, aplatie d'avant en arrière, présente : 1° en bas, une surface articulaire allongée transversalement, assez irrégulière, répondant aux quatre os de la rangée supérieure du carpe ; — 2° sur les côtés, deux tubérosités à insertions ligamenteuses, l'une *interne*, saillante et bien circonscrite, l'autre *externe*, creusée d'une scissure verticale dans laquelle passe un tendon (fig. 33, 3) ; — 3° en avant, trois coulisses de glissement (fig. 34, 2, 3, 4) : l'externe, la plus large, est verticale de même que la médiane ; l'interne, la plus étroite, est oblique en bas et en dedans ; — 4° en arrière, une forte crête transversale qui surmonte la surface articulaire et sert à des insertions ligamenteuses.

Structure et développement. — Le radius est un os très compacte qui se développe par trois noyaux d'ossification, un pour le corps et deux pour les extrémités.

DIFFÉRENCES. — (Voyez le *Cubitus*.)

2° CUBITUS (fig. 33).

C'est un os allongé, asymétrique, en forme de pyramide triangulaire renversée, appliqué contre la face postérieure du radius avec lequel il est soudé chez les solipèdes adultes ; il offre à décrire *une partie moyenne* et *deux extrémités.*

Partie moyenne. — On y considère *trois faces* plus larges en haut qu'en bas, et *trois bords* qui viennent se réunir à l'extrémité inférieure de l'os. — La *face externe* est lisse et à peu près plane. — L'*interne* est également lisse et légèrement excavée. — L'*antérieure* est conformée pour répondre au radius, et présente des particularités analogues à celles que nous avons signalées en arrière de ce dernier os. Ainsi on y trouve, en procédant de haut en bas : 1° deux petites facettes diarthrodiales (1) ; 2° une surface rugueuse ; 3° une coulisse transversale pour la formation de l'arcade radio-cubitale ; 4° une surface triangulaire parsemée de rugosités qui occupent le reste de l'os jusqu'à l'extrémité inférieure. — Les bords latéraux, *externe* et *interne*, sont tranchants, et se mettent, comme la face antérieure, en rapport avec le radius. — Le *bord postérieur* est concave, arrondi et plus épais que les deux autres.

Extrémités. — L'*extrémité supérieure* comprend tout ce qui dépasse la surface articulaire du radius. Elle constitue une énorme apophyse nommée *olécrâne*, aplatie d'un côté à l'autre, et présentant : 1° une face externe, légèrement convexe ; 2° une face interne, excavée ; 3° un bord antérieur, mince et tranchant supérieurement, échancré en bas pour former la *cavité sigmoïde* (2), surface articulaire

(1) Elles représentent la *petite cavité sigmoïde* de l'homme.
(2) *Grande cavité sigmoïde* chez l'homme.

concave de haut en bas, arrondie d'un côté à l'autre, qui répond à la gorge humérale, et qui est surmontée d'un prolongement saillant auquel on donne le nom de *bec de l'olécrâne ;* 4° un bord postérieur, concave et lisse ; 5° un *sommet*, sorte de grosse tubérosité rugueuse, qui termine l'olécrâne en haut, et sur laquelle viennent s'insérer les muscles extenseurs de l'avant-bras.

A son *extrémité inférieure*, le cubitus se termine, vers le quart inférieur du rayon principal de l'avant-bras, par une pointe aiguë, quelquefois par un petit bouton. Il n'est pas rare de le voir se prolonger, chez l'âne et le mulet surtout, jusqu'à la tubérosité externe et inférieure de ce dernier os. Cette tubérosité semble alors lui appartenir, au moins en partie ; et l'on pourrait, avec juste raison, considérer toute la portion qui se trouve située en arrière de sa gouttière verticale comme une dépendance du cubitus.

Structure et développement. — Le cubitus contient beaucoup de substance compacte, même dans sa région olécrânienne ; aussi jouit-il d'une grande solidité. — C'est un os avorté qui se développe par deux noyaux d'ossification seulement, dont un pour le sommet de l'olécrâne.

DIFFÉRENCES DES OS DE L'AVANT-BRAS. — Les différences principales portent sur les dimensions relatives des deux os et sur leur mode d'union. A cet égard on peut poser, comme lois générales, les principes suivants :

1° *Le développement du cubitus est en rapport direct avec la division du pied.* — En effet, les animaux monodactyles, comme le cheval, l'âne et le mulet, n'ont qu'un cubitus rudimentaire. Chez les animaux pentadactyles, au contraire, comme l'homme, le chat, l'éléphant, etc., le cubitus est un véritable os long qui égale ou même surpasse le radius par son volume.

2° *L'union entre le radius et le cubitus est d'autant plus intime que l'animal emploie plus exclusivement son extrémité inférieure pour la station et la marche* (1). — Ainsi, chez les solipèdes, les ruminants et les pachydermes en général, on trouve les deux os soudés ensemble ou, tout au moins, réunis par un ligament interosseux d'une manière tellement solide, qu'ils ne peuvent exécuter l'un sur l'autre que de très obscurs mouvements. Le membre antérieur de ces animaux ne sert, en effet, qu'à l'appui sur le sol. Chez ceux, au contraire, qui peuvent l'employer pour fouir la terre, grimper sur les arbres, etc., ou comme organe de préhension, le radius et le cubitus sont simplement unis, à leurs extrémités, par une articulation mobile, qui leur permet de rouler l'un sur l'autre avec la plus grande facilité. Les rongeurs, la plupart des carnassiers, les quadrumanes, se trouvent dans ce cas ; mais c'est chez l'homme que l'indépendance relative des deux os est portée au plus haut degré : aucun animal ne peut exécuter aussi facilement que lui les mouvements de pronation et de supination de la main, qui sont déterminés par le jeu des deux os de l'avant-bras l'un sur l'autre.

Ruminants (fig. 40). — Chez le **Bœuf**, l'avant-bras est court. Le cubitus, plus fort que chez le cheval, se développe par trois noyaux primitifs ; il descend jusqu'à l'extrémité inférieure du radius, et concourt à former la surface articulaire qui répond aux os du carpe. Celle-ci est taillée obliquement de haut en bas et de dehors

(1) G. Cuvier.

en dedans. Il existe deux arcades radio-cubitales, une supérieure, une inférieure, réunies en dehors par une scissure profonde. L'union des deux os est plus intime encore que chez le cheval, car l'ossification finit toujours par envahir la portion du ligament inter-osseux placée au-dessus de l'arcade vasculaire supérieure. — Chez le **Mouton** et la **Chèvre**, la disposition est la même, mais les os sont relativement plus allongés.

Porc. — Avant-bras court, surface articulaire inférieure taillée un peu obliquement, comme chez les ruminants, et formée en partie par l'extrémité inférieure du cubitus. Celui-ci est déjà un os volumineux, pourvu d'un canal médullaire, et solidement uni au radius par un ligament inter-osseux dont l'ossification complète est rare. Il est aplati d'avant en arrière, et s'étale à la face postérieure du radius de manière à la recouvrir presque complétement. Son olécrâne est très proéminent.

Carnassiers (fig. 41). — Les deux os de l'avant-bras, chez le **Chien** et le **Chat**, sont presque égaux en volume. Ils se correspondent seulement par leurs extrémités, et présentent pour cet usage : 1° en haut, une surface articulaire concave, la *petite cavité sigmoïde*, du côté du cubitus, et une facette arrondie, en forme de gond, du côté du radius ; 2° en bas, deux facettes analogues aux précédentes, mais beaucoup plus petites : celle du radius est concave, et celle du cubitus convexe. Ces deux os sont légèrement croisés l'un sur l'autre ; en effet, l'extrémité supérieure du cubitus touche le radius en arrière et en dedans, tandis que l'inférieure vient aboutir tout à fait en dehors. Celle-ci, comme chez le porc et les ruminants, répond aux os de la rangée supérieure du carpe.

§ IV. — Pied antérieur (1).

Le *pied antérieur*, l'une des régions du squelette les plus intéressantes à étudier, au point de vue de l'anatomie et de la physiologie comparées, se divise en trois sections : le *carpe*, le *métacarpe* et la *région digitée*.

1° Os du carpe (fig. 34).

Le *carpe* se compose de sept petits os réunis entre eux, dans l'état frais, par des liens articulaires extrêmement solides, qui permettent néanmoins des mouvements très étendus.

Ce sont des os courts disposés sur deux rangs superposés, entre l'extrémité inférieure du radius et l'extrémité supérieure des os métacarpiens. Chaque rangée comprend trois os, placés de face les uns à côté des autres, et désignés sous les noms numériques de *premier*, *deuxième*, *troisième*, en les comptant de dehors en dedans. La rangée supérieure possède en plus un quatrième os placé hors rang, en arrière et un peu au-dessus du premier. On l'appelle le *quatrième* de la rangée supérieure, l'*os crochu*, l'*os sus-carpien*.

La description de ces os est des plus simples et peut se faire d'une manière générale pour tous. Ainsi, à l'exception de l'os sus-carpien, ce sont des solides de

(1) La *main* chez l'homme.

forme à peu près cubique, sur la périphérie desquels on trouve : 1° des *surfaces articulaires ;* 2° des *surfaces d'insertion.* — Les *surfaces articulaires* représentent de petites facettes planes ou légèrement ondulées, dispersées sur les faces supérieure, inférieure et latérales ; on n'en trouve point en avant et en arrière. Les faces supérieure et inférieure sont entièrement occupées par une seule facette qui répond, soit au radius, soit au métacarpien, soit aux os d'une rangée différente. Les facettes latérales sont toujours multiples et mettent en rapport les os d'une même rangée ; il n'en existe pas naturellement sur le côté excentrique des premier et troisième os du rang supérieur comme du rang inférieur. — Les *surfaces d'insertion* manquent sur les faces supérieure et inférieure. Elles séparent, sous forme de fossettes rugueuses, les facettes articulaires latérales. En avant et en arrière, ce sont des rugosités plus ou moins marquées.

Les os carpiens sont formés d'un noyau de substance spongieuse, à maille serrée, entouré d'une couche très épaisse de substance compacte. — Ils se développent tous par un seul noyau d'ossification.

FIG. 34 (*).

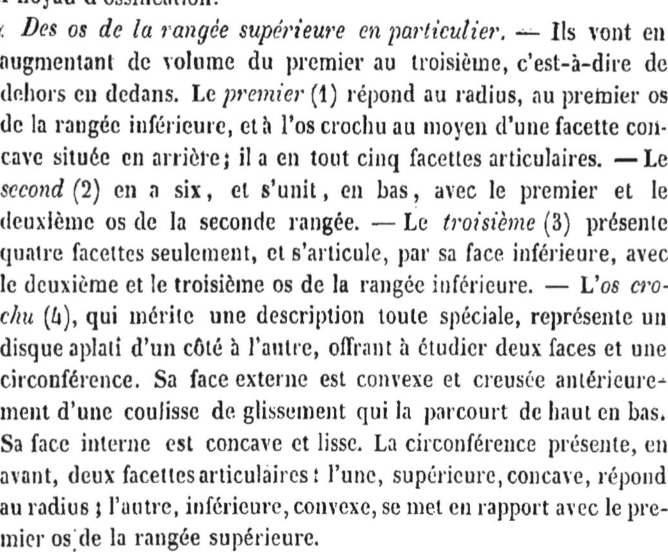

Des os de la rangée supérieure en particulier. — Ils vont en augmentant de volume du premier au troisième, c'est-à-dire de dehors en dedans. Le *premier* (1) répond au radius, au premier os de la rangée inférieure, et à l'os crochu au moyen d'une facette concave située en arrière ; il a en tout cinq facettes articulaires. — Le *second* (2) en a six, et s'unit, en bas, avec le premier et le deuxième os de la seconde rangée. — Le *troisième* (3) présente quatre facettes seulement, et s'articule, par sa face inférieure, avec le deuxième et le troisième os de la rangée inférieure. — L'*os crochu* (4), qui mérite une description toute spéciale, représente un disque aplati d'un côté à l'autre, offrant à étudier deux faces et une circonférence. Sa face externe est convexe et creusée antérieurement d'une coulisse de glissement qui la parcourt de haut en bas. Sa face interne est concave et lisse. La circonférence présente, en avant, deux facettes articulaires : l'une, supérieure, concave, répond au radius ; l'autre, inférieure, convexe, se met en rapport avec le premier os de la rangée supérieure.

Des os de la rangée inférieure en particulier. — Le *premier* (5) possède quatre facettes diarthrodiales, et répond : en haut, aux deux premiers os de la rangée supérieure ; en bas, au métacarpien principal et au métacarpien rudimentaire externe. — Le *deuxième* (6), le plus gros, a sept facettes

(*) Fig. 34. — *Carpe vu par sa face antérieure.* — 1. Tubérosité interne et inférieure du radius. 2. Coulisse pour le passage du tendon de l'extenseur oblique du métacarpe. 3. *Id.* pour l'extenseur antérieur du métacarpe. 4. *Id.* pour l'extenseur antérieur des phalanges. 5. Tubérosité externe et inférieure du radius. 7. Tubérosité pour l'insertion de l'extenseur antérieur du métacarpe. 8, 9. Métacarpiens rudimentaires. 10, 11, 12. Le premier, le deuxième et le troisième os de la rangée supérieure du carpe. 13. L'os sus-carpien. 14, 15, 16. Le premier, le deuxième et le troisième os de la rangée inférieure.

(1) *Pyramidal* chez l'homme.
(2) *Semi-lunaire* chez l'homme.
(3) *Scaphoïde* chez l'homme.
(4) *Pisiforme* chez l'homme.
(5) *Os crochu* chez l'homme.
(6) *Grand os* de l'homme.

articulaires dont trois sur la face latérale interne. Il s'articule, en haut, avec le deuxième et le troisième os de la première rangée, en bas, avec le métacarpien principal et le métacarpien rudimentaire interne. — Le *troisième* (1), le plus petit, pourvu de cinq facettes, se met en rapport, en haut, avec le quatrième os de la rangée supérieure, en bas, avec deux métacarpiens, le médian et l'interne.

DIFFÉRENCES. — *Ruminants* (fig. 40). — Le carpe, chez ces animaux, se compose de six os, dont deux seulement pour la rangée inférieure. — Le premier os de la rangée supérieure s'articule avec le radius et le cubitus. L'os sus-carpien, moins volumineux que dans le cheval et de forme prismatique, n'a point de rapport avec les os de l'avant-bras ; il est dépourvu en dehors de coulisse de glissement. — Les os de la rangée inférieure ne sont articulés qu'avec le métacarpien principal. Le second, le plus gros, représente à la fois le deuxième et le troisième os du cheval.

Porc. — Le carpe de cet animal comprend huit os, comme chez l'homme, quatre à la rangée supérieure et quatre à l'inférieure. — Le premier os de la rangée supérieure répond au cubitus, et, dans une très petite étendue, au radius. L'os crochu, aplati d'un côté à l'autre, ne s'articule point avec les os de l'avant-bras. — Les os de la rangée inférieure diminuent de volume de dehors en dedans. Le premier répond aux deux métacarpiens externes, le deuxième au grand métacarpien interne, le troisième aux deux métacarpiens internes. Le quatrième (trapèze) se termine en bas par une pointe mousse et n'a point de rapports avec les os métacarpiens.

Carnassiers. — Chez le **Chien** (fig. 41), on compte sept os au carpe, trois à la rangée supérieure et quatre à l'inférieure. — Le premier os de la rangée supérieure s'articule avec le cubitus, l'os crochu, le premier os de la seconde rangée et le premier métacarpien. Le deuxième (semi-lunaire et scaphoïde réunis), le plus volumineux, se met en rapport avec les quatre os de la rangée inférieure. L'os crochu, allongé, prismatique, renflé à ses extrémités, offre, en avant, deux facettes articulaires confondues, une pour répondre au cubitus, l'autre pour s'unir au premier os de la rangée supérieure. — Les os de la rangée inférieure vont en diminuant de grosseur du premier au quatrième, et rappellent exactement par leur disposition générale, les mêmes os du carpe de l'homme. Le premier répond au premier et au deuxième métacarpien, le deuxième au métacarpien du troisième doigt, le troisième à celui du quatrième doigt, le quatrième au métacarpien du pouce.

Le carpe du **Chat** ressemble absolument à celui du chien, avec cette différence qu'on trouve quatre os à la rangée supérieure. Ceci tient à ce que le semi-lunaire et le scaphoïde ne sont point soudés en une seule pièce.

2° Os du métacarpe (fig. 34, 35, 36).

Le *métacarpe* se compose, chez les solipèdes, de trois os, appelés métacarpiens, accolés parallèlement les uns aux autres. On distingue *un métacarpien principal* ou *médian*, et *deux métacarpiens rudimentaires* ou *latéraux*, l'un *externe*, l'autre *interne*.

(1) *Trapézoïde* de l'homme. — L'analogue du *trapèze* manque chez le cheval. D'après M. Lavocat, on devrait regarder comme tel un petit os surnuméraire qu'on trouve quelquefois articulé en arrière du troisième os. Nous sommes entièrement de son avis.

Métacarpien principal. — C'est un os long, cylindroïde, situé verticalement entre le carpe et la région digitée.

Corps.—Le corps est un peu déprimé d'avant en arrière, disposition qui permet d'y reconnaître *deux faces* et *deux bords.*—La *face antérieure* est parfaitement lisse et arrondie d'un côté à l'autre. — La *face postérieure* est plate et présente : 1° vers le tiers supérieur, le trou nourricier de l'os; 2° sur les côtés, deux surfaces rugueuses, étroites, allongées verticalement, parallèles, commençant vers l'extrémité supérieure pour disparaître un peu au-dessous de la moitié de l'os; ces surfaces répondent aux métacarpiens rudimentaires par l'intermédiaire d'un ligament inter-osseux souvent ossifié chez les vieux chevaux. — Les *bords*, l'un *externe*, l'autre *interne*, sont très épais, arrondis et lisses comme la face antérieure.

Fig. 35 (*).

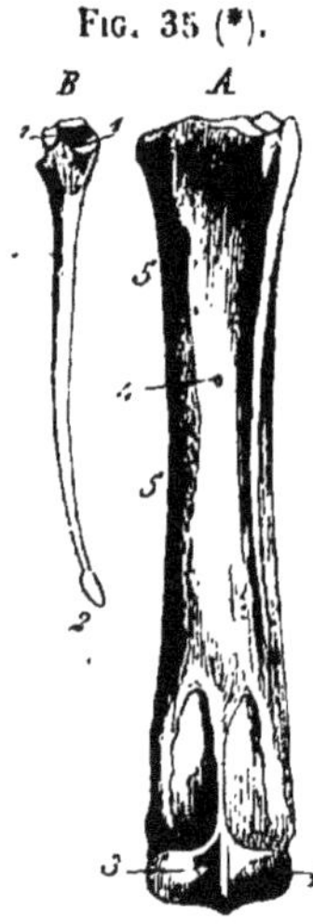

Extrémités.—La *supérieure*, aplatie d'avant en arrière, offre : 1° en haut, une surface articulaire ondulée, formée par la réunion de plusieurs facettes planes qui sont plus ou moins inclinées les unes sur les autres: elle répond à tous les os de la rangée supérieure du carpe; 2° en avant et en dedans, une tubérosité à insertions musculaires (fig. 34, 7) ; 3° en arrière et directement au-dessus des surfaces rugueuses de la face postérieure, quatre petites facettes diarthrodiales, rapprochées deux à deux, et confondues, par leur bord supérieur, avec la grande surface articulaire: elles s'adaptent à de semblables facettes des métacarpiens rudimentaires. — L'*extrémité inférieure*, allongée transversalement, répond à la première phalange et aux grands sésamoïdes, par une surface articulaire convexe d'avant en arrière, qui se compose de *deux condyles latéraux* séparés par une *arête* médiane. Les deux condyles se ressemblent exactement, avec cette différence que le diamètre antéro-postérieur du condyle externe a moins d'étendue que celui du condyle opposé. Tous deux sont creusés par côté d'une excavation destinée à l'attache de faisceaux ligamenteux (fig. 36, 14).

Structure et développement. —Le métacarpien principal est l'un des os les plus compactes de l'économie animale. Il se développe par deux noyaux d'ossification, dont un pour l'extrémité inférieure.

Métacarpiens rudimentaires. — Les deux métacarpiens rudimentaires sont deux os allongés appliqués contre la face postérieure de l'os principal, l'un en dedans, l'autre en dehors. Chacun d'eux a la forme d'une pyramide renversée, et présente à étudier *une partie moyenne* et *deux extrémités.*

Partie moyenne. — Prismatique et triangulaire, elle offre: 1° *trois faces*, une *externe*, lisse et arrondie d'un bord à l'autre, une *interne*, plane et également lisse, une autre *antérieure*, garnie de rugosités pour donner attache au ligament

(*) Fig. 35. — *Os métacarpiens.* — A. *Os principal et os rudimentaire externe maintenus dans leurs rapports normaux et vus en arrière.* — 1. Condyle externe de la surface articulaire inférieure. 3. Condyle interne. 2. Arête médiane qui les sépare. 4. Trou nourricier. 5, 5. Empreintes rugueuses pour l'insertion du ligament inter-osseux qui unit le métacarpien latéral interne au métacarpien médian. — B. *Métacarpien rudimentaire interne vu par sa face antérieure.* — 1, 1. Facettes articulaires inter-métacarpiennes. 2. Bouton.

inter-osseux qui unit le métacarpien latéral à l'os médian ; 2° *trois bords* saillants qui séparent nettement les faces les unes des autres.

Extrémités. — La *supérieure*, la plus grosse, prend le nom de *tête*, et porte : en haut, une facette diarthrodiale qui répond à un ou à deux os de la rangée inférieure du carpe ; en avant, deux autres petites facettes (fig. 35, B, 1, 1) continues avec les précédentes, et accolées à de pareilles facettes du métacarpien médian ; sur les autres points de sa périphérie, des rugosités destinées à l'attache de fibres ligamenteuses et tendineuses. — L'*extrémité inférieure* s'arrête vers le quart inférieur, environ, du métacarpien principal, et se termine par un petit renflement, le *bouton* du métacarpien latéral, qui n'est jamais soudé avec l'os médian.

Les deux métacarpiens latéraux, quoique ayant entre eux la plus grande ressemblance, peuvent néanmoins être distingués l'un de l'autre avec beaucoup de facilité. Ainsi, l'os interne est toujours le plus épais et souvent le plus long. De plus, la surface articulaire supérieure de sa tête résulte de l'union de deux facettes, qui répondent aux deux derniers os de la rangée inférieure du carpe.

Structure et développement. — Ces os, d'une texture assez compacte, manquent, comme tous les os allongés, de canal médullaire et se développent par un noyau d'ossification unique. Il n'est pas rare cependant de voir le bouton former un noyau particulier.

DIFFÉRENCES. — *Ruminants* (fig. 40). — Chez eux, les os du métacarpe sont au nombre de deux : un principal qui résulte lui-même de la soudure de deux métacarpiens complets ; un autre tout à fait rudimentaire.

Le métacarpien principal est creusé, sur sa face antérieure et dans toute sa longueur, d'une scissure vasculaire très profonde, trace de sa séparation primitive en deux pièces ; cette scissure présente inférieurement l'orifice antérieur d'un conduit qui traverse l'os d'outre en outre. La face postérieure est également parcourue par un très léger sillon longitudinal. L'extrémité supérieure porte, en dehors et en arrière, une seule facette diarthrodiale pour l'articulation du métacarpien rudimentaire. L'extrémité inférieure est divisée, par une échancrure profonde, en deux surfaces articulaires qui ressemblent, l'une et l'autre, à la surface unique du métacarpien du cheval ; chacune d'elles répond à l'un des doigts ; l'externe est toujours plus petite que l'interne. — Chez le fœtus, les deux os longs qui forment le grand métacarpien sont simplement accolés, et leurs canaux médullaires se trouvent séparés l'un de l'autre par la double cloison qui résulte de l'adossement des deux os. Après la soudure de ceux-ci, la cloison se détruit par résorption (1), et il ne reste bientôt plus qu'un seul canal médullaire pour le métacarpien tout entier.

Le métacarpien rudimentaire n'est qu'un petit stylet osseux articulé, par une facette diarthrodiale, en arrière et en dehors de l'extrémité supérieure du métacarpien principal ; il manque quelquefois chez la **Brebis** et la **Chèvre**.

Porc. — Les métacarpiens du porc, au nombre de quatre, se divisent en deux grands, médians, et deux petits, latéraux. Les deux grands os sont articulés entre eux, à leur extrémité supérieure, ainsi qu'avec les métacarpiens latéraux, au moyen de petites facettes diarthrodiales. Ils se terminent inférieurement comme dans le

(1) On en retrouve cependant toujours quelques vestiges.

cheval; les deux petits portent, à leur extrémité inférieure, un condyle continué en arrière par une trochlée.

Carnassiers (fig. 41). — Le **Chat** et le **Chien** possèdent cinq métacarpiens, quatre grands et un petit. Les premiers s'articulent entre eux, à leur extrémité supérieure, par des facettes latérales; ils présentent, à leur extrémité inférieure, un condyle prolongé en arrière par une surface articulaire qui rappelle celle du cheval. Les deux du milieu sont toujours plus longs que les deux latéraux. Le petit métacarpien appartient au doigt le plus interne, c'est-à-dire au pouce, et se termine inférieurement par une trochlée.

3° Os de la région digitée.

Les solipèdes n'ont qu'un seul doigt, supporté par le métacarpien principal, et composé de trois articles qui sont placés bout à bout les uns à la suite des autres. Le premier comprend trois os : un principal, la *première phalange*; et deux complémentaires, les *grands sésamoïdes*. Le second est formé par la *deuxième phalange*. Le dernier, celui qui termine le membre, est constitué par la *troisième phalange*, et par un os accessoire qui a reçu le nom de *petit sésamoïde*.

Fig. 36 (*).

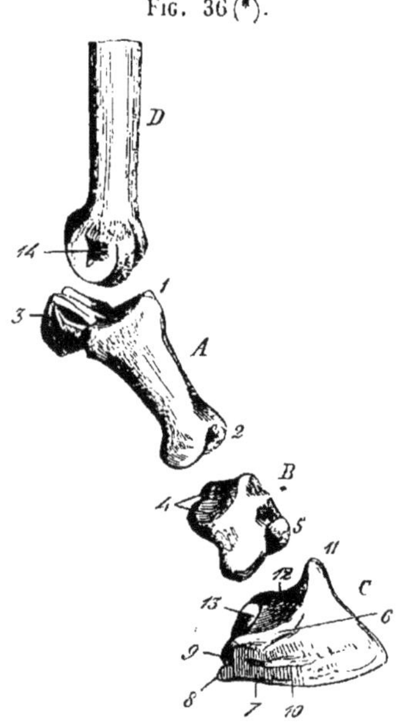

Première phalange, ou phalange métacarpienne (fig. 36, A). — La première phalange, le plus petit de tous les os longs, est située dans une direction oblique de haut en bas et d'arrière en avant, entre le métacarpien principal et la seconde phalange.

Corps. — Déprimé d'avant en arrière et plus épais en haut qu'en bas, il offre : une *face antérieure*, arrondie d'un côté à l'autre, légèrement rugueuse en haut et en bas; une *face postérieure*, plate, garnie d'empreintes ligamenteuses disposées en forme de triangle isocèle à base renversée; *deux bords latéraux*, épais, arrondis et pourvus de quelques empreintes.

Extrémités. — La *supérieure*, la plus grosse, présente : en haut, une surface articulaire moulée sur la surface inférieure métacarpienne, et composée, en conséquence, de deux *cavités glénoïdes* séparées par une *gorge* antéro-postérieure; latéralement et un peu en arrière,

(*) Fig. 36. — *Vue latérale de la région digitée.* (Cette figure et les trois suivantes ont été dessinées d'après les os du membre postérieur.) — A. *Première phalange.* — 1. Extrémité supérieure. 2. Extrémité inférieure. 3. Grands sésamoïdes. — B. *Deuxième phalange.* — 4, 4. Cavités glénoïdes de la face supérieure 5. Portion de la surface articulaire inférieure. — C. *Troisième phalange.* — 6. Cavité pour l'insertion du ligament latéral antérieur de l'articulation du pied. 7. Eminence patilobe. 8. Apophyse rétrossale. 9. Apophyse basilaire. 10. Scissure pré-plantaire. 11. Eminence pyramidale. 12. Surface glénoïdale externe. 13 Petit sésamoïde. — D. *Portion du métacarpien principal.* — 14. Cavité pour l'insertion du ligament latéral de l'articulation métacarpo-phalangienne.

un tubercule d'insertion assez bien détaché. — L'*extrémité inférieure* porte une surface articulaire allongée transversalement, pour répondre à la deuxième phalange ; cette surface est formée de *deux condyles*, séparés par une gorge médiane, et surmontés latéralement par une petite tubérosité à insertions ligamenteuses. Le condyle externe est plus petit que l'interne ; aussi quand on pose une première phalange sur un plan horizontal, la face antérieure tournée en haut, elle touche le plan par trois points seulement : les deux tubercules de l'extrémité supérieure et le condyle interne ; en appuyant sur le condyle externe on fait facilement basculer l'os.

La première phalange est un os très compacte qui se développe par deux points d'ossification, dont un pour l'extrémité supérieure.

Fig. 37 (*).

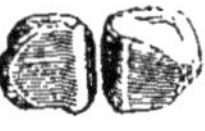

GRANDS SÉSAMOÏDES (fig. 36, 37). — Ce sont deux petits os courts, placés côte à côte, en arrière de l'extrémité supérieure de la première phalange, dont ils complètent la surface articulaire. Cette surface, en effet, est loin d'avoir assez d'étendue pour s'adapter exactement à la surface métacarpienne. Chacun d'eux représente un petit polyèdre irrégulier, dont on pourrait cependant rapporter la forme à celle d'une courte pyramide trifaciée ; il offre donc : une *face antérieure*, articulaire, répondant à l'extrémité inférieure du métacarpien principal, moulée sur l'un des condyles et l'un des côtés de l'arête médiane ; une *face postérieure*, revêtue de cartilage, dans l'état frais, et formant avec celle de l'os opposé une coulisse de glissement pour les tendons fléchisseurs des phalanges ; une *face latérale*, garnie d'empreintes ligamenteuses ; un *sommet*, dirigé en haut, et une *base*, tournée en bas, servant à l'attache de plusieurs ligaments.

SECONDE PHALANGE, OU PHALANGINE (fig. 36, B). — C'est un os court, situé dans la même direction oblique que la première phalange, entre celle-ci et la troisième. Sa forme générale est celle d'un cuboïde, aplati d'avant en arrière, auquel on reconnaît : une *face antérieure*, garnie de quelques légères empreintes ; une *face postérieure*, pourvue, en haut, d'une surface de glissement allongée transversalement ; une *face supérieure*, creusée de deux cavités glénoïdes, pour répondre à la surface articulaire inférieure de la première phalange ; une *face inférieure*, conformée sur le même modèle que cette dernière, c'est-à-dire occupée par deux condyles inégaux qui s'articulent avec la troisième phalange et le petit sésamoïde ; deux *faces latérales*, présentant une forte empreinte. — On trouve à l'intérieur de cet os un noyau de substance spongieuse très condensée, enveloppé d'une couche épaisse de substance compacte. Il se développe, dit-on, par un seul point d'ossification ; cependant nous avons trouvé, sur plusieurs sujets, un noyau complémentaire pour la surface articulaire supérieure et l'espèce de sésamoïde fixe qu'elle porte en arrière.

TROISIÈME PHALANGE, PHALANGETTE OU OS DU PIED (fig. 36, C, 38). — C'est un os court qui termine le doigt et supporte l'ongle, à l'intérieur duquel il se trouve renfermé avec le petit sésamoïde. Cet os, complété par un *appareil fibro-cartilagineux* spécial, représente un segment de cône très raccourci, obliquement tronqué,

(*) Fig. 37. — *Grands sésamoïdes vus par leur face articulaire.*

en arrière, du sommet à la base ; il offre à étudier *trois faces*, *trois bords* et *deux angles latéraux*.

Fig. 38 (*).

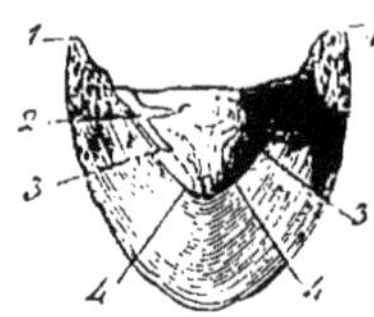

Faces. — L'*antérieure*, convexe d'un côté à l'autre, criblée de porosités et de trous vasculaires, présente de chaque côté : 1° la *scissure pré-plantaire*, sillon horizontal plus ou moins ramifié, qui commence, en arrière, entre l'apophyse rétrossale et l'apophyse basilaire, et qui se termine, en avant, dans l'un des trous qui pénètrent l'os ; 2° l'*éminence patilobe*, surface rugueuse et en relief située entre la scissure précédente et le bord inférieur de l'os. — La *face supérieure* est occupée par une surface articulaire formée de deux cavités glénoïdes et d'un léger relief médian ; elle se met en rapport avec la face inférieure de la phalangine. — La *face inférieure*, excavée en voûte, est divisée en deux régions par la *crête semi-lunaire*, ligne en saillie qui décrit une courbe à concavité tournée en arrière. La région antérieure, criblée de très fines porosités, répond à la partie de l'ongle qui porte le nom de *sole*. La région postérieure offre, immédiatement en arrière de la crête semi-lunaire, une empreinte médiane et deux scissures latérales. Celles-ci, nommées *scissures plantaires*, prennent naissance à la base de l'apophyse basilaire, se dirigent obliquement en bas et en dedans, et viennent aboutir aux *trous plantaires*, orifices extérieurs de deux larges conduits qui entrent dans l'os et se réunissent, à son intérieur, pour former le sinus semi-lunaire.

Bords. — Le *supérieur* décrit une courbe à convexité antérieure, et présente : 1° dans son milieu, l'*éminence pyramidale* de l'os du pied, apophyse impaire, triangulaire, aplatie d'avant en arrière, rugueuse sur sa face antérieure, concourant, par sa face postérieure, à former la surface articulaire qui répond à la seconde phalange ; 2° latéralement, deux facettes d'insertion qui empiètent sur la face antérieure et s'avancent même, en arrière, jusqu'auprès de la scissure pré-plantaire. — Le *bord inférieur*, mince, dentelé, convexe et disposé en demi-cercle, est percé de cinq à dix grands foramens qui s'enfoncent dans l'os. — Le *bord postérieur* est légèrement concave ; on y remarque une facette diarthrodiale, très étroite, allongée transversalement, confondue avec la grande surface articulaire supérieure, et s'adaptant à une semblable facette du petit sésamoïde.

Angles latéraux. — Ce sont deux saillies, dirigées en arrière, au sommet desquelles viennent se réunir les trois bords de l'os, et qui donnent attache aux fibro-cartilages latéraux. Une échancrure profonde, origine de la scissure pré-plantaire, les sépare, chacune, en deux éminences particulières : l'une, supérieure, nommée par M. H. Bouley *apophyse basilaire ;* l'autre, inférieure, plus prolongée en arrière, appelée par Bracy-Clarck *apophyse rétrossale* (de *retrò*, en arrière et *ossa*, os).

Structure. — L'os du pied offre à son intérieur le *sinus semi-lunaire*, cavité cylindrique, allongée transversalement et demi-circulaire, laquelle résulte de l'anastomose en arcade des deux conduits plantaires. De cette cavité partent de nombreux tuyaux, souvent anastomosés entre eux, qui viennent s'ouvrir à l'extérieur par les trous de la face antérieure de l'os ou par ceux du bord inférieur. — L'os du pied a

(*) Fig. 38. — *Troisième phalange vue par sa face plantaire.* — 1. Apophyse rétrossale. 2. Scissure plantaire. 3. Trou plantaire. 4. Crête semi-lunaire.

pour base un noyau de substance spongieuse entouré d'une couche de tissu compacte. Celle-ci, plus épaisse vers l'éminence pyramidale que partout ailleurs, envoie dans l'intérieur de l'os des prolongements multiples, qui forment les parois du sinus semi-lunaire ainsi que des tuyaux osseux auxquels il donne naissance.

Développement. — La troisième phalange, formée par un seul noyau d'ossification, subit avec l'âge de nombreux changements dans sa configuration. Ainsi, chez le jeune animal, les angles latéraux sont épais, obtus et peu prolongés en arrière; plus l'animal vieillit, plus ils s'allongent et deviennent saillants. Le développement qu'ils prennent alors est dû à l'ossification progressive des cartilages latéraux implantés sur leur surface. Il arrive même très fréquemment, chez les vieux chevaux, que cette ossification, poussée à ses dernières limites, envahit presque totalement la substance de ces organes complémentaires. Elle a pour résultat presque inévitable, dès son début, de convertir en trou l'échancrure qui sépare l'apophyse basilaire de l'apophyse rétrossale.

Appareil fibro-cartilagineux complémentaire de l'os du pied. — La disposition de cet appareil exigeant, pour être bien comprise, la connaissance préalable des ligaments et des tendons qui s'attachent sur l'os du pied, nous en ferons une étude détaillée seulement alors que nous nous occuperons du pied du cheval sous le rapport de la locomotion. Nous nous contenterons de dire ici que cet appareil se compose de deux pièces latérales, les *fibro-cartilages* de l'os du pied, réunis, en arrière et en bas, par le *coussinet plantaire*, masse fibreuse et élastique sur laquelle repose le petit sésamoïde par l'intermédiaire du tendon perforant.

PETIT SÉSAMOÏDE, OU OS NAVICULAIRE (fig. 36, 39).—Os court annexé à la troisième phalange, en arrière de laquelle il se trouve situé, allongé transversalement, aplati de dessus en dessous, rétréci à ses extrémités, offrant : 1° une *face supérieure*, sur laquelle se prolongent les cavités glénoïdes et le relief médian de la surface articulaire de l'os du pied; elle répond à la seconde phalange; 2° une *face inférieure*, partagée par un léger relief en deux facettes ondulées, et revêtue de cartilage pour former une surface de glissement; 3° un *bord antérieur*, creusé, dans sa longueur, d'une rainure d'insertion, au-dessus de laquelle on remarque la facette diarthrodiale qui met le petit sésamoïde en contact avec le bord postérieur de la troisième phalange; 4° un *bord postérieur* et *deux extrémités*, servant à des insertions ligamenteuses. — Cet os, ainsi que chacun des grands sésamoïdes, prend naissance par un seul point d'ossification; il est formé d'une couche épaisse de tissu compacte enveloppant un noyau de substance spongieuse très condensée.

FIG. 39 (*).

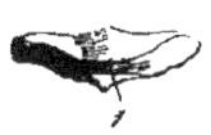

DIFFÉRENCES. — *Ruminants* (fig. 40). — Ils ont deux doigts parfaits, articulés avec l'extrémité inférieure du métacarpien principal, et représentant, dans leur ensemble, le doigt unique du cheval. Chacun d'eux comprend trois phalangiens et trois sésamoïdes, conformés sur le même modèle que chez les solipèdes. — La *première phalange* est dépourvue d'empreintes en arrière; elle en présente

(*) Fig. 39. — *Petit sésamoïde vu par sa face inférieure et son bord antérieur.* — 1. Rainure d'insertion creusée sur le bord antérieur.

sur sa face interne (1) pour l'attache de plusieurs ligaments. On remarque que cette face interne est plane et l'externe convexe, non seulement dans la première phalange, mais encore dans les deux autres. On remarquera encore, et ceci s'applique également à tous les os phalangiens, que la facette articulaire externe des extrémités (condyle ou glène) est toujours plus large que l'interne. — Les *grands sésamoïdes* s'articulent entre eux par une petite facette diarthrodiale. L'externe, plus large et moins allongé que l'interne, présente à sa base une facette articulaire qui répond à une facette analogue de la première phalange. Le sésamoïde interne s'unit aussi très souvent à ce dernier os par une véritable articulation. — La *seconde phalange* est creusée intérieurement d'une petite cavité médullaire. — La *phalange unguéale* ressemble d'une manière frappante à l'une des moitiés latérales de l'os du pied des solipèdes. La crête semi-lunaire forme un relief obtus, épais et rugueux, qui occupe la limite tout à fait postérieure de la face inférieure de l'os. Point de cavité d'insertion sur les côtés de l'éminence pyramidale; elles sont remplacées par des empreintes. Point d'apophyse basilaire ni d'éminence rétrossale. Trois larges conduits pénètrent dans l'os, deux à la base de l'éminence pyramidale, un vers l'origine de la scissure pré-plantaire. Ils remplacent les conduits plantaires du cheval, et vont former, à l'intérieur de l'os, un vaste sinus qui donne naissance à plusieurs canaux vasculaires moins nombreux, il est vrai, mais plus spacieux que dans le cheval. Les fibro-cartilages complémentaires manquent, comme du reste chez les autres animaux; mais on trouve un vestige de coussinet plantaire.

Fig. 40 (*).

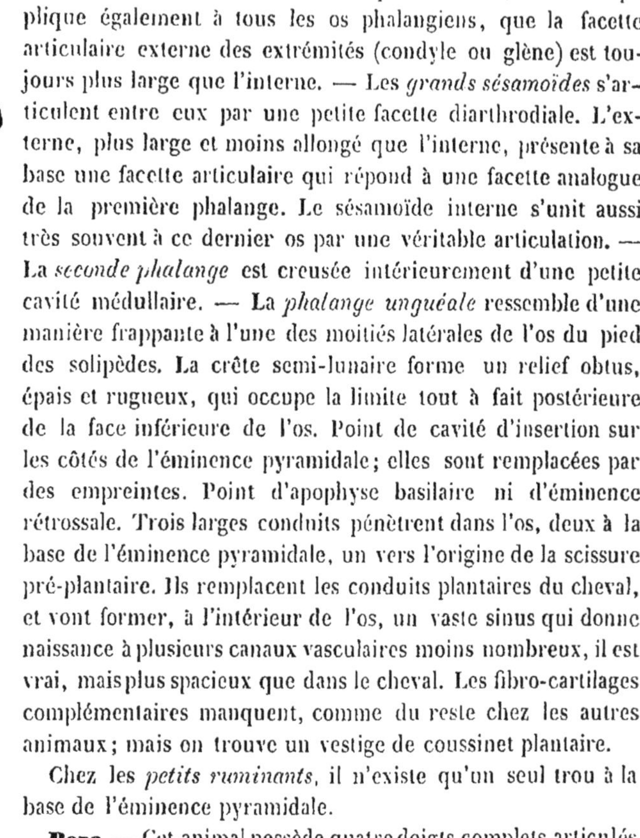

Chez les *petits ruminants*, il n'existe qu'un seul trou à la base de l'éminence pyramidale.

Porc. — Cet animal possède quatre doigts complets articulés à la suite des quatre métacarpiens et divisés comme ceux-ci en deux grands, médians, et deux petits, latéraux. Ces derniers ne portent pas habituellement sur le sol. Chacun des quatre doigts du porc (les deux médians surtout) ressemble beaucoup à ceux du mouton et de la chèvre ; aussi nous n'en ferons point de description spéciale.

(*) Fig. 40. — *Avant-bras et pied du bœuf vus par leur face antérieure.* — 1. Olécrâne. 2. Corps du cubitus. 3. Corps du radius. 4, 5, 6. Le premier, le deuxième et le troisième os de la rangée inférieure du carpe. 7, 8. Le premier et le deuxième os de la rangée inférieure. 9. Métacarpien rudimentaire. 10. Métacarpien principal. 11. Doigt externe. 12. Doigt interne.

(1) Les deux grands doigts des ruminants et des autres animaux fissipèdes sont séparés l'un de l'autre par une véritable ligne médiane. Aussi, en nous servant des épithètes *externe* et *interne*, pour désigner les deux plans latéraux d'un même doigt, nous indiquons la situation de ces plans par rapport à la ligne médiane de la région digitée, et non par rapport au plan médian du corps.

Carnassiers (fig. 41). — Les doigts qui terminent le membre antérieur de ces animaux sont au nombre de cinq et rappellent exactement ceux de la main de l'homme. Ainsi, l'externe répond à l'auriculaire, le second à l'annulaire, le troisième au médius, le quatrième à l'index, et l'interne au pouce. Celui-ci, beaucoup plus petit que les autres, est un doigt avorté qui ne se met jamais en rapport avec le sol. — Chacun des quatre premiers se compose : 1° d'une première phalange à laquelle se trouvent annexés deux grands sésamoïdes ; 2° d'une seconde phalange qui représente encore un véritable os long ; 3° d'une troisième phalange conique, pointue, recourbée en bas et creusée, à sa base, d'une rainure circulaire dans laquelle se trouve logée la matrice de l'ongle. Le petit sésamoïde manque et est remplacé par une saillie de la phalange unguéale. Les deux grands doigts médians sont plus longs que les deux grands doigts latéraux. — Le pouce ne possède que deux phalanges, la troisième et la seconde, la première étant confondue avec le métacarpien correspondant. Un sésamoïde lenticulaire complète l'articulation de ce dernier os avec la phalangine.

FIG. 41 (*).

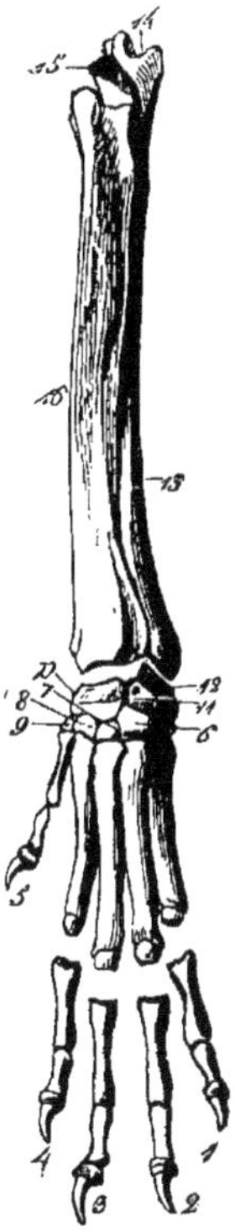

CONSIDÉRATIONS GÉNÉRALES ET PHILOSOPHIQUES SUR LE NOMBRE DES DOIGTS QUI TERMINENT LE PIED. — Les régions du squelette que nous avons passées en revue jusqu'à présent se ressemblent exactement chez tous les mammifères domestiques. Et, en effet, les différences que nous avons signalées ne portent point sur la disposition essentielle du squelette ; elles ont seulement pour but de mettre cette partie de l'appareil locomoteur en rapport avec le mode de constitution des autres organes, et d'établir ainsi l'harmonie générale du corps. Les analogies, au contraire, sont tellement bien caractérisées, qu'on ne peut s'empêcher de reconnaître que tous ces animaux ont été construits sur un type uniforme, et d'admirer la simplicité du plan de la nature dans la création de ce type vraiment merveilleux.

Mais quand on considère la région terminale du membre, il semblerait, à première vue, que la nature se fût écartée de la simplicité primitive de son plan, pour compliquer les lois qui ont présidé à la construction de la charpente animale. Ne trouve-t-on pas, en effet, des animaux monodactyles, didactyles, tétradactyles, et pentadactyles, et n'est-on pas autorisé à distinguer, au point de vue de la disposition des doigts, plusieurs types généraux dans l'organisation ? Cette manière de voir a longtemps régné, sans conteste, dans la science anatomique. Mais, grâce aux progrès imprimés à cette science par les vues philosophiques de E. Geoffroy-Saint-Hilaire et même, oserons-nous dire, par celles qui fourmillent à chaque page des livres de G. Cuvier, elle n'a pas tardé à être entièrement abandonnée pour faire place à une opinion beaucoup plus rationnelle, celle qui regarde les extrémités,

(*) Fig. 41. — *Avant-bras et pied du chien vus par leur face antérieure.* — 1. Premier doigt. 2 Deuxième doigt. 3. Troisième doigt. 4. Quatrième doigt. 5. Pouce. 6, 7, 8, 9. Le premier, le deuxième, le troisième et le quatrième os de la rangée inférieure du carpe. 11, 10. Le premier et le deuxième os de la rangée supérieure. 12. L'os crochu. 13. Corps du cubitus. 14. Sommet de l'olécrâne. 15. Bec de l'olécrâne. 16. Corps du radius.

dans tous les animaux mammifères, comme étant conformées d'après un type unique.

Dans un fort bon travail récemment publié sur cette matière, MM. les professeurs Joly et Lavocat (de Toulouse) ont prouvé que la conformation typique du pied est la pentadactylie, dont l'homme représente l'exemple le plus complet et le plus remarquable; et ils ont indiqué, d'après des observations généralement fort exactes, le mode suivant lequel il est possible de ramener à ce type d'organisation les animaux qui s'en éloignent, en apparence, par suite de soudures ou d'avortements dans les éléments constitutifs du pied.

C'est ainsi qu'un ou plusieurs doigts peuvent se souder en un seul, soit dans une partie seulement de leur étendue, soit sur tout le trajet des phalanges et des os métacarpiens qui supportent celles-ci. Mais alors l'observateur constatera toujours, chez l'adulte, le fœtus ou certains monstres, des traces de la séparation des doigts. C'est ainsi encore qu'on peut voir disparaître la première, la deuxième et même la troisième phalange d'un doigt, lequel sera néanmoins représenté, dans l'organisation, par l'os métacarpien. Celui-ci pourra s'oblitérer à son tour, soit seul, soit accompagné de sa région phalangienne. Dans ce dernier cas, le doigt ne sera plus indiqué que par l'os carpien correspondant. Il arrivera même que ce dernier vestige accusateur du doigt sera lui-même anéanti, et qu'on sera obligé de rechercher les traces du doigt dans certaines particularités extérieures qui siégent à la surface de la peau du membre.

En appliquant ces données à nos animaux domestiques, on voit que le chien et le chat, qui ont cinq doigts articulés à la suite de cinq métacarpiens, présentent la conformation pentadactyle dans toute sa perfection. — Chez le cochon, l'auriculaire, l'annulaire, le médius et l'index existent parfaitement développés; mais le pouce est presque entièrement oblitéré; on en retrouve cependant les vestiges dans l'os trapèze (le quatrième de la rangée inférieure du carpe), qu'il n'est pas rare de voir suivi, chez certains sujets, par un métacarpien et une région phalangienne anormalement développés. — Chez les ruminants, l'annulaire et le médius sont parfaits. L'auriculaire et l'index sont représentés, à l'extérieur, par deux ergots cornés placés en arrière du boulet et au centre desquels on rencontre un rudiment de troisième phalange. Le petit stylet osseux articulé, en haut et en dehors, avec le métacarpien principal n'est autre chose que le métacarpien de l'auriculaire. — Chez les solipèdes, l'annulaire et le médius sont confondus pour former le doigt unique de ces animaux. Les traces de l'index et de l'auriculaire sont indiquées par les stylets métacarpiens latéraux, qui ont même été vus, dans certains cas anormaux, continués par une région digitée aussi complète que celle du doigt principal. Quant au pouce, ces animaux, comme aussi les ruminants, n'en offrent ordinairement aucun vestige dans le squelette. D'après MM. Joly et Lavocat, il serait représenté sur la peau, chez les premiers par la châtaigne, chez les seconds par un épi de poil placé en dedans du genou. Quoique assez disposés à admettre ce rapprochement, qui a semblé forcé à plusieurs anatomistes, nous en ferons cependant bon marché, sans que nos convictions sur l'existence du type pentadactyle en soient le moins du monde ébranlées. En effet, il n'est pas nécessaire, pour prouver la réalité de ce type, de démontrer matériellement la présence de cinq doigts complets ou avortés, chez tous les animaux. Il suffit de constater les *tendances* de la nature pour en conserver les traces dans le plan général de l'organisation. Or, cette tendance a été suffisamment prouvée dans le travail des deux savants professeurs, par l'examen comparatif de la région digitée, dans toute la série des mammifères fossiles et contemporains.

ART. V. — MEMBRES POSTÉRIEURS.

Chacun d'eux se décompose, comme il a déjà été dit, en quatre régions secondaires : la *hanche*, la *cuisse*, la *jambe* et le *pied*.

§ I. — Hanche.

Cette région a pour base un seul os, le *coxal*.

COXAL (fig. 42).

Le *coxal*, encore appelé *os iliaque*, *os innominé*, est un os de forme très irrégulière, plat et pair, dirigé obliquement de haut en bas et d'avant en arrière. Rétréci dans sa partie moyenne, qui présente, en dehors, une cavité articulaire, dite *cavité cotyloïde;* il s'élargit dans sa partie antérieure, qui s'appuie sur le sacrum, et dans sa partie postérieure, qui s'infléchit en dedans pour s'unir, sur la ligne médiane, à l'os du côté opposé (1).

FIG. 42 (*).

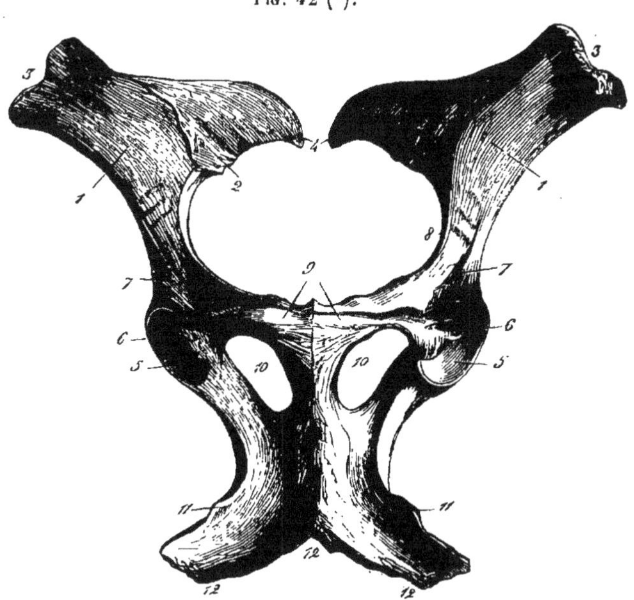

(*) Fig. 42. — *Les coxaux vus d'en bas.* — 1. Surface iliaque. 2. Facette auriculaire. 3. Angle de la hanche. 4. Angle de la croupe. 5. Cavité cotyloïde. 6. Son arrière-fond. 7. L'une des empreintes qui servent à l'insertion du muscle droit antérieur de la cuisse. 8. Crête ilio-pectinée. 9. Gouttière de la face externe du pubis. 10. Ouverture ovalaire. 11. Epine ischiale. 12. Arcade ischiale.

(1) Les deux coxaux forment ainsi, avec le sacrum, une espèce de ceinture osseuse qui circonscrit une cavité particulière à laquelle on a donné le nom de *bassin* ou de *cavité pelvienne*. Elle sera décrite avec la grande cavité abdominale dont elle n'est qu'un diverticulum.

Le coxal est divisé, dans le fœtus, en trois pièces distinctes, réunies par du cartilage dans le centre de la cavité cotyloïde, que toutes trois concourent à former. Quoiqu'elles ne tardent pas à se souder en une pièce unique, on est dans l'habitude de les décrire comme autant d'os séparés sous les noms d'*ilium*, de *pubis* et d'*ischium*.

Ilium. — L'ilium, plat et triangulaire, incurvé sur lui-même, dirigé obliquement de haut en bas, d'avant en arrière et de dedans en dehors, forme la pièce antérieure du coxal, celle qui répond à l'os sacrum. C'est la plus considérable des trois. On y considère *deux faces*, *trois bords* et *trois angles*.

Faces. — La *face externe* ou *supérieure*, parsemée de quelques empreintes musculaires, est excavée d'un côté à l'autre et porte le nom de *fosse iliale* (1). — La *face interne* ou *inférieure* offre à étudier : 1° une portion externe, lisse, parcourue par quelques sillons vasculaires : c'est la *surface iliaque* (2); 2° une portion interne, rugueuse et mamelonnée, présentant, en arrière, la *facette auriculaire*, surface diarthrodiale irrégulière, allongée d'un côté à l'autre, un peu oblique en avant et en dedans, répondant à une surface analogue du sacrum.

Bords. — Le *bord antérieur* ou *lombaire*, légèrement concave, porte une lèvre rugueuse (3) destinée à des insertions musculaires. — Le *bord externe* ou *iliaque* est épais, concave, sillonné par des scissures vasculaires; il présente inférieurement le trou nourricier de l'os. — Le *bord interne* ou *ischiatique* est mince et concave, surtout dans sa partie postérieure, qui constitue la *grande échancrure sciatique*.

Angles. — L'*angle externe* (*angle de la hanche*) (4), épais, large et aplati, porte quatre tubérosités, deux supérieures et deux inférieures. — L'*interne* (*angle de la croupe*) (5) représente une tubérosité rugueuse recourbée en arrière et en haut. — Le *postérieur* (*angle cotyloïdien*) est prismatique et très volumineux. On y remarque : 1° en arrière, une large facette articulaire concave qui fait partie de la cavité cotyloïde; 2° au-dessus de cette cavité, la crête *sus-cotyloïdienne* (6), éminence allongée d'avant en arrière, tranchante à son sommet, lisse en dedans, rugueuse en dehors et continue, par son extrémité antérieure, avec le bord interne de l'os; 3° en dehors, deux fortes empreintes destinées à l'insertion du muscle droit antérieur de la cuisse (7); 4° en dedans et en avant, la *crête ilio-pectinée*, petite éminence allongée formant le point le plus saillant d'une espèce d'arête qui s'éteint insensiblement, par en haut, sur la face interne de l'ilium, et qui se continue, en bas, avec le bord antérieur du pubis.

Pubis. — Situé entre l'ilium et l'ischium, allongé d'un côté à l'autre, aplati de dessus en dessous et irrégulièrement triangulaire, le pubis, la plus petite des trois

(1) *Fosse iliaque externe* dans l'homme.
(2) *Fosse iliaque interne.*
(3) *Crête* de l'os iliaque.
(4) *Epine iliaque antérieure et supérieure.*
(5) *Epine iliaque postérieure et supérieure.*
(6) *Epine sciatique.*
(7) *Epine iliaque antérieure et inférieure.*

branches du coxal, se divise, pour la description, en *deux faces*, *trois bords* et *trois angles*.

Faces. — La *supérieure*, lisse et concave, concourt à former le plancher du bassin. — L'*inférieure*, rugueuse, est parcourue dans toute sa longueur par une large gouttière qui gagne le fond de la cavité cotyloïde. Cette scissure loge le ligament pubio-fémoral et une veine énorme.

Bords. — L'*antérieur* est constitué par une lèvre mince et âpre recourbée en haut. — Le *postérieur*, épais et concave, circonscrit antérieurement une large ouverture appelé *trou ovalaire*, *sous-pubien* ou *obturateur ;* il est creusé, près de l'angle cotyloïdien, d'une scissure oblique en dedans et en bas. — L'*interne* se soude avec celui du pubis opposé pour former la portion pubienne de la symphyse du bassin.

Angles. — L'*externe*, encore appelé *angle cotyloïdien*, est le plus épais des trois. On y remarque : en avant, une facette diarthrodiale destinée à la formation de la cavité cotyloïde; en arrière, une surface rugueuse et déprimée qui constitue l'arrière-fond de cette cavité. — L'*interne* s'unit avec l'angle analogue du pubis opposé.—Le *postérieur* se soude de très bonne heure avec l'angle antérieur interne de l'ischium, pour fermer en dedans l'ouverture ovalaire.

ISCHIUM. — C'est la moyenne en volume des trois pièces du coxal. Situé en arrière du pubis et de l'ilium, il est aplati de dessus en dessous et de forme quadrilatère. Il offre à étudier *deux faces*, *quatre bords* et *quatre angles*.

Faces. — La *supérieure*, lisse et à peu près plane, fait partie du plancher de la cavité pelvienne. — L'*inférieure* présente quelques rugosités, rassemblées surtout aux environs de la symphyse.

Bords. — L'*antérieur*, épais et concave, circonscrit le trou ovalaire en arrière. — Le *postérieur*, droit et dirigé obliquement en avant et en dedans, forme avec le bord analogue de l'os opposé, une large échancrure qui prend le nom d'*arcade ischiale*. Il présente, dans toute son étendue, une lèvre rugueuse et déprimée qui fait saillie du côté de la face inférieure, et qui a été appelée *crête ischiale.*—L'externe, épais et concave, constitue la *petite échancrure sciatique.* — L'*interne* s'unit à l'ischium de l'autre côté pour constituer la portion ischiale de la symphyse pelvienne.

Angles. — L'*angle antérieur externe* ou *cotyloïdien*, le plus volumineux des quatre, offre à étudier : 1° une facette diarthrodiale excavée, faisant partie de la cavité cotyloïde ; 2° l'extrémité postérieure de la crête sus-cotyloïdienne, limitée par une petite scissure transversale qui la sépare du bord externe de l'os. — L'*angle antérieur interne* se soude avec l'angle postérieur du pubis. — L'*angle postérieur externe*, ou *angle de la fesse*, porte deux fortes éminences, la *tubérosité* et l'*épine ischiales*. La première est un gros mamelon prismatique qui regarde en haut; la seconde est une crête saillante, allongée d'avant en arrière, dont le bord tranchant est tourné en dehors et en bas. — L'*angle postérieur interne* forme, avec celui de l'autre ischium, le sommet de l'échancrure triangulaire qui constitue l'arcade ischiale.

DU COXAL EN GÉNÉRAL. — L'os dont nous venons de faire connaître successivement les trois parties constituantes, présente à considérer dans son ensemble une partie moyenne et deux extrémités. — La partie moyenne, fortement rétrécie, offre, en dehors et en bas, la *cavité cotyloïde* qui n'a été qu'indiquée jusqu'à présent parce que son étude n'appartient en propre à aucune des trois régions du coxal. Cette cavité, destinée à recevoir la tête articulaire du fémur, représente un segment de sphéroïde creux ; elle est circonscrite par un sourcil très saillant aminci à son bord libre et largement échancré du côté interne. Son fond est occupé par la surface rugueuse et déprimée que nous avons déjà désignée sous le nom d'*arrière-fond* de la cavité cotyloïde, et qui communique par l'échancrure interne du sourcil avec la gouttière inférieure du pubis. — L'extrémité antérieure, aplatie d'un côté à l'autre et formée par l'ilium, s'appuie, nous le savons, sur le sacrum. — L'extrémité postérieure, aplatie en sens inverse de la précédente, est constituée par le pubis et l'ischium, et traversée, de dessus en dessous, par le *trou sous-pubien*, large ouverture ovalaire qui sépare ces deux os l'un de l'autre, et qui perfore le plancher de la cavité du bassin ; cette ouverture est bouchée, dans l'état frais, par des muscles.

Les deux coxaux, en s'unissant dans leur partie postérieure, forment l'articulation à laquelle on a donné le nom de *symphyse ischio-pubienne* ou *pelvienne.* Ainsi réunis par cette articulation, ces deux os représentent une espèce de V ouvert en avant, disposition en vertu de laquelle le diamètre latéral du bassin est plus étendu en avant qu'en arrière.

Structure et développement. — Aux trois principaux noyaux d'ossification qui constituent le coxal, viennent se joindre deux noyaux complémentaires : un pour l'angle externe et la lèvre du bord antérieur de l'ilium, un autre pour la tubérosité, l'épine et la crête ischiale. — La substance compacte est surtout abondante dans la partie rétrécie de l'os, aux alentours de la cavité cotyloïde, parce que cette cavité est le centre où viennent converger tous les efforts d'impulsion communiqués au tronc par la détente des membres postérieurs.

DIFFÉRENCES. — *Ruminants.* — Chez le **Bœuf**, la direction des coxaux est presque horizontale. L'écartement compris entre ces deux os n'est guère plus grand en avant qu'en arrière. Aussi le diamètre latéral de la cavité du bassin est-il à peu près uniforme. Le sourcil de la cavité cotyloïde est comme refoulé sur lui-même, et présente trois légères échancrures, vestiges de la division primitive de l'os ; ces échancrures séparent trois renflements tuberculeux qui donnent à l'entrée de la cavité une forme triangulaire. La crête sus-cotyloïdienne est très élevée, tranchante, à peine rugueuse en dehors. L'ilium est peu volumineux et ne porte que trois tubérosités sur son angle externe. Le pubis manque de gouttière sur sa face inférieure. Sa face supérieure, comme aussi celle de l'ischium, est fortement concave. La tubérosité, l'épine et la crête ischiale représentent trois mamelons coniques réunis par leur base et rassemblés, tous trois, sur l'angle postérieur externe de l'ischium. La symphyse ischio-pubienne offre, sur son milieu à peu près, et en dehors du bassin, une grosse protubérance qui fait épiphyse dans le jeune âge.

Chez les *petits ruminants*, la fosse iliale, est séparée en deux parties par une crête longitudinale peu saillante.

Porc. — Le coxal de cet animal présente les mêmes caractères que celui du mouton et de la chèvre. Il s'en distingue néanmoins : par la forme de l'ilium, qui a son bord antérieur fortement convexe ; par le peu de saillie de la tubérosité, de l'épine et de la crête ischiales, réunies en un seul gros tubercule tricuspide ; par l'absence de protubérance sur la symphyse ischio-pubienne.

Carnassiers. — L'écartement des deux coxaux et, partant, le diamètre latéral du bassin est plus grand en arrière qu'en avant. La cavité cotyloïde est circonscrite par un sourcil très saillant, légèrement échancré en dedans. La crête sus-cotyloïdienne est peu élevée. La direction de l'ilium tend à devenir presque verticale. La fosse iliale est due à une dépression de la table osseuse extérieure et non pas, comme chez les autres animaux, à une incurvation générale de l'os. Point de gouttière sur la face inférieure du pubis. Épine et tubérosité ischiales confondues en un seul tubercule. L'échancrure qui forme l'arcade ischiale n'occupe que la moitié interne du bord postérieur de l'ischium. La crête ischiale représente une lèvre rugueuse, comme chez le cheval, étendue de la tubérosité à l'origine de l'arcade ischiale.

§ II. — Cuisse.

Elle a pour base un seul os, le *fémur*.

Fémur (fig. 43 et 44).

Le *fémur* est un os long, pair, situé dans une direction oblique de haut en bas et d'arrière en avant, entre le coxal et l'os principal de la jambe, divisé en un *corps* et *deux extrémités*.

Corps. — Il est irrégulièrement cylindrique et présente à étudier *quatre faces.* — L'*externe*, l'*interne* et l'*antérieure*, confondues l'une avec l'autre, sont régulièrement arrondies et presque lisses ; on y voit seulement de légères empreintes et quelques sillons vasculaires. — La *postérieure*, à peu près plane et plus large en haut qu'en bas, offre : 1° vers le tiers supérieur et en dehors, une surface mamelonnée, circulaire (fig. 44,1) ; 2° au même niveau et en dedans, une légère crête oblique en bas et en dehors (fig. 44,2) ; 3° sur le milieu, une surface rugueuse très étendue, ayant la forme d'un parallélogramme obliquangle, destinée à l'attache du muscle grand adducteur de la cuisse ; 4° sous cette surface, une large coulisse vasculaire oblique en dehors et en bas.

Sur la limite de la face postérieure et de la face externe, on trouve : vers le tiers supérieur environ, une forte éminence rugueuse, aplatie, recourbée en avant et nommée *crête sous-trochantérienne* (1), à cause de sa position sous le trochanter ; en bas, une fosse profonde, dite *sus-condylienne*, garnie d'aspérités à son fond et bordée en avant par une lèvre raboteuse. — Sur la limite de la face postérieure et de la face interne, on observe de haut en bas : 1° le *trochantin* ou le *petit trochanter*, grosse tubérosité rugueuse, allongée dans le sens de l'os et située vers son quart supérieur ; 2° une forte empreinte longitudinale pour l'attache du pectiné ; elle est confondue, en arrière, avec la surface d'insertion du muscle grand adduc-

(1) C'est le troisième trochanter de Cuvier, lequel remplace la branche externe et supérieure de la ligne âpre de l'homme.

teur de la cuisse, et présente, en avant, le trou nourricier de l'os; 3° l'origine de la grande scissure postérieure ; 4° enfin, tout à fait en bas, une réunion de gros tubercules rugueux formant la *crête sus-condylienne.*

FIG. 43 (*). FIG. 44 (**).

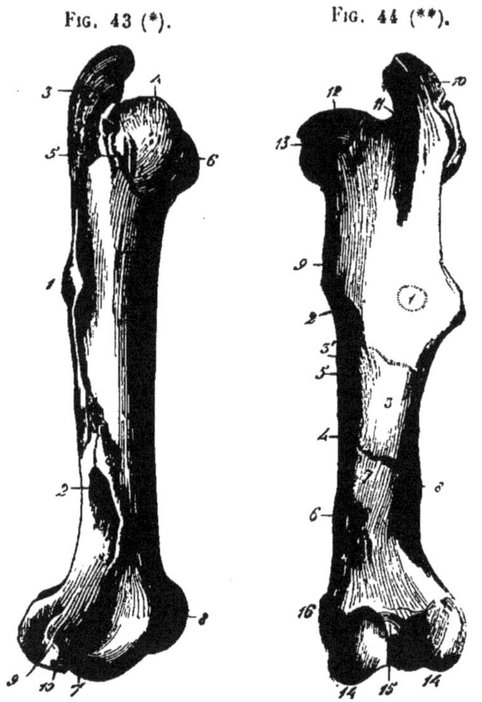

Extrémités. — L'*extrémité supérieure*, aplatie sensiblement d'avant en arrière, porte : 1° en dedans, une tête articulaire reçue dans la cavité cotyloïde du coxal. Cette tête, séparée du reste de l'os par un col, peu marqué chez les solipèdes, représente les deux tiers d'un sphéroïde creusé, dans sa partie interne, d'une fossette très profonde, à insertion ligamenteuse; 2° en dehors, une très grosse éminence, le *trochanter*, le *grand trochanter*, auquel on reconnaît, comme au trochiter de l'humérus : un *sommet*, beaucoup plus élevé que la tête articulaire et légèrement renversé en dedans ; une *convexité*, incrustée de cartilage et antérieure au sommet, dont elle se trouve séparée par une échancrure étroite et profonde ; une *crête*, située sous la convexité et formée par une surface tuberculeuse sur laquelle un des tendons du moyen fessier vient prendre son insertion, après avoir glissé sur la convexité ; 3° en arrière, la *fosse trochantérienne* (1), profonde, garnie d'empreintes, circonscrite en dehors par une lèvre saillante qui descend verticalement du sommet du trochanter sur la face postérieure de l'os, où elle s'éteint insensiblement.

L'*extrémité inférieure* est aplatie d'un côté à l'autre ; son grand axe croise par conséquent à angle droit celui de l'extrémité supérieure. Elle se distingue par la présence de *deux condyles* et d'*une trochlée.* — Les *deux condyles*, placés en

(*) Fig. 43. — *Fémur vu par sa face externe.* — 1. Crête sous-trochantérienne. 2. Fosse sus-condylienne. 3, 4, 5. Trochanter ; 3. son sommet ; 4. sa convexité ; 5. sa crête). 6. Tête. 7. Fossette pour l'insertion de la corde tendineuse commune au fléchisseur du métatarse et à l'extenseur antérieur des phalanges. 8. Trochlée. 9. Fossette pour l'insertion du poplité. 10. Fossette pour l'insertion du ligament latéral externe de l'articulation fémoro-tibiale.

(**) Fig. 44. — *Fémur vu par sa face postérieure (on a circonscrit par des lignes ponctuées l'insertion de quelques muscles).* — 1. Empreinte circulaire pour l'insertion du long vaste (biceps). 2. Empreinte linéaire pour l'insertion du carré crural. 3. Surface chagrinée pour l'insertion de la branche courte du grand adducteur de la cuisse. 4. Trou nourricier. 5. Empreinte pour l'insertion du pectiné. 6. Crête sus-condylienne. 7. Gouttière pour le passage des vaisseaux cruraux. 8. Fosse sus-condylienne. 9. Trochanter. 10. Sommet du trochanter. 11. Fosse trochantérienne. 12. Tête. 13. Sa fossette d'insertion pour les ligaments coxo-fémoral et pubio-fémoral. 14, 14. Condyles. 15. Fossette pour l'insertion du ménisque externe. 16. Tubercule d'insertion qui surmonte le condyle interne.

(1) *Fosse digitale.*

arrière l'un à côté de l'autre, répondent à l'extrémité supérieure du tibia. Ils sont séparés par une profonde échancrure dite *inter-condylienne*, qui loge l'épine du tibia et les ligaments inter-osseux de l'articulation fémoro-tibiale. Le *condyle externe* porte en dehors deux fossettes : l'une supérieure (fig. 43, 10), à insertion ligamenteuse ; l'autre inférieure (fig. 43, 9), à insertion musculaire. Le *condyle interne* présente, en arrière et en dedans, vers l'extrémité postérieure de l'échancrure inter-condylienne, une dépression rugueuse (fig. 44, 15) pour l'insertion du ménisque fibro-cartilagineux interposé au condyle externe et au plan articulaire correspondant du tibia. Il est surmonté en dehors, c'est-à-dire du côté opposé à l'échancrure inter-condylienne, d'un gros tubercule d'insertion.—La *trochlée*, large poulie sur laquelle glisse la rotule, se trouve située en avant des condyles. Elle est légèrement oblique de haut en bas et de dehors en dedans, et semble continuer en avant l'échancrure inter-condylienne. Des deux lèvres qui bordent sa gorge latéralement, l'interne est la plus épaisse et la plus proéminente. Entre l'externe et le condyle correspondant se remarque une fossette digitale à insertion musculaire (fig. 43, 7).

Structure et développement. — Le fémur, très spongieux à ses extrémités, se développe par quatre noyaux d'ossification principaux : un pour le corps, le second pour la tête articulaire, le troisième pour le trochanter, et le dernier enfin pour l'extrémité inférieure tout entière.

DIFFÉRENCES. — *Ruminants.* — Chez le **Bœuf**, le corps de l'os est plus cylindrique et relativement moins volumineux que chez les solipèdes. Point de crête sous-trochantérienne. Fosse sus-condylienne peu profonde. Le trochantin forme un tubercule arrondi, rapproché de la face postérieure de l'os. Crête sus-condylienne peu marquée. La tête est bien détachée ; sa fossette d'insertion, étroite et peu profonde, est creusée tout à fait au centre de la surface articulaire. Le trochanter, moins élevé que chez les solipèdes, représente une seule masse où le sommet et la convexité se trouvent confondus. La fosse trochantérienne, très profonde, est bordée en arrière par une lèvre oblique qui réunit le trochanter au trochantin. La trochlée est étroite : son bord interne remonte sur la surface antérieure de l'os beaucoup plus haut que l'externe. — Chez les *petits ruminants*, la forme générale du fémur rappelle tout à fait celle du fémur du bœuf. On observera néanmoins que le corps de l'os s'incurve légèrement en arrière ; que la fosse sus-condylienne est presque effacée ; que le trochanter s'est abaissé presque au niveau de la tête articulaire, et que la gorge de la trochlée est circonscrite par deux lèvres de hauteur et de longueur égales.

Porc. — Le fémur de cet animal ressemble assez à celui du mouton, à part les particularités que nous allons faire connaître. Ainsi le corps ne décrit point de courbe à concavité postérieure. Le sommet du trochanter est tout à fait descendu à la hauteur de la tête articulaire. Celle-ci, supportée par un col assez fortement étranglé, se trouve située en dedans et en avant du trochanter. Cette dernière disposition change la direction du grand axe de l'extrémité supérieure, lequel croise obliquement celui de l'extrémité inférieure.

Carnassiers. — Le fémur des carnassiers ressemble beaucoup au fémur de l'homme. On remarquera : sa grande longueur et son peu de volume ; l'incurvation en arrière de son extrémité inférieure; et la crête longitudinale qui remplace toutes les surfaces d'insertion de la face postérieure, et qui rappelle tout à fait la *ligne âpre* du fémur de l'homme. Les deux branches de la *ligne âpre* du **Chien** et du **Chat** sont presque adossées dans la partie moyenne de l'os; elles s'écartent l'une de l'autre en haut et en bas pour se perdre, d'une part, aux environs du trochanter et du trochantin, d'autre part, au-dessus des deux condyles. Le fémur des carnassiers se distingue encore : 1° par l'absence complète du troisième trochanter et de la fosse sus-condylienne (celle-ci est remplacée par un petit tubercule qui termine en bas la branche externe de la ligne âpre) ; 2° par la longueur et le rétrécissement très prononcé du col qui supporte la tête articulaire; 3° par le peu de hauteur du trochanter, qui s'abaisse au-dessous du niveau de la tête; 4° par la grande profondeur de la fosse trochantérienne, bordée, comme chez le porc et les ruminants, par une lèvre oblique étendue du trochanter au trochantin.

§ III. — Jambe.

Elle a pour base trois os, le *tibia*, le *péroné* et la *rotule*.

1° Tibia (fig. 45, *B*, 46, 63).

Le *tibia*, os long, prismatique, plus gros à son extrémité supérieure qu'à l'extrémité opposée, situé entre le fémur et l'astragale, dans une direction oblique de haut en bas et d'avant en arrière, constitue la pièce principale de la jambe.

Corps. — Il offre à étudier *trois faces* et *trois bords.* — Les *faces* sont plus larges en haut qu'en bas. L'*externe*, à peu près lisse, est concave dans sa partie supérieure et convexe en bas, où elle se dévie pour devenir antérieure. L'*interne*, légèrement convexe d'un côté à l'autre, présente supérieurement de fortes empreintes pour l'attache des muscles adducteurs de la jambe et du demi-tendineux. La *postérieure*, presque plane, est partagée en deux surfaces triangulaires : l'une, supérieure, à peine rugueuse, servant de point d'insertion au muscle poplité; l'autre, inférieure, beaucoup plus étendue, sillonnée par de nombreuses crêtes longitudinales qui donnent attache au muscle perforant. Sur la limite de ces deux surfaces on remarque le trou nourricier de l'os. — Les *bords* sont distingués en *antérieur*, *externe* et *interne*. Le *premier* est arrondi et peu saillant dans ses deux tiers inférieurs; il forme, dans son tiers supérieur, une crête courbe, à concavité externe, qui rejoint la tubérosité antérieure et supérieure de l'os, et qui a reçu le nom de *crête du tibia*. Le *bord externe* est très épais, concave en haut, où il constitue l'*arcade tibiale*, en commun avec l'os péroné. L'*interne* est également très épais, droit, et pourvu supérieurement de quelques tubercules saillants qui servent à l'attache du poplité.

Extrémités. — L'*extrémité supérieure*, la plus volumineuse, est formée par trois tubérosités : une antérieure et deux latérales, dont l'une externe et l'autre interne. — La *première*, la plus petite, représente un mamelon rugueux, continu avec la crête tibiale, séparé de la tubérosité externe par une coulisse large et profonde où passe une corde tendineuse (fig. 62, *C*), creusé en avant d'une fosse allongée verticalement qui loge le ligament rotulien médian. — La *tubérosité externe*, la moyenne en grosseur et la mieux détachée, porte en dehors une facette articulaire qui répond à la tête du péroné. — La *tubérosité interne*, la plus grosse et la moins détachée, présente : par côté, des empreintes ligamenteuses; en arrière, un petit tubercule (fig. 45, 9) qui donne attache au ligament croisé postérieur de l'articulation du grasset. — La face supérieure des deux tubérosités latérales est occupée par deux larges surfaces articulaires irrégulières et ondulées, qui répondent aux condyles du fémur, par l'intermédiaire de deux fibro-cartilages en forme de ménisques, interposés aux deux rayons osseux. De ces deux surfaces, l'externe est toujours la plus large, parce qu'elle sert, par sa partie postérieure, au glissement du tendon du poplité. Elles sont séparées l'une de l'autre par l'*épine tibiale*, éminence articulaire conique, divisée en deux parties latérales par une rainure d'insertion (fig. 45, 6), creusée à sa base et en avant de deux fossettes latérales pour l'insertion antérieure des ménisques, bornée en arrière par une autre fossette qui reçoit l'insertion postérieure du ménisque interne (fig. 45, 10).

Fig. 45 (*).

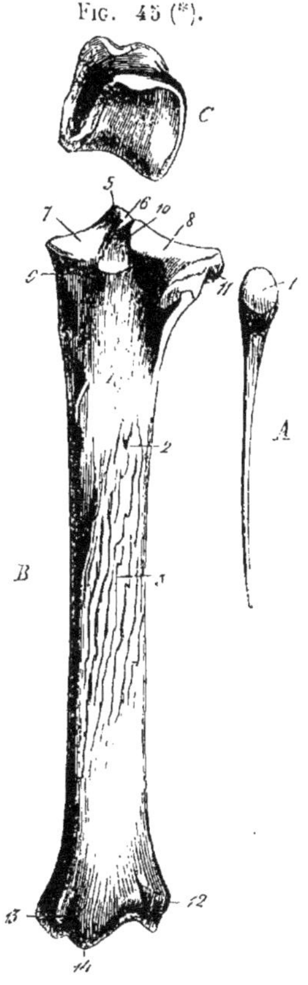

L'*extrémité inférieure*, aplatie d'avant en arrière, présente une surface articulaire moulée sur la poulie de l'astragale, et deux tubérosités latérales. — La *surface articulaire* est formée par deux gorges profondes, obliques d'arrière en avant et de dedans en dehors, séparées l'une de l'autre par un tenon médian. Celui-ci se termine en arrière par une saillie très proéminente, sur laquelle repose l'os quand on le dresse verticalement sur un plan horizontal. — La *tubérosité externe* (1), peu saillante et rugueuse, est traversée dans son milieu par une scissure verticale. — La *tubérosité interne* (2), mieux détachée, est contournée en arrière par une gouttière oblique (fig. 45, 13).

Structure et développement. — Le tibia, très compacte dans sa partie inférieure, se développe par quatre principaux noyaux d'ossification. Le corps en forme un, et l'extrémité supérieure deux, dont l'un pour la tubérosité antérieure; le dernier comprend toute l'extrémité inférieure. Il n'est pas rare de voir la tubérosité externe de cette extrémité constituer un noyau à part.

Différences. — Voyez la *Rotule*.

(*) Fig. 45. *Os de la jambe.* — A. *Péroné vu par sa face interne.* — 1. Sa facette articulaire. — B. *Tibia vu en arrière.* — 2. Trou nourricier. 3. Surface d'insertion du perforant. 4. Surface d'insertion du poplité. 5. Epine tibiale. 6. Sa fossette pour l'insertion du ligament croisé antérieur. 7. Surface articulaire interne. 8. Surface articulaire externe. 9. Tubercule pour l'insertion du ligament croisé postérieur. 10. Fossette pour l'insertion du ménisque interne. 11. Facette articulaire qui répond au péroné. 12. Tubérosité externe et inférieure. 13. Scissure de la tubérosité interne et inférieure. 14. Saillie formée en arrière par l'éperon médian de la surface articulaire inférieure. — C. *Rotule vue par sa face articulaire.*

(1) *Malléole externe* chez l'homme.
(2) *Malléole interne.*

2° Péroné (fig. 45, *A*).

Petit os avorté, allongé et styloïde, situé en dehors du tibia, étendu de l'extrémité supérieure de cet os à la moitié ou au tiers inférieur de son corps.

La *partie moyenne* du péroné, mince et cylindroïde, forme en haut l'arcade tibiale en commun avec le bord externe de l'os principal de la jambe.—Son *extrémité supérieure*, large et aplatie d'un côté à l'autre, a reçu le nom de *tête* du péroné; elle offre : sur sa face interne, une facette diarthrodiale pour s'articuler avec la tubérosité externe et supérieure du tibia ; sur sa face externe, des empreintes ligamenteuses. — L'*extrémité inférieure* du péroné se termine en pointe mousse et donne attache à des fibres ligamenteuses qui l'unissent au tibia.

Le péroné se continue quelquefois jusqu'à la tubérosité externe et inférieure de ce dernier os, avec laquelle il se confond. Comme c'est dans ce cas surtout qu'on a vu cette tubérosité formée par un noyau particulier, il semble tout naturel, eu égard à la disposition observée chez les pachydermes et les carnassiers, de la considérer comme l'extrémité inférieure du péroné soudée au tibia. Chez ces animaux, en effet, la tubérosité ou la malléole externe est formée par l'extrémité inférieure du péroné.

Le péroné est très compacte et se développe par un seul noyau d'ossification.

3° Rotule (fig. 45, *C*).

Petit os court et très compacte, situé en avant de la trochlée fémorale, annexé au tibia, auquel il est attaché par trois liens ligamenteux extrêmement solides.

Le petit polyèdre que cet os représente n'offre à étudier que trois faces : l'une, *supérieure*, rugueuse, servant à l'insertion des muscles triceps crural et droit antérieur; l'autre, *antérieure*, convexe et irrégulière; la troisième, *postérieure*, moulée sur la trochlée fémorale, à laquelle elle s'adapte très imparfaitement. Aussi la surface articulaire formée par cette dernière face est-elle complétée, dans l'éta frais, par un appareil fibro-cartilagineux que nous ferons connaître en décrivant l'articulation fémoro-tibiale. Cette surface articulaire se compose : 1° d'un relief médian qui occupe le fond de la gorge trochléenne; 2° de deux facettes latérales déprimées, glissant sur les côtés de cette gorge ; la facette interne est toujours plus large que l'externe, disposition qui permettra dans tous les cas de distinguer la rotule d'un membre d'avec celle qui appartient au membre opposé.

Différences des os de la jambe. — *Ruminants.* — Chez ces animaux, le tibia se distingue : 1° par l'absence de facette latérale sur la tubérosité externe et supérieure; 2° par l'absence de fosse verticale sur la tubérosité antérieure; 3° par la disposition particulière de la surface articulaire inférieure. Cette surface, en effet, est taillée obliquement de haut en bas et de dehors en dedans ; et ses deux gorges, au lieu d'être obliques, sont dirigées directement d'avant en arrière; de plus, la saillie postérieure du tenon médian qui les sépare n'est plus, comme chez le cheval, l. partie la plus proéminente de l'extrémité : c'est un petit prolongement formé en dedans et en avant par la tubérosité interne.—La tubérosité externe se détache tout à fait du tibia et forme un petit os isolé, articulé, d'une part avec celui-ci, d'autre part avec le calcanéum et l'astragale. Ce petit os représente donc encore mieux que la tubérosité du cheval, dont il tient la place, l'extrémité inférieure du péroné. C'est, du reste, le seul vestige de ce dernier os que l'on rencontre normalement chez les ruminants, le péroné de ces animaux étant remplacé par un cordon fibreux étendu de l'extrémité supérieure à l'extrémité inférieure du tibia, cordon fibreux qu'il n'est pas rare de voir s'ossifier en partie ou en totalité. — La rotule est moins large que chez les solipèdes.

Porc. — Le tibia du **Porc** est conformé sur le même modèle à peu près que celui des petits ruminants. — Le péroné, aplati d'un côté à l'autre, mesure toute la longueur de la jambe, et s'unit au tibia par ses deux extrémités, qui présentent pour cet usage : l'inférieure, une facette diarthrodiale ; la supérieure, une petite surface rugueuse, appliquée, par l'intermédiaire d'un ligament inter-osseux, contre une semblable surface du tibia. Il se développe par trois noyaux d'ossification, dont un pour la partie moyenne et deux pour les extrémités. Le noyau qui forme l'extrémité inférieure rappelle exactement le péroné rudimentaire des ruminants, et s'articule comme lui avec le calcanéum et l'astragale.

Carnassiers. — Le tibia du **Chien** et du **Chat**, long et mince, présente une crête antérieure très saillante. — Le péroné, aussi long que le tibia, s'unit à cet os par le tiers inférieur de sa partie moyenne et par ses deux extrémités. Il offre à cet effet, sur son corps, des empreintes qui donnent attache à un ligament inter-osseux; sur ses extrémités, deux facettes diarthrodiales. On retrouve sur le tibia des empreintes et des facettes analogues. L'extrémité inférieure du péroné ne répond qu'à l'astragale. Cet os se développe par trois noyaux d'ossification.

§. IV. — Pied postérieur.

Cette région, qui a la plus grande ressemblance avec la région analogue du membre antérieur, comprend trois subdivisions : le *tarse*, le *métatarse* et la *région digitée*.

1° Os du tarse (fig. 46).

Ce sont des os courts, très compactes, au nombre de six ou de sept, situés entre l'extrémité inférieure du tibia et l'extrémité supérieure des métatarsiens, disposés, comme ceux du carpe, en deux rangées, l'une supérieure, l'autre inférieure.

La rangée supérieure ne comprend que deux os, les deux plus gros, l'*astragale* et le *calca-*

Fig. 46 (*).

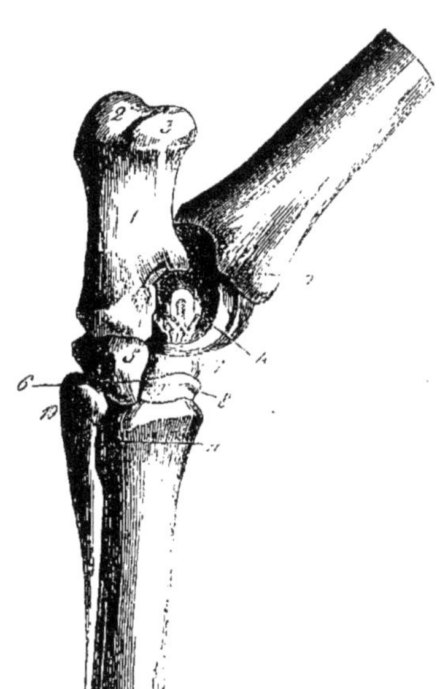

(*) Fig. 46. — *Tarse vu en dehors.* — 1. Calcanéum. 2. Surface d'insertion du bifémoro-calcanéen. 3. Surface de glissement pour le même muscle. 4. Astragale. 5. Cuboïde. 6. Conduit vasculaire du tarse. 7. Scaphoïde. 8. Grand cunéiforme. 9. Scissure du tibia pour le tendon de l'extenseur latéral des phalanges. 10. Tête du métatarsien rudimentaire externe. 11. Scissure du métatarsien principal pour le passage de l'artère plantaire superficielle.

néum. — La rangée inférieure est formée en dehors par le *cuboïde* seulement ; en dedans et en avant, elle se subdivise en deux rangées secondaires, dont la supérieure est constituée par le *scaphoïde*, et l'inférieure par le *grand* et le *petit cunéiformes*. Ce dernier est quelquefois partagé en deux ; dans ce cas, il y a trois cunéiformes, et le nombre total des os du tarse est de sept.

Astragale. — Os irrégulièrement cubique, situé en avant du calcanéum, entre le tibia et le scaphoïde, et divisé en *cinq faces* : — 1° Une *face supérieure et antérieure*, conformée en poulie articulaire pour répondre à l'extrémité inférieure du tibia ; cette poulie, oblique de haut en bas, d'arrière en avant et de dedans en dehors, peut être considérée comme le type de trochlée le plus parfait qui existe dans l'organisation ; sa gorge reçoit le tenon médian du tibia ; ses deux lèvres s'enfoncent dans les gorges latérales de cet os. — 2° Une *face inférieure*, occupée par une surface articulaire légèrement convexe qui répond au scaphoïde ; cette surface est échancrée en dehors par une rainure à insertion ligamenteuse. — 3° Une *face postérieure*, irrégulière, taillée de trois ou quatre facettes diarthrodiales qui s'adaptent à de pareilles facettes du calcanéum, et qui sont séparées par une large excavation rugueuse. — 4° Une *face externe*, garnie d'empreintes. — 5° Une *face interne*, pourvue en bas d'un petit tubercule d'insertion.

Calcanéum. — Os allongé verticalement, aplati d'un côté à l'autre, présentant *deux faces*, *deux bords* et *deux extrémités*.

La *face externe* est à peu près plane et lisse. — La *face interne* est excavée en coulisse de glissement pour former l'*arcade tarsienne*, dans laquelle passe le tendon du perforant. — Le *bord antérieur* est légèrement concave. — Le *bord postérieur*, plus épais, est droit et rugueux. — L'*extrémité supérieure*, légèrement renflée, constitue le *sommet* du calcanéum et se divise en trois parties : l'une, moyenne, donne attache au tendon du bifémoro-calcanéen ; l'autre, antérieure, est une surface lisse sur laquelle s'appuie ce tendon quand le pied est porté dans la flexion forcée ; la troisième, tout à fait postérieure, constitue également une surface de glissement, pour le tendon du perforé. — L'*extrémité inférieure*, large et volumineuse, présente en avant trois ou quatre facettes articulaires qui répondent à l'astragale, et qui sont séparées, comme celles de ce dernier os, par une surface d'insertion irrégulière et légèrement excavée. En bas, elle offre, pour s'articuler avec le cuboïde, une cinquième facette continue avec l'une des précédentes.

Le calcanéum se développe par deux noyaux d'ossification, dont un pour le sommet.

Cuboïde. — Ce petit os, situé au côté externe du scaphoïde et du grand cunéiforme, entre le calcanéum et deux des métatarsiens, ressemble, non pas à un cube, mais à un parallélipipède allongé d'avant en arrière. Il offre *six faces* : une *supérieure*, articulaire, en rapport avec le calcanéum ; une *inférieure*, également articulaire, répondant au métatarsien principal et au métatarsien rudimentaire externe ; une *interne*, garnie de trois facettes pour se mettre en contact avec le scaphoïde et le grand cunéiforme, et parcourue, d'avant en arrière, par une rainure qui forme avec ces deux os un conduit vasculaire (fig. 46,6) ; une *externe*, une *antérieure* et une *postérieure*, couvertes d'empreintes.

Scaphoïde. — Os aplati de dessus en dessous, dans lequel on distingue *deux faces* et *une circonférence*. — Les *faces*, toutes deux articulaires, toutes deux creusées d'une rainure d'insertion, sont distinguées en *supérieure* et *inférieure*. La première est concave et répond à l'astragale ; la seconde est convexe et se met en rapport avec les deux os cunéiformes. — La *circonférence* offre, en dehors, deux petites facettes qui s'adaptent à de pareilles facettes du cuboïde. Dans le reste de son étendue, elle est garnie d'empreintes.

Grand cunéiforme. — Aplati de dessus en dessous et triangulaire, cet os, plus petit que le scaphoïde, lui ressemble cependant d'une manière frappante. — Sa *face supérieure* se met en rapport avec ce dernier os. — Sa *face inférieure* s'articule avec le métatarsien médian et le métatarsien latéral interne. — Son *bord externe* est pourvu d'une ou deux facettes pour répondre au cuboïde. — Son *bord interne* en offre une également qui se met en contact avec une semblable facette du petit cunéiforme. — Son *bord antérieur* est rugueux dans toute son étendue.

Petit cunéiforme. — Situé au côté interne du tarse, cet os, plus petit que tous ceux que nous venons d'examiner, est allongé d'avant en arrière, aplati d'un côté à l'autre et enclavé entre les os scaphoïde, grand cunéiforme, métatarsien principal et métatarsien rudimentaire interne, auxquels il répond par quatre facettes articulaires : une supérieure, deux inférieures et une interne. Quand cet os est divisé en deux, il existe alors trois cunéiformes que l'on peut distinguer, comme ceux de l'homme, sous les noms de *premier*, *deuxième* et *troisième*.

DIFFÉRENCES. — *Ruminants.* — Le tarse de ces animaux est formé de cinq os seulement, parce que le cuboïde et le scaphoïde sont soudés en une seule pièce. — L'astragale, allongé de haut en bas, s'unit au scaphoïde par une gorge antéro-postérieure, et au calcanéum par une gorge verticale plus superficielle que la précédente. — Le calcanéum est beaucoup plus long et moins épais que chez le cheval, et la surface de glissement postérieure du sommet est excavée en gouttière. Le petit cunéiforme est très peu développé et pisiforme.

Porc. — Le tarse du porc ressemble beaucoup à celui des ruminants dans sa disposition générale, et dans la disposition particulière de l'astragale et du calcanéum ; mais il est composé de sept os, parce que le cuboïde et le scaphoïde restent isolés l'un de l'autre, et qu'on trouve constamment trois os cunéiformes. Ceux-ci répondent, avec le cuboïde, aux métatarsiens des quatre doigts parfaits.

Carnassiers. — Les os du tarse du **Chien** et du **Chat** ressemblent beaucoup à ceux de l'homme. Ils sont au nombre de sept, comme chez le porc, les cunéiformes étant aussi au nombre de trois. On remarque que l'astragale s'articule avec le scaphoïde au moyen d'une véritable *tête*, séparée du reste de l'os par un rétrécissement auquel on a donné le nom de *col* de l'astragale. Le cuboïde et les trois cunéiformes répondent aux cinq métatarsiens.

2° OS DU MÉTATARSE.

Ces os, au nombre de trois, un médian et deux latéraux, présentent la plus grande analogie avec les os métacarpiens. Aussi nous croyons-nous dispensé d'en faire une description spéciale. Nous indiquerons seulement les caractères différentiels qui les distinguent des os correspondants dans le membre antérieur.

Ainsi, le *métatarsien principal* ou *médian* est plus long que le même métacarpien, et son corps, au lieu d'être légèrement comprimé d'avant en arrière, se trouve à peu près régulièrement cylindrique. Il présente en dehors une scissure qui se dirige d'abord obliquement en arrière et en bas, et qui descend ensuite verticalement en longeant le métatarsien latéral externe. La surface articulaire de l'extrémité supérieure est creusée, dans son centre, d'une large fossette d'insertion. L'extrémité inférieure est à la fois et plus large et plus épaisse que dans le métacarpien.

Des *deux métatarsiens rudimentaires* ou *latéraux*, l'externe est toujours le plus long et le plus gros. L'interne porte sur la face supérieure de sa tête trois facettes articulaires, dont deux répondent au petit cunéiforme et la troisième au grand os de même nom.

DIFFÉRENCES. — *Ruminants.* — Ces animaux possèdent un métatarsien principal et un métatarsien rudimentaire. — Le premier rappelle tout à fait l'os correspondant dans le membre antérieur, dont il se distingue néanmoins par sa plus grande longueur, sa forme quadrilatère et la présence d'un conduit vasculaire qu traverse en arrière l'extrémité supérieure. — Le métatarsien rudimentaire est un petit os lenticulaire articulé, au moyen d'une petite facette, en arrière et un peu en dehors de cette extrémité.

Porc.—On trouve chez cet animal quatre métatarsiens parfaits exactement semblables aux mêmes os du membre antérieur, plus un métatarsien rudimentaire qui marque la trace du pouce dans le membre postérieur. Celui-ci est un petit os aplati d'un côté à l'autre, articulé, au moyen d'une facette diarthrodiale, en arrière de l'extrémité supérieure du grand métatarsien externe. MM. Joly et Lavocat ont trouvé ce petit os soudé au précédent; jusqu'à présent nous l'avons toujours vu libre.

Carnassiers. — Le **Chien** et le **Chat** possèdent quatre métatarsiens parfaits et un métatarsien rudimentaire. Celui-ci, articulé à la suite du cunéiforme interne, représente, comme chez le porc, le vestige du pouce dans le membre postérieur.

3° OS DE LA RÉGION DIGITÉE.

La région digitée du membre postérieur ressemble exactement à celle du membre antérieur. L'analogie de conformation entre les os du doigt postérieur et ceux du doigt antérieur est même poussée si loin, qu'il devient fort difficile de les distinguer les uns des autres.

On remarquera néanmoins : 1° que la première phalange, moins longue que dans le membre antérieur, moins large et moins épaisse à son extrémité inférieure, est au contraire plus large et plus épaisse à son extrémité supérieure ; 2° que le diamètre latéral de la deuxième phalange est plus court; 3° que la troisième phalange, moins évasée à son bord inférieur, se rapproche davantage de la forme d'un V, et que sa face inférieure est plus concave; 4° que les grands sésamoïdes sont moins volumineux ; 5° que le petit sésamoïde est moins long et moins large.

DIFFÉRENCES. — Chez tous nos animaux domestiques, les doigts postérieurs se comportent exactement comme les doigts antérieurs. Les carnassiers seuls présentent une différence notable. Chez ces animaux, en effet, le pouce n'existe pas, ou plutôt il n'est représenté que par le métatarsien rudimentaire dont nous avons parlé plus haut. Cependant il arrive très communément qu'on trouve chez le chien un pouce tout à fait développé. Dans ce cas, le métatarsien rudimentaire est ordinairement suivi d'un cordon ligamenteux auquel se trouve suspendu un stylet osseux qui représente, soit l'extrémité inférieure du métatarsien, soit la première phalange; c'est à la suite de ce stylet que se trouvent articulées la deuxième et la troisième phalanges.

ART. VI. — DES MEMBRES EN GÉNÉRAL ET DE LEUR PARALLÈLE.

Les colonnes brisées que représentent les membres étant destinées non seulement à supporter le tronc pendant la station, mais encore à le transporter pendant la marche, il importerait de les envisager d'une manière générale pour rechercher les conditions qui les rendent propres à ce double usage. Mais comme un examen approfondi de cette matière nous mettrait dans la nécessité de faire intervenir certaines considérations physiologiques qui nous entraîneraient loin de notre sujet, nous nous bornerons, dans cette étude générale des membres, aux remarques les plus essentielles.

A. *Des membres antérieurs comme colonnes de soutien.* — Les membres de devant, étant plus rapprochés que les postérieurs du centre de gravité, supportent une plus grande partie du poids du corps. Ils doivent donc être construits dans des conditions très favorables, en tant qu'on les considère comme agents de sustentation du tronc. En effet, les quatre rayons principaux qui composent chacun d'eux (épaule, bras, avant-bras et pied), quoique fléchis ou disposés à se fléchir en sens inverse les uns des autres, opposent à la pression du poids du tronc, qui tend incessamment à les affaisser, des obstacles purement mécaniques et d'une telle énergie qu'on peut comprendre encore la station sur les membres antérieurs, en supposant anéanties, à l'exception d'une seule, les masses musculaires qui entourent leurs rayons osseux.

Ainsi, le poids du corps se transmet d'abord au scapulum par l'intermédiaire des muscles qui attachent cet os au tronc, et dont le plus actif est évidemment le grand dentelé. Il passe ensuite sur l'humérus, et de là sur le radius, pour être reporté en dernier lieu sur les différentes pièces qui composent le pied. Or l'humérus formant avec le scapulum un angle ouvert en arrière, et avec les os de l'avant-bras un autre angle ouvert en avant, le poids du corps presse continuellement sur ces angles en provoquant leur fermeture, et partant la flexion des rayons osseux. Mais celle-ci est empêchée par l'action combinée de deux puissances. La première, représentée par le coraco-radial, qui s'étend de l'apophyse coracoïde à la tubérosité bicipitale, en passant devant l'articulation de l'épaule, remplit un rôle tout à fait passif; ce muscle est effectivement traversé dans toute sa longueur par d'épaisses énervations tendineuses, qui lui permettent d'agir comme un lien mécanique jeté en avant de l'angle scapulo-huméral, et assez fort pour s'opposer à son affaissement si l'avant-bras est maintenu en situation fixe. La seconde est formée par trois des muscles dits olécrâniens, ceux qui prennent leur origine sur l'humérus; elle empêche la fermeture de l'angle cubital, et fixe activement les os de l'avant-bras pour offrir à la corde tendineuse du coraco-radial un point d'appui solide. Quant au radius, au carpe et au métacarpe, grâce à la direction verticale qu'ils affectent, ils supportent d'eux-mêmes la pression du poids du corps sans avoir besoin d'être aidés par des muscles. Mais la région digitée, se dirigeant obliquement en avant et en bas, forme avec le métacarpien principal un troisième angle ouvert en avant, pour le soutien duquel la nature a créé de solides liens mécaniques. Le doigt se trouve effectivement suspendu en arrière, à l'extrémité supérieure des métacarpiens, par la lanière fibreuse nommée à si juste titre *ligament suspenseur du boulet*, et par la bride carpienne du tendon perforant, laquelle bride transforme ce tendon en un second appareil suspenseur beaucoup plus puissant que le premier. Ajoutons que le tendon perforé agit aussi comme lien suspenseur sans le secours de la portion charnue du muscle ; car il s'attache en arrière de l'extrémité inférieure du radius par une bride fibreuse qui ne le cède en rien, par son volume et sa force de résistance, à celle du perforant.

Il est donc vrai, comme nous l'annoncions plus haut, que le concours actif d'une seule masse contractile, celle des muscles olécrâniens, suffit pour assurer la rigidité du membre antérieur, et pour le mettre en état de supporter, sans s'affaisser, la pression exercée sur lui par le poids du corps.

B. *Des membres antérieurs comme agents de transport.* — La part que les membres de devant prennent au déplacement du corps dans les différentes allures, quoique moins importante que celle des membres postérieurs, n'en mérite pas moins de fixer notre attention. Et en effet, si ces derniers représentent les agents essentiels qui communiquent au corps du quadrupède l'impulsion en avant, les premiers, en soulevant le tronc par la détente de leurs rayons osseux, et en entamant le terrain par la projection de leur extrémité libre, donnent aux puissances musculaires des membres postérieurs la faculté de produire un effet utile.

Ainsi donc, soulever le tronc et entamer le terrain pour favoriser l'effort impulsif des membres postérieurs, telle est la principale destination des membres de devant considérés dans l'état dynamique. Nous allons voir que la disposition des rayons osseux qui les composent leur permet de se prêter à ce double rôle.

Ces rayons osseux, nous l'avons déjà dit, se fléchissent tous en sens inverse les uns des autres. Ainsi, le bras se coude en arrière sur l'épaule ; l'avant-bras se ploie en avant sur le bras ; et les différentes sections du pied se fléchissent toutes en arrière sur les os de l'avant-bras : c'est grâce à cette opposition que le membre antérieur peut soulever la partie antérieure du tronc quand la machine animale est en mouvement. En effet, si l'on suppose, tous les angles articulaires étant fermés, que les muscles extenseurs du bras, de l'avant-bras et du pied entrent en contraction avec les fléchisseurs des phalanges, le redressement subit de ces rayons osseux déterminera une détente plus ou moins brusque qui transmettra son effet au sol. Mais celui-ci, ne pouvant céder sous ce surcroît de pression, réagira sur les membres à la manière d'un plan de marbre sur une bille élastique ; et c'est cette réaction qui repoussera en haut le corps de l'animal.

Il est encore évident que cet état de flexion du membre facilite beaucoup sa projection en avant, en permettant à la région digitée d'éviter les obstacles qu'elle pourrait rencontrer à la surface du sol.

C. *Des membres postérieurs comme colonnes de soutien.* — Les membres de derrière sont disposés moins favorablement que ceux de devant pour remplir l'office de colonnes de soutien, car leurs rayons osseux sont pour la plupart dans un état permanent de flexion et réunis angulairement les uns aux autres, comme on peut s'en convaincre en jetant les yeux sur le squelette (voy. fig. 1, 2, 3, 4, 5). Il faut donc que les puissances musculaires prennent une part plus active que dans le membre antérieur au mécanisme qui prévient l'affaissement de ces rayons. Mais ici encore on rencontre des cordes tendineuses qui viennent en aide à ces organes contractiles. Ainsi, on trouve pour suspendre l'angle métatarso-phalangien deux liens inextensibles, le ligament suspenseur du boulet et le tendon perforant, exactement semblables aux parties analogues qui existent dans la région correspondante du membre de devant. L'angle du jarret, ou tibio-tarsien, est tenu toujours ouvert par la contraction du bifémoro-calcanéen, et par la tension mécanique de la longue corde fibreuse que forme le muscle perforé. Mais ces deux organes ne peuvent faire obstacle à la flexion du jarret qu'autant que le fémur se trouve fixé lui-même, soit par la contraction des muscles rotuliens, qui empêchent l'affaissement de l'angle du grasset ou fémoro-tibial, soit par celle du grand ilio-trochantérien, qui s'oppose à la flexion de l'angle coxo-fémoral.

D. *Des membres postérieurs considérés comme agents de la locomotion.* — Le rôle des membres abdominaux dans la locomotion est des plus intéressants à étudier, puisque ce sont eux qui poussent le corps en avant. Leur mécanisme donne lieu aux mêmes considérations qui ont été exposées quand nous avons envisagé le membre antérieur comme l'agent qui soulève la partie antérieure du corps. Ainsi l'impulsion qu'ils communiquent au tronc est bien le résultat d'une détente des rayons osseux, détente qui produit son effet plutôt d'arrière en avant que de bas en haut, parce qu'au moment où elle s'effectue, la direction générale du membre est fortement oblique en arrière et en bas.

E. *Parallèle entre les membres antérieurs et les membres postérieurs.* — On voit donc, d'après ce qui précède, que les membres antérieurs sont plus spécialement affectés au soutien du corps, et que les postérieurs jouent plus particulièrement le rôle d'agents impulsifs dans les actes locomoteurs. Ceci est tellement vrai qu'on a pu comparer, avec raison, le jeu des membres de devant à celui des rayons d'une roue de voiture, lesquels supportent successivement le poids du véhicule en venant se placer tour à tour dans l'axe vertical de la roue ; tandis qu'on a regardé l'action des membres de derrière comme produisant un effet analogue à l'effort d'un homme qui, placé entre les deux brancards de la voiture, la ferait marcher à reculons en la poussant devant lui.

Cependant, malgré cette différence dans le but qui leur est assigné, ces deux colonnes présentent, dans leur conformation, des ressemblances si frappantes, qu'elles ont porté quelques auteurs à considérer le membre postérieur comme une exacte répétition de l'antérieur. Nouvelle preuve de la sagesse admirable de la nature toujours variée dans ses résultats et toujours simple dans ses procédés !

Nous ne voulons pas entreprendre ici une analyse scrupuleuse des analogies qui existent entre le membre postérieur et l'antérieur. Nous nous contenterons de les indiquer sommairement, la forme élémentaire de cet ouvrage ne nous permettant pas d'entrer dans des détails bien circonstanciés.

Parallèle entre le coxal et le scapulum. — L'analogie qui existe entre ces deux os frappe peu au premier abord ; on peut cependant la saisir facilement avec un peu d'attention. Ainsi, la fosse iliaque représente évidemment les deux fosses externes du scapulum. Chez quelques animaux même (porc, mouton et chèvre), cette fosse est partagée en deux par une crête longitudinale, trace de l'épine scapulaire.

Quant à la cavité cotyloïde, elle répète dans le membre postérieur la cavité glénoïde de l'omoplate. Reste à déterminer dans ce dernier os les parties analogues à l'ischium et au pubis, qui semblent être totalement absentes au membre antérieur. Or, en se basant sur les insertions musculaires, on arrive à reconnaître que l'ischium répond à l'apophyse coracoïde, et le pubis à la clavicule chez les animaux qui en sont pourvus. On remarquera que ce parallèle ne peut être convenablement établi qu'autant que l'on compare l'os du membre postérieur avec l'os du membre antérieur du côté opposé, à cause de la direction inverse qu'affectent ces deux rayons. La même remarque est applicable aux os de la cuisse et du bras, et à ceux de la jambe et de l'avant-bras.

Parallèle du fémur et de l'humérus. — La ressemblance de ces deux os est remarquable; il suffit, pour la mettre en évidence, de placer le fémur gauche à côté de l'humérus droit. Ainsi, on trouve dans le premier : 1° une crête sous-trochantérienne tout à fait semblable à la crête sous-trochitérienne; 2° une tête articulaire mieux détachée que celle de l'humérus, mais configurée de la même manière; 3° un trochanter analogue au trochiter, et décomposé comme lui en trois parties distinctes: le sommet, la crête et la convexité; 4° un trochantin qui représente le trochin; 5° une poulie articulaire inférieure continuée entre les deux condyles par une gorge non articulaire : cette trochlée répond certainement à la gorge médiane de la surface humérale inférieure.

Parallèle entre les os de la jambe et ceux de l'avant-bras. — Ici encore il faut mettre les trois os de la jambe, unis entre eux par leurs liens naturels (voy. la fig. 60), en regard des os de l'avant-bras du côté opposé, et la comparaison s'établit pour ainsi dire d'elle-même. Ainsi, le tibia est l'os analogue du radius. Le péroné représente la partie moyenne et l'extrémité inférieure du cubitus. Quant à la rotule, elle répond de tout point à l'olécrâne. Cette dernière détermination, qui pourrait donner prise à quelques doutes dans l'esprit des anatomistes qui sont habitués à considérer la rotule comme un os sésamoïde, nous semble démontrée aussi victorieusement que possible. En effet, les muscles rotuliens, fixés sur l'os dont ils portent le nom, correspondent exactement aux muscles olécrâniens. De plus, chez certains reptiles, l'olécrâne forme un petit noyau isolé, comme la rotule dans le membre postérieur.

Parallèle entre les os du pied postérieur et ceux du pied antérieur. — L'analogie devient si saisissable quand on compare ces deux régions, qu'il est à peine besoin de la signaler. Les os du tarse sont bien au membre postérieur ce que les os carpiens sont au membre antérieur. Les métatarsiens répètent tout à fait les métacarpiens. Quant aux os de la région digitée, ils sont si exactement ressemblants, qu'il devient fort difficile de distinguer les phalanges postérieures des antérieures.

CHAPITRE III.

DES OS CHEZ LES OISEAUX.

Ces animaux, destinés pour la plupart à se soutenir dans les airs, devaient présenter dans la conformation de leur squelette toutes les conditions qui peuvent favoriser la locomotion aérienne. De là des différences qui le distinguent du squelette des mammifères, différences dont nous allons tracer un tableau raccourci dans une rapide esquisse.

COLONNE VERTÉBRALE. — *Vertèbres cervicales* (fig. 47). — La tige cervi-

FIG. 47 (*).

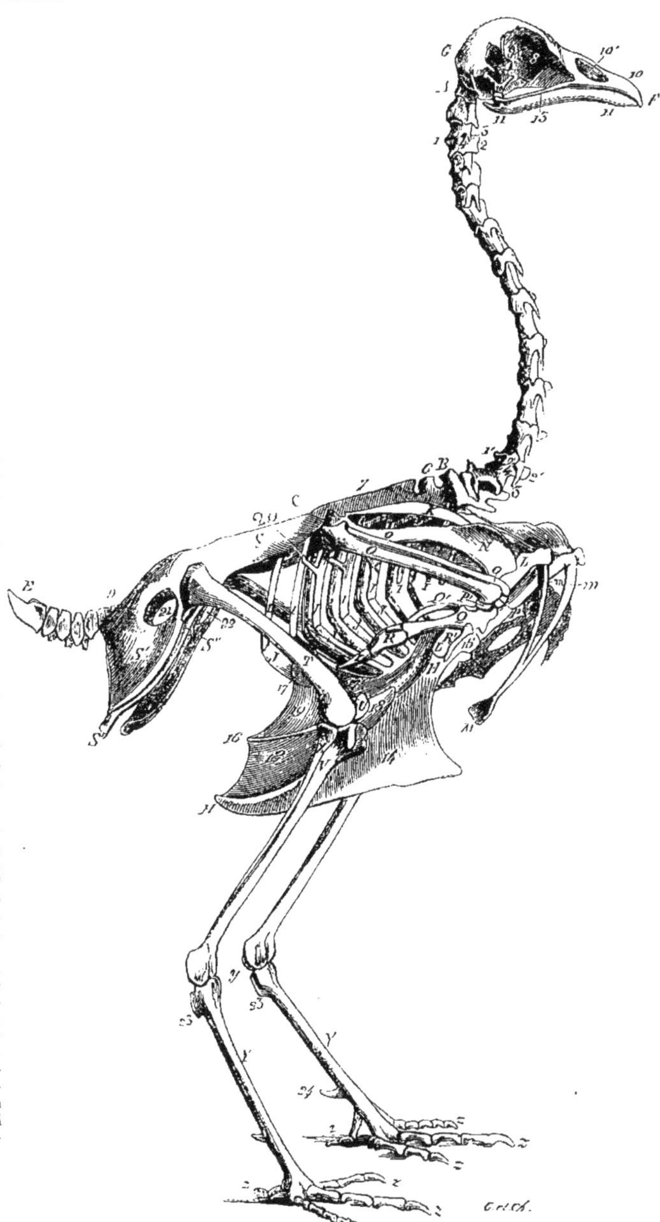

(*) Fig. 47.—*Squelette de coq.* —De *A* à *B. Vertèbres cervicales.* 1. Apophyse épineuse de la troisième. 2. Crête inférieure du corps de la même. 3. Prolongement styloïde de l'apophyse transverse de la même. 4. Trou trachélien de la même. 1', 2', 3', 4'. Les mêmes parties dans la douzième vertèbre. — De *B* à *C. Vertèbres dorsales.* 6. Apophyse épineuse de la première. 7. Crête formée par la soudure des autres apophyses épineuses. — De *D* à *E. Vertèbres coccygiennes.* — *F. G. Tête.* 8. Cloison inter-orbitaire. 9. Trou de communication entre les deux orbites. 10. Os inter-maxillaire. 10'. Ouvertures extérieures du nez. 11. Maxillaire. 12. Os carré. 13. Os jugal. — *H. Sternum.* 14. Bréchet. 15. Apophyse épisternale. 16. Apophyse latérale interne. 17. Apophyse latérale externe. 18. Membrane qui bouche l'échancrure interne. 19. Membrane de l'échancrure externe. — *I*, etc. *Côtes supérieures.* 20. Apophyse postérieure de la cinquième. — *J. Côtes inférieures.* — *K. Omoplate.* — *L. Os coracoïdien.* — *M. Fourchette.* *m,m.* Ses deux branches. — *N. Humerus.* — *O. Cubitus.* — *o. Radius.* — *P,P'. Os du carpe.* — *Q,Q'. Os du métacarpe.* — *R.* Première phalange du *grand doigt* de l'aile. *r.* Seconde phalange du même. — *R'.* Phalange du *pouce.* — *S. Ilium.* — *S'. Ischium.* — *S''. Pubis.* 21. Trou sciatique. 22. Ouverture ovalaire. — *T. Fémur.* — *U. Rotule.* — *V. Tibia.* — *X. Péroné.* — *y.* Os unique du tarse. — *Y. Métatarse.* 23. Apophyse supérieure représentant un métatarsien soudé. 24. Apophyse qui supporte l'ergot. — *Z*, etc., *Doigts.*

cale représente, chez l'oiseau comme chez le mammifère, une espèce de balancier contourné en S, qui supporte la tête et fait varier, par ses changements de forme et de direction, la situation du centre de gravité. Que l'oiseau s'élève dans les airs et s'abandonne à l'élan d'un vol rapide, on le verra allonger le cou et étendre la tête pour porter le centre de gravité en avant. Qu'il vienne se reposer sur le sol, il forcera alors l'inflexion naturelle et plus ou moins gracieuse de son balancier cervical, pour renverser la tête en arrière, et reporter la plus grande partie du poids du corps sur les colonnes de soutien formées par les membres postérieurs. Ces déplacements du centre de gravité s'exécutent chez l'oiseau sur une échelle plus étendue que chez le mammifère ; aussi voit-on la tige cervicale du premier offrir plus de longueur, plus de légèreté, et jouir d'une mobilité excessive.

Les vertèbres qui la composent sont au nombre de 14 chez le **Coq**, de 12 chez le **Pigeon**, de 15 chez le **Canard** et de 18 chez l'**Oie**; on en compte jusqu'à 23 chez le **Cygne** : curieuse variété qui contraste singulièrement avec l'unité numérique dont on a signalé l'existence comme un des caractères les plus remarquables de la classe des mammifères ! Ces vertèbres, généralement plus longues que chez ces derniers animaux, se distinguent surtout par la configuration des surfaces articulaires de la partie inférieure ou du corps. Ce sont, en effet, des facettes diarthrodiales convexes dans un sens et concaves dans l'autre, articulant les corps vertébraux par un véritable emboîtement réciproque. Ainsi, la tête antérieure du corps de chaque vertèbre est remplacée par une facette concave d'un côté à l'autre et convexe verticalement; tandis que l'extrémité postérieure de l'os porte, au lieu de cavité, une facette convexe dans le sens latéral et concave de haut en bas. La crête inférieure du corps (fig. 47, 2, 2') n'existe que dans les premières et dans les dernières vertèbres ; mais elle forme une véritable épine analogue à celle que nous avons déjà signalée sous le corps des vertèbres lombaires du lapin. L'apophyse épineuse (fig. 47, 1, 1') ne constitue qu'une simple crête dans la partie moyenne du cou; elle devient plus saillante dans les vertèbres qui occupent les deux extrémités de la région. L'apophyse transverse représente sur le côté de la vertèbre un gros tubercule obtus et irrégulier, situé sous l'apophyse articulaire antérieure et percé à sa base d'un large trou trachélien (fig. 47, 4, 4'). Elle est pourvue le plus souvent d'un petit prolongement styloïde (fig. 47, 3, 3') dirigé en arrière et en bas, faisant épiphyse dans le jeune âge, et représentant une véritable côte avortée.

L'atlas manque d'apophyses transverses. Cette vertèbre a la figure d'un mince anneau creusé, sur son contour antérieur, d'une petite cavité dans laquelle est reçu le condyle unique de l'occipital.

L'axis offre une apophyse odontoïde très prononcée avec une seule facette impaire sous cette éminence.

Vertèbres dorsales (fig. 47, *B*, *C*). — Au nombre de 7 chez le **Coq** et le **Pigeon**, de 9 chez l'**Oie** et le **Canard**, ces vertèbres se soudent presque toujours en une pièce unique pour fixer le tronc et offrir aux ailes un point d'appui solide dans les violents efforts qu'exige le vol. Les deux ou trois dernières se trouvent même recouvertes par les os des iles et réunies avec eux.

La crête inférieure du corps forme une très longue épine, du moins dans les premières vertèbres. Les apophyses épineuses, plates, larges, courtes et soudées entre elles par leurs bords opposés, constituent une longue crête étendue de la dernière vertèbre cervicale à l'os des iles (fig. 47, 7). Les apophyses transverses s'élargissent à leur sommet; chez le **Coq**, elles se soudent à peu près constamment les unes aux autres.

Vertèbres lombaires et sacrées. — Toutes ces vertèbres sont exactement conformées sur le même type; aussi devient-il fort difficile, pour ne pas dire impossible, de préciser le point où finit la région des lombes, et où commence la région sacrée. D'abord indépendantes les unes des autres, ces vertèbres, au nombre de 14, ne tardent pas à se souder entre elles et avec les coxaux; mais leur séparation primitive est toujours indiquée par les cloisons latérales que forment, à leur face inférieure, les vestiges des apophyses transverses. La première s'unit étroitement à la dernière de la région du dos.

Vertèbres coccygiennes. — Dans la région coccygienne, le rachis recouvre sa mobilité. La queue de l'oiseau remplit, en effet, l'office d'un gouvernail propre à le diriger pendant le vol; et il fallait de toute nécessité que les vertèbres qui servent de base aux pennes rectrices conservassent leur indépendance, pour permettre à celles-ci de se porter à droite, à gauche, en haut ou en bas. Ces vertèbres, au nombre de 7, présentent des apophyses épineuses souvent bifurquées, des apophyses transverses très développées, et quelquefois même des épines plus ou moins longues sur la face inférieure de leur corps. La dernière vertèbre est toujours la plus volumineuse; elle est aplatie d'un côté à l'autre, terminée en pointe et recourbée par en haut.

TÊTE (fig. 47, *F*, *G*, 48). — La tête de l'oiseau est petite et de forme conique. L'extrémité antérieure s'allonge en effet et se termine par un bec pointu ou aplati, disposition qui permet à cet animal de fendre l'air avec plus de facilité.

Fig. 48 (*).

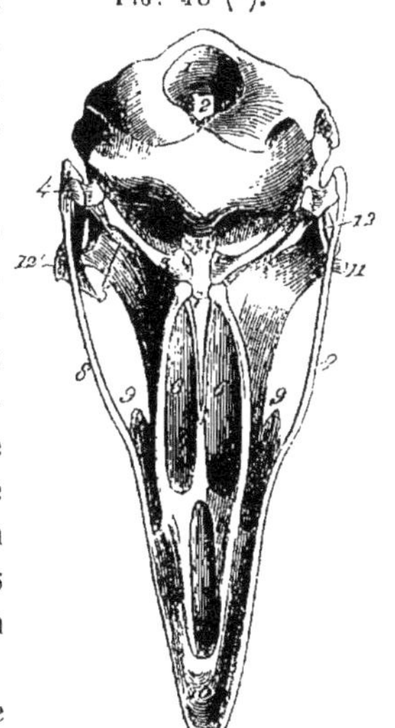

Os du crâne. — Les os qui composent le crâne sont, comme chez les mammifères, un occipital, un pariétal, un frontal, un ethmoïde, un sphénoïde et deux temporaux. Ces os ne sont isolés les uns des autres que chez les jeunes encore dans la coquille. Le travail d'ossification qui les réunit est si rapide, que le crâne, peu de temps après l'éclosion, se trouve déjà formé d'une seule pièce. Il n'entre pas dans nos vues de donner la description détaillée de chacun de ces os; nous nous bornerons à quelques observations sommaires dont la connaissance peut être de quelque utilité.

Ainsi l'*occipital* ne présente, pour s'articuler avec le rachis, qu'un seul condyle situé sous le trou occipital,

(*) Fig. 48. — *Tête de coq (grandeur naturelle) vue par sa face postérieure.* — 1. Trou occipital. 2. Condyle unique de l'occipital. 3. Ptérygoïdien. 4. Surface articulaire inférieure de l'os carré. 5. Apophyse antérieure du même. 6,6. Face inférieure des palatins formant l'orifice guttural des cavités nasales. 7. Extrémité postérieure des mêmes. 8. Zygomatique. 9. Lacrymal. 10. Inter-maxillaire. 11. Apophyse orbitaire. 12. Apophyse zygomatique droite. 12'. Celle du côté opposé réunie à l'apophyse orbitaire.

et creusé à sa surface d'une légère rainure. Dans les palmipèdes, cet os est percé, en arrière des crêtes chargées de donner attache aux muscles extenseurs, de deux trous qui pénètrent dans le crâne et qui représentent deux fontanelles persistantes. — Le *pariétal* est peu développé et formé seulement par deux noyaux primitifs. — Le *frontal* est le plus grand des os du crâne ; son apophyse orbitaire (fig 48, 11), est portée par une pièce particulière, que l'on considère généralement comme appartenant à la grande aile du sphénoïde. — La *lame perpendiculaire de l'ethmoïde* est considérable, et constitue entre les deux orbites une mince cloison verticale (fig. 47, 8). Son bord postérieur est échancré en regard du trou optique, et forme ainsi une ouverture qui fait communiquer les deux cavités orbitaires (fig. 47, 9). On remarque de plus qu'elle est creusée, près de son bord supérieur, d'une scissure qui aboutit par ses extrémités à deux orifices, dont l'un pénètre dans le crâne, et l'autre dans les cavités nasales. Cette scissure et ces trous livrent passage au nerf ethmoïdal, qui traverse ainsi l'orbite avant d'arriver à son lieu de destination. — Les *volutes ethmoïdales* sont plutôt membraneuses qu'osseuses. Leur base est attachée sur une lame transverse fort délicate, souvent membraneuse elle-même et non criblée, qui forme en partie la paroi antérieure de l'orbite. Ces volutes remplacent à la fois les masses latérales de l'ethmoïde et les cornets des animaux mammifères. — Le *sphénoïde* paraît formé d'une pièce unique, et offre sur les côtés de son corps deux facettes diarthrodiales qui répondent aux ptérygoïdiens. Il est percé d'un seul trou pour le passage des nerfs optiques; mais ce trou s'ouvre au dehors en regard de l'échancrure postérieure de la cloison inter-orbitaire, comme on vient de le voir; et il permet ainsi à chacun des nerfs qui le traversent de gagner l'œil auquel il est destiné. Il est digne de remarque qu'une disposition analogue se rencontre également dans le lapin (1). — Les *temporaux* présentent à leur base une surface articulaire qui répond à l'os carré. Chez les animaux du genre *Coq*, l'apophyse zygomatique (fig. 48, 12, 12') forme une petite languette aplatie, dirigée en avant, tantôt libre, tantôt unie par son bord supérieur avec le sommet de l'apophyse orbitaire. Ces deux éminences sont excessivement courtes dans les *Pigeons*. Chez les *Palmipèdes*, elles se soudent et se confondent d'une manière si intime, qu'il devient impossible de les distinguer l'une de l'autre. De cette union résulte une longue et forte apophyse, qui se dirige en avant et vient à la rencontre d'un prolongement particulier de l'os unguis, en formant avec celui-ci une véritable arcade osseuse. Cette arcade limite en bas et en dehors la cavité orbitaire.

Os de la face. — La mâchoire supérieure comprend : un inter-maxillaire, deux os nasaux, deux lacrymaux, deux palatins, deux ptérygoïdiens, deux zygomatiques et un vomer. La mâchoire inférieure a pour base un maxillaire, qui s'articule avec le crâne par l'intermédiaire de deux os supplémentaires nommés *os carrés*.

(1) Cette analogie est véritablement frappante, et pourrait, suivant nous, servir de base à une nouvelle détermination de la cloison inter-orbitaire. Nous sommes tenté, en effet, de considérer cette lame osseuse comme le sphénoïde inférieur et la partie moyenne de l'ethmoïde des oiseaux. Cette manière de voir viendrait confirmer les idées de M. Tabourin sur le sphénoïde inférieur et l'ethmoïde des mammifères.

L'*inter-maxillaire* (fig. 47 et 48, 10) est formé, avant l'éclosion, de deux pièces latérales qui représentent les deux petits sus-maxillaires des mammifères. Cet os est très considérable et forme à lui seul la base du bec supérieur, dont il détermine la forme ; aussi est-il pointu et conique chez les *Gallinacés*, large et aplati de dessus en dessous chez les *Palmipèdes*. Il circonscrit en avant les ouvertures externes du nez, et se prolonge supérieurement en deux longues apophyses qui s'enclavent entre les os nasaux. Deux apophyses inférieures, appartenant aussi à cet os, concourent à la formation de la voûte palatine. — Les *sus-maxillaires*, analogues aux grands sus-maxillaires des mammifères, sont deux os rudimentaires situés sur les côtés et à la base du bec. Ils forment une partie de la voûte palatine et des parois des cavités nasales.—Les *os nasaux* circonscrivent en haut, en dedans et même en dehors, les orifices extérieurs de ces cavités.—Les *palatins* entourent, comme chez les mammifères, les ouvertures gutturales du nez, et constituent une grande partie de la voûte palatine. Leur extrémité postérieure s'appuie contre les ptérygoïdiens. L'antérieure vient rejoindre les sus-maxillaires et les apophyses inférieures de l'inter-maxillaire.—Les *ptérygoïdiens* s'étendent obliquement du sphénoïde aux os carrés. On remarquera qu'ils s'unissent avec le sphénoïde par articulation diarthrodiale. — Les *zygomatiques* ont la forme de deux stylets très grêles unis à l'os carré par leur extrémité postérieure, et soudés au sus-maxillaire par leur extrémité antérieure. — Le *vomer* sépare l'une de l'autre les ouvertures gutturales du nez.

Les os de la mâchoire supérieure ne se soudent point entre eux d'une manière aussi rapide que les os du crâne. Les apophyses montantes de l'inter-maxillaire et les os nasaux restent même pendant fort longtemps unis au frontal par une simple articulation synarthrodiale. Cette disposition permet au bec supérieur d'exécuter un certain mouvement d'élévation, mouvement dont nous ferons connaître le mécanisme en parlant des articulations.

Le *maxillaire* est formé primitivement d'un grand nombre de segments distincts qui se soudent bientôt pour constituer un os unique. — L'*os carré* ou *tympanique* doit être considéré comme une pièce osseuse détachée du temporal. C'est un os prismatique, pourvu, sur sa face supérieure, d'une facette diarthrodiale qui l'unit au temporal, et, sur sa face inférieure, d'une autre facette articulée avec la branche du maxillaire. Il se joint en dehors avec le zygomatique, en dedans avec le ptérygoïdien. En arrière, il donne attache à la membrane du tympan. Il présente en avant une petite éminence d'insertion que Meckel considère comme une seconde apophyse zygomatique.

THORAX. — *Sternum* (fig. 47, *H;* 49, 1). — Le *sternum* des oiseaux, servant de point d'appui aux muscles moteurs de l'aile, devait offrir, et offre, en effet, une force remarquable à cause du volume extraordinaire de ces muscles. Or, ceux-ci étant d'autant plus forts et plus énergiques que l'oiseau présente à un plus haut degré l'aptitude au vol, il en résulte que la charpente du sternum se trouve elle-même d'autant plus solide que les oiseaux chez lesquels on le considère sont meilleurs voiliers. Il en résulte encore qu'on peut pressentir, d'une manière presque infaillible, l'étendue et la puissance du vol d'un oiseau à la seule inspection du sternum des individus de son espèce. On comprend fort bien, du reste, que nous n'énonçons en ce moment qu'une application particulière des règles posées par la grande loi de concordance entre la disposition anatomique des organes et leur finalité physiologique.

Étudié chez les *Palmipèdes*, qui nous serviront de type de description, le sternum se présente sous la forme d'une large cuirasse rectangulaire, allongée d'avant en arrière, qui constitue à elle seule la paroi inférieure de la cage thoracique, et qui protége même en grande partie la cavité abdominale. — Sa face supérieure est concave. — Sa face inférieure est convexe et se trouve occupée tout entière par l'insertion des muscles pectoraux. Elle présente sur la ligne médiane une crête mince et très saillante, qui porte le nom de *bréchet* (fig. 47, 14; — 49 *B*, 2), et qui multiplie d'une manière remarquable les points d'attache de ces muscles. — Le bord antérieur offre dans son milieu une petite éminence d'insertion dite *épi-sternale* (fig. 47, 15 ; — 49 *A*, 2). On y voit latéralement deux rainures articulaires qui répondent aux coracoïdiens. — Le bord postérieur est entaillé de deux échancrures souvent converties en trous (fig. 49 *B*, 3,3). — On observe sur les bords latéraux de petites facettes articulaires doubles qui répondent aux côtes inférieures. Les angles qui séparent ces deux bords de l'antérieur se prolongent tous deux en une petite éminence, nommée par quelques auteurs *apophyse costale* (fig. 49 *A*, 3,3).

Chez le **Coq**, le sternum est beaucoup plus faible que chez les **Oies** et les **Canards**. Il présente, en effet, de chaque côté du bréchet deux larges échancrures qui entament profondément sa substance et la réduisent à fort peu de chose. Ces échancrures (fig. 47, 18, 19 ; — 49 *A*, 6, 7), bouchées à l'état frais par des membranes, sont distinguées en externe et en interne. Celle-ci, beaucoup plus vaste que l'autre, s'étend jusqu'auprès de l'extrémité antérieure de l'os. De cette division des lames latérales du sternum résultent deux apophyses grêles et longues dirigées en arrière (fig. 47, 16, 17 ; — 49 *A*, 4, 5). L'externe se termine en s'élargissant, et forme une espèce de plaque osseuse qui recouvre les dernières côtes inférieures.

Le sternum des *Pigeons* se distingue par l'énorme développement du bréchet. Les deux échancrures qui existent chez le coq se rencontrent aussi dans ces oiseaux. Mais l'interne est presque toujours convertie en un trou étroit.

Cette étude comparative du sternum chez nos principaux oiseaux domestiques nous met à même d'apprécier la justesse des principes qui ont été posés plus haut sur la forme et l'étendue que cet os peut présenter. Ainsi les *Gallinacés* proprement dits, qui volent peu et mal, ont le sternum singulièrement affaibli par les échancrures profondes qui évident ses parties latérales. Chez les *Palmipèdes*, le sternum est large et légèrement échancré ; aussi l'oie et le canard, que nous voyons se traîner si lourdement sur le sol dans nos basses-cours, sont-ils capables de soutenir une course aérienne longue et rapide, comme les individus de leur espèce qui vivent à l'état sauvage. Quant aux *Pigeons*, connus pour la rapidité et la puissance de leur vol, ne doivent-ils pas cet avantage au développement extraordinaire de la carène qui constitue le bréchet ?

Côtes (fig. 47, I, etc.). — Il existe sept paires de côtes chez le **Coq** et le **Pigeon** ; on en compte neuf chez le **Canard**. Articulés supérieurement avec les vertèbres dorsales de la même manière que chez les mammifères, ces os sont pourvus, vers leur partie moyenne, d'une éminence aplatie qui part du bord postérieur, et qui se dirige en arrière et en haut pour aller s'appuyer, par son extrémité libre, sur la face externe de la côte suivante. Ces éminences (fig. 47, 20) font épiphyse dans le jeune âge, et manquent ordinairement dans les premières et les dernières côtes. Elles concourent d'une manière efficace à assurer la solidité de la cage thoracique.

Les cartilages costaux des mammifères se trouvent transformés chez les oiseaux en véritables côtes inférieures, unies aux côtes supérieures par une articulation diarthrodiale (fig. 47, *J*, etc.). Ces pièces osseuses sont longues, fortes, et se terminent toutes à leur extrémité inférieure par une double facette qui s'articule avec le bord latéral du sternum ; elles manquent presque toujours dans les deux premières côtes. Il n'est pas rare de voir la dernière s'unir à l'avant-dernière, au lieu de gagner directement le sternum ; elle se comporte dans ce cas comme les côtes asternales des mammifères.

Fig. 49 (*).

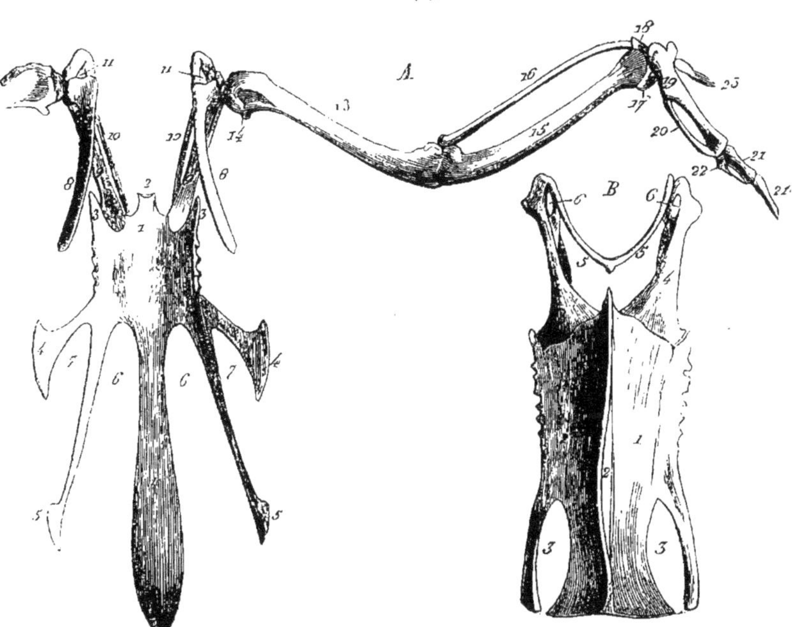

MEMBRES ANTÉRIEURS. — *Os de l'épaule.* — L'épaule comprend : une *omoplate* ; un os particulier nommé par G. Cuvier *coracoïdien* ; et une *clavicule* qui forme, en se soudant avec celle du côté opposé, un os impair appelé *fourchette* ou

(*) Fig. 49. — *A. Sternum et os de l'aile chez le coq, vus d'en haut.* — 1. Corps du sternum. 2. Son apophyse épi-sternale. 3,3. Ses apophyses costales. 4,4. Ses apophyses latérales externes. 5,5. Ses apophyses latérales internes. 6,6. Échancrures internes. 7,7. Échancrures externes. 8. Omoplate. 9. Coracoïdien. 10. Fourchette. 11. Trou pour le passage du releveur de l'aile. 13. Humérus. 14. Trou aérien de cet os. 15. Cubitus. 16. Radius. 17. Os carpien cubital. 18. Os carpien radial. 19. Grand métacarpien. 20. Petit métacarpien. 21. Première phalange du grand doigt. 21'. Seconde phalange du même. 22. Petite phalange accolée au premier os du grand doigt et représentant le vestige d'un troisième doigt. 23. Pouce.

B. Sternum et os de l'épaule d'un jeune canard (vus d'en bas). — 1,1. Sternum. 2. Bréchet. 3,3. Échancrures latérales. 4,4. Coracoïdiens. 5,5. Fourchette. 6. Trou pour le passage du releveur de l'aile.

os furculaire. — L'*omoplate* (fig. 47, *K*; — 49 *A*, 8) est étroite, allongée, falciforme, et ne présente aucune trace d'épine. Son extrémité antérieure forme une partie seulement de la cavité glénoïde, et s'unit, par l'intermédiaire d'un fibro-cartilage, avec la fourchette et l'os coracoïdien. — Celui-ci (fig. 47, *L*; — 49 *A*, 9; — 49 *B*, 4), ainsi nommé parce qu'il représente l'apophyse coracoïde des mammifères, est un os long et prismatique dirigé obliquement de haut en bas et d'avant en arrière. Son extrémité supérieure, souvent soudée au scapulum, s'unit à angle aigu avec cet os, et forme une partie de la cavité articulaire qui reçoit la tête de l'humérus. Son extrémité inférieure est aplatie d'avant en arrière, et répond, par une articulation diarthrodiale, au bord antérieur du sternum. Le *coracoïdien* est long chez les oiseaux qui volent lourdement; il est, au contraire, court, épais, et partant très solide chez les fins voiliers. — La *fourchette* (fig. 47, *M*; — 49 *B*, 5,5) est un os impair, en forme de *V* ou d'*U*, situé à la base des deux ailes, en avant du tronc, dans une direction oblique de haut en bas et d'avant en arrière. Les deux branches qui la constituent représentent, avons-nous dit, les clavicules; elles se rapprochent par leur extrémité inférieure, pour se souder entre elles et former un angle curviligne plus ou moins ouvert, uni au bréchet à l'aide d'un ligament membraneux; leur extrémité supérieure vient s'appuyer, en dedans et à l'opposé de la cavité glénoïde, contre le scapulum et le coracoïdien, en formant avec ces deux os un trou remarquable dans lequel s'engage le tendon du muscle releveur de l'aile (fig. 49; — *A*, 4; — *B*, 6). La fourchette joue le rôle d'un ressort élastique, chargé d'empêcher le rapprochement des ailes pendant la contraction des muscles abaisseurs. Aussi la conformation de cet os est-elle, comme celle du sternum, en rapport avec l'étendue et la puissance du vol : c'est ainsi que les deux branches de l'os furculaire sont épaisses, solides, fortement écartées et incurvées en *U* chez les oiseaux fins voiliers; tandis que chez ceux qui ont le vol lourd et difficile, ces mêmes branches sont minces, faibles et réunies à angle aigu. Cette dernière disposition surtout enlève beaucoup de force à la fourchette, en amoindrissant singulièrement la puissance de réaction de l'arc osseux qu'elle représente.

Os du bras. — L'*humérus* (fig. 47, *N*; — 49 *A*, 13) offre une tête articulaire de forme ovalaire et un trou aérien placé sous cette éminence. Il est long chez les *Palmipèdes*, de moyenne grandeur chez les *Gallinacés* proprement dits, et très court chez les *Pigeons*.

Os de l'avant-bras (fig. 47, *O*, *o*; — 49 *A*, 15 et 16). — Le *radius* est beaucoup moins volumineux que le *cubitus*. Celui-ci n'a qu'un olécrâne extrêmement court. Ces deux os sont écartés l'un de l'autre dans leur partie moyenne et se rapprochent à leurs extrémités, qui s'unissent entre elles au moyen de liens ligamenteux, de manière à rendre impossibles les mouvements de pronation et de supination. Ce mode de fixité, qui n'empêche cependant pas aux deux os de l'avant-bras de glisser légèrement l'un sur l'autre dans le sens de leur longueur, a été sagement institué par la nature, pour que l'aile pût frapper l'air à la manière d'une rame, par sa face inférieure; autrement la résistance des couches aériennes eût fait pivoter les deux rayons osseux de l'avant-bras, et l'aile se fût présentée contre l'air de champ ou par son tranchant.

Os du carpe (fig. 47, P,P'; — 49 A, 17, 18). — On en compte deux seulement, distingués sous les noms de *radial* et de *cubital*, parce qu'ils répondent plus particulièrement, l'un au radius, l'autre au cubitus.

Os du métacarpe (fig. 47, Q,Q'; — 49 A, 19, 20). — Ils sont au nombre de deux, écartés l'un de l'autre dans leur partie moyenne, soudés par leurs extrémités.

Os de la région digitée. — L'aile des oiseaux comprend trois doigts. — L'un d'eux, qui simule le pouce et forme la charpente osseuse de l'aile bâtarde, se compose d'une seule phalange styloïde, articulée à la base d'une petite apophyse particulière que porte l'extrémité supérieure du plus grand métacarpien (fig. 47, R'; —49 A, 23).—Le plus grand doigt est constitué par deux phalanges qui font suite à ce dernier os (fig. 47, R,r;—49 A, 21,21').—Le troisième doigt est représenté par une petite phalange rudimentaire (fig. 49, A, 22) qui répond à l'extrémité inférieure du plus petit métacarpien, et qni s'accole à la première phalange du grand doigt de la manière la plus intime.

Il est bon de remarquer que la main et l'avant-bras sont d'autant plus longs que les oiseaux sont meilleurs voiliers; aussi ces deux rayons de l'aile sont-ils très courts chez les *Gallinacés* proprement dits.

Membres postérieurs. — *Coxal ou os iliaque.* — C'est une pièce volumineuse et très solide, surtout chez les oiseaux marcheurs, composée, comme dans les mammifères, d'un ilium, d'un ischium et d'un pubis. — L'*ilium* (fig. 47, S) se soude avec toutes les vertèbres lombaires et les dernières dorsales; il est excavé sur sa face externe. — L'*ischium* (fig. 47, S') est très large et ferme par côté la cavité pelvienne. Il est percé, en arrière de la cavité cotyloïde, d'un vaste orifice (fig. 47, 21) qui remplace la grande échancrure sciatique. Son bord supérieur se soude avec les vertèbres sacrées; l'inférieur s'unit au *pubis*. —Celui-ci (fig. 47, S''), mince et allongé, suit la direction du bord inférieur de l'ischium, et circonscrit avec ce dernier os une *ouverture ovalaire* plus ou moins spacieuse (fig. 47, 22). Son extrémité inférieure dépasse l'ischium pour se recourber en dedans vers celle du côté opposé, mais sans la rejoindre et sans s'unir avec elle. Il n'y a donc point, chez les oiseaux, de symphyse pelvienne, et le bassin est largement ouvert par en bas, disposition qui facilite le passage de l'œuf à travers cette cavité et sa sortie du cloaque. — On observera enfin que la *cavité cotyloïde* est percée à son fond d'un trou qui traverse l'os d'outre en outre.

Os de la cuisse. — Le *fémur* (fig. 47, T) est articulé inférieurement avec la rotule, le tibia et le péroné. Chez tous les oiseaux marcheurs, comme les gallinacés, il est long et fort, ainsi que les rayons qui suivent.

Os de la jambe. — La *rotule* (fig. 47, U) est mince et large. — Le *tibia* (fig. 47, V) se termine en bas comme l'extrémité inférieure du fémur retournée, c'est-à-dire qu'il présente deux condyles séparés par une gorge qui devient articulaire en arrière. — Le *péroné* (fig. 47, X) s'articule par sa tête avec le condyle externe du fémur. Il se soude au tibia et ne descend jamais jusqu'à l'extrémité inférieure de cet os.

Os du tarse. — Le tarse semble manquer tout à fait chez les oiseaux. Cependant on peut hardiment considérer comme un vestige des os de cette région un petit noyau osseux perdu au milieu d'une masse fibro-cartilagineuse qui glisse sur la poulie postérieure du tibia. Ce noyau (fig. 47, *y*) représenterait le calcanéum des mammifères.

Os du métatarse. — On trouve chez les oiseaux un seul métatarsien, articulé supérieurement avec l'extrémité inférieure du tibia, terminé inférieurement par trois poulies qui supportent les trois doigts principaux. Cet os (fig. 47, Y) présente chez le **Coq**, près de son tiers inférieur, une apophyse conique tournée en arrière, qui sert de base à l'ergot (fig. 47, 24). En arrière de son extrémité supérieure, il en offre une autre qu'on peut considérer comme un métatarsien soudé (fig. 47, 23).

Os de la région digitée (fig. 47, *Z*, etc.). — Les oiseaux domestiques possèdent tous quatre doigts aux membres inférieurs : trois principaux, dirigés en avant, et un rudimentaire, qui se porte en arrière. — Les premiers, distingués en interne, en médian et en externe, s'articulent avec les poulies inférieures du métatarsien. L'interne est formé de trois phalanges, le second en a quatre et le troisième cinq. Ces phalanges sont conformées à peu près comme celles des carnassiers; la dernière est pointue, conique et enveloppée d'un étui corné. — Quant au quatrième doigt, c'est-à-dire le pouce, il comprend trois articles, dont un, le premier, est généralement considéré comme un métatarsien rudimentaire. Cet article est attaché par du tissu fibro-cartilagineux en dedans et en arrière de l'extrémité inférieure du métatarsien principal.

DEUXIÈME SECTION.

DES ARTICULATIONS.

CHAPITRE PREMIER.

DES ARTICULATIONS EN GÉNÉRAL.

Les différentes pièces qui constituent la charpente solide de l'animal sont unies entre elles, avons-nous dit, de manière à pouvoir jouer les unes sur les autres. De cette union résultent les *articulations* ou les *jointures articulaires*, que nous allons faire connaître d'une manière générale avant de nous livrer à l'étude particulière de chacune d'elles.

Pour former les articulations, les os se correspondent par les points déterminés de leur périphérie, auxquels on a donné le nom de *surfaces articulaires.* Toute articulation est donc essentiellement constituée par deux surfaces osseuses opposées, moulées l'une sur l'autre.

Celles-ci sont tantôt contiguës, indépendantes et très mobiles; tantôt continues entre elles, à l'aide d'une substance cartilagineuse qui les condamne, sinon à l'immobilité, du moins à des mouvements très bornés; tantôt réunies l'une à l'autre par un fibro-cartilage dont l'élasticité permet le déplacement des pièces osseuses en contact.

Dans le premier cas, les articulations prennent le nom de *diarthroses* ou d'*articulations mobiles.*

Dans le deuxième cas, elles s'appellent *synarthroses*, *sutures*, ou encore *articulations immobiles.*

Dans le troisième, ce sont des *amphiarthroses* ou des *articulations mixtes*, ainsi nommées parce qu'elles participent à la fois des deux autres classes d'articulations : des synarthroses, par la continuité établie entre les surfaces articulaires; des diarthroses, par l'étendue des mouvements dont elles permettent l'exécution.

Nous étudierons successivement les caractères généraux qui distinguent chacune de ces trois grandes classes d'articulations.

§ I. — Caractères généraux des diarthroses.

On doit considérer dans les diarthroses : 1° les *surfaces osseuses* contiguës qui les forment; 2° la couche cartilagineuse (*cartilages d'encroûtement*) qui recouvre celles-ci; 3° le tissu fibro-cartilagineux (*fibro-cartilages articulaires*) qui les complète, quand elles ne sont pas configurées pour s'adapter réciproquement l'une à l'autre ; 4° les *ligaments* qui les maintiennent en contact; 5° les membranes séreuses (*capsules synoviales*) qui tapissent la face interne de ceux-ci et qui sécrètent la *synovie*, sorte d'huile animale ayant pour usage de faciliter le glissement des surfaces articulaires ; 6° les *mouvements* dont ces articulations peuvent être le siége ; 7° leur *classification méthodique ;* 8° leur *nomenclature.*

Surfaces articulaires. — Ces surfaces ont pour caractère commun d'être dépourvues d'aspérités et de pouvoir glisser avec la plus grande facilité sur les surfaces opposées. Elles sont désignées, suivant leurs formes, sous les noms de *facettes*, de *têtes*, de *condyles*, de *cotyles*, de *glènes*, de *poulies*, etc. Nous n'avons pas à revenir ici sur leur description générale, car elles ont été suffisamment étudiées en ostéologie ; nous nous bornerons à rappeler qu'on les trouve aux extrémités des os longs, sur les faces des os courts et sur les angles des os larges. Nous dirons encore qu'elles sont souvent creusées d'une ou de plusieurs *fossettes* dites *synoviales*, sortes de réservoirs naturels qui reçoivent le liquide onctueux sécrété par les membranes séreuses inter-articulaires.

Cartilages d'encroutement. — On appelle ainsi des lames de matière cartilagineuse appliquées comme un vernis sur les surfaces articulaires, auxquelles elles adhèrent fortement par leur face profonde ; leur face libre se distingue par un brillant et un poli remarquables. Plus épais au centre qu'à la circonférence quand ils revêtent des éminences osseuses, ces cartilages présentent la disposition inverse lorsqu'ils tapissent des cavités. — Ils sont élastiques, d'un blanc nacré, résistants, quoique assez mous pour se laisser entamer par l'instrument tranchant ; ils possèdent, en un mot, tous les caractères physiques du cartilage primitif des os. — Ils semblent être constitués par des fibres parallèles, perpendiculaires aux surfaces osseuses et implantées sur celles-ci par une de leurs extrémités ; l'extrémité opposée répond à la face libre du cartilage. Sous le microscope, ils se montrent formés d'une matière amorphe et homogène, dans laquelle sont déposés des corpuscules sphériques ou ovoïdes renfermant un nombre plus ou moins considérable de gros noyaux. Ils ne reçoivent ni vaisseaux ni nerfs, et doivent par conséquent être classés dans la catégorie des matériaux organiques inertes, c'est-à-dire parmi les substances épidermoïdes. — Leur mode de production les rapproche encore d'une manière remarquable de la nature de ces substances. En effet, ce sont (du moins chez l'adulte) des produits de sécrétion versés sur les surfaces articulaires par les capillaires du tissu spongieux des os. Ces cartilages se reproduisent donc par l'addition de nouvelles couches sous les anciennes, pendant que les plus superficielles, soumises à un frottement presque continuel, disparaissent par l'usure. — La présence des cartilages d'encroûtement dans les articulations mobiles est de la dernière nécessité. Quand ils sont usés, résorbés ou transformés en os à la suite de certaines maladies articulaires, les mouvements deviennent douloureux et très difficiles. Pour conclure sur le rôle qu'ils remplissent dans l'économie, nous dirons : 1° qu'ils favorisent par leur poli le glissement et le déplacement des pièces osseuses; 2° qu'ils amortissent, par leur souplesse et leur élasticité, les secousses violentes auxquelles sont exposées les articulations; 3° qu'ils s'opposent à l'usure et à la déformation des surfaces articulaires.

Fibro-cartilages complémentaires. — On trouve deux sortes de fibro-cartilages complémentaires : — Les uns représentent des bourrelets circulaires qui matelassent le sourcil de certaines cavités, en bouchant les échancrures qui peuvent l'interrompre. Ils augmentent la profondeur de ces excavations et protégent leurs contours contre la violence des chocs. — Les autres sont interposés aux surfaces articulaires quand elles ne s'emboîtent pas exactement l'une dans l'autre, lorsque, par exemple, elles sont toutes deux convexes. Ainsi, on se rappelle que les tubérosités latérales du tibia présentent, pour répondre aux condyles du fémur, deux surfaces diarthrodiales convexes : la coaptation est rendue parfaite par l'interposition entre chaque condyle et chaque surface tibiale correspondante d'un fibro-cartilage en forme de croissant, qui a reçu pour cette raison le nom de *ménisque*. Dans d'autres jointures, ces fibro-cartilages inter-articulaires représentent des disques ou des lentilles biconcaves. — Ces organes sont formés, comme leur nom l'indique, par du tissu fibreux et du tissu cartilagineux, dont nous n'avons point à rechercher ici le mode d'association. Nous ferons cependant observer que le cartilage se trouve accumulé surtout dans tous les points qui frottent contre les surfaces articulaires. Ils reçoivent des vaisseaux et même quelques nerfs.

Ligaments. — Ce sont des liens qui unissent entre elles les surfaces contiguës des diarthroses. Ces liens sont formés, tantôt par du tissu fibreux blanc, tantôt par du tissu fibreux jaune; d'où la division des ligaments en deux grandes classes : les *ligaments blancs* et les *ligaments jaunes*.

a. Les *ligaments blancs* se distinguent par la blancheur nacrée de leur tissu et par leur inextensibilité. Ceux qui existent au pourtour des articulations constituent les *ligaments périphériques ;* ceux qu'on trouve à leur intérieur prennent le nom de *ligaments inter-osseux* ou *inter-articulaires*.

Les *ligaments périphériques* sont généralement formés de fibres parallèles qui se rassemblent en faisceaux ou s'étalent en membranes. Dans le premier cas, on les dit *funiculaires* ou *rubanés ;* dans le second, ils s'appellent *ligaments membraniformes* ou *capsulaires*. — Les *ligaments funiculaires* constituent de courtes bandelettes arrondies ou aplaties, attachées par leurs extrémités sur les deux pièces osseuses qu'elles réunissent, tapissées à leur face interne par la capsule synoviale, recouvertes en dehors par des tendons, des aponévroses, des muscles, des vaisseaux ou des nerfs. — Les *ligaments capsulaires* sont souvent complets, c'est-à-dire qu'ils entourent l'articulation de toutes parts, à la manière d'un manchon. D'autres fois ils sont incomplets, et représentent alors de simples membranes chargées de relier entre eux les différents liens funiculaires d'une même jointure.

Les *ligaments inter-osseux*, moins nombreux que les précédents, sont formés souvent de fibres croisées en sautoir. Ce sont toujours des liens *funiculaires* fixés par leurs extrémités dans des excavations ménagées au centre des surfaces articulaires.

b. Les *ligaments jaunes*, tous *périphériques*, *funiculaires* ou *membraneux*, jouissent d'une élasticité très prononcée, qui leur permet de ramener mécaniquement dans leur position habituelle les leviers osseux momentanément déplacés. Ces ligaments, véritables auxiliaires des puissances musculaires, sont destinés à faire équilibre, d'une manière permanente, au poids de certaines parties du corps qui tendent incessamment à tomber vers le sol.

Capsules synoviales. — Ce sont des membranes fort minces, de la nature des séreuses, chargées, avons-nous dit, de sécréter la *synovie*. On admet généralement qu'elles se comportent comme les autres membranes séreuses, c'est-à-dire qu'elles forment des sacs clos de toutes parts. D'après cette manière de voir, une synoviale, après avoir tapissé la face interne des ligaments périphériques d'une diarthrose, se prolongerait sur la surface libre des cartilages d'encroûtement, qui lui devrait son brillant et son poli. Mais il faut dire que c'est là une pure hypothèse contre laquelle s'élèvent une foule de faits scrupuleusement observés. La discussion de ces faits appartient à l'anatomie générale; nous l'exposerons cependant dans ce livre aussi brièvement que possible.

1° Si l'on consulte l'observation directe, elle donne sur cette question litigieuse les renseignements les plus précis : les cartilages sont bien à nu ; il n'y a point de membrane synoviale à leur surface. Les anatomistes qui ont pris pour cette membrane la mince pellicule qu'il est possible de rendre évidente sur les cartilages, en coupant obliquement leur substance et achevant de séparer par déchirure le morceau entamé, ceux-là, dis-je, se sont bien évidemment trompés. Et en effet, cette pellicule n'a point la texture des séreuses ; elle n'est pas vasculaire, car il n'a jamais été possible d'injecter des vaisseaux à la surface des cartilages, pas plus que dans leur épaisseur ; elle n'est point recouverte d'épithélium ; enfin, soumise à l'inspection microscopique, elle se présente avec tous les caractères de la matière amorphe du cartilage. On doit donc la considérer comme une pellicule cartilagineuse détachée des couches superficielles du vernis articulaire, pellicule qu'il a toujours été impossible de mettre en évidence sur des cartilages tout à fait frais, et qu'on n'a pu obtenir sans donner, par une dessiccation préalable, un certain degré de ténacité à la substance cartilagineuse que l'on voulait examiner.

2° Les faits pathologiques ne prouvent rien en faveur de l'existence d'une membrane synoviale sur les cartilages. On n'a jamais vu, en effet, l'hypertrophie de cette prétendue membrane. Les fongosités qu'on a considérées comme un résultat de cette hypertrophie proviennent d'une autre source. On démontre qu'elles s'étendent, dans certains cas, des marges articulaires sur la surface des cartilages, où l'on peut suivre souvent leur envahissement successif. Dans d'autres cas, la membrane végétante qui les constitue apparaît sur le centre des surfaces articulaires dans des points dépouillés de cartilage; elles se répandent ensuite, à une certaine distance, sur le cartilage restant (J. Béclard).

3° On peut demander enfin aux partisans de l'opinion que nous combattons comment ils comprennent qu'une membrane séreuse puisse exister entre deux surfaces articulaires sans être exposée à être broyée et détruite mille fois par jour. Se sont-ils bien rendu compte des pressions supportées par certaines articulations, et de l'énergie des frottements auxquels sont soumises leurs surfaces composantes? Ont-ils mis l'intensité de ces causes de destruction en parallèle avec la texture délicate des membranes séreuses et leur grande susceptibilité inflammatoire? C'est assez faire toucher du doigt le côté faible de nos adversaires, et nous avons hâte de conclure sur cette troisième partie de notre argumentation: Il y a frottement entre les cartilages de deux surfaces articulaires juxtaposées, donc il y a usure; c'est une loi physique à laquelle n'échappe aucun corps, fût-il dur comme le diamant, élastique et mou comme le caoutchouc. Or s'il y a usure des surfaces frottantes, il ne peut exister de membrane irritable et sensible sur l'enduit inerte et insensible qui les constituent.

On trouve généralement à l'intérieur des articulations des pelotons graisseux qui repoussent en dedans la membrane synoviale et s'en enveloppent. Considérés, à tort, par Clopton Havers, comme des glandes chargées de sécréter la synovie, ces pelotons graisseux ont reçu le nom de *franges synoviales*. On les trouve surtout aux environs des marges articulaires, c'est-à-dire au pourtour des surfaces diarthrodiales.

La *synovie* est un fluide visqueux, incolore ou légèrement coloré en jaune, ressemblant beaucoup à l'huile par ses caractères physiques. Elle n'en possède cependant pas la composition, car l'analyse chimique n'y démontre pas la présence des principes gras. C'est l'albumine qu'elle renferme qui lui donne sa viscosité, et qui la rend propre à lubrifier les surfaces articulaires sur lesquelles elle est versée. Son rôle dans l'économie animale est, du reste, absolument identique avec celui des corps gras employés pour graisser les rouages de nos machines.

MOUVEMENTS. — Les mouvements dont les diarthroses sont le siége se divisent en sept classes principales :

1° Le *glissement simple*, seul mouvement possible entre deux facettes planes ou ondulées.

2° La *flexion*, qui rapproche l'un de l'autre deux rayons osseux, en fermant de plus en plus leur angle de réunion.

3° L'*extension*, mouvement inverse pendant lequel deux rayons osseux se redressent l'un sur l'autre.

4° L'*adduction*, qui rapproche de la ligne médiane l'extrémité inférieure du rayon osseux mobile.

5° L'*abduction*, mouvement opposé au précédent.

6° La *circumduction*, ou *mouvement en fronde*, qui fait passer successivement un rayon osseux par les quatre dernières positions.

7° La *rotation*, qui fait pivoter l'une des pièces sur l'autre.

Classification des diarthroses. — On a pris pour base de cette classification la configuration des surfaces articulaires et la nature des mouvements qu'elles permettent. Cette double base a servi à établir cinq genres d'articulations diarthrodiales :

1° L'*énarthrose*, caractérisée par la réception d'une tête articulaire dans une cavité de forme appropriée. Cette articulation peut être le siége des mouvements les plus étendus et les plus variés : flexion, extension, abduction, adduction, circumduction, rotation. Exemple : l'articulation coxo-fémorale.

2° L'*articulation trochléenne*, le *ginglyme angulaire* ou la *charnière parfaite*, dont les surfaces articulaires sont configurées en trochlées de manière à s'emboîter réciproquement, et dont les mouvements (flexion et extension seulement) s'exécutent avec la précision d'une charnière. Exemple : l'articulation tibio-tarsienne.

3° L'*articulation condylienne* ou *charnière imparfaite*, qui permet, comme la précédente, deux mouvements principaux, l'extension et la flexion, et de plus quelques mouvements accessoires, soit la rotation, soit l'inclinaison latérale. Les surfaces articulaires, très diversement configurées, présentent néanmoins dans toutes les articulations un ou plusieurs condyles qui s'opposent à un nombre égal d'excavations ovalaires. Exemple : l'articulation fémoro-tibiale.

4° L'*articulation pivotante*, la *trochoïde* ou le *ginglyme latéral*, diarthrose formée par un pivot qui tourne dans une cavité demi-cylindrique. Mouvement unique, la rotation. Exemple : l'articulation axoïdo-atloïdienne.

5° L'*arthrodie* ou la *diarthrose planiforme*, constituée par des facettes planes ou presque planes. Le glissement est le seul mouvement possible. Exemple : l'articulation carpo-métacarpienne.

Nomenclature. — Le nom des articulations rappelle celui des pièces osseuses qui les forment. Ainsi l'articulation *scapulo-humérale* est la jointure qui réunit le scapulum et l'humérus ; les articulations *inter-vertébrales* joignent entre elles les diverses pièces du rachis. Quand le nom qualificatif d'une articulation est composé de deux éléments, comme dans le premier cas, il est bon de placer en tête le mot qui indique la pièce osseuse la plus habituellement fixe.

§ II. — Caractères généraux des synarthroses.

Les sutures sont des articulations temporaires qui n'existent que dans le jeune âge. Elles disparaissent presque toutes chez l'animal adulte, par suite de la soudure des pièces osseuses qui les constituent. Elles appartiennent presque exclusivement aux os de la tête.

Surfaces articulaires. — Ces os se correspondent par leurs bords ou leurs angles, qui présentent à cet effet des surfaces de contact généralement très anfractueuses. Tantôt ils sont coupés perpendiculairement et simplement rugueux ; tantôt ils sont taillés en biseau et s'engrènent au moyen de fines lamelles ou de petites inégalités ; tantôt ils sont découpés en dentelures profondes et sinueuses ; tantôt, enfin, l'un des os s'enfonce dans un sillon creusé dans l'autre. On comprend qu'une pareille conformation des surfaces articulaires doive singulièrement restreindre leurs mouvements et assurer la solidité de leurs rapports.

MOYENS D'UNION. — Un cartilage interposé à ces surfaces synarthrodiales les unit étroitement les unes aux autres. Il possède absolument la même texture que le cartilage primitif des os, et jouit comme lui de la propriété de s'ossifier après s'être vascularisé. Cette ossification, qui amène la disparition des sutures, survient plus tôt en dedans qu'en dehors. — Le périoste, en passant d'un os sur l'autre, adhère intimement au cartilage sutural et concourt encore à assujettir les synarthroses. On doit donc le ranger aussi au nombre de leurs moyens d'union.

MOUVEMENTS. — Ils sont très obscurs, et sensibles seulement chez le jeune animal par l'élasticité qu'ils communiquent aux parois osseuses du crâne ou de la face. Chez l'adulte, on peut dire qu'ils sont nuls.

CLASSIFICATION. — On distingue quatre espèces principales de *sutures :*

1° Quand deux os larges se correspondent au moyen de dentelures engrenées les unes dans les autres, la suture est dite *vraie* ou *dentée*. Exemple : les articulations qui réunissent les trois pièces du pariétal. — 2° Si les bords opposés de deux os en contact sont taillés en large biseau, l'un en dedans, l'autre en dehors, il y a *suture écailleuse* ou *squameuse*. Exemple : les articulations pariéto-temporales. — 3° Quand l'union des os a lieu par des surfaces planes ou rugueuses taillées perpendiculairement sur leurs bords ou leurs angles, on dit qu'il y a *suture harmonique* ou *par juxtaposition*. Exemple : les articulations occipito-temporales. — 4° On appelle enfin *schindylèse*, *mortaise* ou *articulation en soc de charrue*, la suture qui résulte de la réception d'une lame osseuse dans un sillon plus ou moins profond. Exemple : les articulations sphéno-frontales et sus-maxillo-nasales.

§ III. — Caractères généraux des amphiarthroses ou symphyses.

SURFACES ARTICULAIRES. — Elles sont souvent lisses et conformées sur le même modèle que les surfaces diarthrodiales. D'autres fois, elles sont plus ou moins rugueuses, sans jamais présenter néanmoins la disposition anfractueuse de la plupart des surfaces synarthrodiales.

MOYENS D'UNION. — Les organes qui remplissent cet office sont : 1° le fibro-cartilage qui établit la continuité entre les surfaces articulaires ; 2° des ligaments rubanés et périphériques. — Ceux-ci ne diffèrent pas des liens analogues qui sont préposés à l'attache des articulations diarthrodiales. — Quant au fibro-cartilage, il se distingue des disques complémentaires de ces mêmes articulations par un mélange plus intime des éléments cartilagineux et fibreux qui entrent dans sa composition. Ce dernier manque quelquefois, ainsi que les liens périphériques ; l'articulation ne diffère alors des synarthroses que par l'étendue des mouvements qu'elle permet.

MOUVEMENTS. — Ils sont de même nature à peu près que ceux des diarthroses, et leur étendue dépend de l'épaisseur du fibro-cartilage intermédiaire aux surfaces articulaires. Celles-ci ne glissent pas l'une sur l'autre ; elles basculent.

CLASSIFICATION. — On ne reconnaît qu'une seule espèce d'amphiarthrose, dont les articulations des corps vertébraux représentent l'exemple le plus remarquable.

CHAPITRE II.

DES ARTICULATIONS DES MAMMIFÈRES EN PARTICULIER.

Nous suivrons, pour l'étude spéciale des articulations, le même ordre que pour les os, c'est-à-dire que nous commencerons par les articulations du rachis pour continuer par celles de la tête, du thorax, des membres antérieurs et des membres postérieurs.

Préparation. — La préparation des os qui viennent d'être décrits n'a fait le sujet d'aucune recommandation particulière, parce qu'il suffit, pour étudier ces organes, de les débarrasser des parties molles qui les entourent, soit par la coction, soit par la macération, soit par la rugination.

Mais quand on arrive à l'examen des parties molles, il devient nécessaire, pour en tirer tout le fruit possible, d'apprendre à l'avance les règles qui doivent guider dans la préparation de ces parties. Nous posons ci-après celles qui concernent l'étude des articulations :

1° Pour préparer les articulations, on choisira les sujets jeunes de préférence aux sujets déjà avancés en âge, parce que la densité du tissu cellulaire est moins grande chez les premiers, et que ce tissu se prête plus facilement à l'isolement des ligaments. Comme ceux-ci se préparent avec difficulté quand leur surface extérieure est desséchée, on aura soin, en attendant le moment de les disséquer, de les tenir à l'abri de l'air en les recouvrant avec des linges humectés ou avec la peau de l'animal.

2° Il conviendra de séparer l'articulation que l'on veut étudier, en sciant les os à une certaine distance des surfaces articulaires. Le maniement de la pièce est alors rendu plus facile, et sa dissection peut se faire dans des conditions plus favorables.

3° Il importe de respecter, autant que possible, les muscles qui entourent les articulations, afin de pouvoir étudier leurs rapports avec les ligaments qui assujettissent celles-ci. S'il est absolument nécessaire de les enlever, on conservera toujours les insertions correspondantes à l'articulation.

4° On étudiera d'abord les ligaments capsulaires, qui seront enlevés ensuite pour mieux mettre en évidence les liens funiculaires. Ceux-ci seront à leur tour sacrifiés pour découvrir, au moyen de différentes coupes, les cordons inter-osseux, quand ils existent. On séparera enfin d'une manière complète les deux surfaces articulaires, afin de les mettre à nu et de pouvoir examiner leur conformation.

5° Les synoviales avec leurs différents culs-de-sac étant d'une étude très importante, au point de vue du diagnostic et de la thérapeutique des tumeurs articulaires, il conviendra de consacrer une pièce spéciale à l'étude de ces membranes séreuses. Il sera même très utile d'injecter leur cavité intérieure avec du plâtre ou du suif coloré en noir, pour distendre leurs culs-de-sac et favoriser l'étude des rapports qu'ils affectent vis-à-vis des ligaments, des tendons ou des muscles.

Quant au mode de préparation propre à chaque articulation, nous croyons pouvoir nous dispenser d'en parler. Un simple coup d'œil jeté sur les figures qui accompagnent la description suffira à l'élève pour sortir d'embarras, toutes les fois qu'il aura besoin d'indications particulières.

ART. I. — ARTICULATIONS DU RACHIS.

Ces articulations sont *intrinsèques* ou *extrinsèques*. Les premières comprennent toutes les articulations des vertèbres entre elles ; les secondes, celles du rachis avec la tête, les côtes et les coxaux.

ARTICULATIONS DES VERTÈBRES ENTRE ELLES OU INTER-VERTÉBRALES (Fig. 50, 51, 53 et 54).

Les vertèbres se correspondent : 1° par leur corps ; 2° par leur partie spinale ou annulaire. Il résulte de cette union deux sortes d'articulations que nous étudierons séparément, parce qu'elles n'appartiennent point à la même classe. Il est bon de dire ici que les détails généraux dans lesquels cette étude va nous entraîner s'appliqueront seulement aux articulations qui réunissent les six dernières vertèbres cervicales, toutes les vertèbres dorsales et lombaires et la première vertèbre sacrée.

UNION DES VERTÈBRES PAR LEUR CORPS. — Les articulations qui établissent cette union sont autant d'amphiarthroses.

Surfaces articulaires. — Les corps vertébraux se mettent en rapport par les surfaces qui les terminent en avant et en arrière. Dans la région cervicale, ces surfaces représentent, l'antérieure une véritable tête, la postérieure une cavité cotyloïde qui reçoit la tête de la vertèbre suivante. A partir de la première vertèbre dorsale jusqu'au sacrum, elles tendent à s'effacer et à devenir de plus en plus planes ; elles conservent toujours néanmoins, l'une sa convexité, l'autre sa concavité.

Moyens d'union. — 1° Des fibro-cartilages interposés entre les surfaces articulaires ; 2° un ligament vertébral commun supérieur ; 3° un ligament vertébral commun inférieur.

a. Fibro-cartilages inter-vertébraux (fig. 50, 1,1). — Ce sont des disques circulaires ou elliptiques, convexes en avant, concaves en arrière, solidement fixés par leurs faces sur les plans articulaires qu'ils séparent. La substance fibro-cartilagineuse qui les forme se décompose en couches concentriques, d'autant plus denses et plus serrées les unes contre les autres qu'elles sont plus rapprochées de la circonférence. Ces couches disparaissent même vers le centre du disque, où l'on voit la substance fibro-cartilagineuse devenir pulpeuse et prendre les caractères histologiques du cartilage pur. On peut remarquer que chacune de ces couches est constituée par un assemblage de gros filaments parallèles, qui se croisent en X avec ceux des couches voisines, et qui s'attachent à leurs extrémités sur les surfaces articulaires. De cette disposition résulte une adhérence si intime des corps vertébraux et de leurs fibro-cartilages intermédiaires, qu'un effort tenté dans le but de les désunir déterminera plutôt la rupture des premiers.

Les fibro-cartilages, plus épais dans les régions cervicale et lombaire que dans la région dorsale, répondent par leur circonférence aux deux ligaments communs. Ceux qui séparent les vertèbres du dos concourent à former les cavités inter-vertébrales destinées à la réception de la tête des côtes, et donnent attache aux ligaments inter-osseux vertébro-costaux.

b. Ligament vertébral commun supérieur (fig. 53, 1). — Ce ligament, étendu de l'axis au sacrum et logé dans le canal rachidien, représente un long ruban fibreux découpé sur ses bords en très larges festons. Par sa face inférieure, il s'attache sur les disques inter-vertébraux et sur les empreintes triangulaires que présentent les vertèbres à la face supérieure de leur corps. Sa face supérieure répond à la dure-mère par l'intermédiaire d'un tissu cellulo-adipeux abondant. Ses bords sont longés par les sinus veineux intra-rachidiens.

c. *Ligament vertébral commun inférieur* (fig. 54, 5). — Situé sous le rachis, ce ligament manque dans la région cervicale et dans le tiers antérieur de la région dorsale. Il ne commence en réalité que vers la sixième ou la huitième vertèbre de cette dernière région, et se prolonge sous forme d'un cordon, d'abord étroit, puis de plus en plus large, jusqu'au sacrum, sur la face inférieure duquel il se termine en s'épanouissant. Chemin faisant, il s'est attaché sur la crête inférieure du corps des vertèbres et sur les disques inter-vertébraux. Par sa face inférieure, il répond à l'aorte postérieure.

UNION DES VERTÈBRES PAR LEUR PARTIE SPINALE. — Chaque vertèbre, en s'unissant par sa partie annulaire avec celle qui suit ou celle qui précède, forme une double arthrodie.

Surfaces articulaires. — Ce sont les facettes sculptées sur les apophyses articulaires antérieures ou postérieures, facettes pour l'étude desquelles nous renvoyons à la description des vertèbres elles-mêmes. Ces facettes sont recouvertes d'une mince couche de tissu cartilagineux.

Moyens d'union. — 1° Un ligament commun sur-épineux; 2° des ligaments inter-épineux; 3° des ligaments inter-lamellaires; 4° des capsules ligamenteuses propres aux apophyses articulaires.

a. *Ligament commun sur-épineux.* — Ce ligament, dont le nom indique assez la situation, est étendu du sacrum à l'occipital et se divise en deux portions : l'une postérieure, ou *ligament sur-épineux dorso-lombaire;* l'autre antérieure, ou *ligament sur-épineux cervical.* Ces deux ligaments, quoique continus l'un à l'autre, diffèrent néanmoins par leur forme et leur structure d'une manière tellement frappante, qu'on a cru devoir les décrire isolément.

1. *Ligament sur-épineux dorso-lombaire* (fig. 50, 2). — C'est un cordon de tissu fibreux blanc qui commence en arrière sur l'épine sacrée, et qui cesse en avant vers le tiers inférieur de la région dorsale, en prenant insensiblement la texture et l'élasticité du ligament cervical, avec lequel il se continue. Il s'attache dans son trajet sur le sommet de toutes les apophyses épineuses lombaires et des dix ou douze dernières dorsales. Sur l'épine sacrée, il se confond avec les ligaments ilio-sacrés supérieurs. Dans la région lombaire, il s'unit, par côté, avec l'aponévrose de la masse commune.

2. *Ligament sur-épineux cervical ou simplement ligament cervical* (fig. 67, 1, 2). — Ce ligament, entièrement formé par du tissu fibreux jaune, constitue dans le plan médian du corps un appareil élastique fort remarquable, qui sépare les muscles cervicaux supérieurs du côté droit de ceux du côté gauche, et qui joue le rôle, non pas précisément d'un lien articulaire, mais bien plutôt d'une puissance permanente chargée de faire équilibre au poids de la tête.

On distingue dans le ligament cervical une *portion funiculaire* et une *portion lamellaire.* — La première, désignée généralement sous le nom de *corde* du ligament cervical, représente un gros funicule qui s'étend directement des premières apophyses épineuses dorsales au sommet de la tête. Divisé en deux lèvres latérales par un sillon médian, ce cordon se continue en arrière avec le ligament dorso-lombaire, et s'insère en avant sur la tubérosité cervicale de l'occipital. Il est recouvert en haut par une masse de tissu fibro-graisseux, très développée chez certains chevaux de race commune. En bas, il donne naissance, dans ses deux tiers postérieurs, à la plupart des fibres qui appartiennent à la portion lamellaire. Par côté, il reçoit l'insertion de plusieurs muscles cervicaux. — La *portion lamellaire*, comprise entre la portion funiculaire, l'apophyse épineuse de la deuxième vertèbre dorsale et la tige cervicale, constitue une vaste cloison triangulaire et verticale qui résulte elle-même de l'adossement de deux lames. Celles-ci, appliquées l'une contre l'autre et réunies par du tissu cellulaire, sont bordées supérieurement par les deux lèvres latérales de la corde. Les fibres élastiques qui entrent dans leur composition partent, soit de cette dernière, soit de l'apophyse épineuse des deuxième et troisième vertèbres dorsales. Elles se dirigent en bas ou en avant, et gagnent les apophyses épineuses des six dernières vertèbres cervicales, sur lesquelles elles opèrent leur insertion, en formant autant de languettes qui se confondent avec les ligaments inter-épineux du cou. Les fibres des deux dernières languettes sont en fort petit nombre, très écartées les unes des autres et réunies par des branches anastomotiques assez multipliées ; elles simulent ainsi une sorte de réseau à très larges mailles. On remarquera que les lames du ligament cervical sont en rapport, en dehors, avec la branche supérieure de l'ilio-spinal, le transversaire épineux du cou et le grand complexus.

Fig. 50 (*).

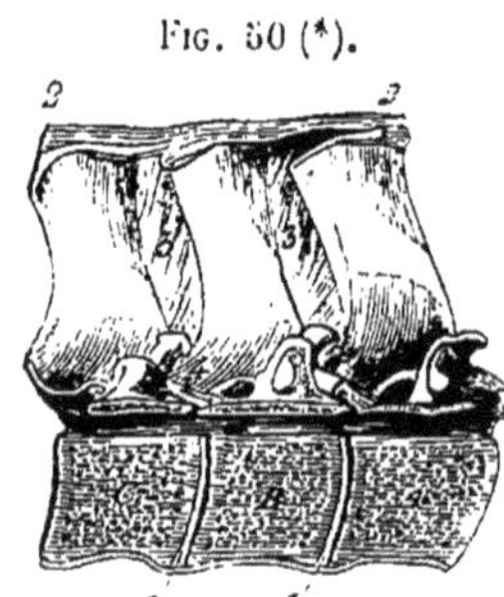

b. Ligaments inter-épineux (fig. 50, 3). — Lamelles fibreuses remplissant les espaces inter-épineux, attachées en avant et en arrière sur les bords opposés des apophyses épineuses qu'elles réunissent, confondues supérieurement avec le ligament sur-épineux, continues par en bas avec les ligaments inter-lamellaires, formées de deux plans latéraux qui sont appliqués l'un contre l'autre comme les lames du ligament cervical, recouvertes en dehors par le transversaire épineux.

Dans la région du cou, les ligaments inter-épineux sont jaunes et élastiques. Dans la région dorso-lombaire, ils sont constitués par des faisceaux de tissu fibreux blanc, lâchement unis les uns aux autres à leurs extrémités, et de plus très obliquement dirigés d'avant en arrière et de haut en bas. Aussi permettent-ils, grâce à cette disposition et malgré leur inextensibilité, l'écartement des apophyses épineuses. Leurs plans latéraux sont séparés l'un de l'autre par une couche de fibres grisâtres et élastiques qui croisent en X la direction des faisceaux précédents. Ces fibres, très abondantes dans la moitié antérieure de la région dorsale, opèrent par leur élasticité propre le rapprochement des apophyses épineuses.

c. Ligaments inter-lamellaires ou inter-annulaires. — Situés, comme leur nom l'indique, entre les lames vertébrales et divisés en deux moitiés latérales, ces ligaments semblent produits par les deux plans fibreux des ligaments précédents, qui, arrivés à la base des apophyses épineuses, s'écarteraient l'un de l'autre pour se porter en dehors. Leur bord antérieur s'insère au bord postérieur de la lame ver-

(*) Fig. 50. *Articulations inter-vertébrales.* — *A, B, C.* Corps de trois vertèbres dorsales sciées longitudinalement et verticalement, pour montrer (1,1) la coupe des disques inter-vertébraux. 2. Ligament sus-épineux dorso-lombaire. 3. Ligament inter-épineux. 4. Faisceau fibreux constituant la capsule propre aux apophyses articulaires dans la région dorsale.

tébrale qui est en avant. Leur bord postérieur se fixe au bord antérieur et à la face inférieure de la lame qui est en arrière. Leur face supérieure est en rapport avec quelques muscles spinaux. Leur face inférieure répond à la dure-mère. En dehors, ils se confondent avec les capsules propres aux apophyses articulaires. Jaunes et élastiques dans la région cervicale, ces ligaments sont blancs dans la région dorso-lombaire.

d. Capsules propres aux apophyses articulaires (fig. 51, 5). — Chaque apophyse articulaire antérieure est maintenue par un lien direct contre l'apophyse postérieure correspondante : c'est une capsule périphérique attachée sur le pourtour des facettes diarthrodiales, doublée à l'intérieur par une membrane synoviale qui facilite le glissement de ces facettes, et recouverte en dehors par les insertions de quelques muscles spinaux. Ces capsules, jaunes et élastiques dans la région cervicale, sont formées de tissu fibreux blanc dans la région dorso-lombaire. Très développées au cou à cause de la grosseur des tubercules articulaires qu'elles enveloppent, elles se réduisent, vers le milieu du dos, à quelques fibres qui recouvrent en dehors les facettes diarthrodiales en contact.

CARACTÈRES PROPRES A QUELQUES ARTICULATIONS INTER-VERTÉBRALES. — 1° *Articulations inter-coccygiennes et sacro-coccygienne.* — Ces articulations sont construites d'après le même type que les autres articulations rachidiennes; seulement elles sont appropriées à l'état rudimentaire des vertèbres qu'elles réunissent. Ainsi, les os coccygiens ne se mettent en rapport entre eux que par leur corps, leurs lames spinales étant réduites à l'état de vestiges ou même manquant tout à fait. Les surfaces articulaires antérieure et postérieure de chaque vertèbre sont toutes deux convexes, et les fibro-cartilages inter-articulaires, excavés sur les deux faces, simulent par leur forme des lentilles biconcaves. Quant aux liens périphériques, ils sont représentés par des trousseaux de fibres longitudinales répandus à la surface des os coccygiens, qu'ils enveloppent comme dans une gaîne commune.

2° *Articulations inter-sacrées.* — Les vertèbres sacrées étant soudées en une pièce unique qui constitue l'os sacrum, il s'ensuit que nous n'avons point à étudier ici de véritables articulations. Nous devons cependant faire remarquer que le ligament sur-épineux dorso-lombaire se continue sur l'épine sacrée, et qu'il existe, entre les apophyses qui forment cette épine, de véritables ligaments inter-épineux.

3° *Articulation lombo-sacrée.* — On remarquera dans cette articulation la grande épaisseur du fibro-cartilage. On observera, de plus, que la dernière vertèbre lombaire répond au sacrum, non seulement par son corps et ses apophyses articulaires, mais encore par les facettes ovalaires et légèrement concaves qu'elle présente sur le bord postérieur de ses apophyses transverses, et qui s'adaptent aux facettes analogues et légèrement convexes situées sur les côtés de la base du sacrum. Des trousseaux de fibres jetés d'un os à l'autre au pourtour de ces articulations *sacro-transversaires* (véritables diarthroses planiformes) maintiennent en contact les surfaces articulaires, et doublent en dehors la membrane synoviale qui facilite leur glissement.

4° *Articulation des deux dernières vertèbres lombaires.* — Elle se distingue par la présence, entre les apophyses transverses, d'une diarthrose planiforme tout à fait semblable à l'articulation sacro-transversaire étudiée ci-dessus. Nous rappellerons que ces deux articulations n'existent que chez les solipèdes.

4° *Articulation axoïdo-atloïdienne.* — Elle s'éloigne tant par sa conformation et ses usages tout spéciaux des autres articulations inter-vertébrales, qu'on a dû la décrire comme articulation extrinsèque de la tête et du rachis. (Voyez les *articulations de la tête.*)

DES MOUVEMENTS DU RACHIS EN GÉNÉRAL. — Chaque articulation inter-vertébrale est le siége de mouvements très obscurs dont l'étude isolée offrirait nécessairement fort peu d'intérêt. Mais ces mouvements, en s'ajoutant à ceux des autres articulations, finissent par ployer toute la tige rachidienne d'une manière assez marquée, et par produire, soit la *flexion*, soit l'*extension*, soit l'*inclinaison latérale* de cette colonne flexueuse.

Quand la *flexion* s'opère, le rachis se vousse en contre-haut, le ligament commun inférieur se relâche, les apophyses épineuses s'écartent les unes des autres, et le ligament sur-épineux, en se tendant fortement, impose bientôt des limites à l'étendue de ce mouvement.

L'*extension* s'effectue par un mécanisme inverse. Elle se trouve bornée par la tension du ligament commun inférieur et par le rapprochement des apophyses épineuses.

L'*inclinaison latérale* a lieu quand la tige rachidienne se ploie de côté. Ce mouvement, très facilement exécuté dans les régions cervicale et coccygienne, est arrêté par les côtes et les apophyses costiformes dans la région dorso-lombaire.

Le *mouvement en fronde* est possible aux deux extrémités de la colonne vertébrale (encolure et queue), car elles passent aisément de l'extension à l'inclinaison latérale et de celle-ci à la flexion, etc.

Enfin, grâce à l'élasticité des fibro-cartilages inter-vertébraux, le rachis se prête à un mouvement très restreint de *rotation* ou plutôt de véritable *torsion.*

Pour l'étude spéciale des mouvements de chaque région de la tige vertébrale, nous renvoyons à ce que nous avons dit (page 28) sur la mobilité de cette tige.

DIFFÉRENCES. — **Bœuf.** — Les disques inter-vertébraux sont beaucoup plus épais que chez le cheval. — Le ligament vertébral commun inférieur présente une grande force dans la région lombaire. — Le ligament sur-épineux dorso-lombaire est formé de tissu jaune élastique. — Le ligament cervical se trouve beaucoup plus développé que chez les solipèdes, disposition qui s'explique par le poids plus considérable de la tête. De plus, il présente une conformation toute particulière que M. Lecoq a fait connaître dans les termes suivants : « A partir du garrot, le ligament sur-épineux cesse de recouvrir la tête des apophyses épineuses, et s'étend de chaque côté en une large et forte lame prenant des points d'attache sur les côtés des apophyses, et se séparant, à partir de celle de la première vertèbre dorsale, en deux parties : l'une supérieure, l'autre inférieure. La première gagne la tubérosité cervicale sous forme d'un gros cordon uni au cordon du côté opposé ; l'autre s'épanouit en une lame qui va s'attacher à la moitié postérieure de l'apophyse épineuse de l'axis et à celles des troisième et quatrième vertèbres. Une production de même nature, véritable auxiliaire de la partie principale, part du bord antérieur de l'apophyse épineuse de la première vertèbre dorsale, et s'attache aux apophyses épineuses des quatrième, cinquième, sixième et septième vertèbres. Le bord supérieur de cette production ligamenteuse auxiliaire est caché entre les deux lames du ligament principal (1). »

Porc. — Cet animal, remarquable par le peu de longueur de son encolure et les limites étroites imposées à l'étendue des mouvements qu'elle permet, ne présente point de ligament cervical proprement dit. Ce ligament est remplacé par un raphé fibreux superficiel, étendu de l'occipital à l'apophyse épineuse de la première vertèbre dorsale.

Carnassiers. — Le **Chat** manque aussi de ligament cervical, et c'est également un raphé fibreux qui en tient lieu. Chez le **Chien**, ce ligament est réduit à un simple cordon, qui continue le ligament dorso-lombaire, et s'arrête en arrière de l'apophyse épineuse de l'axis. — Les ligaments inter-épineux du **Chat** sont remplacés par de petits faisceaux musculeux. Chez le **Chien,** cette substitution n'a lieu que dans la région cervicale. — Les lames des premières vertèbres coccygiennes se présentant avec les principaux caractères qui distinguent les vertèbres parfaites, on retrouve, pour l'union de ces lames, le vestige des liens articulaires qui existent dans les autres régions du rachis.

Art. II. — Articulations de la tête.

Nous étudierons d'abord les deux articulations extrinsèques qui sont le centre des mouvements de la tête sur le rachis, c'est-à-dire les articulations axoïdo-atloïdienne et atloïdo-occipitale. Nous passerons ensuite à l'examen des jointures qui unissent entre eux les différents os de la tête.

1° Articulation axoïdo-atloïdienne (fig. 51).

Elle peut être considérée comme le type des trochoïdes.

Surfaces articulaires. — Pour former cette articulation, l'axis offre son pivot odontoïdien et les facettes diarthrodiales ondulées qui existent à la base de celui-ci. L'atlas oppose au pivot odontoïdien la surface concave et demi-cylindrique creusée sur la face supérieure du corps; il présente, pour répondre aux facettes latérales ondulées, les facettes analogues qui sont sculptées sur les apophyses transverses, de chaque côté du trou vertébral.

Moyens d'union. — 1° Un ligament odontoïdien ou odontoïdo-atloïdien; 2° un ligament axoïdo-atloïdien inférieur; 3° un ligament axoïdo-atloïdien supérieur; 4° une capsule fibreuse.

a. Ligament odontoïdien (fig. 51, 3). — Continu au ligament vertébral commun supérieur, très court et très fort, aplati de dessus en dessous et triangulaire, le ligament odontoïdien se compose de fibres blanches nacrées, fixées en arrière dans la gouttière supérieure de l'apophyse odontoïde, attachées en avant sur la crête transversale qui sépare en deux parties la face supérieure de l'arc inférieur de l'atlas, et sur les empreintes situées en avant de cette crête. Ce ligament, tapissé

(1) *Journal de médecine vétérinaire*, publié à l'école de Lyon, année 1848, page 122.

sur sa face inférieure par la synoviale de l'articulation, répond par sa face supérieure à la dure-mère rachidienne. Il envoie quelques brides en dedans des condyles de l'occipital.

b. Ligament axoïdo-atloïdien inférieur. — C'est une large bandelette, mince et nacrée, étendue de la face inférieure de l'axis au tubercule inférieur de l'atlas, recouverte par le muscle long du cou, unie à la membrane synoviale par sa face profonde, et confondue sur ses bords avec la capsule fibreuse, que nous décrivons plus bas.

c. Ligament axoïdo-atloïdien supérieur. — Il représente exactement les ligaments inter-épineux des autres articulations cervicales. Jaune, élastique et formé comme eux de deux lames latérales, il se continue par côté avec le ligament capsulaire.

d. Ligament capsulaire. — Celui-ci n'est, à vrai dire, que le ligament interlamellaire propre à l'articulation axoïdo-atloïdienne. Il part des côtés du ligament précédent, et vient se réunir au ligament axoïdo-atloïdien inférieur, après avoir contracté des adhérences avec les bords du ligament odontoïdien. Il achève ainsi la clôture de l'articulation et du canal rachidien. En avant et en arrière, il se trouve attaché sur le contour antérieur ou postérieur des os qu'il réunit. Sa face externe est en rapport avec le grand oblique de la tête. Sa face interne répond, dans sa moitié inférieure, à la synoviale articulaire, dans sa moitié supérieure, à la dure-mère rachidienne.

Synoviale. — Elle tapisse le ligament odontoïdien, le ligament axoïdo-atloïdien et la partie articulaire de la capsule périphérique.

Mouvements. — La *rotation*, seul mouvement possible dans l'articulation axoïdo-atloïdienne, s'effectue de la manière suivante : l'axis reste immobile, et la première vertèbre, tirée de côté, principalement par le muscle grand oblique, roule autour du pivot odontoïdien, en entraînant la tête avec elle.

DIFFÉRENCES. — **Chien** et **Chat**. — Le ligament odontoïdien est remplacé chez ces animaux par trois ligaments particuliers : 1° deux *cordons latéraux*, partant en commun du sommet de l'apophyse odontoïde, et allant se fixer, chacun de leur côté, en dedans des condyles de l'occipital; 2° un *ligament transverse*, passant sur l'apophyse odontoïde qu'il maintient appliquée contre l'arc inférieur de l'atlas, et s'attachant par ses extrémités sur la face supérieure de celui-ci. Une petite capsule synoviale facilite le glissement de l'apophyse odontoïde sous ce ligament. La synoviale articulaire communique toujours avec celle de l'articulation atloïdo-occipitale.

Porc. — Même disposition à peu près que chez les Carnassiers.

2° ARTICULATION ATLOÏDO-OCCIPITALE (fig. 51).

C'est une articulation condylienne.

Surfaces articulaires. — Du côté de l'atlas, les deux cavités qui remplacent les apophyses articulaires antérieures et la tête des autres vertèbres; — du côté de l'occipital, les deux condyles qui flanquent par côté le trou occipital.

Moyen d'union. — Un seul ligament capsulaire entourant l'articulation tout entière. Ce ligament forme donc un véritable manchon, attaché par son bord antérieur au pourtour des condyles de l'occipital, et par son bord postérieur sur le contour antérieur de l'atlas. Mince et légèrement élastique dans sa moitié inférieure, ce ligament présente supérieurement quatre faisceaux de renforcement : deux médians, qui s'entrecroisent en X (fig. 51, 1,1); et deux latéraux, qui se portent des côtés de l'atlas sur la base des apophyses styloïdes (fig. 51, 2,2). Il est tapissé en dedans par les membranes synoviales, et se trouve enveloppé extérieurement par un grand nombre de muscles qui protégent l'articulation et l'affermissent puissamment de toutes parts. Nous citerons particulièrement les droits de la tête, le petit oblique et le grand complexus. Nous citerons encore la corde du ligament cervical.

FIG. 51 (*).

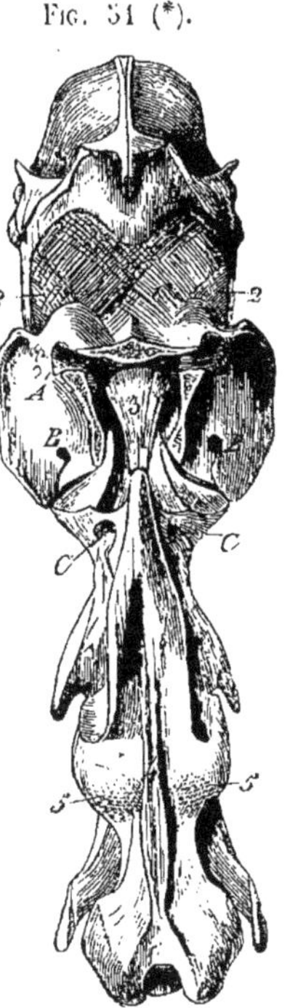

Synoviales. — Ces membranes sont au nombre de deux, une pour chaque condyle et chaque cavité atloïdienne correspondante. Soutenues en haut, en bas et en dehors par le ligament capsulaire, elles répondent en dedans à la dure-mère et aux tractus fibreux qui, du ligament odontoïdien, se portent sur la face interne des condyles de l'occipital.

Mouvements. — *Extension, flexion, inclinaison latérale* et *circumduction :* tels sont les mouvements possibles dans l'articulation atloïdo-occipitale.

DIFFÉRENCES. — Chez le **Porc**, le **Chien** et le **Chat**, cette articulation, affermie par le ligament capsulaire et par les ligaments odontoïdo-occipitaux dont nous avons parlé plus haut, ne possède qu'une seule capsule synoviale.

3° ARTICULATIONS DES OS DE LA TÊTE ENTRE EUX.

Si l'on excepte l'articulation qui unit la mâchoire inférieure avec le crâne, c'est-à-dire l'articulation temporo-maxillaire; si l'on excepte encore les articulations hyoïdiennes, on trouve que tous les os du crâne et de la face se réunissent entre eux par synarthrose, en formant les différents genres de sutures que nous avons étudiés dans les généralités (voy. page 122). Nous n'avons donc à revenir ni sur les caractères des surfaces articulaires qui contribuent à la formation de ces sutures, ni sur les liens organiques qui les assujettissent, ni sur leur mécanisme et les modifications qu'elles subissent avec l'âge. Une description particulière de toutes ces articulations serait tout à fait inutile. Il suffit, pour suppléer aux détails que nous nous dispensons de donner ici, d'avoir présente à la mémoire la description topographique des pièces osseuses.

(*) Fig. 51. — *Articulations axoïdo-atloïdienne et atloïdo-occipitale* (l'arc supérieur de l'atlas a été enlevé pour montrer le ligament odontoïdien). — 1,1. Faisceaux de renforcement médians. 2,2. Faisceaux latéraux du ligament capsulaire de l'articulation atloïdo-occipitale. 3. Ligament odontoïdien. 4. Ligament inter-épineux unissant la deuxième et la troisième vertèbres du cou. 5. Capsule fibreuse pour l'union des apophyses articulaires correspondantes de ces mêmes vertèbres. — A. Trou antérieur interne de l'atlas converti en gouttière par la section qu'on a fait subir à l'os. — *B,B.* Trous trachéliens de l'atlas. — *C,C.* Trous remplaçant les échancrures antérieures de l'axis.

4° Articulation temporo-maxillaire (fig. 52).

La mâchoire inférieure, en s'unissant avec le crâne, constitue une double articulation condylienne.

Fig. 52 (*).

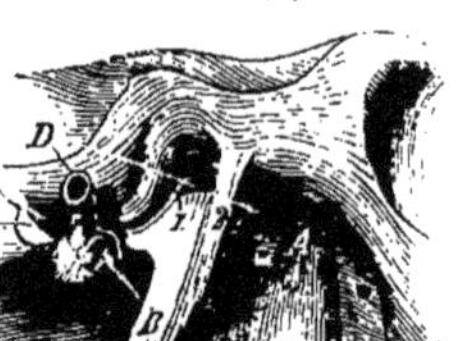

Surfaces articulaires. — Du côté du temporal, le condyle, la cavité glénoïde et l'apophyse sus-condylienne qui existent à la base de l'apophyse zygomatique. La cavité glénoïde n'est point revêtue de cartilage, et semble être simplement tapissée par l; membrane synoviale. — Du côté du maxillaire, le con dyle oblong situé en avant de l'apophyse coronoïde.

Fibro-cartilage inter-articulaire. — Les surface que nous venons de citer ne sont pas conformées, loi de là, pour une coaptation parfaite. Celle-ci est ol tenue grâce à l'interposition d'un disque fibro-cart: lagineux entre le temporal et le maxillaire. Ce disqu est une sorte de plaque irrégulière, aplatie de dessus en dessous, plus épaisse (avant qu'en arrière, moulée sur chacune des surfaces diarthrodiales qu'elle sépar Ainsi, sa face supérieure présente : en avant, une cavité pour recevoir le condyle (temporal; en arrière, une bosse qui se loge dans la cavité glénoïde. Quant à la fa inférieure, elle est creusée d'une fosse oblongue dans laquelle s'emboîte le cond du maxillaire.

Moyen d'union. — Une enveloppe fibreuse, véritable *ligament capsulaire*, e toure l'articulation, et s'attache par ses bords sur le pourtour des surfaces artic laires qu'elle réunit. Constitué en dehors par un épais faisceau de fibres blancl verticales (fig. 52, 2), ce ligament devient grisâtre et élastique dans le reste de s étendue, en diminuant beaucoup d'épaisseur, surtout en avant. Sa face interne tapissée par les capsules synoviales et adhère à la circonférence du fibro-cartil inter-articulaire. Sa face externe répond : en avant, aux muscles temporal et m séter; en arrière, à la glande parotide; en dedans, au muscle ptérygoïdien exter: en dehors, à une expansion fibreuse qui la sépare de la peau.

Synoviales. — Il existe pour cette articulation deux synoviales superposée séparées par le disque fibro-cartilagineux.

Mouvements. — L'articulation temporo-maxillaire est le centre de tous les m vements de la mâchoire inférieure. Ceux-ci sont : l'*abaissement*, l'*élévation*, *mouvements de latéralité* et le *glissement horizontal*.

La mâchoire inférieure s'*abaisse* quand elle s'écarte de la supérieure ; elle s'*él* au contraire, quand elle s'en rapproche. Ces deux mouvements opposés s'ex tent par un mécanisme d'une si grande simplicité qu'il est inutile de l'exposer — Les *mouvements de latéralité* ont lieu quand l'extrémité inférieure de la choire se porte alternativement à droite et à gauche. Il arrive alors qu'un des

(*) Fig. 52. — *Articulation temporo-maxillaire.* — 1. Fibro-cartilage inter-articulaire. 2. Faisceau e: du ligament capsulaire. — *A*. Base de l'apophyse coronoïde. — *B*. Col du condyle maxillaire. — *C*. Ap(mastoïde. — *D*. Hiatus auditif externe.

dyles maxillaires, tirant avec lui le fibro-cartilage, vient se mettre en rapport avec le condyle du temporal, tandis que l'autre s'enfonce dans la cavité glénoïde du côté opposé. — Quant au *glissement horizontal*, il s'effectue d'arrière en avant ou d'avant en arrière. Dans le premier cas, les deux condyles du maxillaire se portent en même temps sous les condyles des temporaux, déplaçant avec eux les fibro-cartilages. Dans le deuxième cas, ils sont retirés dans les cavités glénoïdes, et viennent s'appuyer contre l'éminence sus-condylienne, qui les empêche d'aller plus loin. — On comprend, d'après ce rapide exposé, que la présence des fibro-cartilages favorise singulièrement les mouvements latéraux et le glissement horizontal de la mâchoire inférieure.

DIFFÉRENCES. — **Porc.** — Chez cet animal, l'articulation temporo-maxillaire, conformée sur le même type que celle des rongeurs, permet des mouvements très étendus en avant et en arrière, grâce au grand diamètre que présente la surface temporale dans le sens antéro-postérieur, grâce encore à l'absence complète d'éminence sus-condylienne.

Carnassiers. — On sait déjà que le condyle maxillaire est exactement emboîté dans la cavité du temporal. Cette disposition, en donnant une grande précision aux mouvements d'abaissement et d'élévation, restreint singulièrement les mouvements de latéralité et le glissement horizontal. Aussi le fibro-cartilage inter-articulaire est-il extrêmement mince chez la plupart de ces animaux.

5° ARTICULATIONS HYOÏDIENNES.

Elles sont de deux sortes : les unes *extrinsèques*, les autres *intrinsèques*. Les premières comprennent les deux articulations *temporo-hyoïdiennes*. Aux secondes appartiennent les jointures qui réunissent entre elles les différentes pièces de l'hyoïde, ou les *articulations inter-hyoïdiennes*.

ARTICULATIONS TEMPORO-HYOÏDIENNES. — Ce sont deux amphiarthroses, pour la formation desquelles chaque grande branche de l'hyoïde oppose son extrémité supérieure au prolongement hyoïdien logé dans l'étui vaginal du temporal. Un cartilage élastique, long de 10 à 15 millimètres, réunit les deux os en se fixant solidement sur eux. C'est grâce à la flexibilité de ce cartilage que l'hyoïde peut se mouvoir en entier sur les temporaux.

ARTICULATIONS INTER-HYOÏDIENNES. — *A.* La grande branche s'articule avec la petite par une amphiarthrose analogue à la précédente. Pour former cette articulation, ces deux pièces osseuses se joignent à angle aigu par l'intermédiaire d'un lien cartilagineux plus ou moins épais, au centre duquel on rencontre souvent un petit noyau osseux. Ce cartilage, élastique et flexible, permet l'écartement et la fermeture de l'angle articulaire au sommet duquel il se trouve placé.

B. Chaque petite branche s'unit au corps de l'hyoïde par une véritable arthrodie. Les surfaces articulaires sont : du côté de la branche hyoïdienne, la petite cavité qui termine son extrémité inférieure ; du côté du corps, la facette latérale arrondie située à l'origine des cornes. Ces surfaces, recouvertes de cartilage, enveloppées par une petite synoviale et par une capsule fibreuse périphérique, peuvent glisser l'une sur l'autre à peu près dans tous les sens.

ART. III. — ARTICULATIONS DU THORAX.

Elles se divisent en *extrinsèques* et *intrinsèques*. Les premières, appelées vertébro-costales, unissent les côtes au rachis. Les secondes joignent entre elles les différentes pièces qui constituent le thorax ; elles comprennent : 1° les articulations chondro-sternales ; 2° les articulations chondro-costales ; 3° les articulations des cartilages costaux entre eux ; 4° l'articulation sternale particulière aux grands ruminants et au porc. Toutes ces jointures seront d'abord étudiées en particulier, puis envisagées d'une manière générale sous le rapport de leurs mouvements.

1° ARTICULATIONS DES CÔTES AVEC LA COLONNE VERTÉBRALE OU VERTÉBRO-COSTALES (fig. 53 et 54).

FIG. 53 (*).

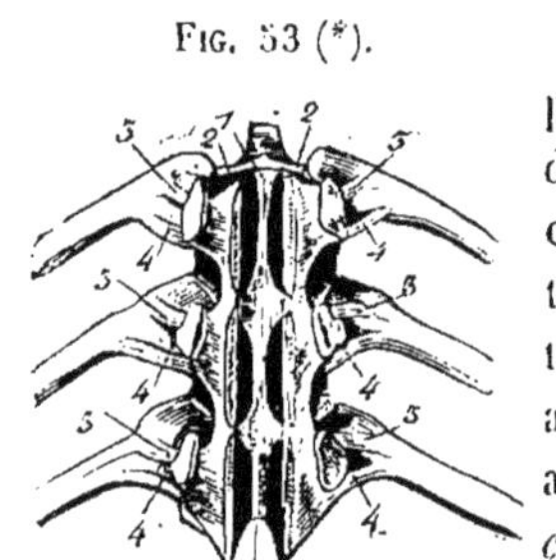

Chaque côte répond à la colonne vertébrale par deu points : sa tête et sa tubérosité. La première est reçu dans l'une des cavités inter-vertébrales creusées sur le côtés du rachis, et répond conséquemment à deux ver tèbres dorsales ; la seconde s'appuie contre l'apophys transverse de la vertèbre postérieure. De là, deu articulations particulières qui appartiennent au genr arthrodie, et que nous appellerons *costo-vertébrale* e *costo-transversaire*.

ARTICULATION COSTO-VERTÉBRALE. — *Surfaces arti culaires*. — Du côté de la côte, les deux facettes convexes de la tête, séparées l'une d l'autre par une rainure d'insertion, et recouvertes d'une légère couche de cartilag — Du côté des vertèbres, les facettes concaves qui forment par leur réunion la cavi inter-vertébrale ; ces facettes sont également revêtues de cartilage, et se trouve séparées l'une de l'autre, dans le fond de la cavité, par le disque inter-vertébr correspondant.

Moyens d'union. — 1° Un *ligament inter-articulaire* (fig. 53, 2 et 54, 1 implanté, d'une part, dans la rainure d'insertion de la tête de la côte, attach d'autre part, sur le bord supérieur du disque inter-vertébral, qu'il contourne de b en haut et de dehors en dedans, pour aller se réunir sur la ligne médiane avec le lig ment du côté opposé. — 2° Un *ligament périphérique inférieur* (fig. 54, 2, 3, 4 aplati de dessus en dessous, mince et rayonné, formé de trois faisceaux, qui fixent en commun sur la face inférieure de la tête de la côte, et se portent, en dive geant, sur le corps des deux vertèbres et le disque inter-vertébral. Tapissé en ha par les membranes synoviales, ce ligament est recouvert en bas par la plèvre.

Synoviales. — On en compte deux, distinguées en antérieure et en postérieur adossées l'une contre l'autre, et séparées en partie par le ligament inter-articulai qu'elles revêtent. Soutenues en bas par le ligament rayonné, ces membranes

(*) Fig. 53. — *Articulations des côtes avec les vertèbres et des vertèbres entre elles (plan supérie* — 1. Canal rachidien ouvert par sa partie supérieure, pour laisser voir le ligament vertébral commun su rieur. 2. Ligament inter-articulaire vertébro-costal. 3. Ligament inter-osseux transverso-costal. 4. Ligam transverso-costal postérieur.

trouvent, par en haut, directement en contact avec les petits muscles sus-costaux, avec des vaisseaux et des nerfs.

ARTICULATION COSTO-TRANSVERSAIRE. — *Surfaces articulaires.* — Du côté de la côte, la facette diarthrodiale sculptée sur la tubérosité. — Du côté de la vertèbre, la facette analogue que présente en dehors l'apophyse transverse.

FIG. 54 (*).

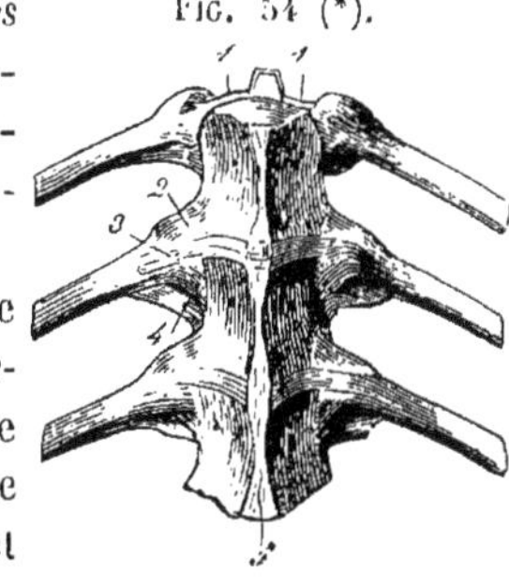

Moyens d'union.—Deux ligaments assujettissent cette articulation : — 1° Le *ligament transverso-costal postérieur* (fig. 53, 4), bandelette fibreuse blanche, attachée par ses extrémités en arrière de l'apophyse transverse et de la tubérosité costale, tapissée par la synoviale, et recouverte par les insertions transversaires de plusieurs muscles spinaux. — 2° Le *ligament transverso-costal antérieur* ou *inter-osseux* (fig. 53, 3), faisceau de fibres blanches, épais et court, fixé sur la face antérieure de l'apophyse transverse, près de sa base, et dans l'excavation rugueuse qui est creusée sur le col de la côte. Ce ligament, revêtu en arrière par la synoviale, est recouvert en avant par des pelotons de tissu adipeux qui le séparent de l'articulation costo-vertébrale.

Synoviale. — C'est une petite capsule particulière séparée de la synoviale postérieure de l'articulation costo-vertébrale par le ligament transverso-costal inter-osseux.

CARACTÈRES PARTICULIERS A QUELQUES ARTICULATIONS VERTÉBRO-COSTALES. — 1° La première articulation costo-vertébrale et quelquefois la seconde manquent de ligament inter-osseux, et ne présentent qu'une seule membrane synoviale. On sait que la cavité inter-vertébrale qui concourt à former la première se trouve creusée entre la dernière vertèbre cervicale et la première dorsale.

2° Les deux ou trois dernières articulations costo-transversaires sont confondues avec les jointures costo-vertébrales correspondantes. Elles n'ont point de membrane séreuse propre : c'est la synoviale postérieure de celles-ci qui se prolonge autour de leurs surfaces articulaires.

2° ARTICULATIONS CHONDRO-STERNALES OU MIEUX STERNO-COSTALES.

Les huit premières côtes, en s'appuyant sur le sternum par l'extrémité inférieure de leurs cartilages, forment huit articulations semblables entre elles, appartenant au genre arthrodie.

Surfaces articulaires. — Chaque cartilage sternal oppose à l'une des cavités latérales du sternum la facette convexe et oblongue qui termine son extrémité inférieure.

Moyens d'union. — La diarthrose qui résulte de la réunion de ces deux surfaces est enveloppée de toutes parts par des trousseaux de fibres blanches et rayonnées, dont l'ensemble constitue une véritable capsule ligamenteuse. La partie supérieure

(*) Fig. 54. — *Articulations des côtes avec les vertèbres et des vertèbres entre elles (plan inférieur).* — 1. Ligament inter-articulaire vertébro-costal. 2, 3, 4. Faisceaux du ligament rayonné ou vertébro-costal inférieur. 5. Ligament vertébral commun inférieur.

de cette capsule, décrite sous le nom de *ligament rayonné* ou *sterno-costal supérieur*, est recouverte par le muscle triangulaire; elle se joint à un cordon fibreux qui règne sur le côté de la face supérieure du sternum, et qui se confond, en avant, avec celui du côté opposé. La partie inférieure, appelée *ligament rayonné* ou *sterno-costal inférieur*, se trouve en rapport avec les muscles pectoraux.

Synoviale. — Il en existe une pour chaque articulation.

Caractères propres à la première articulation sterno-costale. — On remarquera que la première articulation sterno-costale n'est point séparée de son analogue du côté opposé. Ces deux jointures n'en forment, pour ainsi dire, qu'une seule. Les deux cartilages, tout à fait rapprochés l'un de l'autre, se correspondent par une petite facette diarthrodiale continue avec la facette qui répond au sternum. Quant aux deux facettes sternales, elles sont tournées en haut et confondues l'une avec l'autre. De plus, on ne trouve qu'une seule synoviale pour cette articulation complexe qui réunit les deux premières côtes entre elles et avec le sternum.

3° Articulations des côtes avec leurs cartilages ou chondro-costales.

Ce sont des synarthroses à mouvements très obscurs, formées par l'implantation des cartilages dans la cavité rugueuse que les côtes présentent à leur extrémité inférieure. La solidité de ces articulations est assurée par l'adhérence de la substance fibro-cartilagineuse à la substance propre des côtes, et par le périoste, qui, en passant de l'os sur le cartilage, fait l'office d'un puissant lien périphérique.

Différences. — Chez le **Bœuf**, les côtes sternales s'unissent à leurs cartilages en formant une véritable diarthrose gynglymoïdale, dont le jeu est facilité par une petite capsule synoviale.

4° Articulations des cartilages costaux entre eux.

Les côtes, attachées les unes aux autres au moyen des muscles intercostaux, ne sont point réunies par des articulations réelles. Leurs cartilages de prolongement se trouvent dans le même cas. Mais les cartilages asternaux sont en outre liés entre eux par un petit ligament jaune élastique, qui se porte de l'extrémité libre de chacun d'eux au bord postérieur du cartilage précédent. De plus, le bord antérieur du premier cartilage asternal s'unit étroitement au bord postérieur du dernier cartilage sternal, par l'intermédiaire du périchondre et de trousseaux ligamenteux forts courts. Ce même cartilage asternal tient encore à la face inférieure de l'appendice xiphoïde, au moyen d'un petit ligament blanc (*chondro-xiphoïdien*), sous lequel s'engage l'artère abdominale antérieure.

5° Articulation sternale particulière au bœuf et au porc.

On sait que, chez ces deux animaux, la pièce antérieure du sternum ne se soude point avec la seconde. Ces deux pièces, unies par une véritable articulation diarthrodiale, présentent, l'antérieure une surface concave, la postérieure une surface convexe. Des trousseaux de fibres périphériques les assujettissent solidement l'une à l'autre, et une petite synoviale spéciale facilite leurs mouvements, qui sont du reste fort bornés.

6° Des articulations du thorax considérées d'une manière générale sous le rapport des mouvements.

Le thorax peut augmenter ou diminuer de diamètre dans le sens antéro-postérieur et dans le sens transversal : d'où la dilatation et le resserrement de cette cavité ; d'où les *mouvements d'inspiration*, qui s'accompagnent de l'entrée de l'air extérieur dans le poumon, et les *mouvements d'expiration*, qui chassent l'air contenu dans cet organe.

Les variations du diamètre antéro-postérieur de la poitrine étant le fait des changements de forme du muscle diaphragme, nous n'avons point à nous en occuper ici. Mais les variations du diamètre transversal étant le résultat du jeu des arcs costaux sur le rachis et le sternum, il importe d'étudier le mécanisme qui préside à l'exécution de leurs mouvements.

Rappelons d'abord que les arcs costaux sont inclinés en arrière sur le plan médian ; l'espace qu'ils circonscrivent dans leur concavité est donc loin d'être aussi étendu que s'ils étaient perpendiculaires à ce plan. Rappelons encore qu'ils sont mobiles sur le rachis, grâce à la double arthrodie qui unit à celui-ci leur extrémité supérieure. Rappelons enfin que leur extrémité inférieure prend un point d'appui également mobile, soit direct, soit indirect, sur l'os sternum. — Si donc les côtes sont tirées en avant par leur partie moyenne, elles pivoteront sur leurs extrémités et tendront à se rapprocher de la direction perpendiculaire, qui se trouve être la condition la plus favorable à la plus grande étendue de l'espace qu'elles peuvent délimiter. Il y aura donc agrandissement du diamètre latéral du thorax, c'est-à-dire dilatation de cette cavité. — Le mouvement inverse amènera, par un mécanisme opposé, le resserrement de la poitrine.

On dit que les côtes s'*élèvent* pendant le mouvement en avant ; elles s'*abaissent* pendant le mouvement en arrière. Ces expressions, parfaitement applicables à l'homme, qui se tient en station verticale, sont assez impropres dans le langage de l'anatomie vétérinaire.

Art. IV. — Articulations des membres antérieurs.

1° Articulation scapulo-humérale.

Pour constituer cette articulation, qui appartient au genre énarthrose, le scapulum s'unit à l'humérus en formant avec lui un angle obtus ouvert en arrière.

Surfaces articulaires. — Du côté du scapulum, la cavité glénoïde, fosse ovale peu profonde, allongée dans le sens antéro-postérieur, échancrée en dedans, creusée, à son centre ou près de l'échancrure interne, d'une petite fossette synoviale. Une bride ligamenteuse, attachée sur le sourcil de la cavité, bouche cette échancrure et représente le vestige du bourrelet glénoïdien de l'homme. — Du côté de l'humérus, la tête articulaire, enchâssée entre le trochiter et le trochin, souvent creusée d'une fossette synoviale peu profonde.

Moyen d'union. — Un seul *ligament capsulaire* (fig. 55, 1), sorte de manchon à deux ouvertures : l'une inférieure, qui embrasse la tête de l'humérus; l'autre supérieure, qui s'insère au-dessus du sourcil de la cavité glénoïde. Cette capsule présente en avant deux faisceaux de renforcement, qui descendent en divergeant de l'apophyse coracoïde sur le trochiter et le trochin. L'expansion aponévrotique qui la constitue, très mince et assez lâche pour permettre entre les surfaces articulaires un écartement de 1 à 2 centimètres, est loin d'être suffisante pour fixer convenablement l'un à l'autre les deux rayons osseux qui forment l'articulation. Aussi celle-ci est-elle consolidée par les puissances musculaires qui l'entourent, et parmi lesquelles nous citerons particulièrement : 1° en avant, le coraco-radial, séparé de la capsule fibreuse par un coussinet adipeux; 2° en arrière, le gros extenseur de l'avant-bras, et le muscle scapulo-huméral grêle qui semble chargé de soulever cette capsule pendant les mouvements de flexion, pour empêcher qu'elle ne soit pincée entre les surfaces articulaires; 3° en dehors, le court abducteur du bras et le tendon du sous-épineux; 4° en dedans, le large et fort tendon du muscle sous-scapulaire. Ajoutons à ce puissant appareil d'assujettissement la pression atmosphérique, dont l'action ne laisse pas que d'avoir une certaine importance. On prouve, en effet, qu'elle suffit pour empêcher le relâchement de la capsule fibreuse après la destruction des muscles environnants; il est alors nécessaire, pour obtenir l'écartement des surfaces articulaires, d'ouvrir cette capsule et de faire pénétrer l'air dans l'intérieur de l'articulation.

Synoviale. — Elle est très lâche et entièrement renfermée dans la capsule périphérique, dont elle tapisse la face interne.

Mouvements. — L'articulation scapulo-humérale permet, comme toutes les énarthroses, l'*extension*, la *flexion*, l'*abduction*, l'*adduction*, la *circumduction* et la *rotation*. On remarquera que ces divers mouvements sont loin d'être aussi étendus que chez l'homme, parce que le bras, chez nos animaux domestiques, n'est point détaché du tronc, et se trouve, au contraire, fixé avec l'épaule contre les parois latérales du thorax. — L'opposition dans le sens de la *flexion* et de l'*extension* est, du reste, le mouvement le moins borné et le plus souvent répété. Son exécution entraîne toujours un déplacement des deux rayons osseux, lesquels sont à peu près également mobiles. Et en effet, dans la *flexion*, l'angle scapulo-huméral se ferme, non pas seulement parce que l'extrémité inférieure de l'humérus est ramenée en arrière et en haut, mais surtout encore parce que le scapulum pivote sur ses attaches supérieures, de manière à porter en avant et en haut son angle glénoïdien. L'*extension* se produit par un mécanisme inverse. — Pendant l'exécution des autres mouvements, le scapulum reste fixe; l'humérus seul se déplace, entraînant avec lui les rayons inférieurs du membre. S'il est tiré en dehors, il y a *abduction;* s'il est ramené en dedans, il y a *adduction;* si le membre passe successivement de la flexion à l'adduction, de celle-ci à l'extension, etc., en décrivant un cercle par son extrémité inférieure, il y a *circumduction;* s'il pivote de gauche à droite ou de droite à gauche, il y a *rotation.*

DIFFÉRENCES. — Chez le **Porc**, le **Chien** et le **Chat**, la membrane synoviale n'est pas exactement renfermée dans la capsule fibreuse. Elle forme, en avant, un cul-de-sac qui descend dans la coulisse bicipitale pour favoriser le glissement du coraco-radial.

2° Articulation du coude ou huméro-radiale (fig. 55).

Trois os concourent à former cette articulation, qui présente un exemple remarquable de gynglyme angulaire : l'humérus, par son extrémité inférieure, et les deux os de l'avant-bras, par leur extrémité supérieure.

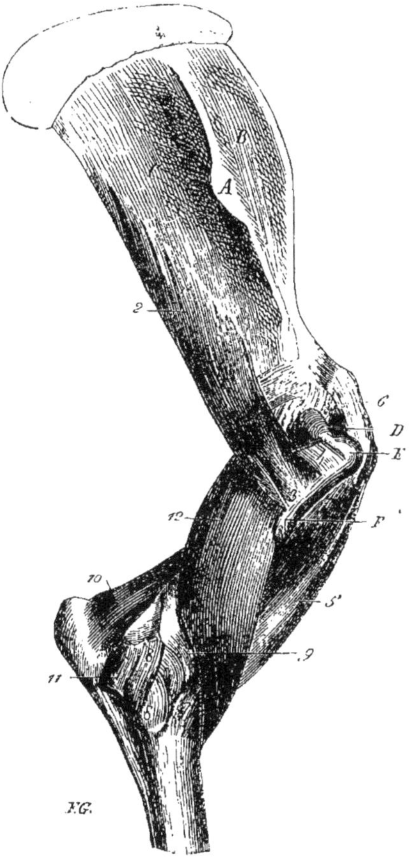

Surfaces articulaires. — La *surface humérale*, déjà décrite page 72, est allongée transversalement et convexe d'avant en arrière. Elle présente : 1° une gorge médiane creusée d'une fossette synoviale ; 2° une gorge latérale (trochlée humérale) moins profonde que la précédente, et située à son côté externe- 3° un condyle volumineux qui borde en dedans la gorge médiane, et dont le diamètre antéro-postérieur est beaucoup plus grand que celui de la trochlée située au côté opposé. — La *surface anti-brachiale*, brisée en deux parties, se moule sur la surface humérale ; elle est donc concave d'avant en arrière et se compose : 1° d'une double gorge externe, et 2° d'une cavité glénoïde interne, creusées toutes deux sur l'extrémité supérieure du radius ; 3° d'un relief médian répondant à la gorge médiane de l'humérus, séparant les deux surfaces précédentes, et se prolongeant sur le crochet cubital où il forme l'échancrure sygmoïde. Ce relief offre une petite fossette sinoviale creusée à la fois sur le radius et sur le cubitus.

Fig. 55 (*).

Moyens d'union. — Trois ligaments : deux latéraux et un antérieur.

a. Le *ligament latéral externe* (fig. 55, 8) est un funicule gros, court et très fort, qui s'attache en haut sur la crête de l'épitrochlée et dans la petite cavité placée au côté externe de la trochlée humérale. Il s'insère en bas sur la tubérosité externe et supérieure du radius. Son bord antérieur, confondu avec le ligament capsulaire, est longé par l'extenseur principal des phalanges, qui prend sur lui de

(*) Fig. 55. — *Articulations scapulo-humérale et huméro-radiale (face externe) avec les muscles profonds qui les entourent.* —1. Ligament capsulaire de l'articulation scapulo-humérale. 2. Muscle court abducteur du bras. 3. Son insertion à l'humérus. 4. Insertion du sous-épineux sur la crête du trochiter. 5. Muscle coraco-radial. 6. Son tendon d'origine attaché sur l'apophyse coracoïde. 7. Son insertion radiale confondue avec le ligament antérieur de l'articulation du coude. 8,8. Ligament latéral externe de cette articulation. 9. Ligament antérieur. 10. Muscle anconé ou petit extenseur de l'avant-bras. 11. Origine du muscle fléchisseur externe du métacarpe. 12. Muscle court fléchisseur de l'avant-bras. — *A.* Tubérosité de l'épine scapulaire. — *B.* Fosse sus épineuse. — *C.* Fosse sous-épineuse. — *D.* Convexité du trochiter. — *E.* Sommet du trochiter.

nombreux points d'attache. Par son bord postérieur, il répond au fléchisseur externe du métacarpe. Sa face interne est tapissée par la synoviale. Sa face externe se trouve séparée de la peau par l'aponévrose anti-brachiale et quelques-uns des faisceaux d'origine du muscle extenseur latéral des phalanges. Ses fibres superficielles sont verticales, et se continuent en arrière avec les trousseaux ligamenteux arciformes qui vont du cubitus au radius. Ses fibres profondes sont légèrement obliques de haut en bas et d'arrière en avant.

b. Le *ligament latéral interne* (fig. 78, *A*), également funiculaire, est plus long, mais moins fort que le précédent. Il part de la petite tubérosité placée en dedans du condyle de l'humérus, et descend, en s'élargissant, sur l'os principal de l'avant-bras. Ses fibres médianes, les plus longues, se dirigent verticalement en bas pour gagner les empreintes situées sous la tubérosité bicipitale ; ses fibres antérieures, incurvées en avant, se réunissent au tendon du coraco-radial ou se confondent avec le ligament antérieur; les postérieures se contournent en arrière, près de leur extrémité inférieure, pour se joindre aux faisceaux fibreux arciformes qui unissent en dedans le cubitus au radius. Ce ligament recouvre par ses fibres médianes l'insertion inférieure du court fléchisseur de l'avant-bras et, en partie seulement, celle du long fléchisseur. Il est recouvert par le nerf cubito-plantaire, l'artère et la veine radiale postérieures.

c. Le *ligament antérieur ou capsulaire* (fig. 55, 9) est un lien membraniforme, attaché par son bord supérieur au-dessus de la surface articulaire humérale, et par son bord inférieur au pourtour antérieur de la surface radiale. Par ses bords latéraux, il est confondu avec les ligaments funiculaires. Sa moitié interne est formée de fibres verticales qui, de l'humérus, descendent en rayonnant sur le radius, où elles s'unissent au tendon inférieur du coraco-radial. Dans sa moitié externe, il est extrêmement mince et se compose de fibres entrecroisées qui affectent des directions variées. Tapissé en dedans par la synoviale, ce ligament se trouve en rapport, par sa surface extérieure, avec les vaisseaux et les nerfs radiaux antérieurs, les deux fléchisseurs de l'avant-bras, l'extenseur antérieur du métacarpe et l'extenseur antérieur des phalanges. Ces deux derniers muscles s'attachent même sur lui d'une manière très évidente.

L'articulation du coude, affermie en avant et sur les côtés par les trois ligaments que nous venons de décrire, est dépourvue en arrière de liens particuliers. Mais elle est puissamment consolidée de ce côté par l'insertion olécrânienne des muscles extenseurs de l'avant-bras, et par les tendons d'origine des cinq muscles fléchisseurs du métacarpe ou des phalanges.

Synoviale. — Cette membrane, très étendue et déployée sur la face interne des ligaments précédemment décrits, forme en arrière trois grands culs-de-sac de prolongement : un supérieur, qui occupe la fosse olécrânienne et se trouve recouvert par un coussinet adipeux ainsi que par le muscle petit extenseur de l'avant-bras (1); deux latéraux, qui descendent de chaque côté du crochet cubital, et se distinguent en externe et en interne ; le premier tapisse le tendon du fléchisseur externe du

(1) Quelques fibres grisâtres et élastiques, doublant ce cul-de-sac à l'extérieur, ont été décrites à tort comme un ligament membraniforme postérieur.

métacarpe ; le second facilite le frottement sur l'extrémité supérieure du radius des quatre muscles fléchisseurs du pied ou des doigts qui sont attachés en commun à l'épicondyle. Cette synoviale fournit aussi à l'articulation radio-cubitale un diverticulum qui descend entre les os de l'avant-bras jusqu'au-dessous des facettes diarthrodiales adjacentes.

Mouvements. — *Flexion* et *extension.*

Dans la *flexion*, les deux rayons osseux ne se rapprochent pas directement l'un de l'autre ; l'extrémité inférieure du radius se dévie un peu en dehors. Ce résultat est dû à une légère obliquité des gorges articulaires, plutôt qu'à la différence de grosseur qui existe entre l'extrémité interne et l'extrémité externe de la surface humérale.

L'*extension* est bornée par la réception du bec de l'olécrâne dans la fosse olécrânienne et par la tension des ligaments latéraux, en sorte que les deux rayons osseux ne peuvent jamais se redresser l'un sur l'autre d'une manière complète, c'est-à-dire se placer sur la même ligne.

DIFFÉRENCES. —Chez les *Carnassiers*, le ligament latéral externe est très épais. Il forme, dans sa moitié inférieure, une calotte fibro-cartilagineuse fixée sur le cubitus et le radius, et réunie en avant au ligament annulaire de la jointure radio-cubitale supérieure. Cette calotte complète avec ce dernier ligament l'anneau ostéo-fibreux dans lequel tourne l'extrémité supérieure du radius. — Le ligament latéral interne s'insère, par deux faisceaux très courts, sur le cubitus et le côté interne de la tête radiale. Un troisième faisceau, profond et médian, beaucoup plus développé que les premiers et recouvert par l'insertion inférieure des fléchisseurs de l'avant-bras, descend entre le radius et le cubitus, gagne la face postérieure du premier et s'y insère très près de l'attache inférieure du ligament externe, à la rencontre duquel il semble vouloir aller.

3° ARTICULATION RADIO-CUBITALE.

Surfaces articulaires. — Les deux os de l'avant-bras se correspondent par des surfaces diarthrodiales et des surfaces synarthrodiales.

a. Les *surfaces diarthrodiales* consistent en quatre facettes ondulées, allongées transversalement, deux *radiales*, et deux *cubitales.* Les premières bordent en arrière la grande surface articulaire qui forme la jointure du coude. Les secondes se trouvent situées sous l'échancrure sigmoïde.

b. Les *surfaces synarthrodiales*, planes et chagrinées, sont aussi au nombre de deux sur chaque os : l'une, supérieure, s'étend sous les facettes diarthrodiales jusqu'à l'arcade radio-cubitale ; l'autre, inférieure, plus étendue, occupe sur le cubitus toute la face antérieure, depuis l'arcade précitée ; sur le radius, elle forme une empreinte triangulaire très allongée qui descend jusqu'au quart inférieur de l'os. (Voy. pages 74 et 75.)

Moyens d'union. — Deux ligaments inter-osseux et deux ligaments périphériques.

a. Les *ligaments inter-osseux*, interposés aux surfaces synarthrodiales, sont formés de fibres blanches extrêmement courtes qui vont d'un os à l'autre, et qui sont douées d'une force de résistance très remarquable. L'inférieur s'ossifie constamment, longtemps même avant que les animaux soient arrivés à l'âge adulte, en sorte que les anciens anatomistes vétérinaires ont pu décrire, avec quelque apparence de raison, le radius et le cubitus comme un os unique. L'ossification du ligament supérieur est très rare.

b. Les *liens périphériques* sont des trousseaux de fibres arciformes qui, depuis le bec de l'olécrâne jusqu'à l'arcade radio-cubitale, partent des faces latérales du cubitus pour se porter, les unes en dedans, les autres en dehors, sur la face postérieure du radius. — Les fibres du ligament externe se confondent avec le ligament huméro-radial externe. — Les fibres internes s'unissent au ligament huméro-radial interne et au petit tendon cubital appartenant au court fléchisseur de l'avant-bras. — On retrouve des fibres analogues au-dessous de l'arcade radio-cubitale ; mais elles sont beaucoup plus courtes et moins apparentes.

Mouvements. — Très obscurs dans le jeune âge ; presque nuls quand la soudure des deux os est opérée.

DIFFÉRENCES. — *Ruminants.* — Chez ces animaux, l'ossification du ligament inter-osseux supérieur survient constamment à l'époque de l'âge adulte.

Carnassiers. — On sait déjà (voy. page 77) que le radius et le cubitus ne se soudent point entre eux. Ils restent indépendants pendant toute la vie de l'animal, s'unissent dans leur partie moyenne au moyen d'un ligament inter-osseux, et se joignent par diarthrose à leurs deux extrémités. Le **Chien** et le **Chat** présentent donc à étudier : 1° *un ligament inter-osseux ;* 2° *une articulation radio-cubitale supérieure ;* 3° *une articulation radio-cubitale inférieure.*

Ligament inter-osseux. — Il se compose de fibres blanches très résistantes, attachées par leurs extrémités sur le corps des deux os. Malgré leur peu de longueur, elles sont assez lâches pour se prêter aux mouvements des articulations radio-cubitales.

Articulation radio-cubitale supérieure. — C'est une trochoïde qui permet seulement des mouvements de rotation ou de pivotement.

Les *surfaces articulaires* qui forment cette articulation sont : du côté du cubitus, la petite cavité sigmoïde, surface exavée dans le sens latéral, et semi-circulaire ; du côté du radius, un demi-gond cylindrique reçu dans la précédente cavité.

On cite comme *moyen* d'union un *ligament annulaire,* sorte de cravate fibreuse jetée autour de l'extrémité supérieure du radius, fixée en dedans sur le cubitus près de l'extrémité interne de la petite cavité sigmoïde, attachée en dehors sur le ligament latéral externe de l'articulation du coude, et confondue supérieurement avec le ligament antérieur de la même articulation. On remarquera que cette cravate fibreuse, en s'unissant à la calotte fibro-cartilagineuse du ligament huméro-radial externe, et en rejoignant par son extrémité interne la petite cavité sigmoïde, transforme cette dernière en un anneau complet, revêtu de cartilage dans sa portion osseuse, et tapissé par la synoviale (celle de l'articulation du coude) dans sa portion ligamenteuse. On remarquera encore que la tête ou l'extrémité supérieure du radius est encroûtée sur tout son contour d'une couche de cartilage, et que cette disposition lui permet de glisser, non seulement sur la facette concave qui forme la petite cavité sigmoïde, mais encore sur la face interne des deux ligaments qui complètent celle-ci.

Articulation radio-cubitale inférieure. — C'est également une trochoïde analogue à la précédente, mais inversement disposée. Ainsi, la surface articulaire concave est creusée sur le radius, en dehors de l'extrémité inférieure ; la surface convexe se trouve en dedans du cubitus. Ces deux facettes sont très peu étendues et maintenues en contact par une petite capsule fibreuse périphérique. Un fort ligament inter-osseux, situé sous les facettes articulaires, consolide encore cette diarthrose, et concourt par son bord inférieur à former la surface anti-brachiale de l'articulation radio-carpienne. Une petite synoviale est affectée spécialement à cette trochoïde.

Mécanisme des trochoïdes radio-cubitales. — Le jeu de ces deux articulations est simultané et tend au même but, c'est-à-dire à l'exécution du double mouvement rotatoire qui constitue la *supination* et la *pronation*.

Il y a *supination* quand, le cubitus restant immobile, le radius pivote sur ce dernier de manière à porter sa face antérieure en dehors. On constate alors que son extrémité supérieure tourne de dedans en avant, et même d'avant en dehors si le mouvement s'exagère, dans la ceinture articulaire formée par la petite cavité sigmoïde du cubitus et les ligaments qui la complètent. On constate encore que l'extrémité inférieure roule sur la facette du cubitus en décrivant un mouvement analogue, et que la tubérosité interne de cette extrémité se trouve portée en avant.

Dans le mouvement de *pronation*, cette tubérosité est ramenée en dedans, et la face antérieure du radius revient en avant, par un mécanisme opposé.

Le rayon inférieur du membre antérieur, étant articulé par charnière avec le radius, suit cet os dans ses mouvements rotatoires, c'est-à-dire que la face antérieure du métacarpe regarde en dehors pendant la supination, et qu'elle est ramenée en avant lors de la pronation.

4° Articulations du carpe (fig. 56 et 57).

Elles comprennent : 1° les articulations qui unissent entre eux les os carpiens de la première rangée ; 2° les articulations analogues de la seconde rangée ; 3° l'articulation radio-carpienne ; 4° l'articulation des deux rangées entre elles ; 5° l'articulation carpo-métacarpienne.

Articulations qui unissent entre eux les os carpiens de la première rangée. — Ces os, au nombre de quatre, se joignent par les facettes diarthrodiales qu'ils présentent sur leurs faces latérales, en formant de petites arthrodies (1). Ils sont maintenus en rapport par six ligaments, *trois antérieurs* et *trois inter-osseux*. — Les *ligaments antérieurs* représentent de petites bandelettes aplaties qui se portent du quatrième os au premier, du premier au second, et de celui-ci au troisième. Le premier, placé en dehors plutôt qu'en avant du carpe, est recouvert par le ligament latéral externe et le tendon inférieur du fléchisseur externe du métacarpe ; les autres adhèrent au ligament capsulaire. — Les *ligaments inter-osseux* s'implantent dans les rainures d'insertion qui séparent les facettes diarthrodiales. L'un d'eux, dérobé par le ligament commun postérieur, unit l'os crochu au pre-

(1) On sait que la facette qui unit l'os sus-carpien au premier os n'est pas située sur une de ses faces, mais bien sur la partie antérieure de sa circonférence.

mier os. Les deux autres, situés entre les trois premiers os carpiens, se confondent avec les ligaments antérieurs correspondants.

ARTICULATIONS QUI UNISSENT ENTRE EUX LES OS CARPIENS DE LA DEUXIÈME RANGÉE. — Ce sont des arthrodies tout à fait semblables aux précédentes, mais au nombre de deux seulement. Elles sont assujetties par deux *ligaments antérieurs* et un nombre égal de *ligaments inter-osseux*. — Un des *ligaments antérieurs* joint le premier os au second, et adhère fortement au ligament capsulaire ; l'autre, entièrement recouvert par le ligament latéral interne, attache l'un à l'autre les deux derniers os. — Des deux *ligaments inter-osseux*, le second seul vient se confondre avec le ligament antérieur correspondant. Celui qui est situé entre les deux premiers os se trouve séparé du ligament antérieur par une des facettes diarthrodiales qui établissent le contact de ces os.

ARTICULATION RADIO-CARPIENNE. — L'extrémité inférieure du radius, en s'unissant aux os carpiens de la rangée supérieure, constitue une diarthrose qui peut être considérée, par la nature des mouvements qu'elle permet, comme une charnière imparfaite.

Surfaces articulaires. — La surface radiale, allongée transversalement et très irrégulière, présente : 1° en dehors, une large gorge, limitée en avant par une petite cavité glénoïde, et bornée en arrière par une excavation non articulaire qui reçoit un prolongement du second os dans le mouvement de flexion ; 2° en dedans, un condyle d'une courbe plus étendue que la gorge précédente, et complété comme elle par une petite cavité glénoïdale antérieure. — La surface carpienne, moulée exactement sur la surface radiale, offre en creux ce que celle-ci présente en relief, *et vice versâ.*

Moyens d'union. — L'articulation radio-carpienne est assujettie par trois ligaments qui lui appartiennent en propre, et par quatre forts ligaments qui lui sont communs avec les articulations suivantes. Ceux-ci seront étudiés plus loin, après la description particulière de ces articulations.

Des *trois ligaments propres* à l'articulation radio-carpienne, l'un forme un gros funicule arrondi, étendu du radius au troisième os, dans une direction oblique de haut en bas et de dehors en dedans, et caché sous le ligament commun postérieur. Le second (fig. 57, 5), beaucoup plus petit, se porte de l'os crochu au côté externe de l'extrémité inférieure du radius, et est recouvert en partie par le ligament commun externe. Quand la synoviale est distendue par une hydropisie, elle peut faire hernie au côté externe du carpe, en passant entre ce petit ligament et le ligament commun postérieur. — Le troisième, fort délicat, mais constant, se trouve situé très profondément sous ce dernier. Il s'insère, d'une part, sur le radius près du premier ligament propre ; d'autre part, sur le deuxième os et sur le ligament inter-osseux qui unit l'os sus carpien au premier os.

Synoviale. — Après avoir tapissé les trois ligaments indiqués ci-dessus et les quatre grands ligaments non encore décrits, elle se prolonge entre les trois premiers os carpiens, pour aller revêtir la face supérieure des ligaments inter-osseux qui unissent ces différents os. Elle descend même le plus souvent dans l'articulation qui joint l'os sus-carpien au premier os. Mais il arrive aussi quelquefois que cette arthrodie possède une synoviale particulière.

ARTICULATION DES DEUX RANGÉES ENTRE ELLES. — C'est, comme la précédente jointure, une charnière imparfaite.

Surfaces articulaires. — Elles sont toutes deux allongées transversalement, fort irrégulières dans leur configuration et brisées en trois pièces. — L'inférieure offre : en arrière, trois petits condyles placés côte à côte ; en avant, deux facettes légèrement concaves. — La supérieure répond à la première par trois cavités glénoïdales et deux facettes convexes.

Moyens d'union. — On compte pour cette articulation, en sus des grands ligaments communs, *trois ligaments particuliers.* — Deux de ces ligaments, fort courts, sont situés en arrière du carpe sous le grand ligament postérieur. On les aperçoit facilement, après avoir détruit le ligament capsulaire, en fléchissant fortement le carpe. « Le plus fort s'étend verticalement de l'os interne de la rangée supérieure au second et au troisième os de la rangée métacarpienne ; l'autre descend obliquement du premier os de la rangée anti-brachiale sur le second de la rangée inférieure. » (Rigot). — Le troisième ligament propre, beaucoup plus fort que les deux autres, se rend de l'os crochu au premier os de la rangée inférieure et à la tête du métacarpien externe. Il se confond en dehors avec le grand ligament latéral externe ; en dedans, avec le ligament commun postérieur. Son bord postérieur donne attache à l'arcade fibreuse qui complète la gaîne carpienne (fig. 57, 4).

Synoviale. — Elle tapisse tous les ligaments, et se prolonge en haut et en bas entre les os carpiens pour favoriser le glissement de leurs facettes articulaires. Deux prolongements supérieurs remontent entre les trois premiers os de la rangée anti-brachiale pour aller revêtir la face inférieure des ligaments inter-osseux qui les réunissent. Deux autres prolongements descendent entre les os carpiens de la seconde rangée ; l'externe, après avoir tapissé le premier ligament inter-osseux, passe entre celui-ci et le ligament antérieur correspondant, et vient communiquer avec la synoviale de l'articulation carpo-métacarpienne. L'interne forme un cul-de-sac qui s'appuie sur le ligament inter-osseux.

FIG. 56 (*).

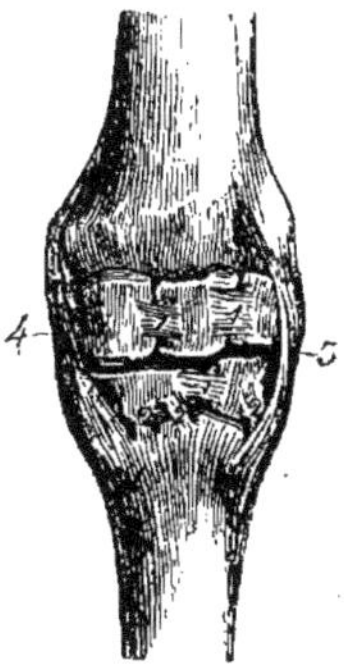

ARTICULATION CARPO-MÉTACARPIENNE. — Les os carpiens de la seconde rangée s'articulent avec l'extrémité supérieure des métacarpiens en formant une diarthrose planiforme.

Surfaces articulaires. — Ce sont, des deux côtés, des facettes planes, plus ou moins inclinées les unes sur les autres et continues entre elles. La plus grande, située au milieu, est généralement creusée d'une petite fossette synoviale fort peu profonde.

Moyens d'union. — Nous citerons encore les quatre grands ligaments communs, plus *six ligaments spéciaux*, *deux antérieurs*, *deux postérieurs* et *deux inter-osseux.*

Des *deux ligaments antérieurs* (fig. 56, 2,2), l'un, dédoublé en deux bandelettes distinctes, unit le deuxième os au métacarpien principal ; l'autre, caché par le ligament latéral externe, attache le premier os à la tête du métacarpien externe.

(*) Fig. 56. — *Vue antérieure des articulations du carpe.* — 1,1. Ligaments antérieurs destinés à l'union des os carpiens de chaque rangée. 2,2. Ligaments antérieurs propres à l'articulation carpo-métacarpienne. 3. Ligament commun externe. 4. Ligament commun interne.

Les *deux ligaments postérieurs* décrits par Rigot ne nous semblent pas assez distincts du grand ligament postérieur pour que nous en fassions une description spéciale. Nous les citons ici pour mémoire.

Les *deux ligaments inter-osseux*, complétement oubliés par cet habile anatomiste, partent des interstices qui séparent le métacarpien médian des métacarpiens latéraux, et vont se réunir aux ligaments inter-osseux de la seconde rangée : ils sont gros et courts. Nous avons vu quelquefois manquer l'un ou l'autre.

Synoviale. — Elle communique, par la voie indiquée plus haut, avec la synoviale de l'articulation précédente. Elle fournit un cul-de-sac supérieur qui va s'appuyer sur le ligament inter-osseux interposé aux deux derniers os carpiens de la seconde rangée. Deux culs-de-sac inférieurs descendent dans les arthrodies inter-métacarpiennes.

LIGAMENTS COMMUNS AUX TROIS ARTICULATIONS PRÉCÉDENTES. — Ils sont au nombre de quatre, avons-nous dit : deux latéraux, un antérieur, un postérieur.

a. Le *ligament latéral externe* (fig. 56 et 57, 3) est un gros cordon funiculaire formé de deux ordres de fibres, les unes profondes, les autres superficielles, légèrement croisées en X. Il part de la tubérosité externe et inférieure du radius, descend verticalement sur le côté du carpe, envoie un faisceau au premier os de la rangée supérieure, abandonne un autre faisceau qui s'arrête sur l'os externe de la seconde rangée, et vient se terminer sur la tête du métacarpien correspondant. Traversé obliquement par l'extenseur latéral des phalanges, ce ligament recouvre les os carpiens externes. En avant, il s'unit avec le ligament capsulaire. Près de son extrémité inférieure, il se confond avec le fort ligament qui joint l'os sus-carpien au premier os de la rangée inférieure et à la tête du métacarpien externe.

FIG. 57 (*).

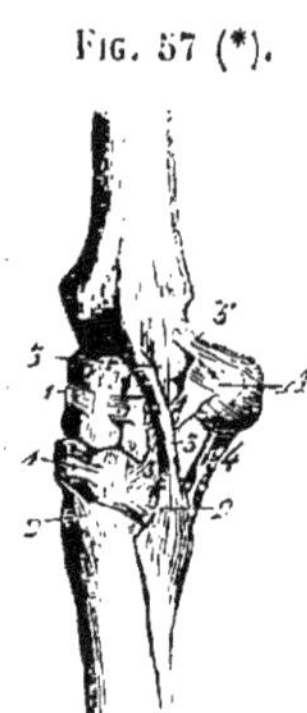

b. Le *ligament latéral interne* (fig. 56, 4), analogue au précédent et situé du côté opposé, se trouve être et plus large et plus épais. Il commence sur la tubérosité interne du radius, et se termine sur l'extrémité supérieure du métacarpien médian et du métacarpien interne, après s'être attaché, par deux faisceaux distincts, sur le troisième os carpien de la rangée supérieure et sur les deux derniers de la rangée métacarpienne. En rapport par sa face externe avec le tendon de l'extenseur oblique du métacarpe, ce ligament répond, par sa face profonde, aux membranes synoviales du carpe et aux os sur lesquels il prend des points d'attache. Par son bord antérieur, il s'unit au ligament capsulaire. Son bord opposé se confond intimement avec le ligament postérieur, dont il est impossible de le distinguer.

c. Le *ligament antérieur* ou *capsulaire* est un lien membraneux qui recouvre la face antérieure des articulations carpiennes. Son bord supérieur est attaché sur le radius. L'inférieur s'insère sur l'extrémité supérieure du métacarpien prin-

(*) Fig. 57. — *Vue latérale des articulations carpiennes.* — 1,1. Ligaments antérieurs réunissant entre eux les os carpiens de chaque rangée. 2,2. Ligaments antérieurs propres à l'articulation carpo-métacarpienne. 3. Ligament commun externe. 4. L'un des ligaments propres à l'articulation des deux rangées (métacarpo-sus-carpien). 5. L'un des ligaments propres à l'articulation radio carpienne (radio-sus-carpien). — *A.* Coulisse de glissement pratiquée sur la face externe de l'os crochu pour le passage du fléchisseur externe du métacarpe.

cipal. Les deux bords droit et gauche s'unissent aux ligaments latéraux. Sa face externe est en rapport avec les tendons des muscles extenseurs antérieurs du métacarpe et des phalanges. Sa face interne, tapissée dans certains points par la membrane synoviale, adhère dans d'autres aux os carpiens et aux ligaments antérieurs qui les unissent les uns aux autres. Ce ligament, formé de fibres transversales plus ou moins obliques et croisées en sautoir, se prête par son ampleur aux mouvements de flexion du genou.

d. Le *ligament postérieur*, l'un des plus forts de l'économie animale, recouvre la face postérieure du carpe en nivelant les aspérités qui le hérissent. Il s'insère : en haut, sur la crête transversale qui surmonte la surface articulaire du radius ; dans sa partie moyenne, sur tous les os carpiens ; en bas, sur la tête du métacarpien principal. Confondu en dedans avec le ligament latéral interne, uni en dehors au lien qui attache l'os crochu au métacarpien externe et au premier os carpien de la rangée supérieure, le ligament qui nous occupe se continue, par son extrémité inférieure, avec le ligament suspenseur du boulet et avec la bride carpienne qui soutient le tendon perforant. Sa face postérieure, parfaitement lisse, est tapissée par la synoviale tendineuse de la gaîne carpienne.

MOUVEMENTS DES ARTICULATIONS CARPIENNES. — Le carpe est le centre de deux mouvements opposés très étendus, la *flexion* et l'*extension*, auxquels s'ajoutent trois mouvements accessoires fort bornés, l'*adduction*, l'*abduction* et la *circumduction*.

Toutes les articulations carpiennes ne prennent point une part égale à l'exécution de ces mouvements. En effet, il est facile de constater qu'ils se passent principalement dans la diarthrose radio-carpienne et dans la charnière imparfaite qui réunit les deux rangées d'os carpiens. Chacune de ces articulations participe aux mouvements du carpe à peu près dans la même proportion, et toutes deux fonctionnent d'une manière identique. Leur mécanisme est des plus simples.

Dans la *flexion*, la première rangée roule d'avant en arrière sur le radius, la rangée inférieure se meut dans le même sens sur la supérieure, le métacarpe est porté en arrière et en haut, le ligament commun postérieur se relâche, le ligament capsulaire se tend, et les surfaces articulaires, celles de la seconde jointure surtout, s'écartent en avant les unes des autres. Dans l'*extension*, le métacarpe est ramené en bas et en avant par un mécanisme inverse. Ce mouvement s'arrête quand le rayon de l'avant-bras et celui du métacarpe se trouvent situés sur la même ligne verticale. On remarquera que dans la flexion ces rayons osseux ne se rapprochent pas directement l'un de l'autre ; l'extrémité inférieure du métacarpe se porte toujours en dehors. On remarquera encore que les légers mouvements d'*abduction*, d'*adduction* et de *circumduction* du carpe ne sont possibles qu'au moment où le pied est fléchi sur l'avant-bras.

Quant aux diarthroses planiformes qui articulent entre eux les os carpiens d'une même rangée, elles ne permettent qu'un simple glissement des surfaces de contact ; l'arthrodie carpo-métacarpienne se trouve absolument dans le même cas. La mobilité restreinte de ces diverses articulations ne peut donc avoir qu'une influence fort secondaire sur les mouvements généraux du carpe ; mais elle les favorise néanmoins en permettant aux os carpiens de changer leurs rapports réciproques et de se prêter par là, pendant le jeu des deux charnières radio-carpienne et inter-carpienne, à une coaptation plus exacte des plans articulaires qui les constituent.

DIFFÉRENCES. — Chez les autres animaux, les articulations carpiennes se présentent, dans leurs dispositions essentielles, avec les caractères que nous venons d'assigner aux animaux solipèdes. Ainsi, les quatre principaux liens périphériques diffèrent peu de ceux qui appartiennent à ces animaux. On remarquera cependant que leur laxité permet chez les *Carnassiers* des mouvements latéraux assez étendus.

5° ARTICULATIONS INTER-MÉTACARPIENNES.

Chaque métacarpien latéral s'articule avec le métacarpien médian au moyen de surfaces diarthrodiales et de surfaces synarthrodiales, pour la description desquelles nous renvoyons à la page 80. Un ligament inter-osseux, composé de faisceaux très courts et très forts, s'interpose aux surfaces synarthrodiales et les fixe solidement l'une à l'autre. Son ossification est un fait assez fréquent. Les facettes diarthrodiales sont maintenues en contact par le ligament précédent et par les ligaments carpiens qui viennent s'insérer sur la tête des métacarpiens latéraux. — Les articulations inter-métacarpiennes ne permettent qu'un mouvement de glissement vertical fort obscur.

DIFFÉRENCES. — Chez le **Bœuf**, il n'existe qu'une seule articulation inter-métacarpienne, beaucoup plus simple encore que celles du cheval.

Chez le **Porc**, les quatre métacarpiens se correspondent, à leur extrémité supérieure, au moyen des petites facettes diarthrodiales qu'ils présentent par côté. Des faisceaux fibreux, dépendances des grands ligaments antérieur et postérieur du carpe, protégent en avant et en arrière ces articulations inter-métacarpiennes. D'autres fibres, situées entre les faces adjacentes des métacarpiens, représentent de véritables ligaments inter-osseux.

Chez les *Carnassiers*, les quatre grands métacarpiens s'articulent entre eux de la même manière à peu près que ceux du porc. On doit observer cependant que leur mobilité est plus étendue.

6° ARTICULATION MÉTACARPO-PHALANGIENNE (fig. 58 et 59).

Charnière parfaite formée par l'extrémité inférieure du métacarpien médian, d'une part, et d'autre part, par l'extrémité supérieure de la première phalange et les grands sésamoïdes.

Surfaces articulaires. — Du côté du métacarpien, deux condyles latéraux et une arête médiane à courbe antéro-postérieure. — Du côté de la première phalange, deux cavités glénoïdales et une gorge intermédiaire, prolongées en arrière sur la face antérieure des grands sésamoïdes. Brisée ainsi en trois pièces, la surface digitale se trouve dans d'excellentes conditions de solidité, parce que les pressions transmises à la région digitée sont atténuées et décomposées par l'élasticité naturelle des liens qui unissent ces trois pièces les unes aux autres.

Moyens d'union. — Ils se divisent en deux catégories : 1° ceux qui joignent entre elles les pièces osseuses de la surface inférieure ; 2° ceux qui maintiennent en rapport les deux surfaces articulaires opposées.

A. Les premiers ont reçu le nom générique de *ligaments sésamoïdiens*, et sont au nombre de six : un *ligament inter-sésamoïdien*, qui rassemble les deux os complémentaires de la surface digitale ; *trois ligaments sésamoïdiens inférieurs* et *deux latéraux*, chargés d'unir ces os à la première phalange.

a. Le *ligament inter-sésamoïdien* est constitué par de la substance fibro-cartilagineuse, qui semble être la gangue primitive dans laquelle les deux sésamoïdes se sont développés ; elle se répand, en effet, autour de ces os après s'être fixée solidement sur leur face interne. En arrière, ce ligament forme, en commun avec la face postérieure des sésamoïdes, la coulisse (fig. 58, 4) sur laquelle glisse les tendons fléchisseurs. Il occupe en avant le fond de la gorge articulaire inter-sésamoïdienne.

b. Les *ligaments sésamoïdiens inférieurs*, situés à la face postérieure de la première phalange, se distinguent en superficiel, moyen et profond.

Le *ligament superficiel* (fig. 58, 5), le plus long des trois, représente une bandelette étroite, aplatie d'avant en arrière. Il naît du milieu de la masse fibro-cartilagineuse qui complète en arrière la surface articulaire supérieure de la seconde phalange, et s'élève, en s'élargissant légèrement, jusqu'à la base des grands sésamoïdes, sur lesquels il s'insère en se confondant avec le ligament inter-sésamoïdien. Sa face postérieure, tapissée par la synoviale dite grande gaîne sésamoïdienne, est recouverte par les tendons fléchisseurs. Il recouvre en partie le ligament moyen.

Le *ligament moyen*, triangulaire et rayonné, est formé de trois faisceaux particuliers : deux latéraux (fig. 58, 6), et un médian que l'on a généralement confondu avec le ligament superficiel, quoiqu'il s'en distingue nettement par son insertion inférieure. Fixés en commun aux empreintes postérieures de la première phalange, ces trois faisceaux montent en divergeant sur la base des sésamoïdes et y prennent leur insertion supérieure.

Le *ligament profond* est constitué par deux petites bandelettes cachées sous le ligament moyen. Minces, courtes, aplaties d'avant en arrière et croisées en sautoir, ces bandelettes se fixent, d'une part, sur la base des grands sésamoïdes, d'autre part, sur l'extrémité supérieure de la première phalange, près du contour de sa surface articulaire. Ce ligament est tapissé à sa face antérieure par la synoviale de l'articulation (1).

c. Les *ligaments sésamoïdiens latéraux* sont représentés par deux minces lamelles, étendues de la face externe de chaque grand sésamoïde au tubercule d'insertion que la première phalange présente sur le côté de son extrémité supérieure. Ils sont recouverts par les vaisseaux et les nerfs digités, par la bride fibreuse qui se détache du ligament suspenseur du boulet pour se porter sur le tendon de l'extenseur antérieur des phalanges, et par le faisceau superficiel du ligament métacarpo-phalangien latéral. A leur face interne, ils sont revêtus par la membrane synoviale.

B. Les ligaments destinés à réunir les deux surfaces articulaires de la jointure métacarpo-phalangienne sont au nombre de quatre : *deux latéraux*, *un antérieur*, *un postérieur*.

a. Chaque *ligament latéral* comprend deux faisceaux, l'un superficiel, l'autre

(1) Les deux bandelettes latérales décrites par Rigot comme faisant partie de ce ligament appartiennent aux faisceaux latéraux du ligament moyen.

profond, solidement unis ensemble par leurs faces adjacentes. — Le faisceau superficiel (fig. 59, 1) commence sous le bouton du métacarpien latéral, en s'attachant sur le métacarpien médian, et descend verticalement pour se terminer à l'extrémité supérieure de la première phalange. Il recouvre l'insertion phalangienne du ligament sésamoïdien latéral et le faisceau profond. — Celui-ci, attaché supérieurement dans l'excavation latérale de l'extrémité inférieure du métacarpien principal, se dirige en rayonnant sur le grand sésamoïde et l'extrémité supérieure de la première phalange, où il se fixe en confondant ses fibres avec celles du ligament sésamoïdien latéral. Ce faisceau est tapissé à sa face interne par la synoviale articulaire.

b. Le *ligament antérieur* appartient à la classe des ligaments capsulaires. C'est une expansion membraniforme très résistante qui enveloppe la face antérieure de l'articulation. Attachée par son bord supérieur sur le contour antérieur de la surface métacarpienne, et par son bord inférieur sur la première phalange, cette expansion se confond par côté avec les ligaments latéraux. Elle est recouverte par les tendons extenseurs des phalanges, qui glissent à sa surface au moyen de petites bourses séreuses. Sa face interne adhère dans toute son étendue à la capsule synoviale.

c. Le *ligament postérieur* (1), nommé très heureusement *ligament suspenseur du boulet* (fig. 58, 2), représente une longue et forte lanière formée de tissu fibreux blanc, et contenant souvent des faisceaux charnus dans son épaisseur. Cette lanière, comprise entre les deux métacarpiens latéraux, en arrière du métacarpien médian, se continue par son extrémité supérieure avec le ligament commun postérieur du carpe. Elle est bifide à son extrémité inférieure; et ses deux branches, après s'être fixées sur le sommet des os sésamoïdes, donnent naissance à deux brides fibreuses qui se dirigent en avant et en bas pour se réunir, chacune de leur côté, au tendon de l'extenseur antérieur des phalanges. Le ligament suspenseur du boulet est en rapport, par sa face postérieure, avec le tendon perforant et sa bride carpienne; par sa face antérieure, avec le métacarpien médian, des artères et des veines; par ses bords, avec les métacarpiens latéraux, les vaisseaux et les nerfs digités.

Synoviale. — Cette membrane se prolonge en cul-de-sac entre les branches terminales du ligament précédent. C'est la distension de ce cul-de-sac qui produit les molettes articulaires.

Mouvements. — L'articulation métacarpo-phalangienne permet l'*extension* et la *flexion* du doigt, et quelques légers mouvements de latéralité quand le rayon osseux mobile est porté aux limites de la flexion.

DIFFÉRENCES. — *Ruminants.* — L'articulation métacarpo-phalangienne de ces animaux à deux doigts constitue une double charnière, qui ressemble assez au ginglyme simple des animaux monodactyles.

On compte *trois ligaments inter-sésamoïdiens :* deux latéraux, ayant pour destination d'unir l'un avec l'autre les grands sésamoïdes de chaque doigt; un médian, qui joint entre eux les sésamoïdes internes. — L'*appareil ligamenteux sésamoïdien*

(1) Il répond, chez l'homme, avec deux muscles qui le longent, par côté, aux muscles inter-osseux palmaires. (Voyez les *muscles du pied.*)

inférieur est loin d'offrir le même développement que chez le cheval ; il se réduit pour chaque doigt à quatre petites bandelettes qui rappellent assez bien le ligament profond de ce dernier animal, tel qu'il a été décrit par Rigot : deux bandelettes latérales se portent directement des sésamoïdes à l'extrémité supérieure de la première phalange ; les deux autres, situées entre les premières, s'entrecroisent en X et se confondent avec celles-ci par leurs extrémités. — Un *ligament sésamoïdien latéral* unit la première phalange au sésamoïde externe.

Il existe pour chaque doigt *deux ligaments métacarpo-phalangiens latéraux :* un externe, analogue à celui du cheval, mais moins compliqué, s'attache par son extrémité inférieure sur la première phalange seulement ; un autre interne, fixé supérieurement dans le fond de l'échancrure inter-articulaire du métacarpien, s'insère, d'autre part, sur la face interne de la première phalange, en confondant ses fibres avec celles du *ligament inter-digité supérieur*. — Ce dernier ligament, situé entre les deux premières phalanges, se trouve constitué par des fibres courtes et croisées en sautoir, attachées sur les empreintes qui couvrent en partie la face interne des deux premiers os phalangiens. Chez le **Mouton**, ce ligament inter-digité n'existe qu'à l'état de vestiges, et chaque ligament métacarpo-phalangien interne donne naissance, près de son insertion phalangienne, à une bride fibreuse qui se dirige en arrière, sort de l'espace inter-digité et se termine à l'osselet de l'ergot, qu'il soutient. — Le *ligament antérieur* ou *capsulaire*, unique comme chez les solipèdes, réunit les deux ligaments latéraux externes. — Le *ligament suspenseur du boulet*, simple supérieurement, se divise inférieurement en huit rameaux : deux vont se réunir au tendon perforé, pour former avec lui le double anneau dans lequel passent les deux branches du perforant. Quatre autres rameaux, accolés deux à deux, se rendent au sommet des grands sésamoïdes. Celui qui est destiné à chaque sésamoïde externe envoie sur le côté de la première phalange une bride de renforcement pour le tendon extenseur propre du doigt. Les deux derniers, profonds et médians, descendent dans l'échancrure inter-articulaire du métacarpe après s'être réunis en un seul faisceau ; ils passent ensuite entre, les deux ligaments métacarpo-phalangiens internes, se séparent l'un de l'autre et se dirigent en bas et en avant sur le côté interne de la première phalange, pour se joindre au tendon extenseur propre de chaque doigt.

Porc et Carnassiers. — Chez ces animaux, les articulations métacarpo-phalangiennes ressemblent beaucoup à celle du pouce de l'homme. On trouve pour chacune d'elles : une synoviale propre ; un ligament inter-sésamoïdien ; un ligament sésamoïdien inférieur composé de deux bandelettes croisées ; deux petits ligaments sésamoïdiens latéraux ; deux ligaments métacarpo-phalangiens latéraux, attachés inférieurement sur la première phalange et les sésamoïdes ; un ligament capsulaire antérieur, au centre duquel on rencontre un petit noyau osseux, sorte de sésamoïde antérieur sur lequel glisse l'une des branches du tendon extenseur commun des doigts. Le ligament suspenseur du boulet est remplacé par de véritables muscles inter-osseux palmaires (voyez les *muscles du pied antérieur*). Quelques fibres situées entre les premières phalanges des grands doigts, chez le porc, rappellent le ligament inter-digité supérieur du bœuf.

7° Articulation de la première phalange avec la seconde, ou première articulation inter-phalangienne (fig. 58 et 59).

Fig. 58 (*).

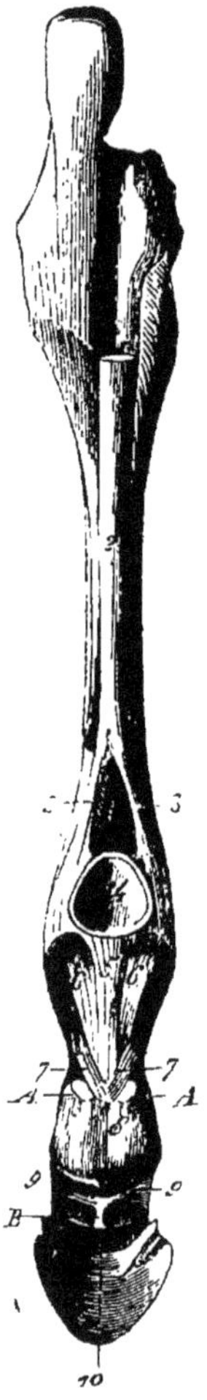

C'est une charnière imparfaite.

Surfaces articulaires. — Sur l'extrémité inférieure de la première phalange, deux condyles latéraux séparés par une gorge. Sur la face supérieure de la deuxième phalange, deux cavités glénoïdales et un relief antéro-postérieur.

Cette dernière surface est complétée en arrière par un fibro-cartilage, dit *glénoïdien*, très dense et très épais, faisant aussi l'office de ligament. En effet, il est attaché, d'une part, sur la seconde phalange, entre la surface articulaire supérieure et l'espèce de sésamoïde fixe qui la borde en arrière; et il s'insère, d'autre part, sur la première phalange au moyen de six brides fibreuses (fig. 59, 4, 5, 6) : deux supérieures qui embrassent les ligaments sésamoïdiens inférieurs moyen et superficiel, deux moyennes et deux inférieures qui gagnent les côtés de l'extrémité inférieure de la première phalange. Ce fibro-cartilage, moulé en avant sur la surface articulaire de ce dernier os, forme par sa face postérieure une surface de glissement pour le tendon perforant (fig. 58, 8). Il se confond par côté avec les deux branches du perforé, et reçoit dans le milieu de son bord supérieur l'insertion du ligament sésamoïdien inférieur superficiel.

Moyens d'union. — Deux *ligaments latéraux* (fig. 59, 7), auxquels s'ajoutent, en arrière, le fibro-cartilage qui vient d'être décrit, et en avant, le tendon de l'extenseur antérieur des phalanges. Ces ligaments, larges et épais, obliques de haut en bas et d'avant en arrière, s'insèrent supérieurement sur les tubercules latéraux que la première phalange présente à son extrémité inférieure. Ils s'attachent en bas sur les côtés de la seconde phalange. Leurs fibres les plus inférieures se prolongent même au delà de cet os pour gagner les extrémités du petit sésamoïde, et constituer les ligaments latéraux postérieurs de l'articulation du pied.

Synoviale. — Cette membrane tapisse le tendon de l'extenseur antérieur des phalanges, les ligaments latéraux et le fibro-cartilage glénoïdien. Elle forme en arrière un cul-de-sac qui remonte entre celui-ci et la face postérieure de la première phalange.

(*). Fig. 58. — *Vue postérieure des articulations métatarso-phalangienne et inter-phalangiennes.* — 1. Coupe de la bride tarsienne destinée au tendon perforant. 2. Ligament suspenseur du boulet. 3,3. Ses deux branches terminales. 4. Surface de glissement pour les tendons fléchisseurs formée par la face postérieure des grands sésamoïdes et le ligament inter-sésamoïdien. 5. Ligament sésamoïdien inférieur superficiel. 6,6. Faisceaux latéraux du ligament sésamoïdien inférieur moyen. 7,7. Brides supérieures du fibro-cartilage glénoïdien de la première articulation inter-phalangienne. 8. Surface de glissement pour le perforant formée par le fibro-cartilage de la deuxième phalange. 9,9. L'insertion au petit sésamoïde du ligament latéral postérieur de l'articulation du pied. — *A,A.* Coupe des branches terminales du tendon perforé. — *B.* Face postérieure du petit sésamoïde.

Mouvements. — Cette charnière imparfaite est le siége de deux mouvements principaux : l'*extension* et la *flexion*. Elle permet encore le *pivotement* de la seconde phalange sur la première et quelques *mouvements latéraux*.

Différences. — *Ruminants.* — Chez le **Bœuf**, le **Mouton** et la **Chèvre**, le fibro-cartilage glénoïdien, confondu avec le perforé, n'est attaché sur la première phalange que par deux brides latérales. Le ligament latéral interne comprend deux faisceaux : un très court qui s'arrête sur la deuxième phalange, et un autre très long qui descend jusque sur la face interne du troisième phalangien. L'externe est fort mince et se prolonge aussi sur la dernière phalange ; en sorte que les deux dernières articulations inter-phalangiennes de chacun des doigts sont assujetties par deux ligaments latéraux communs, qui correspondent exactement, par leur position et leurs attaches inférieures, aux ligaments latéraux antérieurs de l'articulation du pied des solipèdes.

Fig. 59 (*).

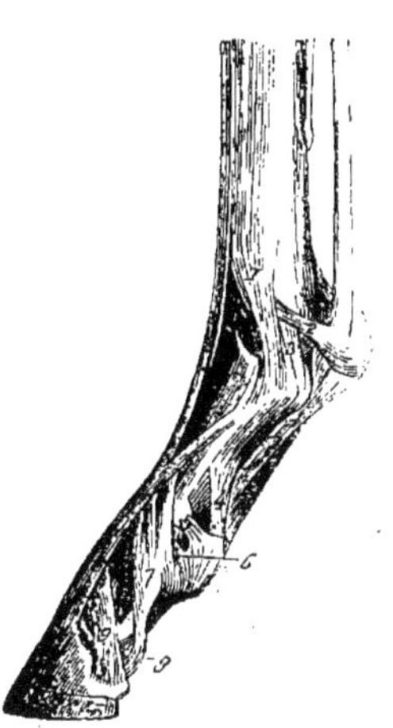

Carnassiers. — Chez le **Chien** et le **Chat**, le cartilage glénoïdien, également confondu par sa face postérieure avec le perforé, n'adhère à la première phalange que par quelques tractus celluleux. Les deux ligaments latéraux se portent, chacun de leur côté, de l'extrémité inférieure de la première phalange à l'extrémité supérieure de la seconde.

Pachydermes. — Chez le **Porc**, même disposition à peu près que chez les carnassiers. On remarquera cependant que le ligament latéral externe se comporte à peu près comme chez le cheval, c'est-à-dire que ses faisceaux les plus antérieurs se prolongent jusqu'à l'extrémité externe du petit sésamoïde.

8° Articulation de la seconde phalange avec la troisième, ou deuxième articulation inter-phalangienne, ou articulation du pied (fig. 58 et 59).

Pour former cette charnière imparfaite, la deuxième phalange s'oppose à la troisième et au petit sésamoïde.

Surfaces articulaires. — Sur la face inférieure de la deuxième phalange, deux condyles latéraux et une gorge médiane. — Sur la face supérieure de la troisième phalange et du petit sésamoïde, deux cavités glénoïdales séparées par un relief antéro-postérieur. Les deux pièces osseuses qui forment cette dernière surface s'articulent entre elles par arthrodie ; le petit sésamoïde présente, à cet effet, une facette allongée, sur son bord antérieur ; l'os du pied, une facette analogue, sur le contour postérieur de la surface articulaire principale.

(*) Fig. 59. — *Vue latérale des articulations métatarso-phalangienne et inter-phalangiennes. (Cette figure et la précédente, quoique prises sur le membre postérieur, représentent exactement la disposition des jointures du doigt dans le membre antérieur. Il y a, en effet, similitude parfaite entre celles-ci et les articulations analogues du membre abdominal.)* — 1. Faisceau superficiel du ligament latéral externe de l'articulation métatarso phalangienne. 2. Branche sésamoïdienne du faisceau profond. 3. Branche phalangienne du même. 4. Bride supérieure du fibro-cartilage glénoïdien. 5. Bride moyenne du même. 6. Bride inférieure du même. 7. Ligament latéral de la première articulation inter-phalangienne. 8. Ligament latéral postérieur de l'articulation du pied. 9. Ligament latéral antérieur de la même.

Moyens d'union. — Cinq ligaments : un impair et inter-osseux qui joint le sésamoïde à l'os du pied ; quatre pairs et latéraux, distingués en antérieurs et postérieurs.

Fig. 60 (*).

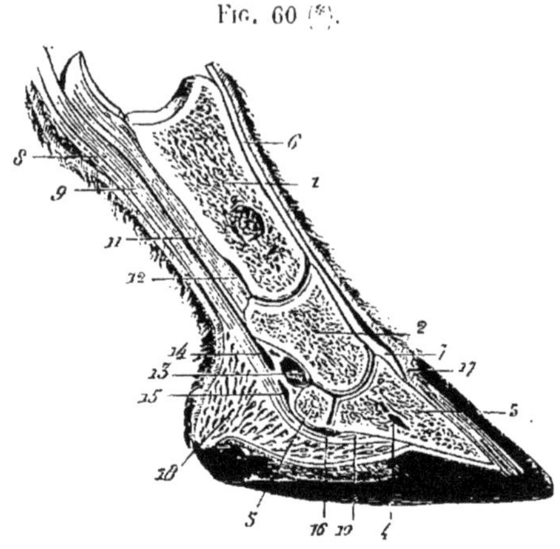

a. Ligament inter-osseux (fig. 58, 10). — Il est formé de fibres très courtes qui s'insèrent, en arrière, dans la rainure antérieure du petit sésamoïde, en avant, sur le bord postérieur et la face inférieure de la troisième phalange. Ce ligament est tapissé sur sa face supérieure par la synoviale articulaire, et sur sa face inférieure par la petite gaîne sésamoïdienne.

b. Ligaments latéraux antérieurs (fig. 59, 9). — Ce sont deux larges faisceaux épais et courts, attachés par leur extrémité supérieure sur les empreintes latérales de la seconde phalange, et par leur extrémité inférieure dans les deux cavités creusées à la base de l'éminence pyramidale de l'os du pied. Chaque ligament est recouvert en partie par le fibro-cartilage complémentaire de ce dernier os, et semble faire corps avec lui. Son bord antérieur se continue avec le tendon de l'extenseur commun des phalanges. Sa face interne est tapissée par la synoviale, qui lui adhère intimement.

c. Ligaments latéraux postérieurs (fig. 58, 9,9 ; 59,8). — Ils ont été déjà indiqués. On sait que chacun d'eux se trouve constitué par les fibres les plus inférieures du ligament latéral de la première articulation inter-phalangienne, lesquelles fibres, après s'être attachées sur la seconde phalange, se réunissent en un cordon fibreux sensiblement élastique. Ce cordon se fixe principalement sur l'extrémité et le bord supérieur du sésamoïde, en s'unissant à celui du côté opposé, et en formant ainsi une sorte de bourrelet complémentaire qui agrandit la surface articulaire sésamoïdienne. Il envoie encore un court faisceau sur l'apophyse rétrossale, et une petite bride à la face interne du fibro-cartilage latéral. Caché en partie par celui-ci et par le coussinet plantaire, ce ligament est tapissé en dedans par la synoviale articulaire.

Synoviale. — Cette membrane descend sous les facettes qui unissent le petit sésamoïde à l'os du pied. Elle présente en arrière un vaste cul-de-sac qui remonte à la face postérieure de la seconde phalange, et qui s'adosse aux deux gaînes sésamoïdiennes (fig. 60, 13). Elle en forme un autre beaucoup plus petit en se pro-

(*) Fig. 60. — *Coupe longitudinale et verticale de la région digitée, montrant la disposition des synoviales articulaires et tendineuses.* — 1. Première phalange. 2. Deuxième phalange. 3. Troisième phalange. 4. Sinus semi-lunaire de cette dernière. 5. Petit sésamoïde. 6. Tendon de l'extenseur antérieur des phalanges. 7. Son insertion à la troisième phalange. 8. Tendon du perforé. 9. *Id.* du perforant. 10. Son insertion à la troisième phalange. 11. Ligaments sésamoïdiens inférieurs. 12. Cul-de-sac postérieur de la première synoviale inter-phalangienne. 13. *Id.* de la deuxième. 14. Cul-de-sac inférieur de la grande gaîne sésamoïdienne. 15. Cul-de-sac supérieur de la petite gaîne sésamoïdienne. 16. Cul-de-sac inférieur de la même. 17. Coupe du bourrelet. 18. *Id.* du coussinet plantaire.

longeant entre les deux ligaments latéraux du même côté. Celui-ci se dilate fort souvent, et l'on est exposé à l'ouvrir dans l'opération du javart cartilagineux.

Mouvements. — Ils répètent exactement ceux de la première articulation inter-phalangienne.

DIFFÉRENCES. — Chez le **Mouton** on trouve : 1° un ligament inter-osseux pour unir le petit sésamoïde à la troisième phalange ; 2° deux ligaments latéraux antérieurs commençant, ainsi qu'il a déjà été dit, sur la première phalange ; 3° deux ligaments latéraux postérieurs, allant de la face postérieure du deuxième phalangien au petit sésamoïde (l'interne est jaune et élastique) ; 4° un ligament antérieur, impair, élastique, attaché en haut sur l'extrémité supérieure de la deuxième phalange, fixé en bas sur la troisième, entre l'insertion de l'extenseur commun des doigts et celle du ligament latéral antérieur interne ; 5° un ligament inter-digité inférieur, situé entre les deux phalanges onguéales, dont il borne l'écartement. Ce ligament, formé de fibres parallèles qui s'étendent transversalement d'un petit sésamoïde à l'autre, est tapissé sur sa face inférieure par la peau de l'espace inter-digité. Sa face supérieure répond à un coussinet adipeux. — Chez le **Bœuf**, le ligament latéral antérieur externe, large et rayonné, se trouve presque entièrement recouvert par la longue branche du tendon extenseur propre du doigt, à laquelle il adhère très intimement. Quant au ligament inter-digité (fig. 81, 7), il se présente avec une disposition beaucoup moins simple que celle indiquée plus haut chez le mouton. Ce ligament, formé de fibres entrecroisées sur la ligne médiane, se divise à ses extrémités en deux faisceaux : l'un, supérieur, passe sur le tendon du muscle perforant, auquel il sert de bride d'assujettissement, et va se fixer en dehors de l'extrémité inférieure de la première phalange, après avoir contracté des adhérences très intimes avec une forte bride fibreuse qui descend de la région métacarpienne postérieure, et dont nous parlerons avec plus de détails en décrivant les muscles ; l'autre, inférieur, plus court que le précédent, s'attache sur l'extrémité interne du petit sésamoïde et sur la face interne du troisième phalangien, en se confondant avec le tendon perforant, le coussinet plantaire et le derme de la membrane kératogène.

Chez le **Porc**, on rencontre pour l'affermissement de la seconde articulation inter-phalangienne : 1° deux ligaments latéraux, se portant des faces latérales de la deuxième phalange aux faces externe et interne de la troisième ; 2° un troisième ligament, qui représente exactement l'un des ligaments latéraux postérieurs de l'articulation du pied du cheval ; ce ligament descend, en effet, de l'extrémité inférieure de la première phalange sur l'extrémité externe du petit sésamoïde. Son analogue du côté interne semble manquer tout à fait. De plus, il existe dans les grands doigts un ligament antérieur jaune et élastique, en tout semblable à celui des Ruminants.

Chez le **Chien**, les deux dernières phalanges sont unies entre elles par deux ligaments latéraux d'une disposition très simple. Un troisième ligament, formé de tissu élastique, divisé en deux moitiés latérales et situé en avant de l'articulation, remplit l'office d'un ressort, qui produit mécaniquement la rétraction de l'ongle, quand les muscles fléchisseurs cessent de se contracter. Chez le **Chat**, ce ligament jaune est très énergique. On remarque encore dans cet animal une obliquité assez marquée des poulies articulaires par lesquelles les deux phalanges se correspondent, disposition qui permet à l'ongle de venir se loger entre deux doigts quand il se relève, et qui favorise ainsi sa rétraction.

La seconde articulation inter-phalangienne des *Carnassiers* se distingue encore par une autre disposition essentielle. La surface articulaire de la troisième phalange est en effet complétée par un fibro-cartilage glénoïdien analogue à celui de la première articulation, mais beaucoup plus épais. Ce fibro-cartilage (fig. 82, *D*, *x*), fixé sur la saillie postérieure de la troisième phalange, sert, par sa face inférieure, de poulie de renvoi pour le tendon du perforant, et joue, avec la saillie de la phalange précitée, le rôle du petit sésamoïde des autres animaux.

Art. V. — Articulations des membres postérieurs.

1° Articulation sacro-iliaque (fig. 61 et 86).

C'est une articulation paire qui établit l'union du membre postérieur avec le rachis, et qui est formée par le sacrum et le coxal. Elle appartient au genre arthrodie.

Surfaces articulaires. — Sur le sacrum, la facette diarthrodiale irrégulière, dite auriculaire, taillée sur les côtés et près de la base de l'os. — Sur le coxal, la facette analogue située à la face interne de l'ilium.

Moyens d'union. — Quatre ligaments, que nous appellerons, à l'exemple de Rigot : *sacro-iliaque*, *ilio-sacré supérieur*, *ilio-sacré inférieur* et *sacro-sciatique*.

a. Ligament sacro-iliaque. — C'est un ligament composé de gros faisceaux fibreux qui enveloppent l'articulation de toutes parts, en s'attachant solidement par leurs extrémités sur les empreintes dispersées autour des facettes diarthrodiales. La moitié inférieure de ce ligament (fig. 61, 1) est recouverte par le muscle psoas iliaque. Sa moitié postérieure (1), beaucoup plus forte que la précédente, se trouve cachée par l'ilium et donne attache à l'ilio-spinal.

b. Ligament ilio-sacré supérieur (fig. 86, 13). — Funicule gros et court qui, de l'angle interne de l'ilium, se porte en arrière pour se fixer sur l'épine sacrée où il confond ses fibres avec celles du ligament sur-épineux dorso-lombaire.

c. Ligament ilio-sacré inférieur. — C'est un lien membraneux très résistant, triangulaire, formé de fibres parallèles obliques de haut en bas et d'avant en arrière. Il s'attache, par son bord antérieur, sur la moitié supérieure du bord ischiatique et sur l'angle interne de l'ilium, en se confondant avec le ligament précédent. Son bord inférieur s'insère sur la lèvre rugueuse qui borde le sacrum latéralement. Son bord postérieur s'unit à l'aponévrose qui recouvre les muscles coccygiens. Sa face externe est en rapport avec le fessier principal et le long vaste. Sa face interne répond au muscle sacro-coccygien latéral (fig. 86, 14).

d. Ligament sacro-sciatique ou ischiatique (fig. 61, 2, et 86, 11). — C'est une vaste expansion membraneuse qui est située sur le côté du bassin, entre le sacrum et le coxal, et qui sert plutôt d'appareil de clôture pour la cavité pelvienne que

(1) Elle représente le *ligament sacro-iliaque inter-osseux* de l'homme. La moitié inférieure répond au *ligament sacro-iliaque antérieur*.

de moyen d'assujettissement destiné à assurer la solidité de l'articulation sacro-iliaque. Sa forme, irrégulièrement quadrilatère, a permis de diviser sa circonférence en quatre bords : un supérieur, attaché sur la crête rugueuse et latérale du sacrum ; un inférieur, fixé sur la crête sus-cotyloïdienne, ainsi que sur la tubérosité ischiale, et formant par la partie comprise entre ces deux insertions, avec la petite échancrure sciatique, l'ouverture par laquelle sortent du bassin les muscles pyramidal et obturateur interne ; un antérieur, mal délimité, circonscrivant avec la grande échancrure sciatique l'ouverture qui livre passage aux vaisseaux fessiers, aux nerfs de même nom et aux nerfs sciatiques ; un postérieur, se dédoublant en deux lames qui embrassent le muscle demi-membraneux, et se confondant supérieurement avec l'aponévrose d'enveloppe des muscles coccygiens. La face externe de ce ligament, parcourue par les nerfs sciatiques, est recouverte par les muscles long vaste et demi-tendineux, qui prennent sur lui de nombreuses insertions. Sa face interne, tapissée en avant par le péritoine, se trouve en rapport postérieurement avec les muscles ischio-coccygien et ischio-anal, auxquels elle donne attache.

Synoviale. — Elle tapisse le ligament sacro-iliaque, et ne fournit qu'une petite quantité de synovie.

Mouvements. — Les deux articulations sacro-iliaques étant le centre vers lequel viennent converger tous les efforts d'impulsion qui sont communiqués au tronc par les membres postérieurs, ces jointures ne pouvaient offrir une grande mobilité, qui se fût opposée à la transmission intégrale de la quantité de mouvement. Aussi ne permettent-elles qu'un glissement fort restreint des surfaces articulaires ; et l'union par diarthrose du sacrum et des coxaux semble-t-elle avoir pour destination exclusive de prévenir les fractures auxquelles ces os eussent été incessamment exposés s'ils eussent été attachés ensemble d'une manière plus intime.

2° Articulation des deux coxaux entre eux, ou symphyse ischio-pubienne.

Les deux coxaux sont unis l'un à l'autre par toute l'étendue du bord interne des pubis et des ischiums. Cette articulation représente, dans le jeune âge, une véritable amphiarthrose assujettie par un cartilage inter-osseux et des trousseaux de fibres périphériques.

Le cartilage, solidement fixé aux petites rugosités qui hérissent les surfaces articulaires adjacentes, s'ossifie, comme les cartilages suturaux, quand l'animal avance en âge. Aussi les deux coxaux sont-ils constamment soudés l'un à l'autre chez les solipèdes adultes.

Les faisceaux fibreux périphériques s'étendent transversalement d'un os à l'autre, au-dessus et au-dessous de la symphyse. Ceux qui occupent la face inférieure sont incomparablement plus forts et plus abondants que les autres.

Les mouvements de cette articulation sont des plus restreints, et dépendent uniquement de l'élasticité du cartilage inter-osseux. On observera qu'ils deviennent nuls après l'ossification de celui-ci.

Différences. — La soudure des deux coxaux est très lente à s'effectuer chez la chatte, la chienne, la truie, la vache, la brebis, et la chèvre.

3° ARTICULATION DE LA HANCHE OU COXO-FÉMORALE (fig. 61).

FIG. 61 (*).

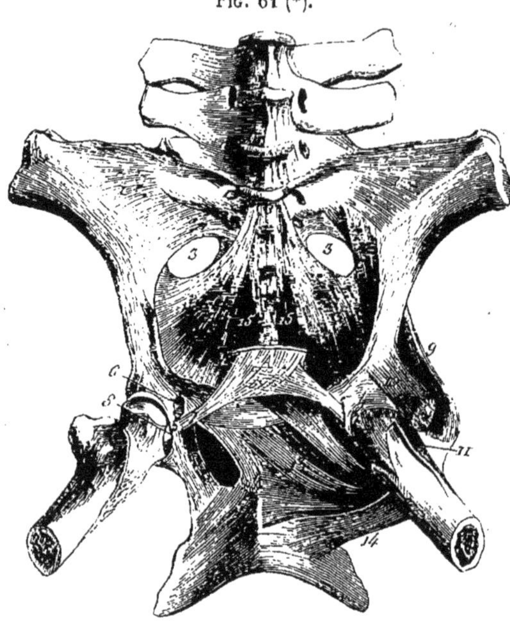

C'est une énarthrose formée par la réception de la tête du fémur dans la cavité cotyloïde du coxal.

Surfaces articulaires. — La cavité cotyloïde représente, comme on le sait, un segment de sphéroïde creux, profondément échancré du côté interne, et pourvu à son fond d'une large dépression, dont la moitié interne est préposée à l'insertion d'un des ligaments inter-osseux, tandis que la moitié externe joue le rôle de fossette synoviale. Cette dépression n'est point revêtue de cartilage et communique par l'échancrure interne avec la gouttière inférieure du pubis. — On remarquera que le sourcil de la cavité cotyloïde est bordé par un fibro-cartilage complémentaire nommé *bourrelet cotyloïdien.* Ce fibro-cartilage n'est pas interrompu au niveau de l'échancrure précédemment indiquée ; il franchit cette échancrure en formant une bride remarquable (fig. 61, 5), qui la convertit en un trou par lequel passent le ligament pubio-fémoral et les vaisseaux de l'articulation. Fixé par son bord adhérent sur le pourtour de la cavité cotyloïde, le bourrelet qui nous occupe se trouve tapissé par la synoviale sur ses faces et son bord libre. Il présente sa plus grande épaisseur en avant et en dedans.

Quant à la tête fémorale, nous rappellerons qu'elle est exactement moulée sur la cavité précédente, et qu'elle se trouve creusée comme elle d'une fossette rugueuse, occupée tout entière par l'insertion des ligaments inter-articulaires.

Moyens d'union. — Cette jointure est affermie par une capsule périphérique et par deux liens inter-articulaires qui constituent les ligaments coxo-fémoral et pubio-fémoral.

a. Ligament capsulaire (fig. 61, 4). — C'est un manchon membraneux tout à fait semblable à la capsule de l'articulation scapulo-humérale, embrassant la tête

(*) Fig. 61. — *Articulations sacro-iliaque et coxo-fémorale, avec les petits muscles profonds qui enveloppent cette dernière.* — 1. Ligament sacro-iliaque. 2. Ligament sacro-sciatique. 3. Grande échancrure sciatique. 4. Partie antérieure du ligament capsulaire de l'articulation coxo-fémorale. 5. Bride interne du bourrelet cotyloïdien. 6. Ligament coxo-fémoral. 7. Ligament pubio-fémoral. 8. Son insertion au fémur. 9. Muscle petit fessier. 10. Origine du muscle droit antérieur de la cuisse. 11. Muscle grêle antérieur. 12. Muscle pyramidal du bassin. 13. Muscle obturateur externe. 14. Muscle carré crural. 15. Muscle sacro-coccygien inférieur.

du fémur par son ouverture inférieure, et s'attachant, par son ouverture opposée, sur le sourcil de la cavité cotyloïde et sur le fibro-cartilage qui protége celui-ci. Ce ligament, formé de fibres entrecroisées, est renforcé en avant par un faisceau oblique qui descend sur le corps du fémur avec le muscle grêle antérieur pour se fixer auprès de ce muscle. Sa face interne est tapissée par la synoviale articulaire. Sa face externe répond, par l'intermédiaire de pelotons adipeux : en avant, aux muscles grêle antérieur et droit antérieur de la cuisse ; en arrière, aux jumeaux, à l'obturateur interne et au pyramidal ; en dehors et en haut, au petit fessier ; en dedans et en bas, à l'obturateur externe.

b. Ligament coxo-fémoral (fig. 61, 6). — Gros et court funicule, de forme triangulaire, situé profondément entre les deux surfaces osseuses, qu'il ne saurait, malgré sa brièveté, maintenir exactement rapprochées l'une contre l'autre, en l'absence des autres liens musculaires ou ligamenteux qui enveloppent l'articulation. Son insertion supérieure occupe la moitié interne de l'arrière-fond de la cavité cotyloïde. Son extrémité inférieure se confond avec le ligament pubio-fémoral, et se fixe avec lui dans la fossette rugueuse de la tête du fémur. Il est enveloppé par la membrane synoviale.

c. Ligament pubio-fémoral (fig. 61, 7, 8). — Ce ligament, plus long et plus fort que le précédent, prend naissance sur le tendon pubien des muscles abdominaux et sur le bord antérieur du pubis. Il se dirige en dehors, en se logeant dans la gouttière inférieure de cet os, s'engage dans l'échancrure interne de la cavité cotyloïde, s'infléchit par en bas sur la bride fibreuse qui convertit cette échancrure en trou, et s'accole au ligament précédent pour opérer son insertion dans la fossette creusée sur la tête du fémur. Le ligament pubio-fémoral, compris dans sa portion pubienne entre les deux branches du pectiné, est tapissé par la synoviale dans sa portion inter-articulaire.

Synoviale. — Cette membrane est très étendue, tapisse la face interne du ligament capsulaire avec le bourrelet cotyloïdien et se réfléchit sur les ligaments inter-articulaires pour former autour d'eux un revêtement séreux vaginal. Elle se prolonge même dans la fossette synoviale qui occupe le centre de la cavité cotyloïde.

Mouvements. — L'articulation coxo-fémorale est une des jointures qui jouissent des mouvements les plus variés et les plus étendus. Elle permet, en effet, la *flexion*, l'*extension*, l'*abduction*, l'*adduction*, la *circumduction* et la *rotation* de la cuisse sur le bassin. Le mécanisme de ces divers mouvements est des plus simples et ne donne lieu à aucune considération particulière.

DIFFÉRENCES. — Les animaux domestiques autres que les solipèdes se distinguent par l'absence complète de ligament pubio-fémoral. Aussi les mouvements d'abduction, bornés chez ces derniers par la tension du ligament en question, sont-ils beaucoup plus étendus chez les autres. C'est l'absence de ce ligament qui explique la facilité avec laquelle les grands ruminants donnent les coups de pied de côté désignés sous le nom de *coups de pied en vache*.

4° ARTICULATION FÉMORO-TIBIALE (1) (fig. 62 et 63).

Cette jointure, la plus compliquée de toute l'économie, est formée par la réunion du fémur avec deux des os de la jambe, le tibia et la rotule. Elle représente une charnière imparfaite.

Surfaces articulaires. — Pour constituer cette articulation, le fémur oppose, d'une part, ses deux condyles aux larges facettes convexes et ondulées sculptées sur la face supérieure des tubérosités latérales du tibia, d'autre part, sa poulie articulaire à la face postérieure de la rotule.

Les *surfaces fémorales* ont été décrites avec détail page 95. Nous rappellerons ici que les deux condyles, placés côte à côte, sont allongés dans le sens antéro-postérieur, et qu'ils sont séparés par l'échancrure non articulaire dite inter-condylienne. Nous rappellerons encore que la trochlée fémorale située en avant des deux condyles semble continuer l'échancrure précédente, et que son bord interne est beaucoup plus élevé que l'externe; cette disposition explique la difficulté, pour ne pas dire l'impossibilité, des luxations de la rotule en dedans.

Les *facettes tibiales* remontent chacune de leur côté sur les faces latérales de l'épine tibiale. Elles sont séparées l'une de l'autre par la rainure antéro-postérieure creusée sur le sommet de celle-ci, et par les fossettes d'insertion situées à sa base, en avant et en arrière. On sait que la facette externe, plus large que l'interne, est affectée en partie au glissement du tendon d'origine du muscle poplité. (Voyez page 97.)

La *surface rotulienne*, moulée sur la poulie fémorale, s'y adapte d'une manière assez imparfaite. Elle est bordée en dehors par un petit bourrelet fibro-cartilagineux auquel vient s'unir la capsule fibreuse fémoro-rotulienne (fig. 63, 1). En dedans, elle se trouve complétée par l'insertion du ligament rotulien interne, dont nous ferons connaître plus bas la disposition.

Ménisques inter-articulaires (fig. 62, n° 1, 1, 2, 3, 4, et fig. 63, 5, 6, 7, 8). — On désigne sous ce nom les deux fibro-cartilages interposés aux condyles du fémur et aux facettes tibiales pour en assurer la coaptation. Ces organes, en forme de croissant, présentent : un bord interne, concave, mince et tranchant, embrassant l'épine tibiale; un bord externe, épais et convexe; une face supérieure, creuse et moulée sur l'un des condyles; une face inférieure, presque plane, glissant sur le tibia; deux extrémités terminées par de véritables ligaments, et fixées sur les pièces osseuses en contact. On observera que les surfaces articulaires ne sont pas séparées dans toute leur étendue par ces ménisques complémentaires : l'épine tibiale, en effet, frotte directement contre le côté interne des condyles du fémur. — Le *ménisque interne*, le plus large et le moins épais, s'insère,

(1) Nous comprenons sous ce nom la jointure qui unit le fémur au tibia et celle qui l'articule avec la rotule. A l'exemple des anthropotomistes, nous n'avons point cru devoir décrire une articulation fémoro-rotulienne distincte de l'articulation fémoro-tibiale proprement dite. Cette innovation nous semble justifiée par la communauté des principaux liens articulaires qui assujettissent ces deux jointures, et par la dépendance réciproque de leurs mouvements.

ɔar son extrémité antérieure, dans l'une des excavations situées en avant de l'épine; :on extrémité postérieure s'attache dans la fossette creusée en arrière de cette nême éminence. — Le *ménisque externe* se fixe, en avant, auprès de l'insertion ntérieure du fibro-cartilage opposé; son extrémité postérieure donne naissance à leux cordons desmeux, l'un supérieur, l'autre inférieur. Le premier, le plus long t le plus fort, se termine dans la fossette située vers l'extrémité postérieure de

FIG. 62 (*).

N° I. N° II.

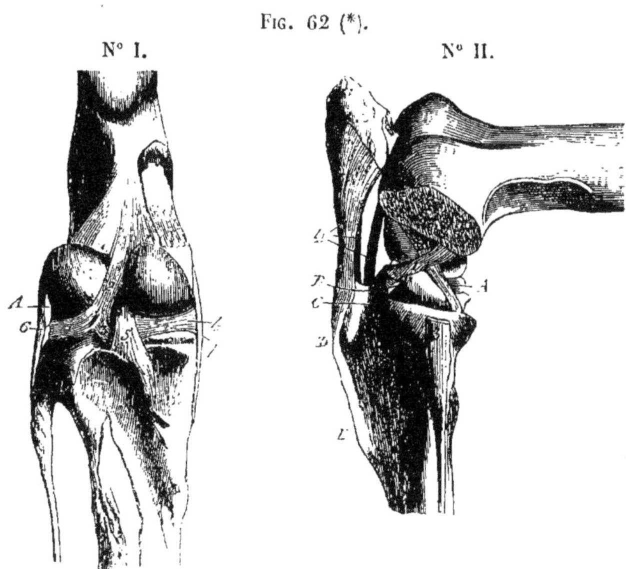

échancrure inter-condylienne. Le second, mince et aplati, opère son insertion ur le contour postérieur de la facette tibiale externe. Le bord extérieur de ce nénisque est séparé du ligament latéral externe par le tendon du muscle poplité, t joue, à l'égard de ce tendon, le rôle de poulie de renvoi.

Moyens d'union. — Les liens qui assujettissent cette articulation compliquée ont fort nombreux. Nous décrirons successivement : 1° ceux qui attachent la ro- ule au tibia; 2° ceux qui unissent l'os de la cuisse avec la jambe.

A. Ligaments qui attachent la rotule au tibia. — La rotule tient au tibia par rois ligaments funiculaires désignés par l'épithète générique de *rotuliens.* Ces igaments, situés en avant de l'articulation, sont chargés de transmettre à la jambe 'action des muscles qui s'attachent sur la rotule. On les distingue, d'après leur ɔosition respective, en externe, interne et médian (fig. 63, 1, 2, 3).

(*) Fig. 62. — *Articulation fémoro-tibiale.* — N° I. *Face postérieure (le ligament postérieur a été étruit).* — 1. Ménisque externe. 2. Faisceau fibreux qui le fixe au fémur. 3. Faisceau fibreux qui l'attache ur le contour postérieur de la surface tibiale. 4. Ménisque interne. 5. Insertion tibiale du ligament croisé ɔostérieur. 6. Ligament latéral externe. 7. Ligament latéral interne.

N° II. *Face externe (le condyle externe du fémur a eté enlevé avec le ménisque correspondant, pour nontrer les ligaments croisés).* — 1. Ligament croisé antérieur. 2. *Id.* postérieur. 3. Insertion péronéenne lu ligament latéral externe. 4. Ligaments rotuliens antérieurs. — *A.* Ménisque interne. — *B.* Insertion anté- ieure du ménisque externe. — *C.* Coulisse pour le passage de la corde tendineuse commune au fléchisseur du nétatarse et à l'extenseur antérieur des phalanges. — *D.* Tubérosité antérieure et supérieure du tibia. — E. Crête tibiale.

a. Le *ligament rotulien externe*, le plus long et le plus fort, est une bandelette aplatie attachée par son extrémité inférieure sur le point culminant de la tubérosité antérieure du tibia. Son extrémité supérieure se fixe sur la face antérieure de la rotule, et se confond avec l'insertion rotulienne du muscle long vaste. Il est uni au ligament interne par une expansion aponévrotique très résistante, dépendance du *fascia lata*.

b. Le *ligament rotulien interne* forme également une bandelette aplatie plus longue, mais moins large et moins épaisse que la précédente. Son extrémité inférieure est attachée au côté interne de la tubérosité antérieure du tibia. Son extrémité supérieure s'épaissit beaucoup, devient fibro-cartilagineuse et s'insère à une saillie qui existe en dedans de la rotule. Cette portion fibro-cartilagineuse (fig. 63, 3′) du ligament glisse sur le bord interne de la trochlée fémorale, et peut être considérée, avec juste raison, comme un appareil complémentaire de la surface rotulienne. Ce ligament, uni au précédent par le fascia fibreux dont il a déjà été parlé, se confond en dedans avec l'aponévrose des muscles adducteurs de la jambe.

c. Le *ligament rotulien médian*, cordon arrondi situé, comme son nom l'indique, entre les deux autres, se trouve caché sous l'aponévrose qui réunit ceux-ci, au milieu du tissu adipeux chargé de protéger en avant les capsules synoviales. Il part de la face antérieure de la rotule, et descend verticalement sur le tibia, pour se loger dans la fosse creusée au milieu de la tubérosité antérieure, où une petite bourse synoviale facilite son glissement. Son extrémité inférieure s'insère dans la partie la plus déclive de cette excavation.

B. Ligaments qui unissent l'os de la cuisse aux os de la jambe. — Ils sont au nombre de six : 1° une capsule fémoro-rotulienne maintenant la rotule appliquée contre la trochlée fémorale; 2° cinq ligaments fémoro-tibiaux, savoir : deux latéraux, l'un externe, l'autre interne; un postérieur; et deux inter-articulaires, distingués, eu égard à leur insertion inférieure, en antérieur et postérieur.

a. La *capsule fémoro-rotulienne* est représentée par une expansion membraneuse qui double, en haut et par côté, la membrane synoviale supérieure. Cette capsule est attachée par ses bords autour de la trochlée fémorale et sur la périphérie de la surface rotulienne. Elle est extrêmement mince dans sa partie supérieure; mais elle offre plus d'épaisseur sur ses parties latérales, qui constituent deux larges faisceaux fibreux chargés de relier la rotule au côté excentrique des deux condyles, et décrits dans plusieurs ouvrages comme deux ligaments particuliers. Sa face externe est recouverte par l'insertion du triceps crural et par le long vaste.

b. Les *ligaments latéraux* sont deux cordons rubanés situés aux extrémités de l'axe transversal de l'articulation, plus en arrière qu'en avant; aussi se relâchent-ils pendant la flexion et se tendent-ils fortement pendant l'extension.

L'*externe*, le plus court et le plus fort, procède d'une des facettes creusées sur le condyle externe du fémur, et s'insère à la tête du péroné par son extrémité inférieure, après avoir glissé sur la tubérosité externe du tibia, au moyen d'une bourse synoviale particulière. Il est recouvert par l'aponévrose jambière et recouvre le tendon du poplité, dont il se trouve séparé quelquefois par une synoviale vésiculaire.

L'*interne*, attaché supérieurement sur l'éminence d'insertion qui surmonte la face excentrique du condyle interne, descend verticalement sur le tibia et glisse sur le contour de sa surface articulaire, grâce à la présence d'une petite facette enduite de cartilage et d'un prolongement en cul-de-sac de la membrane synoviale interne. Il se fixe par son extrémité inférieure aux empreintes dont est parsemée la tubérosité tibiale interne. Ce ligament, recouvert par l'aponévrose des muscles adducteurs de la jambe, adhère par sa face profonde au ménisque interne.

c. Le *ligament postérieur* appartient à la classe des ligaments membraneux ou capsulaires. L'expansion aponévrotique qui le constitue, formée de fibres blanches et jaunes qui s'entrecroisent en différents sens, est percée d'ouvertures vasculaires et relie entre eux les deux ligaments latéraux. Elle s'attache, par son bord supérieur, au-dessus des condyles du fémur; par son bord inférieur, sur le pourtour postérieur de la surface tibiale. Sa face externe est en rapport avec les vaisseaux poplités et le muscle bifémoro-calcanéen. Sa face interne, tapissée dans presque toute son étendue par les synoviales latérales, embrasse les condyles du fémur et adhère au ligament croisé postérieur, ainsi qu'aux ménisques inter-articulaires.

d. Les *ligaments inter-osseux* sont deux liens funiculaires logés dans l'échancrure inter-condylienne. On les a encore appelés *ligaments croisés*, parce qu'ils se croisent en X par leur partie moyenne (fig. 62).

L'*antérieur*, oblique de haut en bas et d'arrière en avant, s'attache par son extrémité supérieure dans le fond de l'échancrure inter-condylienne, en dedans du condyle externe. Son extrémité inférieure se fixe dans la rainure creusée sur le sommet de l'épine tibiale. Les fibres qui entrent dans sa composition ne sont pas parallèles, mais légèrement tordues en spirale.

Le *postérieur*, plus long que le précédent et oblique en sens opposé, s'insère inférieurement sur la petite éminence située en arrière de la facette tibiale interne, d'où il se rend au fond de l'échancrure inter-condylienne, pour s'attacher par son extrémité supérieure en dedans du condyle interne.

Synoviale. — On compte pour cette articulation trois synoviales: une supérieure et deux latérales. La première, très vaste et soutenue par la capsule fémoro-rotulienne, facilite le glissement de la rotule sur la poulie fémorale; elle se prolonge en cul-de-sac sous l'insertion du triceps crural. Les deux autres, chargées de lubrifier les surfaces articulaires de la jointure fémoro-tibiale proprement dite, comprennent entre elles les ligaments croisés. Elles tapissent le ligament postérieur, les ligaments latéraux et les faisceaux fibreux destinés à l'attache des ménisques. L'externe revêt en outre le tendon du muscle poplité et fournit un vaste cul-de-sac, qui descend dans la coulisse antérieure du tibia, pour envelopper le tendon commun à l'extenseur antérieur des phalanges et au fléchisseur du métatarse. Ces deux synoviales fémoro-tibiales s'adossent, en avant des condyles et de l'échancrure qui les sépare, contre la membrane fémoro-rotulienne, avec laquelle on les voit communiquer assez fréquemment, pour ne pas dire toujours. Toutes trois se trouvent séparées des ligaments rotuliens par une masse considérable de tissu adipeux, qui se prolonge jusque dans l'échancrure inter-condylienne, au fond de laquelle elle semble se fixer.

Mouvements. — Cette charnière imparfaite peut exécuter deux mouvements opposés principaux, la *flexion* et l'*extension*, et un mouvement accessoire assez borné, la *rotation*. Le mécanisme de ces mouvements étant assez simple pour être compris sans explication préalable, nous ne l'exposerons pas avec détail. Nous nous bornerons à faire quelques remarques particulières sur le déplacement subi par les fibro-cartilages complémentaires quand l'articulation est mise en jeu.

Pendant la *flexion* et l'*extension*, ces organes, fixés sur les facettes tibiales, qu'ils transforment en cavités glénoïdes, se meuvent avec elles sur les condyles du fémur : d'avant en arrière, ou d'arrière en avant, suivant le mouvement qui s'exécute. Mais en même temps ils glissent en sens inverse, d'une manière très appréciable, sur l'extrémité supérieure du tibia. Ainsi, lors de la flexion, ils cheminent d'arrière en avant sur cette extrémité, et sont ramenés en arrière pendant l'extension.

Quant à la *rotation*, qui peut avoir lieu de dedans en dehors ou de dehors en dedans, elle est produite non-seulement par le pivotement des condyles dans leurs cavités glénoïdales, mais encore par un déplacement sensible des ménisques sur les surfaces du tibia.

DIFFÉRENCES. — Chez les *Carnassiers*, les ménisques sont unis ensemble, près de leur insertion antérieure, par une bandelette fibreuse transversale. Il n'y a qu'un seul ligament rotulien. Le ligament postérieur présente, dans son épaisseur, deux petits os sésamoïdes, sur lesquels frottent en dedans les condyles du fémur, et qui donnent attache en dehors aux branches d'origine du bifémoro-calcanéen. Point de capsule fémoro-rotulienne. Une seule synoviale pour l'articulation tout entière. — Chez le **Porc** et le **Mouton**, on ne rencontre également qu'un seul ligament rotulien et une synoviale unique.

N° I. FIG. 63 (*). N° II.

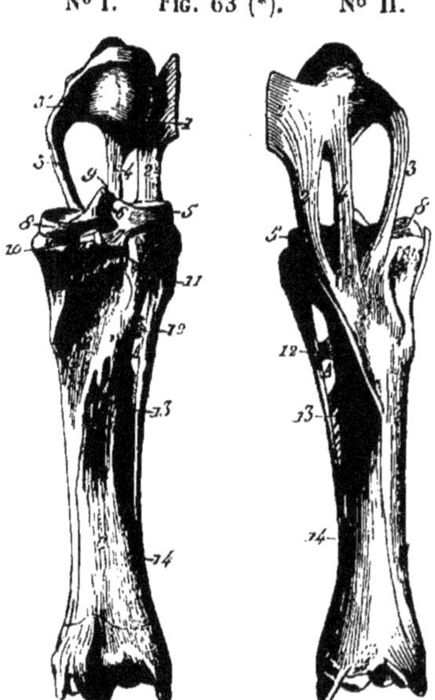

5° ARTICULATION PÉRONÉO-TIBIALE (fig. 63).

Cette articulation représente une petite diarthrose planiforme, à mouvements restreints et très obscurs. Elle est formée par l'union de la facette diarthrodiale irrégulière qui occupe la face interne de la tête du péroné avec la facette analogue creusée sur la tubérosité externe et supérieure du tibia. Des fibres courtes et fortes, inter-

(*) Fig. 63. — *Ligaments qui unissent entre eux les trois os de la jambe.* — N° I. *Face postérieure.* — N° II. *Face antérieure.* — 1. Bourrelet fibro-cartilagineux complémentaire de la surface rotulienne. 2. Ligament rotulien externe. 2'. Insertion du long vaste sur ce ligament. 3. Ligament rotulien interne. 3'. Son insertion supérieure transformée en appareil complémentaire de la surface rotulienne. 4. Ligament rotulien médian. 5. Ménisque externe du tibia. 6. Sa branche d'insertion sur le fémur coupée à son origine. 7. Son insertion tibiale postérieure. 8. Ménisque externe. 9. Insertion du ligament croisé antérieur dans la fossette de l'épine tibiale. 10. Insertion tibiale du ligament croisé postérieur. 11. Insertion inférieure du ligament fémoro-tibial externe. 12, 13, 14. Ligaments tibio-péronéens. — *A.* Arcade tibiale. — *B.* Surface d'insertion du poplité. — *C.* Surface d'insertion du perforant.

osseuses ou périphériques, enveloppent ces facettes de tous côtés et les maintiennent solidement en contact.

Le péroné est encore attaché au tibia : « 1° en haut, par deux petits faisceaux ligamenteux croisés en **X**, qui forment la partie supérieure de la grande arcade dans laquelle passent l'artère et la veine tibiales antérieures (fig. 63, 12) ; 2° dans le milieu, par une sorte de membrane aponévrotique, dont la largeur va en diminuant de haut en bas, comme celle de l'intervalle qu'elle remplit (fig. 63, 13) ; 3° en bas, par un cordon ligamenteux (fig. 63, 14), qui continue le péroné jusqu'à la tubérosité externe de l'extrémité inférieure du tibia, où ce cordon se bifurque et se réunit aux deux ligaments latéraux externes de l'articulation tibio-tarsienne. » (Rigot.)

DIFFÉRENCES. — *Ruminants.* — Le péroné étant remplacé par un ligament chez ces animaux, il n'y a point d'articulation péronéo-tibiale proprement dite.

Carnassiers. — Les deux os principaux de la jambe s'unissent par leurs extrémités et par leur partie moyenne :

1° Par leur extrémité supérieure, au moyen d'une petite arthrodie, analogue à celle du cheval, et pourvue comme elle d'une bourse synoviale particulière ;

2° Par leur extrémité inférieure, à l'aide d'une seconde arthrodie, dont le jeu est facilité par un prolongement de la synoviale tibio-tarsienne.

3° Par leur partie moyenne, grâce à l'interposition entre les deux os d'un ligament inter-osseux, large et membraneux dans ses deux tiers supérieurs, formé de fibres extrêmement courtes et fortes dans son tiers inférieur.

Chez le **Porc**, la disposition est la même à peu près que chez les Carnassiers. On remarquera cependant que la facette de l'extrémité supérieure du péroné s'unit au tibia par un petit ligament inter-osseux, et qu'on doit considérer l'articulation qui en résulte comme une petite amphiarthrose.

6° ARTICULATIONS DU TARSE OU DU JARRET (fig. 64 et 65).

Elles comprennent : 1° l'articulation tibio-tarsienne ; 2° l'articulation qui rassemble les os tarsiens de la première rangée, c'est-à-dire l'astragale et le calcanéum ; 3° celles qui joignent les os de la rangée inférieure ; 4° l'articulation des deux rangées entre elles ; 5° l'articulation tarso-métatarsienne. La première est une charnière parfaite, et la seule jointure véritablement mobile. Toutes les autres forment des arthrodies, dont le jeu est si restreint, qu'elles semblent condamnées à une immobilité presque absolue. Cette union intime des pièces tarsiennes et métatarsiennes a évidemment pour but principal d'assurer la précision des mouvements de l'articulation tibio-tarsienne.

ARTICULATION TIBIO-TARSIENNE. — Deux os seulement concourent à la formation de ce ginglyme angulaire : ce sont le tibia et l'astragale.

Surfaces articulaires. — Du côté du tibia : 1° les deux gorges, obliques en avant et en dehors, creusées sur l'extrémité inférieure de l'os ; 2° le tenon saillant qui sépare ces gorges, et sur lequel on rencontre fort souvent une petite fossette synoviale. — Du côté de l'astragale, la poulie qui occupe sa face antérieure (voyez pages 97 et 100).

Moyens d'union. — Ils constituent sept ligaments : deux latéraux externes, trois latéraux internes, un antérieur et un postérieur.

a. Ligaments latéraux externes. — Ils sont distingués, eu égard à leur position relative, en superficiel et en profond.

Le *ligament externe superficiel* (fig. 64, 2, et 65, 2) est un gros cordon funiculaire qui s'aplatit dans sa moitié inférieure. Il commence en haut sur la tubérosité externe du tibia, derrière la coulisse qui sépare cette tubérosité en deux parties; et de là il descend presque verticalement en se fixant successivement sur l'astragale, le calcanéum, le cuboïde, le métatarsien médian et le métatarsien rudimentaire externe. Longé en avant et recouvert en partie par le tendon de l'extenseur latéral des phalanges, auquel il fournit une bride d'assujettissement (fig. 65, 2′), ce ligament se confond, en arrière et près de son extrémité inférieure, avec le ligament calcanéo-métatarsien. Il recouvre le ligament externe profond, la courte bandelette qui constitue le ligament astragalo-calcanéen externe, l'insertion d'une des branches du fléchisseur du métatarse et le petit ligament cuboïdo-cunéen.

Le *ligament externe profond* (fig. 64 et 65, 1), beaucoup moins long que le précédent, s'attache supérieurement sur la partie antérieure de la tubérosité externe du tibia, et se dirige obliquement en arrière et en bas, pour se fixer par deux faisceaux au côté externe de l'astragale et du calcanéum. Ce ligament, recouvert par le précédent, qu'il croise en X, se trouve tapissé sur sa face interne par la synoviale de l'articulation.

b. Ligaments latéraux internes. — Ce sont encore trois liens funiculaires ou rubanés superposés les uns aux autres; il y en a donc un superficiel, un moyen et un profond.

Fig. 64 (*).

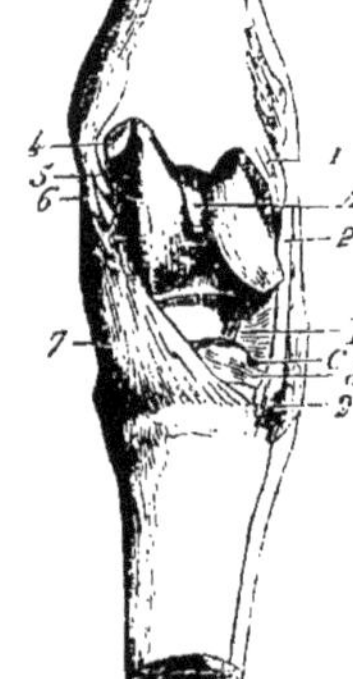

Le *ligament interne superficiel* (fig. 64, 6), le plus fort et le plus long des trois, procède de la tubérosité interne et inférieure du tibia. Il descend ensuite, en s'épanouissant, sur le côté interne du tarse; et il se fixe, en se confondant avec le ligament astragalo-métatarsien et avec l'appareil ligamenteux tarso-métatarsien postérieur, sur la tubérosité de l'astragale, sur le scaphoïde, les deux cunéiformes, l'extrémité supérieure du métatarsien principal et celle du métatarsien rudimentaire interne.

Le *ligament interne moyen* (fig. 64, 5) se compose de deux cordons funiculaires attachés en commun sous le précédent à la tubérosité tibiale interne. Ces deux faisceaux, qui rappellent exactement ceux du ligament externe profond, se dirigent en bas et en arrière, et se terminent l'un sur l'astragale, l'autre sur le calcanéum.

Le *ligament interne profond* (fig. 64, 4) est un faisceau extrêmement faible, enveloppé par la membrane synoviale; souvent même il se réduit à une mince bandelette lamelleuse à peine distincte du feuillet séreux qui l'entoure. Il s'attache,

(*) Fig. 64. — *Vue antérieure des articulations tarsiennes.* — 1. Ligament externe profond de l'articulation tibio-tarsienne. 2,2. Ligament externe superficiel. 4. Ligament interne profond. 5. Ligament interne moyen. 6 Ligament interne superficiel. 7. Ligament astragalo-métatarsien. 8. Petit ligament cuboïdo-cunéen. — A. Poulie astragalienne. — *B.* Insertion cuboïdienne de la corde tendineuse qui appartient au fléchisseur du métatarse. — *C.* Conduit vasculaire du tarse.

d'une part, sur le tibia, en dessous du ligament moyen; d'autre part, sur l'astragale, au même point à peu près que le faisceau supérieur du ligament moyen.

c. Ligament antérieur. — C'est un lien membraniforme formé de fibres entrecroisées, plus fort en dehors qu'en dedans, attaché par son bord supérieur au-dessus et en avant de la surface tibiale, fixé par son bord inférieur sur l'astragale, le scaphoïde, le grand cunéiforme et le ligament astragalo-métatarsien, et confondu par côté avec les deux ligaments latéraux superficiels. Sa face interne est tapissée par la synoviale articulaire. Sa face externe est recouverte par le fléchisseur du métatarse, l'extenseur antérieur des phalanges, l'artère tibiale antérieure, et plusieurs grosses branches veineuses anastomotiques, de la réunion desquelles résulte la veine tibiale antérieure.

d. Ligament postérieur. — Second lien membraniforme ou capsulaire qui protége l'articulation en arrière, et qui présente dans son centre un épaississement fibro-cartilagineux sur lequel glisse le tendon perforant. Il s'attache, en haut sur le tibia, en bas sur l'astragale et le calcanéum; par côté, il se confond avec les deux ligaments latéraux superficiels et avec le faisceau astragalien du ligament interne moyen. Sa face interne est tapissée par la synoviale articulaire; l'externe est recouverte et lubrifiée par la séreuse vaginale qui facilite le glissement du tendon perforant dans la gaîne tarsienne.

Synoviale. — Cette membrane se développe à la face interne des deux ligaments capsulaires, revêt en grande partie les trois ligaments internes et tapisse le ligament externe profond. Elle communique, en avant et en bas, avec la synoviale propre à l'articulation des deux rangées d'os tarsiens. Quand elle devient le siége d'une hydropisie, elle se distend toujours en avant et en dedans, parce qu'elle n'est soutenue à cet endroit que par le ligament capsulaire antérieur. Mais elle peut aussi soulever le ligament postérieur, et faire hernie dans le creux du jarret, en arrière des ligaments latéraux. Il n'est donc pas absolument exact d'attribuer toutes les tumeurs synoviales du creux du jarret à la dilatation de la gaîne tendineuse tarsienne.

Mouvements. — Rien de moins compliqué que le mécanisme de l'articulation tibio-tarsienne, cette jointure ne permettant que deux mouvements opposés, la *flexion* et l'*extension*, mouvements dont le jeu est si simple et si précis, que nous croyons pouvoir nous dispenser d'exposer la manière dont ils s'exécutent. Nous ferons remarquer cependant que, pour éviter la rencontre de la jambe avec le pied lors de la flexion, cette dernière fraction du membre se dévie un peu en dehors, grâce à l'obliquité bien prononcée des gorges articulaires.

ARTICULATION DES OS DE LA PREMIÈRE RANGÉE ENTRE EUX, OU CALCANÉO-ASTRAGALIENNE.—Arthrodie composée résultant de la coaptation des trois ou quatre facettes articulaires de la face postérieure de l'astragale avec les facettes analogues du calcanéum.

Cette jointure est assujettie par les ligaments latéraux de l'articulation tibio-tarsienne, et par quatre ligaments *astragalo-calcanéens*, un *supérieur*, un *externe*, un *interne* et le dernier *inter-osseux*.

Le ligament *astragalo-calcanéen supérieur*, formé de fibres très courtes et parallèles jetées d'un os à l'autre, se trouve situé vers l'extrémité supérieure de la poulie astragalienne, et est tapissé supérieurement par la synoviale de l'articulation tibio-tarsienne.

Les ligaments *latéraux* sont deux très minces faisceaux cachés sous les ligaments qui lient par côté le tibia aux os du tarse.

Le ligament *inter-osseux* est très fort et occupe une grande partie de l'excavation rugueuse qui sépare les facettes articulaires.

Cette articulation ne possède point ordinairement de synoviales propres. Deux prolongements de la synoviale des deux rangées, en remontant entre le calcanéum et l'astragale, facilitent le glissement des deux facettes inférieures. Un prolongement analogue de la synoviale tibio-tarsienne est affecté aux facettes supérieures; il n'est pas rare de voir ce dernier prolongement former une capsule distincte.

Mouvements presque nuls.

Articulation des os de la seconde rangée entre eux. — Ces os, au nombre de quatre, se mettent en rapport de la manière suivante : Le cuboïde répond au scaphoïde par deux facettes, l'une antérieure, l'autre postérieure ; il s'articule avec le grand cunéiforme par deux facettes semblables, dont une, la postérieure, est loin d'être constante. Le scaphoïde s'unit aux deux cunéiformes par la vaste facette convexe qui occupe sa face inférieure presque tout entière. Les deux cunéiformes se joignent au moyen d'une seule petite surface articulaire.

Les faisceaux desmeux qui maintiennent ces surfaces diarthrodiales en contact sont assez nombreux. Nous citerons :

1° Le ligament astragalo-métatarsien et l'appareil tarso-métatarsien postérieur, dont il sera parlé plus loin, ces deux liens n'appartenant point en propre aux articulations des os de la seconde rangée.

2° Deux ligaments antérieurs, nommés *cuboïdo-scaphoïdien* et *cuboïdo-cunéen* (fig. 64, 8, et 65, 5), se portant du cuboïde au scaphoïde et au grand cunéiforme, l'un au-dessus, l'autre au-dessous de l'arcade vasculaire pratiquée entre ces trois os.

3° Deux ligaments inter-osseux analogues aux deux précédents, formant les parois supérieure et inférieure de l'arcade précitée.

4° Un ligament inter-osseux *scaphoïdo-cunéen*, allant du scaphoïde aux deux cunéiformes.

5° Un ligament inter-osseux dit *inter-cunéen*, se dirigeant d'un cunéiforme sur l'autre, et se confondant avec le ligament précédent.

La disposition des membranes lubrifiantes varie avec celle des facettes articulaires. Voici cependant ce qu'on observe le plus généralement : Une synoviale propre est spécialement destinée aux facettes par lesquelles le scaphoïde et le grand cunéiforme se correspondent ; cette synoviale appartient encore aux deux arthrodies cuboïdo-scaphoïdienne et cuboïdo-cunéenne postérieures. La diarthrose cuboïdo-scaphoïdienne antérieure reçoit un prolongement de la synoviale des deux rangées. Quant aux facettes cuboïdo-cunéenne antérieure et inter-cunéenne, leur jeu est facilité par deux prolongements de la synoviale tarso-métatarsienne.

Mouvements presque nuls.

Articulation des deux rangées entre elles. — Cette arthrodie est formée par l'union du calcanéum et de l'astragale, d'une part, avec le sca phoïde et le cuboïde, d'autre part. Sa solidité est assurée par six liens principaux :

1° Les deux ligaments latéraux superficiels de l'articulation tibio-tarsienne.

2° Le ligament *calcanéo-métatarsien* (fig. 65, 3), forte soupente fibreuse qui unit le bord postérieur du calcanéum au cuboïde et à la tête du métatarsien rudimentaire externe. Il se confond, en dehors, avec le ligament tibio-tarsien externe et superficiel ; en dedans, avec le lien tarso-métatarsien postérieur.

Fig. 65 (*).

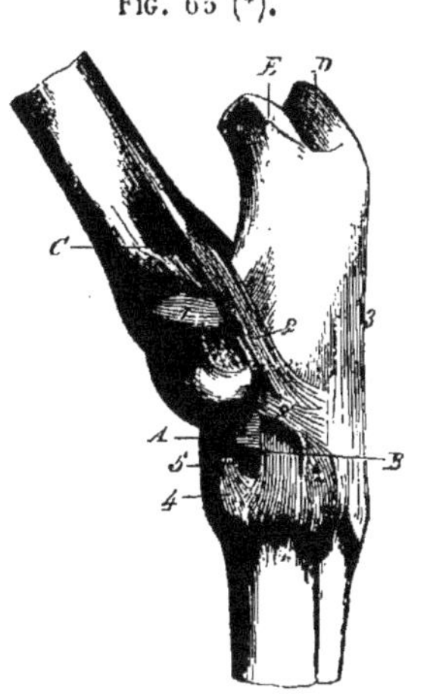

3° Le ligament *astragalo-métatarsien* (fig. 64, 7), large faisceau rayonné, dont les fibres partent de la tubérosité interne de l'astragale pour se porter, en divergeant et en se confondant avec le ligament tibio-tarsien interne et superficiel, sur le scaphoïde, le grand cunéiforme et l'extrémité supérieure du métatarsien principal.

4° Le ligament *tarso-métatarsien postérieur*, vaste appareil fibreux très fort et très compliqué, qui réunit en arrière tous les os tarsiens, et qui les fixe aux trois pièces du métatarse. Ce lien, traversé par plusieurs tendons et par l'artère et la veine logées dans le conduit cuboïdo-scaphoïdo-cunéen, est continué en bas par le ligament suspenseur du boulet. Il rappelle donc tout à fait le ligament carpien postérieur. Sa face postérieure est tapissée par la synoviale tendineuse qui est affectée au glissement du tendon perforant dans la gaîne tarsienne. Il se confond par côté avec le ligament calcanéo-métatarsien et avec le ligament tibio-tarsien interne et superficiel.

5° Un ligament *inter-osseux*, attaché sur les quatre pièces qui forment cette articulation.

Elle est pourvue d'une synoviale particulière, qui communique toujours en avant avec la capsule tibio-tarsienne. Cette synoviale se prolonge supérieurement entre le calcanéum et l'astragale, pour lubrifier deux des facettes par lesquelles ces os se mettent en rapport. De plus, elle descend entre le cuboïde et le scaphoïde, pour former un troisième prolongement destiné à la petite arthrodie cuboïdo-scaphoïdienne antérieure.

Mouvements presque nuls.

ARTICULATION TARSO-MÉTATARSIENNE. — Cette jointure, formée par la rencontre de trois des os du tarse, le cuboïde et les deux cunéiformes, avec les trois os du métatarse, est fixée par les ligaments latéraux superficiels de l'articulation tibio-tarsienne, le ligament calcanéo-métatarsien, ceux qui ont été nommés astra-

(*) Fig. 65. — *Vue latérale des articulations du tarse.* — 1. Ligament externe profond. 2. Ligament externe superficiel. 2'. Anneau fourni par ce dernier ligament pour le passage de l'extenseur latéral des phalanges. 3. Ligament calcanéo-métatarsien. 4. Ligament astragalo-métatarsien. 5. Petit ligament cuboïdo-cunéen. — *A*. Insertion cuboïdienne du muscle fléchisseur du métatarse. — *B*. Orifice antérieur du conduit vasculaire du tarse. — *C*. Coulisse de la tubérosité externe du tibia destinée au glissement de l'extenseur latéral des phalanges. — *D*. Insertion du tendon des jumeaux de la jambe sur le calcanéum. — *E*. Surface de glissement pour ce tendon.

galo-métatarsien et tarso-métatarsien, et par un fort ligament inter-osseux qui se dédouble assez naturellement en trois faisceaux.

La synoviale propre à cette jointure remonte dans la petite arthrodie cuboïdo-cunéenne antérieure, et dans celle qui unit les deux cunéiformes. Elle descend, à l'opposé, dans les articulations inter-métatarsiennes.

Mouvements presque nuls.

DIFFÉRENCES. — Chez les animaux domestiques autres que les solipèdes, les articulations du tarse présentent quelques particularités différentielles dont l'étude est sans intérêt comme sans utilité. Il importe seulement de remarquer que l'immobilité des jointures tarsiennes proprement dites est moins absolue que chez les Solipèdes, grâce à la configuration particulière des surfaces articulaires de quelques-unes des pièces composantes. Ainsi, chez le **Bœuf**, le **Mouton**, la **Chèvre** et le **Porc**, le calcanéum se joint à l'astragale par une véritable articulation trochléenne ; et ce dernier os est uni au scaphoïde par une diarthrose de même nature : mode d'articulation bien plus favorable au mouvement que la jointure par diarthrose planiforme. Chez le **Chien** et le **Chat**, le même résultat est obtenu par réception de la tête astragalienne dans la cavité supérieure du scaphoïde.

On observera encore, chez les *Ruminants* et les *Pachydermes*, que l'articulation tibio-tarsienne est formée par le tibia et le péroné, d'un côté, l'astragale et le calcanéum, de l'autre.

CHAPITRE III.

DES ARTICULATIONS CHEZ LES OISEAUX.

L'étude des articulations des oiseaux nous arrêtera quelques instants à peine ; car nous nous bornerons à faire quelques remarques sur les jointures inter-vertébrales, atloïdo-occipitale et temporo-maxillaire, les seules qui présentent une conformation tout à fait spéciale et digne d'attirer l'attention.

Articulations inter-vertébrales. — La grande mobilité du cou de l'oiseau n'est pas seulement le fait de sa longueur, relativement considérable ; elle est encore due au mode particulier d'articulation des vertèbres qui composent cette portion de la tige rachidienne. Nous avons pu remarquer, en effet, que ces vertèbres ne s'unissent point entre elles, par leur corps, en formant une série continue d'amphiarthroses, comme dans les animaux mammifères. On trouve à la place de ces articulations mixtes de véritables diarthroses, qu'on peut rapporter au genre créé par M. Cruveilhier sous le nom d'*articulation par emboîtement réciproque*, chaque vertèbre se mettant en rapport avec les vertèbres adjacentes au moyen de facettes convexes dans un sens, et concaves dans le sens perpendiculaire au premier. Ces facettes sont recouvertes d'un cartilage d'encroûtement bien manifeste ; et il nous a semblé qu'au lieu de s'appliquer directement contre les facettes opposées, lesquelles présentent une conformation précisément inverse, elles s'en trouvent séparées par un disque fibro-cartilagineux extrêmement mince, qui rappelle le ménisque inter-osseux de l'articulation temporo-maxillaire des Carnassiers du genre *Chat*. Deux synoviales assez lâches, séparées par cette lamelle inter-articulaire, complètent la charpente de chaque articulation et favorisent le jeu des vertèbres les unes sur les autres. Cette disposition, qui, à notre connaissance du moins, n'a été signalée que chez le cygne, et encore d'une manière incomplète, appartient probablement à la classe des oiseaux tout entière; car nous l'avons rencontrée jusqu'à présent dans tous les individus qu'il nous a été permis de soumettre à notre examen.

Dans sa portion dorso-lombo-sacrée, le rachis ne forme qu'une seule pièce, par suite de la soudure des vertèbres, et ne présente point à étudier d'articulations proprement dites.

Dans la région coccygienne, la mobilité du rachis reparaît. Mais cette mobilité est loin d'être aussi prononcée que dans la région cervicale. Aussi les vertèbres du coccyx s'unissent-elles par amphiarthrose et non pas par emboîtement réciproque.

Articulation atloïdo-occipitale. — On sait qu'il n'existe sur l'occipital qu'un seul condyle plus ou moins sphéroïdal, et qu'une cavité impaire sur la marge antérieure du trou rachidien de l'atlas. L'articulation atloïdo-occipitale est donc une véritable énarthrose à mouvements très variés et très étendus; disposition qui rend compte de la facilité avec laquelle l'oiseau fait pivoter sa tête sur l'extrémité supérieure de sa tige cervicale.

Articulation temporo-maxillaire. — Le jeu de cette articulation offre ceci de particulier qu'il provoque, lors de l'écartement des mandibules, non-seulement l'abaissement de l'inférieure, mais encore l'élévation de la supérieure. Nous avons déjà fait connaître, page 111, les conditions qui rendent possible ce dernier mouvement; mais il ne reste pas moins difficile à comprendre, parce qu'il n'existe aucune puissance active, c'est-à-dire aucun muscle propre à l'effectuer directement. Le mécanisme qui préside à son exécution est cependant des plus simples, et peut être exposé en quelques mots seulement : Ainsi, on sait que l'os carré, interposé entre le temporal et le maxillaire à la manière du ménisque inter-articulaire des animaux mammifères, s'unit, en dehors avec l'os jugal, en dedans avec le ptérygoïdien. On sait encore que celui-ci s'appuie, au moyen d'une facette diarthrodiale, sur le corps du sphénoïde, et qu'il s'arc-boute contre l'extrémité postérieure du palatin (voy. fig. 48); tandis que le premier, c'est-à-dire le zygomatique, va rejoindre directement l'os sus-maxillaire. On sait enfin que la mâchoire supérieure est mobile sur le crâne, en raison de la flexibilité des cartilages ou des lamelles osseuses qui unissent ces deux parties de la tête. Nous ajouterons que l'os carré reçoit sur son apophyse antérieure un ou deux petits muscles fixés, d'un autre côté, à la base du crâne, et que cet os peut être poussé ou plutôt tiré en avant par la contraction de ces faisceaux musculaires. Or, c'est cette poussée, transmise à la mandibule supérieure par l'intermédiaire de l'os jugal, d'une part, du ptérygoïdien et du palatin, d'autre part, qui produit justement le mouvement d'élévation de cette mandibule. Rien n'est plus facile que d'en avoir la preuve; il suffit de prendre une tête d'oiseau débarrassée de toutes les parties molles qui l'entourent, et de presser avec les doigts derrière les deux os carrés, pour remplacer l'action de leurs muscles élévateurs : on voit alors l'extrémité interne du ptérygoïdien glisser sur la facette du sphénoïde et pousser devant elle l'os palatin, pendant que le zygomatique agit de la même manière sur l'os sus-maxillaire ; on voit enfin se produire, par l'effet de cette poussée postéro-antérieure, le mouvement ascensionnel que nous nous étions chargé d'expliquer.

TROISIÈME SECTION.

DES MUSCLES.

Après l'étude des leviers osseux et de leurs articulations vient la description des puissances chargées de les mouvoir, c'est-à-dire celle des *muscles*, organes fibreux, mous, rouges, roses ou blanchâtres, qui jouissent de la propriété de se contracter sous l'influence d'un stimulus.

L'ensemble de tous ces organes constitue le *système musculaire*, l'un des plus importants de l'économie par son volume et des plus intéressants par ses propriétés.

Ce système forme deux grandes divisions :

La première comprend les *muscles de la vie organique*, les *muscles intérieurs* ou *viscéraux*, qui font partie de la structure des viscères ou qui même les constituent presque en entier, et dont le jeu se trouve soustrait à l'action de la volonté. Il n'en sera point question dans cette section du livre, leur histoire devant être rattachée à celle des organes auxquels ils appartiennent. (Voyez *Considérations générales sur l'appareil digestif : Cœur.*)

La seconde se compose des *muscles de la vie animale*, encore nommés *muscles extérieurs*. Ceux-ci diffèrent des premiers en ce que leur pouvoir contractile est immédiatement placé sous l'influence de la volonté. Ils s'attachent presque tous sur le squelette, et représentent ainsi les agents actifs du mouvement de la charpente osseuse : ce sont les seuls dont nous nous occuperons ici.

Mais avant d'entamer l'étude particulière de chacun d'eux, nous exposerons les considérations générales auxquelles donnent lieu leur volume, leur situation, leur forme, leur direction, leurs attaches, leurs rapports, leur structure, leurs usages, leur nom, leur classification ou la manière de les grouper pour en faire la description, et les parties accessoires qui leur sont annexées.

CHAPITRE PREMIER.

CONSIDÉRATIONS GÉNÉRALES SUR LES MUSCLES DE LA VIE ANIMALE.

Volume. — Rien n'est si variable que le volume respectif des muscles extérieurs. Quelle différence, en effet, entre le scapulo-huméral grêle et le long-vaste ou l'ilio-spinal ; et que de nuances intermédiaires entre ces trois points de compa aison! Il y a donc des muscles très grands, grands, moyens, petits et très petits.

Quant au poids de la masse totale de ces organes, il varie suivant l'espèce, l'âge, e sexe et l'état de santé; mais en prenant une moyenne générale, on trouve qu'il eprésente près de la moitié du poids total du corps.

SITUATION. — Nous n'avons pas besoin d'insister beaucoup pour faire comprendre que la connaissance de la situation des muscles est une des premières notions à acquérir sur la disposition de ces organes.

Elle peut, comme celle des os, être envisagée de deux manières :

1° *Par rapport au plan médian du corps*, d'où la division des muscles en *pairs* et *impairs*. Ces derniers, fort peu nombreux, sont loin d'offrir la symétrie qui existe dans les os de même sorte, témoin le diaphragme.

2° *Par rapport à d'autres organes*, comme les os et les muscles environnants.

FORME. — Sous le rapport de leur forme absolue, les muscles se divisent, ainsi que les os, en longs, larges et courts.

Muscles longs. — Ces muscles se rencontrent surtout dans les membres. Pourvus d'un axe principal auquel on peut rapporter l'effet de leur contraction, ils présentent une *partie moyenne* ordinairement renflée, et deux extrémités d'inégale grosseur : la plus volumineuse, toujours tournée en haut, est désignée métaphoriquement sous le nom de *tête*, l'autre porte celui de *queue*. Ils sont le plus souvent *fusiformes*, quelquefois *coniques*, rarement *cylindriques*, *prismatiques* ou *aplatis* en minces bandelettes.

« Il est une espèce particulière de muscles longs qui n'a aucune analogie que l'apparence extérieure avec celle des muscles des membres. Ce sont ceux couchés au-dessous et surtout au-dessus de l'épine. Quoique simples au premier coup d'œil, ces muscles présentent autant de faisceaux distincts qu'il y a de vertèbres. Le transversaire épineux, etc., représente bien un faisceau allongé, comme le couturier, etc.; mais la structure de ce faisceau n'a rien de commun avec celle de ce dernier muscle: c'est une suite de petits faisceaux, qui ont chacun leur origine et leur terminaison distinctes, et qui ne paraissent confondus en un seul muscle que parce qu'ils sont juxtaposés. » (BICHAT, *Anatomie générale.*)

Muscles larges. — Les muscles larges, c'est-à-dire ceux qui ont deux axes principaux, s'étalent sous la peau, ou autour des grandes cavités du tronc, qu'ils concourent à fermer et à séparer l'une de l'autre. Il en est d'*elliptiques*, de *quadrilatères*, de *triangulaires*, de *trapézoïdes*, etc.

Muscles courts. — On les trouve principalement autour des os courts, ou à la périphérie des articulations qui sont cachées profondément sous d'énormes masses musculaires. Quoique leur nom indique que leurs trois axes offrent à peu près les mêmes dimensions, il s'en trouve presque toujours un et même deux qui prédominent. On peut donc les assimiler, sous ce rapport, soit aux muscles longs, soit aux muscles larges.

DIRECTION. — M. Cruveilhier fait remarquer avec raison que la direction d'un muscle est un des points les plus importants de son histoire; car elle permet de déterminer l'angle d'incidence du muscle sur son bras de levier, la puissance de son action et la nature de ses usages.

On observera, au sujet de la direction des muscles : 1° la forme de leur axe principal ; 2° le rapport de cet axe avec le fil à plomb ; 3° sa comparaison avec l'axe des leviers osseux que les muscles entourent ou qu'ils sont chargés de mouvoir.

a. Un muscle est appelé *rectiligne*, quand son axe principal est droit ; il est dit *curviligne* ou *circulaire*, si cet axe décrit une courbe plus ou moins marquée ; il devient *infléchi*, lorsqu'il se porte d'abord dans un sens, et qu'il se contourne ensuite sur une poulie osseuse ou cartilagineuse pour changer de direction, c'est-à-dire quand son axe principal est brisé en plusieurs lignes. Si le muscle offre deux axes, il sera ou *plat* ou *concave*, ses axes pouvant être l'un et l'autre ou droits ou curvilignes.

b. Quand on rapporte la direction des muscles à celle du fil à plomb, elle est ou *verticale*, ou *horizontale* ou *oblique*, expressions qui portent en elles-mêmes leur définition, et dont nous n'avons pas besoin de faire connaître le sens.

c. Si l'on compare la direction des muscles à celle des leviers osseux qu'ils entourent et qu'ils meuvent, on reconnaît qu'ils peuvent être parallèles à ces leviers ou former avec eux des angles plus ou moins ouverts. La direction propre des os étant une fois connue, il suffit d'indiquer celle des muscles, pour établir nettement cette comparaison. Ainsi, en disant que les muscles de l'épaule sont, pour la plupart, obliques de haut en bas et d'arrière en avant, on enseigne que ces muscles sont parallèles au scapulum, et que leur incidence sur l'humérus a lieu à angle droit.

ATTACHES OU INSERTIONS. — C'est, sans contredit, la partie la plus essentielle de l'étude des muscles ; car, avec la connaissance de leurs insertions, on détermine leur étendue, leur direction, leurs rapports mêmes et leurs usages.

On désigne, sous le nom d'*attache* ou *insertion fixe*, ou encore d'*origine*, le point du muscle qui reste le plus habituellement fixe pendant que cet organe se raccourcit ; on appelle *attache* ou *insertion mobile*, ou encore *terminaison*, celui qui répond au levier déplacé par la contraction musculaire. On rencontre souvent des muscles dont les deux insertions sont alternativement ou fixes ou mobiles ; on évitera, dans ce cas, de désigner ces insertions par l'une ou l'autre épithète.

L'insertion fixe est souvent confondue avec celles d'autres muscles ; l'insertion mobile est généralement libre et indépendante.

C'est par une sorte de fusion entre la fibre charnue ou tendineuse et le périoste que s'établit l'attache des muscles sur les leviers osseux.

RAPPORTS. — L'indication des rapports des muscles complète l'idée de leur situation et se trouve d'une grande importance au point de vue chirurgical. On aura donc soin de les étudier avec toute la précision possible.

Les muscles entretiennent des rapports soit avec la peau, soit avec les os, soit avec d'autres muscles, soit avec les vaisseaux et les nerfs.

a. Il n'y a, à proprement parler, que les peauciers qui soient en contact immédiat avec la peau, comme le pannicule charnu et les muscles de la face. Les autres s'en trouvent séparés par les fascia aponévrotiques que nous décrirons comme annexes du système musculaire.

b. Les muscles superficiels ne répondent aux os que par leurs extrémités. Ceux qui sont situés profondément sont immédiatement appliqués par leur corps contre les pièces du squelette.

c. Les muscles se mettent en rapport entre eux d'une manière plus ou moins intime. Tantôt ils adhèrent fortement les uns aux autres; tantôt ils se trouvent isolés par des interstices qui sont remplis de graisse et de tissu cellulaire et parcourus généralement par des vaisseaux et des nerfs.

d. Les connexions des muscles avec ces derniers organes prennent quelquefois un caractère remarquable: c'est quand l'un d'eux accompagne comme un *satellite* les troncs vasculaires et nerveux cachés sous sa face profonde. Il y a dans cette circonstance un fait important d'anatomie chirurgicale.

STRUCTURE. — Il entre dans la structure des muscles: 1° des fibres rouges, molles et contractiles, ou le tissu musculaire proprement dit; 2° des fibres blanches, résistantes, inextensibles, formant les tendons et les aponévroses d'insertion; 3° du tissu cellulaire, des vaisseaux et des nerfs.

Tissu musculaire. — Ce tissu, qui constitue la viande servie comme aliment sur nos tables, est remarquable par sa couleur rouge, la grande force de résistance qu'il possède pendant la vie, et le peu de ténacité qu'il conserve après la mort. Il se compose de faisceaux prismatiques qu'il est possible de diviser et de subdiviser en plusieurs autres faisceaux de plus en plus petits, jusqu'à ce qu'on soit arrivé à la *fibre élémentaire.* Celle-ci, examinée au microscope, se montre sous des aspects variés: tantôt droite, tantôt flexueuse; toujours striée, soit dans le sens longitudinal, soit dans le sens transversal, soit dans les deux sens à la fois. On démontre que cette fibre élémentaire, la plus grosse de toutes celles qui entrent dans l'organisation animale, se trouve formée par de très petites *fibrilles* accolées parallèlement et renfermées dans une gaîne spéciale extrêmement mince. Lorsque ces *fibrilles* ont été isolées les unes des autres, opération qui nous a semblé plus facile sur les muscles paralysés depuis plusieurs semaines par la section des nerfs, elles ne se présentent point avec un diamètre régulier, car elles offrent, de distance en distance, de légers renflements fusiformes qui les rendent plus ou moins noueuses. C'est à l'accolement de ces *fibrilles* que sont dues les stries longitudinales de la fibre élémentaire; on ne sait rien de précis sur les causes de la striation transversale. Quant à la gaîne d'enveloppe des fibrilles, elle est formée par une matière amorphe qu'on peut considérer avec M. Denonvilliers comme les premiers rudiments du tissu cellulaire unissant des muscles.

Dans les muscles longs, les fibres charnues sont le plus souvent parallèles, ou à peu près, au grand axe de ces muscles: ex., le sterno-maxillaire; mais quelquefois elles croisent plus ou moins obliquement la direction de cet axe: ex., les muscles pennés et semi-pennés. Dans les muscles plats, elles peuvent être rayonnées ou flabelliformes: ex., le diaphragme, le grand dentelé; parallèles au plus grand des deux axes principaux: ex., le grand droit de l'abdomen; parallèles au plus petit: ex., le carré pronateur du chien; étendues obliquement d'un bord à l'autre: ex., les intercostaux. Dans les muscles courts, les faisceaux constituants sont ou parallèles entre eux: ex., les obliques de la tête; ou plus ou moins rayonnés: ex., l'obturateur externe.

Tendons et aponévroses d'insertion. — Lorsque les deux insertions d'un muscle sont très rapprochées l'une de l'autre et que cet organe n'offre qu'un petit volume, ses fibres charnues peuvent se porter directement d'un os à l'autre. Mais il n'en est pas de même quand le muscle possède un volume ou une longueur considérable, comme on le remarque dans les rayons inférieurs des membres, parce que les surfaces osseuses ne présenteraient pas assez d'étendue pour recevoir tous les faisceaux contractiles qui le constituent, et qu'en passant sur les articulations, la masse formée par ces faisceaux gênerait la liberté des mouvements et altérerait la beauté des formes de l'animal. Les attaches de ces faisceaux sur les leviers qu'ils doivent mouvoir se font alors par l'intermédiaire de fibres blanches inextensibles, qui se continuent par un de leurs bouts avec l'extrémité correspondante des fibres musculaires proprement dites. Ces fibres blanches étant incomparablement plus petites, plus serrées les unes contre les autres, et moins nombreuses que ces dernières, elles se rassemblent en faisceaux relativement très minces, qui peuvent opérer leur insertion sur des surfaces fort restreintes ; de plus, ces faisceaux peuvent transmettre l'action d'un muscle situé dans une région quelconque sur un os très éloigné de cette région, sans nuire, à cause de leur petit volume, au jeu des articulations que ce muscle est obligé de franchir, et sans altérer l'harmonie des formes de la charpente animale.

Le tissu fibreux blanc des muscles possède la même texture, les mêmes propriétés que les ligaments blancs, et se dispose, soit en cordons rubanés ou funiculaires qui constituent les *tendons*, soit en membranes larges et minces qui forment les aponévroses, soit en lames irrégulières et plus ou moins abondantes appelées *intersections fibreuses*.

Les *tendons* terminent généralement les extrémités des muscles longs. Ils commencent, tantôt par un cône creux qui reçoit sur sa face interne l'insertion des fibres charnues, tantôt par une pointe amincie, souvent divisée, qui se plonge dans l'épaisseur du muscle. Il est digne de remarque qu'un muscle pourvu de deux tendons présente la première disposition à l'une de ses extrémités, et l'autre disposition à l'extrémité opposée ; en sorte que toutes les fibres charnues qui composent ce muscle offrent à peu près la même longueur, celles qui partent du sommet du tendon inférieur allant se fixer au fond du cône creux formé par le second tendon, et réciproquement (1).

Quelquefois un muscle long et aplati ne possède qu'un seul tendon sur lequel les fibres charnues s'implantent par côté en barbe de plume ; dans ce cas, le muscle est dit *penné* ou *penniforme ;* il s'appelle *semi-penné*, quand les faisceaux musculaires viennent tous du même côté se réunir à la corde tendineuse.

Il peut encore arriver qu'un muscle soit partagé en deux corps charnus ou en deux ventres par un tendon médian : il prend alors le nom de *digastrique*.

Les *aponévroses* appartiennent presque exclusivement aux muscles larges, avec les bords desquels elles se continuent ; elles sont formées de fibres parallèles non entrecroisées, caractère qui les distingue essentiellement des aponévroses de contention.

(1) On admet aujourd'hui que tous les muscles, sans exception, sont dans ce cas. Mais ce fait est loin d'être démontré ; car il existe évidemment des muscles penniformes, des muscles larges et des muscles courts qui échappent à cette loi, qu'on a voulu rendre trop générale.

Les *intersections* sont des lames aponévrotiques dispersées au milieu des fibres charnues et ordinairement continues avec les tendons ou les aponévroses, quand il en existe.

Tissu cellulaire. — « Chaque muscle est entouré d'une gaîne celluleuse qui donne naissance, par sa face interne, à un grand nombre de prolongements ou de cloisons. Ces prolongements, après avoir pénétré entre les faisceaux principaux, se dédoublent pour pénétrer entre les faisceaux secondaires, et produisent ainsi une série d'étuis décroissants, dont les derniers renferment les fibres élémentaires; cette disposition a pour effet d'établir entre toutes les parties intégrantes d'un même muscle une solidarité qui se concilie avec leur indépendance, et qui leur permet d'agir tantôt simultanément, tantôt isolément. Assez abondant dans les muscles, le tissu cellulaire devient rare dans les tendons, où il n'est bien évident qu'à leur surface. » (Sappey).

Vaisseaux et nerfs. — Les *artères* sont grosses et nombreuses; le tissu musculaire reçoit donc beaucoup de sang, mais il en arrive peu à l'élément fibreux. — Les *veines*, au nombre de deux pour chaque artère, le plus généralement, présentent de nombreuses valvules à l'intérieur. — On trouve des troncs et des réseaux *lymphatiques* fort remarquables autour des vaisseaux et des nerfs qui se distribuent dans les muscles; mais on ne sait pas encore positivement, quoique la chose soit possible, si ces lymphatiques prennent leur source dans le tissu musculaire. — Les *nerfs* émanent presque tous directement du centre cérébro-spinal.

Usages. — Il y a des muscles *fléchisseurs*, *extenseurs*, *abducteurs*, *adducteurs*, *rotateurs*, etc., c'est-à-dire pour tous les mouvements dont les articulations sont le centre.

Ces mouvements étant produits par le raccourcissement des fibres charnues des muscles, c'est-à-dire par le rapprochement de leurs attaches, il est très facile de déterminer les usages ou le rôle de ces organes : il suffit, en effet, de connaître au préalable et leurs insertions et le mode d'articulation des os qui fournissent ces insertions.

Le résultat de la contraction des muscles étant influencé par la forme de leur axe principal, la longueur et la direction de leurs leviers, il convient d'examiner ces deux points en peu de mots.

a. Les muscles *rectilignes* ont pour effet immédiat le rapprochement des pièces osseuses sur lesquelles ils s'attachent. Ce rapprochement est ordinairement amené par le déplacement d'un seul rayon, celui qui reçoit l'insertion mobile. Quelquefois, cependant, les deux rayons se meuvent en même temps, ou bien encore ils sont l'un et l'autre alternativement fixes et mobiles.

Le premier résultat produit par la contraction d'un muscle *curviligne*, c'est le redressement de ses fibres composantes; après quoi il peut agir sur les leviers osseux comme les muscles rectilignes, s'il n'a pas épuisé tout son pouvoir contractile. Lorsque le muscle est tout à fait *circulaire*, il n'a d'autre action que de resserrer l'ouverture qu'il circonscrit.

Quant aux muscles *infléchis*, on ne peut calculer leur action qu'à partir de leur point de réflexion ; ils fonctionnent comme si ce point représentait leur origine ou leur insertion fixe.

b. Les puissances musculaires sont soumises aux lois statiques et dynamiques qui régissent la théorie des leviers ; car les rayons osseux ne sont autre chose que des leviers mus par les muscles.

On retrouve dans l'appareil locomoteur les trois formes de leviers admises par les physiciens. Ainsi, la tête, étendue par le grand complexus, représente un levier *inter-fixe* ou du premier genre ; cette même pyramide osseuse, fléchie par le grand droit antérieur, forme un levier *inter-puissant* ou du troisième genre ; le pied, étendu par les jumeaux de la jambe, offre un exemple de levier *inter-résistant* ou du second genre, quand le pied reste posé sur le sol.

Il est digne de remarque que le bras de la résistance, dans les leviers osseux, est toujours extrêmement long, circonstance qui favorise la vitesse et l'étendue du mouvement aux dépens de la force.

D'un autre côté, les muscles sont rarement perpendiculaires à leur bras de levier, du moins au commencement de leur action, seconde circonstance qui diminue encore leur énergie.

Nomenclature. — Avant Sylvius, les muscles n'avaient point reçu de noms particuliers. On les distinguait depuis Galien par les épithètes numériques de *premier*, *deuxième*, *troisième*, indiquant leur place et leur ordre de superposition dans les régions auxquelles ils appartiennent. C'est ainsi qu'ils sont désignés dans l'ouvrage italien de Ruini sur l'anatomie du cheval.

Sylvius, le premier, imposa des noms véritables aux muscles ; et, son exemple étant suivi par les anthropotomistes qui vinrent après lui, la nomenclature de ces organes fut bientôt complète. Du reste, aucune vue d'ensemble, aucun sentiment méthodique n'a guidé dans leur travail Sylvius et ses successeurs : c'est tantôt à leur forme que les muscles empruntent leur nom, tantôt à leur direction, à leur position, à leurs usages, etc. Bourgelat appliqua cette nomenclature au cheval, en la modifiant dans beaucoup de points.

Chaussier, frappé des imperfections de la nomenclature introduite dans la science par Sylvius, a cherché à lui en substituer une autre beaucoup plus philosophique. Chaque muscle reçut de cet anatomiste un nom formé de deux mots rappelant les insertions de l'organe. Girard importa cette idée ingénieuse en anatomie vétérinaire.

Cependant, malgré ses avantages, cette nouvelle nomenclature n'a pu prévaloir sur l'ancienne, parce qu'elle cesse d'être vraie quand on l'applique à l'anatomie comparée, les mêmes muscles n'ayant pas les mêmes insertions dans toutes les espèces (1).

(1) Ce n'est cependant pas que l'ancienne nomenclature présente, sous ce rapport, beaucoup plus d'avantages que la nouvelle, et les exemples ne manqueraient pas sous notre plume pour le prouver. Quoi de plus impropre, en effet, que les noms de deltoïde, splénius, soléaire, digastrique, etc.? Est-ce que les muscles qui portent ces noms, considérés chez les mammifères seulement, offrent dans toutes les espèces la forme ou la structure qui justifie l'emploi de ces noms pour l'espèce humaine? Est-ce que les épithètes distinctives de grand, moyen, petit, etc., attribuées à beaucoup d'entre eux, sont raisonnablement applicables dans tous les cas? Est-ce que le même reproche ne peut être adressé à la plupart des noms tirés des usages, de la complication, etc.?

Il n'y a donc point de nomenclature myologique véritablement philosophique ; et nous sommes de ceux qui croient à l'indispensable nécessité d'en créer une. Nous pensons même

Nous suivrons dans cet ouvrage la nomenclature de Bourgelat à laquelle nous rons subir quelques changements. Mais comme les noms de Girard sont, à nos eux, d'un utile secours pour les élèves, nous aurons soin de les donner tous dans synonymie.

CLASSIFICATION. — Deux méthodes peuvent être employées pour grouper les uscles afin de faciliter leur étude. La première consiste à classer ces organes après leurs usages, c'est-à-dire à décrire ensemble tous les extenseurs d'une ême région, tous les fléchisseurs, etc. Dans la seconde méthode, on ne tient pas mpte des usages des muscles, on n'envisage que leurs rapports, et on les divise r groupes ou par *régions* qui comprennent tous les muscles situés autour du même yon osseux. C'est cette dernière que nous adopterons, parce qu'elle est la plus mmode, la plus utile et la plus rationnelle.

'il serait simple et facile d'atteindre ce résultat en partant d'une base dont la fixité et avariabilité seraient bien constatées. Or cette base est, selon nous, toute trouvée : c'est le *incipe des connexions* posé par E. Geoffroy Saint-Hilaire dans son immortelle *Philosophie atomique*, principe auquel la science moderne doit certainement ses plus belles nquêtes.

C'est un sujet que nous nous proposons de traiter à part dans un travail spécial ; nous liquerons cependant ici la manière dont nous le comprenons.

Nous voudrions que *la nomenclature myologique reposât tout entière : en premier lieu, sur rapports des muscles avec les pièces du squelette ou avec d'autres organes également fixes très importants ; en second lieu, sur les connexions réciproques des muscles.*

Telle est notre règle. Elle n'est pas précisément neuve ; car les anciens anatomistes s'en it inspirés plusieurs fois (à leur insu, il est vrai, puisque le principe sur lequel elle est ise leur était parfaitement inconnu) ; et cette circonstance va nous mettre à même d'en précier immédiatement la valeur. Par exemple, quoi de plus heureux que le nom d'inter-taux donné aux muscles situés entre les côtes, et que leur distinction en externes et en ernes ? Voilà bien des noms qui rappellent *les rapports des muscles* qu'ils désignent *avec pièces du squelette et les connexions réciproques* de ces muscles. Aussi s'appliquent-ils ne manière également rigoureuse à toutes les espèces. Nous citerons encore les sus-taux, les inter-transversaires, le transversaire épineux, le sous-scapulaire, le sus-épineux, sous-épineux, etc., comme se trouvant, à un degré plus ou moins marqué, dans des con-ions identiques.

D'autres muscles ont reçu des noms tirés en partie de leur situation, en partie de leur ume. Ces noms sont loin de convenir autant que les premiers ; qu'on en juge par les mples suivants.

Il existe chez le plus grand nombre des vertébrés trois muscles importants situés au-dessus en arrière du bassin, et formant la base de la fesse ; ces muscles ont été appelés *fessiers*, ce nom leur convient, puisqu'il rappelle leur situation. Mais pour les distinguer les uns autres, on a eu égard à leur volume, et l'on a fait un muscle grand fessier, un moyen sier et un petit fessier : c'est là le tort, car le volume des muscles est sujet aux plus ndes variations : tel muscle volumineux dans une espèce est fort petit dans d'autres, et *versâ*. Aussi le muscle analogue au grand fessier de l'homme a-t-il été décrit par Bour-at sous le nom de petit fessier ; Lafosse et Rigot l'ont appelé moyen fessier. Quant au yen fessier de l'homme, son représentant chez les animaux a été désigné sous le nom de nd fessier par la plupart des anatomistes vétérinaires. Quelle confusion ! et combien il it facile de l'éviter en distinguant ces muscles, non plus par leur volume, mais par leurs nexions réciproques, qui sont les mêmes dans toutes les espèces ! Est-il rien de plus turel, en effet, que les noms de fessier superficiel, fessier moyen et fessier profond, bstitués à ceux de grand fessier, etc. ?

La même remarque est applicable aux muscles qui recouvrent, chez l'homme, la face térieure de la poitrine. Désignés en commun, avec raison, sous le nom de *pectoraux*, ces iscles sont distingués à tort en grand et en petit ; car ce dernier, qui est déjà un muscle orme chez les petits ruminants, se trouve représenté chez les solipèdes par deux muscles nsidérables, immensément plus volumineux que le muscle analogue au grand pectoral. Il faut donc voir ici qu'un pectoral superficiel et un pectoral profond.

Annexes des muscles. — On désigne sous ce nom : 1° les aponévroses d'enveloppe ou de contention ; 2° les gaînes tendineuses ; 3° les synoviales tendineuses.

Aponévroses de contention. — Ce sont des feuillets de tissu fibreux blanc, qui enveloppent en commun tous les muscles d'une même région ou de plusieurs régions adjacentes, principalement ceux des rayons inférieurs des membres, où ils représentent des espèces de cylindres creux.

Ces aponévroses, destinées à maintenir dans leur position les muscles qu'elles recouvrent, sont formées de fibres entrecroisées très résistantes qui prennent sur les os de nombreux points d'attache. Elles reçoivent à leur périphérie l'insertion d'un ou de plusieurs muscles qui sont chargés de les tendre plus ou moins. Leur face externe répond à un mince feuillet cellulo-fibreux qui la sépare de la peau. L'interne envoie entre les muscles des prolongements lamelleux chargés d'isoler ces organes dans des étuis spéciaux.

Gaînes tendineuses. — On appelle ainsi des coulisses de glissement moitié osseuses, moitié fibreuses, quelquefois exclusivement fibreuses, dans lesquelles passent les tendons, lorsqu'ils se réfléchissent pour changer de direction.

Synoviales tendineuses. — Ce sont des membranes séreuses qui tapissent les cordes tendineuses dans les points où elles glissent sur des poulies de réflexion, et qui sont chargées de sécréter une humeur synoviale tout à fait semblable à celle des articulations. Quand elles enveloppent presque complétement le tendon pour se porter ensuite sur les parois de la gaîne qui contient celui-ci, elles sont dites *vaginales*. On les appelle *vésiculaires*, lorsqu'elles simulent de petites ampoules situées entre l'une des faces du tendon et la surface de frottement sur laquelle il se meut.

CHAPITRE II.

DES MUSCLES DES MAMMIFÈRES EN PARTICULIER.

Préparation. — Nous nous bornerons à quelques remarques générales sur les points suivants :

Choix du sujet. — Si l'on dispose d'un certain nombre de sujets parmi lesquels on a possibilité de faire un choix, on donnera la préférence à ceux qui ont le système musculaire le mieux développé ; ce qui ne veut pas dire précisément qu'on doive choisir les gros chevaux mous et lymphatiques, à masses musculaires énormes ; ces animaux conviendront toujours moins que les bêtes de petite taille ou de taille moyenne qui appartiennent aux races énergiques et distinguées. Les ânes et les mulets, quand ils sont très maigres, se prêtent assez bien à la préparation des muscles.

Position à donner au sujet. — Il importe de donner au sujet, immédiatement après la mort, une position convenable, pour que la rigidité cadavérique le surprenne dans cette position. Sans cette précaution, les diverses parties du corps de l'animal pourraient prendre une forme ou une direction incommode, et tous les efforts tentés dans le but de leur rendre la forme ou la direction convenable seraient à peu près impuissants, si du moins on a affaire aux espèces de grande taille.

On peut donner aux sujets trois positions principales :

1° L'animal est placé en *première position*, quand il est renversé sur le dos et maintenu les quatre membres en l'air au moyen de longes de corde passées dans le paturon et fixées l'anneau mobile qui termine l'extrémité des quatre barres de la table-chariot sur laquelle nimal a été couché. — La tête devra dépasser l'extrémité de la table et reposer sur un bouret. On aura toujours soin d'abattre l'animal de manière qu'elle soit tournée du té opposé à l'avant-train du chariot, afin qu'elle ne gêne pas les mouvements du timon ndant les déplacements de l'appareil. — Pour que l'encolure ne se torde ni à droite ni à uche, on devra, en attachant les membres de devant, soulever le sujet de façon que garrot pose sur la table sans y appuyer fortement. Aussi, suivant le volume du sujet et la ngueur des barres, les longes seront passées soit dans le paturon, soit au-dessus du boulet, it même au-dessus du genou.

2° Pour placer l'animal en *deuxième position*, on le tourne sur le ventre, les deux cuisses chies, les extrémités allongées hors de la table, et la tête fixée entre deux barres au moyen une longe passée sous les arcades orbitaires.

3° Le sujet est dit en *troisième position*, quand il repose sur le côté.

Règles à observer pendant la préparation. — 1° Autant que faire se pourra, on ne dé-uillera les régions que l'on veut disséquer qu'au moment même de la préparation. Si la ose est impossible, on prendra la précaution d'envelopper ces régions avec des linges mectés ou avec la peau de l'animal, pour empêcher la dessiccation des aponévroses et des uscles superficiels.

2° Pour disséquer un muscle, il faut enlever les aponévroses ou les autres muscles qui le couvrent, le tissu cellulaire qui l'entoure, la graisse, les ganglions, les vaisseaux et les rfs logés dans les interstices voisins. — On enlève les aponévroses par lambeaux, en les ndant fortement avec les pinces, sans les soulever, et en faisant glisser entre le plan reux et le plan musculeux la lame d'un scalpel qu'on tient toujours parallèle à ces deux ns. — Les muscles qui en recouvrent d'autres ne doivent pas être entièrement excisés ; les coupe par le milieu, en travers de leurs fibres, et l'on renverse de côté et d'autre les trémités coupées ; de cette façon il est toujours possible de reconstruire le muscle en rap-ochant ses deux lambeaux, et l'étude des rapports est alors beaucoup plus facile. — On se barrasse du tissu cellulaire en soulevant ce tissu avec les mors d'une paire de pince, et en rtant le tranchant du scalpel dans l'angle rentrant formé par la lame celluleuse et la sur-e du muscle. Ce procédé peut aussi convenir pour enlever les aponévroses, quand elles hèrent faiblement aux fibres musculaires. Mais, pour peu qu'elles donnent implantation à les-ci par leur face profonde, comme on le remarque pour l'aponévrose scapulaire externe, aut avoir recours au moyen signalé plus haut. — Pour enlever la graisse, les ganglions, etc., se servira des ciseaux avec beaucoup d'avantage.

Ordre à suivre pour préparer tous les muscles sur le même sujet et en tirer le meilleur rti possible. — 1° Il faut placer d'abord le sujet en première position, et commencer par idier le smuscles de la région abdominale inférieure. Puis on les excise en respectant l'ex-mité postérieure du sterno-trochinien, le tendon pré-pubien et l'arcade crurale. La cavité lominale étant vidée des viscères qu'elle contient, on prépare et l'on étudie successive-nt le diaphragme, la région crurale interne, moins les muscles profonds, la région sous-nbaire, la région rotulienne et la région crurale postérieure, les muscles superficiels de la ;ion cervicale inférieure et la région pectorale.

2° Après avoir détaché et mis en réserve l'un des membres antérieurs, on retourne nimal pour le placer en deuxième position et pouvoir disséquer tour à tour les muscles l'oreille, la région cervicale supérieure, la région de la croupe, la région costale moins le ıngulaire, la région spinale du dos et des lombes.

3° Les régions du membre antérieur peuvent être préparées en même temps ou immédia-nent après.

4° Ensuite on sépare les deux membres postérieurs en sciant les fémurs par le milieu, et 1 procède à la dissection des muscles de la jambe et du pied postérieur.

5° Au moyen d'un autre trait de scie mené par le milieu des lombes, on isole com-tement le bassin pour faire la préparation des muscles coccygiens et des muscles pro-ıds de la région crurale interne, à peu près comme ils sont représentés dans les figures 61 86.

6° L'animal étant couché sur le côté, on ouvre la cavité pectorale en sciant les côtes s de leurs extrémités, et l'on obtient ainsi deux pièces particulières sur lesquelles on ıt étudier, d'une part le triangulaire du sternum, d'autre part les muscles profonds la région cervicale inférieure, c'est-à-dire le long du cou, les droits antérieurs et le droit éral de la tête.

7° Enfin on désarticule la tête, et l'on prépare en dernier lieu les muscles de cette ;ion.

Le sujet peut ensuite servir à l'étude de presque toutes les articulations.

Art. I. — Muscles du tronc.

§ I. — Région sous-cutanée.

Elle ne comprend qu'un seul muscle, le *pannicule charnu*, destiné à faire mouvoir la peau qui recouvre le tronc. Mais on pourrait décrire, à la rigueur, comme muscles peauciers tous ceux qui s'attachent à la face interne du tégument superficiel, les muscles de la face, par exemple.

Pannicule charnu.

Préparation. — Coucher l'animal sur le côté, et le dépouiller avec soin en laissant le peaucier sur les muscles qu'il recouvre.

Situation. Forme. Étendue. — Situé à la face interne de la peau, sur les côtés du thorax et de l'abdomen, le pannicule charnu est un immense muscle large, irrégulièrement triangulaire, aminci sur ses bords, et plus épais dans sa partie centrale que partout ailleurs.

Le bord supérieur de ce muscle répond à une ligne courbe, convexe en haut, étendue obliquement du grasset au garrot. L'inférieur se porte horizontalement du grasset au bord postérieur de la masse olécrânienne, en longeant le bord supérieur du sterno-trochinien, qu'il recouvre, et auquel il adhère d'une manière assez intime. L'antérieur descend de l'extrémité supérieure de l'épaule sur les muscles de l'avant-bras.

Structure. Attaches. — Les fibres charnues qui entrent dans sa composition se dirigent d'arrière en avant, dans les deux tiers postérieurs du muscle; mais en arrivant sur l'épaule, elles se redressent peu à peu pour devenir verticales. Ces fibres sont continuées, sur les bords du muscle, par des aponévroses qui l'attachent soit à la face interne de la peau, soit sur les fascia fibreux des muscles superficiels.

Ce muscle prend, de plus, sur l'humérus une insertion fort remarquable qui se trouve signalée dans les *Leçons d'anatomie comparée* de G. Cuvier, et qui semble avoir été omise, du moins pour ce qui concerne les solipèdes, dans tous les traités d'anatomie vétérinaire. Voici ce que nous avons pu observer très souvent à cet égard : Arrivé au bord postérieur de la masse olécrânienne, le pannicule charnu se partage en deux lames superposées : l'une, superficielle, se continue sur les muscles du membre antérieur; l'autre, profonde, se termine bientôt par une aponévrose unie au sterno-trochinien et bordée à son bord supérieur par un ruban nacré, laquelle aponévrose pénètre entre le thorax et les muscles du bras pour aller se fixer au trochin.

Rapports. — Par sa face superficielle, avec la peau, qui lui adhère fortement; par sa face profonde, avec le grand dorsal, le trapèze dorsal, la tunique abdominale, le grand oblique de l'abdomen, le grand dentelé, quelques intercostaux externes, la veine de l'éperon, les muscles superficiels de l'épaule et du bras.

Usages. — L'animal, en opérant la contraction du pannicule charnu, fait trémousser toute la partie du tégument cutané qui recouvre celui-ci, pour empêcher les insectes de venir se poser à la surface du corps, et pour se mettre à l'abri de leurs piqûres.

Différences. — Chez le **Chien**, le pannicule charnu se prolonge sur la fesse et s'unit, le long de l'épine dorso-lombaire, à celui du côté opposé.

§ II. — Région cervicale.

Cette région comprend tous les muscles qui sont groupés autour des vertèbres cervicales, muscles importants par leur volume et par le rôle qu'ils remplissent dans l'économie animale. On décrit séparément une région *cervicale supérieure* et une *inférieure*.

A. Région cervicale supérieure ou spinale du cou.

Elle compte dix-sept muscles pairs, savoir : le *trapèze cervical*, le *releveur propre de l'épaule*, l'*angulaire de l'omoplate*, le *splénius*, le *grand complexus*, le *petit complexus*, le *transversaire épineux du cou*, les *six inter-transversaires du cou*, le *grand oblique de la tête*, le *petit oblique*, le *grand droit postérieur*, le *petit droit postérieur*. Ils forment quatre couches superposées de chaque côté du ligament cervical, et occupent l'espace triangulaire circonscrit par le bord supérieur de ce ligament, les apophyses transverses des vertèbres du cou, et l'apophyse épineuse de la seconde vertèbre dorsale.

Préparation. — Placer le sujet en deuxième position et disséquer successivement les quatre couches de la région. — Pour étudier la première couche, formée par un seul muscle, le trapèze cervical, on enlèvera la peau, le tissu cellulaire et les fascia fibreux qui recouvrent ce muscle (voy. fig. 66). — La préparation et l'étude de la seconde couche, composée du releveur de l'épaule, de l'angulaire et du splénius, se fait en deux temps. Dans le premier, on enlève le trapèze et le mastoïdo-huméral, en conservant seulement les insertions cervicales de ce dernier muscle; puis on abat le membre antérieur, après avoir scié l'épaule au-dessous de l'insertion des muscles angulaire et grand dentelé, comme dans la figure 68. Mais on ne peut découvrir ainsi ni les insertions cervicales, ni les insertions dorsales du splénius; il faut alors procéder à la seconde partie de l'opération, c'est-à-dire enlever le releveur, l'angulaire et l'extrémité supérieure de l'épaule. — Pour préparer ensuite la troisième couche, qui comprend le grand et le petit complexus, il suffira d'inciser le splénius en suivant la direction de l'encolure, et de renverser en haut et en bas les deux lambeaux du muscle (voy. fig. 69). — Enfin on mettra à nu la couche profonde, c'est-à-dire le transversaire épineux, les inter-transversaires, les obliques et les droits postérieurs, ainsi que le ligament cervical, en enlevant les deux complexus et l'ilio-spinal (voy. fig. 67).

1° Trapèze cervical (fig. 66, 3).

Synonymie : Cervico-acromien (Girard). — Il a été confondu par Bourgelat avec le peaucier du cou. — Il représente la portion supérieure du trapèze de l'homme.

Forme. Situation. — C'est un muscle membraneux, très mince, triangulaire, situé superficiellement sur les côtés de l'encolure et en avant de l'épaule.

Structure. — Il est formé de fibres charnues d'un rouge pâle, parallèles entre elles, dirigées obliquement en arrière et en bas, c'est-à-dire du bord supérieur au bord postérieur du muscle; ces fibres sont donc d'autant plus longues qu'elles sont plus inférieures.

Attaches. — Le bord supérieur du muscle est attaché sur la corde du ligament cervical, par l'intermédiaire d'une série de fibres tendineuses (*insertion fixe*). — Son bord postérieur s'unit au bord antérieur du trapèze dorsal, par une aponévrose qui va s'insérer sur la tubérosité de l'épine acromienne, et dans l'interstice du long abducteur du bras, où elle se confond avec celle du mastoïdo-huméral (*insertion mobile*).

Rapports. — Ce muscle est compris entre deux plans aponévrotiques, intimement unis avec lui, dont les fibres croisent les siennes à angle droit et se prolongent sur les deux faces du mastoïdo-huméral. Il répond, en dedans, au releveur propre de l'épaule, au splénius, à l'angulaire, au petit pectoral, au sus-épineux.

Usages. — Il élève l'épaule et la porte en avant.

DIFFÉRENCES. — Ce muscle est épais et très large chez les *Ruminants*. — Chez le **Porc**, il prend son insertion fixe sur la protubérance occipitale et sur toute l'étendue de l'entrecroisement fibreux qui remplace le ligament cervical.

2° Releveur propre de l'épaule (fig. 68, 1).

Synonymie : Cervico-sous-scapulaire (Gir.). — Portion antérieure du rhomboïde (Cuvier). — Petit rhomboïde, rhomboïde supérieur de l'homme.

Forme. Situation. Direction. — Ce muscle présente la forme d'un triangle isocèle très allongé, et se trouve situé à la face interne du précédent, sous la corde du ligament cervical, dont il suit la direction.

Structure. Attaches. — Il est composé de gros faisceaux charnus parallèles, d'autant plus longs qu'ils sont plus inférieurs, fixés par leur extrémité antérieure sur la portion funiculaire du ligament cervical, au moyen de fibres tendineuses extrêmement courtes (*origine*), et attachés par leur extrémité postérieure à la face interne du cartilage de prolongement de l'omoplate, au-dessus de l'angulaire, et en avant du rhomboïde, avec lequel ils se confondent (*insertion mobile*).

Rapports. — Recouvert par le trapèze cervical, ce muscle recouvre le splénius, qui est excavé près de son bord supérieur pour le recevoir.

Usages. — Il tire l'extrémité supérieure de l'épaule en avant en haut.

DIFFÉRENCES. — Ce muscle est très développé chez le **Porc**, et se trouve divisé supérieurement en deux corps charnus, dont l'un procède de la protubérance occipitale, et l'autre du ligament cervical rudimentaire. — Le releveur propre de l'épaule est également bifide à son origine chez les *Carnassiers*. La branche antérieure vient de la crête mastoïdienne.

3° Angulaire de l'omoplate (fig. 66, 4 ; 68, 3).

Synonymie : Trachélo-sous-scapulaire (Gir.). — Portion du grand dentelé de Bourgelat. — Releveur de l'omoplate (Cuvier).

Situation. Forme. Structure. — C'est un muscle très fort, situé en avant de l'épaule, triangulaire, aplati d'un côté à l'autre, mince à son bord supérieur, épais en arrière et en bas, et presque entièrement charnu.

Attaches. — Il prend son origine sur les apophyses transverses des cinq dernières vertèbres cervicales, par cinq languettes distinctes qui se dirigent sur le scapulum en convergeant les unes vers les autres. — Ces languettes se confondent bientôt pour former une seule masse musculaire qui va s'insérer à la face interne de l'omoplate, sur la surface triangulaire antérieure.

Rapports. — Ce muscle est confondu par son bord inférieur avec le grand den-.elé. Il est recouvert par le trapèze cervical, le mastoïdo-huméral et le petit pec-;oral. Il recouvre le splénius, la branche inférieure de l'ilio-spinal, et l'intercostal :ommun. Près du point où il opère sa fusion avec le grand dentelé, sa face interne ıdhère très intimement aux apophyses transverses des trois premières vertèbres lorsales.

Usages. — Il tire en avant l'extrémité supérieure du scapulum, pendant que 'angle huméral se porte en arrière. Si son point fixe est à l'épaule, il peut opérer 'extension et l'inclinaison latérale de l'encolure.

DIFFÉRENCES. — Chez le **Bœuf**, l'angulaire naît, par six dentelures, de toutes es vertèbres cervicales, la première exceptée. — Chez le **Porc** et chez le **Chien**, 'est un muscle très développé, attaché, comme dans les Ruminants, sur six ertèbres cervicales. Il n'est pas rare même de trouver dans le **Porc** une septième igitation provenant de l'atlas. Mais alors celle qui prend naissance à l'axis est peu éveloppée ou manque complétement.

4° SPLÉNIUS (fig. 69, 5; 65, 4, 5).

Synonymie : Cervico-trachélien (Gir.).

Forme. Situation. — Muscle considérable, aplati d'un côté à l'autre, triangu-ıire, compris entre la corde du ligament cervical, la branche inférieure de ilio-spinal et les apophyses transverses des quatre premières vertèbres cervicales.

Structure. — Le splénius, aponévrotique seulement à sa périphérie, se compose e gros faisceaux charnus qui se dirigent tous en avant et en haut, pour gagner la ête et les premières vertèbres cervicales.

Attaches. — Il se fixe, par son bord postérieur, sur la lèvre du ligament cervical t sur le sommet des apophyses épineuses des premières vertères dorsales, au ıoyen d'une aponévrose qui se continue en arrière avec celle du petit dentelé ntérieur, et qui se confond, par sa face interne, avec celle du grand complexus. – Son bord antérieur est découpé en quatre languettes qui constituent les inser-ions mobiles du muscle : *a.* La languette supérieure, la plus large et la plus mince, e termine par une aponévrose (fig. 68,5) qui s'unit au tendon mastoïdien du petit omplexus et qui va à la crête mastoïdienne. *b.* La seconde se rend à un tendon rès fort, commun au splénius, au petit complexus et au mastoïdo-huméral, lequel endon s'attache sur l'apophyse transverse de l'atlas (fig. 68, 9). *c*, *d.* Les deux utres s'insèrent directement sur les apophyses transverses des troisième et quatrième ertèbres cervicales.

Rapports. — Le splénius répond : en dehors, au releveur propre de l'épaule, à 'angulaire, au trapèze cervical et au mastoïdo-huméral ; en dedans, aux deux mus-les complexus et aux deux obliques de la tête ; par son bord inférieur, au bord upérieur de la branche inférieure de l'ilio-spinal.

Usages. — Il étend la tête et le cou en les inclinant de côté. Si les deux splénius gissent de concert, l'extension est directe.

DIFFÉRENCES. — Chez le **Bœuf**, le splénius ne s'attache ni sur la troisième ni ur la quatrième vertèbre cervicale. Il est peu développé. — Chez le **Porc**, il se termine antérieurement par trois corps charnus volumineux qui s'insèrent, l'un à l'atlas, l'autre à la crête mastoïdienne, et le troisième à la protubérance occipitale. — Chez les *Carnassiers*, ce muscle est très épais et très large ; il ne va qu'à l'atlas et à la crête mastoïdienne.

5° Grand complexus (fig. 69, 6 et 7).

Synonymie : Dorso-occipital (Gir.).

Situation. Direction. Forme.—Muscle puissant compris entre la face interne du splénius et le ligament cervical, dont il suit la direction oblique en avant et en haut,

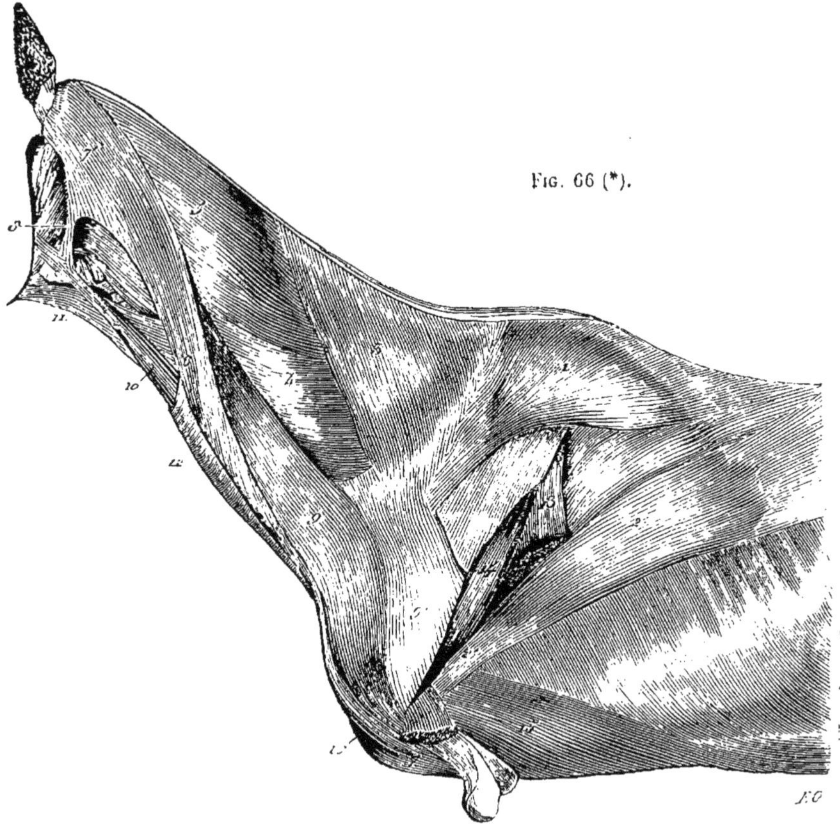

Fig. 66 (*).

triangulaire, aplati d'un côté à l'autre, allongé d'avant en arrière, divisé longitudinalement en deux portions inégales : l'une postérieure, l'autre antérieure.

Structure. — La portion postérieure (fig. 69, 6), la plus considérable, aponé--

(*) Fig. 66. — *Muscles superficiels du cou et de la région spinale du dos et des lombes.* — 1. Trapèze dorsal. 2. Grand dorsal. 3. Trapèze cervical. 4. Angulaire de l'omoplate. 5. Splénius. 6. Portion antérieure ou superficielle du mastoïdo-huméral. 7. Son insertion humérale. 7'. Son insertion mastoïdienne. 8. L'aponévrose qui unit cette insertion au sterno-maxillaire. 8'. Portion postérieure du mastoïdo-huméral. 9. Son aponévrose inférieure insérée dans l'interstice du long abducteur du bras. 10. Sterno-maxillaire. 11. Sous-scapulo-hyoïdien. 12. Portion du peaucier du cou. 13. Portion du gros extenseur de l'avant-bras. 14. Ventre postérieur du long abducteur du bras. 15. Sterno-trochinien.

vrotique à son origine, entrecoupée d'intersections fibreuses linéaires qui croisent obliquement sa direction, est formée de fibres charnues dirigées en avant. Celles qui constituent la portion antérieure (fig. 69, 7), entremêlées de quelques faisceaux tendineux, se dirigent en haut et semblent s'insérer sur les précédentes. C'est cette différence dans la direction des fibres composantes propres à chacune des deux portions du grand complexus qui permet de les distinguer l'une de l'autre. Ces deux portions charnues ne sont effectivement séparées par un véritable interstice que vers leur extrémité inférieure. A son extrémité supérieure, le muscle se rétrécit pour constituer le sommet du triangle allongé qu'il représente, et se termine par un fort tendon.

Insertions fixes. — La portion postérieure prend son origine : 1° sur le sommet des apophyses épineuses des premières vertèbres dorsales, par une forte aponévrose qui se confond avec celles du splénius et du petit dentelé antérieur ; 2° sur les apophyses transverses des quatre ou cinq vertèbres dorsales qui suivent la seconde, par autant de languettes aponévrotiques réunies par leurs bords. — La portion antérieure est fixée : 1° sur les apophyses transverses des deux premières vertèbres dorsales, par deux languettes tendineuses analogues à celles de la portion postérieure ; 2° sur les tubercules articulaires des vertèbres cervicales, par l'extrémité inférieure de ses faisceaux charnus.

Insertion mobile. — Le grand complexus opère son insertion mobile, au moyen de son tendon supérieur, sur la face postérieure de la protubérance occipitale, à côté de la tubérosité cervicale.

Rapports. — Il est recouvert par le splénius et le petit complexus. Il recouvre le ligament cervical, la branche supérieure de l'ilio-spinal, le transversaire épineux du cou, les obliques et les droits postérieurs de la tête. Les languettes aponévrotiques qui l'attachent aux apophyses transverses dorsales sont comprises entre les deux branches de l'ilio-spinal. L'interstice qui sépare, en bas, les deux portions du muscle livre passage à l'artère cervicale supérieure.

Usages. — Puissant extenseur de la tête.

DIFFÉRENCES. — Chez le **Porc**, les deux portions du grand complexus sont complétement séparées l'une de l'autre, excepté à leur extrémité supérieure, par un interstice dans lequel rampe l'artère cervicale supérieure. L'aponévrose au moyen de laquelle le muscle s'attache sur les apophyses épineuses des premières vertèbres dorsales n'est pas confondue avec celles du splénius et du petit dentelé antérieur de la respiration.

6° PETIT COMPLEXUS (fig. 68, 6, 7 ; 69, 8, 9).

Synonymie : Dorso-mastoïdien (Gir.).

Situation. Direction. — Situé à la face interne du splénius dans une direction oblique de bas en haut et d'arrière en avant, ce muscle longe le bord antérieur du grand complexus et fait suite à la branche inférieure de l'ilio-spinal, qu'il semble continuer jusqu'à la tête.

Forme. Structure. — Le petit complexus est un muscle long divisé en deux corps charnus fusiformes et parallèles, l'un antérieur, l'autre postérieur, que l'on pourrait, à la rigueur, considérer comme deux muscles distincts. Tous deux sont formés de faisceaux successifs d'autant plus longs qu'ils sont plus superficiels, et se terminent par un tendon à leur extrémité supérieure. Le tendon du muscle postérieur est aplati, et s'unit avec l'aponévrose mastoïdienne du splénius. Celui du muscle antérieur est funiculaire, et reçoit, avant d'opérer son insertion, une digitation du splénius (fig. 69, 10) et une autre du mastoïdo-huméral (fig. 69, 11).

Attaches fixes. — Les deux corps charnus du petit complexus prennent leur attache fixe, en commun avec la portion antérieure du grand complexus : 1° sur les apophyses transverses des deux premières vertèbres dorsales (par l'intermédiaire des languettes aponévrotiques qui servent d'origine à ce dernier muscle) ; 2° sur les tubercules articulaires des vertèbres cervicales, par l'extrémité inférieure de leurs faisceaux constituants.

Attaches mobiles. — Le tendon terminal du muscle postérieur se rend à l'apophyse mastoïde du temporal. L'antérieur va à l'apophyse transverse de l'atlas.

Rapports. — En dehors, avec le splénius ; en dedans, avec le grand complexus et les obliques de la tête. Le tendon du corps charnu postérieur est recouvert par l'aponévrose mastoïdienne du mastoïdo-huméral.

Usages. — Le petit complexus incline de son côté la tête et la partie supérieure de l'encolure. Il agit encore comme extenseur de la tête (1).

DIFFÉRENCES. — Chez le **Porc**, le corps charnu atloïdien est peu distinct de la branche supérieure de l'ilio-spinal et des inter-transversaires. — Ce même corps charnu est faible chez les *Carnassiers*.

7° TRANSVERSAIRE ÉPINEUX DU COU (fig. 67, 4).

Synonymie : Court épineux (Bourg.). — Dorso-épineux (Gir.).

Situation. — Entre le grand complexus et le ligament cervical, sur les lames des cinq dernières vertèbres du cou.

Forme. Structure. Attaches. — Ce muscle, qui continue dans la région cervicale le transversaire épineux des lombes et du dos, est généralement formé de cinq faisceaux épais et courts, fortement aponévrotiques, dirigés en avant, en haut et en dedans.

Ces faisceaux, attachés, par leur extrémité postérieure (*insertion fixe*), sur les cinq derniers tubercules articulaires de la région cervicale, se fixent, par leur extrémité antérieure ou supérieure (*insertion mobile*), sur les sixième, cinquième, quatrième, troisième et deuxième apophyses épineuses de la même région.

(1) Bourgelat a décrit sous le nom de *long transversal* la portion antérieure de ce muscle. Il fait appartenir la portion postérieure au muscle splénius.— Nous ne savons où les prendre, l'une et l'autre, dans les descriptions informes de Lafosse et de Vitet. — Girard les considère, ainsi que nous, comme un muscle unique, qu'il appelle *dorso-mastoïdien*. — Rigot les a réunies avec la portion antérieure du grand complexus et le faisceau le plus antérieur du court transversal (branche inférieure de l'ilio-spinal), pour en faire son muscle *long transversal*. Il a donc compliqué leur description sans la rendre plus claire.

Ces deux faisceaux musculeux étant, à nos yeux, exactement représentés (le postérieur du moins) par le *petit complexus* des anthropotomistes, nous avons cru devoir les faire connaître sous ce nom. Quant au muscle presque généralement appelé *petit complexus* par les anatomistes vétérinaires, nous le décrirons, à l'exemple de Meckel, comme une portion du grand droit postérieur de la tête.

Rapports. — En dehors, avec le grand complexus ; en dedans, avec la branche supérieure de l'ilio-spinal et le ligament cervical. Par sa face antérieure, ce muscle est appliqué sur les lames des vertèbres cervicales et sur les ligaments inter-lamellaires.

Usages. — Extenseur et inclinateur de la tige cervicale.

8° Inter-transversaires du cou (fig. 67, 9).

Synonymie : Inter-cervicaux (Gir.).

Ce sont six petits faisceaux courts et fortement tendineux, dédoublés chacun en deux faisceaux secondaires, l'un supérieur, l'autre inférieur. Ils sont logés dans les

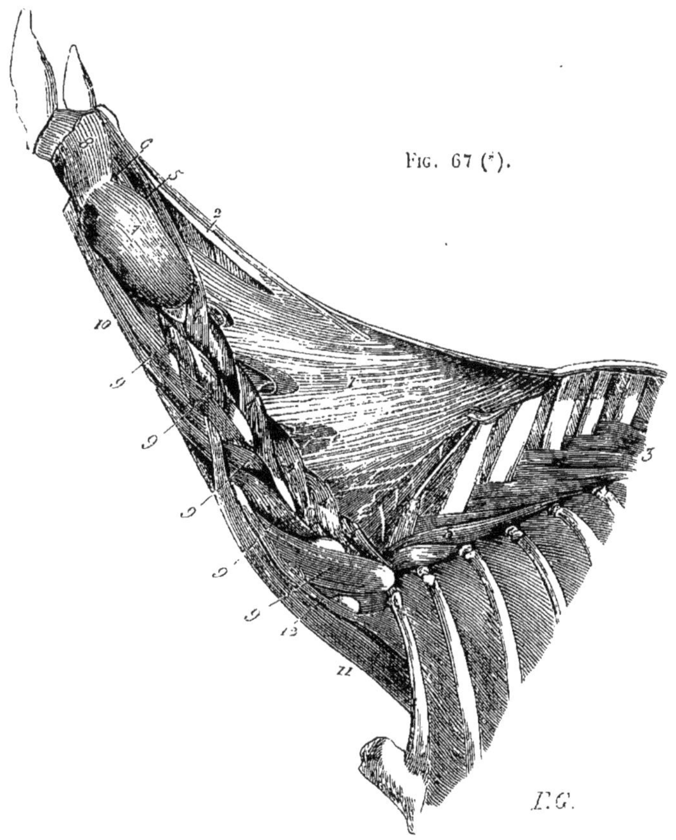

Fig. 67 (*).

excavations latérales comprises entre les apophyses transverses et les apophyses articulaires des vertèbres cervicales, et se portent d'une vertèbre à l'autre (excepté de la première à la deuxième). Recouverts par les attaches cervicales de la plupart des

(*) Fig. 67. — *Ligament cervical et muscles profonds du cou.* — 1. Portion lamellaire du ligament cervical. 2. Portion funiculaire du même. 3,3. Muscle transversaire épineux du dos et des lombes. 4,4. Muscle transversaire épineux du cou. 5. Muscle grand droit postérieur de la tête. 6. Muscle petit droit postérieur. 7. Muscle grand oblique de la tête. 8. Muscle petit oblique. 9,9. Muscles inter-transversaires du cou. 10. Muscle grand droit antérieur de la tête. 11. Muscle scalène inférieur. 12. Muscle scalène supérieur.

muscles de l'encolure, ils recouvrent les vertèbres sur lesquelles ils s'attachent, ainsi que l'artère et la veine vertébrales et les trous de conjugaison. Ils inclinent l'encolure de côté.

9° Grand oblique de la tête (fig. 67, 7).

Synonymie : Axoïdo-atloïdien (Gir.).

Forme. Direction. Situation. — Muscle court, épais, large, oblique d'arrière en avant et de dedans en dehors, appliqué sur la face supérieure des deux premières vertèbres du cou.

Structure. Attaches. — Ses fibres, presque toutes charnues, parallèles entre elles, et d'autant plus longues qu'elles sont plus superficielles, s'attachent, par leur extrémité postérieure (*insertion fixe*), sur la face externe de l'apophyse épineuse de l'axis, par leur extrémité antérieure (*insertion mobile*), sur la face supérieure de l'apophyse transverse de l'atlas.

Rapports. — En dehors, avec le splénius, le grand et le petit complexus; en dedans, avec l'atlas, l'axis et l'articulation axoïdo-atloïdienne; en haut, avec les droits postérieurs de la tête; en bas, avec le grand droit antérieur.

Usages. — Il fait pivoter l'atlas sur l'apophyse odontoïde de l'axis. C'est donc le rotateur de la tête par excellence.

10° Petit oblique (fig. 67, 8).

Synonymie : Atloïdo-mastoïdien (Gir.).

Muscle court, épais, quadrilatère et fortement aponévrotique. Ses fibres sont fixées en arrière (*origine*) sur la lèvre qui borde l'apophyse transverse de l'atlas; elles se portent de là en avant, en haut et en dedans, pour s'attacher (*terminaison*) : 1° sur l'apophyse styloïde de l'occipital; 2° sur la face externe de cet os, aux empreintes qui bordent, en arrière, la crête mastoïdienne; 3° sur la crête mastoïdienne elle-même. Ce muscle est recouvert par le tendon mastoïdien du petit complexus, par l'aponévrose supérieure du splénius et celle du mastoïdo-huméral. Il recouvre l'articulation atloïdo-occipitale, l'insertion occipitale des droits postérieurs de la tête et l'origine des muscles stylo-hyoïdien et digastrique. Il incline la tête sur l'atlas en l'étendant légèrement.

11° Grand droit postérieur de la tête (fig. 67, 5).

Synonymie : Petit complexus et grand droit postérieur de Bourgelat. — Long et court axoïdo-occipital de Girard.

Forme. Structure. Situation. — Allongé, prismatique, facilement divisible en deux faisceaux, l'un superficiel (*petit complexus* de Bourgelat), l'autre profond (*grand droit postérieur* du même), entièrement charnu et formé de fibres parallèles, ce muscle est logé, avec le petit droit postérieur, dans un espace triangulaire circonscrit par la corde du ligament cervical et le bord interne des muscles obliques.

Attaches. — Il est attaché, par son extrémité postérieure, sur toute l'étendue de la lèvre raboteuse qui termine l'apophyse épineuse de l'axis (*insertion fixe*). — Son extrémité antérieure s'insinue sous le muscle petit oblique et se fixe sur l'occipital, en arrière de l'insertion supérieure du grand complexus, dont le tendon reçoit quelques-unes des fibres du faisceau superficiel (*insertion mobile*).

Rapports. — En haut, avec le grand complexus; en bas, avec le petit droit; en dedans, avec la corde du ligament cervical et le muscle analogue du côté opposé; en dehors, avec les obliques.

Usages. — Ce muscle, congénère du grand complexus, opère l'extension de la tête.

12° Petit droit postérieur (fig. 67, 6).

Synonymie : Atloïdo-occipital (Gir.).

Très petit muscle aplati de dessus en dessous, large et triangulaire; immédiatement appliqué sur la capsule fibreuse de l'articulation atloïdo-occipitale; s'attachant, en arrière, sur la face supérieure de l'atlas (*origine*), en avant, sur la face externe de l'occipital, en dessous du précédent, dont il partage l'action.

Différences. — Chez le **Porc**, ce muscle est peu distinct du faisceau profond du grand droit. — Chez les *Carnassiers*, il acquiert, de même que le grand droit et les obliques, une épaisseur remarquable.

B. Région cervicale inférieure ou trachélienne.

Les muscles qui composent cette région sont situés en avant des vertèbres cervicales, et groupés, pour la plupart, autour de la trachée, qu'ils enveloppent comme dans une sorte d'étui. Ils sont au nombre de onze, savoir : le *peaucier du cou*, le *mastoïdo-huméral*, le *sterno-maxillaire*, le *sterno-hyoïdien*, le *sterno-tyroïdien*, l'*omoplat-* ou *sous-scapulo-hyoïdien*, le *grand droit antérieur de la tête*, le *petit droit antérieur*, le *petit droit latéral*, le *scalène*, le *long du cou.*

Préparation. — 1° Placer l'animal en première position. 2° Dépouiller la région pour découvrir et étudier le muscle peaucier. 3° Enlever ce muscle avec la parotide pour préparer le mastoïdo-huméral (1), le sterno-maxillaire, le sterno-hyoïdien et le sterno-thyroïdien. 4° Inciser transversalement le mastoïdo-huméral, près de l'angle de l'épaule, et l'isoler du sous-scapulo-hyoïdien pour mettre ce dernier muscle en évidence; avoir soin de conserver la jugulaire et la parotide, afin d'étudier leurs rapports avec lui. 5° Abattre les deux membres antérieurs; ouvrir la cavité thoracique, en sciant les huit premières côtes, près de leur extrémité supérieure; enlever les viscères contenus dans cette cavité, ainsi que la trachée, l'œsophage, le pharynx et le larynx, pour mettre à nu le long du cou, le scalène et les droits de la tête.

1° Peaucier du cou (fig. 66, 12; 75, 1).

Synonymie : Il a été décrit par Bourgelat, et la plupart des anatomistes vétérinaires qui l'ont suivi, comme deux muscles : le peaucier du cou et le cutané de la face.

C'est une expansion membraniforme, partie charnue, partie aponévrotique, qui recouvre les muscles de l'encolure, du fond de l'auge et de la face.

Les fibres charnues forment, en avant du cou, une mince bandelette qui s'unit, par l'intermédiaire d'un raphé fibreux, à celle du côté opposé. Cette bande-

(1) On peut encore disséquer le mastoïdo-huméral en même temps que le trapèze, le sujet étant placé en deuxième position. Ce procédé permet d'étudier aussi bien que possible les insertions supérieures du muscle. (Voyez la figure 66).

lette s'applique sur les muscles sterno-maxillaire, sterno-hyoïdien, sous-scapulo-hyoïdien, sterno-thyroïdien et sur la veine jugulaire, en enveloppant toutes ces parties comme dans une gouttière. Elle s'amincit graduellement de bas en haut, en sorte qu'elle n'est plus constituée autour de la gorge que par quelques fibres éparses. Dans le fond de l'auge et sur le bord refoulé des branches du maxillaire, les fibres charnues reparaissent avec une certaine épaisseur pour se raréfier de nouveau sur la face externe des joues.

Ces fibres charnues partent du prolongement trachélien du sternum (1) et du raphé médian intermédiaire aux deux muscles; elles se dirigent en dehors et en haut, et se confondent bientôt avec l'aponévrose. Celle-ci, extrêmement mince, se répand sur le mastoïdo-huméral, les muscles cervicaux supérieurs, la région parotidienne, le masséter, les joues, et se fixe enfin à la crête zygomatique. Arrivé près de la commissure des lèvres, le peaucier s'unit à l'alvéolo-labial, par un faisceau charnu appelé, chez l'homme, *risorius de Santorini* (fig. 72, 10).

Le peaucier du cou affermit la contraction des muscles qu'il recouvre, et tire en arrière la commissure des lèvres. Nous doutons fort qu'il ait, dans la région cervicale du moins, quelque action sur la peau, car il adhère très faiblement à la face interne de celle-ci.

DIFFÉRENCES. — Chez le **Chien**, chaque peaucier se dédouble en deux portions: l'une supérieure, l'autre inférieure. Celle-ci vient du poitrail; ses fibres se dirigent, en divergeant, sur la face, dans l'auge et sur la parotide, où elles forment le muscle parotido-auriculaire. La première, plus épaisse et plus large, procède de la région scapulaire, recouvre les parties latérales du cou, la parotide, le parotido-auriculaire, passe par-dessus la précédente, et se termine sur la face et dans l'auge, où ses fibres se réunissent avec celles du côté opposé.

Chez le **Porc**, il est également formé de deux portions, l'une qui vient du prolongement trachélien du sternum, l'autre de la région scapulaire externe. Elles se réunissent en avant, et se prolongent en commun sur les muscles de la face, en contractant des adhérences avec la face externe du corps et des branches de l'os maxillaire.

Chez le **Mouton**, la portion charnue manque entièrement dans la région cervicale. On ne trouve plus qu'un mince fascia aponévrotique immédiatement appliqué sur les muscles superficiels du cou.

Chez le **Bœuf**, comme chez le Mouton, les muscles antérieurs du cou sont recouverts par une mince aponévrose qui se développe sur les côtés de l'encolure, et qui, arrivée sur la face, se continue par des fibres charnues dont la disposition rappelle assez exactement la portion faciale du peaucier du cheval. Un faisceau de

(1) On pourra se convaincre, en jetant les yeux sur la figure 75 et sur sa légende, que nous restituons au peaucier du cou la bandelette sternale attribuée jusqu'à présent au mastoïdo-huméral. Voici les considérations qui justifient, selon nous, cette modification 1° Cette bandelette n'est point distincte du peaucier du cou; ce n'est qu'artificiellement qu'on obtient une séparation entre les deux muscles. 2° En disséquant cette bandelette avec un peu de précaution, on peut voir que ses fibres, comme celles du peaucier, ne se confondent point avec le bord antérieur du mastoïdo-huméral (portion superficielle); elles passent à la surface externe de ce dernier muscle (auquel elles adhèrent intimement, il est vrai mais dont il est toujours facile de les séparer), et se continuent avec l'aponévrose du premier

ces fibres (*risorius de Santorini*) va se joindre à l'alvéolo-labial; un autre s'entrecroise dans l'auge avec le faisceau analogue du côté opposé.

Ce même animal se distingue encore par une particularité extrêmement remarquable relative au peaucier du cou, particularité qu'il importe de faire connaître ici : La bande charnue cervicale, tout à fait absente chez le mouton, ne manque point chez le bœuf. Elle forme, sous le fascia aponévrotique signalé plus haut, une longue et épaisse lanière qui a été décrite, à tort, par les anatomistes vétérinaires, comme l'analogue du sterno-maxillaire du cheval. Cette lanière est attachée, à l'instar de la bande musculeuse qui la représente chez les solipèdes, à la pointe antérieure du sternum. Mais ses fibres, au lieu de se répandre en dehors sur le mastoïdo-huméral, montent, parfaitement isolées de ce dernier muscle, jusqu'au niveau du bord postérieur du maxillaire. Là, elles se terminent (fig. 73, 18) par un tendon aplati qui, après avoir gagné le bord antérieur du masséter, se confond avec l'aponévrose de ce muscle et envoie quelques brides fibreuses sur les muscles de la face.

2° Mastoïdo-huméral (Gir.) (fig. 66; 68; 69; 75).

Synonymie: Commun au bras, au cou et à la tête (Bourg.). — Représentant le cléido-mastoïdien, la portion claviculaire du trapèze, la même portion du deltoïde de l'homme, et le muscle acromio-trachélien (des *Leçons d'anatomie comparée* de G. Cuvier, 2e édition) particulier aux animaux mammifères qui se tiennent habituellement en station quadrupède (1).

Étendue. Situation. Direction. Composition. — Ce muscle, étendu du sommet de la tête à la partie inférieure du bras, est appliqué sur l'angle scapulo-huméral et le côté de l'encolure, dans une direction oblique de haut en bas et d'avant en arrière. Il se compose de deux portions accolées longitudinalement l'une à l'autre, unies entre elles d'une manière assez intime, et distinguées en *antérieure* et *postérieure*.

Forme. Structure. Attaches. — A. La *portion antérieure* ou *superficielle* (fig. 66, 6) constitue une longue bande charnue qui semble unie, par son bord antérieur, au peaucier du cou. Son extrémité supérieure, mince et large, s'attache sur l'apophyse mastoïde et la crête mastoïdienne, par une aponévrose (fig. 66, 7') qui s'unit, en avant, au tendon du muscle sterno-maxillaire. Son extrémité inférieure, plus épaisse que la supérieure, s'insère au moyen d'une très courte aponévrose, à l'humérus, sur le bord saillant qui descend de la crête sous-trochitérienne et qui limite, en avant, la gouttière de torsion du corps de l'os (fig. 66, 7).

(1) On hésite, au premier abord, à admettre que ce muscle soit formé par les éléments divers et si compliqués que nous avons énumérés. C'est cependant un fait parfaitement acquis à la science, et nous en donnerons une démonstration aussi simple que claire, dont nous avons eu l'idée après J.-F. Meckel. Que l'on prenne le chien, par exemple, et que l'on suppose à cet animal une clavicule étendue de l'extrémité antérieure du sternum à l'acromion. Cette clavicule couperait transversalement la portion inférieure du mastoïdo-huméral, laquelle serait ainsi divisée en deux parties : l'une supérieure, l'autre inférieure. Or, la première, s'étendant de la clavicule à l'apophyse mastoïde, d'une part, et d'autre part, à la crête mastoïdienne, ainsi qu'au ligament cervical, où elle se confond avec le trapèze, représenterait exactement la *portion claviculaire* de ce dernier muscle, et le *cléido-mastoïdien*. Quant à la portion inférieure, elle rappellerait parfaitement par ses attaches la *portion claviculaire* du deltoïde.

Par contre, que l'on suppose l'homme privé de clavicule : les trois faisceaux musculaires que nous venons d'indiquer, en se confondant les uns avec les autres, formeraient le mastoïdo-huméral du chien, moins la portion postérieure, ou le muscle acromio-trachélien, qui n'a point de représentant chez l'homme.

B. La *portion postérieure* ou *profonde* (fig. 66, 9) représente une seconde bande musculeuse, plus courte et plus forte que la précédente. Elle s'attache, en haut, sur les apophyses transverses des quatre premières vertèbres cervicales, par autant de languettes charnues (fig. 68, 8) que recouvre la portion superficielle. On observera que la languette supérieure, destinée à l'atlas, s'unit à un tendon qui lui est commun avec le petit complexus et le splénius (fig. 68, 9 — 69, 9′, 10 et 11). Quant à l'extrémité inférieure de cette portion du muscle, elle se termine à une aponévrose qui se confond avec celle du trapèze et qui se rend dans l'interstice du long abducteur du bras.

Rapports. — Il est recouvert, près de son insertion mastoïdienne, par la glande parotide et les muscles cervico-auriculaires; dans le reste de son étendue, par l'aponévrose du peaucier du cou, dont il est séparé par un mince fascia continu avec celui qui s'étend sur le trapèze. Il recouvre le splénius, le petit complexus, les obliques de la tête, le digastrique, le long fléchisseur de la tête, le sous-scapulo-hyoïdien, auquel il adhère intimement, l'angulaire, le scalène, le petit pectoral, le sus-épineux, le sous-épineux, le long abducteur du bras et le coraco-radial.

Usages. — Quand son point fixe est supérieur, il porte en avant le membre antérieur tout entier. Ce muscle joue donc un rôle important dans la locomotion, car c'est lui qui agit quand l'animal soulève le membre de devant pour entamer le terrain. Si le point fixe du muscle est au membre, il incline de côté la tête et les vertèbres cervicales supérieures; il peut aussi concourir à la flexion de la tête.

Différences. — Chez les *Ruminants*, les deux portions du mastoïdo-huméral sont plus nettement séparées et plus obliques l'une sur l'autre que dans le cheval. — La portion superficielle reçoit à sa face interne un petit faisceau funiculaire d'un rouge vif qui procède du cartilage de la première côte, et que Meckel est tenté de considérer comme le vestige du sous-clavier. Elle se divise supérieurement en deux branches : l'une (*portion claviculaire du trapèze*), très large, se rend à l'apophyse mastoïde, à la ligne courbe de l'occipital et au ligament cervical, en se confondant avec le trapèze (fig. 73, 22); l'autre (*cléido-mastoïdien*), se termine par un tendon qui s'unit au sterno-sous-occipital, et qui va s'insérer à l'apophyse basilaire, après avoir reçu les fibres du long fléchisseur de la tête (fig. 73, 21). — Quant à la *portion profonde* du mastoïdo-huméral, son extrémité supérieure s'insère à l'atlas seulement par un tendon aplati distinct des insertions atloïdiennes du splénius et du petit complexus.

Chez les *petits ruminants*, nous n'avons point trouvé la petite bandelette costale qui se joint à la portion superficielle. Celle-ci nous a semblé se diviser, à son extrémité inférieure, en deux branches entre lesquelles passe le coraco-radial. La branche supplémentaire se rend à l'épicondyle.

Chez le **Porc**, la *portion superficielle* est, comme chez les ruminants, bifide à son extrémité supérieure. La branche postérieure (*portion claviculaire du trapèze*) s'attache sur le côté de la protubérance occipitale; la branche antérieure (*cléido-mastoïdien*) se rend sous l'hiatus auditif externe, à la crête qui remplace l'apophyse mastoïde. — La *portion profonde* s'attache en haut sur l'atlas seulement.

Le mastoïdo-huméral du **Chien** se comporte à peu près comme celui des Ruminants et du Porc. La *portion superficielle* est bifide, supérieurement. L'une des branches se fixe sur l'apophyse mastoïde (*cléido-mastoïdien*); l'autre, sur la crête mastoïdienne et le ligament cervical, en s'unissant par une aponévrose avec le muscle trapèze (*portion claviculaire du trapèze*).—La *portion profonde* va de l'atlas à l'épine acromienne.

3° Sterno-maxillaire (fig. 66, 10; 75, 4).

Synonymie : Sterno-mastoïdien de l'homme et d'un grand nombre d'animaux.

Forme. Structure. Situation. Direction. Attaches. — Muscle étroit, très allongé; presque entièrement charnu, et terminé à son extrémité supérieure par un tendon aplati; situé en avant du cou, sous le peaucier; parallèle au bord antérieur de la portion superficielle du mastoïdo-huméral, dont il se trouve séparé par un interstice qui loge la veine jugulaire; attaché inférieurement sur le prolongement trachélien du sternum (*insertion fixe*); et fixé supérieurement (*insertion mobile*) : 1° à la portion refoulée du bord postérieur du maxillaire, par son tendon terminal; 2° à l'apophyse mastoïde, au moyen d'une aponévrose (fig. 66, 8) qui se détache du tendon et s'unit à l'insertion mastoïdienne du mastoïdo-huméral.

Rapports. — Ce muscle est recouvert par le peaucier du cou et la parotide. Il recouvre la trachée, le sous-scapulo-hyoïdien, le sterno-hyoïdien, le sterno-tyroïdien, et la glande maxillaire. Son bord externe est longé par la veine jugulaire. Son bord interne s'unit intimement, dans son tiers inférieur, avec celui du muscle opposé.

Usages. — Il fléchit la tête, soit directement s'il agit de concert avec son congénère, soit de côté s'il entre seul en action. Ce muscle a été considéré à tort par Lafosse et Rigot comme un abaisseur de la mâchoire inférieure. Bourgelat a dit avec raison qu'il ne peut mouvoir cette mâchoire séparément, et M. Lecoq l'a prouvé péremptoirement.

Différences. — Chez le **Chien** et le **Porc**, ce muscle est un véritable sterno-mastoïdien, dont le tendon supérieur ne prend aucune attache sur le maxillaire et se rend directement à l'apophyse mastoïde. — Chez les *Ruminants*, ce même tendon s'unit à la branche sous-occipitale du mastoïdo-huméral pour aller s'insérer sur l'apophyse basilaire (fig. 73, 20).

4° Sterno-hyoïdien. — 5° Sterno-tyroïdien (fig. 75, 6, 7).

Forme. Structure. Situation. Attaches. — Petits muscles rubanés, longs et grêles; digastriques; situés en avant de la trachée; confondus à leur extrémité inférieure et réunis à ceux du côté opposé, de manière à former un faisceau unique qui s'attache sur l'appendice antérieur du sternum (*insertion fixe*); isolés les uns des autres au-dessus du tendon qui les rend digastriques, et allant se terminer par leur extrémité supérieure (*insertion mobile*), le premier, sur la face inférieure du corps de l'hyoïde, en commun avec le sous-scapulo-hyoïdien, le second, au bord postérieur du cartilage tyroïde.

Rapports. — Recouverts par le sterno-maxillaire et le peaucier, ils recouvrent la face antérieure de la trachée.

Usages. — Abaisseurs de l'hyoïde et du larynx.

DIFFÉRENCES. — Dans les autres animaux domestiques, ces muscles sont plus épais que chez le Cheval et non digastriques. — Chez le **Porc**, le *sterno-tyroïdien* est double. La branche supplémentaire se rend à la face inférieure du tyroïde. — Chez le **Chien**, tous deux partent du cartilage de la première côte.

6° OMOPLAT-HYOÏDIEN OU SOUS-SCAPULO-HYOÏDIEN (fig. 66, 11 ; 75, 5).

Synonymie : Hyoïdien (Bourgelat).

Forme. Structure. Situation. Direction. — Ce muscle forme une mince et large bande presque entièrement charnue, oblique d'arrière en avant et de bas en haut, étendue de l'angle scapulo-huméral au fond de l'auge, appliquée sur les côtés de la trachée, dont elle croise très légèrement la direction.

Attaches. — Il prend son insertion fixe à la surface interne du sous-scapulaire, par une aponévrose qui se détache de celle qui recouvre ce dernier muscle. — Il opère son insertion mobile sur la face inférieure du corps de l'hyoïde, en se confondant avec le sterno-hyoïdien, et en s'unissant intimement avec les muscles du côté opposé.

Rapports. — En dehors, avec le sous-scapulaire, le sus-épineux, le petit pectoral, le mastoïdo-huméral, qui lui adhère de la manière la plus intime, la jugulaire, le sterno-maxillaire et le peaucier ; en dedans, avec le scalène, le grand droit antérieur de la tête, la carotide primitive et les nerfs qui l'accompagnent, la trachée, la glande tyroïde et la face inférieure du larynx.

On remarquera que la veine jugulaire se trouve entièrement séparée par ce muscle de l'artère carotide, dans la moitié supérieure du cou.

Usages. — Abaisseur de l'appareil hyoïdien.

DIFFÉRENCES. — Il manque chez le **Chien**. — Dans le **Porc**, le **Bœuf** et le **Mouton**, c'est un muscle peu développé qui pourrait recevoir le nom de *trachélo-hyoïdien*, car il procède de l'apophyse transverse de la troisième ou de la quatrième vertèbre cervicale. Chez les Ruminants, à son passage sous la branche basilaire du mastoïdo-huméral et sous le sterno-sous-occipital (sterno-maxillaire ou mastoïdien), il contracte des adhérences avec les fibres de ces deux muscles (fig. 73, 19).

7° GRAND DROIT ANTÉRIEUR DE LA TÊTE (fig. 67 et 68, 10 ; 69, 13).

Synonymie : Long fléchisseur de la tête (Bourgelat). — Trachélo-sous-occipital (Gir.).

Forme. Structure. Situation. Direction. — Muscle long, aplati d'un côté à l'autre et fasciculé dans sa moitié postérieure, terminé en cône tendineux à son extrémité antérieure, longeant, en avant, les premières vertèbres cervicales.

Attaches. — En arrière, sur les apophyses transverses des troisième, quatrième et cinquième vertèbres cervicales, par autant de languettes charnues, qui sont d'autant plus longues qu'elles sont plus inférieures (*insertion fixe*). — En avant, sur les empreintes du corps du sphénoïde et de l'apophyse basilaire, par son tendon terminal (*insertion mobile*).

Rapports. — En dehors, avec le mastoïdo-huméral, le sous-scapulo-hyoïdien et le petit droit antérieur. En dedans, avec le long du cou et le muscle du côté opposé. En avant, avec la carotide primitive, les nerfs qui accompagnent cette artère, et la poche gutturale, qui le tapisse près de son insertion mobile. En arrière, avec le grand oblique de la tête et l'articulation atloïdo-occipitale.

Usages. — Il fléchit la tête directement ou en la portant de côté, suivant qu'il agit seul ou de concert avec le muscle opposé.

DIFFÉRENCES. — Chez le **Bœuf**, le **Mouton** et le **Porc**, il descend jusqu'à la sixième vertèbre cervicale. Ses insertions trachéliennes sont recouvertes par un très fort faisceau musculeux qui lui est annexé. Ce faisceau part, comme lui, de la sixième vertèbre cervicale, s'attache sur les apophyses transverses des quatre vertèbres qui précèdent cette dernière, en se confondant avec les inter-transversaires, et se termine enfin à l'apophyse trachélienne de l'atlas par des fibres charnues et aponévrotiques. Ce faisceau musculeux renforce singulièrement l'encolure, qu'il incline de côté. On pourrait l'appeler, à cause de ses attaches, *trachélo-atloïdien* (fig. 73, 24).

8° Petit droit antérieur de la tête.

Synonymie : Court fléchisseur de la tête (Bourgelat). — Atloïdo-sous-occipital (Gir.).

Petit faisceau prismatique, entièrement charnu ; accolé au côté externe du muscle précédent ; attaché, en arrière, sur la face inférieure du corps de l'atlas, en avant, sur le corps du sphénoïde et l'apophyse basilaire, à côté du grand droit antérieur ; recouvert par la poche gutturale, et recouvrant l'articulation atloïdo-occipitale ; concourant aux mouvements de flexion de la tête.

9° Petit droit latéral.

Synonymie : Petit fléchisseur de la tête (Bourgelat). — Atloïdo-styloïdien (Gir.).

Plus petit encore que le précédent, prismatique et entièrement charnu comme lui, ce muscle, appliqué sur le côté de l'articulation atloïdo-occipitale, s'attache sur l'atlas, en dehors du petit droit antérieur (*insertion fixe*), et sur la face interne de l'apophyse styloïde de l'occipital (*insertion mobile*). Il est congénère des deux muscles droits antérieurs de la tête.

DIFFÉRENCES. — Chez le **Porc**, il semble peu distinct du petit oblique de la tête.

10° Scalène (fig. 67 ; 68 ; 69).

Synonymie : Costo-trachélien (Gir.).

Situation. Direction. Composition. — Situé profondément à la partie inférieure du cou, dans une direction oblique de haut en bas et d'avant en arrière, ce muscle comprend deux portions d'inégale dimension, placées l'une au-dessus de l'autre.

Forme. Structure. Attaches. — A. La *portion supérieure* (*scalène postérieur* de l'homme), la plus petite, se compose de trois ou quatre faisceaux presque entièrement charnus, attachés par leurs extrémités sur les apophyses transverses des trois ou quatre dernières vertèbres cervicales. Le dernier vient aboutir à l'extrémité supérieure de la première côte.

B. L'*inférieure* (*scalène antérieur*), la plus considérable, aplatie d'un côté à l'autre, épaisse et large en arrière, mince et étroite en avant, est formée presque en entier de fibres charnues d'autant plus longues qu'elles sont plus inférieures. Elle s'attache : 1° sur les apophyses transverses des quatre dernières vertèbres cervicales, par des faisceaux courts, peu distincts les uns des autres, dont le premier se croise avec la dernière languette du grand droit antérieur; 2° sur le bord antérieur et la face externe de la première côte, où toutes ses fibres composantes viennent aboutir.

Rapports. — Le scalène répond : par sa face externe, au sous-scapulo-hyoïdien, au mastoïdo-huméral et au petit pectoral; par sa face interne, au long du cou, à la trachée, à la carotide primitive, aux nerfs satellites de ce vaisseau et (celui du côté gauche seulement) à l'œsophage; par son bord inférieur, à la veine jugulaire. Les deux portions du scalène sont séparées l'une de l'autre, en avant de la première côte, par un interstice que traversent les nerfs du plexus brachial.

Usages. — Quand le point fixe est à la première côte, ce muscle fléchit l'encolure directement ou en l'inclinant de côté. Lorsqu'il prend son point d'appui sur le cou, il tire en avant la première côte, et il la fixe dans cette position pendant la dilatation de la poitrine, pour favoriser l'action inspiratrice des intercostaux externes.

DIFFÉRENCES. — Chez les animaux domestiques autres que les solipèdes, le *scalène supérieur* est très développé et représente une bande aplatie d'un côté à l'autre qui se prolonge, en s'épanouissant, jusque sur les parois latérales de la poitrine. Dans le **Bœuf**, il recouvre le nerf respiratoire externe de Charles Bell, et se termine à la surface du grand dentelé. Chez le **Porc**, il se rend à la troisième côte. Il va jusqu'à la huitième dans les *Carnassiers*.

11° LONG DU COU.

Synonymie : Long fléchisseur du cou (Bourgelat). — Sous-dorso-alloïdien (Gir.).

Situation. Composition. — Muscle impair, considérable, recouvrant immédiatement la face inférieure du corps de toutes les vertèbres cervicales et des six premières dorsales, formé de deux portions latérales qui sont réunies sur la ligne médiane et qui constituent, dans certains animaux, deux muscles distincts.

Structure. Attaches. — Chaque partie latérale du long du cou se compose d'une succession de faisceaux fortement tendineux. Le plus postérieur de ces faisceaux s'attache à la face inférieure du corps des six premières vertèbres dorsales, et se dirige directement en avant pour gagner le tubercule inférieur de la sixième apophyse trachélienne, sur lequel il s'insère par un fort tendon. Les autres faisceaux, moins considérables et confondus en dehors avec les inter-transversaires du cou, se portent d'une vertèbre cervicale à l'autre, et se dirigent en avant, en haut et en dedans, en convergeant vers ceux du côté opposé. Ils s'attachent successivement : en dehors, aux apophyses transverses des six dernières vertèbres cervicales; en dedans, à la crête inférieure du corps des six premières. Le faisceau le plus antérieur se rend donc au tubercule inférieur de l'atlas, sur lequel il opère son insertion, par un tendon qui lui est commun avec celui du côté opposé, et qui reçoit les fibres les plus superficielles des trois ou quatre faisceaux précédents.

Rapports. — En haut et en arrière, avec les vertèbres qu'il recouvre et leurs disques inter-articulaires; en bas et en avant, avec la trachée, l'œsophage, les vaisseaux et les nerfs qui accompagnent ces deux canaux; sur les côtés, avec les muscles grand droit antérieur et scalène, dans sa portion cervicale, et, dans sa portion intra-thoracique, avec les plèvres, des vaisseaux et des nerfs importants.

Usages. — Il fléchit l'encolure tout entière et les vertèbres cervicales les unes sur les autres.

DIFFÉRENCES. — Chez le **Porc**, les deux portions latérales du long du cou sont séparées l'une de l'autre, comme chez l'homme, et forment deux muscles distincts. — Chez le **Chien**, cette même disposition tend déjà à se manifester.

§ III. — Région spinale du dos et des lombes.

Elle offre à étudier huit muscles pairs qui prennent presque tous des insertions étendues sur l'épine dorso-lombaire, et qui sont disposés en plusieurs plans de chaque côté de cette longue crête multifide. Ces muscles sont, en les énumérant dans leur ordre de superposition : 1° le *trapèze dorsal ;* 2° le *grand dorsal ;* 3° le *rhomboïde ;* 4° le *petit dentelé antérieur de la respiration ;* 5° le *petit dentelé postérieur;* 6° l'*ilio-spinal ;* 7° l'*intercostal commun;* 8° le *transversaire épineux du dos et des lombes.*

Préparation. — 1° Placer l'animal en deuxième position. 2° Enlever la peau, avec le peaucier et la masse des muscles olécraniens, pour préparer, dans une première opération, le trapèze et le grand dorsal (voy. fig. 66). 3° En second lieu, découvrir le rhomboïde, par la section du trapèze et d'une portion de l'aponévrose du grand dorsal. 4° Dans une troisième opération, abattre le membre antérieur tout entier, avec ce dernier muscle, dont on pourra alors étudier le mode de terminaison ; puis préparer les deux petits dentelés. 5° Enlever ces deux muscles, ainsi que l'angulaire de l'omoplate et le splénius, pour mettre à nu l'intercostal commun et l'ilio-spinal (voy. fig. 69). La branche supérieure de celui-ci restant cachée par le grand complexus, exciser ce muscle, en conservant seulement ses insertions sur les apophyses transverses des vertèbres dorsales, pour voir comment elles s'enclavent entre les deux branches de l'ilio-spinal. 6° En cinquième lieu, disséquer le transversaire épineux, en mettant à bas l'ilio-spinal et l'angle interne de l'ilium.

1° TRAPÈZE DORSAL (fig. 66, 1).

Synonymie: Dorso-acromien (Gir.). — Portion inférieure du trapèze de l'homme.

Situation. Forme. Structure. — C'est un muscle superficiel situé sur le côté du garrot, large, aplati d'un côté à l'autre et triangulaire, aponévrotique à son bord supérieur et à son bord antérieur, formé dans le reste de son étendue de fibres charnues qui se dirigent en avant et en bas, vers l'épine de l'omoplate.

Attaches. — Son aponévrose supérieure est attachée sur les premières vertèbres dorsales, au sommet des apophyses épineuses (*insertion fixe*); elle adhère, en arrière, à la face externe de celle du grand dorsal, et ne peut plus en être distinguée à partir de la dixième ou de la onzième vertèbre du dos. — Son aponévrose antérieure s'unit au bord postérieur du trapèze cervical, et s'insère avec celui-ci sur la tubérosité de l'épine acromienne (*insertion mobile*).

Rapports. — En dehors, avec la peau, dont il est séparé par une lame de tissu fibreux jaune qui descend du ligament cervical; en dedans, avec l'aponévrose du grand dorsal, qui l'isole du rhomboïde et du sous-épineux.

Usages. — Il tire l'extrémité supérieure de l'épaule en arrière et en haut.

DIFFÉRENCES. — Chez les autres animaux domestiques, ce muscle est généralement plus développé que dans les solipèdes.

2° GRAND DORSAL (fig. 66, 2).

Synonymie : Dorso-huméral (Cir.).

Forme. Situation. Structure. Attaches. — Très large muscle triangulaire, étendu sur les reins, le dos, le côté du thorax, et formé d'une aponévrose et d'une portion charnue.

L'aponévrose est attachée, par son bord supérieur, sur le sommet des apophyses épineuses de toutes les vertèbres lombaires et des quatorze ou quinze dernières dorsales (*insertion fixe du muscle*).

Les fibres de la portion charnue se détachent du bord inférieur de l'aponévrose, à partir des douzième ou treizième côtes, jusqu'au niveau du cartilage de prolongement du scapulum. Elles se dirigent en avant et en bas, et convergent toutes vers un tendon aplati qui s'insère à la tubérosité interne du corps de l'humérus (*insertion mobile*). Ce tendon présente à sa terminaison une disposition assez remarquable : il se trouve, en effet, placé d'abord à la face externe de l'adducteur du bras, dont il reçoit les fibres, entre ce muscle et le long extenseur de l'avant-bras; puis il se renverse en dedans, sur l'extrémité inférieure du premier, en sorte que cette extrémité se trouve comprise dans un repli du tendon membraneux du grand dorsal (fig. 78, 3).

Rapports. — Ce muscle est recouvert par la peau, le pannicule charnu, le trapèze dorsal et la masse des muscles olécraniens. Il recouvre : le sus-épineux; le cartilage de prolongement du scapulum ; le rhomboïde; le petit dentelé antérieur; le petit dentelé postérieur, dont l'aponévrose s'unit étroitement à la sienne; l'ilio-spinal; le fessier principal; une partie de la surface externe des dernières côtes, auxquelles son aponévrose adhère fortement; les intercostaux externes correspondants et le muscle grand dentelé. Entre la dernière côte et l'angle externe de l'ilium, l'aponévrose s'unit avec le petit oblique et surtout avec le grand oblique de l'abdomen; elle se prolonge en arrière sur les muscles de la croupe, pour constituer l'aponévrose fessière.

Usages. — Il porte le bras en arrière et en haut; et il peut, suivant un grand nombre d'auteurs, servir d'auxiliaire aux puissances inspiratrices, quand son point fixe est à l'humérus. D'après d'autres, dont nous ne partageons point l'opinion, il serait expirateur.

DIFFÉRENCES. — Dans le **Porc** et le **Chien**, ce muscle est très développé, s'attache à la surface des côtes qu'il recouvre, par des digitations de la portion charnue, et se fixe près du trochin à la lèvre de la coulisse bicipitale.

3° RHOMBOÏDE (fig. 68, 2).

Synonymie: Dorso-sous-scapulaire (Gir.).

Forme. Situation. — C'est un muscle aplati, quadrilatère, situé sur le côté du garrot, en arrière du releveur propre de l'épaule, avec lequel il est confondu.

FIG. 68 (*).

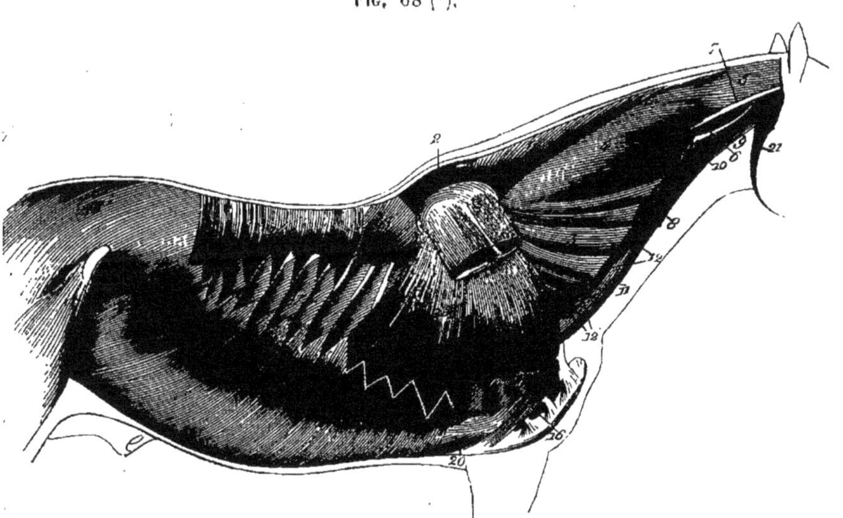

Structure. — Il est formé de fibres charnues parallèles qui se dirigent en bas et un peu en arrière.

Attaches. — En haut, sur le sommet des apophyses épineuses des quatre ou cinq vertèbres dorsales qui suivent la première (*insertion fixe*); — en bas, à la face interne du cartilage de prolongement de l'omoplate (*insertion mobile*).

Rapports. — En dehors, avec ce cartilage, et l'aponévrose du grand dorsal, qui le sépare du trapèze; en dedans; avec l'aponévrose du petit dentelé antérieur, par l'intermédiaire d'une lame fibreuse jaune. Celle-ci adhère intimement aux deux

(*) Fig. 68. — *Muscles de la region spinale du cou, du dos et des lombes (couche moyenne), de la région costale et de la région abdominale (couche superficielle).* — 1. Releveur propre de l'épaule. 2. Rhomboïde. 3. Angulaire de l'omoplate. 4. Splénius; 5. Son aponévrose mastoïdienne. 6. Portion mastoïdienne du petit complexus; 7. Son tendon. 8. Insertions cervicales du mastoïdo-huméral. 9. Tendon atloïdien commun au mastoïdo-huméral, au splénius et au petit complexus. 10. Grand droit antérieur de la tête. 11. Scalène inférieur. 12. Scalène supérieur. 13. Petit dentelé antérieur de la respiration. 14. Petit dentelé postérieur. 15. Grand dentelé. 16. Transversal des côtes. 17. L'un des inter-costaux externes. 18. Grand oblique de l'abdomen. 20. Droit de l'abdomen. 21. Portion stylo-maxillaire du muscle digastrique.

muscles qu'elle sépare, et envoie des prolongements dans la substance du grand dentelé.

Usages. — Il élève directement l'épaule.

4° Petit dentelé antérieur (fig. 68, 13).

Synonymie : Dorso-costal (Gir.). — Portion antérieure du long dentelé de Bourgelat.

Forme. Situation. — Ce muscle, aplati, mince et quadrilatère, est situé sous le rhomboïde et le grand dorsal.

Structure. — Il se compose d'une aponévrose et d'une portion charnue. — La première, confondue en avant avec l'aponévrose du splénius, s'insinue en arrière sous celle du dentelé postérieur et ne tarde pas à s'unir avec elle. Son bord inférieur donne naissance à la portion charnue un peu au-dessus de l'intervalle qui sépare l'inter-costal commun et l'ilio-spinal. — Étroite et allongée dans le sens antéro-postérieur, celle-ci est formée de fibres d'un rouge vif, qui se dirigent obliquement d'avant en arrière et de haut en bas, et qui forment au bord inférieur du muscle des festons irréguliers, quelquefois peu marqués.

Attaches. — Il prend son insertion fixe, par le bord supérieur de son aponévrose, sur le sommet des apophyses épineuses des vertèbres dorsales antérieures (la première exceptée) jusqu'à la treizième inclusivement. L'insertion mobile a lieu sur la face externe et le bord antérieur des neuf côtes qui suivent la quatrième, au moyen des dentelures de la portion charnue. Ce muscle s'attache encore sur la face externe de ces mêmes côtes, par une courte lame fibreuse qui se détache de la face interne de l'aponévrose, près de son bord inférieur, et qui pénètre dans l'interstice de l'ilio-spinal et de l'inter-costal commun.

Rapports. — En dehors, avec le rhomboïde, le grand dentelé, le grand dorsal et le petit dentelé postérieur, qui recouvre ses trois derniers festons; en dedans, avec l'ilio-spinal, l'inter-costal commun et les inter-costaux externes.

Usages. — Ce muscle est inspirateur; il agit de plus comme contenteur des muscles spinaux profonds.

5° Petit dentelé postérieur (fig. 68, 14).

Synonymie : Lombo-costal (Gir.). — Portion postérieure du long dentelé de Bourgelat.

Situé en arrière et à la suite du précédent, présentant la même forme et la même disposition, ce muscle offre à étudier les points particuliers suivants :

1° *Structure.* — Sa portion charnue, plus épaisse et d'un rouge foncé, est découpée en neuf dentelures fort bien marquées (1). Les fibres qui la constituent sont dirigées à peu près verticalement.

2° *Attaches.* — Son aponévrose, étroitement unie à celle du grand dorsal, qui la recouvre, s'attache sur les apophyses épineuses des dernières vertèbres dorsales, à partir de la dixième, et sur quelques vertèbres lombaires. Ses dentelures se fixent au bord postérieur et à la face externe des neuf dernières côtes.

(1) Il arrive assez souvent qu'on ne trouve que huit dentelures à chaque muscle petit dentelé.

3° *Rapports.* — En dehors, avec le grand dorsal ; en dedans, avec le petit dentelé antérieur, l'ilio-spinal, l'inter-costal commun et les inter-costaux externes. Quelques-unes de ses dentelures postérieures sont cachées en partie par celles du grand oblique de l'abdomen ; la dernière même est entièrement recouverte par ce muscle.

4° *Usages.* — Ce muscle est expirateur, parce qu'il tire les côtes en arrière et en haut.

DIFFÉRENCES DES MUSCLES PETITS DENTELÉS. — Dans les *Carnassiers*, le *dentelé antérieur* est très épais, très développé, et s'attache sur les huit côtes qui suivent la deuxième par autant de festons bien prononcés. Le *postérieur* n'a que trois dentelures qui s'attachent sur les trois dernières côtes.

Chez les *Ruminants*, la dernière dentelure du muscle antérieur s'insère sur la neuvième côte. Le postérieur se fixe sur les quatre dernières.

6° ILIO-SPINAL (GIR.) (fig. 69).

Synonymie : Il représente le long dorsal, le court transversal et le long épineux de Bourgelat. — Cuvier l'a décrit, avec d'autres auteurs, chez les mammifères en général, comme cinq muscles particuliers, sous les noms de long dorsal, transversaire du cou, épineux du dos, demi-épineux du dos, demi-épineux du cou. — Il répond chez l'homme au long dorsal et au transversaire du cou.

Étendue. Situation. — L'ilio-spinal, le plus puissant et le plus complexe de tous les muscles de l'économie, s'étend le long de l'épine dorso-lombaire, au-dessus des arcs costaux, depuis le bord antérieur de l'ilium jusqu'au milieu de la tige cervicale.

Forme. — Il est allongé d'avant en arrière, et aplati de dessus en dessous dans sa moitié postérieure, qui représente la *masse commune* de l'homme, masse prismatique, épaisse en dedans, amincie en dehors. Antérieurement, il s'aplatit d'un côté à l'autre, se bifurque et forme deux branches volumineuses, l'une supérieure, l'autre inférieure, entre lesquelles s'intercalent les insertions du grand complexus sur les apophyses transverses des premières vertèbres dorsales.

Attaches. — 1° Sur le bord lombaire, l'angle externe et la face interne de l'ilium, sur le ligament sacro-iliaque et sur le sacrum ; 2° sur les apophyses épineuses de toutes les vertèbres lombaires et dorsales et des quatre dernières cervicales ; 3° sur les tubercules articulaires des vertèbres lombaires et sur les apophyses transverses de toutes les vertèbres dorsales et des quatre dernières cervicales ; 4° sur les apophyses costiformes des vertèbres des lombes et la surface externe des quinze ou seize dernières côtes.

Structure. — Si l'on examine ce muscle en arrière, c'est-à-dire dans la partie qui forme la *masse commune*, on le trouve composé de fibres charnues très serrées les unes contre les autres, recouvertes en commun par une épaisse aponévrose. Ces fibres partent de l'extrémité postérieure de l'ilio-spinal et se dirigent toutes en avant, en s'arrêtant successivement sur les éminences osseuses placées sur le trajet du muscle, et en formant trois ordres de faisceaux plus ou moins tendineux à leur extrémité antérieure ou terminale. Les uns sont *internes* et *superficiels*, les autres *internes* et *profonds*, les troisièmes *externes*.

Les faisceaux *internes* et *superficiels* ou *épineux* se rendent près du sommet des apophyses épineuses que nous avons indiquées en signalant les attaches. Ces fais-

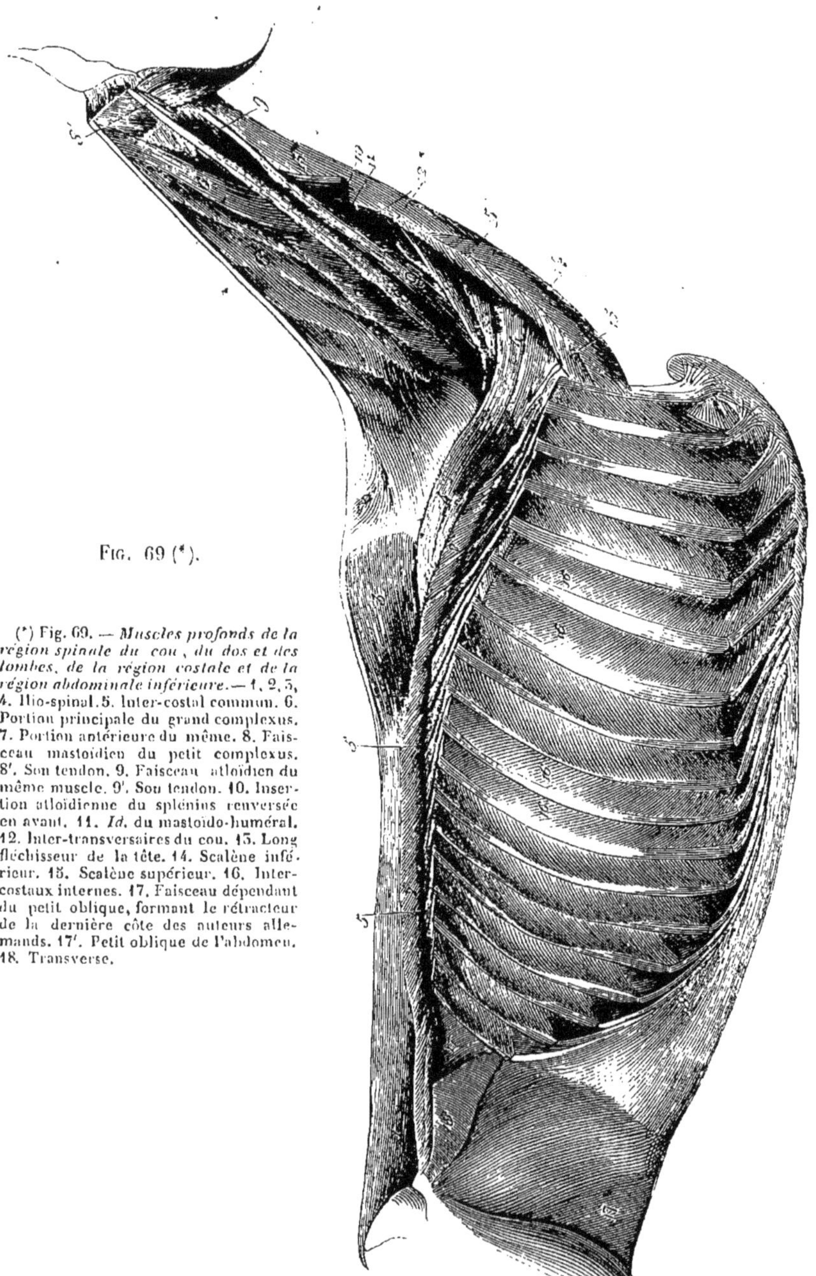

Fig. 69 (*).

(*) Fig. 69. — *Muscles profonds de la région spinale du cou, du dos et des lombes, de la région costale et de la région abdominale inférieure.* — 1, 2, 3, 4. Ilio-spinal. 5. Inter-costal commun. 6. Portion principale du grand complexus. 7. Portion antérieure du même. 8. Faisceau mastoïdien du petit complexus. 8'. Son tendon. 9. Faisceau atloïdien du même muscle. 9'. Son tendon. 10. Insertion atloïdienne du splénius renversée en avant. 11. *Id.* du mastoïdo-huméral. 12. Inter-transversaires du cou. 13. Long fléchisseur de la tête. 14. Scalène inférieur. 15. Scalène supérieur. 16. Inter-costaux internes. 17. Faisceau dépendant du petit oblique, formant le rétracteur de la dernière côte des auteurs allemands. 17'. Petit oblique de l'abdomen. 18. Transverse.

ceaux sont peu ou point distincts en arrière; mais ils le deviennent davantage en avant. Au niveau de la sixième vertèbre dorsale, à peu près, ils se séparent des autres faisceaux pour constituer la branche supérieure du muscle (fig. 69, 3).

Les faisceaux *internes* et *profonds* ou *transversaires* sont ceux qui attachent le muscle sur les tubercules articulaires des vertèbres lombaires et sur les apophyses transverses du dos et du cou. Ils sont bien isolés les uns des autres, même en arrière, et fortement tendineux. En avant, ils se jettent dans la branche inférieure de l'ilio-spinal, qu'ils forment en commun avec les faisceaux externes. De profonds qu'ils étaient ils deviennent alors superficiels : on les voit, en effet, surgir entre les autres qui semblent s'écarter pour leur livrer passage (fig. 69, 4, 4).

Les faisceaux *externes* ou *costaux* se dévient un peu en dehors, pour gagner les côtes et les apophyses costiformes de la région lombaire; ils sont peu apparents dans cette région (fig. 69, 2, 2).

On comprend très bien que tous ces faisceaux ne proviennent point de la masse commune, qui se serait bientôt épuisée, bien avant sa terminaison à la tige cervicale, par suite de l'émission successive des faisceaux qui la composent. Pour prévenir cet épuisement du muscle, il s'y ajoute, de proche en proche, des faisceaux de renforcement fort nombreux. Ceux-ci naissent soit de son enveloppe aponévrotique, soit des os eux-mêmes sur lesquels les faisceaux primitifs viennent se terminer, et se comportent absolument comme ces derniers, qu'ils sont chargés de continuer jusqu'à l'encolure.

Rapports. — L'ilio-spinal est recouvert par la pointe pyramidale du fessier principal, qu'il reçoit dans une excavation particulière, et par l'aponévrose du grand dorsal et des petits dentelés. Il recouvre les inter-transversaires de la région lombaire, le transversaire épineux du dos et des lombes, les sus-costaux et les intercostaux externes. Il est longé en dehors par l'inter-costal commun.

La branche supérieure est recouverte par le grand complexus et le transversaire épineux du cou. Elle répond, en dedans, au ligament cervical et à la branche analogue du muscle opposé.

La branche inférieure répond en dehors à l'angulaire de l'omoplate. Elle recouvre quelques inter-transversaires du cou et les languettes aponévrotiques qui attachent le grand complexus sur les apophyses transverses des premières vertèbres dorsales. Il se détache même de ces languettes un assez grand nombre des faisceaux musculeux qui viennent renforcer cette branche de l'ilio-spinal.

Usages. — C'est un extenseur énergique de la colonne vertébrale, qu'il incline de côté quand il agit seul. Il joue de plus le rôle d'expirateur.

DIFFÉRENCES. — Dans le **Porc** et surtout dans le **Chien**, la branche inférieure de l'ilio-spinal se divise assez facilement en deux portions dont on retrouve les traces chez le cheval : l'une est formée par les faisceaux costaux, l'autre par les faisceaux transversaires. C'est cette dernière qui constitue le transversaire du cou chez l'homme, muscle auquel Bourgelat a donné le nom de court transversal. — Chez le **Lapin**, comme du reste chez tous les animaux sauteurs, l'ilio-spinal acquiert un développement considérable.

7° Inter-costal commun (fig. 69, 5).

Synonymie : Trachélo-costal (Gir.). — Sacro-lombaire chez l'homme.

Forme. Situation. — Long muscle, étroit et mince, surtout à ses extrémités, accolé au bord externe du précédent, avec lequel il est confondu en arrière de la dernière côte.

Structure. Attaches. — Ce muscle, dont la structure a été compliquée comme à plaisir par un grand nombre d'anatomistes, se comporte cependant d'une manière extrêmement simple. Il est formé d'une série de faisceaux dirigés obliquement en avant, en bas et en dehors, tendineux à leur extrémité antérieure, lesquels faisceaux naissent et se terminent successivement sur la face externe des côtes. Le plus postérieur part du bord externe et de la face inférieure de la masse commune. La languette tendineuse du faisceau antérieur s'insère à l'apophyse transverse de la dernière vertèbre cervicale en commun avec la branche inférieure de l'ilio-spinal.

Rapports. — En dehors, avec le grand et les petits dentelés ; en dedans, avec les inter-costaux externes.

Usages. — Il abaisse les côtes, et peut étendre la portion dorsale du rachis.

Différences. — Chez les *Carnassiers*, l'inter-costal commun ressemble tout à fait au sacro-lombaire de l'homme. Il constitue, en arrière de la dernière côte, un épais corps charnu séparé par un sillon de l'ilio-spinal, avec lequel il s'attache à l'ilium.

8° Transversaire épineux du dos et des lombes (fig. 67, 3).

Synonymie : Transverso-épineux (Gir.). — Portion dorso-lombaire du transversaire épineux de l'homme.

Situation. Étendue. — C'est un très long muscle directement appliqué contre l'épine sus-sacrée et l'épine dorso-lombaire, continué en avant par le transversaire épineux du cou. Ces deux muscles mesurent donc presque toute la longueur du rachis.

Structure. — Il résulte d'un ensemble de faisceaux courts, aplatis d'un côté à l'autre, tendineux à leurs extrémités, dirigés obliquement d'arrière en avant, de bas en haut et un peu de dehors en dedans, croisant ainsi à angle droit les apophyses épineuses qu'ils recouvrent.

Attaches. — Ces faisceaux sont attachés, en bas, sur la lèvre latérale du sacrum, sur les tubercules articulaires des vertèbres lombaires et les apophyses transverses des vertèbres dorsales (*origine*). — Ils se fixent, en haut, sur les apophyses épineuses des vertèbres sacrées, lombaires, dorsales, et sur celle de la dernière cervicale (*terminaison*). On remarquera qu'ils n'atteignent point le sommet de ces apophyses épineuses dans la première moitié de la région dorsale.

Rapports. — En dehors, avec le sacro-coccygien latéral et l'ilio-spinal, qui se confondent avec lui près de son extrémité postérieure ; en dedans, avec l'épine du sacrum, des lombes et du dos, et avec les ligaments inter-épineux de ces trois régions.

Usages. — C'est un extenseur du rachis.

DIFFÉRENCES. — Chez les *Carnassiers*, il est très fort à la région lombaire, et se prolonge jusque sur les vertèbres coccygiennes.

§ IV. — Région sous-lombaire ou lombaire inférieure.

Les muscles de cette région sont situés profondément à la face inférieure des vertèbres lombaires et de l'ilium, concourent à former le plafond de la cavité abdominale, et se trouvent en rapport plus ou moins direct avec les viscères contenus dans cette cavité. Ils sont pairs et au nombre de neuf. Trois d'entre eux, qui ont reçu le nom générique de *psoas*, présentent un gros volume et sont maintenus par une forte aponévrose, le *fascia iliaca;* on les distingue en *grand psoas*, *psoas iliaque* et *petit psoas*. Un quatrième s'appelle *carré des lombes*. Les cinq autres, placés entre les apophyses transverses des vertèbres lombaires, représentent par rapport à ces espèces de côtes fixes de véritables muscles inter-costaux; ce sont les *inter-transversaires des lombes*.

Préparation. — 1° Placer le sujet en première position; ouvrir la cavité abdominale en abattant complétement ses parois inférieures; vider cette cavité des viscères qu'elle contient, et procéder à l'excision du diaphragme, lequel empêcherait de voir l'extrémité antérieure du grand et du petit psoas. 2° Étudier en premier lieu le fascia iliaca, sa forme, ses rapports avec le long adducteur de la jambe, ses attaches, sa continuité avec le tendon du petit psoas et le feuillet réfléchi de l'aponévrose du grand oblique de l'abdomen. 3° Mettre à découvert les trois psoas en enlevant le fascia iliaca, les deux adducteurs de la jambe et les trois adducteurs de la cuisse. 4° Enlever les psoas pour préparer le carré lombaire et les inter-transversaires.

1° FASCIA ILIACA OU APONÉVROSE LOMBO-ILIAQUE (fig. 70, *A*).

C'est une lame fibreuse très résistante qui recouvre le grand psoas et le psoas iliaque. Attachée, en dedans, sur le tendon du petit psoas, en dehors, sur l'angle et le bord externe de l'ilium, cette aponévrose, en se prolongeant en avant sur le grand psoas, dégénère en tissu cellulaire. En arrière, elle s'amincit également pour accompagner les deux muscles qu'elle recouvre jusque auprès de leur insertion au trochantin. Sa face externe ou inférieure reçoit en arrière l'insertion de l'arcade crurale, et donne attache au long adducteur de la jambe; dans le reste de son étendue, elle se trouve tapissée par le péritoine.

2° GRAND PSOAS (fig. 70, 1).

Synonymie: Psoas (Bourg.). — Sous-lombo-trochantinien (Gir.).

Forme. Situation. — Long muscle aplati de dessus en dessous à son extrémité antérieure, prismatique dans son milieu, terminé en cône à son extrémité postérieure, appliqué sous les apophyses transverses des vertèbres lombaires.

Structure. — Ce muscle, presque entièrement charnu, est formé de faisceaux d'une texture fort délicate, dirigés en arrière et d'autant plus longs qu'ils sont plus superficiels et plus internes. Ils viennent tous converger sur un tendon qui est enveloppé par le muscle iliaque et qui se confond avec lui.

Attaches. — Le grand psoas s'attache : 1° par l'extrémité antérieure de ses faisceaux charnus, sur le corps des deux dernières vertèbres dorsales et de toutes les vertèbres lombaires, moins la dernière, et à la face inférieure des deux dernières

Fig. 70 (*).

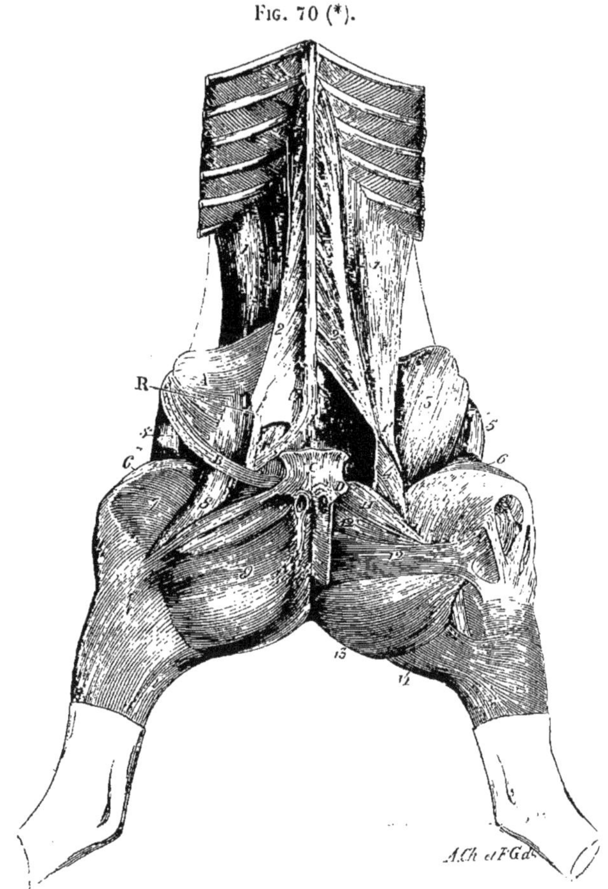

côtes et des apophyses transverses des vertèbres lombaires; 2° par son tendon postérieur, au trochantin, en commun avec le psoas iliaque.

Rapports. — En bas, avec la plèvre, le bord supérieur du diaphragme, l'aponévrose lombo-iliaque, qui le sépare du péritoine et des viscères abdominaux situés à la région sous-lombaire; en haut, avec les deux derniers inter-costaux internes, le carré des lombes et les inter-transversaires; en dedans, avec le petit psoas et la

(*) Fig. 70. — *Muscles des regions sous-lombaire, rotulienne et crurale interne.* — 1. Grand psoas; 1'. Son tendon terminal. 2. Petit psoas. 3. Psoas iliaque; 4. Sa petite portion interne. 5. Muscle du *fascia lata*. 6. Droit antérieur de la cuisse. 7. Vaste interne. 8. Long adducteur de la jambe. 9. Court adducteur de la jambe. 11. Pectiné. 12. Grand adducteur de la cuisse. 12'. Petit adducteur de la cuisse. 13. Demi-membraneux. 14. Demi-tendineux. — *A.* Portion du *fascia iliaca*. — *B.* Portion du feuillet réfléchi de l'aponévrose du grand oblique de l'abdomen, formant l'arcade crurale. — *C.* Tendon pubien des muscles abdominaux. — *D.* Origine du ligament pubio-fémoral.

branche interne du psoas iliaque; en dehors, dans son tiers postérieur, avec la branche principale de ce dernier muscle.

Usages. — Fléchisseur et rotateur en dehors de la cuisse, quand son point fixe est aux lombes, ce muscle fléchit la région lombaire quand il prend son appui sur la cuisse. C'est donc une des puissances qui déterminent la voussure des reins et qui agissent, dans le cabre exagéré, pour ramener l'animal à la station quadrupède.

DIFFÉRENCES. — Chez les *Carnassiers*, ce muscle est peu développé et ne commence qu'au niveau de la troisième ou même de la quatrième vertèbre lombaire.

3° PSOAS ILIAQUE (fig. 70, 3, 4).

Synonymie : Iliaco-trochantinien (Gir.).

Forme. Situation. Direction. — C'est un très fort muscle épais et prismatique, incomplétement divisé par le sillon qui reçoit le tendon du grand psoas en deux portions inégales : l'une externe, considérable; l'autre interne, peu volumineuse. Ces deux portions musculeuses sont couchées à l'entrée du bassin sur la face interne de l'ilium, dans une direction oblique de haut en bas, d'avant en arrière et de dehors en dedans.

Structure. — Il est presque entièrement charnu. Les faisceaux qui le forment sont étalés en avant, et se rassemblent en arrière, où ils deviennent légèrement fibreux, sur le tendon du grand psoas.

Attaches. — Il prend son insertion fixe sur toute la surface iliaque, sur l'angle externe de l'ilium, le ligament sacro-iliaque et la crête iléo-pectinée. — Il opère son insertion mobile au trochantin, en commun avec le grand psoas.

Rapports. — En haut, avec l'ilium; en bas, avec le fascia iliaca et le muscle long adducteur de la jambe; en dehors, avec le muscle du fascia lata et l'origine du droit antérieur de la cuisse, dont il est séparé par un interstice rempli de graisse; en dedans, avec les vaisseaux cruraux. Il s'insinue pour gagner le trochantin entre le vaste interne et le pectiné.

Usages. — Il est fléchisseur de la cuisse, et rotateur en dehors de ce même rayon.

DIFFÉRENCES. — Le psoas iliaque du **Chien** est très faible, la portion externe surtout; il est, du reste, peu distinct du grand psoas, avec lequel il ne forme, pour ainsi dire, qu'un seul et même muscle.

4° PETIT PSOAS (fig. 70, 2).

Synonymie : Psoas des lombes (Bourg.). — Sous-lombo-pubien, ou mieux sous-lombo-ilial, d'après Gir.

Situation. Forme. Structure. — Placé au côté interne du grand psoas, très allongé et semi-penné, ce muscle est terminé en arrière par un tendon aplati, et se compose de faisceaux charnus d'autant plus longs qu'ils sont plus antérieurs. Ces faisceaux se dirigent tous en arrière et en dehors pour gagner le tendon.

Attaches. — 1° Sur le corps des trois ou quatre dernières vertèbres dorsales et de toutes les vertèbres lombaires, par l'extrémité antérieure de ses fibres charnues;

— 2° sur l'éminence iléo-pectinée et sur l'aponévrose lombo-iliaque, par l'extrémité postérieure de son tendon.

Rapports. — Par sa face inférieure, avec la plèvre, le bord supérieur du diaphragme, l'aorte ou la veine cave postérieure, et le nerf trisplanchnique ; par sa face supérieure, avec le grand psoas. Il est traversé, près de ses insertions vertébrales, par de nombreuses branches vasculaires et nerveuses.

Usages. — Il fléchit le bassin sur le rachis quand son point fixe est aux lombes. S'il prend son appui sur le bassin, il opère la voussure et l'inclinaison latérale de la région lombaire. C'est, de plus, le muscle tenseur de l'aponévrose lombo-iliaque.

DIFFÉRENCES. — Chez les *Carnassiers*, ce muscle est relativement plus considérable que le grand psoas ; il ne se prolonge pas dans la cavité pectorale, et il se confond, à son extrémité antérieure, avec le carré lombaire.

3° CARRÉ DES LOMBES (fig. 70, 2).

Synonymie : Sacro-costal (Gir.).

Situation. Forme. Structure. Attaches. — Ce muscle, compris entre les apophyses transverses de la région lombaire et le grand psoas, est allongé d'avant en arrière, aplati de dessus en dessous et divisé en plusieurs faisceaux fortement tendineux. Le faisceau principal, situé tout à fait en dehors, prend son origine sur le ligament sacro-iliaque, près de l'angle du sacrum, et s'étend directement en avant pour gagner le bord postérieur de la dernière côte, après s'être attaché, par sa face supérieure, sur le sommet des apophyses transverses des vertèbres des lombes. Les autres faisceaux sont d'autant plus longs qu'ils sont plus antérieurs ; ils partent du bord interne du premier, et se dirigent obliquement en avant et en dedans, pour se fixer sur les apophyses transverses de la plupart des vertèbres lombaires et sur la face interne des deux ou trois dernières côtes.

FIG. 71 (*).

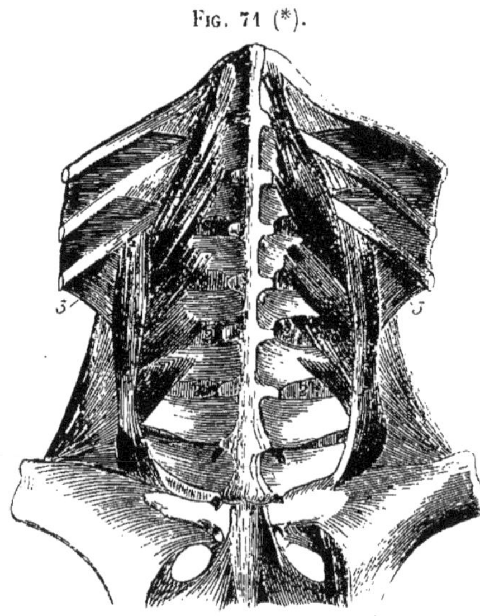

Rapports. — Par sa face supérieure, avec les inter-transversaires, avec le petit muscle rétracteur de la dernière côte, et le fascia fibreux qui unit ce muscle au petit oblique de l'abdomen. Par sa face inférieure, avec le grand psoas.

(*) Fig. 71. — *Muscles profonds de la région sous-lombaire.* — 1. Carré lombaire. 2, 2. Inter-transversaires. 3. Petit muscle rétracteur de la dernière côte (dépendance du petit oblique de l'abdomen).

Usages. — Il tire les dernières côtes en arrière, et incline de côté la portion lombaire du rachis.

DIFFÉRENCES. — Ce muscle est plus long et plus fort chez le **Chien** que dans tous les autres animaux.

6° INTER-TRANSVERSAIRES DES LOMBES (fig. 71, 2, 2).

Ce sont de très petits muscles aplatis qui remplissent les intervalles compris entre les apophyses transverses des vertèbres lombaires. Les fibres charnues qui entrent dans leur composition sont mêlées à des fibres tendineuses, et se portent du bord antérieur d'une apophyse transverse au bord postérieur de l'autre. Ces muscles répondent, par leur face supérieure, à l'ilio-spinal, par leur face inférieure, au carré lombaire ainsi qu'au grand psoas. Ils opèrent en se contractant l'inclinaison latérale de la région des lombes.

§ V. — Région coccygienne.

Cette région se compose de quatre muscles pairs préposés aux mouvements de la queue : trois, nommés *sacro-coccygiens*, sont disposés longitudinalement autour des vertèbres coccygiennes, qu'ils enveloppent complétement ; le quatrième a reçu le nom d'*ischio-coccygien*.

1° SACRO-COCCYGIENS (fig. 86, 1, 2, 3).

Ces trois muscles sont renfermés, avec ceux du côté opposé, dans une gaîne aponévrotique commune qui se continue avec les ligaments ilio-sacré inférieur et sacro-sciatique. Ils commencent sur le sacrum, se dirigent en arrière parallèlement au coccyx, en diminuant graduellement d'épaisseur, et se décomposent en plusieurs faisceaux successifs, terminés par de petits tendons qui s'arrêtent sur chacun des os coccygiens. On distingue ces muscles, eu égard à leur position, en *sacro-coccygien supérieur*, *sacro-coccygien inférieur* et *sacro-coccygien latéral*.

A. SACRO-COCCYGIEN SUPÉRIEUR. — Les faisceaux qui forment ce muscle prennent leur insertion fixe, soit sur le sommet et sur le côté des trois ou quatre dernières apophyses de l'épine sus-sacrée, soit sur les vertèbres coccygiennes elles-mêmes. Les tendons par lesquels ces faisceaux opèrent leur insertion mobile sur les mêmes vertèbres sont toujours fort courts.

Ce muscle, recouvert par l'aponévrose coccygienne, recouvre les vertèbres qu'il est destiné à mouvoir. Il répond : en dedans, au muscle analogue du côté opposé; en dehors, au sacro-coccygien latéral, et, près de son extrémité antérieure, à un très fort feuillet aponévrotique qui le sépare du transversaire épineux.

Il élève la queue directement ou de côté, suivant qu'il agit seul ou de concert avec le muscle du côté opposé.

B. SACRO-COCCYGIEN INFÉRIEUR. — Ce muscle est plus épais que le précédent, et ses faisceaux constituants prennent leur origine sur la face inférieure du sacrum, à partir de la troisième vertèbre, sur la face interne du ligament sacro-sciatique et sur les os coccygiens. Il se dédouble assez facilement en deux portions parallèles, placées l'une à côté de l'autre, dont Bourgelat a fait deux muscles particuliers. Les faisceaux de la portion interne s'insèrent, par leur extrémité postérieure, sur la face inférieure des premières vertèbres du coccyx. Ceux de la portion externe sont tous pourvus de forts tendons superficiels destinés à presque tous les os de la queue.

Ce muscle répond : en dehors, au ligament ischiatique, à l'ischio-coccygien et à l'aponévrose coccygienne ; en dedans, au muscle du côté opposé et à l'attache coccygienne du rectum ; en haut, au sacrum, aux os de la queue et au muscle latéral ; en bas, au rectum et à l'aponévrose coccygienne.

Il abaisse la queue directement ou de côté.

C. Sacro-coccygien latéral. — Ce muscle peut être considéré comme le transversaire épineux de la région coccygienne. Il est, en effet, confondu avec le transversaire épineux du dos et des lombes, par son extrémité antérieure, et il semble le continuer jusqu'à l'extrémité inférieure de la queue.

Les faisceaux qui le composent prennent leur origine sur les apophyses épineuses des dernières vertèbres lombaires, par l'intermédiaire du transversaire épineux, et sur les os coccygiens. Les tendons terminaux de ces faisceaux sont profonds et peu marqués.

Il répond : en dehors, à l'extrémité postérieure de l'ilio-spinal, au ligament ilio-sacré inférieur, à l'aponévrose coccygienne ; en dedans, au transversaire épineux et aux vertèbres du coccyx ; en haut, au muscle supérieur ; en bas, au muscle inférieur, dont il est cependant séparé par plusieurs petits faisceaux musculeux indépendants qui se portent d'une vertèbre coccygienne à l'autre.

Il opère l'inclinaison latérale de la queue.

2° Ischio-coccygien (fig. 86, 4).

Petit muscle mince, large et triangulaire, situé contre la paroi latérale du bassin, à la face interne du ligament sacro-sciatique.

Il s'attache, par une aponévrose, sur ce ligament et sur la crête sus-cotyloïdienne ; puis il se dirige en haut pour se fixer, par ses fibres charnues, sur le côté de la dernière vertèbre sacrée et des deux premiers os coccygiens.

En rapport, en dehors, avec le ligament sacro-sciatique, il répond, en dedans, au sacro-coccygien latéral et au rectum.

Il abaisse en masse l'appendice caudal.

Différences. — Chez les *Carnassiers*, c'est un muscle épais et d'un rouge foncé, qui naît exclusivement de la crête sus-cotyloïdienne.

§ VI. — Région de la tête.

La tête comprend un grand nombre de muscles, parmi lesquels nous décrirons seulement ceux qui recouvrent les os de la face et ceux qui meuvent la mâchoire inférieure et l'hyoïde. Les autres seront étudiés avec les appareils auxquels ils appartiennent.

A. Région faciale ou du chanfrein.

Cette région comprend les muscles de la tête qui font partie de la charpente des lèvres, des joues et des naseaux, c'est-à-dire tous ceux qui sont groupés autour de la face proprement dite. Les auteurs sont loin d'être d'accord sur la nomenclature et la description de ces muscles. Girard en reconnaissait onze, auxquels il a donné les noms suivants : le *labial*, l'*alvéolo-labial*, le *zygomato-labial*, le *lacrymo-labial*, le *sus-naso-labial*, le *sus-maxillo-labial*, le *grand sus-maxillo-nasal*, le *petit sus-maxillo-nasal*, le *naso-transversal*, le *maxillo-labial* et le *mento-labial*. A ces onze muscles, dont deux, le premier et le dernier, sont impairs, nous en ajouterons deux autres décrits par Bourgelat sous les noms de *mitoyen antérieur* et de *mitoyen postérieur*, muscles que Girard considérait à tort comme appartenant au labial.

1° Labial (fig. 72, 1, 1).

Synonymie : Orbiculaire des lèvres de Bourgelat et des anthropotomistes.

Préparation. — Enlever avec les ciseaux la peau qui recouvre les deux portions de ce muscle ; puis abattre les lèvres pour découvrir sa face interne, en excisant la muqueuse buccale et les glandules sous-jacentes à cette membrane.

Fig. 72 (*).

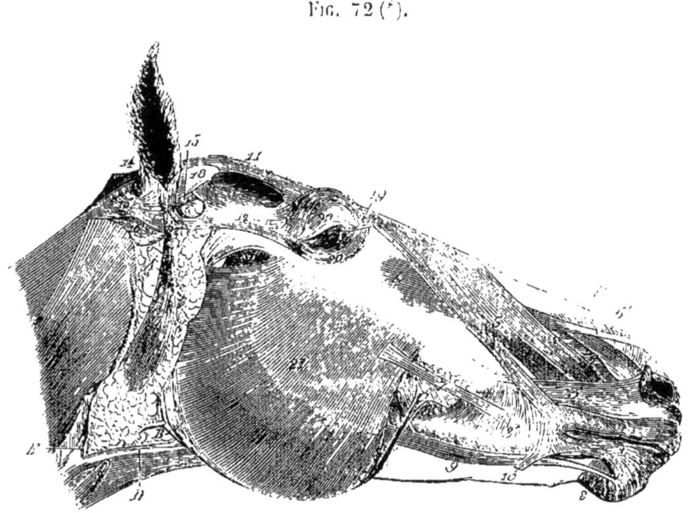

(*) Fig. 72. — *Muscles superficiels de la tête du cheval.* — 1,1. Orbiculaire des lèvres. 2. Houppe du menton. 3. Sus-naso-labial. 4. Sus-maxillo-labial. 4'. Son tendon d'insertion. 5. Grand sus-maxillo-nasal 6. Portion postérieure du petit sus-maxillo-nasal. 6'. Portion antérieure du même muscle. 7. Zygomato-labial. 8. Plan profond de l'alvéolo-labial. 8'. Plan superficiel du même muscle. 9. Maxillo-labial. 10. Portion du risorius de Santorini. 11. Temporo-auriculaire externe. 12. Zygomato-auriculaire. 13. Scuto-auriculaire interne. 14, 15, 16. Cervico-auriculaires. 17. Parotido-auriculaire. 18. Cartilage scutiforme. 19. Tendon d'insertion du muscle orbiculaire des paupières. 20, 20. Orbiculaire des paupières. 21. Masséter. — *A*. Glande parotide (la pointe postérieure de l'extrémité supérieure a été enlevée, pour montrer le cervico-auriculaire interne). — *B*. Origine du canal de Sténon. — *C*. Terminaison de ce conduit. — *D*, *E*. Branches d'origine de la veine jugulaire.

L'orbiculaire, disposé en sphincter au pourtour de l'ouverture antérieure de la bouche, est regardé comme le muscle intrinsèque des lèvres, et se trouve formé de deux portions ou faisceaux, l'un pour la lèvre supérieure, l'autre pour l'inférieure. Réunies entre elles vers les commissures, et confondues avec le plan superficiel de l'alvéolo-labial, qu'elles semblent continuer, ces deux portions musculeuses reçoivent encore une grande partie des fibres qui appartiennent à la plupart des muscles extrinsèques, comme le sus-naso-labial et le grand sus-maxillo-nasal.

L'orbiculaire ne prend aucune attache sur les os qui l'avoisinent, ses fibres composantes affectant la forme circulaire, et n'ayant, en conséquence, ni commencement ni fin, ou bien se continuant avec d'autres fibres.

La face interne du faisceau supérieur répond à une couche de glandules salivaires qui la sépare en partie de la muqueuse buccale. L'externe, recouverte par la peau, lui adhère de la manière la plus intime, et s'en trouve isolée, sur la ligne médiane, d'abord par l'expansion aponévrotique des sus-maxillo-labiaux, puis par une couche musculo-fibreuse analogue à celle qui forme la houppe du menton.

Par sa face interne, le faisceau inférieur répond aussi à la muqueuse buccale et à quelques glandules salivaires. Par sa face externe, il affecte avec le tégument cutané des rapports intimes, comme le faisceau supérieur.

Ce muscle joue le rôle d'un constricteur de l'ouverture antérieure de la bouche, et remplit des usages complexes, soit dans la succion, soit dans la préhension des aliments, soit dans la mastication.

2° Alvéolo-labial (fig. 72, 8, 8′).

Synonymie : Molaire externe et molaire interne de Bourgelat. — Buccinateur chez l'homme.

Préparation. — Procéder à l'ablation du masséter ; disséquer la surface externe du muscle en respectant le risorius de Santorini et le zygomatique, qui se confondent avec lui ; puis le fendre sur son milieu, en partant de la commissure des lèvres ; rabattre chaque lambeau sur les mâchoires, et enlever la muqueuse buccale, pour étudier la face interne du muscle et les attaches du plan superficiel sur les os maxillaires.

Situation. Forme. — Situé sur les côtés de la face, caché en partie par le masséter, et appliqué sur la muqueuse des joues, l'alvéolo-labial est plat, mince, allongé dans le sens de la tête et formé de deux plans superposés.

Étendue. Structure. Attaches. — Le *plan profond*, le plus long, mais le moins large, plus étroit à ses extrémités que dans son milieu, se trouve formé de faisceaux charnus fortement aponévrotiques qui sont attachés, en arrière : 1° sur la tubérosité alvéolaire ; 2° sur la face externe du grand sus-maxillaire, au-dessus des trois dernières molaires ; 3° sur le bord antérieur du maxillaire, derrière la sixième molaire, en commun avec le maxillo-labial. Arrivée vers la commissure des lèvres, cette couche musculeuse semble se continuer par de petits tendons avec les fibres de l'orbiculaire.

Le *plan superficiel* commence seulement vers le milieu du plan profond, dont il recouvre la moitié antérieure tout entière. Ses fibres, moins tendineuses que celles de ce dernier, partent d'un raphé médian qui partage celui-ci dans sa longueur ;

puis elles se dirigent les unes en avant, les autres en arrière, pour se terminer de la manière suivante : les premières s'insèrent sur la face externe du grand sus-maxillaire, au-dessus de la première dent molaire et de l'espace inter-dentaire supérieur ; les secondes s'attachent sur l'espace inter-dentaire inférieur lui-même.

Rapports. — En dehors, avec le masséter, le zygomato-labial, le peaucier, le grand sus-maxillo-nasal, le sus-naso-labial, le canal parotidien, qui le traverse pour pénétrer dans la bouche, l'artère et la veine faciales; en dedans, avec la muqueuse buccale. Le plan profond est longé et recouvert, à son bord antérieur, par les glandes molaires supérieures; son bord postérieur est longé lui-même par les molaires inférieures, qu'il recouvre en partie. Le plan superficiel est très nettement séparé du plan profond dans sa partie antérieure, c'est-à-dire celle qui s'attache sur le grand sus-maxillaire. En arrière, ces deux plans adhèrent plus intimement l'un à l'autre : mais ils se trouvent néanmoins parfaitement isolés par un interstice que parcourent une ou deux grosses branches veineuses.

Usages. — Le rôle de l'alvéolo-labial est surtout relatif à la mastication : ce muscle, en effet, repousse sous les dents molaires les parcelles d'aliments qui tombent en dehors des arcades alvéolaires; mais il ne peut concourir au rapprochement des deux mâchoires, comme M. Lecoq l'a fait observer avec juste raison (1).

3° Zygomato-labial (fig. 72, 7).

Synonymie : Portion du cutané de Bourgelat. — Grand zygomatique de l'homme.

Très petit muscle rubané, pâle et mince; prenant naissance à la surface du masséter, près de l'épine sus-maxillaire, par une aponévrose qui est confondue avec le peaucier; se terminant à la surface de l'alvéolo-labial, à une petite distance de la commissure des lèvres; recouvert par la peau, et recouvrant le muscle alvéolo-labial, quelques-unes des glandes molaires supérieures, des vaisseaux et des nerfs; tirant par en haut la commissure des lèvres lorsqu'il entre en contraction.

On trouve encore quelquefois, chez les *Solipèdes*, un muscle qui rappelle le *petit zygomatique* de l'homme : c'est un très petit faisceau situé sous le muscle précédent, près de son extrémité supérieure. Il nous a semblé que ce petit faisceau se continue par en haut avec les fibres du lacrymal, et qu'il se perd, par en bas, à la surface de l'alvéolo-labial, un peu au-dessous du canal parotidien.

4° Lacrymo-labial ou lacrymal.

Muscle large et très mince, situé superficiellement en dessous de l'œil; se continuant, en avant avec le sus-naso-labial, en arrière avec le peaucier, en haut avec l'orbiculaire des paupières. Ses fibres composantes, partie charnues, partie aponévrotiques, partent de la surface externe de l'os lacrymal et du zygomatique, se dirigent en bas et se perdent dans un fascia celluleux qui recouvre l'alvéolo-labial ; quelques-unes passent sous le zygomato-labial et forment le petit zygomatique,

(1) *Loc. cit.*

quand il existe. On regarde ce muscle comme étant destiné à faire froncer et trémousser la peau du larmier.

5° Sus-naso-labial (fig. 72, 3).

Synonymie : Le maxillaire de Bourgelat. — Elévateur commun de l'aile du nez et de la lèvre supérieure chez l'homme.

Situation. Direction. Forme. Structure. — Situé sur le côté du chanfrein, dans une direction oblique de haut en bas et d'avant en arrière (1), le sus-naso-labial est un muscle large, aplati d'un côté à l'autre, allongé de bas en haut, aponévrotique à son extrémité supérieure, divisé inférieurement en deux branches inégales entre lesquelles passe le grand sus-maxillo-nasal.

Attaches. — Il prend son origine, par son aponévrose supérieure, sur le frontal et le sus-nasal, en s'unissant sur la ligne médiane avec le muscle du côté opposé. — Sa branche antérieure, la plus large et la plus épaisse, se rend à l'aile externe du nez et à la lèvre supérieure, où ses fibres se confondent avec celles de l'orbiculaire. La branche postérieure se termine à la commissure des lèvres.

Rapports. — En dehors, avec la peau ; en dedans, avec le sus-maxillo-labial, la portion postérieure du petit sus-maxillo-nasal, des vaisseaux et des nerfs. Sa branche postérieure recouvre le grand sus-maxillo-nasal. L'antérieure est recouverte par ce dernier muscle.

Usages. — Il élève l'aile externe du nez, la lèvre supérieure et la commissure des lèvres.

6° Sus-maxillo-labial (fig. 72, 4, 4').

Synonymie : Releveur de la lèvre antérieure (Bourg.). — Elévateur propre de la lèvre supérieure chez l'homme.

Situation. Direction. Forme. Structure. — Couché verticalement sur le côté du chanfrein, en dessous du sus-naso-labial, ce muscle représente un corps charnu épais et conique, terminé inférieurement par un tendon.

Attaches. — Il s'attache, par l'extrémité supérieure de son corps charnu, sur la surface externe du grand sus-maxillaire et du zygomatique (*origine*). — Son tendon terminal passe sur le transversal du nez, s'unit à celui du côté opposé, et forme avec lui une expansion aponévrotique impaire, qui se plonge par petites fibrilles dans le tissu musculo-fibreux sous-cutané de la lèvre supérieure.

Rapports. — Recouvert par le lacrymal et le sus-naso-labial, ce muscle recouvre l'os grand sus-maxillaire, le fond de la fausse narine, le petit sus-maxillo-nasal et le transversal du nez.

Usages. — Il élève la lèvre supérieure, soit directement, soit de côté, suivant qu'il agit seul ou de concert avec son congénère du côté opposé.

7° Grand sus-maxillo-nasal (fig. 72, 5).

Synonymie : Pyramidal du nez (Bourg.). — Canin chez l'homme.

Situation. Direction. Forme. Structure. — Ce muscle, situé sur le côté du chanfrein, entre les deux branches du sus-naso-labial, dans une direction presque

(1) On se rappellera que nous supposons la tête maintenue en situation verticale.

verticale, affecte la forme d'un triangle isocèle, et se trouve légèrement tendineux à son sommet.

Attaches. — Il prend son origne, par les fibres aponévrotiques de son sommet, sur la face externe du grand sus-maxillaire, au-dessous de l'épine. — Il se termine, par sa base, sur la peau de l'aile externe du nez, en confondant ses fibres les plus postérieures avec celles de l'orbiculaire des lèvres.

Rapports. — En dehors, avec la peau et la branche postérieure du sus-naso-labial; en dedans, avec la branche antérieure de ce dernier muscle, des vaisseaux et des nerfs.

Usages. — Il dilate l'orifice externe de la cavité nasale, en tirant en dehors l'aile externe du nez.

8° Petit sus-maxillo-nasal (fig. 72, 6, 6').

Synonymie : Muscle court et muscle cutané du nez (Bourg.).

Girard a décrit, sous le nom de petit sus-maxillo-nasal, un faisceau musculeux épais et court, qui recouvre l'apophyse externe du petit sus-maxillaire, et dont les fibres partent soit de cet os, soit du grand sus-maxillaire, soit de la face interne du muscle sus-naso-labial, pour aller se terminer à la peau de la fausse narine et à l'appendice du cornet inférieur. (Voy. fig. 72, 6.)

Rigot a rattaché à ce muscle la production charnue décrite par Bourgelat sous le nom de muscle court. Cette production se compose de fibres courtes et transversales, appliquées sur l'épanouissement de la cloison cartilagineuse du nez qui déborde par côté l'épine nasale. Ces fibres aboutissent, par leur extrémité la plus excentrique, sur la peau de la fausse narine et sur l'appendice du cornet supérieur. (Voy. fig. 72, 6'.)

En adoptant la description de Rigot, on trouve donc que le petit sus-maxillo-nasal se compose de deux portions qui bordent l'angle rentrant formé par la grande apophyse du petit sus-maxillaire et par l'épine nasale. Ces deux portions, l'une *postérieure*, l'autre *antérieure*, se réunissent entre elles à leur extrémité supérieure. La première semble se confondre par en bas avec le mitoyen antérieur; la seconde se continue avec le transversal du nez. En se contractant, elles concourent à la dilatation de la fausse narine et de la cavité nasale proprement dite.

9° Naso-transversal.

Synonymie : Transversal du nez (Bourg.).

Muscle impair, court et quadrilatère, aplati d'avant en arrière, appliqué sur la portion élargie des cartilages du nez, et formé de fibres transversales qui se portent d'un cartilage à l'autre.

Recouvert par la peau et l'expansion aponévrotique des deux muscles releveurs de la lèvre supérieure, le transversal du nez recouvre les cartilages sur lesquels il se trouve attaché, et se confond par en bas avec l'orbiculaire des lèvres.

Chargé de rapprocher l'une de l'autre les deux ailes internes du nez, ce muscle doit être considéré comme le dilatateur par excellence des naseaux.

10° Mitoyen antérieur (Bourg.).

Synonymie : Myrtiforme de l'homme.

Bourgelat appelle *mitoyen antérieur* un muscle profond fixé sur la face externe du petit sus-maxillaire, au-dessus des incisives, et dont les fibres montent à la rencontre de la portion postérieure du petit sus-maxillo-nasal, pour se terminer avec celle-ci, sur l'appendice antérieur du cornet maxillaire; quelques-unes se perdent dans la lèvre. Nous le regardons comme un dilatateur de l'entrée de la fosse nasale.

Pour bien étudier ce petit muscle, il faut relever la lèvre supérieure, et enlever la muqueuse qui la tapisse. On pourra le disséquer en même temps que les attaches osseuses du plan superficiel de l'alvéolo-labial.

11° Maxillo-labial (fig. 72,9).

Synonymie : Abaisseur de la lèvre inférieure (Rigot). — Dépendance du buccinateur de l'homme.

Situation. Direction. Forme. Structure. — Ce muscle, situé le long du bord inférieur de l'alvéolo-labial, dont il suit la direction, forme un faisceau étroit et long, terminé inférieurement par un tendon épanoui.

Attaches. — 1° Par son extrémité supérieure, au bord antérieur du maxillaire, en commun avec le plan profond de l'alvéolo-labial (*insertion fixe*) ; — 2° par son tendon terminal, à la peau de la lèvre inférieure (*insertion mobile*).

Rapports. — En dehors, avec le masséter et la portion faciale du peaucier du cou ; en dedans, avec l'os maxillaire; en avant, avec le muscle alvéolo-labial, auquel il est étroitement uni dans ses deux tiers supérieurs.

Usages. — Il écarte la lèvre inférieure de la supérieure, et il la tire de côté, s'il agit seul.

12° Mento-labial ou muscle de la houppe du menton.

Nous appellerons *houppe du menton* un noyau musculo-fibreux formant la base de la protubérance arrondie qui existe sous la lèvre inférieure, en avant de la barbe. Ce noyau impair se confond en avant avec l'orbiculaire des lèvres, et reçoit sur sa face supérieure l'insertion des deux muscles mitoyens postérieurs.

13° Mitoyen postérieur (Bourg.).

Bourgelat a décrit sous ce nom un petit faisceau musculaire analogue en tous points au mitoyen antérieur. Ce petit muscle prend son origine sur la face externe du corps du maxillaire, en dessous de la dent mitoyenne et du coin ; puis il descend dans le tissu de la lèvre pour se réunir avec celui du côté opposé, sur la face supérieure de la houppe du menton. Plusieurs auteurs l'ont décrit comme une dépendance de ce dernier muscle.

C'est un releveur assez énergique de la lèvre inférieure.

On suivra, pour le disséquer, la marche indiquée pour la préparation du mitoyen antérieur.

14° Des muscles de la face chez les mammifères domestiques autres que les solipèdes.

Les particularités qui distinguent ces muscles étant très importantes, nous avons cru devoir les faire connaître à part.

Bœuf. — On trouve chez cet animal :

1° Un muscle *orbiculaire*, analogue à celui du cheval.

2° Un muscle *alvéolo-labial*, qui se trouve dans le même cas (fig. 73, 5).

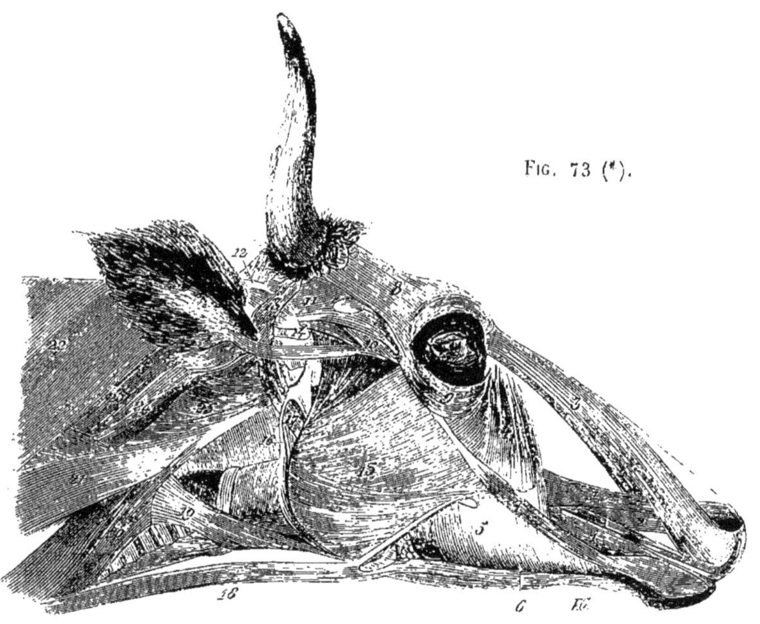

Fig. 73 (*).

3° Un *zygomatique* ou *zygomato-labial*, plus fort, plus rouge que dans les solipèdes. Son aponévrose d'origine, recouverte par le peaucier de la face, remonte à la surface du muscle masséter jusqu'à l'arcade zygomatique, sur laquelle elle s'attache (fig. 73, 7).

4° Un *lacrymal*, plus développé et plus épais que chez le cheval. Ses fibres les plus antérieures se glissent sous le zygomatique et se perdent à la surface de l'alvéolo-labial ; les plus postérieures passent par-dessus le tendon aponévrotique du zygomato-labial et se confondent avec le peaucier. Ce muscle s'unit, par en haut, avec l'orbiculaire des paupières, d'une manière plus intime encore que chez le

(*) Fig. 73. — *Muscles superficiels de la tête (vache)*. — 1. Sus-maxillo-labial. 1', 1'. Faisceaux accessoires du sus-maxillo-labial. 2. Grand sus-maxillo-nasal. 3. Sus-naso-labial. 4. Lacrymal. 5. Alvéolo-labial. 6. Maxillo-labial confondu avec le précédent. 7. Zygomato-labial. 8. Muscle frontal ou peaucier du front. 9. Orbiculaire des paupières. 10. Zygomato-auriculaire. 11. Temporo-auriculaire externe. 12. Cartilage scutiforme. 13. Scuto-auriculaire externe. 14. Apophyse mastoïde. 15. Masséter. 16. Grand kérato-hyoïdien. 17. Digastrique. 18. Faisceau sterno-maxillaire dépendant du peaucier du cou. 19. Trachélo-hyoïdien (sous-scapulo-hyoïdien). 20. Sterno-sous-occipital (sterno-maxillaire ou mastoïdien). 21. Branche antérieure de la portion superficielle du mastoïdo-huméral. 22. Branche supérieure de la même. 23. Portion profonde du même muscle. 24. Trachélo-atloïdien (propre aux ruminants et aux pachydermes). 25. Grand droit antérieur de la tête.

cheval; aussi devient-il à peu près impossible de distinguer la limite des deux muscles (fig. 73, 4).

5° Un *sus-naso-labial*, continu par en haut avec le bord inférieur du muscle frontal ou peaucier du front, et divisé inférieurement en deux branches qui comprennent entre elles le sus-maxillo-labial et le pyramidal du nez; mais ces deux branches ne sont pas disposées comme dans les solipèdes : c'est, en effet, la branche antérieure du muscle qui recouvre les muscles précités; la postérieure, fort peu importante du reste, passe au-dessous d'eux pour aller se perdre bientôt dans le tissu de la lèvre supérieure (fig. 73, 3).

6° Un *sus-maxillo-labial*, qui gagne le milieu du mufle, en côtoyant le côté interne du naseau (fig. 73, 1).

7° Deux autres muscles *sus-maxillo-labiaux*, que nous considérons comme accessoires du premier et qui partent du même point. Ils se terminent chacun par un tendon ramifié qui passe sous le naseau pour se plonger dans le tissu de la lèvre supérieure (fig. 73, 1', 1').

8° Un muscle *pyramidal* ou *grand sus-maxillo-nasal*, situé entre le sus-maxillo-labial et ses deux muscles accessoires, prenant son origine, en commun avec ces trois muscles, en avant de l'épine sus-maxillaire (fig. 73, 2).

9° Un *maxillo-labial*, tout à fait confondu avec l'alvéolo-labial et dépourvu de tendon à son extrémité terminale.

10° Un *mento-labial*, attaché au corps du maxillaire, comme chez le cheval, par deux muscles *mitoyens postérieurs*.

Nous n'oserions affirmer qu'il n'existe point de *mitoyen antérieur :* nous n'avons trouvé dans nos notes rien qui concerne ce muscle.

Mais il est sûr que le *transversal du nez* et le *petit sus-maxillo-nasal* manquent tout à fait.

Mouton. — Le *sus-naso-labial* n'existe pas; à part cette particularité, les muscles de la face se comportent comme dans le bœuf.

Porc. — Cet animal ne possède ni *lacrymal*, ni *sus-naso-labial*, ni *transversal du nez*.

Le *petit sus-maxillo-nasal* existe; il est court, très épais et situé auprès du pourtour du naseau.

Le *sus-maxillo-labial* et le *grand sus-maxillo-nasal* sont remplacés par trois corps charnus à peu près parallèles, couchés sur le côté du chanfrein. Le supérieur prend son origine dans la fosse larmière et se termine par un tendon au milieu du groin. L'inférieur part, avec le moyen, des empreintes situées en avant de la crête zygomatique, et se trouve continué, à son extrémité inférieure, par un tendon divisé en plusieurs fibrilles, qui passent au-dessous du naseau pour aller se réunir au tendon de la portion supérieure; en sorte que l'ouverture extérieure du nez se trouve entourée, du côté interne, par une cravate fibreuse qui, lors de la contraction des deux muscles, porte cette ouverture en dehors. On comprend, du reste, que le corps charnu supérieur, agissant isolément, doit élever le groin, tandis que l'inférieur l'abaisse, en le tirant de côté. Quant au corps charnu intermédiaire, il représente tout à fait le pyramidal du bœuf, et se termine par un grande quantité de fibrilles tendineuses à l'aile interne du nez.

Chien et Chat. — Le *labial* est tout à fait rudimentaire.

Le *buccinateur* se comporte comme dans l'homme : il est fort mince et ne constitue qu'un seul plan musculeux.

Le *zygomato-labial* se continue supérieurement avec le zygomato-auriculaire.

Le *sus-naso-labial* représente une large expansion musculeuse indivise, unie supérieurement au peaucier du front, et se terminant inférieurement sur la lèvre supérieure.

Le *sus-maxillo-labial* et le *grand sus-maxillo-nasal* ne constituent qu'un seul corps charnu formé de plusieurs faisceaux parallèles, qui prennent leur origine au-dessus du trou sous-orbitaire, et qui se terminent à la fois à l'aile externe du nez et dans la lèvre supérieure.

Il n'existe ni *petit sus-maxillo-nasal*, ni *transversal des naseaux*.

Le *mitoyen antérieur* est parfaitement développé.

La *houppe du menton* et son muscle suspenseur, c'est-à-dire le *mitoyen postérieur*, sont fort peu apparents.

B. Région massétérine ou temporo-maxillaire.

Région paire qui comprend cinq muscles destinés à mouvoir la mâchoire inférieure. Ce sont : le *masséter*, le *temporal* ou *crotaphite*, le *ptérygoïdien interne*, le *ptérygoïdien externe* et le *digastrique*.

Préparation. — 1° Etudier d'abord le digastrique et sa portion stylo-maxillaire, avec le ptérygoïdien interne, sur la préparation des muscles hyoïdiens, telle qu'elle est représentée dans la figure 74. 2° Mettre à nu le ptérygoïdien externe, en enlevant sur cette même préparation l'hyoïde et ses dépendances, ainsi que les deux muscles précédemment indiqués. 3° Pour préparer le crotaphite, exciser le ptérygoïdien externe lui-même, en procédant par son bord inférieur, opération qui permet de découvrir le faisceau orbitaire du crotaphite; puis retourner la pièce, faire sauter l'apophyse orbitaire au moyen de deux traits de scie ou à l'aide du rogne-pied, et enlever l'œil ainsi que les muscles auriculaires. 4° Disséquer le masséter en débarrassant sa surface externe du peaucier, des vaisseaux et des nerfs qui la recouvrent.

1° Masséter (fig. 72, 21, 21').

Synonymie : Zygomato-maxillaire (Gir.).

Situation. Forme. Structure. — Appliqué contre la face externe de la branche du maxillaire, le masséter est un muscle court, large et très épais, aplati d'un côté à l'autre, de forme irrégulièrement quadrilatère, formé de plusieurs plans superposés, dont deux principaux qui sont parfaitement distincts, près de l'articulation temporo-maxillaire, par la direction un peu différente de leurs fibres. Celles-ci sont entrecoupées d'un nombre considérable d'intersections, et se trouvent recouvertes d'une forte lame aponévrotique qui s'amincit graduellement d'avant en arrière et de haut en bas.

Attaches. — Les faisceaux du masséter prennent leur insertion fixe sur la crête zygomatique. — Ils opèrent leur insertion mobile sur les empreintes qui recouvrent la moitié supérieure de la branche du maxillaire (fig. 25, 2).

Rapports. — Il répond, par sa face externe, à la portion faciale du peaucier du cou, aux nerfs du plexus zygomatique, à plusieurs vaisseaux artériels et veineux; par sa face interne, au maxillaire, aux muscles alvéolo-labial et maxillo-labial, aux glandes molaires supérieures et à deux grosses branches veineuses; par son bord inférieur, au canal parotidien, à l'artère et à la veine glosso-faciale; par son bord supérieur et postérieur, à la glande parotide. Son plan profond (fig. 72, 21') répond, en avant, à l'articulation temporo-maxillaire, et se confond avec le crotaphite d'une manière si intime qu'il est impossible de préciser la limite réciproque des deux muscles.

Usages. — Ce muscle, élevateur par excellence de la mâchoire inférieure, joue un rôle important dans la mastication des aliments. Il agit toujours par un levier du troisième genre, la ligne moyenne qui représente la résultante de toutes ses fibres composantes passant en arrière de la dernière molaire.

DIFFÉRENCES. — Ce muscle, moins fort chez les *Ruminants* que chez les animaux solipèdes, présente un développement remarquable chez les *Carnassiers*.

2° TEMPORAL OU CROTAPHITE.

Synonymie : Temporo-maxillaire (Gir.).

Situation. Forme. Structure. — Situé dans la fosse temporale, qu'il remplit et sur laquelle il se moule, ce muscle est aplati de dessus en dessous, entrecoupé de fortes intersections tendineuses et recouvert d'une lame aponévrotique nacrée.

Attaches. — Il prend son origine : 1° dans la fosse temporale et sur les crêtes osseuses qui la bordent; 2° par un large faisceau plus pâle que le reste du muscle, mais non discontinu d'avec lui, sur des empreintes situées en arrière de la crête qui surmonte l'hiatus orbitaire. — Il se termine sur l'apophyse coronoïde et sur le bord antérieur de la branche du maxillaire.

Rapports. — Ce muscle recouvre la fosse temporale, et est recouvert par les muscles temporo-auriculaires, le cartilage scutiforme, le scuto-auriculaire interne, le coussinet graisseux situé à la base de l'oreille, et par une autre pelote adipeuse qui le sépare de la gaîne oculaire. Son faisceau profond répond, par sa face interne, aux deux ptérygoïdiens.

Usages. — Il rapproche la mâchoire inférieure de la supérieure en agissant par un levier du premier genre; mais la portion orbitaire du muscle élève le maxillaire et le tire de côté par un levier du troisième genre.

DIFFÉRENCES. — Ce muscle offre, chez les *Carnassiers*, une largeur et une épaisseur considérables.

3° PTÉRYGOÏDIEN INTERNE (fig. 74, 1).

Synonymie : Portion du sphéno-maxillaire de Bourgelat.

Situation. Forme. Structure. — Situé dans l'espace intra-maxillaire, à l'opposé du masséter, le ptérygoïdien interne, quoique moins fort que ce dernier muscle, le rappelle assez bien par sa forme et sa structure, d'où le nom de *masséter interne* qui lui a été donné par Winslow.

Attaches. — 1° Sur la crête palatine et l'apophyse sous-sphénoïdale (*insertion fixe*) ;— 2° dans l'excavation creusée sur la face interne de la branche du maxillaire (*insertion mobile*).

Rapports. — En dehors, avec le ptérygoïdien interne, le faisceau orbitaire du crotaphite, les nerfs maxillo-dentaire, mylo-hyoïdien et lingual, des vaisseaux rtériels et veineux, et la face interne de l'os qui reçoit son insertion mobile. En ledans, avec les péristaphylins externe et interne, la poche gutturale, l'hyoïde, le grand kérato-hyoïdien, le digastrique, les nerfs hypoglosse et glosso-pharyngien, 'artère et la veine glosso-faciale, les muscles kérato glosse et basio-glosse, l'appa'eil laryngo-pharyngien, le canal de Sténon et les ganglions de l'auge.

Usages. — C'est un élévateur de la mâchoire inférieure, à laquelle il imprime un nouvement de latéralité ou de déduction très prononcée. Si c'est le muscle gauche qui agit, ce mouvement porte à droite l'extrémité inférieure du maxillaire; il la ousse à gauche, si c'est le muscle droit.

DIFFÉRENCES. — Chez les *Ruminants*, l'origine de ce muscle est plus rapprohée de la ligne médiane que dans les solipèdes. Aussi son obliquité est-elle plus rande, et les mouvements de diduction qu'il fait exécuter à la mâchoire inférieure ont-ils plus étendus.

4° PTÉRYGOÏDIEN EXTERNE (fig. 74, 2).

Synonymie : Portion du sphéno-maxillaire de Bourgelat.

Forme. Situation. Structure. Attaches. — Petit muscle court, très épais, situé n dedans et en avant de l'articulation temporo-maxillaire, formé de faisceaux peu ndineux qui partent de la face inférieure du sphénoïde et de l'apophyse sousphénoïdale, pour se diriger en arrière et en haut, et se fixer sur le col du condyle axillaire.

Rapports. — En dehors, avec le faisceau orbitaire du crotaphite et l'articulation mporo maxillaire. En dedans, avec de nombreux nerfs émanés de la branche axillaire inférieure, avec le ptérygoïdien interne et les péristaphylins.

Usages. — Quand les deux ptérygoïdiens externes agissent de concert, la mâoire inférieure est tirée en avant. Si l'un d'eux seulement entre en contraction, prépulsion s'accompagne d'un mouvement latéral, pendant lequel l'extrémité du axillaire se porte du côté opposé à celui que le muscle occupe.

5° DIGASTRIQUE (fig. 74, 3, 4).

Synonymie : Bourgelat en a fait deux muscles distincts : le digastrique et le stylo-maxillaire. — Girard l'a crit sous le nom de stylo-maxillaire.

Forme. Structure. Situation. Direction. — Composé de deux corps charnus us ou moins coupés d'intersections et réunis bout à bout par un tendon médian, muscle se trouve situé dans l'espace intra-maxillaire, et s'étend depuis l'occital jusqu'auprès de la symphyse du menton, en décrivant une courbe à concavité périeure.

Attaches. — Il prend son origine sur l'apophyse styloïde de l'occipital, par son rps charnu supérieur. — Il se termine : 1° sur la portion recourbée du bord postérieur du maxillaire par un faisceau considérable qui se détache du corps charnu supérieur (1); 2° sur la face interne du même os et la portion droite de son bord postérieur, par des languettes aponévrotiques qui succèdent aux fibres musculeuses du corps charnu inférieur.

Rapports. — Le ventre supérieur du muscle répond, en dehors, à la parotide et au tendon d'insertion du sterno-maxillaire ; en dedans, à la poche gutturale, à la glande maxillaire, au larynx et au pharynx. Le tendon médian s'engage dans l'anneau du grand kérato-hyoïdien. Le ventre inférieur se trouve en rapport, en dehors, avec la branche du maxillaire; en dedans, avec le muscle mylo-hyoïdien.

Usages. — Quand ce muscle entre en contraction, il agit à la fois sur l'hyoïde qu'il élève, en se redressant, et sur le maxillaire, qu'il tire en arrière en même temps qu'il l'abaisse.

DIFFÉRENCES. — Chez tous les animaux autres que les solipèdes, le faisceau stylo-maxillaire manque tout à fait, et le muscle n'a qu'un seul ventre qui s'étend directement de l'occipital au maxillaire. — Dans le **Bœuf**, un petit muscle carré formé de fibres transversales, réunit les deux digastriques, en passant sous la base de la langue. Ce muscle, en se contractant, peut soulever l'appareil hyoïdien; il supplée donc le tendon du digastrique et l'anneau inférieur du grand kérato-hyoïdien.

C. Région hyoïdienne.

Cette région comprend six muscles groupés autour de l'hyoïde, qu'ils sont chargés de mettre en mouvement. Parmi ces muscles, cinq sont pairs : le *mylo-*

FIG. 74 (*).

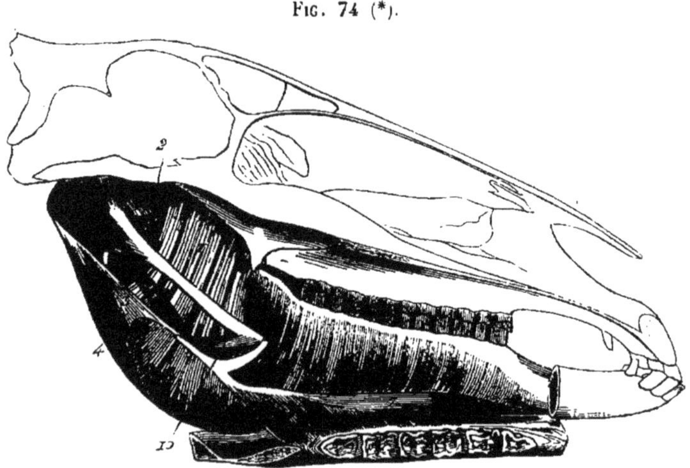

hyoïdien, le *génio-hyoïdien*, le *grand kérato-hyoïdien*, le *petit kérato-hyoïdien*, le *stylo-hyoïdien*. Un seul, le *transversal de l'hyoïde*, est impair.

(*) Fig. 74. — *Muscles de la région hyoïdienne et de la région massétérine.* — 1, 1'. Ptérygoïdien interne. 2. Ptérygoïdien externe. 3. Ventre supérieur du digastrique ; 4. Son faisceau stylo-maxillaire. 5. Stylo-hyoïdien. 6. Grand kérato-hyoïdien. 7. Génio-hyoïdien. 8. Mylo-hyoïdien. 9. Transversal de l'hyoïde. 10. Petit kérato-hyoïdien.

(1) C'est ce faisceau que Bourgelat a décrit comme un muscle distinct sous le nom de *stylo-maxillaire*.

Préparation. — 1° On séparera la tête du tronc, et l'on enlèvera les muscles des joues d'un côté avec la glande parotide. 2° La branche du maxillaire étant ainsi mise à découvert, on la sciera en deux endroits : en arrière de la dernière molaire d'abord, puis en avant de la première. 3° Après avoir séparé des ptérygoïdiens et du stylo-maxillaire le fragment supérieur, c'est-à-dire celui qui porte le condyle et l'apophyse coronoïde, on l'arrachera en le faisant basculer en arrière; on excisera ensuite les ptérygoïdiens et le digastrique eux-mêmes. 4° On rabattra par en bas le fragment inférieur de la branche du maxillaire, c'est-à-dire celui qui porte les dents molaires, en isolant le mylo-hyoïdien de la muqueuse buccale. 5° On enlèvera la langue en séparant avec précaution ses muscles extrinsèques du génio-hyoïdien, de l'appendice antérieur du corps de l'hyoïde, du muscle transversal et du petit kérato-hyoïdien.

On pourra encore, la préparation étant exécutée comme ci-dessus, séparer la grande branche hyoïdienne de la petite, scier la tête longitudinalement, en respectant la symphyse du menton, et abattre la moitié correspondante au côté déjà disséqué, ainsi que la grande branche hyoïdienne, le pharynx, le larynx et le voile du palais. La préparation se trouve alors exactement disposée comme dans la figure 74, qui montre en même temps la plupart des muscles de la région massétérine.

1° Mylo-hyoïdien (fig. 74, 8).

Forme. Situation. Structure. — Muscle membraneux situé dans l'espace intra-maxillaire, aplati d'un côté à l'autre, allongé dans le sens de la tête, plus mince et moins large en bas qu'en haut, et formé entièrement de fibres charnues qui s'étendent transversalement de son bord antérieur à son bord postérieur. Inférieurement, il est constitué par un mince faisceau qu'on distingue du muscle principal par la direction un peu différente de ses fibres, et qui couvre en partie la surface externe de ce muscle.

Attaches. — Il a son origine sur la ligne myléenne, par l'extrémité antérieure de ses fibres constituantes. — Il opère son insertion mobile sur la face inférieure du corps de l'hyoïde, sur son appendice antérieur, et sur un raphé fibreux qui s'étend depuis l'extrémité libre de cet appendice jusque auprès de la surface génienne, et qui unit, sur la ligne médiane, les deux muscles mylo-hyoïdiens.

Rapports. — Par sa face externe, avec le maxillaire inférieur, le muscle digastrique et des ganglions lymphatiques. Par sa face interne, avec la glande sublinguale, le canal de Warthon, les nerfs hypo-glosse et lingual, les muscles basio-glosse, génio-glosse, kérato-glosse et génio-hyoïdien. Son bord supérieur répond au ptérygoïdien interne.

Usages. — En s'unissant sur la ligne médiane avec celui du côté opposé, ce muscle forme une espèce de large sangle sur laquelle repose la langue. Quand il se contracte, il élève donc cet organe, ou plutôt il l'applique contre la voûte palatine.

Différences. — Chez les *Ruminants*, les deux plans qui composent ce muscle se distinguent mieux l'un de l'autre que chez les animaux solipèdes.

2° Génio-hyoïdien (fig. 74, 7).

Forme. Structure. Situation. — Corps charnu allongé et fusiforme, tendineux à ses extrémités, à l'inférieure principalement, appliqué avec celui du côté opposé sur la soupente mylo-hyoïdienne.

Attaches. — Par son extrémité inférieure, il se fixe à la surface génienne (*ori-*

gine) ; — par la supérieure, il gagne l'extrémité libre de l'appendice antérieur du corps de l'hyoïde (*terminaison*).

Rapports. — En dehors et en bas, avec le mylo-hyoïdien ; en dedans, avec l'autre génio-hyoïdien, qui lui est parallèle ; en haut, avec le génio-glosse.

Usages. — Il tire l'hyoïde vers la partie inférieure et antérieure de l'espace intra-maxillaire.

3° Grand kérato-hyoïdien (fig. 74, 6).

Synonymie : Stylo-hyoïdien de Bourgelat et des anthropotomistes.

Forme. Structure. Situation. Direction. — Grêle et fusiforme, ce muscle, plus petit que le précédent et tendineux, comme lui, à ses deux extrémités, se trouve situé sur le côté de l'appareil laryngo-pharyngien et de la poche gutturale, en arrière de la grande branche hyoïdienne, dont il suit la direction.

Attaches. — En haut, à l'angle postérieur et supérieur de la grande branche (*insertion fixe*) ; — en bas, à la base de la corne de l'hyoïde (*insertion mobile*).

Rapports. — En dehors, avec le ptérygoïdien interne ; en dedans, avec la poche gutturale, le pharynx et le nerf hypo-glosse. Son bord antérieur est séparé du bord postérieur de la grande branche de l'hyoïde par l'artère glosso-faciale et le nerf glosso-pharyngien ; le postérieur est longé par le ventre supérieur du digastrique. Son tendon inférieur est percé d'un anneau dans lequel s'engage la corde intermédiaire aux deux portions de ce dernier muscle.

Usages. — Il est antagoniste du muscle précédent, c'est-à-dire qu'il tire le corps de l'hyoïde en arrière et en haut.

Différences. — Ce muscle est dépourvu d'anneau pour le passage du digastrique, dans tous les autres animaux. — Chez les *Ruminants*, il commence par un tendon long et grêle (fig. 73, 16). — Chez les *Carnassiers*, il prend son origine, comme chez l'homme, sur la portion mastoïdienne du temporal, par un petit tendon. C'est, du reste, une étroite bandelette charnue très mince et très pâle.

4° Petit kérato-hyoïdien (fig. 74, 10) (1).

Très petit faisceau, aplati d'un côté à l'autre et triangulaire ; fixé, d'*une part*, sur le bord postérieur de la petite branche et l'extrémité inférieure de la grande, d'*autre part*, sur le bord supérieur de la corne. Il répond, en dehors, au basio-glosse et à l'artère linguale, en dedans, à la muqueuse buccale. Il rapproche le corps de l'hyoïde de la grande branche.

Différences. — Il se distingue, chez le **Chien**, par son volume relativement considérable.

5° Stylo-hyoïdien (fig. 74, 5) (2).

Petit muscle aplati et triangulaire comme le précédent, plus épais cependant et plus étendu, remplissant l'espace compris entre l'apophyse styloïde de l'occipital

(1) Il manque chez l'homme.
(2) Il manque chez l'homme.

et la portion horizontale du bord postérieur de l'hyoïde. Ses faisceaux, d'autant plus longs qu'ils sont plus postérieurs, sont assez fortement tendineux, et se portent d'une de ces pièces osseuses à l'autre. Il répond, en dehors, à la glande parotide, en dedans, à la poche gutturale, qui le tapisse dans toute son étendue; son bord postérieur est confondu en grande partie avec l'insertion supérieure du digastrique. Quand ce muscle entre en action, il fait basculer l'hyoïde, qui se porte en arrière et en bas par son extrémité inférieure.

DIFFÉRENCES. — Il manque chez les *Carnassiers*, ou plutôt, il est représenté par l'extrémité supérieure du grand kérato-hyoïdien.

6° TRANSVERSAL DE L'HYOÏDE (fig. 74, 9) (1).

Bourgelat a décrit sous ce nom un court ruban de fibres charnues parallèles, qui réunit les petites branches par leur extrémité supérieure, et qui a pour fonction de les rapprocher l'une de l'autre.

DIFFÉRENCES. — Ce muscle n'existe point chez les *Carnassiers*.

§ VII. — Région axillaire.

Elle comprend deux muscles pairs qui sont placés sous le sternum, dans le pli de l'ars, et qui se terminent sur le membre antérieur. Ce sont le *pectoral superficiel* et le *pectoral profond* (2).

Préparation. — 1° Placer l'animal en première position. 2° Détacher l'un des membres antérieurs et l'abandonner à son propre poids, pour l'écarter de celui du côté opposé. 3° Dépouiller la région avec soin, et disséquer, du côté correspondant au membre non fixé, les deux muscles qui forment le pectoral superficiel. 4° Préparer le pectoral profond sur le côté opposé. Pour exécuter cette dernière partie de la préparation, on enlèvera le pannicule charnu avec précaution pour ne pas entamer la substance du muscle que l'on veut examiner; on incisera transversalement le pectoral superficiel, dont on relèvera les lambeaux à droite et à gauche; on incisera également les muscles mastoïde-huméral et trapèze cervical près de leur insertion sur le membre, et l'on rabattra ces muscles sur l'encolure.

1° PECTORAL SUPERFICIEL (fig. 75, 9, 10).

Synonymie : Commun au bras et à l'avant-bras (Bourg.). — Grand pectoral de l'homme.

Situation. Composition. — Ce muscle, situé entre les deux membres antérieurs, occupe le dessous du poitrail, et se trouve formé de deux portions assez adhérentes l'une à l'autre, mais parfaitement distinctes. Nous les décrirons, à l'exemple de Girard, comme deux muscles particuliers, l'un, sous le nom de *sterno-huméral*, l'autre, sous celui de *sterno-aponévrotique*.

A. STERNO-HUMÉRAL. — *Forme. Structure.* — C'est un muscle court, épais, aplati de dessus en dessous, rétréci à sa terminaison, et formé presque entièrement de grosses fibres charnues parallèles.

Direction et attaches. — Il commence sur l'appendice antérieur et le bord infé-

(1) Il manque chez l'homme.

(2) Voir pour la justification de l'emploi de ces nouvelles dénominations la note de la page 178.

rieur du sternum, et se dirige obliquement en arrière, en bas et en dedans, pour gagner la crête antérieure de l'humérus, sur laquelle il se termine, par une aponévrose qui lui est commune avec le mastoïdo-huméral et le sterno-aponévrotique.

Rapports. — Il répond, par sa face externe, à la peau, dont il est séparé par une couche celluleuse, et à l'extrémité inférieure du peaucier du cou; par sa face interne, au sterno-aponévrotique et au sterno-pré-scapulaire. Son bord antérieur forme, avec le mastoïdo-huméral, un espace triangulaire occupé par la veine de l'ars.

Fig. 75 (*).

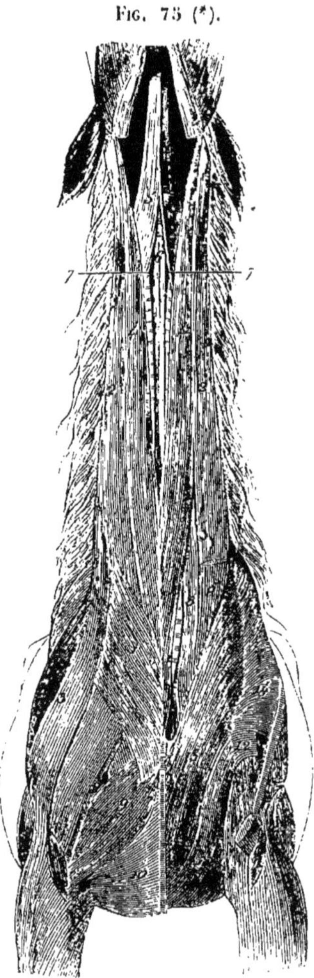

Usages. — Il agit principalement comme adducteur du membre antérieur.

B. Sterno-aponévrotique. — *Forme. Structure. Direction. Attaches.* — Très large muscle quadrilatère, mince et pâle, formé de fibres charnues parallèles, qui partent de toute l'étendue de la carène sternale, pour se diriger en dehors d'abord, puis en bas, et qui se terminent de la manière suivante : les fibres antérieures se rendent à l'aponévrose qui attache le mastoïdo-huméral et le sterno-huméral sur la crête antérieure de l'humérus; les postérieures se continuent également avec un fascia très mince étalé en dedans du membre, à la face externe de l'aponévrose anti-brachiale.

Rapports. — Par sa face superficielle, avec la peau, qui lui adhère intimement à l'aide d'un tissu cellulaire dense et serré, et avec le sterno-huméral, qui recouvre son bord antérieur. Par sa face profonde, avec les deux portions du pectoral profond, le coraco-radial et le long extenseur de l'avant-bras; il répond encore, par cette même face, à l'aponévrose anti-brachiale, et à la veine sous-cutanée de l'avant-bras, qu'il maintient appliquée contre cette aponévrose.

Usages. — Adducteur du membre antérieur et tenseur du fascia qui recouvre l'aponévrose anti-brachiale.

Différences. — Chez les *Ruminants* et les *Pachydermes*, le sterno-huméral est faible et moins distinct du sterno-aponévrotique que dans les Solipèdes. — Chez les *Carnassiers*, le sterno-aponévrotique est toujours très mince et très étroit.

(*) Fig. 75. — *Muscles de la région axillaire et de la région trachélienne.* — 1. Portion du peaucier du cou. 2. Portion antérieure du mastoïdo-huméral. 3. Portion postérieure du même muscle. 4. Sterno-maxillaire. 5. Sous-scapulo-hyoïdien. 6. Sterno-hyoïdien. 7. Sterno-thyroïdien. 8. Scalène. 9. Sterno-huméral. 10. Sterno-aponévrotique. 11. Sterno-trochinien. 12. Portion de l'aponévrose d'enveloppe du coraco-radial, recevant une partie des fibres du sterno-trochinien. 13. Sterno-pré-scapulaire; 14. Son aponévrose terminale.

2° Pectoral profond (fig. 75, 11, 13).

Synonymie : Petit pectoral de l'homme.

Volume. Situation. Composition. — Muscle énorme situé sous le thorax et composé, comme le précédent, de deux portions parfaitement distinctes, décrites également par Girard comme deux muscles, sous les noms de *sterno-trochinien* et *sterno-pré-scapulaire*.

A. Sterno-trochinien (*grand pectoral* de Bourgelat). — *Volume. Étendue.* — Ce muscle, le plus gros des deux, offre un volume considérable. Étendu depuis le niveau de la neuvième ou de la dixième côte jusqu'à l'extrémité supérieure du bras, il se trouve d'abord appliqué sous l'abdomen, puis sous la poitrine, et compris ensuite entre les parois de cette dernière cavité et la face interne du membre antérieur.

Forme. — Il est mince et aplati de dessus en dessous dans son tiers postérieur, plus épais et déprimé d'un côté à l'autre dans son tiers moyen, tout à fait rétréci et prismatique dans son tiers antérieur; sa forme générale peut être comparée à celle d'un triangle assez irrégulier et allongé d'avant en arrière, lequel aurait un bord postérieur très court, un bord interne ou inférieur plus long, et un bord externe ou supérieur plus étendu que les deux autres.

Structure. — Il est entièrement formé de gros faisceaux charnus sensiblement parallèles, qui partent tous du bord postérieur et du bord interne du muscle, pour gagner sa partie rétrécie ou son extrémité antérieure. Ces faisceaux sont d'autant plus longs qu'ils se rapprochent davantage du bord supérieur. Ceux qui procèdent du bord postérieur commencent par des fibres aponévrotiques. De rares intersections existent vers l'extrémité antérieure du muscle.

Attaches. — Il prend son origine : 1° sur la tunique abdominale, par les faisceaux aponévrotiques de son bord postérieur ; 2° par son bord interne, sur les deux tiers postérieurs du bord inférieur du sternum. — Il se termine, par son extrémité antérieure, sur le trochin, sur le tendon d'origine du coraco-huméral et le fascia qui enveloppe le coraco-radial. Par l'intermédiaire de ce fascia, il s'insère à la lèvre externe de la coulisse bicipitale, formée par le trochiter, et il s'unit aux deux branches terminales du sus-épineux. (Voyez fig. 75, 12. — 78, 8, 9.)

Rapports. — Sa face profonde, qui est successivement supérieure et interne, recouvre l'oblique externe et le droit de l'abdomen, le grand dentelé, le transversal des côtes, le sterno-pré-scapulaire, et quelques nerfs thoraco-musculaires ; tous ces rapports sont établis à l'aide d'un tissu cellulaire lâche et abondant. Sa face superficielle, qui regarde alternativement en bas et en dehors, répond : à la peau, dont elle est séparée par un léger fascia cellulo-fibreux ; au sterno-aponévrotique; aux muscles, aux vaisseaux et aux nerfs de la face interne du bras, par l'intermédiaire de l'aponévrose sous-brachiale du pannicule charnu et d'une masse assez considérable de tissu cellulaire. Son bord supérieur adhère d'une manière assez intime à ce dernier muscle et se trouve longé par la veine de l'éperon. Les gros troncs vasculaires qui sortent de la poitrine pour gagner le membre antérieur passent au-dessus de son extrémité antérieure, en croisant sa direction.

Usages. — Il tire le membre tout entier en arrière, en pressant sur l'angle de l'épaule.

B. STERNO-PRÉ-SCAPULAIRE (*petit pectoral* de Bourgelat). — *Forme. Situation. Direction.* — Muscle long et prismatique, rétréci à ses deux extrémités, situé en avant du précédent, partant du sternum, se dirigeant en avant et en dehors vers l'angle scapulo-huméral, et se réfléchissant ensuite en haut et en arrière, sur le bord antérieur de l'épaule, qu'il suit jusque auprès de l'angle cervical du scapulum.

Structure et attaches. — Il est formé de très gros faisceaux charnus analogues à ceux du sterno-trochinien, lesquels faisceaux prennent leur origine, par leur extrémité inférieure, sur les côtés de la carène sternale et sur les cartilages de prolongement des trois ou quatre premières côtes. Ils suivent la direction inflexe du muscle, et se terminent les uns au-dessus des autres, à une courte aponévrose qui recouvre le sus-épineux et qui se confond avec l'aponévrose scapulaire externe (fig. 75, 14).

Rapports. — Dans sa portion axillaire, ce muscle répond, en dedans, au transversal des côtes, aux premiers cartilages sternaux et aux inter-costaux correspondants; en dehors, au sterno-trochinien et au sterno-aponévrotique. Dans sa portion pré-scapulaire, il se trouve en rapport, en dehors, avec le mastoïdo-huméral et le trapèze; en dedans, avec l'omoplat-hyoïdien, le scalène et l'angulaire de l'omoplate; en arrière, avec le sus-épineux, qui s'en trouve séparé par l'aponévrose scapulaire externe.

Usages. — Ce muscle, congénère du sterno-trochinien, tire l'épaule en arrière et en bas. C'est, de plus, un muscle tenseur de l'aponévrose scapulaire.

DIFFÉRENCES. — Chez le **Bœuf**, le sterno-pré-scapulaire, à peine distinct du sterno-trochinien, ne remonte pas au delà de l'extrémité inférieure du sus-épineux. — Chez le **Mouton**, ce même muscle est tout à fait confondu avec le sterno-trochinien. — Il s'en distingue un peu mieux chez les *Carnassiers ;* mais il est très faible et se termine, avec le muscle principal, sur l'humérus. — Dans le **Porc**, le sterno-pré-scapulaire se comporte à peu près comme dans le cheval. Son extrémité inférieure recouvre seulement la première articulation chondro-sternale; l'extrémité supérieure est plus volumineuse. Quant au sterno-trochinien, il se termine sur le sommet du trochiter, après avoir envoyé une courte branche au tendon du coraco-huméral.

§ VIII. — Région costale.

On trouve dans chaque région costale cinquante-quatre muscles qui concourent d'une manière plus ou moins directe à l'exercice des mouvements respiratoires. Ces muscles sont : 1° le *grand dentelé*, 2° le *transversal des côtes*, 3° dix-sept *inter-costaux externes*, 4° dix-sept *inter-costaux internes*, 5° dix-sept *sus-costaux*, 6° le *triangulaire du sternum*.

Préparation. — 1° Placer le sujet en deuxième position. 2° Abattre le membre antérieur et tous les muscles qui l'attachent au tronc, en sciant l'épaule comme dans la figure 68, pour découvrir le grand dentelé et le transversal des côtes ; achever la dissection du grand dentelé en le débarrassant de la couche fibreuse jaune qui recouvre ses dentelures postérieures. 3° Étudier les inter-costaux externes et les sus-costaux, après avoir enlevé le grand oblique de l'abdomen, le grand et les petits dentelés, l'inter-costal commun et l'ilio-spinal.

4° Exciser quelques inter-costaux externes, pour mettre à nu les inter-costaux internes correspondants. 5° On préparera le triangulaire sur une pièce isolée; et il suffira, pour obtenir cette pièce, de séparer le sternum du thorax, en sciant les côtes sternales un peu au-dessus de leur extrémité inférieure.

1° Grand dentelé (fig. 68, 15).

Synonymie : Costo-sous-scapulaire (Gir.). — Portion postérieure du grand dentelé de Bourgelat.

Forme. Situation. — Très large muscle disposé en éventail, découpé en dentelures à son bord inférieur, appliqué contre les parois thoraciques, et caché en partie par l'épaule.

Structure. — Il est formé de fibres charnues rayonnées qui convergent toutes vers l'extrémité supérieure du scapulum, et qui se trouvent recouvertes par une forte aponévrose. Cette aponévrose, dont l'épaisseur diminue graduellement de haut en bas, n'adhère à la surface du muscle que dans sa partie inférieure.

Attaches. — 1° A la face externe des huit côtes sternales; — 2° sur la surface triangulaire antérieure de la face interne du scapulum, en arrière de l'angulaire, avec lequel il se confond; 3° sur toute l'étendue de la surface triangulaire postérieure du même os.

En arrivant sur le scapulum, l'aponévrose se sépare des fibres charnues, et s'insère isolément sur le plan fibreux qui recouvre les faisceaux musculeux du sous-scapulaire.

Rapports. — Le grand dentelé répond : en dehors, et par l'intermédiaire d'un tissu cellulaire abondant qui facilite le jeu du membre contre la paroi latérale du thorax, au sous-scapulaire, au sus-épineux, à l'adducteur du bras, au grand dorsal et à la masse des muscles olécraniens; en dedans, aux sept premiers inter-costaux externes, aux côtes sternales et au petit dentelé antérieur. Ses quatre dentelures postérieures s'entrecroisent avec les cinq premières du grand oblique de l'abdomen, et sont recouvertes par un prolongement de la tunique abdominale.

Usages. — Ce muscle constitue avec celui du côté opposé une vaste sangle sur laquelle s'appuie le thorax pendant la station; il joue donc, par rapport au tronc, le rôle de ligament suspenseur. Quand il se contracte, son point fixe étant sur les parois du thorax, il tire l'extrémité supérieure de l'épaule en bas et en arrière, et fait éprouver au rayon complet un mouvement de bascule qui porte l'angle inférieur en haut et en avant. S'il prend son point d'appui sur le membre, il soulève le thorax entre les deux membres antérieurs, et concourt aux mouvements d'inspiration, en élevant les côtes.

Différences. — Chez le **Bœuf**, le grand dentelé est très étendu; et la portion qui se rend à la surface triangulaire postérieure du scapulum se distingue assez nettement de l'antérieure, par sa moindre épaisseur, le plus grand nombre de fibres aponévrotiques qu'elle contient, et par le tendon aplati au moyen duquel elle opère son insertion.

2° Transversal des côtes (fig. 68, 16).

Synonymie : Costo-sternal (Gir.). — Il n'a point de représentant chez l'homme.

Forme. Structure. Direction. Situation. — C'est une bandelette aplatie d'un côté à l'autre, aponévrotique à ses extrémités, oblique de bas en haut et d'arrière en avant, située sous le bord inférieur du muscle précédent, à la face interne du pectoral profond.

Attaches. — Son extrémité postérieure se fixe sur le sternum et le quatrième cartilage sternal. — L'antérieure s'insère à la face externe de la première côte.

Rapports. — En dedans, avec la deuxième et la troisième côtes, sur lesquelles s'arrêtent souvent quelques-uns de ses faisceaux, et avec les trois premiers inter-costaux. En dehors, avec les deux portions du pectoral profond.

Usages. — Il est auxiliaire des muscles expirateurs.

3° Inter-costaux externes (fig. 67; 68).

Situation. Forme. — Ces muscles remplissent les intervalles des côtes, sans descendre au delà de l'extrémité inférieure de celles-ci, en sorte qu'ils ne se prolongent pas entre leurs cartilages de prolongement. Ce sont des rubans charnus aplatis d'un côté à l'autre, qui diminuent graduellement d'épaisseur de haut en bas.

Structure. Attaches. — Chaque inter-costal externe se compose d'une série de faisceaux musculeux mêlés à de nombreuses fibres aponévrotiques, lesquels faisceaux se portent obliquement en arrière et en bas, du bord postérieur de la côte qui précède à la face externe de la côte qui suit.

Rapports. — Ils répondent, en dehors, aux différents muscles appliqués sur les parois thoraciques; en dedans, aux inter-costaux internes.

4° Inter-costaux internes (fig. 69, 16).

Ils sont placés à la face interne des précédents, qu'ils répètent exactement quant à la forme générale, et dont ils diffèrent par les points suivants :

1° Très épais entre les cartilages costaux, ces muscles se réduisent, en haut de l'intervalle des côtes, à une lame aponévrotique qui supporte seulement quelques fibres charnues. Ils s'amincissent donc graduellement de bas en haut.

2° Leurs faisceaux, moins tendineux que ceux des muscles externes, se portent obliquement en avant et en bas, du bord antérieur de la côte qui est en arrière au bord postérieur et à la face interne de la côte qui est en avant. D'où il suit que les fibres des deux espèces d'inter-costaux sont croisées en X.

3° Ils répondent, en dehors, aux inter-costaux externes; en dedans, à la plèvre costale.

Usages des inter-costaux.—L'action des inter-costaux est un point qui a été pendant longtemps et est encore aujourd'hui vivement débattu. On peut dire, à propos de cette discussion, que jamais peut-être des opinions plus diverses et plus opposées ne se sont rencontrées sur le même terrain. M. Bérard, qui en a résumé les éléments avec la plus grande sagacité, considère les inter-costaux externes comme inspirateurs. Quant aux inter-costaux internes, d'après le même auteur, ils seraient inspirateurs par ceux de leurs faisceaux qui remplissent l'espace compris entre les cartilages costaux; et le reste des muscles, c'est-à-dire leur plus grande partie, produirait l'expiration.

DIFFÉRENCES DES INTER-COSTAUX. — Chez le **Porc**, les inter-costaux internes se prolongent en conservant une certaine épaisseur jusque auprès de la colonne vertébrale.

5° SUS-COSTAUX.

Synonymie : Transverso-costaux (Gir.).

Petits faisceaux aplatis, triangulaires, charnus et tendineux, constituant pour ainsi dire la tête des inter-costaux externes, dont ils sont peu distincts dans les premiers et les derniers intervalles costaux.

Ils partent des apophyses transverses des vertèbres dorsales, et ils se dirigent en arrière et en dehors, pour se terminer, en s'épanouissant, sur la face externe de la côte ou des deux côtes qui suivent leur insertion fixe.

En dehors, ils répondent à l'ilio-spinal; en dedans, aux inter-costaux externes.

Les sus-costaux tirent les côtes en avant, c'est-à-dire qu'ils sont inspirateurs.

6° TRIANGULAIRE DU STERNUM.

Synonymie : Muscle du sternum (Bourg.). — Sterno-costaux (Gir.).

Forme. Situation. — Ce muscle, aplati de dessus en dessous, allongé d'avant en arrière, et denté à son bord externe ou supérieur, est situé dans la cavité thoracique, au-dessus du sternum et des cartilages des vraies côtes.

Attaches. — Il se fixe, par son bord interne, sur la face supérieure du sternum, au cordon ligamenteux qui la circonscrit en dehors.—Il prend son insertion mobile sur les cartilages des côtes sternales (celui de la première excepté), au moyen des dentelures de son bord externe.

Structure. — Il est formé de faisceaux charnus fortement aponévrotiques qui se dirigent du bord interne au bord externe.

Rapports. — En dedans, avec la plèvre; en dehors, avec les cartilages sur lesquels il s'attache, les inter-costaux internes, l'artère et la veine thoraciques internes.

Usages. — Le triangulaire du sternum concourt à l'expiration en abaissant les cartilages costaux.

§ IX. — Région abdominale inférieure.

Les parois inférieure et latérales de la cavité abdominale sont formées par une lrge enveloppe musculo-aponévrotique, qui s'appuie, par sa périphérie, sur le sernum, les côtes, les vertèbres lombaires, l'ilium, l'aponévrose lombo-iliaque et le pubis. Cette enveloppe, concave sur sa face supérieure, résulte elle-même de l'ssemblage de quatre grands muscles membraneux et pairs, disposés en couches superposées; ce sont, en les comptant de dehors en dedans : le *grand oblique* ou *oblique externe*, le *petit oblique* ou *oblique interne*, le *grand droit* et le *transverse*. Doublés, en dehors, par une expansion de tissu fibreux jaune, la *tunique abdominale*, et séparés de ceux du côté opposé par la *ligne blanche*, raphé médian qui s'étend du sternum au pubis, ces muscles soutiennent la masse intestinale, et se prêtent, par leur relâchement et leur contraction, aux variations de volume qu'elle peut éprouver.

Préparation. — Après avoir placé l'animal en première position, on pratiquera une large ouverture dans la cavité pectorale, par l'ablation d'un certain nombre de côtes, qui seront sciées, par en bas, au-dessus des attaches costales du muscle grand oblique. On enlèvera le cœur et les poumons; puis on incisera le diaphragme, pour sortir les viscères digestifs renfermés dans la cavité abdominale. On pourrait à la rigueur se dispenser de vider l'abdomen; mais il faudrait alors avoir soin de faire pénétrer plusieurs ponctions dans le gros intestin, pour empêcher l'accumulation des gaz dans le tube digestif et la distension trop considérable des parois abdominales.

Ces précautions préliminaires étant prises, on procédera aux opérations suivantes :

1° On dépouillera la région en laissant le pannicule charnu sur la face interne de la peau, pour étudier la face externe de la tunique abdominale. 2° On préparera le grand oblique, en enlevant cette enveloppe fibreuse jaune sur la portion charnue du muscle, avec le sterno-trochinien. L'anneau inguinal sera mis à nu par l'ablation du dartos, du fourreau et du pénis, ou des mamelles. 3° Sur le côté opposé, on découvrira le petit oblique, en excisant le grand oblique, moins la portion d'aponévrose qui s'intrique avec celle du premier muscle. 4° Celui-ci étant étudié, on disséquera du même côté le grand droit, en séparant de la ligne blanche, par une incision longitudinale, l'aponévrose commune aux deux obliques, en divisant cette aponévrose et la portion charnue de l'oblique interne, par une autre incision étendue transversalement de l'ombilic au milieu de la région lombaire, et en rabattant l'un des lambeaux musculo-aponévrotiques sur la cuisse, l'autre sur les côtes. 5° On préparera le transverse du côté où a été faite la dissection de l'oblique externe. Pour mettre ce muscle à découvert, il suffira de pratiquer deux incisions semblables aux précédentes, mais qui intéressent à la fois les deux obliques et le grand droit, puis de rabattre les deux lambeaux comme ci-dessus. 6° Enfin on ouvrira tout à fait la cavité abdominale, en incisant le transverse de la même manière; et l'on étudiera les digitations musculeuses de ce muscle, l'orifice interne du trajet inguinal et le feuillet réfléchi de l'aponévrose du grand oblique.

1° Tunique abdominale.

On appelle ainsi une vaste expansion de tissu fibreux jaune élastique répandue sur les deux muscles obliques externes de l'abdomen.

Très épaisse sur le tendon pré-pubien des muscles abdominaux et aux alentours de la ligne blanche, cette expansion s'amincit graduellement en se rapprochant du sternum; aussi disparaît-elle près de l'insertion abdominale des muscles sterno-trochiniens. Elle perd également de son épaisseur en s'éloignant de la ligne médiane ; et quand elle arrive sur la portion charnue du muscle grand oblique, elle se trouve réduite à un feuillet extrêmement mince, dont les faisceaux s'écartent les uns des autres, et se raréfient de plus en plus au point de disparaître complétement. Cependant on la voit, en avant, se prolonger par côté jusque sur les digitations postérieures du muscle grand dentelé. Elle fournit, en arrière, quelques trousseaux de fibres qui se détachent de la surface du tendon commun, et qui se portent dans l'entre-deux des cuisses, pour se perdre sur les muscles cruraux internes.

La tunique abdominale est recouverte par la peau et le pannicule charnu, dont elle se trouve séparée par un tissu celluleux abondant. Sa face externe donne attache, chez le mâle, aux ligaments suspenseurs du fourreau et au dartos, chez la femelle, à la capsule élastique qui enveloppe chaque mamelle. Par sa face interne, elle adhère intimement à l'aponévrose du grand oblique; mais on la sépare assez facilement de la portion charnue du même muscle. Elle est traversée par plusieurs trous qui livrent passage aux vaisseaux et aux nerfs sous-cutanés de la région abdominale.

La tunique abdominale fait l'office d'une vaste sangle élastique qui vient en aide aux muscles abdominaux pour soutenir la masse intestinale. Aussi cette tunique est-elle d'autant plus épaisse que les organes digestifs abdominaux sont plus volumineux. Aussi, chez le **Porc**, le **Chien** et le **Chat**, se trouve-t-elle réduite à une simple lame cellulo-aponévrotique, parce que l'estomac et les intestins, chez ces animaux, n'exercent qu'une faible pression sur les parois de l'abdomen.

2° Ligne blanche.

La ligne blanche est un cordon fibreux compris entre le bord interne des deux muscles grands droits et regardé comme étant formé par l'entrecroisement, sur la ligne médiane, des aponévroses qui appartiennent aux muscles obliques et transverses. Attaché, en avant, sur la face inférieure de l'appendice xiphoïde, ce cordon se confond, en arrière, avec un large tendon que nous avons déjà nommé *tendon pré-pubien*, *tendon commun des muscles abdominaux*, et qui se fixe au bord antérieur des deux pubis (fig. 61, A. — 70, C. — 76, 4). Ce tendon, recouvert par la tunique abdominale, contribue à former la commissure interne de l'anneau inguinal, et donne naissance au ligament pubio-fémoral.

Vers l'union de son tiers postérieur avec ses deux tiers antérieurs, la ligne blanche s'élargit pour former un espace losangique, au centre duquel on trouve la trace de l'ombilic et du cordon ombilical (fig. 76, 14).

3° Grand oblique ou oblique externe de l'abdomen (fig. 68, 18; 76, 1).

Synonymie : Costo-abdominal (Gir.).

Situation. Composition. — Ce muscle, le plus grand des quatre et le plus superficiel, se compose d'une portion charnue et d'une aponévrose.

Forme, structure et attaches de la portion charnue. — La portion charnue, formée de fibres obliquement dirigées en bas et en arrière, représente une large bande musculeuse, plus étroite en avant qu'en arrière, appliquée sur l'extrémité inférieure des treize ou quatorze dernières côtes. Son bord supérieur, concave, s'attache : 1° sur la face externe des côtes précitées, par autant de dentelures légèrement aponévrotiques, dont quatre, les premières, s'entrecroisent avec les dentelures postérieures du grand dentelé; 2° sur l'aponévrose du muscle grand dorsal, depuis la dernière côte jusqu'à l'angle externe de l'ilium (fig. 68, 18). Son bord inférieur, convexe et sinueux, se continue avec l'aponévrose; il descend, en avant, au niveau du cercle cartilagineux des fausses côtes, qu'il déborde en arrière, et d'autant plus qu'on l'envisage plus près de la région lombaire.

Forme, structure et attaches de l'aponévrose. — Celle-ci, étroite et mince en avant, large et épaisse en arrière, de forme triangulaire, est formée de fibres blanches d'une couleur nacrée, dirigées dans le même sens que les fibres de la portion charnue. Elle se continue, par son bord externe, avec le bord inférieur de cette dernière. Son bord interne s'insère à la ligne blanche et au tendon pré-pubien. Son bord postérieur, étendu de l'angle externe de l'ilium au bord antérieur du pubis, répond au pli de l'aine, embrasse les muscles cruraux correspondants, et établit la délimitation entre le tronc et le membre abdominal (fig. 76, 10).

L'aponévrose du grand oblique, à son bord postérieur, donne naissance à deux feuillets fibreux fort remarquables qui semblent produits par le dédoublement de cette aponévrose en deux lames. L'un de ces feuillets descend sur les muscles internes de la cuisse pour constituer l'*aponévrose crurale* (fig. 76, 11). L'autre se réfléchit de bas en haut et d'arrière en avant, pour rentrer dans la cavité abdominale; c'est à ce feuillet réfléchi de l'aponévrose du grand oblique qu'on a donné le nom d'*arcade crurale* (fig. 70, B).

Près du tendon pré-pubien des muscles abdominaux, et immédiatement avant sa division en deux feuillets, l'aponévrose de l'oblique externe est percée d'un large trou ovalaire (fig. 76, 5), orifice inférieur du conduit qui livre passage au cordon testiculaire chez le mâle, et aux vaisseaux mammaires chez la femelle. Ce conduit a été appelé *canal inguinal*.

La description de l'aponévrose fémorale, de l'arcade crurale et de l'anneau inguinal, complément obligé de celle du muscle grand oblique, sera faite ci-après.

Rapports du muscle grand oblique. — Par sa face superficielle, l'oblique externe répond au sterno-trochinien, et à la tunique abdominale, qui le sépare de la peau et du pannicule charnu. Par sa face profonde, il se trouve en rapport avec les côtes sur lesquelles il s'insère, avec leurs cartilages de prolongement, les inter-costaux correspondants, le petit oblique et le grand droit. Ce dernier muscle semble même attaché, par la moitié antérieure de son bord externe, sur la portion charnue du grand oblique, au moyen d'une légère lame de tissu jaune élastique qui tapisse, dans une petite étendue, la face profonde des deux muscles.

Usages. — L'oblique externe, en se contractant, comprime les viscères abdominaux, fléchit la colonne vertébrale, et agit comme expirateur.

Aponévrose crurale interne. — Cette lame fibreuse descend du pli de l'aine sur la rotule et la face interne de la jambe. Elle se confond, en dehors, avec l'aponévrose du fascia lata; en dedans, elle dégénère en tissu cellulaire. Elle recouvre le long adducteur de la jambe, une partie du court adducteur, le vaste interne, et les vaisseaux cruraux, à leur sortie de la cavité abdominale.

Arcade crurale. — C'est, avons-nous dit, le feuillet réfléchi de l'aponévrose du grand oblique. On l'appelle encore *ligament de Fallope* ou *ligament de Poupart*. Ce feuillet représente un large ruban attaché, par ses extrémités, sur l'angle externe de l'ilium et sur le bord antérieur du pubis. — Sa face antérieure (fig. 70, B) forme, en dedans, la paroi postérieure du canal inguinal; elle donne attache, en dehors, aux fibres postérieures du muscle petit oblique. — Sa face postérieure, appliquée contre l'extrémité supérieure des muscles rotuliens, le long adducteur de la jambe, le pectiné, et les vaisseaux cruraux à leur sortie du bas-ventre, embrasse toutes ces parties comme dans une vaste arcade (c'est à cette particularité que ce feuillet doit son nom). — Son bord supérieur s'insère, dans sa moitié externe, sur l'aponévrose lombo-iliaque. Dans sa partie moyenne, il s'amincit beaucoup, et se prolonge à la surface externe du muscle long adducteur de la jambe et du fascia iliaca, pour se confondre ensuite avec celui-ci. En dedans de l'insertion pectinéale du petit psoas, il forme le pourtour antérieur de l'*anneau crural*, orifice triangulaire circonscrit, d'autre part, par le bord antérieur du pubis, l'iliaque et le long adducteur de la jambe, et dans lequel s'engagent les vaisseaux cruraux, pour passer sous l'arcade crurale et sortir de l'abdomen (1). — Le bord inférieur se continue avec l'aponévrose fémorale et celle du grand oblique.

CANAL INGUINAL. — C'est un conduit infundibuliforme et comprimé d'un côté à l'autre, par lequel sortent de la cavité abdominale le cordon testiculaire avec l'artère scrotale, chez le mâle, et les vaisseaux mammaires externes, chez la femelle.

Situé sur le côté de la région pré-pubienne, dans une direction oblique de haut en bas, d'avant en arrière et de dehors en dedans, mesurant 5 à 6 centimètres en longueur, ce canal est pratiqué entre l'arcade crurale, qui constitue sa paroi postérieure, et la portion charnue du muscle petit oblique, qui en forme la paroi antérieure.

Son *orifice inférieur* ou *cutané*, encore appelé *anneau inguinal*, est beaucoup plus large que le supérieur. Percée à travers l'aponévrose du grand oblique, dans l'angle formé par la réunion du bord interne avec le bord postérieur de cette aponévrose, cette ouverture a la forme d'un ovale obliquement dirigé d'avant en arrière et de dehors en dedans. Cette forme a permis de lui reconnaître *deux lèvres* ou *piliers*, et *deux extrémités* ou *commissures*.

Les *piliers*, distingués en *antérieur* et *postérieur*, sont constitués par des fibres arciformes de l'aponévrose du muscle grand oblique.

Les *commissures*, l'une *interne*, l'autre *externe*, résultent de l'union des deux piliers à leurs extrémités. L'interne est limitée par le tendon pré-pubien des muscles abdominaux.

L'*orifice supérieur* ou *péritonéal* du canal inguinal est situé en avant et directement en regard de l'anneau crural. C'est une simple fente dilatable comprise, comme le canal lui-même, entre l'arcade crurale et le muscle petit oblique. Mal circonscrite à ses extrémités, cette fente embrasse le collet de la gaîne vaginale.

DIFFÉRENCES. — Chez les *Ruminants*, l'aponévrose crurale interne manque et se trouve remplacée par un feuillet celluleux. L'aponévrose du grand oblique, au lieu de se dédoubler en deux lames à son bord postérieur, se réfléchit donc tout entière pour former l'arcade crurale. — Cette disposition existe également chez le *Porc* et les *Carnassiers*. — Chez ces derniers, le grand oblique se distingue encore par le grand développement de sa portion charnue et l'étroitesse de son aponévrose.

4° PETIT OBLIQUE OU OBLIQUE INTERNE DE L'ABDOMEN (fig. 69, 17'; 76, 2).

Synonymie : Ilio-abdominal (Gir.).

Situation. Composition. — Situé sous le précédent, qui le recouvre exactement, ce muscle se compose, comme lui, d'une portion charnue et d'une aponévrose.

Forme, structure, position et attaches de la portion charnue. — La portion char-

(1) Cet orifice est recouvert par une lame aponévrotique fort mince, qui se prolonge, en haut, sur les vaisseaux cruraux, en arrière, dans la cavité pelvienne, et qui semble se continuer en bas avec le bord supérieur du ligament de Fallope. Cette lame n'est peut-être qu'une dépendance de l'aponévrose sous-péritonéale. Dans ce cas, elle représenterait le seul vestige du *fascia transversalis* qu'il nous ait été possible de retrouver chez les Solipèdes.

nue, très épaisse, triangulaire et flabelliforme, occupe la région du flanc. Son bord supérieur est uni, par une épaisse production jaune élastique, à l'aponévrose du grand dorsal et à un petit muscle particulier appelé par les Allemands *retractor costæ* (*rétracteur de la dernière côte*), muscle que nous considérons comme une dépendance du petit oblique. Son bord postérieur se relève légèrement et s'applique contre l'arcade crurale, dont il s'écarte en dedans, pour former le canal inguinal. Son bord antérieur et inférieur, convexe, irrégulier et plus mince que les autres parties du muscle, se continue avec l'aponévrose. Toutes les fibres qui entrent dans la composition de cette portion charnue, étalées comme les rayons d'un éventail, partent de l'angle externe de l'ilium et du quart externe de l'arcade crurale, pour se diriger, les postérieures, en arrière et en dedans, les moyennes, en bas, les antérieures, en avant, et pour gagner le bord antéro-inférieur du muscle.

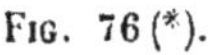

Fig. 76 (*).

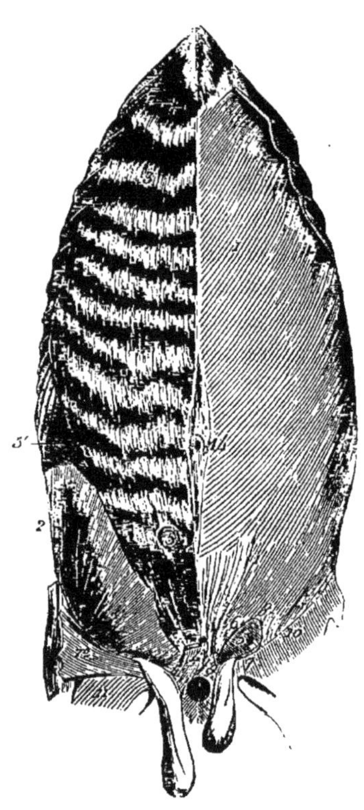

Forme, structure et attaches de l'aponévrose. — L'aponévrose, irrégulièrement triangulaire, formée de fibres nacrées qui sont dirigées dans le même sens que les fibres musculeuses et croisent en X les fibres aponévrotiques de l'oblique externe, succède au bord antéro-inférieur de la portion charnue. Elle se sépare supérieurement en plusieurs languettes qui gagnent la face interne des derniers cartilages asternaux. Par toute l'étendue de son bord interne, elle se fixe à la ligne blanche.

Rapports. — Le petit oblique est recouvert par l'oblique externe. Les aponévroses des deux muscles, simplement superposées en dehors, se confondent, en dedans, d'une manière si intime qu'on pourrait croire leurs faisceaux respectifs nattés les uns avec les autres. — Le petit oblique recouvre le grand droit et le transverse.

Usages. — Ce muscle, congénère du précédent, comprime les viscères abdominaux, abaisse les dernières côtes et opère la flexion, soit directe, soit latérale, de la colonne vertébrale.

Du muscle rétracteur de la dernière côte. — Ce petit muscle, aplati d'un côté à l'autre et triangulaire, prend son origine, par des fibres aponévrotiques, sur le som-

(*) Fig. 76. — *Muscles de la région abdominale inférieure.* — 1. Aponévrose du grand oblique. 2. Portion charnue du petit oblique. 3. Grand droit. 3'. Transverse. 4. Tendon aplati par lequel les quatre muscles abdominaux s'insèrent en commun au pubis. 5. Anneau inguinal; 6. Son pilier antérieur; 7. Son pilier postérieur; 8. Sa commissure externe; 9. Sa commissure interne. 10. Bord postérieur de l'aponévrose du grand oblique. 11. Aponévrose crurale interne. 12. Lambeau de l'aponévrose du grand oblique, renversé par en bas pour montrer l'origine du feuillet réfléchi qui constitue l'arcade crurale. 14. Traces de l'ombilic.

met des deux ou trois premières apophyses transverses de la région lombaire. Il se termine sur le bord postérieur de la dernière côte. Recouvert par la dernière languette du dentelé postérieur et par le grand oblique, il recouvre le transverse de l'abdomen. En se contractant, il tire la dernière côte en arrière et la fixe dans cette position, pour permettre l'action expiratrice des inter-costaux internes. Il remplit donc par rapport à ces muscles le rôle que joue le scalène à l'égard des inter-costaux externes (fig. 69, 17).

DIFFÉRENCES.—Chez les *Ruminants*, la portion charnue du petit oblique occupe tout l'espace compris entre le bord postérieur de la dernière côte, l'extrémité des apophyses transverses des vertèbres lombaires, et l'angle externe de l'ilium. Le petit muscle rétracteur spécial de la dernière côte n'est donc point distinct du muscle principal. Même disposition à peu près chez les autres animaux.

5° GRAND DROIT DE L'ABDOMEN (fig. 68, 20 ; 76, 3).

Synonymie : Sterno-pubien (Gir.).

Situation. Étendue. Forme. Structure. — C'est une large et puissante bande musculaire, étendue du sternum au pubis, comprise entre l'aponévrose de l'oblique interne et celle du transverse, plus étroite à ses extrémités qu'à sa partie moyenne, entrecoupée de nombreuses intersections fibreuses transversales et disposées en zigzag. Ces intersections, très adhérentes à l'aponévrose du muscle petit oblique, mieux marquées et plus rapprochées les unes des autres en avant qu'en arrière, sont produites par de petits tendons qui sont placés de distance en distance sur le trajet des faisceaux charnus, et qui les rendent, pour ainsi dire, polygastriques.

Attaches. — En avant : 1° sur les cartilages de prolongement des quatre dernières côtes sternales et des premières asternales ; 2° sur la face inférieure du sternum. — En arrière, sur le bord antérieur du pubis, par l'intermédiaire du tendon commun.

Rapports. — Par sa face inférieure et en avant, avec le sterno-trochinien et le grand oblique ; dans le reste de son étendue, avec l'aponévrose du petit oblique. Par sa face supérieure, avec le transverse et les cartilages de plusieurs côtes. Par son bord interne, avec la ligne blanche, qui le sépare du muscle opposé.

Usages. — Il tire le thorax en arrière et comprime les viscères abdominaux. C'est le principal fléchisseur du rachis.

DIFFÉRENCES. — Chez les *Ruminants*, les intersections tendineuses du muscle sont plus marquées à sa face supérieure qu'à sa face inférieure. C'est chez les *Carnassiers* qu'elles sont le moins prononcées.

6° TRANSVERSE DE L'ABDOMEN (fig. 69, 18 ; 76, 3').

Synonymie : Lombo-abdominal (Gir.).

Situation. Composition. — Ce muscle, situé immédiatement en dehors du péritoine, forme la couche profonde des parois abdominales. Il est charnu en dehors et aponévrotique dans le reste de son étendue.

Forme, structure et attaches de la portion charnue. — Elle représente une bande allongée d'avant en arrière, s'étend du sternum aux apophyses transverses des dernières vertèbres lombaires, suit dans son trajet la direction du cercle cartilagineux des côtes, et se trouve formée de fibres parallèles qui se portent d'un bord à l'autre.

Son bord supérieur, concave, est attaché : 1° sur la face interne des côtes asternales, par des dentelures qui se mettent en regard des digitations du diaphragme, mais qui, pour la plupart, ne s'entrecroisent point avec elles ; 2° sur l'extrémité des apophyses transverses de la région lombaire, par un mince feuillet fibreux. Son bord inférieur est convexe et se continue avec l'aponévrose.

Forme, structure, et attaches de l'aponévrose. — Elle a la forme d'un triangle à base postérieure ; et ses fibres affectent une direction transversale à la ligne médiane. Très serrées les unes contre les autres en avant, ces fibres s'écartent en arrière et ne forment plus alors qu'une lame fort mince et incomplète.

Par son bord externe, l'aponévrose se joint au bord inférieur de la portion musculeuse. Son bord interne se fixe au cartilage xiphoïde et à la ligne blanche. Son bord postérieur, mal défini, semble ne rejoindre l'arcade crurale que tout à fait en dehors.

Rapports. — En dehors, avec l'extrémité inférieure des côtes asternales et leurs cartilages de prolongement, avec le grand droit, le petit oblique et le muscle abaisseur de la dernière côte ; en dedans, avec le péritoine, dont il est séparé par l'aponévrose sous-péritonéale, feuillet fibreux extrêmement mince, qui, chez l'homme et quelques animaux, s'épaissit beaucoup près de l'arcade crurale, avec laquelle il contracte des adhérences. C'est cette partie épaissie qu'on a décrite, en anatomie humaine, sous le nom de *fascia transversalis.*

Usages. — Ce muscle, en se contractant, comprime les viscères abdominaux et les refoule vers la colonne vertébrale.

DIFFÉRENCES. — Chez les *Ruminants*, son aponévrose est beaucoup plus épaisse et plus résistante que chez les Solipèdes.

§ X. — Région diaphragmatique.

Elle se compose d'un seul muscle, le *diaphragme.*

DIAPHRAGME.

Préparation. — Placer le sujet en première position ; ouvrir l'abdomen et enlever les viscères qu'il contient, ainsi que les gros troncs vasculaires qui rampent à la région sous-lombaire ; détacher le péritoine sur la portion charnue du muscle pour mieux voir les digitations de celle-ci ; avoir soin de ne point faire pénétrer l'air dans la cavité thoracique, afin que le diaphragme reste tendu et qu'il garde sa forme concave.

Situation. Direction. — Le diaphragme est une vaste cloison musculo-aponévrotique qui sépare la cavité thoracique de la cavité abdominale, et qui se trouve placée entre ces deux cavités, dans une direction oblique de haut en bas et d'arrière en avant.

Forme. — Il est aplati d'avant en arrière, elliptique, plus large en haut qu'en bas, concave sur sa face postérieure et concave sur l'antérieure.

Structure. — Ce muscle comprend : 1° une partie centrale aponévrotique, désignée sous le nom de *centre phrénique*, et partagée incomplétement en deux *folioles* par les *piliers*, colonnes charnues qui descendent de la région sous-lombaire; 2° une portion périphérique formant autour du centre phrénique une large bande musculeuse.

Le *centre phrénique* est constitué par des fibres blanches, nacrées et rayonnantes, qui prennent naissance sur les piliers, et qui se portent dans toutes les directions pour rejoindre les fibres charnues de la portion périphérique. Il est percé, dans sa foliole droite, d'une large ouverture traversée par la veine cave postérieure.

Les *piliers* sont au nombre de deux, l'un *droit*, l'autre *gauche*.—Le *pilier droit*, le plus considérable, est un faisceau charnu très épais qui commence sous les lombes, par un fort tendon réuni avec le ligament vertébral commun inférieur. Il descend ensuite dans le centre phrénique, auquel il donne la figure d'un cœur de carte à jouer. Près de son extrémité inférieure, il offre un trou qui laisse pénétrer l'œsophage dans la cavité abdominale. — Le *pilier gauche* représente un petit faisceau triangulaire, séparé en partie du précédent par un orifice qui est destiné au passage de l'aorte postérieure et du canal thoracique. Il naît aussi de la région sous-lombaire, par un tendon confondu avec celui de son congénère.

La *portion charnue périphérique* se continue par son bord concentrique avec l'aponévrose centrale. Son bord excentrique est divisé en dentelures. En haut et du côté gauche, elle rejoint presque toujours le pilier gauche. Mais du côté droit, elle s'arrête à une certaine distance du pilier correspondant; en sorte que le centre phrénique n'est pas, vers ce point, enveloppé par la portion périphérique, et qu'il touche la région sous-lombaire.

Attaches. — 1° Sur le corps des vertèbres lombaires, par les tendons de ses deux piliers, tendons qui se confondent ensemble, avons-nous dit, et avec le ligament vertébral commun inférieur; 2° par le contour extérieur de sa portion charnue, sur la face supérieure de l'appendice xiphoïde, et sur la face interne des douze dernières côtes, près de leur extrémité inférieure ou de leur cartilage. Les digitations qui établissent cette dernière insertion ne s'entrecroisent pas, chez nos solipèdes, avec celles du transverse de l'abdomen; elles s'en trouvent séparées par un espace plus large en arrière qu'en avant.

Rapports. — La face antérieure du diaphragme est tapissée par les plèvres et répond médiatement à la base du poumon. La face postérieure, recouverte par le péritoine, se trouve en rapport avec la plupart des viscères renfermés dans la cavité abdominale : l'estomac, le gros côlon, la rate, le foie ; ce dernier est même attaché sur cette face dans une certaine partie de son étendue. De chaque côté des piliers, la circonférence du muscle forme une arcade qui passe sur les muscles grand et petit psoas.

Usages. — Le diaphragme, en se contractant, tend à devenir plan; sa partie centrale se porte en arrière, et le diamètre antéro-postérieur de la poitrine s'agrandit. C'est donc un muscle essentiellement inspirateur. On assure qu'il peut concourir encore à l'inspiration en élevant les côtes sur lesquelles il s'attache. C'est une proposition assez difficile à comprendre, mais qui semble cependant parfaitement démontrée par les expériences de MM. Beau et Maissiat.

DIFFÉRENCES. — Chez le **Bœuf**, le diaphragme offre des piliers très longs et très volumineux. « Les attaches de la partie musculaire sont beaucoup plus éloignées du cercle cartilagineux que dans le cheval, surtout à la partie supérieure : cette disposition explique l'innocuité de la ponction de la panse *au milieu du dernier espace inter-costal;* tandis que, chez le cheval, l'instrument enfoncé sur ce point pénétrerait dans le thorax. » (Disposition indiquée à M. Lecoq par M. Tabourin.)

Nous n'avons point remarqué, chez le **Mouton**, que les attaches costales du diaphragme fussent plus antérieures que dans le cheval.

Rigot dit, à tort, que, dans le **Porc** et le **Chien**, l'œsophage passe entre les deux piliers du diaphragme; nous avons pu nous convaincre plusieurs fois que ce conduit traverse le pilier droit, comme chez les autres animaux.

Art. II. — Muscles des membres antérieurs.

Ils se divisent en quatre groupes principaux : les muscles de l'épaule, du bras, de l'avant-bras et du pied.

§ I. — Muscles de l'épaule.

Ces muscles, rassemblés autour de l'omoplate, agissent tous sur le bras, qu'ils étendent, fléchissent et portent dans l'abduction ou l'adduction, etc. Ils forment deux régions : l'une *externe* ou *sus-scapulaire*, l'autre *interne* ou *sous-scapulaire*.

A. — Région scapulaire externe.

Elle comprend quatre muscles : le *long abducteur du bras*, le *court abducteur*, le *sus-épineux* et le *sous-épineux*. Ces muscles sont appliqués sur la face externe du scapulum, et se trouvent recouverts d'une très forte aponévrose, qui a pour tenseur le sterno-pré-scapulaire et le long abducteur du bras.

Cette aponévrose donne naissance, par sa face interne, à plusieurs cloisons qui pénètrent entre les muscles scapulaires, et qui forment autour de chacun d'eux des gaînes contentives plus ou moins complètes; sa face externe est séparée de la peau par le pannicule charnu, le trapèze, le mastoïdo-huméral, et par le fascia aponévrotique qui réunit ces deux derniers muscles. Elle se continue en avant avec la mince expansion fibreuse qui s'étend sur les muscles scapulaires internes; en arrière et en bas, elle se prolonge sur les muscles du bras et dégénère insensiblement en tissu cellulaire; en haut, elle s'attache sur le prolongement fibro-cartilagineux de l'omoplate.

Préparation de la région scapulaire externe. — Séparer le membre du tronc. Enlever les muscles trapèze et mastoïdo-huméral, pour découvrir la face externe de l'aponévrose; se débarrasser également du petit pectoral, après avoir étudié son mode d'insertion sur cette aponévrose.

Celle-ci une fois connue, on la fera disparaître à son tour, pour mettre à nu les muscles sus-épineux, sous-épineux et long abducteur du bras; on conservera seulement le lambeau qui attache à la tubérosité de l'épine la portion antérieure de ce dernier muscle. Il suffira ensuite, pour étudier le court abducteur, de couper transversalement le long abducteur avec le sous-épineux, et de rabattre par en haut et par en bas les fragments musculeux opposés, opération qui exige toujours certaines précautions, à cause de l'adhérence intime du court abducteur avec le sous-épineux.

1° Long abducteur du bras (fig. 77, 1, 1).

Synonymie : Grand scapulo-huméral (Gir.). — Portion scapulaire du deltoïde de l'homme.

Situation. Composition. Forme. Direction.— Ce muscle, situé sous l'aponévrose scapulaire, en arrière du sous-épineux, se compose de deux portions placées l'une au-devant de l'autre, et séparées par un interstice superficiel dans lequel s'insère le mastoïdo-huméral.

La portion postérieure, la plus considérable, est allongée de haut en bas, renflée dans son milieu, rétrécie à ses extrémités, plane sur sa face externe, et convexe sur sa face interne. Elle longe le bord postérieur du sous-épineux, dont elle suit la direction, et se trouve logée dans une dépression du muscle gros extenseur de l'avant-bras.

La portion antérieure, beaucoup plus courte que la précédente, s'étend sur le sous-épineux et sur le court abducteur, en croisant légèrement la direction de ces deux muscles. Épais en bas, ce second corps charnu s'amincit considérablement à son extrémité supérieure.

Structure et attaches. — La première portion, généralement plus pâle que la seconde, est formée de fibres charnues longitudinales entrecoupées profondément de quelques intersections tendineuses. Elle prend son origine, par son extrémité supérieure, sur l'angle dorsal du scapulum.

La portion antérieure est plus foncée en couleur et plus tendineuse que l'autre. Son extrémité supérieure, comprise entre deux lames fibreuses qui résultent du dédoublement de l'aponévrose scapulaire, se fixe, par l'intermédiaire de celle-ci, sur la tubérosité de l'épine acromienne.

Ces deux corps musculeux se réunissent inférieurement, et se terminent ensemble sur la crête sous-trochitérienne par des fibres tendineuses et des faisceaux charnus (fig. 77, 1').

Fig. 77 (*).

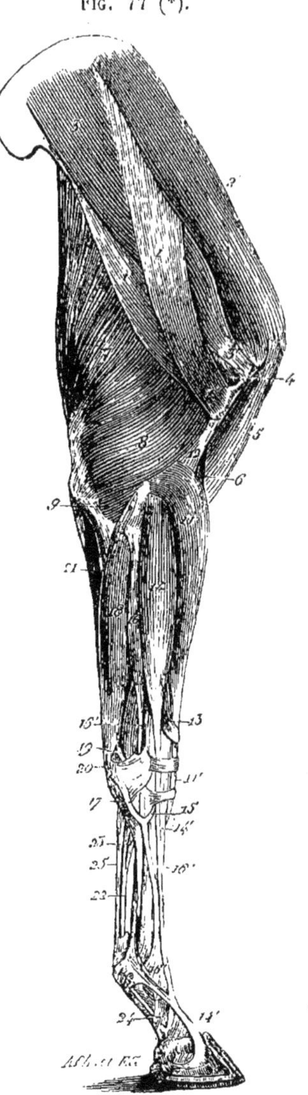

(*) Fig. 77. — *Muscles externes du membre antérieur.* — 1, 1. Long abducteur du bras; 1'. Son insertion humérale. 2. Sus-épineux. 3. Sous épineux; 3'. Son tendon d'insertion. 4. Court abducteur du bras. 5. Long fléchisseur de l'avant-bras. 6. Court fléchisseur de l'avant-bras. 7. Gros extenseur de l'avant-bras. 8. Court extenseur de l'avant-bras. 9. Anconé. 11. Extenseur antérieur du métacarpe; 11'. Son tendon; 12. Son aponévrose humérale (lame interne). 13. Extenseur oblique du métacarpe. 14. Extenseur antérieur des phalanges; 14'. Son tendon principal; 15. La petite branche tendineuse qu'il fournit à l'extenseur latéral. 16. Extenseur latéral des phalanges; 16'. Son tendon; 17. La bride fibreuse qu'il reçoit du carpe. 18. Fléchisseur externe du métacarpe; 19. Son tendon métacarpien; 20. Son tendon sus-carpien. 21. Portion cubitale du perforant. 22. Tendon du perforant; 23. Sa bride carpienne; 24. Sa gaîne de renforcement phalangienne. 25. Tendon du perforé.

Rapports. — Ce muscle répond : en dehors, à l'aponévrose scapulaire, avec laquelle il fait corps, pour ainsi dire ; en dedans, au sous-épineux, au court abducteur du bras, au gros et au court extenseurs de l'avant-bras.

Usages. — Il imprime à l'humérus un mouvement d'abduction très prononcé. Il le fait aussi pivoter en dehors ; et il agit, en outre, comme fléchisseur de cet os, quand son action se combine avec celle du muscle adducteur du bras. On doit enfin le considérer comme un tenseur énergique de l'aponévrose scapulaire.

DIFFÉRENCES. — Ce muscle est très développé chez les *Carnassiers*. Sa portion antérieure provient directement de l'acromion ; sa portion postérieure naît de toute l'étendue de l'épine scapulaire, par une courte aponévrose.

2° COURT ABDUCTEUR DU BRAS (fig. 55, 2, 3).

Synonymie : Petit scapulo-huméral (Gir.). — Petit rond dans l'homme.

Volume. Situation. Direction. — Petit muscle allongé, situé en dessous du précédent et du sous-épineux, le long du bord postérieur de l'omoplate, dont il suit la direction.

Forme. Structure. — Dans sa moitié inférieure, il est prismatique, charnu, coupé d'intersections fibreuses, et facilement divisible en plusieurs faisceaux irréguliers. Dans sa moitié supérieure, il est aplati, entièrement tendineux, et partagé en plusieurs languettes qui sont d'autant plus longues qu'elles sont plus postérieures.

Attaches. — Il prend son origine : 1° par l'intermédiaire de ses languettes tendineuses, au bord postérieur du scapulum et aux empreintes linéaires de la fosse sous-épineuse ; 2° sur le petit tubercule situé au côté externe du sourcil de la cavité glénoïde, par un court tendon. — Il se termine sur l'humérus, entre la crête du trochiter et la crête sous-trochitérienne.

Rapports. — En dehors, avec le sous-épineux et le long abducteur ; en dedans, avec le gros extenseur de l'avant-bras, le court extenseur, et la capsule de l'articulation scapulo-humérale.

Usages. — Ce muscle est, comme le précédent, abducteur et rotateur en dehors de l'humérus.

3° SUS-ÉPINEUX (fig. 77, 2 ; 78, 10).

Synonymie : Sus-acromio-trochitérien (Gir.).

Forme. Situation. — Ce muscle, épais et prismatique, plus fort en bas qu'en haut, représente une pyramide très allongée, qui remplit et déborde même en avant la fosse sus-épineuse.

Structure. Attaches. — Il est formé presque en entier de fibrescharnues, attachées, par leur extrémité supérieure, sur le cartilage de prolongement de l'omoplate, à la face interne de l'aponévrose scapulaire, dans la fosse sus-épineuse, au bord antérieur et à l'angle cervical du scapulum (*insertion fixe*). Ces fibres, arrivées à l'extrémité inférieure du muscle, forment deux branches très grosses et très courtes, légèrement tendineuses, et réunies entre elles par l'aponévrose d'enveloppe du coraco-radial. La branche externe gagne le sommet du trochiter ; l'interne s'insère sur la partie correspondante du trochin (*insertion mobile*).

Rapports. — En dehors, avec l'aponévrose scapulaire, à laquelle ses fibres adhèrent, comme on vient de le voir, de la manière la plus intime; en dedans, avec l'omoplate et le muscle sous-scapulaire; en avant, avec le petit pectoral; en arrière, avec l'épine acromienne et le muscle sous-épineux. Les deux branches terminales recouvrent le tendon du coraco-radial, qu'elles embrassent, et la capsule de l'articulation scapulo-humérale.

Usages. — Ce muscle est extenseur de l'humérus et tenseur de l'aponévrose d'enveloppe du coraco-radial. Il joue aussi, à l'égard de l'articulation de l'épaule, le rôle d'un énergique ligament actif, rôle qu'il partage, du reste, avec la plupart des autres muscles scapulaires.

DIFFÉRENCES. — Chez les *Carnassiers*, le sus-épineux est considérable et se termine inférieurement par une seule branche qui va au trochiter. — Chez le **Porc**, ce muscle se comporte à peu près de la même manière: il semble néanmoins envoyer sur le trochin quelques faisceaux qui se confondent avec le sterno-trochinien.

4° SOUS-ÉPINEUX (fig. 77, 3,3').

Synonymie : Sous-acromio-trochitérien (Gir.).

Situation. Forme. — Situé, comme son nom l'indique, dans la fosse sous-épineuse, ce muscle est large, mince et aplati d'un côté à l'autre à son extrémité supérieure, épais et prismatique dans son milieu, conoïde à son extrémité inférieure, qui se termine par deux courtes branches, l'une externe, l'autre interne.

Structure. — Les fibres charnues qui entrent dans sa composition se dirigent, comme le muscle lui-même, en avant et en bas; elles sont mêlées profondément à de fortes lames aponévrotiques. Des deux branches qui le terminent inférieurement, l'externe, la plus forte, est entièrement constituée par un fort tendon; l'interne est à la fois charnue et aponévrotique.

Attaches. — Tous les faisceaux charnus de ce muscle se fixent par leur extrémité supérieure, soit directement, soit par l'intermédiaire des lames tendineuses intérieures : 1° dans toute l'étendue de la fosse sous-épineuse; 2° sur l'épine acromienne et sa tubérosité; 3° sur le cartilage de prolongement du scapulum; 4° à la face interne de l'aponévrose scapulaire (*insertion fixe*). — Le muscle opère son insertion mobile sur le trochiter, par ses deux branches terminales; l'interne se rend en dedans de la convexité; le fort tendon qui constitue la branche externe (fig. 77, 3') glisse, au moyen d'une bourse synoviale, à la surface de cette même convexité, et va s'attacher sur la facette raboteuse qui forme la crête du trochiter.

Rapports. — Ce muscle est recouvert par la portion antérieure du long abducteur du bras et par l'aponévrose scapulaire. Il recouvre l'omoplate, son cartilage de prolongement, l'insertion fixe du gros extenseur de l'avant-bras, et le court abducteur, qui lui adhère de la manière la plus intime dans sa portion supérieure ou aponévrotique. Son bord antérieur répond à l'épine acromienne et au sus-épineux; le postérieur est longé par le long abducteur du bras. Son extrémité inférieure protége, en dehors, la capsule de l'articulation scapulo-humérale, et se trouve cachée sous le mastoïdo-huméral.

Usages. — Le sous-épineux agit sur l'humérus comme abducteur et comme rotateur en dehors.

DIFFÉRENCES. — Chez les *Carnassiers*, ce muscle est moins large que le sus-épineux et indivis à son extrémité inférieure ; c'est la branche profonde qui manque.

B. — Région scapulaire interne.

Elle se compose de quatre muscles : trois principaux, le *sous-scapulaire*, l'*adducteur du bras* et le *coraco-huméral*, sont situés à la face interne du scapulum et recouverts d'un très léger fascia fibreux, qui est formé de quelques fibres éparses parallèles entre elles et transversales à la direction de ces muscles ; le dernier, nommé *scapulo-huméral grêle*, est un fort petit faisceau logé profondément derrière l'articulation de l'épaule.

Préparation. — Retourner le membre qui a servi à la dissection de la région précédente. Enlever le léger fascia qui constitue l'aponévrose scapulaire interne. Avoir soin de conserver la terminaison du grand dorsal, pour étudier les rapports et les adhérences de ce muscle avec l'adducteur du bras ; respecter aussi l'insertion humérale du sterno-trochinien, pour voir son union avec le tendon de l'omo-brachial. En un mot, disposer la région comme elle se trouve représentée dans la figure 78. Quant au petit muscle scapulo-huméral, que cette préparation ne met pas à découvert, il devra être disséqué en même temps que le court fléchisseur de l'avant-bras.

1° SOUS-SCAPULAIRE (fig. 78, 1).

Synonymie : Sous-scapulo-huméral (Gir.).

Situation. Direction. Forme. — Ce muscle, logé dans la fosse sous-scapulaire, dont il porte le nom, affecte la même direction oblique que l'omoplate. Il est plus large en haut qu'en bas et divisé supérieurement en trois pointes ; sa forme répète donc exactement celle de la surface excavée qu'il recouvre.

Structure. — Les fibres charnues du sous-scapulaire convergent légèrement vers son extrémité inférieure, et se rassemblent toutes sur un tendon très fort, large et court, qui termine celle-ci. Elles sont entremêlées de fibres tendineuses profondes et superficielles, qui augmentent singulièrement la ténacité du muscle. Ces dernières, c'est-à-dire les superficielles, s'étalent sur sa face interne en lames brillantes et nacrées.

Attaches. — Le sous-scapulaire prend son origine dans toute l'étendue de la fosse dont il porte le nom. — Il opère son attache mobile sur le trochin, au moyen du tendon volumineux qu'il présente à son extrémité inférieure. Une petite bourse synoviale particulière facilite le glissement de ce tendon sur l'éminence qui reçoit son insertion.

Rapports. — La face externe du muscle est en rapport avec le scapulum. Sa face interne est appliquée contre le grand dentelé, et s'en trouve séparée par une couche épaisse de tissu cellulaire, ainsi que par le fascia rudimentaire qui recouvre en commun les trois muscles de la région scapulaire interne. Son bord antérieur, longé par le sus-épineux, adhère intimement à ce muscle dans ses deux tiers supérieurs ; il forme avec lui, par son tiers inférieur, l'espace inter-musculaire traversé par les vaisseaux et les nerfs sus-scapulaires. Son bord postérieur répond à l'adducteur du bras, avec lequel il s'unit également dans la plus grande partie de son étendue; il est isolé de ce muscle, dans son tiers inférieur, par l'interstice qui loge les vaisseaux et les nerfs sous-scapulaires. Son tendon terminal recouvre la capsule de l'articulation scapulo-humérale, qu'il affermit puissamment; il est recouvert en partie par le tendon d'origine du coraco-huméral, qui glisse à sa surface comme sur une poulie de renvoi, au moyen d'une bourse synoviale.

Usages. — Ce muscle est principalement et peut-être exclusivement adducteur du bras. On admet, cependant, qu'il peut faire éprouver à l'humérus un mouvement de rotation en dedans.

2° Adducteur du bras (fig. 78, 2).

Synonymie : Sous-scapulo-huméral (Gir.). — Grand rond chez l'homme.

Forme. Situation. Direction. — Muscle long, aplati d'un côté à l'autre, renflé dans son milieu, rétréci à ses extrémités, épais à son bord antérieur, mince, au contraire, à son bord postérieur. Il est situé en arrière du précédent, dans la même direction oblique, et se trouve parallèle à la portion postérieure du long abducteur, qu'il semble répéter dans la région scapulaire interne.

Structure. — Ce muscle, presque entièrement charnu, présente seulement quelques énervations à sa face externe et à son extrémité supérieure. Son extrémité inférieure se termine par un tendon aplati, qui appartient également au muscle grand dorsal, et dont nous avons déjà fait connaître la disposition (voy. page 201).

Attaches. — Il se fixe, d'une part, sur l'angle dorsal du scapulum et sur le bord postérieur du muscle sous-scapulaire (*origine*); — d'autre part, à la tubérosité interne du corps de l'humérus, par son tendon inférieur (*terminaison*).

Rapports. — En dehors, avec l'aponévrose du grand dorsal et celle du long extenseur de l'avant-bras, qui l'isolent du muscle gros extenseur; en dedans, avec le grand dentelé, dont il est séparé par les couches fibreuse et celluleuse indiquées dans la description du sous-scapulaire. Son extrémité inférieure recouvre le court fléchisseur et le moyen extenseur de l'avant-bras; elle est recouverte par la longue branche du coraco-huméral, et par les troncs vasculaires et nerveux qui distribuent leurs rameaux au bras, à l'avant-bras et au pied.

Usages. — Ce muscle tire le bras dans l'adduction et lui fait éprouver un mouvement de rotation en dedans. S'il se contracte en même temps que le long abducteur, il fléchit directement l'humérus.

3° Coraco-huméral, coraco-brachial ou omo-brachial (fig. 78, 5, 6, 7).

Volume. Situation. Direction. — Petit muscle allongé, qui semble appartenir au bras plutôt qu'à l'épaule, car il est situé à la face interne de l'humérus, dont il croise légèrement la direction. Si nous le décrivons dans la région sous-scapulaire, c'est en considération de ses attaches et de ses usages, lesquels sont, en tous points, analogues à ceux des autres muscles de l'épaule.

Attaches. Forme. Structure. — Il commence sur le bec de l'apophyse coracoïde, par un petit tendon aplati qui est compris d'abord entre le sus-épineux et le sous-scapulaire, et qui sort ensuite de l'interstice formé par ces deux muscles, pour glisser et s'infléchir sur le tendon terminal du dernier. A ce petit tendon succèdent deux branches musculeuses, l'une profonde, l'autre superficielle. La première (fig. 78, 7) représente une bandelette large, mince et courte, presque entièrement charnue, attachée sur le corps de l'humérus, au-dessus de la tubérosité interne. La seconde (fig. 78, 6) forme un corps charnu d'une certaine épaisseur, aplati d'un côté à l'autre et fortement aponévrotique; les faisceaux qui la composent sont d'autant plus longs qu'ils sont plus postérieurs, et se fixent, par leur extrémité inférieure, sur les empreintes de la face antérieure de l'humérus.

Rapports. — Ce muscle est recouvert par le coraco-radial, et par le sterno-trochinien, lequel s'attache en partie sur son tendon. Il recouvre l'insertion trochinienne du sous-scapulaire, l'humérus, le tendon commun au grand dorsal et à l'adducteur du bras, une petite portion du court fléchisseur et du moyen extenseur de l'avant-bras. Son bord postérieur est longé par les troncs vasculaires et nerveux de la face interne du bras. Le nerf huméral antérieur passe entre ses deux branches, avec un rameau artériel et un rameau veineux.

Usages. — Il est adducteur du bras, qu'il fait aussi pivoter en dedans. La direction de ce muscle et la disposition de ses attaches ne lui permettent point de produire la rotation en dehors, action qui lui est attribuée par plusieurs auteurs.

DIFFÉRENCES. — Chez les *Carnassiers*, c'est un muscle très court, composé d'un seul faisceau qui se termine au-dessus de l'insertion humérale de l'adducteur du bras. Chez le **Porc**, il est également très court, indivis, et, de plus, fortement tendineux.

4° SCAPULO-HUMÉRAL GRÊLE.

Très petit faisceau musculeux cylindroïde; compris entre le gros extenseur de l'avant-bras et la capsule de l'articulation scapulo-humérale; prenant son origine au-dessus du sourcil de la cavité glénoïde du scapulum; et se terminant au-dessous de la tête de l'humérus, par un tendon grêle qui s'insinue entre les fibres du court fléchisseur de l'avant-bras. Ce muscle semble appartenir en propre aux Solipèdes, et a été regardé par Rigot comme un agent chargé de soulever la capsule de l'articulation scapulo-humérale, lors des mouvements de flexion, pour empêcher cette capsule d'être pincée entre les surfaces articulaires.

§ II. — Muscles du bras.

Ces muscles, groupés autour de l'humérus, se fixent tous sur l'avant-bras par leur extrémité inférieure. Les uns, situés en avant, fléchissent ce rayon osseux; les autres, placés en arrière, sont chargés de l'étendre. Les premiers forment la *région brachiale antérieure;* les seconds constituent la *région brachiale postérieure.*

A. — Région brachiale antérieure.

Cette région se compose de deux muscles seulement : le *long fléchisseur* et le *court fléchisseur de l'avant-bras.*

1° Long fléchisseur de l'avant-bras (fig. 55; 77; 78).

Synonymie : Coraco-cubital, et mieux coraco-radial, d'après Girard. — Biceps brachial des anthropotomistes.

Préparation. — Coucher le membre sur sa face interne; renverser sur les muscles externes de l'avant-bras l'insertion brachiale du mastoïdo-huméral, du sterno-huméral et du sterno-aponévrotique; fendre dans sa longueur l'extrémité inférieure du sus-épineux, pour mettre à nu le tendon d'origine du muscle. L'insertion inférieure pourra être étudiée en même temps que celle du court fléchisseur.

Forme. Situation. Direction. Structure. — Muscle long et cylindroïde, renflé à sa partie moyenne, bifide inférieurement, situé en avant de l'humérus, dans une direction oblique de haut en bas et d'avant en arrière, tendineux à ses deux extrémités, entrecoupé d'un grand nombre de fortes intersections fibreuses, dont l'une, beaucoup plus considérable que les autres et presque centrale, représente une corde très résistante, qui traverse le muscle dans toute sa longueur, en se continuant avec les tendons des extrémités.

Attaches. — Ce muscle prend son origine sur la base de l'apophyse coracoïde, par son tendon supérieur (fig. 55, 6), tendon arrondi et très gros qui gagne la coulisse bicipitale, sur laquelle il se moule en devenant fibro-cartilagineux, et sur laquelle il glisse au moyen d'une synoviale propre, pour s'infléchir en arrière et se confondre avec le corps du muscle. — Son tendon inférieur, extrêmement court et fort, se termine sur la tubérosité interne et supérieure du radius (*tubérosité bicipitale*), en s'unissant au ligament capsulaire de l'articulation du coude, et en s'insinuant sous le ligament interne de cette même jointure. Ce tendon abandonne, tout à fait à sa naissance, une bride fibreuse assez résistante qui se répand à la surface de l'extenseur antérieur du métacarpe, en se confondant avec l'aponévrose anti-brachiale.

Rapports. — Le coraco-radial recouvre un coussinet adipeux qui le sépare de la capsule de l'articulation scapulo-humérale, la face antérieure de l'humérus, le coraco-huméral et l'articulation du coude. Il est recouvert : 1° par le sus-épineux, entre les deux branches duquel il passe; 2° par une gaîne aponévrotique qui lui est spéciale, et qui a pour tenseur le muscle ci-dessus indiqué, avec le sterno-trochinien (voy. la fig. 75, 12, où cette aponévrose a été conservée en partie). Cette gaîne sépare le coraco-radial du mastoïdo-huméral, du sterno-aponévrotique, et de son muscle congénère, le court fléchisseur.

Usages. — Ce muscle est fléchisseur de l'avant-bras et tenseur de l'aponévrose anti-brachiale. Il agit, de plus, par la corde qui le traverse dans toute sa longueur, comme un lien inextensible qui s'oppose mécaniquement à la flexion de l'angle scapulo-huméral, quand l'animal est en station, et que l'avant-bras est maintenu en situation fixe par la contraction des muscles huméro-olécraniens.

Différences. — Chez les autres animaux, le long fléchisseur de l'avant-bras est moins épais et beaucoup moins tendineux que dans les Solipèdes. Chez les *Pachydermes* et les *Carnassiers*, il se comporte d'une manière toute spéciale à son extrémité inférieure : il s'attache d'abord sur la tubérosité bicipitale, et fournit de plus une petite branche tendineuse qui glisse sur le côté interne du radius, au moyen d'une bourse synoviale, et qui va se terminer en dedans du cubitus, vers la base de l'olécrane.

2° COURT FLÉCHISSEUR DE L'AVANT-BRAS (fig. 55, 12).

Synonymie : Huméro-cubital oblique, et mieux huméro-radial, d'après Girard. — Brachial antérieur chez l'homme.

Préparation. — Coucher le membre sur sa face interne, et inciser les abducteurs du bras, le sous-épineux, le gros et le court extenseurs de l'avant-bras, pour mettre à nu la partie moyenne et l'extrémité supérieure du muscle; retourner le membre sur sa face externe afin de découvrir l'extrémité inférieure. Il sera bon, pour étudier celle-ci dans tous ses détails, de couper le ligament interne de l'articulation du coude et les muscles de l'avant-bras qui s'attachent à l'épicondyle.

Forme. Structure. Situation. Direction. — C'est un muscle très épais, presque entièrement charnu, volumineux dans sa partie supérieure, et rétréci à sa partie inférieure. Il est logé dans la gouttière de torsion de l'humérus, dont il affecte exactement la direction, c'est-à-dire qu'il se contourne autour de l'os de manière à recouvrir successivement sa face postérieure, sa face externe, sa face antérieure, la capsule de l'articulation du coude, et qu'il gagne enfin le côté interne du radius.

Attaches. — Les fibres charnues qui le composent prennent leur insertion fixe sur la face postérieure de l'humérus, en dessous de la tête articulaire. Elles se terminent inférieurement sur un tendon aplati qu'elles recouvrent presque entièrement. Ce tendon glisse dans une coulisse transversale située sur le côté interne du radius, en dessous de la tubérosité bicipitale; il passe ensuite sous le ligament interne de l'articulation du coude, et se divise alors en deux faisceaux très courts : un qui s'arrête sur le radius, et un autre qui gagne le cubitus en se confondant avec les trousseaux de fibres arciformes chargés d'unir, du côté interne, les deux os de l'avant-bras (fig. 78, 14').

Rapports.—On connaît les parties que ce muscle recouvre. Il est recouvert, tout à fait en dedans, par l'adducteur du bras et le moyen extenseur de l'avant-bras (voy. fig. 78, 13); en arrière et en dehors, par le gros et le court extenseurs de ce dernier rayon, et par l'aponévrose qui attache l'extenseur antérieur du métacarpe à la crête sous-trochitérienne. Son extrémité inférieure, comprise entre ce dernier muscle et le coraco-radial, s'engage sous la bride anti-brachiale de ce dernier, comme sous un pont fibreux.

Usages. — Il ne joue d'autre rôle que celui de fléchisseur de l'avant-bras.

DIFFÉRENCES. — Chez le **Porc**, le **Chien** et le **Chat**, ce muscle se termine par un petit tendon qui ne s'attache qu'au cubitus, en dessous de la branche cubitale du coraco-radial.

B. — Région brachiale postérieure.

Elle est formée par cinq muscles qui prennent leur insertion mobile en commun sur le sommet de l'olécrane, et qui ont reçu, pour cette raison, le nom de muscles *olécraniens*. On les appelle encore, à cause de leur action, les *extenseurs de l'avant-bras*, et on les distingue en *long*, *gros*, *court*, *moyen* et *petit*.

Préparation. — Les muscles de cette région doivent être étudiés avant ceux de la région précédente. Pour préparer le gros et le court extenseurs, il faudra coucher le membre sur sa face interne, enlever la légère couche fibreuse qui recouvre ces deux muscles, et soulever les abducteurs du bras, qui cachent en grande partie leur origine. On laissera le membre dans la même position pour mettre à nu le petit extenseur, opération qui exige un peu de soin, car ce muscle est presque entièrement caché par le court extenseurs et lui adhère fortement. Il suffira ensuite, pour disséquer le long et le moyen extenseurs, de retourner le membre sur le côté externe, et d'enlever les vaisseaux, les nerfs et les ganglions lymphatiques qui recouvrent en partie le dernier. Le premier, étant accolé d'une manière assez intime à la face interne du gros extenseur, il sera bon de prendre quelques précautions pour isoler son aponévrose.

1° Long extenseur de l'avant-bras (fig. 78, 16, 16).

Synonymie : Long scapulo-olécrânien (Gir.). — Il n'a point de représentant chez l'homme.

Forme. Situation. — C'est un muscle large, aplati de dedans en dehors, appliqué contre la face interne du gros extenseur, auquel il adhère assez intimement.

Structure et attaches. — Il se compose d'une aponévrose, attachée au bord postérieur du scapulum (*insertion fixe*), et d'une portion charnue, facilement divisible en deux faisceaux, l'un antérieur, l'autre postérieur (voy. fig. 78, 16, 16). Ces deux faisceaux sont formés de fibres verticales, d'autant plus longues qu'elles sont plus postérieures, et se terminent au bord postérieur de l'olécrane ainsi qu'à l'aponévrose anti-brachiale (*insertion mobile*).

Rapports. — En dehors, avec le gros et le moyen extenseurs; en dedans, avec le sterno-trochinien, l'adducteur du bras et le grand dorsal. Son aponévrose adhère assez étroitement à la partie tendineuse qui termine ce dernier muscle. Son bord antérieur s'unit avec la gaîne aponévrotique du coraco-radial, par un fascia fibreux particulier qui recouvre les vaisseaux et les nerfs de la face interne du bras.

Usages. — Il étend l'avant-bras et opère la tension de l'aponévrose anti-brachiale.

Différences. — Ce muscle existe chez tous nos animaux domestiques. Dans le **Porc** et le **chien**, il naît de la face externe du grand dorsal.

2° Gros extenseur de l'avant-bras (fig. 77, 7; 78, 15).

Synonymie : Grand scapulo-olécranien (Gir.). — Longue portion du triceps brachial de l'homme.

Volume. Forme. Situation. — Muscle énorme, court et triangulaire, occupant, avec le court extenseur, l'espace compris entre le bord postérieur de l'omoplate et l'humérus.

Structure et attaches. — La masse charnue qui le constitue est formée de très gros faisceaux, au milieu desquels on rencontre quelques bandes aponévrotiques. Ces faisceaux prennent leur origine sur l'angle dorsal et le bord axillaire du scapulum, soit directement, soit par l'intermédiaire de deux fortes lames fibreuses entre lesquelles ils sont d'abord compris. Ils se dirigent ensuite en arrière et en bas, et convergent tous vers un gros tendon qui occupe l'angle postérieur et inférieur du triangle que le muscle représente. Ce tendon se termine en s'attachant sur le sommet de l'olécrane, après avoir reçu un grand nombre des fibres du court extenseur, et après avoir glissé, au moyen d'une capsule synoviale, sur l'éminence qui sert à son insertion.

Rapports. — La face externe du gros extenseur est recouverte par une légère couche fibreuse, mi-blanche, mi-élastique, qui sépare cette face du pannicule charnu ; elle est creusée, près du bord supérieur du muscle, d'une excavation dans laquelle est reçue la portion postérieure du long abducteur. Sa face interne répond au grand dorsal, à l'adducteur du bras et au long extenseur. Son bord postérieur est longé par ce dernier muscle ; le supérieur suit le bord axillaire de l'omoplate, et s'attache sur lui pour constituer l'insertion fixe du muscle ; l'inférieur répond au court et au moyen extenseurs.

Usages. — Extenseur de l'avant-bras.

3° Court extenseur de l'avant-bras (fig. 77, 8).

Synonymie : Huméro-olécranien externe (Gir.). — Vaste externe du triceps brachial de l'homme.

Situation. Direction. Forme. Structure. — Ce muscle, situé entre l'humérus et le bord inférieur du précédent, est obliquement dirigé de haut en bas et d'avant en arrière. Il est épais et court, aplati et aponévrotique à son extrémité supérieure, prismatique et entièrement formé de gros faisceaux charnus parallèles dans le reste de son étendue.

Attaches. — Il s'attache, d'une part, sur l'humérus, à la ligne courbe qui part de la crête sous-trochitérienne pour aller rejoindre la base de la tête articulaire (voy. cette ligne, fig. 31, 3), par la courte aponévrose de son extrémité supérieure (*insertion fixe*) ; — d'autre part, sur l'olécrane, soit directement, soit par l'intermédiaire du tendon du gros extenseur (*insertion mobile*).

Rapports. — Le prisme formé par ce muscle présente trois faces qui répondent : l'externe, aux deux abducteurs du bras et à une légère couche fibreuse continue, par en haut, avec celle qui recouvre le gros extenseur, par en bas, avec l'aponévrose anti-brachiale ; l'interne, au petit extenseur, dont il est assez difficile de la séparer, au court fléchisseur de l'avant-bras et à l'extenseur antérieur du métacarpe ; la supérieure, au gros extenseur, qui lui adhère d'une manière intime.

Usages. — Extenseur de l'avant-bras.

4° Moyen extenseur de l'avant-bras (fig. 78, 17).

Synonymie : Huméro-olécranien interne (Gir.). — Vaste interne du triceps brachial de l'homme.

Situation. Direction. Forme. Structure. — Ce muscle est situé à la face interne de l'humérus et longe le bord inférieur du gros extenseur. Il est oblique de haut en bas et d'avant en arrière, piriforme, renflé à son extrémité supérieure, rétréci à son extrémité inférieure, qui se termine par deux petits tendons aplatis.

Attaches. — Il prend son origine, par son extrémité supérieure, sur la face interne de l'humérus, en arrière et au-dessus de la tubérosité du corps. — L'un de ses tendons terminaux s'attache au sommet de l'olécrane ; l'autre glisse sur une petite convexité que présente cette éminence à son côté interne, et va s'insérer un peu plus bas que le premier.

Rapports. — En haut, avec le bord inférieur du gros extenseur; en dehors, avec l'humérus, le court fléchisseur et le court extenseur de l'avant-bras; en dedans, avec l'insertion humérale du grand dorsal et de l'adducteur du bras, la longue branche du coraco-huméral, les vaisseaux et les nerfs de la face interne du bras, et le muscle long extenseur de l'avant-bras.

Usages. — Extenseur de l'avant-bras.

DIFFÉRENCES. — Chez le **Porc**, le **Chien** et le **Chat**, ce muscle se présente avec une longueur et une épaisseur remarquables.

FIG. 78 (*).

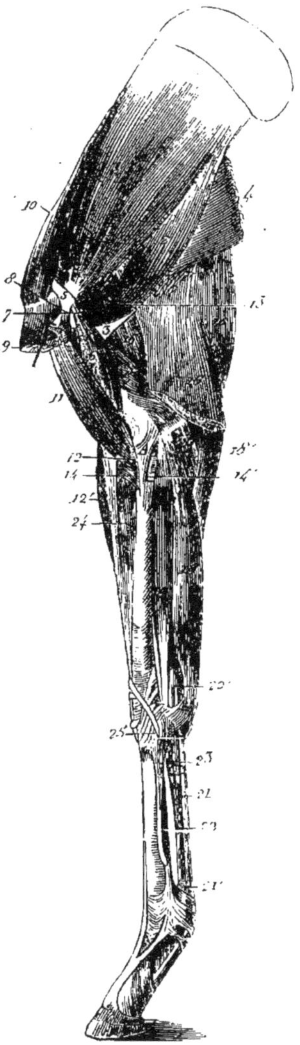

3° PETIT EXTENSEUR DE L'AVANT-BRAS (fig. 55, 10).

Synonymie : Petit huméro-olécranien (Gir.). — Anconé des anthropotomistes.

Forme. Structure. Situation. Rapports. — C'est un petit muscle épais et prismatique, presque entièrement charnu, situé en arrière de l'articulation du coude; il est appliqué contre le cul-de-sac synovial qui remonte dans la fosse olécranienne, cul-de-sac auquel il adhère assez fortement, et se trouve caché sous le court extenseur, dont il est peu distinct.

Attaches. — Il prend son origine au pourtour de la fosse olécranienne, au-dessus et en dehors principalement. — Il se termine en s'insérant sur la partie antérieure et externe de l'olécrane.

Usages. — Ce petit muscle, congénère des précédents, soulève la capsule articulaire qu'il recouvre, et s'oppose à ce qu'elle soit pincée entre les surfaces osseuses.

DIFFÉRENCES. — Il est toujours très volumineux chez les *Carnassiers*.

§ III. — Muscles de l'avant-bras.

Ces muscles, au nombre de neuf, répartis dans deux régions, l'une antérieure, l'autre postérieure, enveloppent les os de l'avant-bras de toutes parts, excepté du côté interne, où le

(*) Fig. 78. — *Muscles internes du membre antérieur.* — 1. Muscle sous-scapulaire. 2. Muscle adducteur du bras; 3. Tendon d'insertion qui lui est commun avec le grand dorsal. 4. Muscle grand dorsal. 5. Tendon d'origine du muscle omo-brachial; 6. Longue branche de ce muscle; 7. Sa branche courte; 8. L'insertion du faisceau qu'il reçoit du sterno-trochinien. 9. Insertion de ce dernier muscle au trochin. 10. Muscle sus-épineux. 11. Muscle coraco-radial; 12. Son insertion au radius; 12'. La bride tendineuse qu'il envoie à la surface du muscle extenseur antérieur du métacarpe. 13. Origine du muscle court fléchisseur de l'avant-bras; 14. Sa terminaison; 14'. Le tendon qu'il envoie au cubitus. 15. Muscle gros extenseur de l'avant-bras. 16. Muscle long extenseur. 17. Muscle moyen extenseur. 18. Muscle fléchisseur oblique du métacarpe; 18'. Sa portion olécranienne. 19. Fléchisseur interne. 20. Origine des fléchisseurs des phalanges. 20'. Les mêmes muscles à leur passage dans la gaîne carpienne. 21. Tendon du perforé; 21'. Son anneau sésamoïdien. 22. Tendon du perforant; 23. La bride qu'il reçoit du carpe. 24. Muscle extenseur antérieur du métacarpe. 25. Insertion de l'extenseur oblique.

radius est en contact médial avec la peau. Ils se terminent tous sur les différentes sections du pied, qu'ils sont chargés de fléchir ou d'étendre, et sont contenus dans une gaîne fibreuse commune qui constitue l'*aponévrose anti-brachiale*.

Cette aponévrose de contention représente une sorte de manchon très fort et très résistant, fixé solidement autour des muscles anti-brachiaux par les insertions qu'il prend sur les os de l'avant-bras ; ce manchon s'attache effectivement sur l'olécrane, le côté interne du radius, et sur l'extrémité inférieure du même os, en dedans et en dehors.

A sa face externe rampent des vaisseaux et des nerfs superficiels, qui se trouvent séparés de la peau par un feuillet fibreux très mince ; ce feuillet, surtout apparent du côté interne, où il double l'aponévrose anti-brachiale d'une manière bien évidente, a pour muscle tenseur le sterno-aponévrotique ; jusqu'à présent on ne l'a point distingué, à tort suivant nous, de l'aponévrose qu'il recouvre. — La face interne de celle-ci donne naissance à plusieurs cloisons, qui pénètrent dans les interstices des muscles, pour former à quelques-uns de ces organes des gaînes contentives spéciales ; elle adhère à plusieurs d'entre eux d'une manière très intime. — A son bord supérieur, cette aponévrose reçoit, en dedans, l'insertion du long extenseur de l'avant-bras, en avant, la bride de renforcement du coraco-radial ; en dehors, elle se continue avec le fascia fibreux qui recouvre la face externe des muscles olécraniens. — Inférieurement, elle se prolonge autour du genou pour constituer les gaînes tendineuses de cette région.

L'aponévrose anti-brachiale est tendue par la contraction du long extenseur de l'avant bras et du coraco-radial. Quant au sterno-aponévrotique, qu'on a regardé jusqu'à présent comme propre à jouer le même rôle, il ne peut agir que sur le fascia fibreux qui double extérieurement l'aponévrose anti-brachiale.

Préparation des muscles de l'avant-bras. — Elle est des plus faciles, car il suffit d'enlever l'aponévrose anti-brachiale et le tissu cellulo-graisseux des interstices pour mettre ces muscles à découvert et les isoler les uns des autres. Nous nous abstiendrons donc de toute recommandation spéciale au sujet de cette préparation : un simple coup d'œil jeté sur les figures 77, 78 et 79 suffira pour guider l'élève dans sa dissection, et suppléera aux détails manuels que nous ne pourrions donner ici sans nous exposer à tomber dans des puérilités.

Cependant, comme les insertions terminales de quelques-uns de ces muscles sont renfermées dans l'intérieur du sabot, et qu'il est indispensable, pour les mettre à découvert, de pratiquer l'extirpation de cette boîte cornée, nous entrerons dans quelques explications sur la manière de procéder à cette opération, dont on s'abstient trop souvent dans les amphithéâtres, parce qu'elle paraît difficile et fatigante.

1° Les instruments nécessaires pour arracher l'ongle sont : un scalpel, un rogne-pied, un marteau et une paire de tricoises.

2° Le membre sera tenu par un ou deux aides en situation verticale, le pied appuyé sur une table, sur un tabouret ou sur un billot très solide.

3° On fera pénétrer aussi profondément que possible la lame du scalpel entre le bourrelet et la cavité cutigérale ; et on la promènera à droite et à gauche, en lui faisant suivre le contour intérieur de la paroi, pour commencer la désunion de celle-ci d'avec les tissus vifs.

4° On s'armera du rogne-pied et du marteau, et l'on partagera la muraille en quatre ou cinq fragments, par un nombre convenable d'incisions verticales.

5° Quand la paroi sera ainsi divisée en plusieurs segments, il suffira, pour arracher chacun d'eux, d'engager de nouveau dans une des incisions l'extrémité du rogne-pied, et de se servir de cet instrument comme d'un levier, en le renversant soit à droite, soit à gauche. Le lambeau du côté opposé est alors soulevé et séparé des tissus sous-jacents. On achève de le détacher en le saisissant avec les tricoises, et en lui faisant subir un mouvement de torsion qui le désunit d'avec la sole. On peut aussi pratiquer l'arrachement de chacun des fragments à mesure qu'on les isole : ce procédé facilite beaucoup l'opération.

6° Pour se débarrasser de la sole, on fera passer la lame du scalpel entre la face supérieure de cette voûte cornée et la face plantaire de la troisième phalange ; on essaiera ensuite de faire pénétrer dans l'intervalle, vers les mamelles, l'extrémité du rogne-pied, afin de soulever légèrement le bord extérieur de la sole. On pourra alors saisir celle-ci avec les tricoises, et l'arracher d'un seul coup, ainsi que la fourchette, en imprimant à l'instrument un vigoureux mouvement de bascule, pendant que les aides maintiennent le membre légèrement soulevé, et qu'ils font effort en sens inverse de l'opérateur.

A. — Région anti-brachiale antérieure.

Elle comprend chez les Solipèdes quatre muscles extenseurs. Deux agissent sur le pied tout entier ; ce sont : l'*extenseur antérieur* et l'*extenseur oblique du métacarpe*. Deux autres, l'*extenseur antérieur* et l'*extenseur latéral des phalanges*, se terminent sur la région digitée.

1° Extenseur antérieur du métacarpe (fig. 77, 11).

Synonymie : Épitrochlo-pré-métacarpien (Gir.). — Il représente les deux radiaux externes de l'homme.

Situation. Direction. Forme. Structure. L'extenseur antérieur du métacarpe, situé en avant du radius, dans une direction à peu près verticale, se compose d'un corps charnu et d'un tendon. Le premier présente la forme d'un conoïde renversé, est coupé de quelques lames aponévrotiques, et se trouve formé de fibres musculeuses légèrement arciformes à leur extrémité supérieure. Le second, d'abord arrondi, puis aplati d'avant en arrière, commence au-dessous du tiers moyen du radius et succède à l'extrémité inférieure du corps charnu.

Attaches. — Ce muscle prend son insertion fixe : 1° sur la crête de l'épitrochlée, par l'extrémité supérieure de ses fibres charnues ; 2° au-dessus et en avant de la surface articulaire inférieure de l'humérus, au moyen d'une forte lanière fibreuse qui lui est commune avec l'extenseur antérieur des phalanges, et qui s'épanouit à la face profonde de ces deux muscles, en se confondant de la manière la plus intime avec le ligament capsulaire de l'articulation du coude ; 3° sur la crête sous-trochitérienne, par une lame aponévrotique composée de deux feuillets, entre lesquels se trouve comprise l'extrémité supérieure du muscle (fig. 77, 12).

Il opère son insertion mobile sur la tubérosité antérieure et supérieure du métacarpien principal, par l'extrémité inférieure de son tendon.

Rapports. — Le corps charnu du muscle est recouvert par l'aponévrose anti-brachiale et par le court extenseur de l'avant-bras ; il recouvre la face antérieure du radius ainsi que l'articulation du coude ; en dehors et en arrière, il répond à l'extenseur antérieur des phalanges ; en haut et en dedans, il se trouve en rapport avec l'extrémité inférieure du court fléchisseur de l'avant-bras. Son tendon recouvre une petite partie de la face antérieure du radius, et s'engage dans la coulisse verticale interne creusée en avant de l'extrémité inférieure de cet os ; il passe ensuite sur le ligament capsulaire du carpe, et il se trouve maintenu contre cette expansion membraneuse par une large gaîne fibreuse, dans laquelle il glisse au moyen de deux synoviales. Ce tendon est croisé, au-dessus du genou, par celui de l'extenseur oblique, qui passe à sa surface.

Usages. — Ce muscle joue précisément le rôle indiqué par son nom, c'est-à-dire qu'il étend le métacarpe sur l'avant-bras.

DIFFÉRENCES. — Chez le **Porc**, le tendon de ce muscle se termine à l'extrémité supérieure du grand métacarpien interne. — Chez le **Chien** et le **Chat**, il se divise, à son extrémité inférieure, en deux branches qui rappellent exactement les tendons terminaux des deux muscles radiaux externes de l'homme : l'une s'insère au métacarpien de l'index, l'autre au métacarpien du médius (fig. 82 A, 5, 6, 7).

2° EXTENSEUR OBLIQUE DU MÉTACARPE (fig. 77, 13).

Synonymie: Cubito-pré-métacarpien, ou mieux radio pré-métacarpien, d'après Girard. — C'est le représentant du long abducteur et du court extenseur du pouce de l'homme.

Situation. Forme. Structure. Direction. — Petit muscle situé au côté externe du radius, sous l'extenseur antérieur des phalanges, penniforme, fortement aponévrotique, et terminé par un tendon qui s'enroule obliquement autour de la face antérieure du radius, en se dirigeant en bas et en dedans, pour gagner la coulisse oblique creusée sur l'extrémité inférieure de cet os, et se rendre de là au côté interne du genou.

Attaches. — Il prend son origine sur le côté externe du radius ; — et son tendon terminal se fixe sur la tête du métacarpien interne, en confondant ses fibres avec celles du ligament interne du carpe (fig. 78, 25).

Rapports. — Ce muscle est recouvert par l'extenseur antérieur des phalanges et l'aponévrose anti-brachiale. Il recouvre successivement la face antérieure du radius, le tendon de l'extenseur antérieur du métacarpe, la coulisse radiale qui loge son tendon, et dans laquelle il glisse au moyen d'une petite synoviale, enfin le ligament interne du carpe.

Usages. — Il étend le métacarpe et peut le faire pivoter de dedans en avant.

DIFFÉRENCES. — Il se termine chez les *Ruminants* en dedans de l'extrémité supérieure du métacarpien principal. — Chez notre *pachyderme* domestique, il va au petit métacarpien interne. — Chez les *Carnassiers*, il se rend au métacarpien du pouce; il fournit de plus une petite branche particulière qui glisse, au moyen d'un sésamoïde, sur le troisième os de la rangée inférieure du carpe, et qui va se confondre avec le ligament postérieur du carpe (fig. 82 A, 8. B, 4. D, 8); il écarte le pouce des autres doigts, mais nous le croyons peu propre à jouer le rôle d'extenseur.

3° EXTENSEUR ANTÉRIEUR DES PHALANGES (fig. 77, 14).

Synonymie : Épitrochlo-pré-phalangien (Gir.). — Extenseur commun des doigts de l'homme.

Situation. Direction. Étendue. Forme. Structure. — C'est un muscle long et vertical, situé en dehors et en arrière de l'extenseur antérieur du métacarpe, auquel il ressemble beaucoup, composé, comme lui, d'une partie charnue et d'une partie tendineuse. — Le corps charnu s'étend depuis l'extrémité inférieure de l'humérus jusqu'au-dessus du tiers inférieur du radius; il est fusiforme, entrecoupé de lamelles aponévrotiques, et bifide à son extrémité inférieure (1). — La partie tendi-

(1) Cette division, signalée par plusieurs auteurs, n'a pas été représentée sur la figure 77. C'est à tort, car elle existe d'une manière constante.

neuse forme deux cordons inégaux, qui succèdent aux deux branches terminales du corps charnu, et qui restent accolés l'un à l'autre. Ces deux cordons passent dans la plus externe des trois coulisses creusées en avant de l'extrémité inférieure du radius, et gagnent la face antérieure du ligament capsulaire du carpe, contre lequel ils se trouvent maintenus par un appareil annulaire. Après s'être dégagé de dessous cet appareil, le plus petit, situé en dehors, se réunit au tendon de l'extenseur latéral (fig. 77, 15). Le principal (fig. 77, 14') continue son trajet en descendant sur la face antérieure du métacarpien médian et de l'articulation du boulet. Il arrive enfin en avant du doigt, et se termine sur l'os du pied, après s'être élargi d'une manière remarquable, et après avoir reçu par côté, au niveau du milieu de la première phalange, une bride de renforcement qui semble provenir de l'extrémité inférieure du ligament suspenseur du boulet.

Attaches. — L'extenseur antérieur des phalanges prend son attache fixe par l'extrémité supérieure de son corps charnu : 1° en bas de la crête de l'épitrochlée ; 2° en avant de l'extrémité inférieure de l'humérus ; 3° au bord antérieur du ligament externe de l'articulation du coude ; 4° à la tubérosité externe et supérieure du radius ; 5° au bord externe du même os. — Son tendon principal s'insère à l'éminence pyramidale du troisième phalangien, après s'être attaché successivement sur le ligament capsulaire de l'articulation du boulet, et sur la face antérieure des deux premières phalanges.

Rapports. — Le corps charnu, recouvert par l'aponévrose anti-brachiale, recouvre l'articulation du coude, la face antérieure du radius et l'extenseur oblique du métacarpe ; il répond, en avant, à l'extenseur antérieur du même rayon, auquel il adhère intimement par sa moitié supérieure, en arrière, à l'extenseur latéral des phalanges. — Les cordes tendineuses recouvrent les différentes parties que nous avons énumérées en décrivant le trajet du muscle, c'est-à-dire la face antérieure du radius, des jointures carpiennes, du métacarpien principal, de l'articulation du boulet et des deux premières phalanges. Une synoviale vaginale les enveloppe au niveau du genou, pour faciliter leur glissement dans la coulisse radiale et sur la face antérieure du ligament capsulaire du carpe ; et la face interne du tendon principal se trouve tapissée, en avant de l'articulation du boulet, par une petite capsule vésiculaire, plus bas, par les synoviales des deux articulations inter-phalangiennes.

Usages. — Ce muscle étend la troisième phalange sur la seconde, celle-ci sur la première, et cette dernière sur le métacarpe. Il peut aussi concourir à l'extension du pied tout entier sur l'avant-bras.

DIFFÉRENCES. — Chez les *Ruminants*, ce muscle est divisé dans toute sa longueur en deux portions parallèles : une externe qui forme l'*extenseur commun des doigts ;* une autre interne qui constitue l'*extenseur propre du doigt interne.*

a. Le corps charnu de l'*extenseur commun* (fig. 79, 3) est un peu plus volumineux que celui du second muscle. Son tendon (3') commence vers le tiers inférieur du radius, passe sur le genou, le métacarpe et l'articulation métacarpo-phalangienne. Arrivé à l'origine des doigts, il se bifurque ; et chacune de ses branches va s'insérer sur l'éminence pyramidale de la troisième phalange (3''). Ce muscle, en étendant les doigts, les rapproche l'un de l'autre, comme l'a judicieusement observé M. Lecoq.

b. L'*extenseur propre du doigt interne* (fig. 79, 4) ressemble beaucoup à l'extenseur commun par son volume, sa forme et sa direction. Son tendon (4') passe, avec celui qui termine ce dernier muscle, dans l'une des coulisses inférieures du radius et sur le ligament capsulaire du carpe, où les deux cordes se trouvent enveloppées par une gaîne synoviale commune. Arrivé au niveau de l'articulation métacarpo-phalangienne, ce tendon se place au côté excentrique du doigt interne, descend, en s'élargissant de plus en plus, jusqu'à l'extrémité inférieure de celui-ci, et reçoit du ligament suspenseur du boulet, vers le milieu de la première phalange, deux brides d'assujettissement exactement semblables à celles qui, chez les Solipèdes, fixent sur le même os l'extenseur antérieur des phalanges. Ce tendon se bifurque inférieurement : L'une des branches s'attache sur la face antérieure de la deuxième phalange. L'autre, beaucoup plus large que la première, recouvre le ligament latéral externe commun aux deux articulations inter-phalangiennes, et se termine sur tout le côté externe de la troisième phalange. Chez le **Mouton**, cette seconde branche est faible, et se dirige vers le talon, qu'elle enveloppe en se confondant avec le tendon perforant et le coussinet plantaire.

Fig. 79. (*).

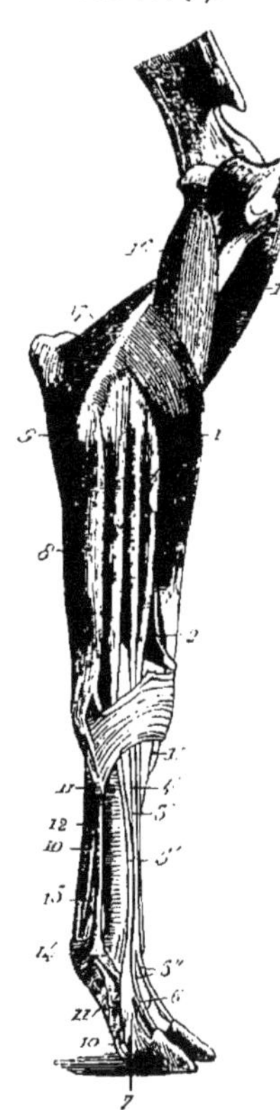

Chez le **Porc**, on trouve à la place de l'extenseur antérieur des phalanges deux muscles analogues à ceux dont nous venons de faire la description chez les Ruminants. — L'externe ou l'*extenseur commun des doigts* se divise facilement, comme chez l'homme, en plusieurs faisceaux, et se termine par quatre branches tendineuses qui gagnent l'éminence pyramidale de la troisième phalange des quatre doigts. Le tendon du petit doigt externe abandonne souvent un mince rameau bifide destiné à renforcer les tendons des deux grands doigts. — Le muscle interne ou l'*extenseur propre des deux doigts internes* possède un tendon bifurqué; chaque branche gagne le côté excentrique de la troisième phalange du doigt qu'elle est chargée de mouvoir.

Chez les *Carnassiers*, on ne rencontre qu'un seul muscle comme chez le cheval : c'est *l'extenseur commun des doigts*, terminé par un tendon quadrifurqué, dont les rameaux se distribuent aux quatre grands doigts (fig. 82 A, 9, 9').

(*) Fig. 79. — *Muscles de l'avant-bras du bœuf (face externe).* — 1. Extenseur antérieur du métacarpe; 1'. L'insertion de son tendon. 2. Extenseur oblique. 3. Extenseur commun des doigts; 3'. Son tendon. 3''. La bifurcation terminale de ce tendon. 4. Extenseur propre du doigt interne; 4'. Son tendon. 5. Extenseur propre du doigt externe; 5'. Son tendon; 6. Sa branche d'insertion à la deuxième phalange; 7. Celle qui va à la troisième. 8. Fléchisseur externe du métacarpe. 9. Portion olécranienne du perforant. 10. Tendon du perforant. 11. Tendon du perforé. 12. Ligament suspenseur du boulet; 13. La bride qu'il fournit au perforé pour former l'anneau dans lequel passe le perforant; 14. La bride externe qu'il envoie à l'extenseur propre du doigt externe. 15. Coraco-radial. 16. Brachial antérieur. 17. Anconé.

4° EXTENSEUR LATÉRAL DES PHALANGES (fig. 77, 16).

Synonymie : Cubito-pré-phalangien, et mieux radio pré-phalangien, d'après Girard. — Extenseur propre du petit doigt chez l'homme.

Direction. Situation. Etendue. Forme. Structure. — Petit muscle vertical, situé au côté externe de l'avant-bras, entre le précédent et le fléchisseur externe du métacarpe, formé d'un corps charnu et d'un tendon. — Le corps charnu, peu considérable et aplati d'avant en arrière, s'étend de l'extrémité supérieure du radius au quart inférieur du même os. — Le tendon (fig. 77, 16'), d'abord arrondi, puis rubané, gagne la coulisse de glissement qui partage en deux la tubérosité externe et inférieure du radius, passe au côté externe du carpe, en traversant le ligament latéral commun aux articulations de cette région, et arrive sur la face antérieure du métacarpien principal, où il reçoit la petite branche tendineuse qui se détache de l'extenseur antérieur, ainsi qu'une forte bride fibreuse provenant du côté externe du carpe (fig. 77, 17). Il descend ensuite, accolé au bord externe du tendon principal de son congénère et uni à ce tendon par un fascia fibreux, jusque sur l'articulation du boulet, pour se terminer, en s'élargissant, à l'extrémité supérieure de la première phalange.

Attaches. — 1° Par son corps charnu, sur la tubérosité externe du radius, le ligament externe de l'articulation du coude, et sur le corps des deux os de l'avant-bras (*origine*) ; — 2° par l'extrémité inférieure de son tendon, sur la capsule de l'articulation métacarpo-phalangienne, et en avant de l'extrémité supérieure du premier phalangien (*terminaison*).

Rapports. — Le corps charnu, enveloppé d'une gaîne aponévrotique spéciale, répond : en avant, à l'extenseur antérieur des phalanges ; en arrière, au fléchisseur externe du métacarpe et aux deux muscles perforé et perforant ; en dehors, à l'aponévrose anti-brachiale. — Le tendon, entouré par une synoviale vaginale dans sa traversée carpienne, recouvre au delà du genou, la face antérieure du métacarpe, et le ligament antérieur de l'articulation métacarpo-phalangienne, sur lequel il glisse au moyen d'une petite synoviale vésiculaire. Il est recouvert par un léger fascia fibreux qui le sépare de la peau, et qui s'étend également sur le tendon de l'extenseur antérieur.

Usages. — Ce muscle, extenseur du doigt, concourt aussi à l'extension du pied tout entier sur l'avant-bras.

DIFFÉRENCES. — Chez les *Ruminants*, il est beaucoup plus épais que chez le cheval, et constitue l'*extenseur propre du doigt externe* (fig. 79, 5). Son tendon terminal (5', 6, 7) se comporte absolument comme celui de l'extenseur propre du doigt interne ; on peut donc se dispenser d'en faire une description spéciale. Nous ferons remarquer, avec M. Lecoq, que ces deux muscles écartent les doigts l'un de l'autre, en les étendant ; ils sont donc, jusqu'à un certain point, antagonistes de l'extenseur commun.

Chez le **Porc**, le tendon terminal de ce muscle s'épanouit sur la face excentrique du petit doigt externe.

Chez les *Carnassiers*, ce tendon se divise en trois branches qui s'insèrent sur la face antérieure des trois doigts externes, en se confondant avec les tendons de l'extenseur commun, ou avec les brides fibreuses fournies à ces tendons par les muscles inter-osseux métacarpiens.

B. — Région anti-brachiale postérieure.

Elle se compose de cinq muscles fléchisseurs groupés verticalement en arrière des os de l'avant-bras. Trois, situés en couche superficielle, agissent sur le pied tout entier : ce sont le *fléchisseur externe*, le *fléchisseur oblique* et le *fléchisseur interne du métacarpe*. Les deux autres, fixés sur le doigt par leur extrémité inférieure, et cachés sous les précédents, sont distingués sous les noms de *fléchisseur superficiel* et *de fléchisseur profond des phalanges.*

1° FLÉCHISSEUR EXTERNE DU MÉTACARPE (fig. 77, 18).

Synonymie : Epitrochlo-sus-carpien (Gir.). — Cubital postérieur de l'homme.

Situation. — Le fléchisseur externe du métacarpe est situé au côté externe de l'avant-bras, entre l'extenseur latéral des phalanges et le fléchisseur oblique.

Forme. Structure. Attaches. — Ce muscle est allongé de haut en bas, aplati d'un côté à l'autre, renflé dans sa partie moyenne, et entrecoupé de très fortes intersections aponévrotiques. Il commence sur le sommet de l'épitrochlée par un tendon très fort et extrêmement court. Inférieurement il se termine par un second tendon plus long que le précédent, et divisé en deux branches, l'une antérieure, l'autre postérieure : Celle-ci (fig. 77, 20), large et courte, s'insère sur l'os crochu, en se confondant avec le fléchisseur oblique. La première (fig. 77, 19), arrondie et funiculaire, glisse au moyen d'une synoviale dans la coulisse creusée sur la face externe de l'os crochu, laquelle coulisse est transformée en conduit par un petit appareil fibreux ; cette branche va se fixer ensuite sur la tête du métacarpien externe, en se confondant avec le ligament externe du carpe.

Rapports. —Recouvert par l'aponévrose anti-brachiale, ce muscle recouvre les deux fléchisseurs du doigt. Son bord antérieur répond à l'extenseur latéral des phalanges ; le postérieur, au fléchisseur oblique. Son tendon supérieur est accolé au bord postérieur du ligament externe de l'articulation du coude, et se trouve tapissé profondément par le cul-de-sac externe de la synoviale qui appartient à cette articulation.

Usages. — Il fléchit le pied sur l'avant-bras.

DIFFÉRENCES. — Chez le **Porc**, le **Chien** et le **Chat**, la branche antérieure du tendon terminal se rend à la tête du métacarpien le plus externe.

2° FLÉCHISSEUR OBLIQUE DU MÉTACARPE (fig. 78, 18).

Synonymie : Epicondylo-sus-carpien (Gir.). — Cubital antérieur chez l'homme.

Situation. Forme. Structure. — Ce muscle, situé en arrière et en dedans de l'avant-bras, répète assez exactement le précédent par sa forme et sa structure.

Direction. — Bourgelat l'a nommé assez improprement fléchisseur oblique, car sa direction est verticale comme celle des autres muscles de la région.

Attaches. — Il prend son origine : 1° sur la base de l'épicondyle, par les fibres tendineuses de son extrémité supérieure ; 2° sur l'olécrane, par une petite bandelette charnue (figure 78, 18') très mince et très pâle, qui est annexée au corps charnu principal et qui s'unit bientôt à son bord postérieur. — Son tendon inférieur est indivis, et se termine sur l'os crochu, au même point que le fléchisseur externe, avec lequel il s'unit intimement.

Rapports. — Par sa face superficielle, avec l'aponévrose anti-brachiale, qui adhère fortement à son tendon ; par sa face profonde, avec les fléchisseurs des phalanges. Son bord antérieur est recouvert par le fléchisseur interne ; le postérieur répond au fléchisseur externe.

Usages. — Il est congénère du précédent.

DIFFÉRENCES. — Chez les *Carnassiers*, ce muscle est recouvert par le perforé. Sa portion olécranienne est plus épaisse que dans les autres animaux ; elle ne s'unit au corps charnu principal que tout à fait en bas.

3° FLÉCHISSEUR INTERNE DU MÉTACARPE (fig. 78, 19).

Synonymie : Epicondylo-métacarpien (Gir.). — Grand palmaire de l'homme.

Situation. Forme. Structure. Attaches. — Ce muscle, situé en dedans de l'avant-bras, contre la face postérieure du radius, ressemble aux deux muscles précédents, ses congénères, et se comporte à peu près comme eux. Il est cependant moins large, plus épais et moins aponévrotique. Son extrémité supérieure se fixe, par des fibres tendineuses, à la base de l'épicondyle, au même point que le fléchisseur oblique, avec lequel elle se confond (*origine*). Son extrémité inférieure se termine par un tendon funiculaire long et mince, qui s'engage dans une coulisse fibreuse située au côté interne du carpe, et qui va se fixer à la tête du métacarpien interne (*insertion mobile*).

Rapports. — Il est recouvert par l'aponévrose anti-brachiale, et recouvre le fléchisseur oblique, le perforé, le perforant, des vaisseaux et des nerfs importants. Son bord antérieur répond au radius. Une synoviale vaginale enveloppe son tendon terminal, et facilite son glissement dans la gaîne fibreuse qu'il parcourt.

Usages. — Il est congénère des précédents.

DIFFÉRENCES. — Dans le **Porc**, ce muscle se termine au métacarpien du grand doigt interne. — Chez les *Carnassiers*, il est faible et conoïde ; son tendon, grêle et long, gagne le métacarpien de l'index.

4° FLÉCHISSEUR SUPERFICIEL OU FLÉCHISSEUR SUBLIME DES PHALANGES (fig. 77 ; 78 ; 80).

Synonymie : Epicondylo-phalangien (Gir.). — Perforé.

Situation. — Le fléchisseur superficiel des phalanges est situé, avec son congénère, le perforant, sous les fléchisseurs du métacarpe, lesquels forment autour des deux premiers une sorte d'enveloppe musculeuse.

Forme. Structure. Etendue. — Il se compose d'un corps charnu et d'un tendon. — Le premier, long, mince, prismatique et entrecoupé d'un grand nombre d'intersections aponévrotiques, s'étend depuis l'extrémité inférieure du bras jusque auprès du carpe. — Le tendon, continu avec l'extrémité inférieure du corps charnu, reçoit, à son origine même, une énorme production fibreuse, qui provient de l'éminence d'insertion située en bas de la face postérieure du radius, et qui contracte des adhérences assez intimes avec l'aponévrose anti-brachiale, ainsi qu'avec le perforant. Après avoir été ainsi renforcé, ce tendon traverse la gaîne carpienne, et arrive en arrière du boulet, où il forme un anneau (fig. 78, 21') dans lequel s'engage la corde du fléchisseur profond : d'où les noms de *perforé* et de *perforant*, donnés aux deux fléchisseurs des phalanges. Puis il s'infléchit en avant sur la coulisse sésamoïdienne, et se termine par deux branches vers le milieu de la région digitée.

Attaches. — Il prend son origine, en commun avec le perforant, au sommet de l'épicondyle (fig. 78, 20) ; — et il se fixe, par les deux branches de son tendon, aux extrémités de la poulie de renvoi que présente la deuxième phalange en arrière de son extrémité supérieure (fig. 58, *A*, *A*).

Rapports. — Le corps charnu, recouvert par le fléchisseur externe et le fléchisseur oblique du métacarpe, se trouve, pour ainsi dire, incrusté, dans le perforant, auquel il adhère de la manière la plus intime. Le tendon recouvre celui de ce dernier muscle, et se trouve recouvert par les expansions fibreuses des deux gaînes carpienne et métacarpo-phalangienne, gaînes qu'il nous reste à faire connaître maintenant.

On appelle *gaîne carpienne* un appareil annulaire fort remarquable, formé par la face superficielle du ligament commun postérieur du carpe et par une épaisse expansion de tissu blanc inextensible, véritable arcade fibreuse jetée, comme un pont, de l'os crochu au côté interne du carpe. Cette arcade se continue par en haut avec l'aponévrose anti-brachiale, et se prolonge, par en bas, sur la portion métacarpienne des tendons fléchisseurs. Une vaste synoviale vaginale tapisse la face interne de la gaîne carpienne, et enveloppe le perforé et le perforant à leur passage dans cette gaîne. Cette synoviale remonte au-dessus du carpe, et descend jusqu'au-dessous du tiers inférieur de la région métacarpienne.

Fig. 80 (*).

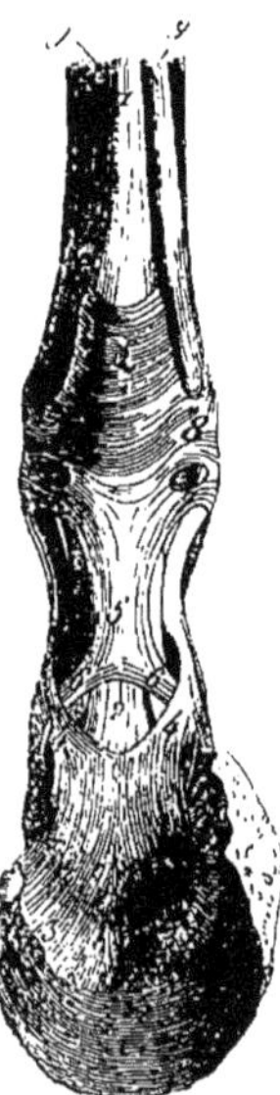

La *gaîne métacarpo-phalangienne* est formée par la coulisse sésamoïdienne supérieure, la face postérieure des principaux ligaments sésamoïdiens inférieurs, celle du fibro-cartilage glénoïdien de la première articulation inter-phalangienne, et par la poulie de renvoi postérieure de la seconde phalange. Elle est complétée par une très large expansion membraneuse (fig. 80, 5) appliquée sur les tendons fléchisseurs, très adhérente au perforé sur la ligne médiane du doigt, et fixée, par côté, aux os phalangiens, à l'aide de trois brides fibreuses spéciales (fig. 80, 6, 7, 8). Une synoviale vaginale très étendue tapisse les parois intérieures de cette gaîne et se replie sur les tendons fléchisseurs ; elle remonte le long de

(*) Fig. 80. — *Tendons des muscles fléchisseurs des phalanges.* — 1. Tendon du perforé. 2. Tendon du perforant à sa sortie d'entre les deux branches du perforé ; 3,3. Son insertion à la crête semi-lunaire ; 4,4. Les deux brides latérales de sa gaîne de renforcement. 5,5. Expansion fibreuse de la gaîne métacarpo-phalangienne ; 6, 7.8. Ses brides latérales. 9, 9. Ligament suspenseur du boulet.

ces tendons jusqu'au niveau de l'extrémité inférieure des métacarpiens latéraux, et forme inférieurement un cul-de-sac assez vaste qui s'adosse, en arrière de la deuxième phalange, contre le cul-de-sac postérieur de la synoviale articulaire du pied et contre le cul-de-sac supérieur de la petite gaîne sésamoïdienne (fig. 60, 14). La gaîne métacarpo-phalangienne est encore appelée *gaîne grande sésamoïdienne ;* mais ce nom est plutôt réservé pour la synoviale qui revêt ses parois.

Usages. — Ce muscle fléchit la deuxième phalange sur la première, celle-ci sur le métacarpe, et le pied tout entier sur l'avant-bras. Son tendon, grâce à la bride fibreuse qui l'attache à la face postérieure du radius, joue, pendant la station, le rôle d'un lien mécanique destiné à soutenir l'angle métacarpo-phalangien.

DIFFÉRENCES. — Chez les *Ruminants*, le perforé se compose de deux portions dont les tendons se réunissent vers le milieu de la région métacarpienne. Le tendon simple (fig. 81, 1, 2, 3) qui résulte de cette soudure se divise ensuite en deux branches, lesquelles se comportent exactement, à l'égard des doigts, comme la corde unique du perforé du cheval. On observera seulement que chacune d'elles reçoit du ligament suspenseur du boulet une bride fibreuse analogue à celle qui, chez les Solipèdes, gagne le tendon perforant. Cette bride (fig. 79, 13) concourt à la formation de l'anneau dans lequel s'engage ce dernier tendon.

Chez le **Porc**, le perforé est également formé de deux corps charnus, terminés chacun par un tendon, qui s'insère inférieurement sur la seconde phalange d'un des grands doigts.

Chez les *Carnassiers* (fig. 82 *D*, 1, 1', 2), ce muscle présente un corps charnu long, large et superficiel, séparé du perforant par le fléchisseur oblique du métacarpe. Son tendon passe en dehors de la gaîne carpienne, à laquelle il adhère par quelques brides; et il se divise en quatre branches, attachées par leur extrémité inférieure sur la seconde phalange des quatre doigts principaux.

4° FLÉCHISSEUR PROFOND DES PHALANGES (fig. 77 ; 78 ; 80).

Synonymie : Cubito-phalangien ou radio-phalangien, d'après Girard. — Perforant.

Situation. Composition. Etendue. — Ce muscle, situé immédiatement en arrière du radius, se compose de trois portions, qui se réunissent au niveau du carpe, pour se continuer jusqu'à l'extrémité inférieure du doigt par un long et fort tendon.

Forme, structure et attaches des corps charnus du perforant. — Ces trois portions musculeuses peuvent être distinguées, eu égard à leur point d'origine, en *épicondylienne*, en *cubitale* et en *radiale*. — La *portion épicondylienne*, la plus considérable, est accolée au perforé, dont elle représente trois à quatre fois le volume; elle se divise aisément en plusieurs faisceaux fortement tendineux, qui partent du sommet de l'épicondyle, avec le fléchisseur superficiel. — La *portion cubitale*, située entre le fléchisseur externe et le fléchisseur oblique du métacarpe, est très courte et conoïde, épaisse à son extrémité supérieure, rétrécie à son extrémité inférieure, à laquelle succède un long tendon aplati réuni, par en bas, au tendon principal; elle prend son origine sur le sommet et sur le bord postérieur de l'olécrane. — La *portion radiale* (1), la plus faible, est cachée profondément sous le corps

(1) Elle représente le *long fléchisseur du pouce* de l'homme.

charnu épicondylien. Les fibres musculeuses qui la composent, fixées sur la face postérieure du radius et légèrement rayonnées, se rassemblent sur un petit tendon particulier, qui se confond avec le tendon commun, après avoir contracté d'intimes adhérences avec la bride radiale du perforé.

Trajet et attaches du tendon.—Le tendon qui succède à ces trois corps charnus s'engage dans la gaîne carpienne avec celui du fléchisseur superficiel. Il reçoit, vers le milieu de la région métacarpienne, une forte bride fibreuse fournie par le grand ligament postérieur du carpe (fig. 77 et 78, 23), traverse l'anneau sésamoïdien du tendon perforé, passe entre les deux branches terminales de ce tendon, sur la poulie de renvoi de la face postérieure du deuxième phalangien, et s'épanouit ensuite en formant une large expansion qu'on nomme *aponévrose plantaire.*

Cette aponévrose glisse, par sa face antérieure, sur la face inférieure du petit sésamoïde, à l'aide d'une synoviale particulière, la *petite gaîne sésamoïdienne*, et se trouve recouverte, en arrière, par une lame fibreuse signalée pour la première fois par M. H. Bouley, qui la considère comme une *gaîne de renforcement* du tendon perforant. Elle s'insère enfin à la crête semi-lunaire de l'os du pied et aux empreintes médianes situées derrière cette crête, en se confondant par côté avec le tissu des fibro-cartilages latéraux.

La *petite gaîne sésamoïdienne* présente la forme vésiculaire ; elle tapisse le petit sésamoïde et le ligament impair de l'articulation du pied, se replie ensuite sur l'aponévrose plantaire, en avant de ce ligament, et remonte jusqu'au niveau du cul-de-sac inférieur de la grande gaîne sésamoïdienne, où elle se réfléchit de nouveau pour se continuer avec elle-même. Elle forme donc deux culs-de-sac, l'un supérieur, l'autre inférieur, qu'on aperçoit très-bien sur une coupe longitudinale et verticale de la région digitée. (Voy. fig. 60, 15 et 16.) Le premier s'adosse contre le cul-de-sac postérieur de la synoviale articulaire du pied, et se trouve séparé du cul-de-sac inférieur de la grande gaîne sésamoïdienne par une lame transverse de tissu fibreux jaune, qui attache le tendon perforant à la face postérieure de la deuxième phalange. Le second est situé sous le ligament inter-osseux qui unit l'os naviculaire au troisième phalangien.

La *gaîne de renforcement* du tendon perforant est formée par une membrane fibreuse appliquée sur la face postérieure de l'aponévrose plantaire. Cette membrane adhère intimement par en bas à l'expansion qu'elle recouvre, et finit par se confondre tout à fait avec elle. Elle se fixe, par côté, sur l'extrémité inférieure de la première phalange, au moyen de deux brides latérales (fig. 80, 4, 4).

Rapports. — Le corps charnu épicondylien est tapissé à son origine par le cul-de-sac externe de l'articulation du coude, lequel cul-de-sac revêt également les autres muscles attachés sur l'épicondyle, c'est-à-dire le fléchisseur externe et le fléchisseur oblique du métacarpe. Il répond : en avant, au radius et à la portion radiale du muscle; en arrière, au perforé; en dehors, au fléchisseur externe du métacarpe ; en dedans, au fléchisseur interne et au fléchisseur oblique du même rayon.

La portion cubitale, recouverte par l'aponévrose anti-brachiale, recouvre la portion épicondylienne.

La portion radiale est comprise entre celle-ci et la face postérieure du radius.

Le tendon est en rapport, en arrière, avec celui du perforé ; en avant, avec le ligament postérieur du carpe, le ligament suspenseur du boulet et la coulisse grande sésamoïdienne ; par côté, avec les vaisseaux et les nerfs du doigt. Son expansion terminale est recouverte par le coussinet plantaire, qui lui adhère, en avant, de la manière la plus intime ; elle recouvre le petit sésamoïde.

Usages. — Ce muscle fléchit les phalanges les unes sur les autres et sur le métacarpe. Il concourt aussi à la flexion du pied tout entier sur l'avant-bras. La bride qui attache son tendon en arrière du carpe et sa gaîne de renforcement phalangienne le rendent propre à prévenir mécaniquement, pendant la station, l'affaissement de l'angle métacarpo-phalangien et de la région digitée.

DIFFÉRENCES. — *Ruminants.* — Chez le **Bœuf**, le tendon terminal du perforant ne reçoit point de bride métacarpienne (1). Arrivé au-dessus du boulet, il se divise en deux branches, une pour chaque doigt, lesquelles branches, après avoir traversé le perforé, vont se terminer en arrière de la face inférieure de la troisième phalange. Là, elles se confondent avec le coussinet plantaire, le ligament inter-digité inférieur, et une lanière fibreuse déjà signalée dans la description de ce ligament. Cette lanière provient de l'aponévrose qui recouvre les tendons fléchisseurs dans la région métacarpienne ; elle descend sur les talons, en arrière et en dehors des doigts, reste unie à celle de l'autre doigt par un fascia fibreux intermédiaire, et s'attache sur les gaînes d'enveloppe des tendons fléchisseurs, ainsi que sur le ligament inter-digité supérieur. Chacune d'elles se termine, à son extrémité inférieure, en s'unissant à l'extenseur propre du doigt, au coussinet plantaire, au ligament inter-digité inférieur et au fléchisseur profond des phalanges.

FIG. 81 (*).

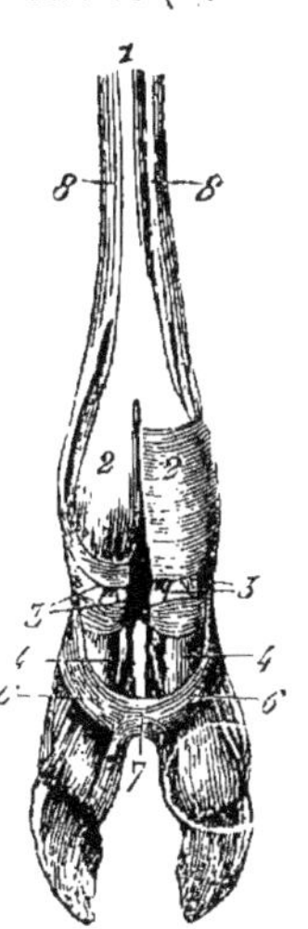

Il n'y a point, à proprement parler, de gaîne de renforcement phalangienne. Cependant on pourrait considérer comme telle le faisceau supérieur du ligament inter-digité inférieur. (Voy. fig. 81, 6).

Porc. — Chez cet animal, le tendon perforant se divise en quatre branches terminales, qui gagnent la dernière phalange des doigts.

Carnassiers.—La portion radiale du muscle (*long fléchisseur du pouce* chez l'homme) commence vers l'extrémité supérieure du radius (fig. 82 *C*, 4).

La portion cubitale constitue un muscle semi-penné, attaché par l'extrémité supérieure de ses fibres charnues sur presque toute la face postérieure du cubitus (fig. 82 *C*, 3).

La portion épicondylienne abandonne au-dessus du genou un petit faisceau particulier, terminé par un tendon très grêle qui se perd dans l'arcade fibreuse de la gaîne carpienne (fig. 82 *C*, 6). Ce petit muscle représente le palmaire grêle de l'homme

(*) Fig. 81. — *Appareil tendineux et ligamenteux de la face postérieure de la région digitée chez le bœuf (membre postérieur).* — 1. Tendon du perforé. 2, 2. Branches terminales de ce tendon; 3, 3. Leur bifurcation. 4,4. Perforant. 6,6. Brides supérieures du ligament inter-digité inférieur, s'attachant sur la première phalange. 7. Ligament inter-digité inférieur. 8, 8. Ligament suspenseur du boulet.

(1) Cette bride se rend au perforé, comme on l'a vu.

Le tendon terminal se divise en cinq branches, une pour chaque doigt (fig. 82 *D*, 4, etc.)

C. — Muscles propres à l'avant-bras des Carnassiers.

Nous avons déjà décrit chez ces animaux :

1° Deux *muscles radiaux externes*, distincts seulement à leur extrémité terminale, et confondus dans le reste de leur étendue. C'est l'extenseur antérieur du métacarpe des Solipèdes (fig. 82 *A*, 5, 6, 7).

2° Un *long abducteur du pouce*, qui semble représenter à la fois le muscle analogue de l'homme et le court extenseur du même doigt. C'est l'extenseur oblique du métacarpe chez le cheval (fig. 82 *A*, 8).

3° Un *extenseur commun des doigts*, ou extenseur antérieur des phalanges (cheval) (fig. 82 *A*, 9).

4° Un *extenseur propre des trois doigts externes*, ou extenseur propre du petit doigt (homme), ou extenseur latéral des phalanges (cheval) (fig. 82 *A*, 10).

5° Un *cubital postérieur*, ou fléchisseur externe du métacarpe (cheval) (fig. 82 *A*, 13).

6° Un *cubital antérieur*, ou fléchisseur oblique du métacarpe (cheval) (fig. 82 *D*, 6).

7° Un *grand palmaire*, ou fléchisseur interne du métacarpe (cheval) (fig. 82 *B*, 8).

8° Un *petit palmaire* ou *palmaire grêle*, dépendance du fléchisseur profond des phalanges (fig. 82 *C*, 6).

9° Un *fléchisseur sublime des phalanges* (fig. 82 *D*, 1).

10° Un *fléchisseur profond des phalanges* (fig. 82 *C*, 5 ; *D*, 3).

11° Un *long fléchisseur du pouce*, réuni au muscle précédent (portion radiale du perforant) (fig. 82 *C*, 4).

Mais on trouve encore, dans les *Carnassiers*, cinq autres muscles qui manquent généralement dans les autres animaux. Ce sont : l'*extenseur propre du pouce et de l'index*, le *long supinateur*, le *court supinateur*, le *rond pronateur* et le *carré pronateur*. Nous allons en faire une description spéciale.

1° Extenseur propre du pouce et de l'index (fig. 82 *A*, 11 ; *B*, 3).

Synonymie : Long extenseur du pouce et extenseur propre de l'index chez l'homme.

C'est un très petit muscle composé d'un corps charnu et d'un tendon. Le premier, grêle et fusiforme, se trouve situé sous l'extenseur latéral, et prend son origine avec l'extenseur oblique du métacarpe au côté externe du radius. Le tendon traverse la face antérieure du genou, enveloppé par la gaîne synoviale de l'extenseur commun des doigts, sous lequel il passe. Il se place en dedans de celui-ci, et se partage en deux branches, l'une qui gagne le pouce, l'autre l'index (1).

(1) Nous avons trouvé plusieurs fois, chez des chevaux très énergiques, les vestiges de ce muscle, sous forme d'un faisceau extrêmement pâle accolé à l'extenseur latéral.

2° Long supinateur (fig. 82 *A*, 12; *C*, 8).

Ce muscle n'existe qu'à l'état rudimentaire chez les Carnassiers. On a même nié son existence dans le chien. C'est à tort; car nos recherches nous ont dé-

Fig. 82 (*).

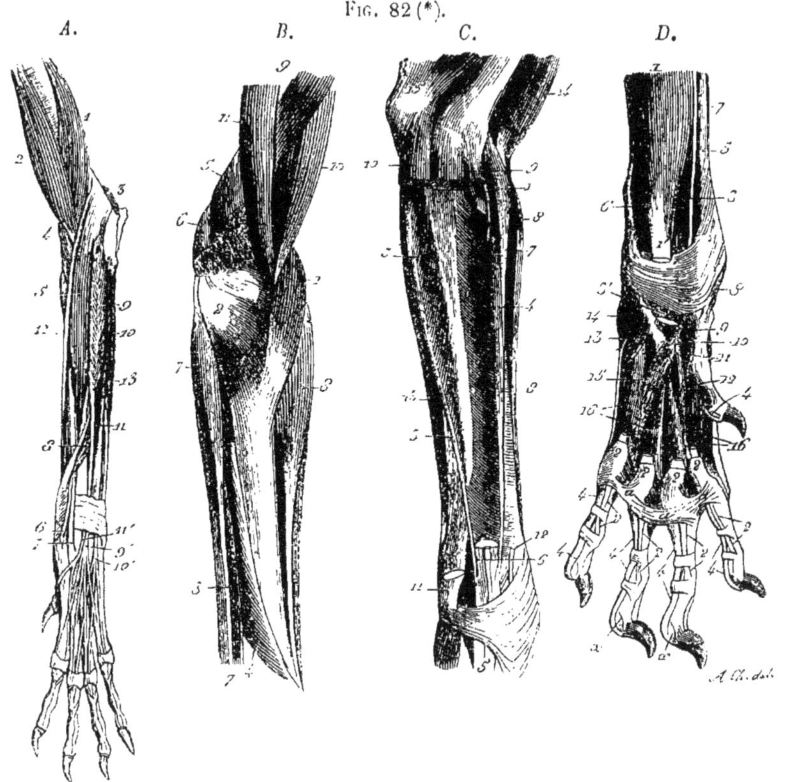

(*) Fig. 82. — *Muscles de l'avant-bras et du pied antérieur chez le chien.* — *A. Région antérieure superficielle.* — 1. Court fléchisseur de l'avant-bras (brachial antérieur). 2. Long fléchisseur de l'avant-bras (biceps brachial). 3. Anconé. 4. Rond pronateur. 5. Extenseur antérieur du métacarpe (radiaux externes); 6. Son tendon d'insertion destiné au quatrième métacarpien; 7. Celui qui va au troisième. 8. Extenseur oblique du métacarpe (long abducteur et court extenseur du pouce). 9. Extenseur commun des doigts; 9'. Son tendon terminal au point où il se divise en quatre branches. 10. Extenseur propre des trois doigts externes, ou extenseur latéral des phalanges (cheval); 10'. Son tendon terminal à l'origine de sa trifurcation. 11. Extenseur propre du pouce et de l'index; 11'. Son tendon terminal. 12, 12. Long supinateur. 13. Fléchisseur externe du métacarpe (cubital postérieur).

B. Région antérieure profonde. — 1. Rond pronateur. 2. Court supinateur. 3. Extenseur propre du pouce et de l'index. 4. Extenseur oblique du métacarpe. 5. Insertion supérieure de l'extenseur antérieur du métacarpe. 6. *Id.* de l'extenseur antérieur des phalanges. 7. Extenseur propre des trois doigts externes. 8. Fléchisseur interne du métacarpe (grand palmaire). 9. Mastoïdo-huméral. 10, 11. Long et court fléchisseurs de l'avant-bras.

C. Région postérieure profonde. — 1. Rond pronateur. 2. Carré pronateur. 3. Portion cubitale du perforant. 4. Portion radiale du même (long fléchisseur du pouce). 5. Tendon terminal du même. 6. Tendon du palmaire grêle (division du perforant). 7. Extenseur antérieur du métacarpe. 8. Long supinateur. 9. Insertion épicondylienne des muscles perforé, perforant, fléchisseur oblique et fléchisseur interne du métacarpe. 10. Insertion olécranienne du fléchisseur oblique. 11. Insertion sus-carpienne du même. 12. Tendon terminal du fléchisseur interne. 13. Extenseur propre des doigts externes. 14. Coraco-radial. 15 Tendon des extenseurs de l'avant-bras.

D. Région postérieure superficielle et muscles propres au pied ou à la main. — 1. Perforé; 1'. Son tendon coupé à son passage derrière la gaîne carpienne; 2, etc. Ses branches terminales. 3. Perforant; 3'. Son tendon coupé après sa sortie de la gaîne carpienne; 4, etc. Ses branches terminales. 5. Tendon du fléchisseur interne du métacarpe. 6. Fléchisseur oblique (cubital antérieur). 7. Extrémité inférieure du long supinateur. 8. Tendon terminal de l'extenseur oblique du métacarpe. 9. Court abducteur du pouce. 10. Opposant du pouce. 11. Court fléchisseur du pouce. 12. Adducteur du pouce transformé, chez le chien, en adducteur de l'index. 13. Court fléchisseur du petit doigt. 14. Adducteur du petit doigt. 15. Opposant du petit doigt. 16, 16. Muscles inter-osseux métacarpiens. *a, a, a*, Brides qui maintiennent les tendons fléchisseurs sur les articulations métacarpo-phalangiennes, en bornant l'écartement des doigts, et dont l'ensemble représente, à l'état de vestige, l'aponévrose palmaire de l'homme.

montré qu'il existe dans toutes les races, d'une manière plus ou moins évidente.

C'est une bandelette très délicate située en avant et en dedans de l'extenseur antérieur du métacarpe, prenant son origine, avec ce muscle, sur la crête de l'épitrochlée, et se terminant en dedans de l'extrémité inférieure du radius par des fibres charnues et aponévrotiques. Ce petit muscle ne peut avoir qu'une influence fort bornée sur les mouvements des os de l'avant-bras, à cause de son faible volume. Il agit, du reste, comme son nom l'indique, dans la supination.

3° Court supinateur (fig. 82 *B*, 2).

Muscle triangulaire et légèrement rayonné, caché sous l'extenseur antérieur du métacarpe et l'extenseur commun des doigts. Il prend son origine dans la petite fossette située en dehors de la trochlée humérale, par un tendon aplati confondu avec le ligament latéral externe de l'articulation du coude. Il se termine en haut de la face antérieure du radius et même sur le côté interne de cet os, par l'extrémité inférieure de ses fibres charnues. Recouvert par les deux muscles cités plus haut, il recouvre l'articulation du coude et l'os qui reçoit son insertion. On doit le considérer, chez les Carnassiers, comme le principal agent du mouvement supinatoire. Il fait donc pivoter le radius sur le cubitus, de manière à tourner en dehors la face antérieure du premier os.

4° Rond pronateur (fig. 82 *B*, 1 ; *C*, 1).

Situé en dedans et en haut de l'avant-bras, entre le grand palmaire ou le fléchisseur interne du métacarpe et l'extenseur antérieur du même rayon, le rond pronateur est un muscle épais et court, qui prend son origine sur la petite tubérosité épicondylienne de l'humérus, et qui se termine au côté interne du radius par des fibres aponévrotiques.

5° Carré pronateur (fig. 82 *C*, 2).

Ce muscle, d'une disposition très simple, est immédiatement situé en arrière des os de l'avant-bras, sous les masses musculaires de la région anti-brachiale postérieure. Il s'étend depuis l'insertion des fléchisseurs de l'avant-bras jusque auprès du carpe, et se trouve formé de fibres transversales qui se portent directement du cubitus au radius. Ce n'est donc plus, comme chez l'homme, un muscle carré attaché seulement sur le quart inférieur de ces deux os.

Les deux pronateurs sont les antagonistes des deux supinateurs, c'est-à-dire qu'ils ramènent en avant la face antérieure du radius et du métacarpe.

§ IV. — Muscles du pied antérieur.

Nous les ferons connaître successivement chez les Carnassiers, le Porc, les Solipèdes et les Ruminants.

A. — Muscles du pied antérieur ou de la main chez les Carnassiers.

Tous les muscles de la main de l'homme se retrouvent dans la main des Carnassiers, les uns parfaitement développés, les autres tout à fait rudimentaires. Ces muscles sont : 1° le *court abducteur du pouce ;* 2° l'*opposant du pouce ;* 3° le *court fléchisseur du pouce ;* 4° un *adducteur de l'index* (*adducteur du pouce* de l'homme) ; 5° le *palmaire cutané ;* 6° l'*adducteur du petit doigt ;* 7° le *court fléchisseur du petit doigt ;* 8° l'*opposant du petit doigt ;* 9° trois *lombricaux ;* 10° quatre *inter-osseux métacarpiens.*

1° Court abducteur du pouce (fig. 82 *D*, 9).

C'est un muscle avorté, comme le doigt qu'il est chargé de mouvoir, situé derrière le métacarpien du pouce, et formé de faisceaux charnus très pâles qui se continuent inférieurement par quelques fibres tendineuses. Il prend son origine à l'arcade carpienne, et se termine sur le métacarpien du pouce, ainsi qu'au côté externe (1) de l'extrémité supérieure de la première phalange. Il est à la fois fléchisseur et abducteur du pouce.

2° Opposant du pouce (fig. 82 *D*, 10).

Vestige du muscle épais et court qui porte le même nom chez l'homme, l'opposant du pouce des Carnassiers se trouve placé en dessous et en dedans du précédent, dans une direction légèrement oblique en bas et en dehors. Pâle et presque entièrement charnu, il s'attache, d'une part, au ligament postérieur du carpe, d'autre part, au métacarpien du pouce. Il est impropre à produire l'opposition du pouce puisque la conformation de ce doigt, chez les Carnassiers, ne lui permet pas de se prêter à ce mouvement ; mais il ramène le pouce vers l'axe de la main : c'est donc un adducteur.

3° Court fléchisseur du pouce (fig. 82 *D*, 11).

Très petit muscle plus foncé en couleur que les deux premiers ; situé entre le précédent, l'adducteur de l'index et le quatrième inter-osseux ; fixé par son extrémité supérieure dans l'épaisseur du ligament carpien postérieur ; attaché par en bas au côté interne de l'extrémité supérieure de la première phalange. Il imprime au pouce un mouvement de flexion assez étendu.

4° Adducteur de l'index (fig. 82 *D*, 12).

Synonymie : Adducteur du pouce chez l'homme.

Allongé, prismatique et déprimé d'un côté à l'autre, compris entre le troisième et le quatrième inter-osseux, et caché sous la portion tendineuse du fléchisseur commun des doigts, ce muscle s'attache supérieurement au ligament carpien postérieur avec le troisième inter-osseux. Il se fixe inférieurement, au moyen d'un petit tendon aplati, en dedans et en haut de la première phalange de l'index. Nous le regardons comme l'adducteur du pouce de l'homme, transformé en adducteur de l'index, à cause de l'atrophie du cinquième doigt.

(1) Nous rappellerons que la position des doigts est considérée par rapport à l'axe de la main, c'est-à-dire la ligne médiane qui sépare le médius de l'annulaire.

5° PALMAIRE CUTANÉ.

Noyau musculo-graisseux, épais et hémisphérique, formant la base du tubercule extérieur qui existe en arrière du carpe. Il adhère intimement à la peau par sa face superficielle, et semble s'attacher profondément sur l'aponévrose qui recouvre les muscles de la main.

6° ADDUCTEUR DU PETIT DOIGT (fig. 82 *D*, 14).

Ce muscle, situé superficiellement en dehors et en arrière du métacarpien externe, se compose d'un corps charnu rose, épais, conoïde, concave sur sa face antérieure, convexe sur la postérieure, et d'un long tendon, mince et aplati, qui succède à l'extrémité inférieure du corps charnu.

Il s'attache, par l'extrémité supérieure de ce dernier, sur l'os sus-carpien. Le tendon se termine en dehors de l'extrémité supérieure de la première phalange du petit doigt.

Ce muscle écarte le petit doigt de l'axe de la main ; c'est donc un abducteur et non pas un adducteur, comme son nom semble l'indiquer. Ce nom lui a été donné, chez l'homme, parce qu'on a considéré la main en supination, position dans laquelle il est effectivement adducteur par rapport au plan médian du corps. Si nous lui avons conservé ce nom, c'est pour ne pas apporter un nouvel élément de confusion dans une nomenclature déjà trop compliquée.

7° COURT FLÉCHISSEUR DU PETIT DOIGT (fig. 82 *D*, 13).

Situé en dedans du précédent, dans une direction légèrement oblique de haut en bas et de dedans en dehors, aplati d'avant en arrière, triangulaire et presque entièrement charnu, ce muscle prend son origine sur un ligament qui unit l'os crochu à la région métacarpienne, et se termine inférieurement sur le tendon de l'adducteur, dont il est congénère. Il peut cependant concourir à la flexion du petit doigt, mais dans des limites fort restreintes.

8° OPPOSANT DU PETIT DOIGT (fi2. 82 *D*, 15).

Muscle allongé de haut en bas, aplati d'avant en arrière, situé sous les tendons perforants, en arrière du deuxième inter-osseux, dans une direction légèrement oblique en bas et en dehors. Il prend son origine sur le ligament postérieur du carpe, et se termine en dedans de l'extrémité supérieure de la première phalange du doigt externe, par un petit tendon. Il joue le rôle d'un adducteur, c'est-à-dire qu'il ramène le petit doigt vers l'axe de la main.

9° LOMBRICAUX.

Ces petits muscles, qui doivent leur nom à leur ressemblance avec des lombrics ou vers de terre, sont au nombre de trois seulement chez les Carnassiers. Ils occupent les intervalles situés entre les quatre branches principales du tendon perforant, sur lequel ils prennent leur origine ; puis ils vont se terminer, par une petite languette fibreuse, sur les tendons extenseurs des trois doigts externes. Il est souvent impossible de les suivre jusque là ; on les voit alors s'arrêter en dedans et en haut de la première phalange des doigts auxquels ils sont destinés.

On ne peut déterminer rigoureusement, chez les Carnassiers, les usages que ces petits muscles remplissent.

10° Inter-osseux métacarpiens (fig. 82 *D*, 16, 16).

Ce sont quatre faisceaux musculeux épais et prismatiques, allongés de haut en bas, bifides à leur extrémité inférieure, placés parallèlement les uns à côté des autres, en avant des tendons fléchisseurs, dont ils sont séparés par une légère couche aponévrotique, et en arrière des quatre grands métacarpiens.

Ils prennent leur origine sur la face postérieure et les faces latérales de ces derniers os, ainsi que sur les ligaments carpien postérieur et inter-métacarpiens. Chacun d'eux se termine, par les deux branches de son extrémité inférieure, sur les grands sésamoïdes du doigt auquel il correspond. Puis ces deux branches se continuent l'une et l'autre par un petit tendon, qui va se réunir au principal tendon extenseur du doigt.

Ces muscles s'opposent à l'extension exagérée des doigts pendant la station ; ils les fléchissent sur les métacarpiens ; et ils maintiennent les tendons extenseurs sur la face antérieure des phalanges.

B. — Muscles du pied antérieur chez le Porc.

Nous trouvons signalés dans les notes que nous avons rassemblées sur la myologie de cet animal :

1° Un muscle qui prend son origine dans l'épaisseur du ligament métacarpo-sus-carpien, et qui se termine sur le tendon de l'extenseur propre du petit doigt externe, par une languette fibreuse unie avec le faisceau externe du premier inter-osseux ; il s'attache aussi sur le sésamoïde externe. C'est vraisemblablement le représentant du *court fléchisseur du petit doigt* de l'homme et des Carnassiers.

2° Un seul *lombrical* très volumineux, fixé, d'une part, sur le tendon perforant, d'autre part, sur le tendon extenseur propre du petit doigt interne (index), où il se comporte comme le muscle précédent.

3° Quatre *inter-osseux métacarpiens*, semblables à ceux du chien, et dont les languettes terminales s'unissent aux tendons extenseurs propres. Les inter-osseux des deux petits doigts sont non-seulement divisés à leur extrémité inférieure, mais partagés dans toute leur étendue en deux faisceaux bien distincts, l'un superficiel et externe, l'autre profond et interne. La membrane fibreuse qui recouvre ces muscles et qui les sépare des tendons perforants est beaucoup plus épaisse que dans les Carnassiers.

C. — Muscles du pied antérieur chez les Solipèdes.

Les Solipèdes n'offrent à décrire que deux *lombricaux* et deux *inter-osseux métacarpiens*.

1° Les *lombricaux* prennent leur origine à droite et à gauche du tendon perforant, au-dessus de l'anneau sésamoïdien du perforé. Ils se terminent l'un et l'autre par un tendon grêle, qui se perd dans les aponévroses superficielles du boulet.

2° Les *inter-osseux* ont été considérés à tort comme des muscles lombricaux, par les anatomistes vétérinaires français, qui les ont décrits sous le nom de *lombricaux supérieurs* ou *grands lombricaux*.

Situés en dedans des métacarpiens rudimentaires, ces deux petits muscles sont ormés d'un corps charnu très délicat, noyé dans le tissu fibreux qui entoure la tête des métacarpiens, et d'un long tendon, qui descend sur l'articulation métacarpo-phalangienne, pour se confondre avec la bride fournie à l'extenseur antérieur des phalanges par le ligament suspenseur du boulet. Quelquefois ce tendon s'unit directement à l'un des extenseurs des phalanges.

Ces deux muscles représentent les inter-osseux des doigts latéraux. Quant à celui du doigt médian, il est transformé, comme on l'a déjà vu, en une lanière fibreuse qui constitue le ligament suspenseur du boulet.

D. — Muscles du pied antérieur chez les Ruminants.

Ces animaux ne possèdent aucun muscle proprement dit dans la région du pied. On ne rencontre effectivement chez eux que le ligament suspenseur du boulet, c'est-à-dire les inter-osseux des deux doigts complets.

Art. III. — Muscles des membres postérieurs.

Ils forment quatre groupes principaux : les muscles de la croupe, de la cuisse, de la jambe et du pied.

§ I. — Muscles de la croupe ou région fessière.

Cette région se compose de trois muscles superposés, appliqués sur l'ilium, et distingués, eu égard à leur situation relative, sous les noms de *fessier superficiel*, *fessier moyen* et *fessier profond* (1).

Ils sont recouverts d'un épais fascia fibreux, prolongement de l'aponévrose du grand dorsal, lequel fascia se continue lui-même en arrière sur les muscles de la région crurale postérieure, et se confond avec le feuillet superficiel du fascia lata. Cette *aponévrose fessière* s'insère sur l'angle externe de l'ilium et sur l'épine sus-sacrée. Elle donne attache par sa face profonde à plusieurs faisceaux des fessiers superficiel et moyen.

Préparation. — 1° Placer l'animal sur le côté, ou bien encore en deuxième position. 2° Dépouiller la région pour mettre à nu l'aponévrose fessière, dont on étudiera l'étendue, les attaches, les rapports. 3° Enlever ensuite cette aponévrose, pour découvrir la pointe antérieure du fessier moyen et la portion charnue du fessier superficiel; pour préparer la portion aponévrotique de ce dernier muscle, on détachera avec le scalpel l'insertion sacro-sciatique

(1) Voy. la note de la page 178, où l'emploi de ces nouvelles dénominations se trouve justifié.

du long vaste, et on la renversera par en bas. 4° Couper le fessier superficiel, près de son insertion fémorale, et le rabattre sur l'épine sacrée, afin de mettre en évidence la face externe du fessier moyen ou principal. 5° Inciser ce muscle près de ses insertions fémorales, respecter ces insertions et enlever la masse entière du muscle, en observant la nature de ses rapports avec les parties qu'il recouvre ; le fessier profond, ou petit fessier, apparaît alors sous les yeux et peut être convenablement étudié.

1° Fessier superficiel (fig. 83, 2).

Synonymie : Moyen ilio-trochantérien (Gir.). — Petit fessier (Bourg.). — Moyen fessier (Lafosse et Rigot). — Grand fessier chez l'homme.

Composition. Situation. — Ce muscle se compose d'une portion charnue, située sous l'aponévrose fessière, et d'une portion aponévrotique, entièrement cachée par la partie antérieure du long vaste.

Forme et structure. — La portion charnue est triangulaire, et partagée le plus souvent en deux branches, l'une externe, l'autre interne, par une échancrure qui entame profondément son bord supérieur. Ses faisceaux constituants, très gros, très lâchement unis les uns aux autres, se dirigent tous en arrière et en bas, pour converger sur un tendon aplati qui termine l'angle inférieur du muscle. — L'aponévrose, également triangulaire, se confond, en avant, avec le bord postérieur de la portion charnue et de son tendon terminal ; elle dégénère en tissu cellulaire à son bord interne et supérieur.

Attaches. — Ce muscle prend son insertion fixe : 1° sur la face interne de l'aponévrose fessière, par l'extrémité supérieure de ses faisceaux charnus (1) ; 2° sur l'angle postérieur externe de l'ischium et sur le ligament ischiatique, par le bord interne de sa portion aponévrotique. — Il opère son insertion mobile, au moyen de son tendon terminal, sur la crête sous-trochantérienne.

Rapports. — En dehors, avec l'aponévrose fessière et la portion antérieure du long vaste. En dedans, avec le fessier moyen ; par son bord antérieur, avec le fascia lata qui s'unit étroitement avec lui.

Usages. — Ce muscle a été considéré, avec raison, par Lafosse, comme abducteur de la cuisse. Bourgelat le regardait à tort comme extenseur. Girard et Rigot ont répété cette erreur. M. Lecoq (2) a prouvé que ce muscle produit plutôt la flexion que l'extension.

Différences. — Chez les *Carnassiers*, ce muscle est plus développé que chez les Solipèdes. Il procède du sacrum, et se termine, par une aponévrose, en dessous et en arrière du trochanter. Cette aponévrose reçoit en avant une petite bandelette charnue, qui naît, par des fibres tendineuses, de la surface du fessier moyen, près de l'angle externe de l'ilium, et qui rappelle la branche externe du fessier superficiel du cheval. — Chez les *Ruminants* (fig. 84) et les *Pachydermes*, il ne forme qu'un seul et même muscle avec le long vaste.

2° Fessier moyen (fig. 83, 1).

Synonymie : Grand ilio-trochantérien (Gir.). — Grand fessier (Bourg., Laf., Rig., etc.). — Moyen fessier chez l'homme.

Volume. Situation. — Ce muscle, le plus gros des fessiers, présente un volume

(1) Nous avons pu nous convaincre souvent qu'aucun des faisceaux du fessier superficiel ne procède directement de l'ilium ou de l'épine sacrée.

(2) *Loc. cit.*

considérable, et se trouve appliqué sur la fosse iliale, le ligament sacro-sciatique et l'ilio-spinal.

Forme et structure. — Il est allongé d'avant en arrière, large et très épais dans son milieu, prolongé en avant par une pointe amincie, et terminé en arrière par trois branches d'insertion, deux tendineuses et une musculeuse. Les faisceaux charnus qui entrent dans sa composition sont généralement fort gros et plus ou moins longs; tous viennent converger sur les insertions postérieures du muscle.

Attaches. — 1° Par l'extrémité supérieure ou antérieure des faisceaux musculeux, sur la face interne de l'aponévrose fessière, sur l'aponévrose de la masse commune, sur la face supérieure et les deux angles antérieurs de l'ilium, sur les deux ligaments ilio-sacrés et sur une petite portion du ligament sacro-sciatique. — 2° Sur le trochanter, par ses trois branches postérieures : la première, ou la médiane, est un gros tendon arrondi fixé sur le sommet; l'antérieure est formée par un second tendon, large, mince et aplati, qui s'arrête sur la crête, après avoir glissé

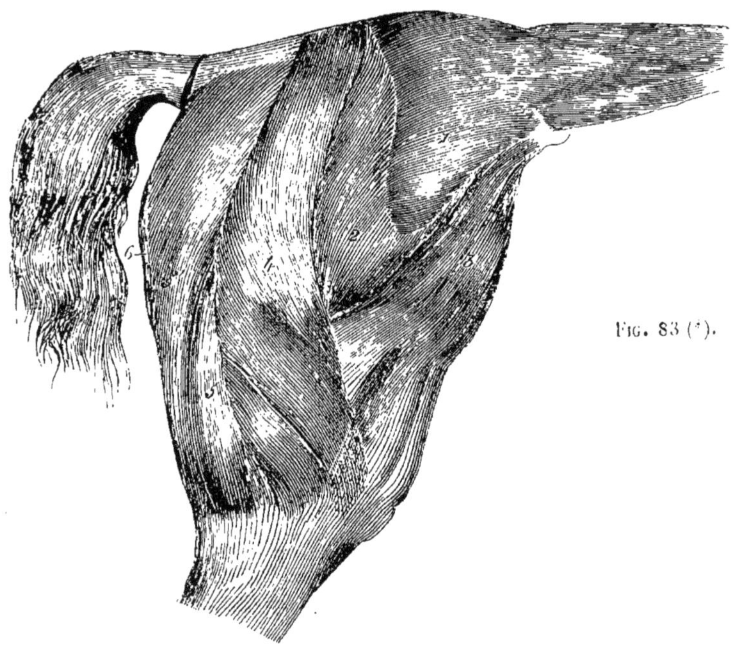

Fig. 83 (*).

sur la convexité; la postérieure représente une petite languette charnue triangulaire, aponévrotique à son bord antérieur, au moyen duquel elle s'attache en arrière du trochanter.

Rapports. — Recouvert par l'aponévrose fessière et par le fessier superficiel, ce muscle recouvre l'excavation de l'ilio-spinal qui reçoit sa pointe antérieure, la fosse iliale, le petit fessier, les ligaments ilio-sacrés et sacro-sciatique, les nerfs

(*) Fig. 83. — *Muscles superficiels de la croupe et de la cuisse du cheval.* — 1. Fessier moyen. 2. Fessier superficiel 3. Muscle du fascia lata. 4. Portion antérieure du long vaste. 5. Portion postérieure du même. 5'. Demi-tendineux. 6. Demi-membraneux.

sciatiques, les nerfs et les vaisseaux fessiers. Près de l'angle externe de l'ilium, il est accolé au fascia lata et au psoas iliaque, qui s'unissent étroitement avec lui.

Usages. — Quand son point fixe est supérieur, il étend la cuisse et la porte dans l'abduction. S'il prend son appui au fémur, il fait basculer le bassin sur l'extrémité supérieure de cet os, et concourt à l'exécution du cabrer. Il agit dans le premier cas par un levier du premier genre, dans le second par un levier interpuissant ou du troisième genre.

DIFFÉRENCES. — Chez les *Ruminants*, il est moins épais que chez le cheval, et moins prolongé en avant sur l'ilio-spinal, disposition qui s'exagère encore plus dans les *Pachydermes*. Chez les *Carnassiers*, ce muscle ne dépasse point en avant le bord lombaire de l'ilium, et se termine en arrière par une seule branche.

3° FESSIER PROFOND (fig. 86, 5).

Synonymie : Petit ilio-trochantérien (Gir.). — Moyen fessier (Bourg.). — Petit fessier (Laf. et Rig.). — Petit fessier des anthropotomistes.

Forme, Situation. — Petit muscle court, épais, quadrilatère, aplati de dessus en dessous, situé sous le précédent, au-dessus de l'articulation coxo-fémorale.

Structure et attaches. — Il se compose de faisceaux volumineux, charnus et tendineux, qui partent du col de l'ilium et de la crête sus-cotyloïdienne, et qui se dirigent en dehors et en arrière pour se terminer en dedans de la convexité du trochanter.

Rapports. — Sa face supérieure répond au fessier moyen ; l'inférieure recouvre l'articulation coxo-fémorale et adhère assez fortement à la capsule fibreuse de cette jointure ; cette même face se trouve séparée du grêle antérieur de la cuisse et de l'origine du droit antérieur par un feuillet fibreux très résistant, qui s'étend du bord externe de l'ilium à la base du trochanter. Son bord postérieur est en rapport avec le jumeau antérieur du bassin.

Usages. — C'est l'abducteur de la cuisse par excellence ; il est aussi accessoirement rotateur du fémur en dedans.

DIFFÉRENCES. — Chez les *Ruminants* et les *Pachydermes*, ce muscle est plus développé que dans le Cheval, et se partage facilement en deux portions dont Rigot a fait deux fessiers distincts.

§ II. — Muscles de la cuisse.

On les a divisés en trois régions secondaires qui sont : la *région crurale antérieure* ou *rotulienne*, la *région crurale posérieure* et la *région crurale interne*.

A. — Région crurale antérieure ou rotulienne.

Cette région comprend trois muscles situés en avant du fémur : le *muscle du fascia lata*, le *triceps crural* et le *grêle antérieur de la cuisse*.

Préparation. — 1° Placer le sujet en première position. 2° Etudier le fascia lata immédiatement après avoir dépouillé la région. 3° Enlever ce muscle avec le fessier superficiel, le long vaste, le demi-tendineux, le demi-membraneux, les deux adducteurs de la jambe, le pectiné et les deux adducteurs de la cuisse, pour mettre à découvert les trois portions du triceps. Séparer ces trois portions musculeuses l'une de l'autre en procédant par en haut, où l'adhérence entre elles est à peu près nulle. Disséquer en même temps le grêle antérieur.

1° MUSCLE DU FASCIA LATA (fig. 83, 3).

Synonymie : Ilio-aponévrotique (Gir.).

Forme. Situation. — Muscle plat et triangulaire, situé en avant du fessier superficiel et en dehors du vaste externe.

Structure et attaches. — Il comprend : 1° une portion charnue flabelliforme, revêtue sur ses faces de fibres tendineuses, et attachée supérieurement sur l'angle externe de l'ilium ; 2° une aponévrose dite *fascia lata*, continue avec le bord inférieur de la portion charnue, et divisée bientôt en deux feuillets superposés, l'un superficiel, l'autre profond. Celui-ci s'insinue entre le long vaste et le vaste externe, se réunit au tendon terminal du fessier superficiel et s'insère au bord externe du fémur. Le premier, qui semble se diviser lui-même en deux lames, se répand, en dehors, sur le long vaste, où il se confond avec l'aponévrose fessière, en dedans, sur les muscles cruraux internes, pour s'unir à l'aponévrose fémorale. Par en bas, il se prolonge jusqu'à la rotule, sur laquelle il se fixe ; il descend même au-dessous de cet os, pour aller rejoindre l'aponévrose terminale de la branche postérieure du long vaste.

Rapports. — En dehors, avec la peau ; en dedans, avec le vaste externe, le droit antérieur et le psoas iliaque ; en arrière, avec les fessiers superficiel et moyen. En avant, ce muscle répond à un paquet de ganglions lymphatiques, et reçoit sur son aponévrose l'insertion du pannicule charnu.

Usages. — Il fléchit le fémur, en élevant le membre postérieur tout entier, et il tend l'aponévrose qui le termine.

DIFFÉRENCES. — Chez les *Ruminants* (fig. 84, 5), le muscle du fascia lata est beaucoup plus large que dans les Solipèdes. — Chez les *Carnassiers*, il présente, en avant, un faisceau surnuméraire, épaisse et longue bandelette confondue en dedans avec le long adducteur de la jambe, et étendue verticalement de l'angle externe de l'ilium à la rotule, sur laquelle elle s'insère par une courte aponévrose.

2° TRICEPS CRURAL (1).

Muscle énorme appliqué contre la face antérieure et les faces latérales du fémur, composé de trois portions qui sont peu distinctes les unes des autres dans la plus grande partie de leur étendue, et que nous décrirons isolément sous les noms de *droit antérieur*, *vaste externe*, *vaste interne*.

A. DROIT ANTÉRIEUR DE LA CUISSE OU PORTION MOYENNE DU TRICEPS (*ilio-rotulien* de Girard) (fig. 90, 1). — Ce muscle, enclavé entre les deux portions latérales du triceps, s'étend de l'angle cotyloïdien de l'ilium à la rotule, dans une direction légèrement oblique d'arrière en avant et de haut en bas.

(1) A l'exemple de M. Cruveilhier, nous décrivons sous ce nom le triceps crural des anciens anatomistes et le droit antérieur de la cuisse.

Forme. Structure. — Allongé, épais et fusiforme, le droit antérieur offre, à son extrémité supérieure, deux branches tendineuses courtes et aplaties; sa partie moyenne est formée de fibres charnues d'un rouge pâle, très serrées les unes contre les autres, et entrecoupées de quelques intersections; son extrémité inférieure est enveloppée par un vaste cône aponévrotique.

Attaches. — Il prend son origine, par les deux branches de son extrémité supérieure, sur les empreintes qui surmontent en avant et en dehors le sourcil de la cavité cotyloïde. — Il se termine, par son extrémité inférieure, sur la face antérieure de la rotule.

Rapports. — En dehors, en dedans et en arrière, avec les deux autres portions du triceps; en avant, avec le muscle du fascia lata. Son extrémité supérieure, comprise entre l'iliaque et le petit fessier, se trouve séparée de la capsule coxo-fémorale par un petit coussinet adipeux qui s'insinue entre ses deux branches.

Usages. — Extenseur de la jambe et fléchisseur de la cuisse.

B. VASTE EXTERNE (fig. 87, 1). — *Forme. Étendue. Situation.* — C'est une masse musculaire épaisse et large, aplatie d'un côté à l'autre, étendue de l'extrémité supérieure du fémur à la rotule, et située en dehors du droit antérieur.

Structure et attaches. — Les faisceaux qui composent ce muscle sont entremêlés de fortes lames tendineuses. Ils prennent leur origine sur toute la face externe du fémur et sur la moitié externe de sa face antérieure; puis ils se dirigent en avant et en bas, pour se terminer soit sur le droit antérieur, soit sur la face supérieure et le côté externe de la rotule.

Rapports. — En dehors, avec le fascia lata et le fessier superficiel; en dedans, avec le droit antérieur, et le vaste interne, qui se confond avec lui de la manière la plus intime, excepté vers l'extrémité supérieure du fémur, où les deux muscles sont assez bien séparés; en arrière, avec le fémur et le long vaste.

Usages. — Extenseur de la jambe.

C. VASTE INTERNE (fig. 85, 7. — 90, 2). — Ce muscle, peu distinct du précédent dans la plus grande partie de son étendue, forme avec lui une profonde et large gouttière dans laquelle est logé le droit antérieur. Il répète, du reste, le vaste externe par sa forme, sa structure, son étendue, ses attaches et ses usages; c'est au point que nous devons nous borner, dans la description de ce muscle, à indiquer les particularités suivantes :

Les fibres qui entrent dans sa composition partent de la face interne et de la moitié interne de la face antérieure du fémur; elles vont s'insérer, les unes sur l'enveloppe aponévrotique du droit antérieur, les autres sur le ligament rotulien interne, le côté correspondant de la rotule, et sur la face supérieure du même os, en commun avec le vaste externe.

Il répond, par sa face externe, à ce dernier muscle et au droit antérieur; par sa face interne, à l'aponévrose crurale interne, au long adducteur de la jambe, au psoas iliaque, au pectiné, à la longue branche du grand adducteur de la cuisse.

DIFFÉRENCES. — Dans les *Carnassiers* et les *petits ruminants*, le droit antérieur ne possède qu'une seule branche d'origine.

3° Grêle antérieur (*fig.* 61, 11 ; 86, 6).

Synonymie : Ilio-fémoral grêle (Gir.).

Petit muscle cylindrique, situé en avant de la capsule articulaire coxo-fémorale, et accolé au faisceau fibreux qui renforce la partie antérieure de ce ligament membraneux.

Il prend son origine sur l'ilium, très près et en dehors de la branche externe du droit antérieur ; il s'insinue ensuite entre les deux vastes, et se termine sur la face antérieure du fémur, par des faisceaux aponévrotiques.

Ce muscle, compris entre les trois portions du triceps et le ligament capsulaire de l'articulation coxo-fémorale, auquel il adhère assez fortement, semble avoir pour usage de soulever ce ligament, lors des mouvements de flexion du fémur.

Différences. — Il n'existe ni chez les *Ruminants* ni chez les *Pachydermes ;* mais on le trouve constamment dans le **Chien.**

B. — Région crurale postérieure.

Cette région est constituée par trois muscles situés en arrière de la cuisse ; ce sont : le *long vaste*, le *demi-tendineux* et le *demi-membraneux.*

Préparation. — On placera d'abord le sujet en première position. Ensuite on abandonnera à lui-même l'un des membres postérieurs, et l'on inclinera le sujet sur le côté correspondant à ce membre. L'autre membre restera fixé à sa barre de soutien , la cuisse légèrement fléchie pour tendre les muscles à préparer.

Ces dispositions préliminaires étant prises, on procédera de la manière suivante : 1° On coupera en travers le court adducteur de la jambe, et l'on renversera les deux lambeaux à droite et à gauche, pour découvrir entièrement le demi-membraneux, qu'on séparera ensuite du demi-tendineux et du grand adducteur de la cuisse. 2° Après avoir enlevé l'aponévrose qui recouvre le long vaste et le demi-tendineux, on disséquera ce dernier muscle, en circonscrivant aussi bien que possible ses deux insertions supérieures. 3° On préparera ensuite le long vaste, dont on isolera les deux parties composantes, et dont on découvrira l'insertion sacro-sciatique en coupant l'insertion analogue du demi-tendineux ; après quoi, on enlèvera le long vaste en entier, pour étudier sa face profonde, son insertion fémorale et ses rapports avec les organes sous-jacents.

1° Long vaste (fig. 83, 4, 5).

Synonymie : Ischio-tibial externe (Gir.). — Biceps fémoral et portion du grand fessier de l'homme.

Volume. Situation. Étendue. Direction. — Ce muscle, qui présente un volume énorme , comme l'indique son nom, se trouve situé en arrière de la cuisse et des fessiers, et s'étend , en décrivant une courbe à concavité antérieure , de l'épine sacrée à l'extrémité supérieure de la jambe.

Forme et structure. — Il est composé de deux portions prismatiques parfaitement distinctes dans la plus grande partie de leur étendue, accolées l'une contre l'autre, et distinguées en *antérieure* et *postérieure.*

La *portion antérieure* du long vaste, la plus considérable des deux, est très large à son extrémité supérieure et singulièrement rétrécie à l'extrémité opposée. Elle se trouve tapissée, sur sa face profonde et dans sa moitié inférieure, par une large et forte lanière tendineuse, qui dégénère en aponévrose en remontant vers l'extrémité supérieure du muscle. Ses fibres composantes sont d'autant plus longues qu'elles sont plus postérieures; toutes partent de l'extrémité supérieure pour se rassembler sur la lame tendineuse.

La *portion postérieure*, beaucoup plus courte que la précédente, présente dans sa forme une disposition inverse, c'est-à-dire qu'elle est étroite à son extrémité supérieure et fort large par en bas. Ses fibres charnues sont attachées en partie, par leur extrémité supérieure, sur une lame aponévrotique longitudinale, qui donne au muscle l'apparence penniforme; elles se terminent inférieurement à une forte aponévrose réunie avec celle du fascia lata.

Attaches. — La *portion antérieure* prend son origine, par son extrémité supérieure, sur l'épine sacrée, le ligament sacro-sciatique, l'aponévrose d'enveloppe des muscles coccygiens et la tubérosité ischiale. — Elle se termine : 1° sur l'empreinte circulaire située derrière la crête sous-trochantérienne, par une branche fibreuse qui se détache du tendon profond; 2° sur la face antérieure de la rotule, en commun avec le ligament rotulien externe, par l'extrémité inférieure de ce même tendon (fig. 87, 3).

La *portion postérieure* commence supérieurement sur l'épine et la tubérosité ischiales, où elle s'unit avec l'antérieure. — Son aponévrose terminale se répand sur les muscles tibiaux, pour constituer l'aponévrose jambière, et va s'insérer à la crête tibiale.

Rapports. — L'aponévrose fessière se prolonge sur la face externe du long vaste, en augmentant d'épaisseur et en devenant plus ou moins élastique; elle adhère fortement à ce muscle, et sert même de point d'attache supérieur à un grand nombre de ses faisceaux charnus. En dedans, le long vaste répond: à l'aponévrose du fessier superficiel, qui le sépare en grande partie du fessier principal et du trochanter; au feuillet profond du fascia lata, qui l'isole du vaste externe; à la face antérieure de la rotule, sur laquelle il glisse au moyen d'une petite bourse synoviale avant d'opérer son insertion; aux muscles externes de la jambe; aux nerfs sciatiques; au grand adducteur de la cuisse et au demi-membraneux. Le demi-tendineux est en rapport inférieurement avec la face interne du long vaste, plus haut avec le bord postérieur de ce muscle, dont il recouvre les insertions sacro-sciatiques par son extrémité supérieure.

Usages. — Le long vaste n'agit pas de la même manière par ses deux portions; leur action est même essentiellement distincte. Ainsi, la portion principale, tirant la rotule en dehors et le fémur en arrière, représente un abducteur du membre tout entier et un extenseur de la cuisse; tandis que la portion postérieure détermine purement et simplement la flexion de la jambe et la tension de l'aponévrose jambière (1).

(1) Si l'on veut bien établir un rapprochement entre la nature des usages des deux portions du long vaste, leurs rapports et leurs attaches, on arrivera à déterminer aisément leurs analogues chez l'homme. L'antérieure est bien certainement une portion considérable du grand fessier, prolongée jusqu'à la rotule; la postérieure représente le biceps fémoral.

Si ce muscle prend son appui sur la jambe, il fait basculer le coxal sur la tête du fémur; il joue ainsi un rôle important dans le *cabrer*.

DIFFÉRENCES. — Chez les *Ruminants* (fig. 84, 2), les deux portions du long vaste sont peu distinctes l'une de l'autre, et l'antérieure est renforcée supérieurement par le fessier superficiel, qui ne forme avec le long vaste qu'un seul et même muscle remarquablement développé.

FIG. 84 (*).

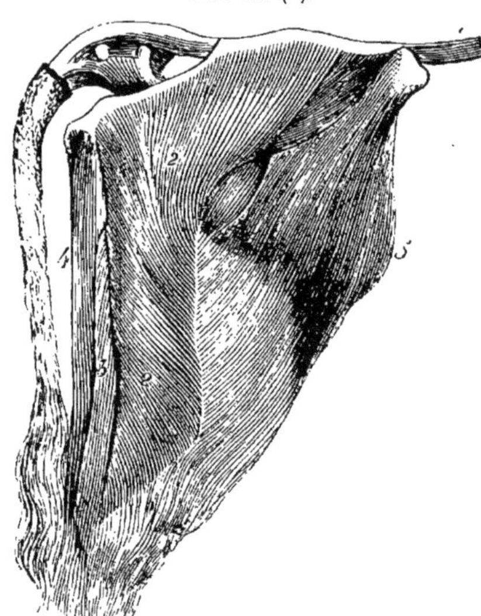

La face interne de ce muscle ne prend point d'attache sur le fémur; elle glisse derrière le trochanter au moyen d'une vaste bourse muqueuse, laquelle est souvent le siége d'altérations pathologiques (1). Une autre synoviale, sujette aux mêmes maladies, tapisse le tendon rotulien du muscle à son passage sur le condyle externe du fémur, et facilite son glissement sur cette éminence osseuse. Ce tendon, avant de se réunir au ligament rotulien externe, présente un renflement fibro-cartilagineux très épais, et reçoit quelques-unes des fibres du muscle vaste externe.

Une dernière disposition essentielle à connaître au point de vue chirurgical, c'est l'union du bord antérieur du long vaste des grands ruminants avec le fascia lata, dont les deux feuillets comprennent ce muscle entre eux, en adhérant fortement à chacune de ses faces: Il arrive assez fréquemment, chez les bêtes maigres, que ce fascia se rupture au niveau du trochanter; et celui-ci, au lieu de glisser sur la face interne du long vaste, passe devant son bord antérieur pour s'engager dans la solution de continuité, où il se trouve bridé d'une manière si énergique qu'on est obligé quelquefois d'inciser en travers les fibres du long vaste, pour rendre au membre postérieur la liberté de ses mouvements.

Chez le **Porc**, ce muscle se comporte à peu près comme chez les Ruminants. Il n'est pas tapissé par une synoviale à son passage sur le condyle externe du fémur.

Chez les *Carnassiers*, il est assez difficile d'isoler l'une de l'autre les deux portions du long vaste. L'antérieure ne procède que de l'ischium. Inférieurement elles se terminent en commun par une aponévrose qui se rend à la crête tibiale et au ligament rotulien externe.

(*) Fig. 84. — *Muscles superficiels de la cuisse et de la croupe chez la vache.* — 1. Fessier moyen. 2, 2. Long vaste (portion antérieure). 3. *Id.* (portion postérieure). 4. Demi-tendineux. 5. Muscle du fascia lata.

(1) Nous voulons parler des tumeurs synoviales qui constituent les *molettes* ou la *goutte* des grands ruminants.

2° Demi-tendineux (fig. 70, 14; 83, 5).

Synonymie: Ischio-tibial moyen ou postérieur (Gir.).

Situation. Étendue. Direction. — Ce muscle est situé en arrière du précédent et s'étend, comme lui, de l'épine sacrée à la jambe, en décrivant une courbe à convexité postérieure.

Volume. Forme. Structure. — Moins considérable que le long vaste, il est allongé de haut en bas, bifide à son extrémité supérieure, épais et prismatique, mais cependant déprimé d'un côté à l'autre. Ses fibres charnues, d'un rouge pâle, sont parallèles entre elles, et suivent la direction générale du muscle; elles se terminent inférieurement sur une aponévrose et sur un tendon aplati.

Attaches. — Ce muscle s'insère, en haut : par une de ses branches, sur l'épine sacrée et le ligament sacro-sciatique, en commun avec le long vaste; par l'autre branche, qui est la plus courte, sur l'épine ischiale. — Son aponévrose inférieure se confond avec l'aponévrose jambière; le tendon glisse sur la face interne du tibia et gagne la crête antérieure de cet os.

Rapports. — Sa branche sacro-sciatique est recouverte par l'aponévrose fessière et recouvre le long vaste. Dans le reste de son étendue, il répond : en arrière, à cette même aponévrose; en avant, aux nerfs sciatiques; en dehors, au long vaste et aux jumeaux de la jambe; en dedans, au demi-membraneux et au long adducteur de la cuisse.

Usages. — Fléchisseur de la jambe et tenseur de l'aponévrose jambière quand son point fixe est supérieur, ce muscle devient une des puissances actives du *cabrer* quand il prend son appui sur la jambe.

Différences. — Chez les animaux autres que les solipèdes, ce muscle procède de l'ischium seulement. On trouve cependant chez le **Porc** une légère pointe qui remonte vers la base de la queue et qui représente la branche sacro-sciatique du muscle.

3° Demi-membraneux (fig. 70, 13; 90, 6).

Synonymie: Ischio-tibial interne (Gir.).

Situation. Volume. Etendue. Direction. — Situé en dedans du demi-tendineux, moins long et plus épais que celui-ci, le demi-membraneux s'étend de l'ischium à l'extrémité inférieure du fémur, et affecte une direction oblique de haut en bas et d'arrière en avant.

Forme. Structure. — Allongé verticalement, déprimé d'un côté à l'autre, prismatique, épais à son bord antérieur, très mince au contraire à son bord postérieur, volumineux à son extrémité supérieure, qui présente un petit prolongement dont la pointe remonte vers la base de la queue, rétréci et terminé par un court tendon à son extrémité inférieure, formé enfin de gros faisceaux charnus qui se rassemblent tous, par en bas, sur le tendon terminal.

Attaches. — En haut : 1° Sur l'aponévrose des muscles coccygiens, par le prolongement aminci de l'extrémité supérieure; 2° sur la tubérosité ischiale et sur la face inférieure de l'ischium. — En bas, sur la petite éminence située en dedans du condyle interne du fémur.

Rapports. — En dedans, avec un prolongement fort mince de l'aponévrose fessière, avec le muscle ischio-caverneux et le court adducteur de la jambe; en dehors, avec le demi-tendineux, le long vaste et les nerfs sciatiques; en avant, avec le grand adducteur de la cuisse, qui lui adhère assez fortement pour qu'on éprouve de la difficulté à séparer les fibres d'un muscle de celles de l'autre.

Usages. — C'est un adducteur du membre et un extenseur de la cuisse quand son point fixe est supérieur. Il devient auxiliaire des puissances qui agissent dans le *cabrer* lorsqu'il prend son appui sur le fémur.

DIFFÉRENCES. — Point de prolongement coccygien à son extrémité supérieure, si ce n'est cependant chez le **Porc**, où ce prolongement existe à l'état rudimentaire. — Chez le **Chien**, le demi-membraneux se divise inférieurement en deux branches : l'une, très épaisse, va au fémur; l'autre, beaucoup plus petite, se termine par un tendon qui s'insinue sous le ligament latéral interne de l'articulation fémoro-tibiale, pour gagner le côté interne de l'extrémité supérieure du tibia. — Chez les *Ruminants*, ce muscle se comporte à peu près comme dans les Carnassiers.

C. — Région crurale interne.

Cette région comprend dix muscles, appliqués en trois couches superposées contre la face interne de la cuisse. Ce sont : le *long* et le *court adducteurs de la jambe*, formant la couche superficielle; le *pectiné*, le *petit* et le *grand adducteurs de la cuisse*, constituant la couche moyenne. Ceux de la couche profonde, c'est-à-dire le *carré crural*, l'*obturateur externe*, l'*obturateur interne*, le *pyramidal* et les *jumeaux du bassin*, ne sont pas tous situés à la face interne du fémur; quelques-uns sont renfermés dans la cavité pelvienne. On pourrait composer avec tous ces muscles, qui ne présentent qu'un volume peu considérable, une région particulière à laquelle on donnerait le nom de *région pelvi-crurale profonde* ou *coxo-fémorale*.

Préparation. — 1° Placer le sujet en première position. 2° Préparer d'un côté les deux muscles de la couche superficielle, en enlevant une légère couche fibreuse qui les recouvre, l'aponévrose crurale interne et la paroi inférieure de l'abdomen. 3° Pour mettre à découvert, du côté opposé, les trois muscles de la couche moyenne, inciser les deux adducteurs de la jambe et rabattre leurs lambeaux à droite et à gauche; de plus, isoler le demi-membraneux du grand adducteur de la cuisse; il sera même utile, pour bien se rendre compte de la disposition de ce dernier muscle, d'enlever la masse entière des trois ischio-tibiaux. 4° Disséquer les petits muscles profonds sur une pièce isolée, disposée à peu près comme dans les figures 61 et 86.

1° LONG ADDUCTEUR DE LA JAMBE (fig. 85, 8).

Synonymie : Sous-lombo-tibial (Gir.). — Couturier dans l'homme.

Forme. Situation. Direction. — Ce muscle, long, mince et aplati, rétréci à son extrémité inférieure, est situé d'abord dans la cavité abdominale, à l'entrée du bassin, puis en dedans de la cuisse; il affecte une direction oblique de haut en bas, d'arrière en avant et de dedans en dehors.

Structure. — Il est formé de fibres charnues parallèles, et se termine inférieurement par une aponévrose confondue avec celle du court adducteur.

Attaches. — Il prend son insertion fixe, par son extrémité supérieure, à la face inférieure du fascia iliaca, près du tendon du petit psoas ; — il opère son insertion mobile, au moyen de son aponévrose terminale, non pas sur la tubérosité interne et supérieure du tibia, mais sur le ligament rotulien externe, en commun avec le court adducteur.

Rapports. — Ce muscle est recouvert par l'arcade et l'aponévrose crurales. Il recouvre le psoas iliaque, le grand psoas, le nerf fémoral antérieur et le vaste interne. Son bord interne limite supérieurement, avec le pectiné et le bord antérieur du court adducteur, un espace triangulaire occupé par les vaisseaux cruraux ; au-dessous de cet interstice, les deux adducteurs de la jambe sont très adhérents l'un à l'autre.

Usages. — Il tire la jambe dans l'adduction et fléchit le fémur.

DIFFÉRENCES. — Chez les *Carnassiers*, ce muscle prend naissance à l'angle externe de l'ilium, et se prolonge, par sa portion charnue, jusque sur la face interne du tibia. — Dans les *Ruminants*, il est traversé, près de son origine, par l'artère fémorale.

2° COURT ADDUCTEUR DE LA JAMBE (fig. 85, 9).

Synonymie : Sous-pubio-tibial (Gir.). — Grêle interne ou droit interne de la cuisse chez l'homme.

Forme. Situation. Direction. — Large muscle quadrilatère, aminci sur les bords, situé en dedans de la cuisse, dans une direction oblique de haut en bas et de dedans en dehors. C'est lui qui forme la base de ce qu'on appelle *le plat de la cuisse*, en extérieur.

Structure. — Formé de fibres charnues parallèles qui s'étendent de son bord supérieur à son bord inférieur, ce muscle est tendineux à son origine, recouvert d'une couche albuginée, et terminé inférieurement par une large aponévrose.

Attaches. — Il s'insère par toute l'étendue de son bord supérieur à la symphyse ischio-pubienne, en se confondant avec le muscle du côté opposé (*origine*). — Son aponévrose terminale, unie avec celle du long adducteur, se fixe sur le ligament rotulien interne et sur la face interne du tibia (*insertion mobile*) ; elle se confond, en arrière, avec l'aponévrose du demi-tendineux, et se développe avec celle-ci autour des muscles tibiaux, pour constituer l'aponévrose jambière.

Rapports.— Sa face superficielle est recouverte par une couche cellulo-fibreuse, et par les vaisseaux et le nerf saphènes. Il recouvre, par sa face profonde, le pectiné, les adducteurs de la cuisse, le demi-membraneux, le demi-tendineux et le ligament fémoro-tibial interne. Ce muscle est traversé à son origine, et tout à fait en avant par une très grosse branche veineuse.

Usages. — Adducteur du membre et tenseur de l'aponévrose jambière.

DIFFÉRENCES. — Chez les *Carnassiers*, ce muscle est beaucoup plus mince et moins large que dans les autres animaux.

3° Pectiné (fig. 85, 11 ; 90, 3).

Synonymie: Sus pubio-fémoral (Gir.). — Sa branche antérieure répond au pectiné de l'homme ; la postérieure représente le moyen adducteur.

Situation. Direction. Forme. — Situé sous le précédent, dans une direction oblique de haut en bas, d'arrière en avant et de dedans en dehors, ce muscle est

Fig. 85 (*).

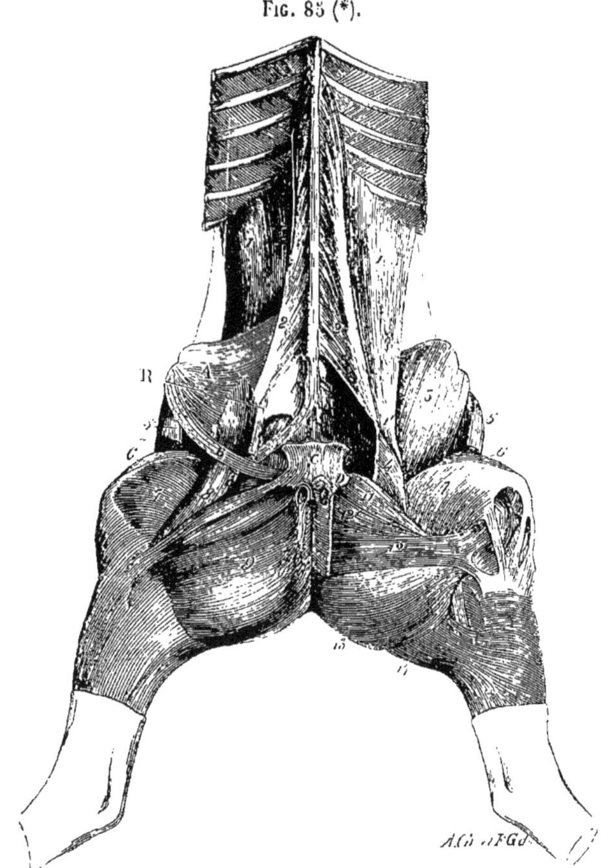

conoïde, renflé et bifide à son extrémité supérieure, rétréci à son extrémité inférieure.

Structure et attaches. — Ses faisceaux constituants partent soit du bord anté-

(*) Fig. 85. — *Muscles des régions sous-lombaire, rotulienne et crurale interne.* — 1. Grand psoas ; 1'. Son tendon terminal. 2. Petit psoas. 3. Psoas iliaque ; 4. Sa petite portion interne. 5. Muscle du *fascia lata*. 6. Droit antérieur de la cuisse. 7. Vaste interne. 8. Long adducteur de la jambe. 9. Court adducteur de la jambe. 11. Pectiné. 12. Grand adducteur de la cuisse. 12'. Petit adducteur de la cuisse. 13. Demi-membraneux. 14. Demi-tendineux. — *A*. Portion du *fascia iliaca*. — *B*. Portion du feuillet réfléchi de l'aponévrose du grand oblique de l'abdomen, formant l'arcade crurale. — *C*. Tendon pubien des muscles abdominaux. — *D*. Origine du ligament pubio-fémoral.

rieur et de la face inférieure du pubis, soit de la surface du ligament pubio-fémoral, qui passe entre ses deux branches (*insertion fixe*). — Ils sont enveloppés, à leur extrémité inférieure, par un cône tendineux fixé sur le côté interne du fémur, aux empreintes situées autour du trou nourricier (*insertion mobile*).

Rapports. — En dedans, avec le court adducteur de la jambe ; en dehors et en avant, avec l'insertion fémorale du grand psoas et de l'iliaque, avec le vaste interne, les vaisseaux cruraux et le long adducteur de la jambe ; en arrière, avec le petit adducteur de la cuisse, et, près de son extrémité supérieure, avec l'obturateur externe.

Usages. — Ce muscle est adducteur et fléchisseur de la cuisse, et de plus rotateur en dedans du même rayon.

DIFFÉRENCES. — Chez les autres animaux, ce muscle est simple à son extrémité supérieure. Nous l'avons trouvé, dans le **Bœuf**, divisé en deux branches à son extrémité inférieure. L'une de ces branches, mince et pâle, se prolongeait jusque auprès du condyle interne du fémur, tandis que la principale s'arrêtait, comme chez le cheval, sur la face postérieure de l'os.

4° PETIT ADDUCTEUR DE LA CUISSE (fig. 85, 12 ; 90, 5).

Synonymie : Portion antérieure du biceps fémoral de Bourgelat et du sous-pubio-fémoral de Girard (1).

Situation. Direction. — Ce muscle est situé sous le court adducteur de la jambe, entre le pectiné et le grand adducteur de la cuisse, dans une direction oblique de haut en bas et de dedans en dehors.

Forme. Structure. — Il est aplati d'avant en arrière, épais et rétréci à son extrémité supérieure, mince et large à l'inférieure. Ses fibres charnues sont d'un rouge pâle, à peu près parallèles entre elles, et quelquefois peu distinctes, en plan superficiel du moins, de celles qui appartiennent au grand adducteur ; elles deviennent aponévrotiques par en bas.

Attaches. — En haut, sur la face inférieure du pubis (*origine*) ; — en bas, sur la surface chagrinée quadrilatère qui existe à la face postérieure du fémur (fig. 44, 3), en commun avec la branche courte du grand adducteur (*terminaison*).

Rapports. — En dedans, avec le court adducteur de la jambe ; en dehors, avec l'obturateur externe ; en avant, avec le pectiné ; en arrière, avec le grand adducteur de la cuisse.

DIFFÉRENCES. — Chez les *Ruminants* le petit adducteur est très peu distinct de son congénère, le grand adducteur. — Chez les *Carnassiers*, c'est un petit muscle bien isolé, qui commence sur la face inférieure du pubis, et qui se termine à la face postérieure du fémur, au-dessous du carré crural.

(1) Nous nous sommes décidé, après mûr examen, à décrire comme deux muscles le biceps fémoral de Bourgelat, et à donner à ces muscles les noms de petit et de grand adducteurs de la cuisse, sous lesquels Bichat a désigné les muscles correspondants du membre postérieur de l'homme. Nous avons cru devoir suivre en cela l'exemple qui nous a été donné par plusieurs auteurs allemands.

5° GRAND ADDUCTEUR DE LA CUISSE (85, 12; 90, 4).

Synonymie : Portion postérieure du biceps fémoral de Bourgelat et du sous-pubio-fémoral de Girard.

Situation. Direction. — Le grand adducteur est situé sous le muscle du plat de la cuisse, entre le petit adducteur et le demi-membraneux, dans une direction oblique de haut en bas et de dedans en dehors.

Forme. Structure. — C'est un muscle long, épais, prismatique, déprimé d'avant en arrière, terminé inférieurement par deux branches d'inégale grandeur, et presque entièrement formé de fibres charnues parallèles, qui se distinguent généralement des faisceaux du petit adducteur par une couleur plus foncée.

Attaches. — En haut, sur la face inférieure de l'ischium, et sur la lame tendineuse impaire qui attache à la symphyse pelvienne les deux muscles du plat de la cuisse (*origine*). — En bas : 1° par sa branche externe, la plus grosse et la plus courte, sur la surface chagrinée quadrilatère de la face postérieure du fémur, en dehors du petit adducteur ; 2° par sa branche interne, la plus longue et la plus mince, en dedans et au-dessus du condyle interne du fémur, en commun avec le demi-membraneux et le ligament fémoro-tibial interne (*terminaison*).

Rapports. — En dedans, avec le court adducteur de la jambe ; en arrière, avec le demi-membraneux ; en avant, avec le petit adducteur, l'obturateur externe et l'extrémité inférieure du carré crural. Son bord externe, plus mince que l'interne, recouvre, en partie, l'extrémité supérieure de ce dernier muscle, et se trouve séparé par un feuillet aponévrotique des nerfs sciatiques et du long vaste. Les vaisseaux cruraux passent entre ses deux branches, dont une, l'interne, répond, en avant et près de son insertion, au muscle vaste interne.

Usages. — Ce muscle est un adducteur, un extenseur et un rotateur en dehors du rayon fémoral.

DIFFÉRENCES. — Chez les *Carnassiers*, c'est un muscle large, épais, indivis, attaché sur presque toute l'étendue de la ligne âpre du fémur. — Chez les *Ruminants* et les *Pachydermes*, il se comporte à peu près comme dans le chien, c'est-à-dire qu'il est indivis, et qu'il se termine en entier sur la face postérieure du fémur, sans aller au condyle interne de cet os.

6° CARRÉ CRURAL (fig. 61, 14 ; 86, 10).

Synonymie : Grêle interne (Bourg.). — Ischio-fémoral grêle (Gir.).

Situation. Direction. Forme. Structure. — Situé à la face postérieure du fémur, entre le grand adducteur et l'obturateur externe, oblique en bas et en dehors, le carré crural représente une petite bandelette aplatie d'avant en arrière, formée de fibres charnues parallèles et légèrement tendineuses à leur extrémité inférieure.

Attaches. — En haut, sur la face inférieure de l'ischium, en avant de l'épine ischiale (*origine*); — en bas (*terminaison*), sur l'empreinte linéaire située à la face postérieure du fémur, un peu au-dessous du niveau du trochanter (fig. 44, 2).

Rapports. — En avant, avec la face postérieure du fémur et l'obturateur externe.

En arrière et en dedans, avec le grand adducteur de la cuisse. En dehors, avec les nerfs sciatiques et le jumeau postérieur du bassin.

Usages. — Il est extenseur et adducteur du fémur. Son mode d'attache ne lui permet pas, d'après nous, de faire pivoter cet os soit en dedans, soit en dehors, chez les Solipèdes du moins.

7° Obturateur externe (fig. 61, 13).

Synonymie : Sous-pubio-trochantérien externe (Gir.).

Forme. Structure. Situation. Direction. — Muscle court, épais, aplati de dessus en dessous, triangulaire, fasciculé, charnu et aponévrotique, d'une texture fort délicate, placé presque horizontalement sous le bassin au pourtour du trou ovalaire, qu'il semble chargé de boucher, d'où son nom d'*obturateur*.

Attaches. — 1° Sur la face inférieure du pubis et de l'ischium, par l'extrémité

Fig. 86 (*).

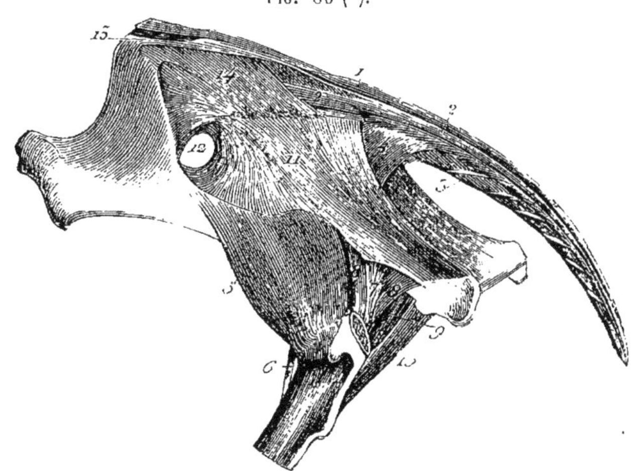

interne de ses faisceaux constituants (*insertion fixe*) ; — 2° dans la fosse trochantérienne, par l'extrémité externe de ces mêmes faisceaux (*insertion mobile*).

Rapports. — Sa face inférieure est recouverte par le pectiné, les deux adducteurs de la cuisse et le carré crural ; la supérieure recouvre la capsule de l'articulation coxo-fémorale, et répond à l'obturateur interne.

Usages. — Adducteur de la cuisse et rotateur en dehors de ce même rayon.

8° Obturateur interne.

Synonymie : Sous-pubio-trochantérien interne (Gir.).

Situation. Ce muscle est situé dans la cavité pelvienne, au-dessus du trou ovalaire, à l'opposé, par conséquent, de l'obturateur externe, qu'il répète assez exactement par sa disposition générale.

(*) Fig. 86. — *Muscles coccygiens et muscles profonds qui entourent l'articulation coxo-fémorale.* — 1. Sacro-coccygien supérieur. 2. Sacro-coccygien latéral. 3. Sacro-coccygien inférieur. 4. Ischio-coccygien. 5. Petit fessier. 6. Grêle antérieur. 7. Tendon commun au pyramidal et à l'obturateur interne. 8, 8. Jumeaux du bassin. 9. Faisceau accessoire des jumeaux. 10. Carré crural. 11. Ligament sacro-sciatique. 12. Grande échancrure sciatique. 13. Ligament ilio-sacré supérieur. 14. Ligament ilio-sacré inférieur.

Forme. Structure. Attaches. — Il est très mince, et se trouve formé de faisceaux charnus rayonnés légèrement tendineux, lesquels partent du pourtour de l'ouverture ovalaire pour se diriger en dehors, et se terminent sur un petit tendon qui appartient au pyramidal. Ce tendon (fig. 86, 7) se rend dans la fosse trochantérienne.

Rapports. — En bas, avec le pubis, l'ischium et l'obturateur externe; en haut, avec un feuillet fibreux qui le sépare du péritoine et de la vessie.

Usages. — Il est rotateur de la cuisse en dehors; et nous le croyons, à l'opposé de la plupart des auteurs, propre à produire l'abduction plutôt que l'adduction, si tant est, toutefois, que sa position lui permette d'exécuter l'un ou l'autre de ces deux mouvements.

DIFFÉRENCES. — Chez les *Ruminants*, ce muscle s'unit à l'obturateur externe en passant par l'ouverture ovalaire. Même disposition, à peu près, dans le **Porc**.

9° PYRAMIDAL OU PIRIFORME (fig. 61, 12; 86, 7).

Synonymie : Sacro-trochantérien (Gir.).

Forme. Structure. Situation. —Petit muscle allongé et penniforme, situé dans le bassin, et étendu de l'angle antérieur du sacrum à l'extrémité supérieure du fémur.

Direction. — Il suit d'abord la direction du bord ischiatique de l'ilium, en dedans duquel il se trouve placé. Puis, le tendon qui le rend penniforme s'infléchit de dedans en dehors derrière la crête sus-cotyloïdienne, traverse la petite échancrure sciatique, reçoit les fibres de l'obturateur interne et s'unit aux jumeaux.

Attaches.— Par ses faisceaux charnus, sur l'angle antérieur du sacrum, et sur la face interne de l'ilium, le long du bord ischiatique (*insertion fixe*); — par son tendon terminal, dans la fosse trochantérienne (*insertion mobile*).

Rapports. — Dans sa portion intra-pelvienne, ce muscle répond : en dehors, au coxal; en dedans, au péritoine ainsi qu'à des vaisseaux et des nerfs importants. Dans sa portion extra-pelvienne, il est en rapport, en arrière, avec le fessier moyen et les nerfs sciatiques; en avant, avec les jumeaux. Une synoviale facilite le glissement de son tendon dans la coulisse sur laquelle il se contourne.

Usages. — Ce muscle est congénère de l'obturateur interne.

DIFFÉRENCES. — Il existe chez les *Ruminants*; mais il part, avec les jumeaux, dont il est peu distinct, du bord externe de l'ischium. Sa portion intra-pelvienne manque donc tout à fait.

10° JUMEAUX DU BASSIN (fig. 86, 8, 8, 9).

Synonymie : Ischio-trochantérien (Gir.).

Les deux petits muscles qui ont reçu ce nom sont loin d'offrir la même disposition dans tous les sujets. Nous allons décrire celle qui nous a semblé la plus fréquente.

On trouve ordinairement deux petits faisceaux musculeux allongés, situés l'un au-dessus, l'autre au-dessous du tendon commun au pyramidal et à l'obturateur interne. Ces deux faisceaux (fig. 86, 8, 8), partent du bord externe de l'ischium, suivent la direction du tendon précité et s'insèrent sur lui par l'extrémité externe de leurs fibres ; ils représentent exactement les muscles jumeaux de l'homme. Mai il en existe un troisième (fig. 86, 9), large, aplati et souvent très volumineux, situé entre les précédents et l'obturateur externe ; il s'attache, par son bord interne, sur le bord externe de l'ischium, contracte des adhérences intimes avec les deux autre s et avec le tendon du pyramidal, et s'insère dans la fosse trochantérienne, par toute l'étendue de son bord externe.

Les jumeaux répondent, en arrière, aux nerfs sciatiques ; en avant, à la capsule de l'articulation coxo-fémorale et à l'obturateur externe, par l'intermédiaire d'un coussinet adipeux.

Ils sont, comme les deux muscles qui précèdent, rotateurs en dehors et abducteurs de la cuisse.

Différences. — Chez les *Carnassiers*, les jumeaux sont constamment formés de deux petits faisceaux nettement isolés, qui se comportent comme dans l'homme.

§ III. — Muscles de la jambe.

Ces muscles, au nombre de neuf, sont groupés autour des deux os principaux de la jambe, de manière à les recouvrir à peu près complétement, en laissant à nu seulement la face interne du tibia. Ils forment, comme ceux de l'avant-bras, deux régions particulières, l'une *antérieure*, l'autre *postérieure ;* et ils sont enveloppés en commun par l'*aponévrose jambière*, manchon fibreux très solide qui répond de tous points à l'aponévrose anti-brachiale.

Cette aponévrose, formée de plusieurs feuillets superposés et intimement unis, reçoit supérieurement l'insertion du long vaste, du demi-tendineux et du court adducteur de la jambe, qui peuvent en être considérés comme les muscles tenseurs. Elle se continue par en bas sur le tarse et la région métatarsienne, en s'amincissant singulièrement, et en recouvrant les brides d'assujettissement qui maintiennent dans le pli du jarret les muscles de la région jambière antérieure. Sa face externe est séparée de la peau par une très mince expansion cellulo-fibreuse ; l'interne fournit autour de la plupart des muscles jambiers des gaînes spéciales fort solides.

L'aponévrose jambière se fixe sur la face interne et la crête du tibia, ainsi que sur le sommet du calcanéum. Cette dernière attache a lieu par l'intermédiaire d'une épaisse lanière fibreuse, dont la disposition singulière et compliquée n'a pas encore été signalée d'une manière exacte.

Cette lanière est située en avant de la corde du jarret, c'est-à-dire entre cette corde et la couche profonde des muscles jambiers postérieurs. Sur ses bords, elle se continue avec l'aponévrose tibiale. Supérieurement, elle adhère de la manière la plus intime au tendon du perforé, près du point où ce tendon prend naissance ; puis elle abandonne un gros faisceau descendant au tendon des jumeaux de la jambe. Par en bas, elle semble se diviser en deux branches, l'une externe, l'autre interne, qui s'unissent à la calotte calcanéenne du tendon perforé, en s'attachant sur les côtés du calcanéum ; en sorte que, près de son insertion, le tendon des jumeaux se trouve enveloppé par une gaîne fibreuse complète, formée d'une part par le tendon du perforé, d'autre part par la lanière que nous décrivons. Cette lanière constitue donc un appareil de renforcement de la corde du jarret, appareil aperçu déjà par Girard, qui en faisait une branche d'insertion du demi-tendineux, non sans raison peut-être, puisque cet appareil dépend de l'aponévrose jambière, et que celle-ci provient elle-même, en partie du moins, du muscle demi-tendineux.

Préparation des muscles de la jambe. — Séparer le membre du tronc en sciant le fémur par son milieu. Disséquer les insertions du long vaste, du court adducteur de la jambe et du demi-tendineux, pour voir la continuité de ces muscles avec l'aponévrose jambière ; étudier les insertions de cette aponévrose, surtout celle qu'elle prend au sommet du calcanéum. Pour mettre les muscles à découvert, enlever leur enveloppe aponévrotique, en respectant la lanière qu'elle forme en avant de la corde du jarret, ainsi que les brides d'assujettissement des tendons. Extirper le sabot d'après le procédé indiqué pour le membre antérieur (voy. page 254). Enfin isoler les muscles les uns des autres, opération dont le manuel est très simple et ne comporte aucune recommandation particulière.

A. – Région jambière antérieure.

Elle se compose de trois muscles : le *fléchisseur du métatarse*, l'*extenseur antérieur* et l'*extenseur latéral des phalanges*. Le premier est situé en couche profonde, et les deux autres en couche superficielle.

1° Extenseur antérieur des phalanges (fig. 87, 4).

Synonymie : Fémoro-pré-phalangien (Gir.). — Long extenseur commun des orteils chez l'homme.

Situation. Direction. Étendue. — Ce muscle, situé en avant de la jambe et du pied, suit la direction de ces deux rayons, dont il mesure toute l'étendue.

Forme. Structure. — Il est formé d'un corps charnu et d'un tendon. — Le premier est fusiforme, déprimé d'avant en arrière, aponévrotique à sa superficie dans sa moitié supérieure, et tendineux intérieurement dans sa moitié inférieure. — Le tendon, arrondi d'abord, puis aplati, commence un peu au-dessus du quart inférieur du tibia, et arrive sur la face antérieure du métatarsien principal, où il reçoit le muscle pédieux, le tendon de l'extenseur latéral et un prolongement funiculaire de l'aponévrose jambière. Il descend ensuite sur le boulet et la région phalangienne, où il se comporte absolument comme le muscle correspondant du membre antérieur. (Voyez l'extenseur antérieur des phalanges du membre antérieur, page 257.)

Attaches. — En haut, dans la fosse digitale placée entre la trochlée et le condyle externe du fémur, par l'intermédiaire de la portion tendineuse du fléchisseur du métatarse (*insertion fixe*). — En bas, sur le ligament capsulaire du boulet, la face antérieure des deux premières phalanges et l'éminence pyramidale de l'os du pied.

Rapports. — Le corps charnu répond : en dehors, à l'aponévrose jambière ; en dedans, au fléchisseur du métatarse ; en arrière, à l'extenseur latéral des phalanges. — Le tendon recouvre successivement : la face antérieure du tibia, le ligament capsulaire antérieur du tarse, le pédieux, la face antérieure du métatarsien principal, l'articulation du boulet et les deux premières phalanges. Il est recouvert par l'aponévrose jambière et par trois brides fibreuses annulaires qui sont chargées de le maintenir dans le pli du jarret. De ces trois brides, une, la supérieure, est fixée par ses extrémités sur le tibia, un peu au-dessus de l'articulation tibio-tarsienne ; elle est commune au muscle que nous décrivons et au fléchisseur du métatarse. La bride moyenne, attachée sur la branche cuboïdienne de ce dernier muscle et sur l'extrémité inférieure du calcanéum, est destinée exclusivement à l'extenseur antérieur des phalanges. L'inférieure maintient les deux extenseurs contre l'extrémité supérieure du métatarsien médian.

Usages. — Ce muscle étend le doigt et fléchit le pied tout entier.

Fig. 87 (*).

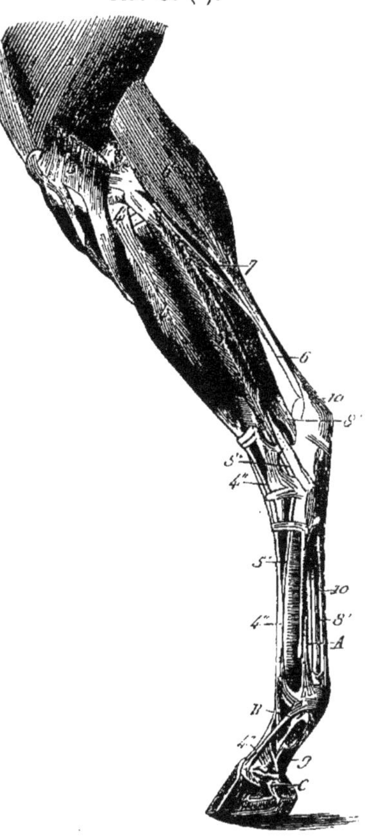

2° Extenseur latéral des phalanges (fig. 87, 5).

Synonymie : Péronéo-pré-phalangien (Gir.). — Court péronier latéral chez l'homme.

Situation. Forme. Structure. Étendue. Direction. — Ce muscle, situé au côté externe de la jambe, entre le précédent et le fléchisseur profond des phalanges, se compose d'un corps charnu et d'un tendon. — Le premier, allongé, prismatique et légèrement penniforme, s'étend, dans la direction de la jambe, depuis l'extrémité supérieure de celle-ci jusqu'auprès de son extrémité inférieure. —Le tendon succède au bout inférieur du corps charnu, s'engage dans la coulisse pratiquée sur le milieu de la tubérosité externe et inférieure du tibia, passe au côté externe du tarse, où il se trouve renfermé dans une gaîne très solide, et s'infléchit en avant pour aller s'unir au tendon de l'extenseur antérieur, vers le milieu de la région métatarsienne.

Attaches. — L'extenseur latéral s'attache, par l'extrémité supérieure de ses fibres charnues, sur le ligament fémoro-tibial externe, sur toute l'étendue du péroné et sur la cloison fibreuse qui sépare ce muscle du perforant (*origine*). — Il se termine, comme on vient de le dire, au tendon de l'extenseur antérieur.

Rapports. — Son corps charnu est enveloppé d'une aponévrose contentive spé-

(*) Fig. 87. — *Muscles externes de la jambe.* — 1. Vaste externe. 2. Droit antérieur de la cuisse. 3. Insertion du long vaste sur le ligament rotulien externe. 4. Extenseur antérieur des phalanges ; 4'. Son tendon d'origine, qui lui est commun avec la corde du muscle fléchisseur du métatarse; 4''. Son tendon terminal. 5. Extenseur latéral des phalanges ; 5'. Son tendon. 6. Jumeaux de la jambe ; 6'. Leur tendon. 7. Soléaire. 8. Perforant; 8'. Son tendon; 9. Sa gaine de renforcement phalangienne. 10. Perforé. — *A.* Ligament suspenseur du boulet. — *B.* La bride que ce ligament envoie au tendon de l'extenseur antérieur des phalanges. — *C.* Cartilage de prolongement de l'os du pied.

ciale, qui le sépare, en avant, de l'extenseur antérieur, en arrière, du perforant. — Le tendon recouvre le tibia et longe le ligament externe et superficiel de l'articulation tibio-tarsienne, lequel ligament fournit un anneau fibreux destiné à la formation de sa gaîne de réflexion. Une synoviale vaginale facilite son glissement dans l'intérieur de cette gaîne.

Usages. — Ce muscle agit comme le précédent.

3° Fléchisseur du métatarse (fig. 88).

Synonymie : Tibio-pré-métatarsien (Gir.). — Sa portion charnue représente le jambier ou tibial antérieur des anthropotomistes.

Ce muscle, situé sous l'extenseur antérieur des phalanges et appliqué contre la face externe du tibia, se compose de deux portions distinctes, l'une charnue, l'autre aponévrotique, non pas réunies bout à bout, mais placées parallèlement l'une au-devant de l'autre.

Fig. 88 (*).

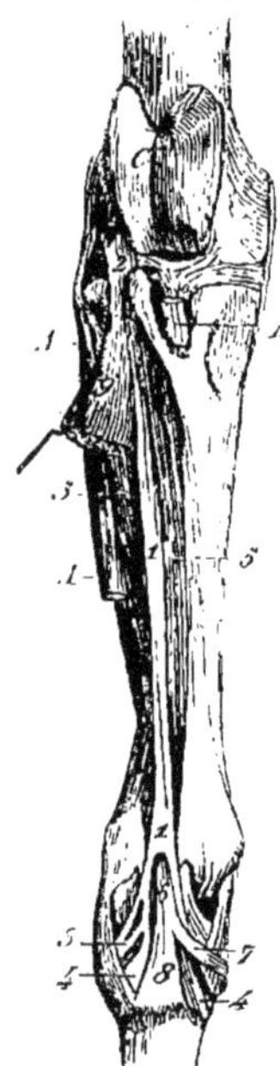

A. Portion tendineuse (fig. 88, 1). — *Trajet. Attaches.* — C'est une forte corde fibreuse d'un blanc nacré, comprise entre la *portion charnue* et l'extenseur antérieur des phalanges. Elle commence à l'extrémité inférieure du fémur, dans la fossette creusée entre la trochlée et le condyle externe, passe ensuite dans la coulisse supérieure du tibia, où elle est enveloppée par un prolongement d'une des synoviales de l'articulation fémoro-tibiale, donne naissance, au-dessous de cette coulisse, aux fibres charnues de l'extenseur antérieur des phalanges, reçoit plus bas quelques-uns des faisceaux de la portion musculeuse, à laquelle elle envoie en échange plusieurs lames aponévrotiques, s'engage sous la bride supérieure du pli du jarret avec l'extenseur antérieur, et arrive au niveau de la poulie astragalienne, où elle se perfore pour former un anneau dans lequel s'engage l'extrémité inférieure de la portion musculeuse. Elle se termine enfin par deux branches : l'une fort large, qui s'insère en avant de l'extrémité supérieure du métatarsien principal (fig. 88, 4); l'autre, plus étroite, qui se dévie en dehors pour gagner la face antérieure de l'os cuboïde (fig. 88, 3).

Rapports. — En avant, avec l'extenseur antérieur des phalanges; en arrière, avec la portion charnue et le ligament capsulaire antérieur du tarse.

Usages. — Ce tendon jouit de la curieuse propriété de plier le jarret par une action toute mécanique, lors de la flexion des rayons supérieurs du membre. C'est donc une corde conductrice qui est chargée de relier les mouvements de flexion du pied à ceux des autres rayons, et qui évite l'intervention d'une puissance active dans l'exécution de ces mouvements.

(*) Fig. 88. — *Muscle fléchisseur du métatarse.* — 1. Portion tendineuse; 2. Son insertion au fémur; 3. Sa branche cuboïdienne; 4. Sa branche métatarsienne. 5. Portion charnue; 6. Le tendon qui lui succède, à son passage dans l'anneau de la portion tendineuse. 7. Branche cunéenne de ce tendon. 8. Branche métatarsienne du même. 9. Extenseur antérieur des phalanges dévié en dehors au moyen d'une érigne. — *A.* Extenseur latéral. — *B.* Insertion tibiale du ligament rotulien médian. — *C.* Trochlée fémorale.

On lui a encore attribué un autre usage, celui de s'opposer passivement à la flexion du fémur sur la jambe pendant la station, et de servir ainsi d'adjuvant aux forces musculaires qui font équilibre au poids du corps. C'est à tort, suivant nous ; car, pour qu'elle pût remplir ce rôle, il faudrait que le pied fût maintenu en situation fixe par la contraction de ses muscles extenseurs. Or, ces muscles sont justement les jumeaux de la jambe, qui prennent leur origine en arrière du fémur, et qui tendent justement à fléchir cet os sur le tibia, c'est-à-dire à déterminer le mouvement qu'on les suppose chargés d'empêcher. L'expérimentation, du reste, montre assez que nous sommes dans le vrai : la section de cette corde tendineuse, pratiquée sur l'animal vivant, ne trouble nullement l'habitude extérieure de celui-ci, ni pendant la station libre, ni pendant la station forcée (1).

B. PORTION CHARNUE. — *Situation. Forme. Structure.* — Situé entre la corde tendineuse et le tibia, ce corps charnu est allongé de haut en bas, très large à son extrémité supérieure, et rétréci à son extrémité inférieure, qui se termine par un tendon bifide.

Attaches. — Elle prend son origine, par l'extrémité supérieure de ses fibres musculeuses, sur le tibia, en dessous et sur les côtés de la coulisse qui livre passage à la corde tendineuse ; ses fibres les plus externes s'attachent même sur la gaîne aponévrotique qui enveloppe l'extenseur latéral. — Son tendon terminal (fig. 88, 6) s'engage dans l'anneau que la portion tendineuse offre à son extrémité inférieure ; puis il s'insère, par l'une de ses branches, en avant de l'extrémité supérieure du métatarsien principal avec la branche analogue de la portion ten-

(1) J.-F. Meckel considère avec raison cette corde tendineuse, non pas comme une portion du tibial antérieur, mais comme une dépendance du long extenseur commun des orteils. Ce serait à tort cependant qu'on séparerait sa description de celle du tibial antérieur proprement dit, c'est-à-dire la portion charnue de notre fléchisseur du métatarse, ces deux organes étant par leur action essentiellement solidaires.

Trouve-t-on dans l'espèce humaine quelque chose d'analogue à cette corde fibreuse ? Après bien des hésitations, nous nous sommes prononcé pour l'affirmative, et nous avons cru devoir regarder ce tendon comme le représentant du muscle péronier antérieur. Voici, du reste, sur quoi nous nous basons pour établir cette détermination, qui semble un peu hasardée au premier abord.

Chez l'homme, le péronier antérieur ne se distingue pas le plus souvent du long extenseur commun des orteils, en sorte qu'on pourrait regarder ces deux organes comme un muscle unique qui, arrivé au niveau du cou-de-pied, se rendrait d'une part aux phalanges des orteils, d'autre part au métatarse. Or nous retrouvons précisément la même chose chez les Solipèdes, c'est-à-dire un muscle unique divisé en deux faisceaux, l'un pour la région digitée (*extenseur antérieur des phalanges*), l'autre pour la région métatarsienne (*corde tendineuse* de notre *fléchisseur du métatarse*). Cette corde tendineuse représente donc exactement le faisceau du long extenseur commun des orteils (de l'homme) qui se rend au métatarse, c'est-à-dire le péronier antérieur.

Mais, nous objectera-t-on, votre péronier antérieur du cheval n'a point de rapports avec le péroné ; ceci ne prouve-t-il pas que vous l'avez mal déterminé ? Non ; car si ce muscle s'attache sur le péroné chez l'homme, c'est parce que le muscle principal dont il dépend s'y insère lui-même. Or comme l'extenseur antérieur des phalanges du cheval, c'est-à-dire le long extenseur commun des orteils, ne prend point d'insertion sur le péroné et n'a même avec cet os aucune espèce de rapports, son faisceau métatarsien, c'est-à-dire sa corde tendineuse ou le péronier antérieur, doit se trouver absolument dans le même cas.

Nous répéterons que cette détermination est peut-être un peu hasardée, et nous ne la donnons qu'avec beaucoup de réserve. On voit cependant que nous avons quelques raisons pour la croire bonne.

dineuse (fig. 88, 8). L'autre rameau se dirige en dedans du tarse pour aller s'attacher sur le second cunéiforme (fig. 88, 7).

Rapports. — En avant, avec la portion tendineuse du muscle et l'extenseur antérieur des phalanges; en arrière, avec la face externe du tibia. Le tendon, après avoir traversé l'anneau de la corde, recouvre la branche métatarsienne de celle-ci et se trouve recouvert par l'extenseur antérieur.

Usages. — Elle fléchit activement le pied sur la jambe.

4° Des muscles de la région jambière antérieure chez les animaux autres que les solipèdes.

Bœuf. Cet animal présente :

1° Un muscle complexe qui est représenté, chez le cheval, par l'extenseur antérieur des phalanges et la corde tendineuse du fléchisseur du métatarse. Simple à son extrémité supérieure, qui commence par un tendon dans la fossette digitale située entre la trochlée et le condyle externe du fémur (fig. 89, 1), ce muscle comprend dans sa partie moyenne trois corps charnus prolongés inférieurement par des tendons.

Fig. 89 (*).

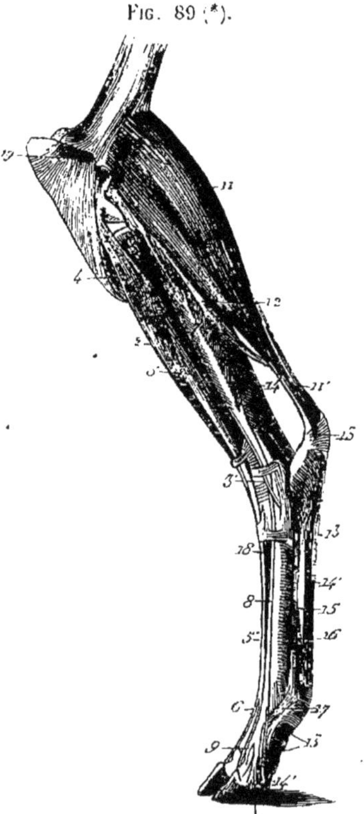

L'un de ces corps charnus, situé en avant et en dedans des deux autres, gagne par son tendon l'extrémité supérieure du métatarsien principal, et s'insère aussi sur les os cunéiformes. C'est un fléchisseur du pied qui remplace la corde tendineuse chargée du même rôle chez les animaux solipèdes (fig. 89, 2.)

Le deuxième, placé en dehors du précédent, constitue un *extenseur commun des doigts*, dont le tendon se comporte absolument comme au membre antérieur (fig. 89, 5, 5', 6). (Voy. p. 257.)

Le troisième, caché par les deux autres, forme l'*extenseur propre du doigt interne*, qui rappelle exactement, par sa disposition, son homonyme du membre de devant. (Voy. p. 258.)

2° Un *extenseur propre du doigt externe*

(*) Fig. 89. — *Muscles externes de la jambe du bœuf.* — 1. Tendon d'origine du muscle qui représente l'extenseur antérieur des phalanges du cheval et la corde tendineuse du fléchisseur du métatarse; 2. Son faisceau fléchisseur du pied ; 5. Celui qui forme l'extenseur commun des doigts ; 5'. Le tendon de ce faisceau ; 6. La bifurcation terminale de ce tendon. 3. Long péronier latéral ; 3'. Son tendon. 4. Origine du jambier antérieur (chez le cheval, portion charnue du fléchisseur du métatarse) ; 7. Extenseur propre du doigt externe (court péronier latéral) ; 8. Son tendon ; 9. Son insertion à la deuxième phalange; 10. Son insertion à la troisième phalange. 11. Ventre externe des jumeaux ; 11'. Leur tendon. 12. Soléaire. 13. Tendon du perforé. 14. Perforant ; 14'. Son tendon. 15. Ligament suspenseur du boulet. 16. La bride qu'il envoie au tendon perforé. 17. Celle qu'il fournit en dehors à l'extenseur propre du doigt externe. 18. Pédieux. 19. Insertion du long vaste sur la rotule et le ligament rotulien externe.

(extenseur latéral des phalanges des Solipèdes ; court péronier latéral chez l'homme), dont le corps charnu est tout à fait semblable à celui du muscle analogue du cheval, et se termine par un long tendon qui répète en dehors de l'ongle celui de l'extenseur propre du doigt interne (fig. 89, 7, 8, 9, 10).

3° Un muscle qui représente le *long péronier latéral* de l'homme, et qui, chez les Solipèdes, n'existe même pas à l'état de vestige. Ce muscle commence par un corps charnu court et conoïde en avant de la tubérosité supérieure et externe du tibia; et il se termine par un long tendon qui affecte la disposition ci-après : Ce tendon, compris d'abord, comme le corps charnu lui-même, entre l'extenseur propre du doigt externe et le triple faisceau musculeux décrit en premier lieu, arrive en dehors du tarse, s'engage dans la coulisse fibreuse de l'extenseur propre, où il se trouve enveloppé par une synoviale particulière, passe par-dessus ce dernier, en croisant légèrement sa direction, et s'infléchit en arrière d'abord, puis en dehors, en s'insinuant sous les ligaments tibio-tarsien externe, calcanéo-métatarsien et tarso-métatarsien postérieur, qui le maintiennent dans une gouttière pratiquée à la face inférieure de la pièce cuboïdo-scaphoïdienne. Il s'insère enfin sur la face profonde du deuxième cunéiforme, et sur le côté externe de l'extrémité supérieure du métatarsien par une petite branche qui se détache en dehors du tendon principal.

Tous ces muscles, chez le **Mouton** et la **Chèvre**, sont disposés de la même manière que dans les grands ruminants.

Porc. — Les muscles jambiers antérieurs de cet animal ressemblent à ceux des Ruminants, à part quelques particularités d'importance secondaire, parmi lesquelles nous citerons les suivantes :

Le faisceau musculeux qui remplace la *corde du fléchisseur du métatarse* (cheval) se termine sur le scaphoïde et le second os cunéiforme. — L'*extenseur commun des doigts* possède quatre tendons, un pour chaque doigt. — Les *extenseurs propres* en ont chacun deux, l'un pour le petit doigt, l'autre pour le grand. — Le *tibial antérieur* se rend au second cunéiforme. — Le *long péronier latéral* s'insère par son tendon à l'extrémité supérieure du métatarsien interne.

Chien et **Chat.** — Nous décrirons chez ces animaux quatre muscles : 1° un jambier antérieur; 2° un long extenseur commun des doigts; 3° un long péronier latéral ; 4° un court péronier latéral.

1° *Jambier antérieur.* — Situé en avant de la jambe et plus volumineux que l'extenseur commun des doigts, dont il recouvre l'extrémité supérieure, ce muscle prend son origine à la crête et à la tubérosité externe du tibia. Il reçoit, vers le tiers inférieur de cet os, une bandelette charnue extrêmement grêle, qui procède du péroné, et qu'on peut assimiler avec toute justice à l'*extenseur propre du gros orteil* de l'homme. Puis il se termine par un tendon sur le métatarsien du pouce. Lorsque cet os est suivi d'une région digitée, la troisième phalange reçoit de ce tendon une branche particulière, qui représente la portion tendineuse du petit faisceau extenseur propre annexé au tibial antérieur. Ce muscle répond : en avant, à l'aponévrose jambière; en arrière et en dedans, au tibia ; en dehors, à l'extenseur commun des doigts. Son tendon est fixé dans le pli du jarret par une bride fibreuse d'une disposition assez singulière pour être rapportée ici : Attachée en avant de l'extrémité inférieure du tibia, cette bride donne naissance, par son extrémité interne, à un fort cordon ligamenteux qui passe sous le tendon du jambier antérieur pour gagner la face antérieure du tarse, où il contracte d'intimes adhérences avec le ligament capsulaire de cette région, et qui se termine sur l'extrémité supérieure du métatarsien du doigt médian. Ce cordon relie donc l'extrémité inférieure du tibia au métatarse, et prévient l'extension outrée de l'articulation tibio-tarsienne. C'est peut-être le représentant de la corde tendineuse de la région jambière antérieure du cheval.

2° *Long extenseur commun des doigts.* — Ce muscle se compose d'un corps charnu fusiforme et d'un tendon quadrifurqué. — Le corps charnu, situé sous l'aponévrose jambière, entre le tibial antérieur et les péroniers latéraux, recouvre la face externe du tibia et le petit faisceau extenseur propre du pouce; il prend son origine par un court et fort cordon tendineux, sur l'extrémité inférieure du fémur, entre le condyle externe et la trochlée. — Le tendon continu avec l'extrémité inférieure du corps charnu, passe sous la bride tibiale du jambier antérieur, s'engage dans un autre anneau fibreux situé au niveau du cuboïde, et va s'insérer par ses quatre branches terminales sur les phalanges des quatre grands doigts, en se comportant comme le tendon analogue du membre antérieur.

3° *Long péronier latéral.* — Ce muscle est constitué par un corps charnu conique et très court auquel succède un long tendon. — Le corps charnu prend son origine en avant de la tubérosité externe et supérieure du tibia; il ne semble pas avoir d'attaches sur le péroné. Compris entre l'extenseur commun des doigts et le court péronier latéral, il est recouvert par l'aponévrose jambière, et recouvre les vaisseaux tibiaux antérieurs. — Le tendon descend parallèlement au péroné jusqu'à l'extrémité inférieure de cet os, sur laquelle il glisse et s'infléchit. Puis il arrive au niveau du cuboïde, s'engage dans une coulisse creusée sur sa face externe, abandonne une branche courte, mais bien isolée, à l'extrémité supérieure du premier métatarsien, croise ensuite transversalement la direction du tarse, en passant derrière les os de sa rangée inférieure, et va se terminer au métatarsien du pouce. A son passage derrière le cuboïde, ce tendon fournit encore une branche que nous avons tout lieu de croire constante; c'est un court faisceau inter-osseux qui pénètre d'abord entre le cuboïde et le métatarsien externe, puis entre celui-ci et le deuxième métatarsien.

Ce muscle porte en dehors l'extrémité inférieure du membre. Quand le pied est fortement étendu, il peut le ramener dans la flexion.

4° *Court péronier latéral.* — Chez les Carnassiers, ce muscle est formé de deux faisceaux, l'un supérieur, l'autre inférieur, que l'on pourrait décrire comme deux muscles distincts.

Le faisceau supérieur comprend un corps charnu très faible attaché sur le tiers supérieur du bord antérieur du péroné, et un tendon funiculaire qui succède à l'extrémité inférieure du corps charnu, vers le milieu environ des os de la jambe. Ce tendon glisse sur l'extrémité inférieure du péroné, en arrière du long péronier latéral; puis il descend, en passant sous ce dernier, dont il croise légèrement la direction, jusque sur les phalanges du doigt externe, où il s'unit à la branche tendineuse de l'extenseur commun qui est destinée à ce doigt.

Le faisceau inférieur prend son origine au bord antérieur et à la face externe du péroné, par des fibres pennées qui se réunissent sur un court tendon plus volumineux que celui du faisceau précédent. Ce tendon s'engage avec ce dernier dans la coulisse postérieure du péroné, et vient s'attacher, par son extrémité inférieure, sur l'extrémité supérieure du métatarsien externe, en dehors de la branche que le long péronier latéral fournit à ce même métatarsien.

Le faisceau supérieur joue le rôle d'extenseur propre du doigt externe. L'inférieur est un abducteur du pied.

B. — Région jambière postérieure.

Cette région comprend six muscles disposés en deux couches superposées derrière le tibia. La couche superficielle est formée par les *jumeaux de la jambe*, le *soléaire* et le *fléchisseur superficiel des phalanges*. La couche profonde se compose du *poplité*, du *fléchisseur profond* et du *fléchisseur oblique des phalanges*.

1° Jumeaux de la jambe ou gastro-cnémiens (fig. 87, 6 ; 90, 11).

Synonymie : Bi-fémoro-calcanéen (Gir.).

Situation. Composition. Étendue. — Les jumeaux de la jambe, situés derrière l'articulation fémoro-tibiale, sous les muscles ischio-tibiaux, constituent deux gros faisceaux charnus distincts l'un de l'autre à leur extrémité supérieure seulement, confondus dans le reste de leur étendue, et continués inférieurement par un tendon unique qui s'étend jusqu'à la pointe du calcanéum.

Forme. Structure. — Tous deux sont aplatis d'un côté à l'autre, renflés dans leur partie moyenne, rétrécis à leurs extrémités, et entrecoupés de fortes intersections. Ils forment par leur réunion une large gouttière ouverte en avant, qui embrasse l'articulation fémoro-tibiale et les muscles de la couche profonde.

Le tendon, d'abord fasciculé, puis simple et funiculaire, reçoit celui du soléaire, et se trouve renforcé par un faisceau de la lanière fibreuse annexée en avant à la corde du jarret (voy. la *description de l'aponévrose jambière*, page 289). Une lame aponévrotique, qui recouvre le jumeau externe, se continue par en bas, partie avec cette lanière, partie avec le tendon du muscle lui-même.

Attaches. — Le jumeau externe prend son origine sur le fémur, à la lèvre rugueuse qui borde en avant la fosse sus-condylienne; l'interne, à la réunion de tubercules qui constitue la crête de même nom. — Le tendon terminal des deux ventres se fixe sur le sommet du calcanéum, non pas à la partie antérieure, mais à la postérieure, la première étant lubrifiée par une synoviale vésiculaire, et représentant une surface de glissement, sur laquelle vient s'appuyer ce tendon pendant la flexion exagérée du pied (fig. 46, 2, 3).

Rapports. — Les jumeaux répondent : par leur face superficielle, aux trois muscles ischio-tibiaux et à l'aponévrose jambière; par leur face profonde, au perforé, qui contracte des adhérences intimes avec le vaste externe, au ligament postérieur de l'articulation fémoro-tibiale, au muscle et aux vaisseaux poplités, au nerf grand sciatique, au fléchisseur oblique et au fléchisseur profond des phalanges. — Le tendon est accolé à celui du perforé, qui s'enroule autour de lui, et qui l'enveloppe complétement à son extrémité inférieure, en commun avec la lanière fibreuse de l'aponévrose jambière. L'ensemble de ces deux tendons forme ce que l'on nomme ordinairement la *corde du jarret*.

Fig. 90 (*).

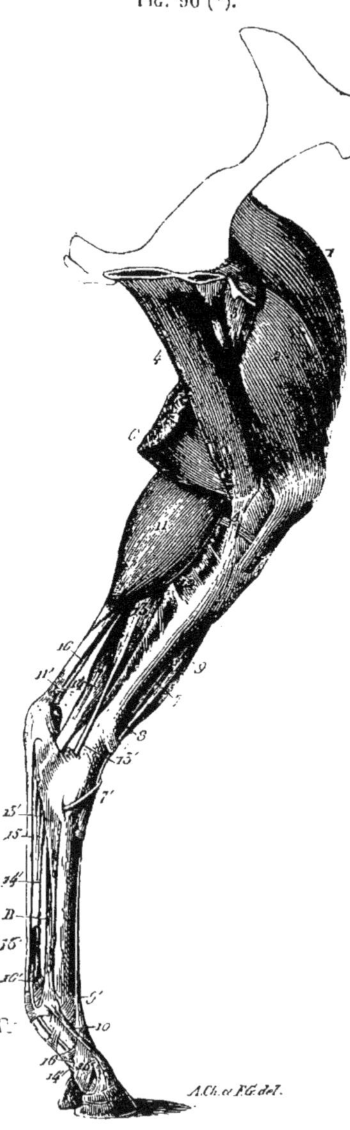

Usages. — Les jumeaux de la jambe étendent le pied tout entier sur le tibia. Ils agissent par un levier du premier genre quand le membre est soulevé de terre, et par un levier du second genre ou inter-puissant lorsque le sabot pose sur le sol. Ces muscles soutiennent l'angle tibio-tarsien dans la station, et impriment au jarret, pendant la marche, la détente qui pousse le corps en avant.

2° Soléaire (fig. 87, 7).

Synonymie : Bourgelat et ses successeurs l'ont assimilé, à tort, au plantaire grêle de l'homme. En considérant ce petit muscle comme le soléaire, nous nous conformons à l'opinion rigoureusement vraie de Cuvier. — C'est le péronéo-calcanéen de Girard.

Muscle grêle et rudimentaire, long et rubané; situé au côté externe de la jambe, entre l'aponévrose jambière et le corps charnu du perforant; fixé par son extrémité supérieure en arrière de la tubérosité externe et supérieure du tibia; terminé inférieurement par un petit tendon qui s'unit à celui des jumeaux de la jambe. C'est un auxiliaire bien peu actif de ces derniers muscles.

Différences. — Il manque dans les *Carnassiers*.

(*) Fig. 90. — *Muscles du membre postérieur* (*face interne*). — 1. Droit antérieur de la cuisse. 2. Vaste interne. 3. Pectiné. 4. Grand adducteur de la cuisse. 5. Petit adducteur. 6. Demi-membraneux. 7 Portion charnue du fléchisseur du métatarse ; 7'. Son tendon d'insertion au petit cunéiforme. 8. Corde tendineuse du même muscle. 9. Extenseur antérieur des phalanges ; 9'. Son tendon ; 10. La bride qu'il reçoit du ligament suspenseur du boulet. 11. Jumeau interne. 11'. Tendon terminal des jumeaux. 12. Poplité. 13. Fléchisseur oblique des phalanges ; 13'. Son tendon. 14. Perforant; 14'. Son tendon; 15. Sa bride metatarsienne. 15'. La gaîne de renforcement de l'aponévrose plantaire. 16. Tendon du perforé. 16'. L'anneau qu'il fournit au perforant. — *A*. Ligament latéral interne de l'articulation fémoro-tibiale — *B*. Ligament suspenseur du boulet.

3° Fléchisseur superficiel des phalanges ou perforé (fig. 87, 10; 90, 16).

Synonymie : Fémoro-phalangien (Gir.). — Il est représenté chez l'homme par le plantaire grêle et le court fléchisseur commun des orteils ou le perforé, ces deux muscles se soudant bout à bout, dans la plupart des mammifères, pour n'en former qu'un seul.

Forme. Structure. — Le perforé du membre postérieur ne représente en réalité qu'une longue corde tendineuse, charnue, légèrement renflée et fusiforme dans son cinquième supérieur, qui forme le corps du muscle.

Origine. Trajet et rapports. Terminaison. — Il prend son origine, par son extrémité supérieure, dans le fond de la fosse sus-condylienne; puis il descend, compris entre les jumeaux et intimement accolé à l'externe, sur la face postérieure de l'articulation fémoro-tibiale et sur les trois muscles jambiers postérieurs profonds. Arrivé vers l'extrémité inférieure des ventres charnus du bifémoro-calcanéen, il devient exclusivement tendineux et s'unit étroitement à la lanière fibreuse qui renforce la corde du jarret. Il se dégage ensuite de dessous les jumeaux, se place au côté interne de leur tendon, puis à sa face postérieure, et gagne ainsi le sommet du calcanéum. Là, il s'élargit de manière à former une calotte fibreuse tapissée par une vaste synoviale vésiculaire, et moulée sur la région tout à fait postérieure de cette éminence osseuse, qu'elle enveloppe complétement, pour se fixer sur ses parties latérales et se réunir à la bride calcanéenne de l'aponévrose jambière. De ce point, le tendon du perforé se prolonge derrière celui du perforant jusqu'à la face postérieure de la deuxième phalange, où il se termine, en se comportant exactement comme le muscle analogue du membre antérieur.

Usages. — Ce muscle fléchit la deuxième phalange sur la première, et celle-ci sur le métacarpe. Il concourt aussi à l'extension du pied. Mais son rôle principal est relatif à la station : il remplit l'office d'un lien mécanique chargé de faire équilibre au poids du corps, en s'opposant à la fermeture de l'angle du jarret et de celui du boulet, le fémur étant fixé par la contraction du triceps crural et des fessiers.

Différences. — Chez les *Ruminants* et les *Pachydermes*, le corps charnu de ce muscle est plus épais que dans les Solipèdes. — Chez les *Carnassiers*, ce corps charnu est prismatique, volumineux et tout à fait confondu, dans ses deux tiers supérieurs au moins, avec le jumeau externe; ces deux muscles ont donc une origine commune. Le tendon est quadrifurqué, comme au membre antérieur; il présente à sa surface, un peu avant sa division, plusieurs minces bandelettes musculeuses, traces de la portion charnue du muscle court fléchisseur commun de l'homme. Plusieurs de ces bandelettes viennent du tendon perforant; toutes se portent sur les quatre branches terminales du muscle.

4° Poplité (fig. 90, 12).

Synonymie : Abducteur de la jambe (Bourgelat). — Fémoro-tibial oblique (Gir.).

Situation. Direction. Forme. Structure. — Situé derrière le tibia, en dessous de l'articulation fémoro-tibiale, ce muscle est oblique de haut en bas et de dehors en dedans, court et triangulaire, tendineux à son angle externe et supérieur, et formé, dans le reste de son étendue, de faisceaux charnus rayonnés, d'autant plus longs qu'ils sont plus inférieurs.

Attaches. — 1° Dans la plus inférieure des deux fossettes creusées en dehors du condyle externe du fémur, par son tendon (*origine*). — 2° Sur la surface triangulaire supérieure et postérieure du corps du tibia, par l'extrémité inférieure de ses faisceaux charnus (*terminaison*).

Rapports. — En arrière, avec les jumeaux et le perforé. En avant, avec le ligament postérieur de l'articulation fémoro-tibiale et les vaisseaux poplités. En dehors, avec le fléchisseur oblique et le fléchisseur profond des phalanges. En dedans, avec le demi-tendineux et l'aponévrose jambière. Le tendon, caché à son origine sous le ligament fémoro-tibial externe, glisse, par sa face profonde, sur le contour du ménisque externe, et sur la partie postérieure de la facette externe du tibia.

Usages. — Il fléchit la jambe, et lui imprime un léger mouvement de rotation de dehors en dedans.

5° Fléchisseur profond des phalanges ou perforant (fig. 87, 8; 90, 14).

Synonymie : Tibio-phalangien (Gir.). — Jambier postérieur et long fléchisseur du gros orteil chez l'homme.

Étendue. Situation. Direction. Composition. — Étendu de l'extrémité supérieure de la jambe à la troisième phalange, situé derrière le tibia et le pied, dont il suit la direction, ce muscle se compose d'un corps charnu et d'un tendon.

Forme, structure et attaches du corps charnu. — Le corps charnu, épais et prismatique, est incomplétement divisé en deux portions : l'une interne (1); l'autre externe, beaucoup plus volumineuse que la première (2). Il est fixé : 1° à la face postérieure du tibia sur les empreintes linéaires qui occupent la surface triangulaire inférieure; 2° à la tubérosité externe et supérieure du même os; 3° au péroné; 4° au ligament inter-osseux qui unit cet os au tibia.

Trajet et attaches du tendon. — Le tendon commence au-dessus de l'extrémité inférieure du tibia, et est double lui-même à son origine, le plus ordinairement, chaque portion charnue étant suivie d'une portion tendineuse, dont le volume est proportionné au sien propre. La corde unique résultant de la réunion de ces deux tendons primitifs s'engage dans la coulisse formée par la face interne du calcanéum, et s'y trouve maintenue par une arcade fibreuse, qui transforme cette coulisse en une gaîne complète dite *gaîne tarsienne ;* elle glisse à l'intérieur de cette gaîne, au moyen d'une synoviale vaginale très étendue, laquelle remonte sur le ligament postérieur de l'articulation tibio-tarsienne, et se prolonge inférieurement jusqu'au-dessus du tiers moyen de la région métatarsienne. Le tendon du perforant descend ensuite verticalement, derrière le ligament suspenseur du boulet, reçoit de ce ligament une bride de renforcement analogue à celle du membre de devant, mais moins volumineuse, traverse l'anneau du perforé, s'infléchit avec ce muscle, sur la coulisse grande sésamoïdienne, glisse sur la poulie de renvoi de la deuxième phalange

(1) Jambier postérieur de l'homme.
(2) Perforant de l'homme.

et sur le petit sésamoïde, s'épanouit en une *aponévrose plantaire* pourvue d'une gaîne de renforcement phalangienne, et se termine enfin à la crête semi-lunaire de l'os du pied. Ce tendon, à partir du tarse, se comporte donc exactement comme celui du membre antérieur.

Rapports. — En dehors, avec l'extenseur latéral des phalanges, le soléaire et l'aponévrose jambière. En dedans, avec cette même aponévrose et le fléchisseur oblique. En arrière, avec les jumeaux, le perforé et la bride de renforcement de la corde du jarret. En avant avec le tibia.

Usages. — Ce muscle fléchit les phalanges les unes sur les autres et sur le métatarse. Il peut aussi étendre le pied en pressant, lors de sa contraction, derrière l'articulation tibio-tarsienne. De plus, son tendon agit pendant la station, comme corde de soutènement, à l'égard des phalanges et de l'angle articulaire du boulet.

DIFFÉRENCES. — *Ruminants.* — La portion du muscle qui représente le jambier postérieur est mieux isolée que dans les Solipèdes, et se trouve logée dans une dépression de la portion principale; on la suit très bien jusqu'à la tubérosité externe et supérieure du tibia, où elle prend son origine. Le tendon ne diffère point de celui du membre antérieur ; mais les brides qui, de la région métatarsienne, descendent derrière les talons, pour se confondre avec les deux branches terminales de ce tendon, sont beaucoup moins fortes que les brides semblables de la région métacarpienne.

Carnassiers. — Le tendon terminal se divise en quatre ou cinq branches, une pour chaque doigt.

Le *jambier postérieur* ne s'unit point inférieurement à ce tendon et constitue un petit muscle parfaitement distinct situé entre le fléchisseur profond et le fléchisseur oblique des phalanges. Formé d'un corps charnu très faible et d'un tendon long et grêle, ce muscle prend son origine, par l'extrémité supérieure du premier, en haut du péroné et de la face postérieure du tibia. Le tendon s'accole à celui du fléchisseur oblique, et s'engage, avec lui dans une coulisse de glissement que présente en arrière et en dedans l'extrémité inférieure du tibia. Enveloppé d'une synoviale vaginale propre à son passage dans cette coulisse, ce tendon se dégage bientôt pour passer à la surface libre du ligament tarso-métatarsien postérieur, et se confondre avec ce ligament, vers le milieu de la hauteur du tarse.

6° FLÉCHISSEUR OBLIQUE DES PHALANGES (fig. 90, 13).

Synonymie : Péronéo-phalangien (Gir.). — Long fléchisseur commun des orteils chez l'homme.

Situation. Direction. — Muscle situé en arrière du tibia, entre le poplité et le perforant, dans une direction légèrement oblique de haut en bas et de dehors en dedans.

Forme. Structure. — Il se compose d'un corps charnu fusiforme, entrecoupé de quelques intersections fibreuses, et d'un tendon funiculaire, qui succède à l'extrémité inférieure du corps charnu.

Attaches. — L'extrémité supérieure de celui-ci se fixe en arrière de la tubérosité externe du tibia (*origine*). — Le tendon s'unit par son extrémité inférieure à celui du perforant, vers le tiers supérieur de la région métatarsienne (*terminaison*).

Rapports. — Le corps charnu répond : en avant, au perforant, au poplité et à l'artère tibiale postérieure ; en arrière, aux jumeaux et au perforé. — Le tendon, logé d'abord dans une gouttière musculeuse qui lui est fournie par le perforant, et recouvert par l'aponévrose jambière, s'engage ensuite dans une gaîne flexueuse située au côté interne du tarse, et dont l'origine est formée par la coulisse qui contourne en arrière la tubérosité inférieure et interne du tibia.

Usages. — C'est un congénère du fléchisseur profond.

§ IV. — Muscles du pied postérieur.

Cheval. Ane. Mulet. — On trouve chez ces animaux : 1° deux *lombricaux* et deux *inter-osseux*, qui répètent ceux du membre de devant ; 2° un muscle particulier décrit par les auteurs sous le nom de *pédieux*.

Pédieux (*torso-pré-phalangien*, Gir.). — C'est un petit faisceau rubané, situé en avant du métatarsien principal sous les extenseurs des phalanges ; attaché, par son extrémité inférieure, sur la face interne du tendon commun à ces deux muscles ; fixé par en haut à l'extrémité inférieure du calcanéum ; concourant à l'extension du doigt.

Bœuf. Mouton. Chèvre. — Le *pédieux* est le seul muscle de la région du pied que l'on rencontre dans les *Ruminants*. Il s'attache inférieurement sur le tendon de l'extenseur commun et sur celui de l'extenseur propre du doigt interne.

Porc. — Cet animal possède : 1° un muscle *pédieux* attaché par en bas sur les deux branches de l'extenseur commun destinées aux grands doigts ; 2° quatre *inter-osseux métatarsiens*, qui ne semblent point différer dans leur disposition générale des inter-osseux métacarpiens.

Chien et **Chat.** — Chez les *Carnassiers*, il existe dans la région du pied postérieur :

1° Un muscle *pédieux*, formé de trois faisceaux qui prennent leur origine soit à l'extrémité inférieure du calcanéum, soit sur les gaînes tendineuses du pli du jarret, et qui se terminent sur les deuxième, troisième et quatrième doigts, par de petits tendons réunis aux branches de l'extenseur commun.

2° Les languettes musculeuses annexées au tendon du perforé, traces de la portion charnue du *court fléchisseur commun des orteils* de l'homme.

3° Un *accessoire du long fléchisseur commun* ou *du perforant*, muscle petit et avorté qui commence en dehors du tarse, et se termine par une aponévrose fort délicate sur la face postérieure du tendon perforant.

4° Deux ou trois bandelettes pâles et rudimentaires, situées en dedans du tarse et près du pouce. Ce sont les vestiges des *muscles propres au gros orteil* de l'homme.

5° Un *adducteur du petit doigt*, muscle mince et allongé, se portant obliquement du ligament tarso-métatarsien postérieur au côté interne de la première phalange de ce doigt.

6° Quatre *inter-osseux métatarsiens*, ressemblant aux muscles analogues de la région métacarpienne.

7° Des *lombricaux* semblables à ceux du membre antérieur.

CHAPITRE III.

DES MUSCLES CHEZ LES OISEAUX.

On retrouve, chez les oiseaux, la plupart des muscles que nous venons de décrire. Seulement ils sont appropriés, par leur forme, leur volume, leur complication, etc., à la conformation particulière du squelette de ces animaux.

Entreprendre dans cet ouvrage essentiellement pratique la description spéciale de tous ces organes, ce serait manquer le but que nous nous sommes proposé. Aussi nous bornerons-nous à traiter les points suivants, les seuls qui présentent de l'intérêt, au point de vue de la mécanique animale :

1° *Des tendons.* — Les tendons des oiseaux présentent, dans le membre inférieur et à l'extrémité de l'aile, des ossifications plus ou moins étendues sur leur trajet. Cette transformation du tissu fibreux des muscles n'est point un effet sénile, car on la remarque déjà chez les animaux fort jeunes. En enlevant aux cordes tendineuses la plus grande partie de leur souplesse, elle leur donne sans doute une plus grande ténacité, et leur permet de transmettre d'une manière plus intégrale aux leviers osseux l'action des puissances musculaires.

On observera, du reste, que l'ossification partielle des tendons ne survient pas exclusivement dans les membres : il n'est pas rare de la rencontrer dans d'autres régions encore ; et nous citerons, en première ligne, le cou des Échassiers. On conserve, au cabinet des collections de l'école de Lyon, le squelette d'un héron qui présente au plus haut degré cette particularité : les vertèbres cervicales de cet animal sont hérissées d'une multitude de stylets osseux filiformes, tous dirigés en arrière, lesquels stylets proviennent de l'ossification des fibrilles tendineuses annexées aux muscles de la région cervicale.

2° *Des muscles pectoraux.* — Les deux mouvements alternatifs qui produisent le vol, c'est-à-dire l'abaissement et l'élévation des ailes, étant dus à l'action des pectoraux, ces muscles méritent une mention toute spéciale.

Le *pectoral superficiel* ou *grand pectoral*, « qui à lui seul pèse plus que tous les autres muscles de l'oiseau pris ensemble, s'attache à la fourchette, à la grande crête du sternum et aux dernières côtes ; il s'insère à la ligne âpre très saillante de l'humérus. C'est par son moyen que les oiseaux donnent les violents coups d'ailes nécessaires pour le vol. »

Le *pectoral profond* ou *petit pectoral* est « placé dans l'angle que fait le corps du sternum avec sa crête et dans l'intervalle de la fourchette et de l'os coracoïde. Son tendon passe dans le trou formé par l'union de la fourchette, de l'os coracoïde et de l'omoplate, comme sur une poulie, et s'attache au-dessus de la tête de l'humérus qu'il relève. C'est au moyen de cette disposition de poulie que la nature a pu placer ainsi un releveur à la face inférieure du tronc et abaisser d'autant le centre de gravité, sans quoi l'oiseau aurait été exposé à culbuter en l'air. » (CUVIER, *Leçons d'anatomie comparée.*)

Cuvier, suivant la nomenclature de Vicq-d'Azyr, appelle ce dernier muscle *pec-*

toral moyen, et il donne le nom de *petit pectoral* à un faisceau triangulaire qui part de l'angle latéral du sternum et de la base de l'os coracoïde, pour se porter sous la tête de l'humérus. Ce muscle n'appartient pas, selon nous, à la région pectorale, mais à celle de l'épaule, et nous le considérons, avec J.-F. Meckel, comme le coraco-huméral qui a suivi l'apophyse coracoïde dans son développement (1).

3° *Du diaphragme.* — « Dans les oiseaux, le diaphragme affecte une disposition si différente de celle qu'on observe dans les vertébrés supérieurs, que son existence, tour à tour constatée et méconnue, admise et réfutée, est encore problématique aujourd'hui pour un grand nombre d'anatomistes; cependant ce muscle existe, et son développement est en parfaite harmonie avec l'importance de ses fonctions. Deux plans le composent; confondus à leur point de départ, ces plans s'isolent bientôt pour suivre, l'un une direction transversale, l'autre une direction oblique : le plan transversal, de forme triangulaire, se porte horizontalement des côtes droites aux côtes gauches en s'appliquant sur la face inférieure des poumons ; le plan oblique, saillant en avant, concave en arrière, s'étend de la face dorsale du rachis au sternum et divise la cavité du tronc en deux cavités secondaires, le thorax et l'abdomen.

» Dans les oiseaux, comme dans les mammifères, le diaphragme est donc appelé à remplir deux usages principaux; seulement, pour réaliser cette double destination, dans les premiers, il a été en quelque sorte dédoublé. Loin d'être privés de ce muscle inspirateur ou de le posséder à un degré rudimentaire, les oiseaux sont donc réellement pourvus de deux diaphragmes :

» 1° D'un *diaphragme pulmonaire* qui préside à la dilatation des poumons ;

» 2° D'un *diaphragme thoraco-abdominal* qui cloisonne la grande cavité du tronc, et concourt à l'aspiration de l'air atmosphérique en dilatant de vastes réservoirs aériens adossés à sa face antérieure.

» De ces deux plans musculaires, le premier a pour analogue dans l'homme et les mammifères toute la partie du diaphragme qui s'insère au sternum et aux côtes, le second représente manifestement les piliers du diaphragme. »

Cette description, empruntée à l'ouvrage d'un observateur aussi consciencieux qu'habile, M. Sappey (2), donne une idée parfaitement exacte de la disposition du muscle auquel elle s'applique.

(1) E. Geoffroy Saint-Hilaire, dans son mémoire sur les os du sternum (voy. *Philosophie anatomique*, t. I, p. 89), comparant les muscles pectoraux des poissons à ceux des oiseaux, emploie également la nomenclature de Vicq-d'Azyr, et reconnaît aussi trois pectoraux. Nous ne croyons pas cependant être en contradiction flagrante avec le grand maître qui a posé les règles à suivre pour les déterminations d'organes; car il a borné sa comparaison aux deux classes de vertébrés qu'il avait principalement en vue. S'il l'eût étendue aux mammifères, s'il eût recherché, chez ces animaux, l'analogue de ce *petit pectoral*, dont la détermination est litigieuse, il l'eût, comme nous, trouvé dans la région de l'épaule, et non pas dans la région sternale.

(2) *Traité d'anatomie descriptive*, t. I, p. 197.

LIVRE DEUXIÈME.

APPAREIL DE LA DIGESTION.

CHAPITRE PREMIER.

CONSIDÉRATIONS GÉNÉRALES SUR L'APPAREIL DE LA DIGESTION.

Nous venons de considérer l'animal comme une machine composée de divers leviers et susceptible de divers mouvements. Or, on conçoit sans peine que le jeu de cette machine détermine dans les organes dont elle est formée l'usure ou la décomposition de leurs molécules constituantes. Ces ressorts ou ces rouages animés exigent donc, pour leur entretien, l'apport incessant de nouveaux matériaux destinés à réparer leurs pertes continuelles. De là la nécessité, pour les animaux, de prendre des *aliments*, desquels ils extrayent les principes réparateurs qui, répartis ensuite dans tous les organes, sont assimilés à la substance propre de ces organes.

L'appareil dans lequel s'opère ce travail de préparation et d'absorption de la matière organisable est l'*appareil digestif*, l'un des plus importants parmi ceux que nous verrons successivement venir compliquer et perfectionner la machine animale.

Cet appareil ne constitue pas, à proprement parler, un caractère essentiellemen distinctif de l'animalité, puisqu'il y a des animaux sans cavité digestive ; mais c'est à coup sûr l'un de ses attributs les plus saillants, car les exceptions dont nous parlons sont fort peu nombreuses. Considéré chez les vertébrés, il représente un long tube, le plus souvent replié maintes fois sur lui-même, renflé de distance en distance, et pourvu sur son trajet de plusieurs organes appendiculaires qui sont, pour la plupart, de nature glanduleuse. Ce tube parcourt le corps de l'animal dans toute sa longueur, et s'ouvre à l'extérieur par deux orifices, l'un servant à l'introduction des aliments, l'autre à l'expulsion du résidu de la digestion ; c'est aux deux extrémités du canal alimentaire que ces ouvertures se trouvent pratiquées.

La conformation de cet appareil n'est pas identiquement la même chez tous les individus de l'embranchement des vertébrés ; elle présente au contraire des variétés fort nombreuses, en rapport avec les habitudes et le genre de vie de ces individus. Aussi son étude est-elle doublement intéressante : au point de vue de la zoologie pure, et à celui de l'hygiène vétérinaire, qui tire de cette étude de précieuses indications pour le régime des animaux domestiques.

Mais cette diversité de caractères ne suffit pas pour établir des limites bien tranchées entre les conformations qu'elle distingue. Il n'y a effectivement qu'une forme type pour l'appareil digestif, et c'est le même principe qui a présidé à sa création dans la série tout entière. Ainsi, quel que soit le vertébré que l'on considère, son tube alimentaire sera composé d'une suite de cavités renflées ou tubuliformes, qui se succèdent d'avant en arrière dans l'ordre suivant : la *bouche*, l'*arrière-bouche*, l'*œsophage*, l'*estomac* et l'*intestin*.

Ce système de cavités se divise physiologiquement en deux sections principales : la première comprend la bouche, l'arrière-bouche et l'œsophage, c'est-à-dire les compartiments dans lesquels s'opèrent les actes digestifs dits préparateurs, parce qu'ils *préparent*, en effet, les aliments à subir les modifications qui constituent les phénomènes essentiels de la digestion ; la seconde section est formée par l'estomac et l'intestin, où s'accomplissent ces derniers phénomènes.

Chacune de ces deux sections est pourvue sur son trajet d'organes annexes qui sont chez la plupart des vertébrés : les *glandes salivaires*, pour les cavités de la première catégorie ; le *foie*, le *pancréas* et la *rate*, pour celles de la seconde.

En considérant la position générale de ces diverses parties, principalement dans les mammifères et les oiseaux, on trouve que la première section du tube digestif et ses organes appendiculaires sont logés sous la mâchoire supérieure et la base du crâne, et sous la portion cervico-thoracique de la colonne vertébrale. La seconde section occupe, avec ses annexes, la grande cavité abdominale.

Chez l'homme, ces deux sections sont distinguées en *sus-diaphragmatique* et *sous-diaphragmatique*, à cause de leur situation par rapport au diaphragme.

On pourrait encore appeler, en raison de leurs usages, les parties constituantes de la première catégorie, *organes préparateurs de l'appareil digestif*, et les autres, ou celles de la portion abdominale, *organes essentiels*.

Si l'on jette un coup d'œil d'ensemble sur la structure du canal alimentaire, on reconnaît dans les parois de ce conduit trois membranes principales, des vaisseaux et des nerfs.

La membrane la plus interne a reçu le nom de *membrane muqueuse*, à cause du *mucus* qui recouvre constamment sa surface libre. Cette membrane présente la même texture que la peau, et se continue avec celle-ci vers les ouvertures extérieures du tube digestif; aussi l'a-t-on appelée *peau intérieure* ou *peau rentrée*. Comme le tégument externe, elle comprend une partie profonde ou le *derme*, et une pellicule superficielle généralement fort mince et tout à fait inerte, qui constitue l'*épiderme* ou l'*épithélium*. Sa surface libre est hérissée de petits prolongements très variés dans leur forme et leur volume, et désignés sous le nom de *villosités* ou *papilles ;* elle est criblée d'une multitude d'orifices, souvent microscopiques, qui pénètrent dans les *follicules*, petits organes creux, simples ou ramifiés, placés dans l'épaisseur même du derme ou immédiatement au-dessous de lui. Quant à la surface extérieure, elle est doublée par une lame de tissu cellulaire condensé, décrite par beaucoup d'auteurs sous le nom de *membrane fibreuse*, et chargée d'unir la muqueuse à la membrane moyenne.

Celle-ci est de nature *musculeuse*. C'est elle qui, par sa contraction, force les aliments à cheminer de l'ouverture antérieure à l'ouverture postérieure du tube digestif. A l'origine de l'appareil, cette membrane est formée par des muscles rouges et volontaires, c'est-à-dire des muscles de la vie animale. Dans l'œsophage, les fibres qui la composent sont encore rouges ; mais leur contraction est involontaire. Quant aux fibres contractiles répandues autour de la muqueuse stomacale et intestinale, elles ressemblent à celles de l'œsophage par leurs propriétés, c'est-à-dire qu'elles entrent en jeu sans que la volonté ait besoin d'intervenir; mais elles en diffèrent essentiellement par leurs caractères physiques et anatomiques. Ces fibres sont, en effet, roses ou blanchâtres, beaucoup moins volumineuses que les fibres rouges, non striées, pourvues sur leur trajet de noyaux très allongés, et enfin plus difficilement décomposables en fibrilles primitives. Ce sont ces fibres qui constituent principalement les muscles de la vie organique ou les muscles viscéraux. Vers l'ouverture postérieure du tube digestif, les fibres rouges reparaissent avec leur caractère de contractilité volontaire, sous forme d'un large muscle annulaire.

La troisième membrane ou la plus externe n'est pas répandue sur toute l'étendue du tube digestif; elle existe seulement dans la portion postérieure. C'est une lame *séreuse* fort mince qui tapisse d'abord la cavité abdominale, et se replie ensuite autour des organes contenus dans cette cavité, pour les envelopper d'une manière plus ou moins complète. Elle a donc une face adhérente, appliquée, soit contre les parois de l'abdomen, soit sur la surface externe des organes abdominaux, et une face libre, toujours en contact avec elle-même. Celle-ci, recouverte d'un épithélium, est parfaitement lisse et lubrifiée par de la *sérosité* limpide pour favoriser le glissement des parties que la séreuse tapisse.

Les organes glandulaires annexés au canal digestif proprement dit ne sont autre chose que des dépendances de la membrane muqueuse, comme on le prouve en histologie. On doit les considérer comme des *follicules* considérablement développés, et chargés, ainsi que les follicules simples, de sécréter les fluides qui participent, dans des limites plus ou moins étendues, à l'accomplissement de la fonction digestive.

Quant à l'organe glandiforme désigné sous le nom de rate, sa structure toute spéciale ne permet pas de le comprendre dans les vues générales que nous exposons ici (1).

CHAPITRE II.

DE L'APPAREIL DIGESTIF CHEZ LES MAMMIFÈRES.

Nous étudierons successivement : 1° les *organes préparateurs*, c'est-à-dire la *bouche*, les *glandes salivaires*, annexées à cette première cavité, le *pharynx* ou *arrière-bouche*, et l'*œsophage ;* — 2° les *organes essentiels*, ou l'*estomac*, l'*intestin*, et leurs *annexes* (*foie*, *pancréas*, *rate*), avec la *cavité abdominale*, qui contient et protége ces organes.

(1) On a donné le nom de *viscères* (de *vescor*, je me nourris) aux organes qui concourent à la nutrition; et l'on a appelé *Splanchnologie* (de σπλάγχνον, *viscères*) la partie de l'anatomie qui traite de ces organes. La *Splanchnologie* ainsi entendue comprendrait donc l'étude des appareils digestif, respiratoire, urinaire et circulatoire. Mais la description de ce dernier appareil forme une catégorie à part, désignée, dans le langage de l'école, sous le nom d'*Angéiologie*. D'un autre côté, plusieurs auteurs placent en Splanchnologie les appareils de la génération; d'autres même y ajoutent les appareils des sens. On est donc loin d'être d'accord sur les limites et la définition de la Splanchnologie : aussi avons-nous cru devoir négliger cette expression et la distinction qu'elle établit.

ART. I. — ORGANES PRÉPARATEURS DE L'APPAREIL DIGESTIF.

§ I. — De la bouche.

La bouche, le premier vestibule des voies digestives, est une cavité située entre les deux mâchoires, allongée suivant le grand axe de la tête, et percée de deux ouvertures : l'une antérieure, pour l'introduction des aliments ; l'autre postérieure, par laquelle ils passent pour s'engager dans le pharynx.

On doit étudier dans la bouche six régions principales : 1° les *lèvres*, qui circonscrivent son ouverture antérieure ; 2° les *joues*, formant ses parois latérales ; 3° le *palais* ou la *voûte palatine*, qui en constitue la paroi supérieure ou le plafond ; 4° la *langue*, appendice musculeux qui occupe sa paroi inférieure ; 5° le *voile du palais*, cloison membraneuse située à l'extrémité postérieure de la cavité buccale, qu'elle sépare du pharynx, et concourant à former, par son bord inférieur, l'*isthme du gosier*, ou l'ouverture postérieure de la bouche ; 6° les *arcades dentaires*, fixées sur l'une et l'autre mâchoires.

Nous considérerons chacune de ces régions en particulier, avant de passer à l'examen de la bouche en général.

Préparation. — L'ensemble de la bouche devra être examiné sur une coupe antéro-postérieure et verticale de la tête disposée comme dans la figure 95.

1° DES LÈVRES (fig. 72. 109).

Ce sont deux voiles membraneux et mobiles, placés l'un au-dessus l'autre au-dessous de l'ouverture antérieure de la bouche, qu'ils circonscrivent. Il y a par conséquent une **lèvre supérieure** et une **lèvre inférieure,** réunies de chaque côté par une *commissure*.

Chaque lèvre offre à étudier une face externe, une face interne, un bord libre et un bord adhérent.

La *face externe* est convexe et présente sur une ligne médiane : dans la lèvre supérieure, un léger relief partagé en deux lobes latéraux ; dans l'inférieure et tout à fait en arrière, le renflement impair qu'on appelle la *houppe du menton*. Cette face, formée par la peau, est garnie de poils fins et courts, parmi lesquels on remarque de longs crins épais et rudes, dont les bulbes, implantés perpendiculairement dans le tégument cutané, dépassent la face profonde de celui-ci, pour aller se plonger dans le tissu musculeux sous-jacent. Ces tentacules pileux doivent être considérés comme de véritables organes de tact, car plusieurs filets nerveux sensitifs pénètrent au fond de leurs follicules.

La *face interne*, constituée par la muqueuse buccale et moulée sur les dents incisives, est concave, lisse, de couleur rose, souvent marbrée de noir. On y remarque, à la lèvre supérieure surtout, de nombreux orifices percés sur le sommet de très petits mamelons : ce sont les ouvertures des canaux excréteurs par lesquels les glandes labiales versent leur fluide à l'intérieur de la bouche.

Le *bord libre*, mince et tranchant, porte la ligne de démarcation qui sépare les deux téguments.

Le *bord adhérent* est délimité, dans la cavité buccale, par un sillon que forme la muqueuse en se repliant des arcades incisives sur la face interne des lèvres. Hors de la bouche, il n'est indiqué par aucune particularité, la peau se continuant directement des parties voisines sur les voiles labiaux.

Les *commissures* marquent de chaque côté le point de réunion du bord libre des deux lèvres. Elles sont arrondies chez les Solipèdes, et n'offrent rien de remarquable.

STRUCTURE. — Chaque lèvre se compose de deux couches tégumentaires, l'une *cutanée*, l'autre *muqueuse*, entre lesquelles on trouve du *tissu musculaire* et des *glandules*. A ces différentes parties s'ajoutent les éléments généraux de toute organisation, c'est-à-dire des *vaisseaux* et des *nerfs*.

1° *Couches tégumentaires*. — A part les caractères indiqués plus haut dans l'étude de leur face libre, ces deux membranes ne présentent rien de spécial dans leur texture. On remarquera que leur face profonde adhère fortement aux tissus sous-jacents, à l'aide d'un tissu cellulaire peu abondant, fin, dense et très serré, dans lequel la graisse ne s'accumule jamais.

2° *Muscles*. — Nous citerons : le *labial* ou l'*orbiculaire*, sphincter de l'ouverture buccale, commun aux deux lèvres ; — dans la lèvre supérieure, l'expansion aponévrotique du *sus-maxillo-labial*, le tissu musculo-fibreux qui sépare cette expansion du tégument cutané, et l'insertion terminale des muscles *sus-naso-labial* et *grand sus-maxillo-nasal ;* — dans la lèvre inférieure, la *houppe du mouton* et ses muscles suspenseurs, c'est-à-dire les *mitoyens postérieurs*. Tous ces muscles ayant été étudiés avec détail en *Myologie* (*voyez* page 213), nous ne reviendrons pas sur leur description.

3° *Glandules labiales*. — Ce sont de petits organes sécréteurs tout à fait semblables, par leur structure et leurs usages, aux glandes salivaires. Ils seront décrits en même temps que celles-ci.

4° *Vaisseaux et nerfs*. — Le sang est apporté dans les lèvres par les *artères palato-labiale*, *coronaire supérieure* et *coronaire inférieure*. Il retourne au cœur par les *veines* satellites de ces deux derniers vaisseaux. — Les *lymphatiques* sont très nombreux et gagnent les ganglions de l'auge. — Les *nerfs* sont de deux sortes : les uns, moteurs, proviennent du facial et se rendent dans le tissu musculaire des lèvres, dont ils animent la contractilité; les autres, sensitifs, sont fournis par les branches maxillaires de la cinquième paire encéphalique ; ils se distinguent par leur nombre et leur volume considérables, et se plongent presque tous dans le tégument cutané, auquel ils communiquent une exquise sensibilité.

FONCTIONS. — Les lèvres servent à la préhension des aliments solides et liquides ; elles retiennent ces aliments dans la bouche après leur introduction et empêchent l'écoulement de la salive au dehors. On doit encore les regarder, la supérieure surtout, comme des organes de tact fort délicats.

DIFFÉRENCES. — **Bœuf**. — Dans les grands ruminants, les lèvres offrent une épaisseur et une rigidité très remarquables. Aussi sont-elles peu mobiles, malgré le grand développement des muscles qui les meuvent, et ne concourent-elles qu'indirectement à la préhension des aliments, la langue étant chargée de les suppléer en grande partie dans cette fonction importante.

La lèvre supérieure offre de plus, à l'extérieur et sur son milieu, une large surface dépourvue de poils, diversement colorée suivant les sujets, toujours humide, du moins quand l'animal est en santé, couverte de mamelons déprimés, criblée de petits pertuis qui amènent au dehors le produit de nombreuses glandules sous-cutanées épaisses et jaunâtres. Cette surface, prolongée entre les deux naseaux, constitue ce qu'on appelle le *mufle*.

Mouton et **Chèvre**. — Les lèvres sont minces et très mobiles ; elles jouent un rôle actif dans la préhension des aliments. La supérieure n'offre point de mufle et se trouve divisée en deux par un sillon médian.

Porc. — Chez cet animal, les lèvres sont largement fendues. L'inférieure est peu développée. La supérieure se confond avec le *grouin*, dont il sera parlé à propos des naseaux.

Chien. — Cet animal, de même que le précédent, ne se sert point de ses lèvres comme organes de préhension. Elles sont cependant minces et mobiles. La supérieure présente un sillon sur la ligne médiane ; elle retombe par côté sur l'inférieure et la recouvre plus ou moins, suivant les races. Celle-ci est toujours festonnée à son bord libre, près des commissures, qui remontent très haut.

Chat. — Les tentacules pileux se rassemblent sur la lèvre supérieure en deux longs pinceaux latéraux qui constituent les *moustaches*. Ces tentacules sont très gros et très mobiles.

Lapin. — Il se distingue par le sillon médian qui partage en deux moitiés la lèvre supérieure. Ce sillon entame l'épaisseur de la lèvre tout entière.

2° Des joues (fig. 75).

Ce sont deux parois membraneuses qui closent la bouche latéralement. Considérées dans l'intérieur de la cavité buccale, elles sont délimitées : en arrière, par les piliers postérieurs de la langue ; en avant, par les lèvres, avec lesquelles elles se confondent autour des commissures ; en haut et en bas, par le sillon que forme la muqueuse gingivale quand elle se réfléchit des arcades molaires sur les joues.

Le plus grand diamètre des joues est antéro-postérieur, comme celui de la cavité qu'elles closent. Leur diamètre vertical est très étroit, surtout en arrière ; il peut, dans la région antérieure, prendre une certaine amplitude lors de l'écartement des mâchoires.

Structure. — Les joues sont formées par la *muqueuse buccale*, en dehors de laquelle on trouve appliqués du *tissu musculaire* et des *glandes*. Des *vaisseaux* et des *nerfs* parcourent toutes ces parties pour leur porter, soit les fluides nutritifs, soit l'agent excitateur de la contractilité, soit le principe de la sensibilité.

1° *Muqueuse*. — Sa face externe est unie d'une manière intime au muscle buccinateur et aux glandes molaires inférieures. Sa face libre présente, au niveau de la troisième dent molaire supérieure, l'ouverture buccale du canal parotidien, percée au sommet d'un tubercule plus ou moins gros. On y remarque encore, en face de chaque arcade dentaire, une série linéaire de petits points saillants analogues dans leur constitution au gros tubercule parotidien ; ce sont les orifices d'excrétion des glandes molaires.

2° *Tissu musculaire.* — Ce tissu constitue le muscle buccinateur ou alvéolo-labial, déjà décrit page 214. Nous rappellerons que la face externe de ce muscle est recouverte par le masséter, les glandes molaires supérieures et la peau, tandis que l'interne répond à la muqueuse et aux glandes molaires inférieures.

3° *Glandes.* — Elles constituent deux amas de lobules glanduleux désignés sous le nom de *glandes molaires.* On les décrira avec les glandes salivaires.

4° *Vaisseaux et nerfs.* — Ce sont les *artères maxillaire externe, coronaires* et *buccale* qui apportent le sang dans les joues. — Les *vaisseaux veineux* se dégorgent dans les branches satellites de ces canaux artériels. — Les *lymphatiques* se rendent aux ganglions de l'auge. — Les *nerfs* sont de même nature et proviennent de la même source que ceux des lèvres, c'est-à-dire du facial ou septième paire encéphalique pour la couche musculeuse, et de la cinquième paire pour les téguments.

FONCTIONS. — Les joues servent dans la mastication d'une manière très active, en repoussant constamment, par l'action du buccinateur, les aliments sous les meules dentaires.

DIFFÉRENCES. — Les joues présentent sur leur face interne, dans le **Bœuf**, le **Mouton** et la **Chèvre**, depuis la commissure des lèvres jusqu'auprès de la première dent molaire, une multitude de papilles coniques, grosses et longues, douces au toucher, et dirigées toutes en arrière. Plus loin, on ne rencontre que de petits mamelons arrondis et une seule rangée de papilles volumineuses, semblables aux précédentes, alignées le long des molaires supérieures.

Elles n'offrent que peu d'étendue et sont fort minces chez le **Chien** et le **Chat**. Il en est de même dans le **Porc**.

3° Du palais (fig. 91).

Préparation. — On séparera la tête du tronc; puis on sciera les branches du maxillaire au-dessus de l'angle de la mâchoire et de la couronne de la dernière dent molaire, de manière à passer entre le voile du palais d'une part, la base de la langue d'autre part, et à laisser ce dernier organe adhérent à la mâchoire inférieure. On achèvera ensuite d'isoler celle-ci de la supérieure en incisant les muscles masséter et alvéolo-labial, et l'on mettra de cette sorte à découvert le palais et le voile du palais, sur lesquels il sera possible d'exécuter aisément les dissections spéciales que nécessite leur étude. Pour le palais, ces dissections se réduisent à l'enlèvement de la couche muqueuse qui recouvre le réseau veineux profond, et à l'excision partielle de celui-ci, excision qui permet d'arriver sur l'artère et les nerfs palatins. (Voyez, du reste, la figure 91.)

Le *palais*, ou la *voûte palatine*, ou la *paroi supérieure* de la bouche, est circonscrit en avant et par côté par l'arcade dentaire supérieure, et borné en arrière par le bord antérieur du voile du palais. C'est donc une surface parabolique qui représente exactement dans sa configuration la voûte palatine osseuse. (*Voyez* figure 18.)

On remarque sur cette surface un sillon médian qui la partage en deux moitiés égales, et qui commence, tout à fait en avant, à la base d'un petit tubercule. Des sillons courbes transversaux, au nombre d'une vingtaine, divisent chacune de ces moitiés en un nombre égal d'arcs saillants, à concavité tournée en arrière, d'autant plus larges et d'autant moins marqués qu'ils sont plus postérieurs.

Fig. 91 (*).

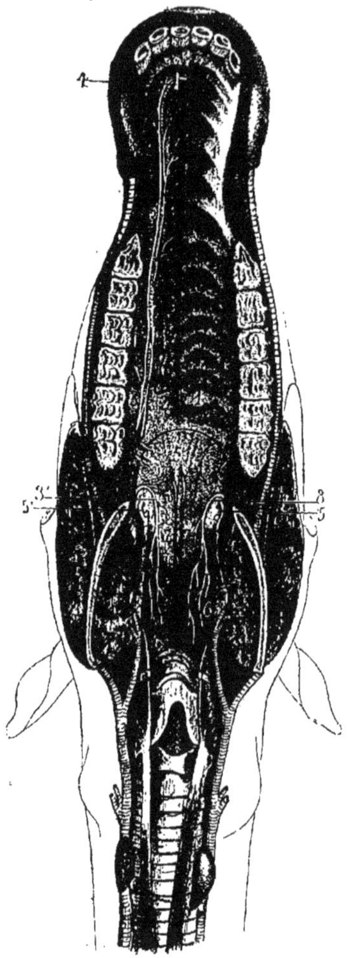

STRUCTURE. — Le palais est appuyé sur la voûte osseuse formée par les os palatins et les sus-maxillaires. Il comprend dans son organisation :

1° Une membrane fibreuse appliquée sur les os précités, laquelle membrane soutient un lacis veineux remarquablement développé, véritable tissu érectile, qui donne au palais plus ou moins d'épaisseur suivant son état de turgescence. (Fig. 91, 1.)

2° Une couche muqueuse, extrêmement adhérente, par sa face profonde, au tissu précédent, et pourvue sur sa face libre d'un épiderme très épais (fig. 91, 1).

3° Deux *artères* volumineuses, les *palatines* ou *palato-labiales*, logées dans les scissures osseuses de la voûte du palais. Ces artères marchent parallèlement l'une à l'autre et se réunissent en avant, par anastomose, pour ne former qu'un tronc unique qui s'engage dans le trou incisif. Leur disposition est importante à connaître au point de vue chirurgical, car on doit bien se garder de les blesser quand on pratique la saignée au palais. Le sang charrié par ces artères arrive dans la membrane érectile profonde, et se dégorge, en définitive, dans deux *troncs veineux* fort courts, qui ne passent pas avec les artères palato-labiales, dans le conduit palatin, mais bien dans la scissure staphyline.

4° Des *nerfs* sensitifs, satellites des artères et formés par la branche maxillaire supérieure de la cinquième paire encéphalique.

FONCTIONS. — Le palais joue, dans la mastication et la déglutition, un rôle passif important. En effet, il fournit à la langue un point d'appui solide, dans les mouvements qu'elle exécute pour repousser les aliments sous les dents molaires et pour chasser le bol alimentaire au fond de l'arrière-bouche.

DIFFÉRENCES. — Chez le **Bœuf**, le palais présente une grande étendue. Son

(*) Fig. 91. — *Palais et voile du palais (on a enlevé la muqueuse du palais, du côté droit, avec la muqueuse et la couche glanduleuse du voile du palais)* — 1. Sillons de la muqueuse palatine. 2. Réseau veineux de la couche profonde, entamé du côté externe pour montrer l'artère palatine, 3, accompagnée par les filets du nerf palatin. 4. Languette cartilagineuse sur laquelle passe et s'infléchit l'artère palatine. 5. Aponévrose staphyline. 5'. Extrémité terminale du tendon du péristaphylin externe, formant par son expansion l'aponévrose staphyline. 6. M. Pharyngo-staphylin. 7. M. Palato-staphylin. 8. Nerfs staphylins.

tiers postérieur est tout à fait lisse. Les reliefs transversaux occupent donc seulement les deux tiers antérieurs de la surface palatine. Ces crêtes saillantes ne sont point courbées en arc, et se trouvent découpées en dentelures à leur sommet, qui s'incline fortement en arrière.

Tout à fait en avant, c'est-à-dire près du bourrelet qui remplace les dents incisives supérieures, se remarque, dans le plan médian, une sorte de T dont la tige est dirigée en avant, et qui offre à l'extrémité des branches un pertuis fort étroit, orifice buccal du *canal de Jacobson.* (*Voir les cavités nasales pour la description de cet appareil.*)

Chez les autres animaux, c'est-à-dire le **Mouton**, la **Chèvre**, le **Porc**, le **Chien** et le **Chat**, l'organe de Jacobson s'ouvre également dans la bouche par un petit orifice situé en avant du palais.

4° De la langue (fig. 92. 109).

Préparation. — 1° Faire, au moyen d'une forte scie sans dos, une coupe antéro-postérieure et verticale de la tête, pour étudier la disposition générale de la langue. 2° Enlever sur une autre tête la mâchoire inférieure en laissant la langue dans l'espace intra-maxillaire, pour l'examen de la conformation extérieure de l'organe (voir la préparation du palais). 3° Sur une troisième pièce, destinée à l'étude des muscles, mettre ces organes à nu en procédant de la manière suivante : on excisera entièrement le masséter ; la joue sera détachée de la mâchoire inférieure et renversée sur la supérieure ; on sciera la branche du maxillaire transversalement, en arrière d'abord, puis en avant de la ligne des dents molaires ; le lambeau supérieur de l'os sera complétement arraché en luxant en arrière l'articulation temporo-maxillaire, après avoir détruit le ligament capsulaire et les insertions des muscles ptérygoïdiens ; quant au lambeau inférieur, on le renversera de manière à mettre la ligne des dents molaires en bas, et le bord inférieur de l'os en haut dans le fond de l'espace intra-maxillaire (voyez fig. 96) ; il suffira, pour exécuter cette dernière opération, de séparer la muqueuse buccale du muscle mylo-hyoïdien en procédant de haut en bas. La pièce ainsi préparée convient non-seulement pour l'étude des muscles de la langue, mais encore pour celle des glandes salivaires profondes, du pharynx, du larynx, des poches gutturales, des nerfs et des artères de la tête, etc. Il sera toujours bon, pour faciliter sa préparation, de maintenir les mâchoires écartées, en mettant un morceau de bois ou d'os entre les dents incisives aussitôt après la mort de l'animal.

Canal lingual. — La paroi inférieure de la bouche, circonscrite par l'arcade dentaire inférieure, forme une cavité allongée appelée *canal lingual*, du nom de l'organe que cette cavité est chargée de loger, c'est-à-dire la *langue.* Ce *canal* occupe dans son tiers antérieur la face supérieure du corps du maxillaire. Dans le reste de son étendue, il est constitué par un double sillon qui se dirige au fond de la bouche, sur les côtés de la langue. On y remarque la *crête sublinguale* et les *barbillons*, dont nous parlerons quand nous ferons la description des glandes sublinguale et maxillaire.

Situation de la langue. — La langue, occupant toute l'étendue de cette cavité allongée, s'étend donc depuis le fond de la bouche jusqu'aux dents incisives, dans l'espace intra-maxillaire, où elle repose sur l'espèce de large sangle que forment, par leur réunion, les deux muscles mylo-hyoïdiens.

Conformation extérieure. — C'est un organe charnu, mobile dans l'intérieur de la cavité buccale, enveloppé presque entièrement par la muqueuse qui tapisse cette cavité. Elle constitue chez les Solipèdes une sorte de pyramide triangulaire, déprimée d'un côté à l'autre, fixée à l'os hyoïde et au maxillaire par les muscles qui forment la base de son tissu, ou par la membrane tégumentaire qui revêt l'organe extérieurement.

Sa forme permet de la diviser, pour l'étude de sa disposition extérieure, en *trois faces*, *trois bords* et *deux extrémités.*

La *face supérieure* ou *dorsale* de la langue, plus étroite en avant qu'en arrière, est hérissée de nombreuses papilles qui lui donnent un aspect tomenteux. Ces papilles, organes essentiels du goût, seront décrites avec détail quand nous exposerons l'histoire anatomique des appareils des sens. Nous citerons cependant deux de ces papilles remarquables par leur énorme volume, leur apparence lobulée et la situation qu'elles occupent au fond de deux excavations placées côte à côte, près de la base de l'organe, et nommées *lacunes de la langue* ou *trous borgnes de Morgagni.* Cette face répond à la voûte palatine quand les mâchoires sont rapprochées l'une de l'autre. — Les *faces latérales*, plus larges dans la partie moyenne de la langue que vers les extrémités, se trouvent bornées par la face interne des branches du maxillaire. On y remarque plusieurs grosses papilles et les orifices de quelques *glandules linguales.*

Ces deux dernières faces sont séparées de la première par *deux bords latéraux* qui répondent aux arcades molaires supérieures, lorsque la bouche est exactement fermée. Quant au troisième bord, ou *bord inférieur*, il n'existe, pour ainsi dire, que fictivement; c'est par lui que pénètrent dans la langue les muscles qui constituent la substance de l'organe, et c'est par lui que cet organe se trouve fixé dans le fond de l'espace intra-maxillaire.

L'*extrémité postérieure* ou la *base* de la langue est délimitée, dans l'intérieur de la bouche, par un sillon qui contourne la base de l'épiglotte. Elle offre un gros repli muqueux médian, plissé en différents sens, se portant sur la face antérieure du cartilage épiglottique. Deux autres replis, plus antérieurs, formés également par la membrane buccale, réunissent de chaque côté la base de la langue avec le voile du palais; ce sont les *piliers postérieurs* de l'organe, qui comprennent dans leur épaisseur un volumineux amas de glandes. En arrière de ces piliers existent deux espaces latéraux triangulaires, compris entre le velum staphylin et la base de la langue; chacun de ces espaces figure une excavation criblée d'ouvertures, véritable *cavité amygdalienne*, qui représente l'*amygdale* de l'homme et des Carnassiers; c'est une sorte de confluent commun pour les nombreuses glandules accumulées en dehors de la muqueuse qui tapisse cette excavation.

L'*extrémité antérieure* de la langue est tout à fait indépendante à partir du milieu de l'espace interdentaire, et flotte librement à l'intérieur de la cavité buccale; aussi l'appelle-t-on la *partie libre* de la langue, par opposition au reste de l'organe, qui reçoit le nom de *portion fixe.* Cette partie libre est aplatie de dessus en dessous et légèrement élargie en spatule. Sa face supérieure, plane ou à peu près, prolonge celle de la partie fixe. L'inférieure, légèrement convexe, et parfaitement lisse, se continue avec les faces latérales de l'organe, et repose sur le corps du maxillaire; elle est fixée à cet os par un repli muqueux médian qu'on nomme le *pilier antérieur* ou le *frein* de la langue. Les bords, en se réunissant tout à fait en avant, décrivent une courbe parabolique qui se met en rapport avec les arcades incisives.

Structure. — La langue présente à étudier dans sa structure : 1° la *membrane muqueuse* qui enveloppe l'organe ; 2° le *tissu musculeux* qui forme sa masse proprement dite ; 3° les *vaisseaux* et les *nerfs* qui s'y distribuent.

1° *Membrane muqueuse.* — Cette membrane, dépendance de la muqueuse de la bouche, se replie du fond du canal sur les faces latérales de la langue, pour recouvrir ensuite la face supérieure et revêtir la partie libre tout entière. Les caractères de son organisation sont des plus intéressants à étudier ; on les trouvera exposés avec détail dans la description du sens du goût, dont cette membrane représente l'appareil. Bornons-nous ici à mentionner les particularités suivantes, qui n'ont aucun rapport avec le rôle sensitif de la muqueuse linguale.

Le derme ou le chorion de cette muqueuse n'a pas la même force dans tous ses points : il est incomparablement plus mince sur les faces latérales de la partie fixe et sur le plan inférieur de la partie libre. Recouvert, sur sa surface superficielle, d'un feuillet épidermique qui n'a son analogue nulle part dans l'organisme des mammifères, sous le rapport de l'épaisseur et de la résistance, ce chorion forme, par son plan profond, la surface d'insertion des fibres charnues de la langue ; aussi adhère-t-il à ces fibres de la manière la plus intime, dans la plus grande partie de son étendue, mais surtout sur la face dorsale de l'organe. Des granulations glanduleuses, semblables à celles qui se trouvent aux lèvres, sont répandues dans quelques points, vers la base de la langue principalement, entre cette face profonde du derme muqueux et le tissu charnu. Nous étudierons ces granulations avec les glandes salivaires, dont elles font partie, sous le nom de *glandules linguales.*

Sous la muqueuse existe, à la face dorsale de la langue, un cordon cylindrique de nature fibreuse, qui atteint quelquefois le volume d'une très grosse plume à écrire. Ce cordon, placé dans le plan médian et vers la partie moyenne de la langue, a de 5 à 8 centimètres de longueur. Il adhère quelquefois directement à la face profonde du tégument. D'autres fois il ne tient à cette membrane que par un très court prolongement lamelleux, et s'enfonce alors un peu plus parmi les fibres de la couche charnue supérieure. On peut le considérer comme l'analogue de la charpente fibreuse décrite dans plusieurs animaux, et en particulier chez l'homme.

Un cordon semblable, mais plus faible et moins distinct de la muqueuse, se rencontre parfois à la face inférieure de la langue, dans la partie libre.

2° *Muscles.* — En étudiant sur deux coupes, l'une verticale et longitudinale, l'autre transversale, la substance propre de la langue, c'est-à-dire son tissu charnu, on voit, sous la muqueuse de la face dorsale, une couche de fibres rouges, très adhérentes à cette muqueuse, très serrées les unes contre les autres. Parmi ces fibres, il en est qui affectent la direction longitudinale, la plupart sont verticales ou transverses ; toutes s'entrelacent de la manière la plus intime. Il semble que cette couche soit parfaitement indépendante des autres fibres charnues, et qu'elle en reçoive l'insertion. Aussi fait-elle partie de ce que les auteurs ont appelé les *muscles intrinsèques* de la langue. Mais une étude attentive démontre aisément que les fibres propres à cette couche sous-muqueuse se continuent avec les autres, celles qui, venues d'un point situé hors de la langue, forment les *muscles* nommés *extrinsèques* pour cette raison, et qu'elles n'en sont que le prolongement. Cette distinction en deux ordres des faisceaux musculeux de la langue n'aura donc point pour nous l'importance qu'on lui accorde généralement.

Si les fibres charnues de la langue semblent confondues en une seule masse dans la couche supérieure dont nous venons de parler, il n'en est plus de même quand on les suit au dehors de cette couche. On les voit au contraire s'écarter les unes des autres, admettre même entre elles, du moins dans la partie fixe, une certaine quantité de tissu adipeux, que l'on trouve surtout abondamment vers la base, où ce tissu forme un amas appelé *noyau graisseux de Baur*, puis se rassembler en faisceaux parfaitement distincts, qui constituent les muscles proprement dits de la langue.

Ces muscles sont, chez les Solipèdes, au nombre de cinq paires : 1° le *kérato-glosse* ou *stylo-glosse;* 2° le *basio-glosse* ou *grand hyo-glosse;* 3° le *génio-glosse;* 4° le *petit hyo-glosse* (*lingual supérieur* des auteurs) ; 5° le *pharyngo-glosse.*

Kérato-glosse. — C'est une très longue bandelette rubanée, formée de fibres parallèles d'une couleur rouge vif, s'étendant depuis la grande branche de l'hyoïde jusqu'à l'extrémité libre de la langue, sur le côté de celle-ci.

Ce muscle prend son origine sur la face externe de la grande branche hyoïdienne (1), près de l'extrémité inférieure, au moyen d'une lame aponévrotique fort mince. Il se termine vers la pointe de la langue, en s'épanouissant sur la face inférieure et les bords de l'organe, et en confondant ses fibres avec celles du muscle opposé.

Considéré dans la partie fixe de la langue, il répond : en dehors, au mylo-hyoïdien, à la glande sublinguale, au nerf lingual et au canal de Wharton ; en dedans, au génio-glosse et au basio-glosse. Dans la partie libre, il est recouvert par la membrane buccale, sur toute l'étendue de sa face extérieure.

En se contractant, les kérato-glosses tirent la langue au fond de la bouche ; ils l'inclinent de côté quand ils agissent isolément (fig. 92, 1).

Basio-glosse ou **grand hyo-glosse.** — Muscle large, aplati d'un côté à l'autre, plus épais que le précédent, et formé de fibres obliques en avant et en haut, qui sont d'autant plus longues qu'elles sont plus antérieures.

Son origine occupe le côté du corps de l'hyoïde, depuis l'extrémité de la corne jusqu'à celle de l'appendice antérieur. Ses fibres, après s'être détachées de ce point d'insertion, s'insinuent sous le muscle précédent, rampent sous la muqueuse qui recouvre la face latérale de la langue, et se réfléchissent en dedans pour la plupart, près de la face supérieure, pour constituer les fibres transverses de l'organe.

Il est en rapport, en dehors, avec le mylo-hyoïdien, le kérato-glosse, le grand

(1) Dans la détermination donnée par I. Geoffroy Saint-Hilaire, cette pièce osseuse est représentée, chez l'homme, par l'apophyse styloïde de l'os temporal. Nous n'avions pas cru devoir nous ranger à l'avis du créateur de l'anatomie philosophique en décrivant l'os hyoïde, par l'impossibilité d'expliquer, en adoptant cette détermination, la présence d'un noyau osseux particulier logé dans l'apophyse vaginale. Mais le noyau que nous avons regardé comme l'apophyse styloïde fait corps avec le temporal à toutes les périodes de la vie, et ne se développe point à part, ainsi que nous l'avions cru. Le principe des connexions nous ramène donc lui-même à la manière de voir de Geoffroy Saint-Hilaire : la grande branche hyoïdienne n'est autre chose que l'apophyse styloïde, et le muscle que nous décrivons représente le *stylo-glosse* de l'homme.

nerf hypo-glosse, le canal de Wharton et la muqueuse linguale ; en dedans, avec le petit kérato-hyoïdien, la petite branche de l'hyoïde, le pharyngo-glosse, le génio-glosse, l'artère linguale et les divisions terminales des nerfs glosso-pharyngien, grand et petit hypo-glosses (fig. 92, 2).

Les basio-glosses tirent la langue au fond de la bouche et en abaissent la base,

FIF. 92 (*).

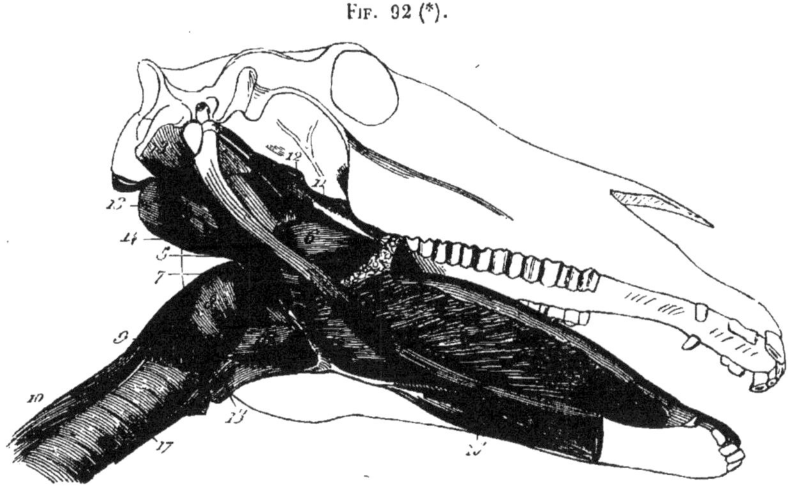

soit directement, soit de côté, suivant qu'ils agissent simultanément ou isolément.

Génio-glosse. — C'est un fort beau muscle dont les fibres sont disposées en éventail dans le plan vertical et médian de la langue.

Son point de départ est représenté par la surface génienne, sur laquelle il prend son origine par un tendon parallèle à celui du génio-hyoïdien. De ce tendon se détachent une multitude de fibres rayonnantes, qui se dirigent en arrière, en haut et en avant, pour gagner la face supérieure de la langue, en se continuant avec les fibres verticales de la couche sous-muqueuse.

Les deux génio-glosses sont directement accolés l'un à l'autre dans le plan médian de la langue, excepté vers leur origine où l'on trouve constamment du tissu adipeux interposé. Leur bord inférieur répond aux génio-hyoïdiens, et leurs fibres les plus antérieures sont comprises en partie entre les deux feuillets muqueux du frein de la langue. Ils sont en rapport, par leur face externe, avec le basio-glosse, le kérato-glosse, la glande sublinguale, l'artère linguale et les branches de terminaison des trois nerfs de la langue.

L'action du génio-glosse est complexe : suivant les fibres qui agiront, la langue sera portée en avant, retirée dans la cavité buccale, ou refoulée au fond du canal (fig. 109, 1).

(*) Fig. 92. — *Muscles de la langue, du voile du palais et du pharynx.* — 1. M. Kérato-glosse. 2. M. Basio-glosse. 3. Le même, couvert par les fibres du plan charnu sous-muqueux formé par l'épanouissement du petit hyo-glosse. 4. M. Génio-glosse. 5. M. Kérato-pharyngien. 6. M. Ptérygo-pharyngien. 7. M. Hyo-pharyngien. 8. M. Thyro-pharyngien. 9. M. Crico-pharyngien. 10. OEsophage. 11. M. Péristaphylin externe. 12. M. Péristaphylin interne. 13. M. Stylo-hyoïdien. 14. M. Grand kérato-hyoïdien. 15. M. Génio-hyoïdien. 16. M. Hyo-tyroïdien. 17. M. Sterno-thyroïdien. 18. M. Crico-thyroïdien.

Petit hyo-glosse (*lingual supérieur chez l'homme*). — Nous décrivons sous ce nom une mince bandelette formée de fibres parallèles, qu'on découvre immédiatement quand on enlève la muqueuse de la base de la langue avec les glandules sous-jacentes. Cette bandelette prend son origine sur le côté interne de l'articulation qui unit le corps de l'hyoïde avec la petite branche. Elle passe ensuite au-dessus du transversal de l'hyoïde, qu'elle croise perpendiculairement, noyée à ce point dans une grande masse de tissu adipeux, et se prolonge directement en avant sous la muqueuse linguale. Ses fibres s'épanouissent alors, soit sur la face supérieure de la langue, soit sur la face latérale, où on les voit descendre obliquement en croisant la direction des faisceaux du basio-glosse, pour aller s'unir au bord supérieur du kérato-glosse (fig. 92, 3).

Pharyngo-glosse. — Muscle rudimentaire formé de fibres parallèles, qui, de la paroi latérale du pharynx, passe en dehors de l'angle articulaire des branches de l'hyoïde, et se porte entre le basio-glosse et le génio-glosse, avec lequel il confond et entrecroise ses fibres.

3° *Vaisseaux et nerfs.* — La langue reçoit le sang de deux artères, la *linguale* et la *sublinguale.* — Ce sang sort de l'organe par trois troncs veineux très gros, parmi lesquels deux se dégorgent ensemble dans la veine *maxillaire externe* et la troisième dans la *maxillaire interne.* — Les *lymphatiques* constituent un fort beau réseau superficiel dont les branches émergentes vont rejoindre les ganglions de l'auge. — Les *nerfs* sont le lingual, le glosso-pharyngien et le grand hypo-glosse : celui-ci moteur et destiné par conséquent à la masse charnue, qu'il anime; les autres presque exclusivement sensitifs et s'épuisant surtout dans la membrane muqueuse.

FONCTIONS. — La langue sert à la préhension des liquides chez tous les animaux, et à la préhension des aliments solides chez le bœuf. Elle concourt à la mastication, ainsi que les joues, en repoussant sous les dents molaires les substances soumises au broiement. C'est, de plus, l'un des organes essentiels de la déglutition. La langue remplit ce rôle complexe et important grâce aux mouvements si variés qu'elle peut exécuter dans l'intérieur de la bouche. Aussi l'étude de ces mouvements doit-elle nous arrêter un moment.

On en distingue de deux sortes : les uns influent seulement sur la forme de l'organe; les autres lui font subir divers déplacements. Les premiers ont pour résultat, soit de comprimer la langue de dessus en dessous, ou d'un côté à l'autre, soit de l'incurver longitudinalement et même transversalement. Ces mouvements sont dus principalement, mais non exclusivement, aux fibres dites intrinsèques; ils sont parfaitement indépendants des mouvements d'ensemble ou de déplacement total. Quant à ceux-ci, ils peuvent entraîner la langue au dehors de la bouche et la ramener dans l'intérieur de cette cavité, l'incliner de côté, la faire appuyer sur la voûte palatine, l'abaisser dans le fond de l'espace intra-maxillaire, la porter enfin vers l'arrière-bouche. Il est digne de remarque que ces mouvements ne résultent point seulement de l'action des muscles propres décrits plus haut; ceux de l'appareil hyoïdien, auquel est attaché l'appendice lingual, concourent aussi à les produire. Or cet appendice n'est point le seul organe ainsi fixé à cet appareil; le larynx et, par l'intermédiaire de celui-ci, le pharynx se trouvent exactement dans le même cas, et sont obligés de suivre, comme la langue, les mouvements de la charpente osseuse qui les supporte. Il en résulte, entre ces trois organes, une solidarité d'action remarquable, qui s'explique aisément par la part qu'ils prennent tous à un acte commun, la déglutition.

DIFFÉRENCES. — La langue du **Mouton**, du **Porc**, du **Chien** et du **Chat** surtout est moins forte que celle des Solipèdes. Celle du **Bœuf**, au contraire, se distingue par l'énorme développement des muscles qui la forment; c'est qu'elle sert chez cet animal à la préhension des aliments.

Les variétés qu'offre la disposition des papilles dans tous les animaux seront indiquées quand nous décrirons l'appareil du goût.

5° DU VOILE DU PALAIS (fig. 94, 97).

Préparation. — On étudiera le voile du palais : 1° sur la coupe antéro-postérieure et verticale de la tête (fig. 97); 2° sur la pièce destinée à montrer l'intérieur du pharynx (voir la préparation de l'arrière-bouche); 3° sur la pièce représentée fig. 91, dont le mode de préparation a été indiqué page 311 ; en enlevant sur cette pièce les couches muqueuse et glanduleuse, on met à nu la membrane fibreuse et les deux muscles intrinsèques; les muscles extrinsèques doivent être étudiés avec ceux du pharynx.

Le voile du palais est suspendu comme une cloison entre la bouche et le pharynx, et circonscrit par son bord postérieur l'orifice qui fait communiquer ces deux cavités, c'est-à-dire l'*isthme du gosier*.

Cette cloison, qui continue en arrière la voûte palatine, représente, dans sa forme extérieure, une soupape membraneuse, oblique de haut en bas et d'avant en arrière, beaucoup plus longue que large, dans laquelle on doit étudier *deux faces* et *quatre bords*.

La *face inférieure* ou *antérieure*, tournée du côté de la bouche, porte des plis longitudinaux et des rides transversales, et présente les orifices d'une infinité de glandules sous-muqueuses. Elle s'unit par côté avec la base de la langue, au moyen des deux grosses colonnes muqueuses que nous avons nommées piliers postérieurs de la langue. — La *face supérieure* ou *postérieure* constitue la paroi antérieure de l'arrière-bouche; elle offre seulement de très légères rides longitudinales.

Les deux *bords latéraux* s'insèrent sur les parois des deux cavités que le voile du palais sépare l'une de l'autre. — Le *bord antérieur*, continu avec le palais, est attaché sur l'arcade palatine, et suit la courbe décrite par cette arcade. — Le *bord postérieur*, le seul libre, affecte la forme concave, et embrasse étroitement la base de l'épiglotte, que l'on trouve le plus ordinairement renversée sur la face postérieure du voile. Ce bord est continué à ses extrémités par deux prolongements amincis, qu'on suit sur les parois latérales du pharynx jusqu'à l'infundibulum œsophagien, au-dessus duquel on les voit se réunir en arcade. On appelle ces prolongements les *piliers postérieurs du voile du palais*, par opposition aux deux replis muqueux de la base de la langue, qui constituent, par rapport au voile, de véritables *piliers antérieurs*. C'est à l'ouverture circonscrite par ce bord postérieur et la base de l'épiglotte qu'on donne le nom d'*isthme du gosier*, ouverture constamment fermée chez les Solipèdes, en raison du grand développement du voile, et qui se dilate seulement pour livrer passage aux substances alimentaires.

STRUCTURE. — Pour avoir l'idée la plus simple de la structure du voile palatin, qu'on se figure la muqueuse du palais et celle du plancher des cavités nasales se prolongeant en arrière de l'arcade palatine, parallèlement l'une à l'autre, pour aller se rejoindre et se confondre vers le bord libre du voile ; qu'on se représente de plus, dans l'espace compris entre les deux muqueuses, une membrane fibreuse, des muscles, une couche glanduleuse, des vaisseaux et des nerfs : il n'y a point d'autres éléments dans l'organisation du voile du palais. Nous allons étudier ceux-là dans l'ordre suivant : 1° *membrane fibreuse;* 2° *muscles;* 3° *membranes muqueuses ;* 4° *vaisseaux et nerfs.*

1° *Membrane fibreuse* (fig. 91, 5). — Cette membrane, remarquable par sa force de résistance, forme une véritable charpente pour le voile du palais, dont elle occupe la moitié antérieure seulement. Elle s'attache en avant sur l'arcade palatine, et se trouve prolongée en arrière par un muscle particulier, le pharyngo-staphylin.

2° *Muscles.* — Parmi ces muscles, qui sont tous pairs, les uns constituent une couche charnue placée dans l'épaisseur même du voile du palais, et représentent ainsi des *muscles intrinsèques* ; ce sont : le *pharyngo-staphylin* et le *palato-staphylin.* Les autres, c'est-à-dire les *péristaphylins externe* et *interne*, s'insèrent sur l'organe seulement par leur extrémité terminale, et jouent le rôle de *muscles extrinsèques.*

Pharyngo-staphylin (fig. 91, 6). — En enlevant les couches muqueuse et glanduleuse qui recouvrent la face antérieure du voile, on découvre un large et mince faisceau charnu faisant suite en arrière à la charpente fibreuse, et occupant la moitié postérieure de l'organe tout entière. Les fibres dont est composé ce faisceau, confondues sur la ligne médiane avec celles du muscle opposé, se dirigent en arrière et en dehors, les plus postérieures en suivant la courbe du bord libre du voile. Arrivées vers le bord latéral, elles se réfléchissent en haut, passent entre la muqueuse pharyngienne et le muscle ptérygo-pharyngien, avec lequel elles semblent se confondre en arrière; mais on peut les suivre, avec un peu d'attention, jusqu'au bord supérieur du cartilage thyroïde, sur lequel elles s'insèrent, après avoir parcouru un assez long trajet sous la muqueuse de l'arrière-bouche.

Ce muscle tend le voile, et rapproche son bord libre de l'infundibulum œsophagien pendant la déglutition pharyngienne.

Palato-staphylin. — Petit muscle allongé, cylindrique, d'un rouge vif, accolé sur la ligne médiane à celui du côté opposé, s'étendant sur la surface inférieure du précédent, de l'arcade palatine au bord libre du voile, qu'il tire en avant et en haut, pour dilater l'isthme du gosier. Il prend son origine par un petit tendon nacré, non pas au palatin, mais à l'aponévrose staphyline (fig. 91, 7).

Péristaphylin externe. — C'est un petit muscle allongé, déprimé d'un côté à l'autre, renflé dans son milieu, aminci et tendineux à ses extrémités, étendu obliquement en avant et en bas, depuis l'apophyse styloïde du temporal, où il prend son origine, jusqu'à la trochlée ptérygoïdienne. Son tendon terminal glisse et s'infléchit en dedans sur cette poulie, pour s'élargir ensuite et se confondre avec la charpente fibreuse du voile, charpente qui représente ainsi une sorte d'épanouissement de ce tendon.

Ce muscle est recouvert en dehors par les muscles ptérygoïdiens; il répond en dedans au péristaphylin interne, qui le sépare de la trompe d'Eustache.

C'est un tenseur et un abaisseur de l'aponévrose du voile (fig. 92, 11).

Péristaphylin interne. — Il est formé par une bandelette pâle et mince, qui prend son origine avec le péristaphylin externe, descend entre la trompe d'Eustache et ce dernier muscle, qu'il abandonne bientôt pour passer en dedans du ptérygo-pharyngien, se place alors sous la muqueuse de l'arrière-bouche, gagne le voile du palais, et s'épanouit sur la face postérieure du pharyngo-staphylin, en confondant ses fibres, sur la ligne médiane, avec celles de l'autre péristaphylin interne.

Ce muscle relève le voile du palais (fig. 92, 12).

3° *Couche glanduleuse.* — Cette couche, comprise entre la membrane fibreuse et le feuillet muqueux antérieur, se prolonge, en s'amincissant, sur les muscles intrinsèques, mais non pas jusqu'au bord libre de l'organe. Elle présente sa plus grande épaisseur de chaque côté du plan médian, où elle forme deux lobes, qui dessinent sur la face antérieure du voile une saillie allongée, beaucoup plus prononcée chez l'âne que dans le cheval.

Il est digne de remarque que les granulations qui composent cette couche versent toutes leur fluide dans la bouche, c'est-à-dire sur la face antérieure du septum.

4° *Membranes muqueuses.* — Le voile du palais est revêtu sur ses faces de deux feuillets muqueux, l'un antérieur, l'autre postérieur, réunis, comme on l'a dit, vers le bord libre de l'organe. L'antérieur se continue en haut avec la muqueuse palatine, sur les côtés avec celle qui tapisse la base de la langue. L'autre feuillet n'est autre chose que la pituitaire étendue sur la face postérieure du septum, et de là sur les faces latérales du pharynx. Ces deux feuillets participent aux propriétés des membranes auxquelles ils font suite.

5° *Vaisseaux et nerfs.* — Le sang est apporté au voile palatin par l'artère *pharyngienne* et la *staphyline.* —Les filets nerveux que reçoit cette cloison émanent de la cinquième paire encéphalique (branche maxillaire supérieure) et du ganglion de Meckel; ils constituent le *nerf staphylin* ou *palatin postérieur* (fig. 91, 8).

FONCTIONS. — Pendant l'acte de la déglutition, le voile du palais s'élève pour agrandir l'isthme, et laisser passer les aliments ou les boissons. La description que nous avons donnée de ce septum permet de comprendre qu'il remplit le rôle d'une véritable soupape, se soulevant bien pendant que le bol alimentaire ou la gorgée de liquide passe de la bouche dans l'œsophage, à travers le vestibule pharyngien, mais ne laissant point revenir les substances ingérées du canal œsophagien dans la cavité buccale. Aussi, lorsqu'un obstacle quelconque s'oppose à ce que les aliments descendent dans l'œsophage après avoir franchi l'isthme du gosier, ou bien quand l'animal vomit, les matières arrêtées dans leur trajet ou expulsées de l'estomac sont-elles rejetées au dehors par les cavités nasales, après avoir glissé sur la face postérieure du voile du palais. Cette disposition en cloison complète, qui obture hermétiquement l'orifice de communication placé entre la bouche et l'arrière-bouche, explique encore pourquoi, dans les circonstances normales, les Solipèdes respirent exclusivement par le nez.

DIFFÉRENCES. — Chez les animaux autres que les Solipèdes, et surtout dans le

Chien et le **Chat**, la soupape staphyline, quoique plus prolongée que chez l'homme, est loin d'être aussi complète que dans le cheval, l'âne et le mulet. Aussi ceux-là respirent aisément par l'ouverture buccale, et rendent par cette ouverture les substances chassées de l'estomac pendant le vomissement. Dans les animaux ruminants, du reste, chez qui le retour des substances alimentaires de l'estomac dans la bouche constitue un phénomène normal, cet état incomplet de la cloison staphyline se trouve être absolument nécessaire.

6° Des dents.

Agents passifs de la mastication, les dents sont des organes durs, d'apparence osseuse, implantés dans les mâchoires, et faisant saillie dans l'intérieur de la bouche, pour broyer ou lacérer les substances alimentaires solides.

Identiques chez tous nos animaux domestiques, par leur disposition générale, leur mode de développement et leur structure, ces organes présentent dans leur conformation extérieure de très notables différences, dont l'étude offre le plus grand intérêt au naturaliste. C'est qu'en effet la forme de la dent d'un animal dépend du mode d'alimentation ; c'est que le régime, à son tour, domine les instincts, et commande les diverses modifications des appareils de l'économie ; c'est qu'il résulte enfin de cette loi harmonique une corrélation si frappante entre la disposition des dents et la conformation des autres organes, qu'un anatomiste a pu s'écrier avec raison : *Donnez-moi la dent d'un animal, et je vous dirai ses mœurs et sa structure !*

Forcé par les dimensions de notre cadre de nous tenir à la partie purement descriptive de l'appareil dentaire, nous ne pourrons nous arrêter davantage aux considérations physiologiques intéressantes dont nous venons de poser le principe, et nous aborderons immédiatement l'étude anatomique des dents, en commençant par l'indication de leurs caractères généraux, pour les envisager ensuite successivement dans toutes nos espèces.

A. Caractères généraux des dents. — **Disposition générale.** — Les dents sont fixées dans les mâchoires, et rangées les unes à côté des autres, de manière à former deux arcades paraboliques ouvertes en arrière, qui sont interrompues de chaque côté par l'espace dit interdentaire. Distinguées en supérieure et inférieure, comme les mâchoires elles-mêmes, ces arcades se mettent en contact l'une avec l'autre d'une manière plus ou moins exacte quand la bouche est parfaitement fermée.

Parmi les dents, les unes, placées tout à fait en avant, à la partie moyenne des arcades dentaires, portent le nom d'*incisives;* les autres, situées en arrière des précédentes, et toujours au nombre de deux à chaque mâchoire, s'appellent les *canines* ou les *crochets ;* on désigne enfin sous la dénomination de *molaires* celles qui occupent, dans le fond de la bouche, les parties latérales et les extrémités des arcades dentaires.

Conformation extérieure. — Chaque dent représente, à l'époque de son complet développement, un polyèdre allongé, qui a tantôt la forme d'une pyramide et tantôt celle d'un conoïde ou d'un parallélipipède.

Une partie de la dent est enfoncée et solidement implantée dans l'une des cavités alvéolaires des os maxillaires : c'est la *racine* ou la *partie enchâssée*. L'autre portion, circonscrite à sa base par la gencive, sort de l'alvéole pour faire saillie dans l'intérieur de la bouche : elle forme la *couronne* ou la *partie libre*.

La *racine* est percée à son extrémité d'une ou de plusieurs excavations, qui pénètrent profondément dans l'épaisseur de la dent, et qui admettent à leur intérieur la papille vasculo-nerveuse, simple ou ramifiée, désignée sous le nom de *bulbe* ou de *pulpe dentaire*.

La *couronne*, soumise au frottement pendant la mastication, et par conséquent à l'usure, offre les formes les plus variées : tantôt, en effet, elle affecte la conformation d'un cône très aigu ; tantôt on la voit divisée en plusieurs tubercules plus ou moins saillants ; tantôt enfin elle porte à l'extrémité de la dent une surface de frottement plus ou moins plane et régulière.

Structure. — Il entre dans la structure de toutes les dents trois substances essentiellement différentes : l'*ivoire*, l'*émail* et le *cément*, auxquelles on doit joindre la *partie molle* ou la *pulpe*.

Ivoire. — L'*ivoire* ou la *substance éburnée* se présente avec la dureté de l'os, et une couleur blanc jaunâtre, rendue brillante par places par des reflets nacrés. C'est elle qui forme la base de la dent ; elle enveloppe de toutes parts la cavité intérieure que remplit la pulpe.

Examinée au microscope, cette substance se montre creusée d'une multitude de petits canaux plus ou moins onduleux, qui partent de la cavité intérieure, pour se terminer sur la périphérie de la dent, au-dessous de la couche émailleuse.

Sa composition chimique la rapproche beaucoup des os ; après un séjour de plusieurs semaines dans l'acide chlorhydrique étendu, elle se comporte comme ces derniers, c'est-à-dire qu'elle abandonne à la solution acide les sels calcaires dont elle est imprégnée, et qu'elle devient molle comme du cartilage.

Email. — L'*émail* s'étend en couche sur la substance éburnée de la partie libre de la dent, qu'elle enveloppe extérieurement tout entière, et se prolonge, chez quelques animaux, sur la racine. Il se replie même dans plusieurs espèces de dents, à l'intérieur de l'organe et par la couronne, jusqu'à une très grande profondeur. C'est une substance d'un blanc très brillant, si dure qu'elle fait feu au briquet.

Son organisation microscopique est fort intéressante, l'émail étant formé de petites baguettes prismatiques hexagonales, perpendiculaires à la surface de la dent, lesquelles représentent comme une cristallisation régulière, facile à constater sur des dents non encore sorties de leur alvéole.

Cément. — Le *cément* s'étale en couche non continue sur la face extérieure de l'émail, ou, pour mieux dire, sur la surface qui n'adhère point à la substance éburnée. On le trouve accumulé en très grande quantité dans l'épaisseur de quelques dents, comme nous le verrons en parlant des incisives du cheval et des molaires de tous les herbivores.

La structure et les propriétés de cette substance ne diffèrent en rien de la structure et des propriétés du tissu osseux.

Pulpe dentaire. — Cette *pulpe* ou *papille* est formée par une masse amorphe et gélatineuse qui remplit exactement la cavité dentaire intérieure. Elle reçoit des vaisseaux sanguins, des nerfs abondants, et se trouve enveloppée d'une membrane fort mince, entièrement constituée par de magnifiques cellules cylindriques ou prismatiques. Vers la base de la papille, cette membrane prend la texture du tissu cellulaire, et se réfléchit en haut sur la racine de la dent, pour tapisser l'alvéole, et s'en aller rejoindre la gencive à l'origine de la couronne.

Développement. — Chaque dent se développe à l'intérieur d'un sac clos de toutes parts, nommé *follicule dentaire*, et logé dans une excavation des os maxillaires. Ce sac présente, suivant les animaux, et suivant les espèces de dents, de nombreuses variétés auxquelles nous ne devons point nous arrêter. Bornons-nous à faire connaître en raccourci les caractères généraux et constants de son organisation.

Le *follicule dentaire* est constitué par une membrane enveloppante extérieure, de nature cellulo-vasculaire (fig. 93, A). Il présente à son fond la papille simple ou composée qui est désignée plus tard sous le nom de *pulpe dentaire* (B) ; cet organe, destiné à la sécrétion de l'ivoire, remplit alors la plus grande partie du follicule. Dans le reste de son étendue, la face interne du sac est revêtue par la *membrane de l'émail*, membrane d'abord épaisse et spongieuse, puis très mince, occupant tout l'espace qui n'est point pris par l'organe de l'ivoire; aussi présente-t-elle le plus souvent en regard du fond du follicule une ou plusieurs papilles qui, dans quelques cas, adhèrent par toute leur longueur à l'une des parois latérales du sac folliculaire, et dont l'extrémité libre s'entrecroise avec celle des papilles de l'ivoire, ou s'enfoncent dans une sorte de calice creusé sur le sommet de ces derniers appendices (C).

Ceux-ci sont recouverts par la membrane à cellules cylindriques signalée plus haut, (D). Quant à l'organe de l'émail, sa face interne présente également une mince pellicule, qui est de nature épithéliale.

Fig. 93 (*).

C'est dans l'intervalle de ces deux systèmes papillaires que se dépose, comme dans un moule, la substance dentaire, à la suite d'un travail de sécrétion et de transformation, dont la marche et le mécanisme sont aussi compliqués que peu connus. Il est cependant positif que l'ivoire est produit par la métamorphose de la membrane qui recouvre le *bulbe dentaire*, membrane dont les cellules s'allongent, se changent en canalicules, et se renouvellent incessamment à la surface de la papille ; double travail que nous avons souvent constaté sur le follicule d'une dent de remplacement, à la base du bulbe dentaire, où l'ivoire, non encore imprégné de sels calcaires, se montre sous la forme d'une mince pellicule molle et transparente, fortement adhérente à la membrane du bulbe. L'émail est déposé sans doute sur l'ivoire par la substance spongieuse étalée sur les parois du follicule, et que tout le monde s'accorde à nommer la membrane de l'émail. Quant à la matière cémenteuse, elle se déposerait à son tour sur celui-ci, sécrétée également, à ce qu'on admet, par la face interne de la membrane précitée, dont les

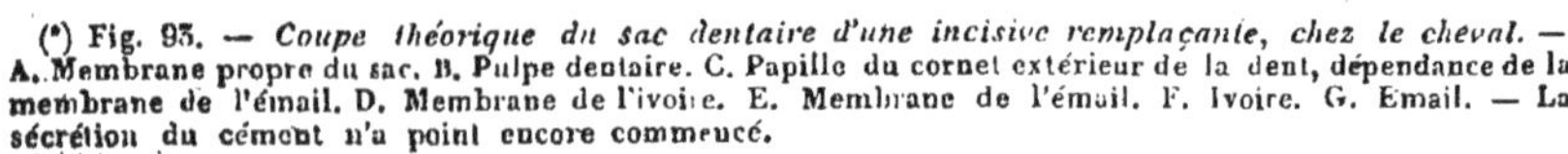

(*) Fig. 93. — *Coupe théorique du sac dentaire d'une incisive remplaçante, chez le cheval.* — A. Membrane propre du sac. B. Pulpe dentaire. C. Papille du cornet extérieur de la dent, dépendance de la membrane de l'émail. D. Membrane de l'ivoire. E. Membrane de l'émail. F. Ivoire. G. Email. — La sécrétion du cément n'a point encore commencé.

propriétés changent aussitôt que la couche d'émail a acquis l'épaisseur qu'elle doit atteindre.

Une fois formée par les procédés sus-indiqués, la dent perce son follicule, et apparaît à l'intérieur de la bouche, après avoir traversé la table des os maxillaires, s'il y a lieu, et la membrane gingivale. A ce moment, elle se trouve définitivement instituée; mais son travail d'accroissement n'a pas cessé. La pulpe, logée dans la cavité dentaire intérieure et chargée de la production de la substance éburnée, continue ses fonctions. Elle dépose incessamment de nouvelles couches d'ivoire sur celles qui sont primitivement sécrétées; la cavité dentaire diminue graduellement d'étendue; la papille s'atrophie; et cette papille finit enfin par disparaître tout à fait, dans un âge plus ou moins avancé, suivant les sortes de dents et les espèces animales.

Fig. 94 (*).

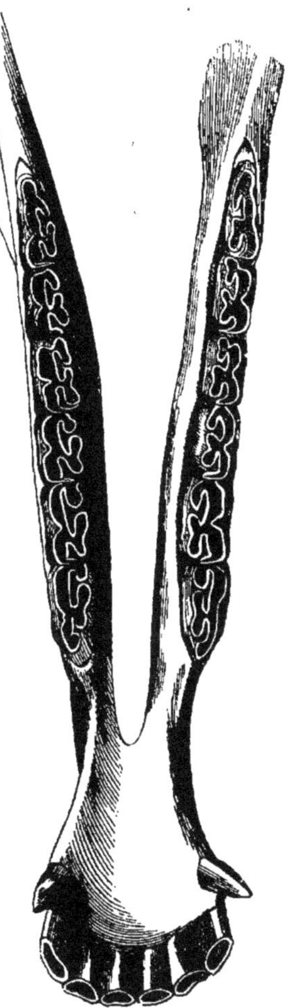

En considérant l'ensemble de l'appareil dentaire sous le rapport du développement, on constate des différences très intéressantes dans la marche et l'époque de l'évolution, différences qu'on a mises à profit pour la connaissance de l'âge des animaux, et dans le détail desquelles il serait déplacé d'entrer ici. Bornons-nous à faire remarquer que tous les animaux présentent deux dentitions successives : la première, composée d'un certain nombre de dents qu'on désigne sous le nom de *caduques*, parce qu'elles tombent bientôt pour faire place à d'autres plus fortes et plus solides; la seconde, comprenant ces derniers organes, c'est-à-dire les *dents remplaçantes*, avec de nouvelles dents non soumises à la caducité et au remplacement, et appelées pour cette raison *dents persistantes*.

De la nature des dents. — Ce sujet appartient trop au domaine de l'anatomie générale pour qu'il nous soit permis de le traiter avec détail. On verra dans l'histoire de la peau (voyez APPAREIL DU TACT) que nous considérons les dents, avec la majeure partie des anatomistes, comme étant de nature épidermoïde.

B. DENTS DES SOLIPÈDES. — La dentition des solipèdes adultes se compose de 36 à 40 dents, ainsi réparties sur chaque mâchoire : chez le mâle, 6 incisives, 2 crochets, 12 molaires; chez la femelle, 6 incisives, 12 molaires. Quant à la première dentition, elle comprend les

(*) Fig. 94. — *Ensemble de la dentition de la mâchoire inférieure chez le cheval, les dents vues par leur face de frottement. On consultera la figure 18 pour l'ensemble de la dentition de la mâchoire supérieure.*

incisives et les 3 avant-molaires seulement, les crochets et les 3 arrière-molaires étant persistantes.

Ces dents (celles de la deuxième dentition) offrent dans leur développement un caractère commun fort remarquable que nous retrouverons rarement chez les autres animaux. Elles poussent pendant toute la vie de l'animal, chassées qu'elles sont des alvéoles pour remplacer la partie usée par le frottement, en sorte que la couronne est successivement formée par les diverses portions de la racine, qui sortent chacune à leur tour de la cavité alvéolaire.

Incisives. — Ainsi appelées parce qu'elles servent, chez les herbivores surtout, à l'incision des aliments (de *incidere*, couper), ces dents sont disposées en segment de cercle à l'extrémité de la mâchoire, et distinguées par les noms de *pinces*, *mitoyennes* et *coins :* les *pinces* sont les deux dents du milieu ; les *mitoyennes* touchent celles-ci en dehors ; les *coins* occupent les extrémités de l'arcade incisive.

La forme générale de ces dents est celle d'une pyramide trifaciée, présentant une incurvation dont la concavité est tournée vers le fond de la bouche. La base de cette pyramide, formée par la couronne, est aplatie d'avant en arrière ; le sommet, c'est-à-dire l'extrémité de la racine, se trouve au contraire déprimé d'un côté à l'autre ; quant au fût de la pyramide, il offre, sur les différents points de sa hauteur, une série de conformations intermédiaires qu'on a utilisées comme caractères pour la connaissance de l'âge, la pousse continuelle des dents amenant successivement chacune d'elles sur la surface de frottement de la couronne (fig. 95, 1).

Envisagée dans une jeune dent qui vient de compléter son évolution, la *partie libre* présente : une face antérieure, creusée d'une légère cannelure longitudinale, qui se prolonge sur la racine ; une face postérieure, arrondie d'un côté à l'autre ; deux bords, dont l'interne est toujours plus épais que l'externe ; enfin, la surface de frottement. — Celle-ci n'existe point dans la dent qui n'a point encore usé ; on trouve à la place deux bords tranchants, qui circonscrivent l'entrée d'une cavité désignée sous le nom de *cornet dentaire extérieur*. Cette cavité se termine par un cul-de-sac conique, qui descend plus ou moins profondément dans l'épaisseur de la dent. Les bords sont distingués en antérieur et postérieur ; celui-ci, moins élevé que le premier, est entamé par une ou plusieurs échancrures, toujours plus profondes dans les coins. C'est par l'usure de ces bords que se forme la surface de frottement, surface au centre de laquelle persiste pendant un certain temps le cul-de-sac du cornet dentaire extérieur (fig. 95, 2).

Quant à la *racine*, elle est percée d'un seul orifice, par lequel la pulpe de la dent pénètre dans la cavité intérieure (fig. 95, 3, *c*).

On retrouve dans la structure des incisives les trois substances fondamentales de l'organe dentaire. — L'*ivoire* (fig. 95, 3, *b*) enveloppe, comme on sait, la cavité de la pulpe. Celui qui se dépose dans cette cavité après l'évolution complète de la dent, pour remplacer la pulpe atrophiée, a toujours une teinte plus jaune que l'ivoire de première formation ; c'est lui qui forme sur la table de la dent la marque désignée par Girard sous le nom d'*étoile dentaire* (fig. 95, 4, *c*). — L'*émail* recouvre l'ivoire, non-seulement sur la partie libre, mais encore sur la racine des incisives ; il ne se prolonge point cependant jusqu'à l'extrémité de cette racine. De plus, on le voit se replier dans le cornet dentaire externe, dont il tapisse toute l'étendue (fig. 95, 3, *a*). Aussi, lorsque la surface de frottement se trouve établie, distingue-t-on un cercle d'émail extérieur autour de cette surface, et un cercle intérieur circonscrivant le cul-de-sac : le premier cercle constitue ce qu'on a appelé l'*émail d'encadrement;* le second forme l'*émail central* (fig. 95, 4, *a*, *b*). Dans

Fig. 95 (*).

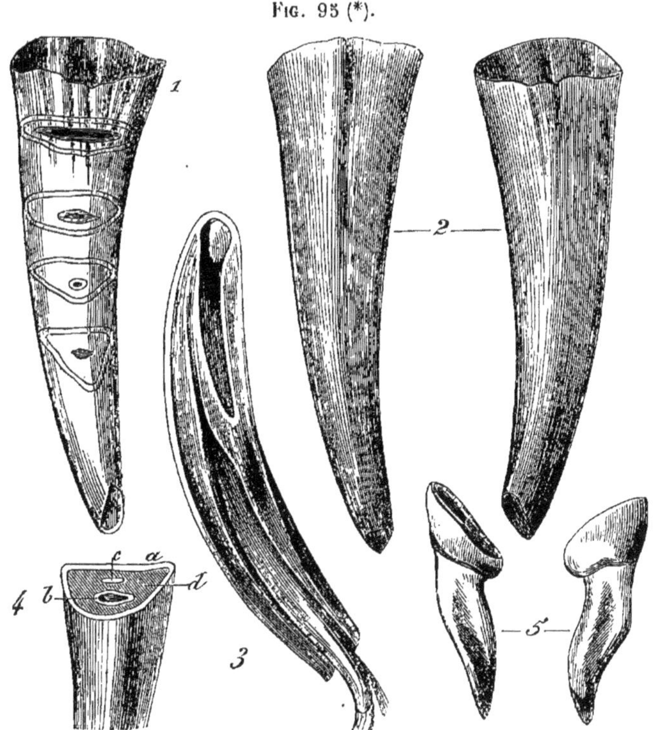

la dent vierge, celui-ci se continue avec l'émail externe, et passe sur les bords qui circonscrivent l'entrée du cul-de-sac. — Quant au *cément*, il est appliqué sur l'émail comme un vernis protecteur ; mais il ne présente point partout la même épaisseur : sur les parties en relief, il est extrêmement mince, et même nul lorsque la dent a subi, depuis quelque temps, les frottements dus au contact des aliments, des lèvres et de la langue ; mais il est plus abondant dans les parties déprimées, comme la cannelure longitudinale de la face antérieure, et surtout le fond du cornet extérieur. Cependant la quantité accumulée dans le fond de ce cul-de-sac n'est pas toujours la même ; nous l'avons vue quelquefois

(*) Fig. 95. — *Dents incisives du cheval. Détails d'organisation. — 1. Dent sur laquelle se trouvent indiquées la forme générale des incisives remplaçantes, et les formes particulières que prend successivement la table dentaire par suite de l'usure et de la pousse continuelles de ces dents.—2. Dent vierge, faces antérieure et postérieure. — 3. Coupe longitudinale d'une dent vierge, destinée à montrer la conformation intérieure et la structure. Pour ne pas embrouiller la figure, on s'est abstenu de représenter le cément extérieur et celui qui est amassé dans le cul-de-sac externe.—4. Coupe transversale ayant la même destination. — a.* Email d'encadrement. *b.* Email central. *c.* Etoile dentaire. *d.* Ivoire. — 5. *Dent caduque.*

presque nulle; mais, en revanche, nous possédons des incisives vierges, ou à peu près, dans lesquelles le cornet dentaire est presque entièrement obstrué par la matière cémenteuse. Nous ne sachons point qu'on ait jusqu'à présent tenu compte de ces différences dans l'appréciation de la marche du *rasement;* on comprend cependant qu'elles doivent influer d'une manière sensible sur l'époque de l'effacement de la cavité dentaire extérieure.

Tous les caractères que nous venons d'indiquer appartiennent également aux *dents caduques* (fig. 95, 5). On remarquera cependant que celles-ci sont plus petites que les dents de remplacement; qu'elles reflètent une belle couleur blanc laiteux due à la minceur ou à l'absence de la couche cémenteuse; qu'elles offrent, au point de réunion de la partie libre avec la racine, une dépression désignée par le nom de *collet;* que leur couronne est finement striée et non cannelée sur sa face antérieure; que le cul-de-sac externe est très peu profond; qu'elles ne poussent point constamment, leur accroissement s'arrêtant quand elles ont commencé à s'user. Lorsque les remplaçantes apparaissent, c'est un peu en arrière des caduques, dont elles déterminent la chute en détruisant peu à peu leur racine, qui finit par ne plus former qu'une longue et mince écaille de substance éburnée.

Le follicule dans lequel les dents incisives se développent présente deux papilles seulement: une destinée à la sécrétion de l'ivoire, logée dans la cavité interne de la dent, et creusée d'un calice à son extrémité libre; l'autre contenue dans le cul-de-sac externe (fig. 93, A, B, C).

Canines, crochets ou dents laniaires (1). — « Les crochets des Solipèdes n'existent que dans le mâle. Ce n'est que par exception qu'on les rencontre quelquefois chez la jument, et même ceux qu'elle porte dans ce cas sont rarement aussi forts que ceux du cheval.

Fig. 96 (*).

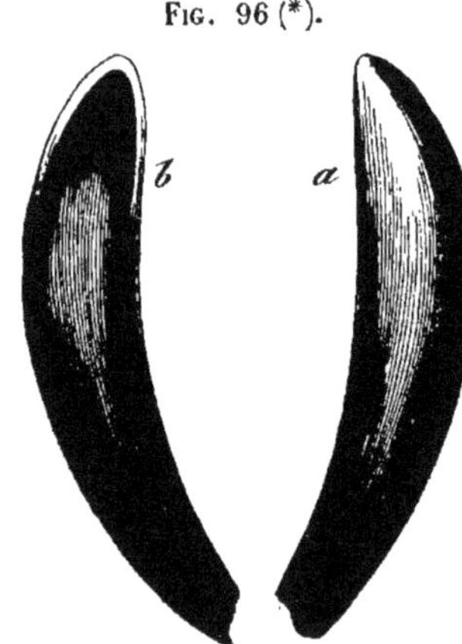

Ces dents, au nombre de quatre, sont placées une à chaque côté de chaque mâchoire, un peu en arrière de l'arcade incisive, dont les canines inférieures sont beaucoup plus rapprochées que les supérieures. Elles laissent, en outre, entre elles et la première molaire un espace considérable, qui constitue la barre à la mâchoire inférieure.

La portion libre du crochet, légèrement courbée et déjetée en dehors, surtout à la mâchoire inférieure, nous offre à considérer deux faces, l'une externe et l'autre interne, séparées l'une de l'autre par deux bords tranchants, inclinés du côté interne et se rencontrant en pointe à l'extrémité de la dent. La face externe, légèrement arrondie, présente une série de stries fines, longitudinales et parallèles (fig. 96, A).

(*) Fig. 96. — *Crochet de cheval.* — *a.* Face externe. *b.* Face interne.

(1) Dans ce qui va suivre, tout ce qui est placé entre guillemets est emprunté au *Traité de l'extérieur du cheval et des principaux animaux domestiques*, par M. Lecoq.

L'interne porte sur son milieu une éminence conique, dont la pointe est dirigée vers celle de la dent, et qui se trouve séparée de chaque bord par un sillon profond (fig. 96, B).

La racine du crochet, plus courbée que la partie libre, porte intérieurement une cavité analogue à celle de la racine des incisives, diminuant et disparaissant comme elle avec l'âge, mais toujours relativement plus grande, à cause de l'absence du cornet extérieur dans les dents canines.

La forme que nous venons d'assigner aux canines est celle qu'elles présentent étant encore fraîches. A mesure que le cheval vieillit, elles perdent leur blancheur et s'usent d'une manière irrégulière, le plus souvent par l'action du mors ou du billot qui fait partie de la bride; car la différence de position de ces dents aux deux mâchoires fait qu'elles ne frottent point l'une contre l'autre.

Les crochets ne poussent qu'une fois. Quelques vétérinaires, et entre autres Forthomme et Rigot, ont observé des cas de remplacement de crochets; mais ces exceptions très rares ne peuvent pas faire regarder ces dents comme sujettes au remplacement. Il ne faut pas confondre avec ces faits exceptionnels la chute d'une petite aiguille qui précède, chez la plupart des chevaux, la sortie des véritables crochets. »

La structure des crochets est beaucoup plus simple que celle des incisives. On ne trouve en effet dans ceux-là qu'un amas central d'ivoire, creusé par la cavité de la pulpe, et recouvert d'une couche extérieure d'émail, sur laquelle est déposé un peu de cément.

La disposition du follicule de développement se ressent de la simplicité de la structure de ces dents : on y voit, au fond, la papille de la cavité intérieure, papille simple et conique; sur la paroi interne, un double relief longitudinal sur lequel se moulent le relief et les sillons de la face interne de la dent.

Molaires. — « Les molaires sont au nombre de vingt-quatre, six à chaque côté de

Fig. 97 (*).

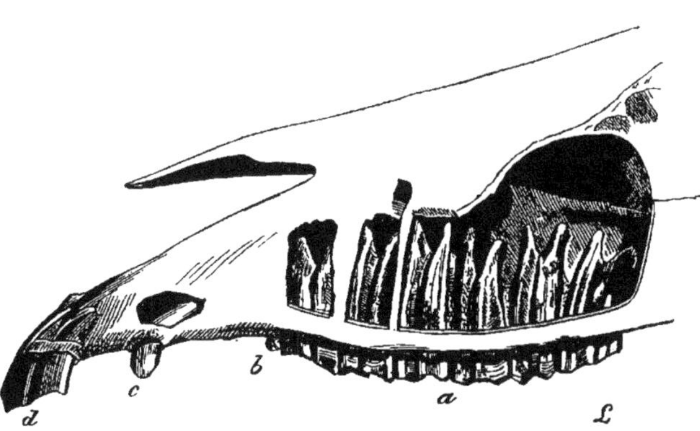

chaque mâchoire. Quelquefois, en outre, il existe des molaires supplémentaires,

(*) Fig. 97.—*Profil des dents supérieures du cheval, destiné surtout à montrer les molaires (les racines ont été mises à découvert).* — *a*, Molaires. *b*, Molaire supplémentaire. *c*, Crochet. *d*, Incisives.

que l'on rencontre en avant des vraies molaires, et qui peuvent être au nombre de quatre : ce sont de petites dents ayant peu d'analogie avec les autres, et qui tombent le plus souvent avec la première molaire caduque, pour ne plus être remplacées.

Les arcades molaires, considérées d'une manière générale, n'ont pas la même disposition aux deux mâchoires. Plus écartées l'une de l'autre à la mâchoire supérieure, elles affectent une ligne légèrement courbe, dont la convexité est en dehors. A la mâchoire inférieure, au contraire, la ligne décrite par les molaires présente, en dedans, une légère convexité, en même temps que les deux arcades s'écartent en forme de V vers le fond de la bouche. Au lieu de se rencontrer par des surfaces droites, les molaires s'opposent par des plans inclinés, de telle sorte que le bord interne est plus élevé que l'externe dans les molaires inférieures, tandis que le contraire existe pour les supérieures.

Chaque molaire nous offre à étudier, comme les incisives, une partie libre et une partie enchâssée.

La partie libre, à peu près carrée dans les molaires supérieures, un peu plus étroite que longue dans les inférieures, offre à sa face externe, dans les premières, deux sillons longitudinaux, dont l'antérieur est le plus profond, et qui se continuent sur la partie enchâssée. Cette disposition n'existe pas dans les molaires inférieures, où l'on ne trouve qu'un seul sillon étroit et souvent peu marqué.

La face interne, aux deux mâchoires, n'offre qu'un seul sillon très peu prononcé, qui se trouve placé en arrière aux molaires supérieures, et devient plus apparent vers la racine.

Les faces antérieure et postérieure sont en rapport avec les faces correspondantes des molaires voisines, excepté aux extrémités des arcades, où la face isolée se convertit en un bord retréci.

Quant à la face de frottement, elle est inclinée, comme nous l'avons déjà vu, en dehors à la mâchoire inférieure et en dedans à la mâchoire opposée ; ce qui fait que les mouvements latéraux de la mâchoire ne peuvent avoir lieu sans que les incisives s'écartent et se trouvent soustraites au frottement. » Dans la molaire vierge, cette face, complétement recouverte d'émail, est irrégulièrement ondulée. On y reconnaît l'entrée de deux cornets émailleux, qui se prolongent à l'intérieur de la dent jusqu'à l'extrémité de la racine, cornets presque entièrement remplis de cément à l'époque où la dent a achevé son évolution, et qu'on ne trouve creux qu'avant la sécrétion de la substance cémenteuse. Sur la dent qui a usé, cette surface de frottement prend un aspect particulier, que nous indiquerons dans l'étude de la structure avec plus de fruit pour l'élève.

« La partie enchâssée, examinée peu de temps après l'éruption de la partie libre, ne présente qu'un fût de la forme de cette dernière, sans apparence de racines, et portant dans son intérieur une grande cavité. Ce n'est qu'à mesure que la dent est chassée de l'alvéole et qu'elle s'use à sa couronne que les racines se forment, creuses d'abord, pour se remplir plus tard, ainsi que la cavité de la dent, par la formation d'une nouvelle quantité d'ivoire. A partir de ce moment, les racines ne croissent plus ; mais la dent, constamment poussée hors des alvéoles, laisse se rapprocher les parois de ces cavités, et, dans l'extrême vieillesse, il arrive que le fût, complétement usé, laisse à la place de la dent plusieurs chicots formés par les racines.

Les molaires des deux mâchoires offrent un nombre de racines différent. On en compte trois dans les molaires qui terminent les arcades, soit en avant, soit en arrière, à l'une et à l'autre mâchoire. Quant aux molaires intermédiaires, elles offrent quatre racines à la mâchoire supérieure, et deux seulement à l'inférieure.

Les molaires s'écartent les unes des autres par leur partie enchâssée, surtout aux deux extrémités de l'arcade : disposition qui les renforce en faisant converger vers le milieu de la ligne l'effort éprouvé par celles de ces dents qui la terminent. »

La structure des molaires rappelle celle des incisives, quoiqu'elle soit beaucoup plus compliquée. La cavité intérieure de la dent, cavité extrêmement diverticulée, est enveloppée par l'*ivoire*. *L'émail* est appliqué en couche sur celui-ci, et se replie dans les culs-de-sac externes exactement comme pour les incisives ; aussi trouve-t-on, sur la surface de frottement de la dent qui a usé, un encadrement d'émail extérieur, et deux cercles ou plutôt deux polygones irréguliers d'émail central, circonscrivant les deux cornets. Dans les molaires supérieures, l'ensemble de ces rubans d'émail représente un B gothique, portant un petit appendice sur sa boucle la plus rapprochée de l'entrée de la bouche. Cette figure est modifiée dans les dents de la mâchoire inférieure, l'émail des culs-de-sac se continuant du côté interne avec l'émail extérieur. Quant à la *substance cémenteuse*, elle est extrêmement abondante, sa quantité totale égalant presque, dans les molaires supérieures, la quantité d'ivoire. On trouve cette substance accumulée dans les culs-de-sac, et sur la couche d'émail externe, qu'elle recouvre en comblant partiellement les cannelures des faces de la couronne. Le séjour prolongé d'une dent dans l'acide chlorhydrique permet d'isoler ces divers éléments avec assez de facilité.

Grâce à la disposition que nous venons de faire connaître, la coupe d'une molaire adulte, coupe représentée naturellement par la surface de frottement (fig. 98), montre en dehors de la dent une couche de cément ; en second lieu, l'émail extérieur ; entre celui-ci et l'émail central, l'ivoire, toujours plus jaune et même noir au milieu ; enfin, les rubans émailleux des culs-de-sac et la substance cémenteuse qui remplit ceux-ci. Comme les rubans d'émail sont beaucoup plus durs que les autres substances, ils usent plus lentement et sont toujours en relief sur celles-ci ; aussi la surface de frottement a-t-elle toujours l'aspect d'une véritable meule à broyer, et se trouve admirablement disposée pour la trituration des substances fibreuses dont l'animal fait sa nourriture habituelle.

Fig. 98 (*).

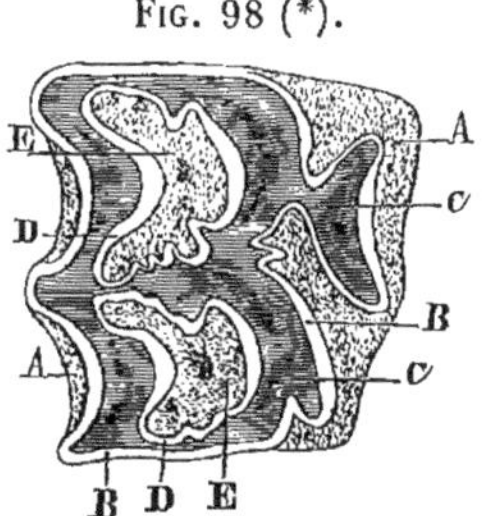

Le follicule destiné au développement de ces trois éléments, dans la dent molaire, offre, à son fond, une énorme papille, divisée en plusieurs lobes qui sont accolés les uns aux autres sur toute leur longueur ; logée dans la cavité dentaire in-

(*) Fig. 98. — *Coupe transversale d'une molaire supérieure du cheval.* — A. Cément extérieur. B. Email extérieur. C. Ivoire. D. Email intérieur. E. Cément intérieur.

térieure, elle décroît successivement comme celles des autres espèces de dents, au fur et à mesure que la cavité se remplit d'ivoire de nouvelle formation. A l'opposé existent les deux longues papilles qui occupent les cornets émailleux.

« On a cru longtemps que les molaires des Solipèdes étaient toutes des dents persistantes. Cette erreur, appuyée sur l'autorité d'Aristote, s'était tellement enracinée, que, bien que Ruini eût découvert à la fin du XVIe siècle l'existence de deux molaires caduques, Bourgelat n'y croyait pas encore lorsqu'il fonda les écoles, et n'y crut que lorsque Ténon eut prouvé, en 1770, par les pièces mêmes, que les trois premières molaires de chaque arcade sont caduques.

Le remplacement de ces douze molaires ne se fait pas tout à fait comme celui des incisives. La molaire d'adulte pousse immédiatement sous la caduque et divise en quatre ses deux racines, jusqu'à ce que le corps de la dent, réduit à une simple plaque, tombe pour laisser paraître le sommet rétréci de la remplaçante, qui le pousse et se trouve bientôt de niveau avec le reste de l'arcade.

Fig. 99 (*).

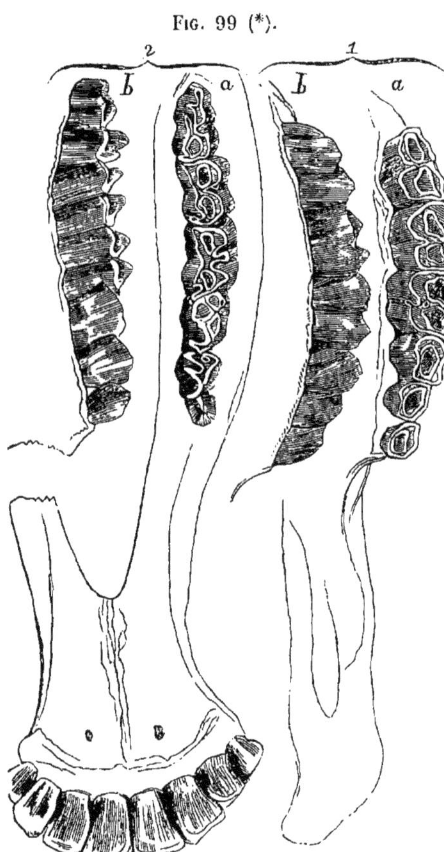

La première molaire de remplacement, toujours un peu plus allongée que celle qu'elle chasse, fait le plus souvent tomber avec elle la molaire supplémentaire ; ce qui fait que si quarante-quatre dents peuvent se développer dans le cheval mâle, il est très rare qu'elles existent à la fois. »

C. Dents du Boeuf. — « Les dents du bœuf sont au nombre de trente-deux, dont vingt-quatre molaires, disposées comme celles du cheval, et huit incisives appartenant toutes à la mâchoire inférieure. Ces dents sont remplacées à la mâchoire supérieure par un bourrelet cartilagineux, épais, recouvert par la muqueuse de la bouche, formant gencive, et fournissant un point d'appui aux incisives de la mâchoire inférieure. Quelquefois, en outre, on trouve, comme dans le cheval, des molaires supplémentaires, qui peuvent être au nombre de quatre,

(*) Fig. 99. — *Ensemble de la dentition du bœuf*. — 1. *Mâchoire supérieure*. *a*. Vue de la surface de frottement. *b*. Vue de la face externe. — 2. *Mâchoire inférieure*. *a*. Vue de la table dentaire. *b*. Vue de la face externe.

et porter ainsi à trente-six le nombre total des dents du bœuf; mais il ne les possède pas à la fois, les supplémentaires tombant avant que l'arcade molaire soit complétée.

Les substances qui composent les dents du bœuf sont les mêmes que celles qui composent les dents du cheval, et ne diffèrent que par leur disposition particulière.

Incisives. — « Les incisives, au nombre de huit, sont placées en *clavier* à l'extrémité de l'espèce de *paleron* arrondi par lequel se termine l'os maxillaire, formant vers ce point un rond parfait, lorsqu'elles ont acquis leur complet développement.

Au lieu d'être fixées dans les alvéoles, comme chez les Solipèdes, elles présentent une certaine mobilité, prise quelquefois pour un état maladif, et qui était nécessaire pour empêcher le bourrelet cartilagineux de la mâchoire supérieure d'être entamé par les dents qui font sur lui leur appui. On les distingue, suivant leur position, en deux *pinces*, deux *premières mitoyennes*, deux *secondes mitoyennes* et deux *coins*.

Chaque incisive offre à considérer deux parties, l'une libre, l'autre enchâssée, constituant la racine, séparées l'une de l'autre par une dépression très marquée, désignée sous le nom de *collet*. Cette disposition donne à l'ensemble de la dent la forme d'une pelle dont la racine représente le manche (fig. 100).

Fig. 100 (*).

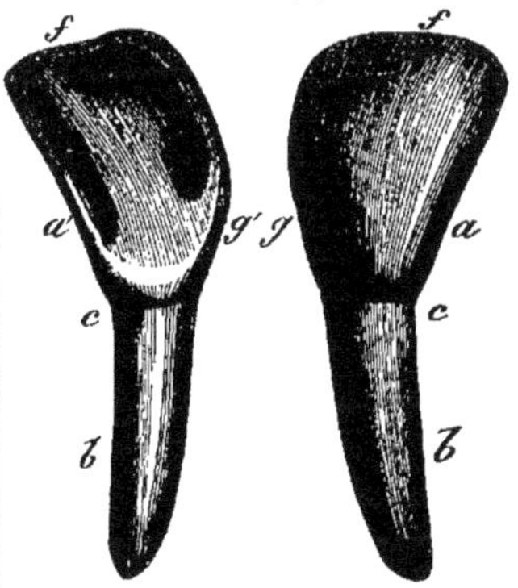

La partie libre, aplatie de dessus en dessous, d'autant plus mince et plus large qu'on l'examine plus près de son extrémité antérieure, présente deux faces, l'une inférieure ou externe, l'autre supérieure ou interne ; trois bords, l'un antérieur et deux latéraux.

La face externe, légèrement convexe, d'un blanc laiteux, est parsemée de stries fines, onduleuses, longitudinales, qui disparaissent avec l'âge pour laisser à la surface le plus beau poli (fig. 100, D).

La face interne, plus plane que la précédente, présente sur son milieu une légère éminence conique, dont la base s'élargit et se termine vers l'extrémité libre de la dent, et qui se trouve circonscrite vers chaque bord par un sillon assez prononcé (fig. 100, *e*).

Des deux bords latéraux, l'interne, légèrement convexe suivant sa longueur, l'externe légèrement concave dans le même sens, donnent à toute la partie libre une apparence déjetée en dehors. Le bord antérieur, tranchant et légèrement convexe d'un côté à l'autre, est la première partie de la dent qui se détruise par l'usure.

Quant à la racine, elle est arrondie, légèrement conique, implantée dans un alvéole de même forme, et présente dans la jeunesse, à son extrémité, une ouverture communiquant avec une cavité intérieure analogue à celle des dents des Solipèdes, et se prolongeant dans l'intérieur de la partie libre (fig. 100, *b*).

(*) Fig. 100. — *Incisive de bœuf.* — A. Partie libre. B. Racine. C. Collet. D. Face externe. E. Face interne. F. Bord antérieur. G. Bord interne. (Empruntée au *Traité de l'extérieur du cheval* de M. Lecoq, de même que les figures 95, 96 et 102.)

Dans la dent vierge, l'émail forme autour de la partie libre une couche continue, beaucoup plus mince à la surface interne de la dent, et se propageant avec très peu d'épaisseur, il est vrai, sur une partie de la racine.

L'ivoire forme tout le reste de l'organe, et la cavité, qui dès l'origine occupe dans la dent un large espace de même forme qu'elle, se remplit à mesure que l'animal vieillit, d'un ivoire de nouvelle formation, qui présente, comme dans le cheval, une teinte plus jaune que l'ivoire primitif.

Une fois que la cavité est complétement remplie, la dent a cessé de croître, et n'est pas poussée, comme dans les Solipèdes, au dehors de l'alvéole à proportion de son usure.

La dent incisive est à peine arrivée à son parfait développement que déjà pour elle commence l'usure. Sa position horizontale et son appui sur le bourrelet de la mâchoire supérieure exposent au frottement le bord antérieur et la face supérieure de la dent, qui s'use ainsi d'avant en arrière. Le rasement consiste donc, pour le bœuf, dans l'usure de cette face supérieure, qui forme la vraie table de la dent, et que Girard désigne sous le nom d'*avale*. Lorsque l'usure a fait disparaître l'éminence conique et les sillons qui la bordent, la dent est *nivelée*.

A mesure qu'a lieu le rasement, on voit apparaître, dès le principe, à l'extrémité de la dent, une bande jaunâtre, qui est l'ivoire dépouillé de l'émail ; et, plus tard, dans cet ivoire, une bande transversale plus jaune ; celle-ci, à mesure que le rasement avance, se raccourcit, s'élargit, et finit par former une marque à peu près carrée, puis arrondie, qui n'est autre chose que l'ivoire de nouvelle formation remplissant la cavité de la pulpe de la dent. C'est une véritable étoile dentaire, analogue à celle de la dent du cheval, et variant de forme avec l'incisive sur laquelle elle apparaît.

A mesure aussi que les incisives s'usent, elles semblent s'écarter les unes des autres, quoiqu'elles restent toujours à la même place. Cela tient à ce que ces dents, dans la jeunesse, se touchent seulement par leur extrémité, et que cette partie, une fois usée, les dents moins larges, doivent nécessairement se trouver écartées les unes des autres, et l'être d'autant plus qu'elles ont usé davantage.

Enfin, lorsque la dent est arrivée au dernier degré d'usure, il ne reste plus que la racine, dont la partie supérieure, devenue apparente par le retrait de la gencive, forme un chicot jaunâtre, très éloigné de ceux qui forment avec lui les restes de l'arcade incisive.

Les premières incisives du bœuf, comme celles du cheval, sont toutes caduques. Les dents de lait diffèrent de celles de remplacement par leur volume beaucoup moindre, leur moins de largeur, la transparence de leur émail et leur forme plus courbée en dehors. Leur racine, beaucoup plus courte, est détruite par la dent de remplacement. Les deux pinces de lait sont toujours séparées par un intervalle marqué, dépendant de l'épaisseur du fibro-cartilage de la symphyse maxillaire dans le jeune âge.

Molaires. — « Les molaires sont, comme chez les Solipèdes, au nombre de six à chaque côté de chaque mâchoire, mais beaucoup moins larges, et formant une arcade moins longue. Leur volume réciproque est loin d'être aussi uniforme que chez le cheval ; il va en augmentant de la première à la sixième, dans une propor tion telle, que l'espace occupé par les trois avant-molaires n'est qu'environ la moitié de celui occupé par les trois molaires postérieures, la dernière molaire occupant près de quatre fois autant de place en longueur que la première.

Leur surface de frottement, construite d'après le même système que celle des molaires du cheval, présente des éminences un peu plus aiguës. »

La disposition des trois substances constituantes est la même en principe que chez ce dernier animal.

« Comme dans les Solipèdes, les trois avant-molaires sont caduques. »

D. Dents du Mouton et de la Chèvre. — « Les dents du mouton et de la chèvre sont, comme celles du bœuf, au nombre de trente-deux, distinguées en huit incisives et vingt-quatre molaires, auxquelles s'ajoutent aussi quelquefois les molaires supplémentaires.

Les incisives des petits ruminants ne sont pas disposées en clavier comme celles de l'espèce bovine, mais relevées de manière à former la pince, et à s'appuyer sur le bourrelet de la mâchoire supérieure, beaucoup plus par leur extrémité et moins par leur face interne. Elles sont, en outre, étroites, à peine colletées, et fixées plus solidement dans les alvéoles (fig. 101).

Leur face externe, blanche, polie, est encadrée vers la gencive par une matière cémenteuse noire.

La face interne porte deux larges sillons longitudinaux, séparés vers le milieu de la table par une simple arête, qui remplace l'éminence conique de l'incisive du bœuf. Ces sillons sont presque toujours enduits d'une substance cémenteuse noire.

Fig. 101 (*).

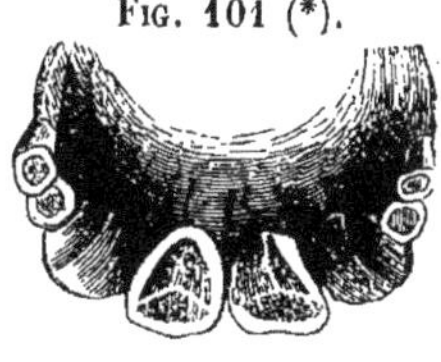

Les incisives du mouton sont, comme celles du bœuf, distinguées en caduques et en remplaçantes, les premières distinguées des autres par leur petitesse et surtout par leur peu de largeur.

L'usure des incisives du mouton doit, d'après leur position, s'effectuer plus vers le bord antérieur que chez le bœuf; aussi l'étoile dentaire se montre-t-elle plus promptement, et toujours en formant une ligne plus étroite d'avant en arrière.

L'absence du collet, dans ces dents, fait que l'usure n'amène jamais à la mâchoire du mouton l'écartement des incisives que l'on remarque à celle du bœuf.

Les molaires ont la plus grande ressemblance avec celles du bœuf, pour la forme générale et les proportions relatives.

E. Dents du Porc. — « Les dents du porc, au nombre de quarante-quatre, se divisent en douze incisives, quatre canines et vingt-huit molaires (fig. 102).

Les incisives, au nombre de six à chaque mâchoire, présentent entre elles des différences très remarquables. Les pinces et les mitoyennes de la mâchoire supérieure offrent, par leur forme et la cavité qu'elles portent à leur table, quelque analogie avec celles du cheval. Ces mêmes dents, à la mâchoire inférieure, sont droites, dirigées en avant, et ont quelque ressemblance avec les incisives des rongeurs. Les coins, aux deux mâchoires, se trouvent isolés entre les mitoyennes et les crochets, et sont bien moins volumineux que les autres incisives.

(*) Fig. 101. — *Incisives d'un mouton de deux ans. Les secondes mitoyennes et les coins n'ont point encore été remplacés.*

Les crochets, encore appelés *défenses*, sont très développés, surtout dans le mâle, et croissent pendant toute la vie de l'animal; ils sortent de la bouche et

FIG. 102 (*).

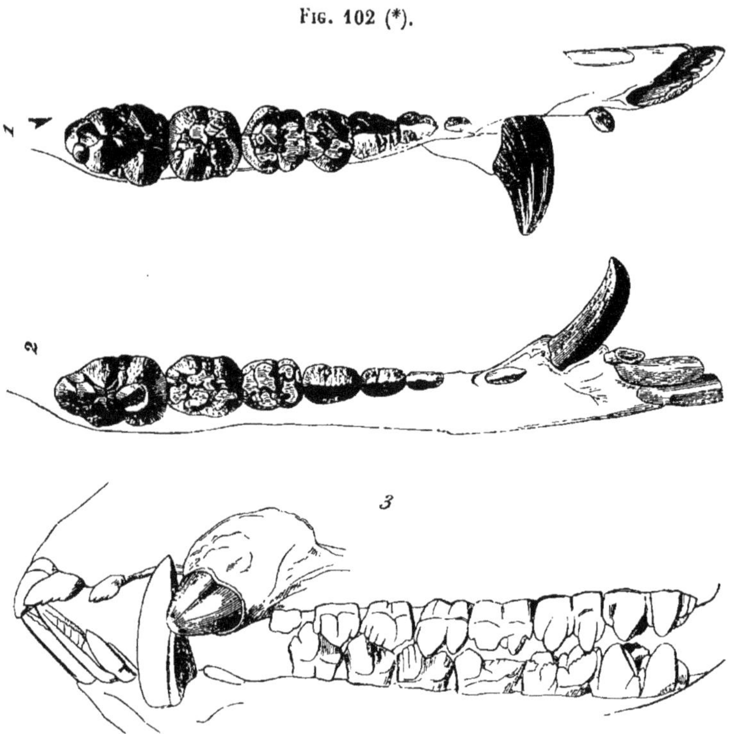

forment une arme très dangereuse chez le sanglier Les crochets de lait sont caducs comme les incisives.

Quant aux molaires, réparties au nombre de sept à chaque arcade, elles augmentent de volume de la première à la dernière, qui est très forte. Leur surface de frottement tient le milieu, pour sa disposition, entre celle des carnassiers et des herbivores.

F. DENTS DU CHIEN. — « Les dents du chien sont au nombre de quarante-deux, qui se divisent en douze incisives, quatre canines ou crochets et vingt-six molaires.

Les incisives, au nombre de six à chaque mâchoire, sont plus développées à la supérieure qu'à l'inférieure, et se distinguent, comme dans les Solipèdes en pinces, mitoyennes et coins, ces derniers étant plus forts que les mitoyennes, et celles-ci plus fortes que les pinces.

Leur partie libre présente, dans la dent vierge, trois tubercules, l'un médian, le plus fort, et les deux autres latéraux, dont l'ensemble imite assez bien un trèfle ou la partie supérieure d'une *fleur de lis*, surtout à la mâchoire supérieure. A la face interne se trouve une table ou avale, ayant quelque analogie avec celle du

(*) Fig. 102. — *Ensemble de la dentition du porc.* — 1. *Dents supérieures vues par la face de frottement.* — 2. *Dents de la mâchoire inférieure vues de la même manière.* — 3. *Vue latérale des deux mâchoires* (d'après Fréd. Cuvier).

bœuf et du mouton, et séparée de la racine par un bord très prononcé, dont les extrémités viennent marquer les lobes latéraux. Cette table ne sert en rien à la connaissance de l'âge.

La racine, très développée, aplatie d'un côté à l'autre, et séparée de la partie libre par un collet très prononcé, s'enchâsse solidement dans des alvéoles profonds. Sa cavité intérieure s'oblitère très promptement.

Fig. 103 (*).

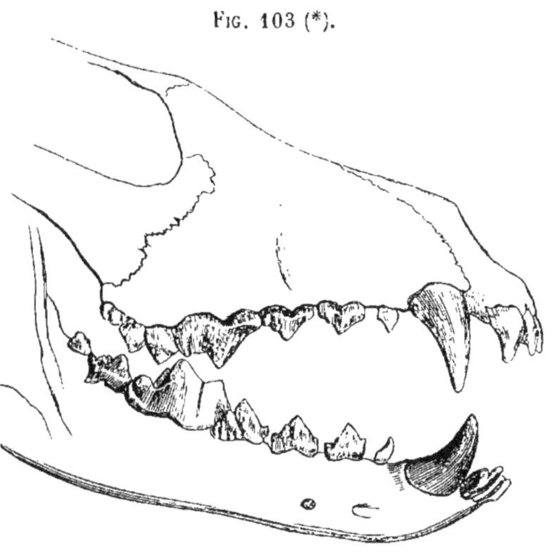

Lorsque la dent est soumise à l'usure, le lobe moyen disparaît le premier, et l'organe, ne présentant plus le trèfle, a effectué son rasement (fig. 104).

Les incisives caduques, bien plus petites, et surtout bien plus pointues que les remplaçantes, présentent cependant comme elles des lobes latéraux. Elles laissent entre elles un assez grand écartement au moment de leur éruption.

Les crochets ou dents canines, au nombre de deux à chaque mâchoire, sont de très fortes dents allongées, de forme conique, recourbées en arrière et en dehors, et placées immédiatement à la suite des incisives.

Les crochets supérieurs, plus gros, laissent cependant entre eux et les coins un petit espace où se logent les canines inférieures.

Ces dents sont caduques comme les incisives. Les canines de lait se distinguent des remplaçantes par leur forme plus grêle et plus allongée.

Les crochets s'usent plus ou moins vite, suivant le genre de nourriture de l'animal, et quelquefois se cassent par suite de l'usage qu'en fait le chien pour attaquer ou se défendre.

Fig. 104 (**).

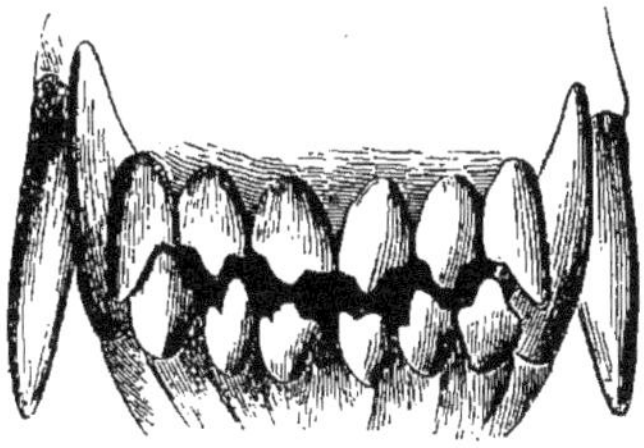

Les molaires sont réparties aux deux mâchoires, au nombre de douze à la supérieure et de quatorze à l'inférieure. Elles sont presque toutes terminées par des lobes assez aigus, propres à déchirer une nourriture animale. La plus forte est, à chaque mâchoire, la première arrière-molaire, c'est-à-dire la quatrième dent à la mâchoire supérieure, et la cinquième à l'inférieure. Toutes celles qui se trouvent placées plus en avant sont sujettes au remplacement. »

Après leur sortie parfaite des alvéoles, les dents du chien ne poussent plus.

(*) Fig. 103. — *Vue latérale et générale des dents du chien.*
(**) Fig. 104. — *Vue antérieure des incisives et des crochets d'un chien d'un an.*

Elles sont remarquables par leur éclatante blancheur, qu'elles doivent à l'absence de cément sur la couche émailleuse.

G. Dents du Chat. — Le chat présente trente dents : douze incisives, quatre crochets et quatorze molaires, dont huit à la mâchoire supérieure et six à l'inférieure.

Fig. 105 (*).

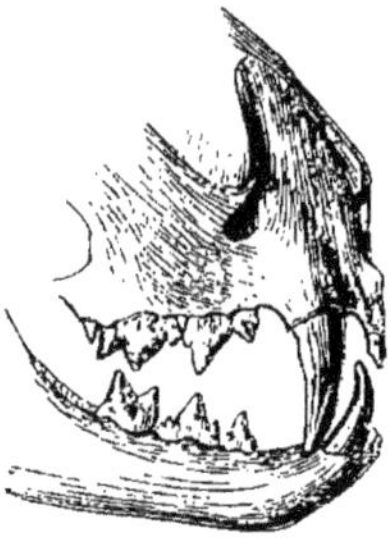

Toutes ces dents sont construites sur le même type que celles du chien. On peut remarquer cependant que les crochets sont profondément striés sur leur face externe au lieu d'être lisses.

H. Dents du Lapin. — On trouve chez le lapin deux incisives à la mâchoire inférieure ; quatre à la supérieure, dont deux petites placées en arrière des deux principales ; dix molaires à la mâchoire inférieure et douze à la supérieure, conformées en principe comme celles du cheval.

7° De la bouche en général.

Nous devons revenir maintenant sur l'ensemble de la cavité dont nous venons d'étudier avec détail les diverses régions, et considérer successivement sa *disposition générale*, sa *capacité* et sa *membrane muqueuse*.

Fig. 106 (**).

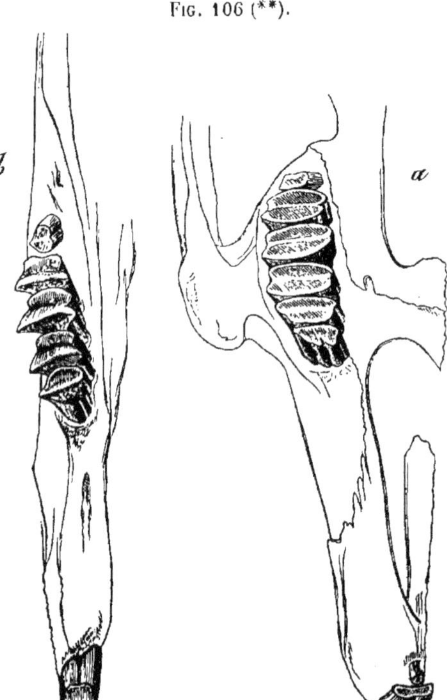

Disposition générale et capacité de la bouche. — La bouche, étant allongée dans le sens de la tête, offre un grand diamètre antéro-postérieur, et deux petits diamètres, l'un vertical et l'autre transverse. Le premier s'étend de la base de l'épiglotte à l'ouverture antérieure de la bouche ; le second, du palais au fond du canal lingual ; le troisième, d'une joue à l'autre. Quand les mâchoires sont rapprochées, l'espace renfermé entre ces limites se trouve partagé en deux régions, l'une centrale, l'autre périphérique. La première est circonscrite par les arcades dentaires ; la seconde est comprise entre ces mêmes arcades d'un côté, les joues et la face interne des lèvres de l'autre côté. On peut remarquer alors que la capacité de la bouche est à peu près nulle dans l'une

(*) Fig. 105. — *Vue latérale et générale des dents du chat.*

(**) Fig. 106. — *Ensemble de la dentition du lapin, les dents vues par leur surface de frottement.* — *a.* Mâchoire supérieure. *b.* Mâchoire inférieure (d'après Fréd. Cuvier).

et l'autre région. En effet, les joues et les lèvres s'appuient à peu près exactement sur les arcades dentaires, et la langue, touchant le palais par sa face supérieure, remplit la région centrale presque tout entière. Si les mâchoires s'écartent l'une de l'autre, si les joues s'éloignent des arcades dentaires, la cavité intérieure de la bouche prend du développement, et d'autant plus que les mouvements indiqués sont plus étendus. On ne perdra point de vue que l'écartement des mâchoires se faisant angulairement, la dilatation produite par ce mouvement dans la bouche est plus grande en avant qu'en arrière, l'ouverture de l'angle compris entre les deux mâchoires étant dirigée vers l'entrée de la bouche.

Membrane muqueuse. — Les parois de la cavité buccale sont tapissées par une membrane tégumentaire, que nous n'avons examinée jusqu'à présent que par parcelles sur les différentes régions qu'elle recouvre. Il importe de noter que ces parcelles ne forment qu'un seul tout, une seule membrane continue, la *muqueuse de la bouche.*

Cette muqueuse se continue avec la peau extérieure au pourtour de l'ouverture buccale. Suivie de ce point dans l'intérieur de la cavité qu'elle revêt, elle s'étale d'abord sur la face interne des lèvres, et se prolonge en arrière sur les joues, jusqu'au niveau des piliers postérieurs de la langue. Si on la considère ensuite en haut et en bas, au fond du sillon qui répond au point d'insertion des lèvres et des joues, on la voit se porter sur les os maxillaires, pour aller envelopper la base des dents, où elle constitue les *gencives.* De l'arcade dentaire supérieure, elle s'étend sur la voûte palatine et le voile du palais; de l'arcade inférieure, elle descend dans le fond du canal, et se réfléchit sur la langue pour revêtir cet organe. Au niveau de l'isthme du gosier, elle se continue avec la muqueuse pharyngienne.

L'organisation de la muqueuse de la bouche est parfaitement en rapport avec les actes digestifs qui s'accomplissent dans cette cavité. C'est là que s'opère le broiement des substances alimentaires, substances quelquefois très dures, très résistantes, hérissées d'aspérités. Aussi la muqueuse buccale, pour échapper à d'inévitables meurtrissures, est-elle recouverte d'un épiderme très épais, dans les points qui sont plus spécialement exposés au contact de ces substances, comme la face supérieure de la langue, la voûte palatine, les joues; et le chorion lui-même ou la couche sous-épidermique présente également une grande épaisseur. La nature n'a pas eu cette prévoyance pour les parties soustraites au contact direct des aliments, par exemple, les faces latérales de la langue, où la membrane buccale est finement organisée.

Ajoutons que cette membrane présente dans sa partie linguale les petits organules préparés à la gustation des saveurs, dont l'appréciation est un des actes préparateurs les plus importants de la fonction digestive, puisque la sensation qui résulte de cette appréciation constitue un excitant du désir de prendre des aliments, et qu'elle avertit l'animal des propriétés bonnes ou mauvaises des substances introduites dans la bouche.

§ II. — Des glandes salivaires.

Les *glandes salivaires* sont des organes sécréteurs annexés à la cavité buccale, dans laquelle ils versent la *salive*, fluide récrémentitiel qui ramollit les aliments, favorise leur mastication, leur déglutition, et qui agit même chimiquement sur eux, après leur arrivée dans la portion abdominale du tube digestif.

Très variées dans leur forme, ces glandes présentent dans leur structure des caractères communs, que nous croyons devoir exposer ici d'une manière générale, pour n'avoir point à y revenir à propos de chaque glande.

Les *glandes salivaires* sont constituées par un tissu spongieux, d'un gris rougeâtre ou jaunâtre, qui est divisé en petites masses arrondies ou polyédriques, dites *lobules salivaires*. Celles-ci s'étendent en couche sous la face adhérente de la muqueuse buccale, en restant isolées les unes des autres, ou bien s'agglomèrent entre elles pour former une glande unique. Dans ce dernier cas, elles sont unies par du tissu cellulaire condensé, qui se dispose à la surface extérieure de l'organe en une très mince membrane enveloppante, et dans les interstices lobulaires en prolongements lamelleux.

En étudiant l'organisation d'un des lobules, on voit qu'il se décompose en plusieurs lobules secondaires d'un demi-millimètre à un millimètre de diamètre : ce sont les *grains glanduleux* ou *acini*, qui résultent eux-mêmes de l'agglomération de petites vésicules ou ampoules élémentaires, dont les dimensions varient entre $0^{mm},02$ et $0^{mm},08$. Toutes ces ampoules s'ouvrent dans un petit conduit affecté à chaque grain glanduleux, lequel conduit s'abouche à son tour avec ceux des autres *acini* du lobule pour constituer un canal unique.

Lorsque les lobules salivaires restent isolés, ce canal, dit *excréteur* parce qu'il transporte hors du lobule la salive sécrétée au fond des vésicules élémentaires, s'ouvre directement dans la bouche. Quand les lobules s'unissent au contraire en une glande unique, leurs canaux d'excrétion se jettent les uns dans les autres en s'abouchant de proche en proche, de manière à former un seul ou plusieurs conduits principaux. Du reste, la terminaison des canaux excréteurs des glandes salivaires a lieu, dans tous les cas, de la même manière, c'est-à-dire que ces conduits viennent s'ouvrir dans la bouche sur le sommet d'un tubercule plus ou moins saillant, disposition qui rend plus difficile l'introduction des particules alimentaires dans l'orifice d'excrétion.

Si l'on ajoute au tissu fondamental que nous venons de faire connaître les *vaisseaux artériels*, *veineux*, et *lymphatiques* qui charrient les matériaux de la sécrétion et de la nutrition, et enfin les *nerfs* chargés de régulariser le mouvement sécréteur et nutritif, on connaît alors tous les éléments de l'organisation des glandes salivaires.

Nous décrirons d'abord, parmi ces glandes, les plus volumineuses, c'est-à-dire celles qui comprennent un très grand nombre de lobules agglomérés : la *glande parotide*, la *glande maxillaire*, la *glande sublinguale*, les *glandes molaires*, toutes paires, et placées à proximité de la bouche, quand elles ne répondent point directement à la face adhérente de sa membrane muqueuse. Nous verrons en second lieu, comme les moins importantes, celles qui sont répandues en couches sous cette membrane, c'est-à-dire les *glandules labiales*, *linguales* et *staphylines*.

1° GLANDE PAROTIDE (fig. 72. 107).

Préparation. — Cette glande se montre, avec son canal excréteur, après l'excision du peaucier cervico-facial et du muscle parotido-auriculaire.

La *parotide* est située dans l'espace compris entre le bord postérieur du maxillaire et l'apophyse transverse de l'atlas.

Cette glande est allongée de haut en bas, aplatie d'un côté à l'autre, et cette forme permet de la diviser en deux faces, deux bords et deux extrémités.

La *face externe*, à peu près plane, est creusée, dans sa partie inférieure, d'une gouttière longitudinale quelquefois transformée en canal complet, laquelle loge la veine jugulaire, après que celle-ci a traversé la parotide pour passer de dessous

Fig. 107 (*).

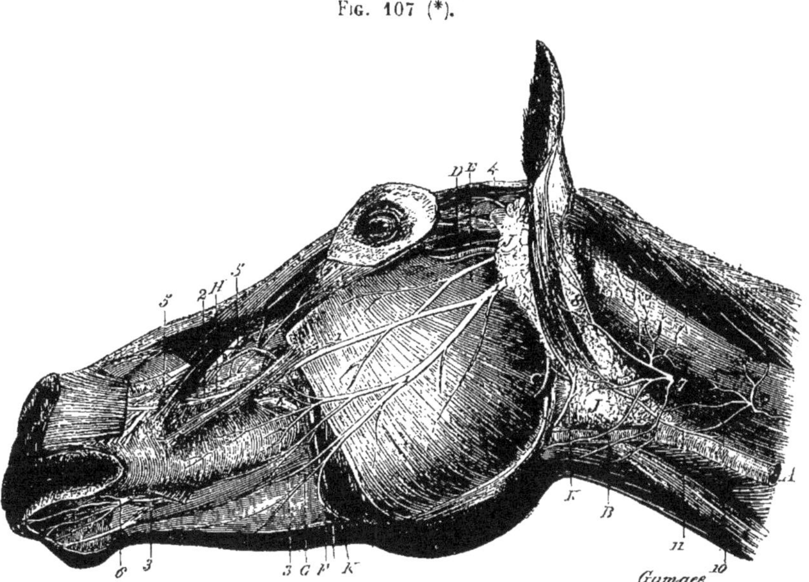

cette glande à sa superficie. Cette face externe répond au muscle parotido-auriculaire, au peaucier, à l'anse atloïdienne, au rameau cervical du nerf facial, à la veine auriculaire postérieure.—La *face interne*, très anfractueuse et moulée sur les parties sous-jacentes, recouvre la poche gutturale, l'insertion mastoïdienne du petit oblique de la tête et du mastoïdo-huméral, le muscle stylo-hyoïdien, la tubérosité du bord postérieur de l'hyoïde, le digastrique, le tendon du sterno-maxillaire, la glande maxillaire, dont le sépare le mince feuillet cellulo-aponévrotique qui unit ce dernier muscle au mastoïdo-huméral, l'artère carotide externe et ses deux branches terminales, l'auriculaire postérieure, la maxillo-musculaire, et enfin le nerf facial, qui souvent traverse l'épaisseur de la glande.

Le *bord antérieur* de la parotide s'unit d'une manière très intime au bord postérieur du maxillaire; il est en rapport avec l'articulation temporo-maxillaire, les vaisseaux et les nerfs sous-zygomatiques, et les vaisseaux maxillo-musculaires.—Le *bord postérieur*, plus épais que le précédent, est séparé de l'apophyse transverse de l'atlas par l'aponévrose terminale du mastoïdo-huméral, à laquelle il n'adhère

(*) Fig. 107. — *Glande parotide.* — JJ. Parotide. K. Insertion du canal de Sténon.

que faiblement ; aussi peut-on l'en séparer facilement pour soulever la parotide, et traverser le muscle stylo-hyoïdien, dans l'opération de l'hyo-vertébrotomie.

L'extrémité supérieure est bifurquée et embrasse la base de la conque.—*L'extrémité inférieure* est comprise dans l'angle formé par la réunion des veines jugulaire et glosso-faciale.

Vaisseaux et nerfs de la parotide. — Cette glande reçoit le sang d'une multitude d'*artérioles* émanées des gros vaisseaux qu'elle recouvre. *Ses nerfs*, fort nombreux, lui viennent du facial, du nerf maxillaire inférieur et du plexus carotidien.

Canal excréteur. — La glande parotide est pourvue d'un canal excréteur unique nommé *canal de Sténon*, du nom de l'anatomiste qui en a donné la première bonne description. Il se détache du bord antérieur de la glande, près de l'extrémité inférieure, où l'œil peut suivre aisément entre les lobules les trois ou quatre branches principales qui constituent l'origine de ce conduit (fig. 72). Appliqué d'abord sur le tendon terminal du sterno-maxillaire, il contourne ensuite le bord postérieur du muscle digastrique (portion stylo-maxillaire), entre dans l'auge, rampe sur le muscle masséter interne, au-dessous de la veine glosso-faciale, et arrive vers la scissure maxillaire, dans laquelle il s'engage, avec la veine précitée et l'artère correspondante, qu'on trouve l'une et l'autre en avant de lui. Ce canal remonte alors, accolé au bord antérieur du muscle masséter externe, jusqu'au niveau des molaires inférieures ; puis il passe en dessous de ses deux vaisseaux satellites, dont il croise obliquement la direction, et vient traverser la joue, en regard de la troisième dent molaire supérieure, en s'ouvrant sur un gros tubercule.

Le canal parotidien est formé de deux membranes : l'une interne, muqueuse, continue avec la membrane buccale ; l'autre externe, contractile, et constituée, non pas par de véritables fibres charnues, mais par un tissu fibreux particulier nommé *tissu dartoïque*, parce qu'il existe en abondance dans le dartos.

DIFFÉRENCES. — Les glandes parotides du **Bœuf** se distinguent par leur faible développement et par leur couleur rougeâtre, qui tranche avec la teinte jaune pâle des glandes maxillaires.

Chez le **Mouton** et la **Chèvre**, le canal de Sténon passe ordinairement en travers du masséter, comme chez l'homme ; disposition constante dans le **Chien** et le **Chat**. Ce conduit suit, chez le **Porc**, le contour du bord postérieur du maxillaire.

2° GLANDE MAXILLAIRE OU SOUS-MAXILLAIRE (fig. 108).

Préparation. — Pour mettre cette glande à découvert, ainsi que la sublinguale, pratiquer la coupe du maxillaire destinée à la préparation des muscles de la langue. (Voir page 313).

Cette glande, plus petite que la précédente, est située dans l'espace intra-maxillaire, sur le plan latéral du larynx, en dedans de la parotide.

Elle est très allongée, étroite, aplatie d'un côté à l'autre, et décrit une légère courbure à concavité tournée en haut, forme qui permet de lui reconnaître, pour l'étude des connexions, deux faces, deux bords et deux extrémités.

Par sa *face externe*, elle répond au ptérygoïdien interne, au digastrique, au tendon du sterno-maxillaire, et au feuillet cellulo-aponévrotique qui la sépare de la parotide. Sa *face interne*, appliquée sur le côté du larynx, répond supérieurement à la poche gutturale, à l'artère carotide et aux nerfs qui accompagnent ce vaisseau en haut du cou.

Le *bord supérieur*, aminci et concave, est longé par la partie moyenne du digas-

Fig. 108 (*).

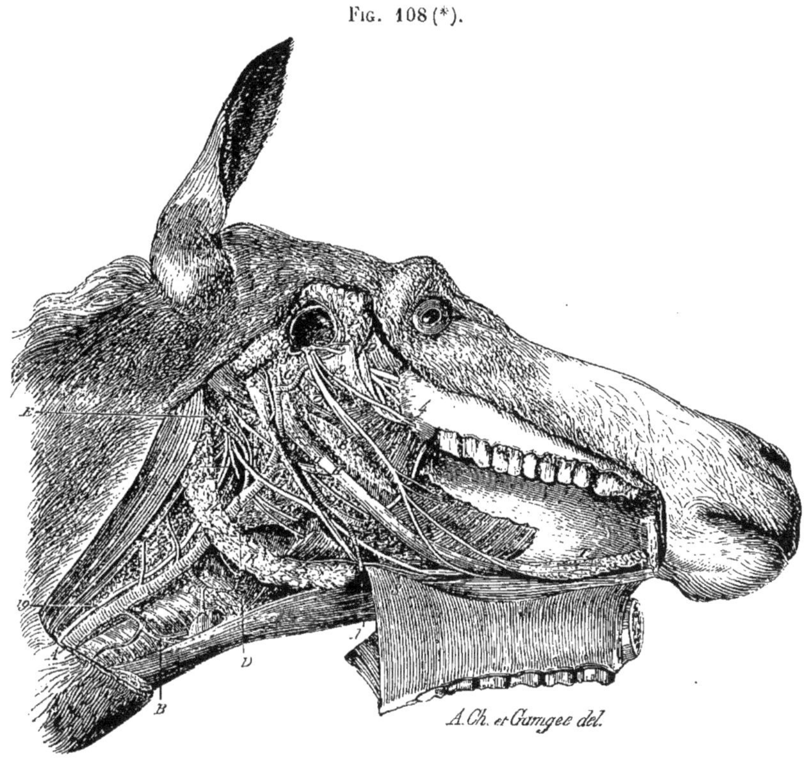

trique. L'*inférieur*, épais et concave, se trouve en rapport avec la veine glosso-faciale.

L'*extrémité postérieure* est maintenue sous l'apophyse transverse de l'atlas par un tissu cellulaire extrêmement lâche et abondant; l'*antérieure* s'insinue entre le ptérygoïdien interne et le muscle hyo-thyroïdien.

Vaisseaux et nerfs. — Le sang est apporté à la glande maxillaire par diverses petites *artères* innominées, comme celles de la parotide, qui lui viennent le plus souvent de la carotide externe et de la glosso-faciale. Les *nerfs* sont principalement fournis par le *plexus carotidien.*

Canal excréteur.—Appelé *canal de Wharton*, long, mince, à parois très ténues, on le voit régner sur presque toute la longueur du bord supérieur de la glande (quelquefois à la face interne), où il reçoit les ramifications qui proviennent des divers lobules ; ce canal devient libre à l'extrémité antérieure de l'organe, et se porte en

(*) Fig. 108. — *Glandes maxillaire et sublinguale.* — R. Glande maxillaire. S. Canal de Wharton. T. Glande sublinguale.

avant, entre le muscle mylo-hyoïdien et le basio-glosse. Après avoir croisé en dehors l'artère glosso-faciale et le nerf grand hypoglosse, en dedans le tendon du digastrique et le nerf lingual, il passe entre le muscle kérato-glosse et la glande sublinguale, fortement accolé à la face interne de celle-ci, marchant ainsi parallèlement au sillon latéral du canal lingual. Il arrive enfin près du frein de la langue, se place immédiatement sous la membrane de la bouche, et finit par s'ouvrir sur un petit tubercule très saillant, presque flottant, situé un peu en avant du frein, et vulgairement nommé *barbillon*.

La structure du canal de Wharton est identique avec celle du canal de Sténon ; mais la tunique externe est d'une telle minceur qu'on la soupçonne à peine.

DIFFÉRENCES. — Chez le **Bœuf**, la glande maxillaire est beaucoup plus grosse que dans les Solipèdes ; son volume est donc en rapport inverse avec celui de la parotide. Dans sa moitié postérieure, cette glande se renfle en un lobe ovoïde qui s'adosse, sous le larynx, contre le lobe de la glande opposée. Le canal de Wharton suit le même trajet que chez le cheval ; la papille sur laquelle s'ouvre ce conduit est dure, forte, crénelée, logée dans une fossette elliptique, et très rapprochée de l'arcade incisive.

Dans le **Chien**, les sous-maxillaires sont plus considérables que les parotides. « Elles ont même en avant et le long du canal de Wharton, une petite glande accessoire qui a un canal excréteur distinct, et perce la même papille que le canal de Wharton. » (Duvernoy, *Anatomie comparée de Cuvier.*) Cette glande supplémentaire manque dans le **Chat**.

3° GLANDE SUBLINGUALE (fig. 108).

Elle présente un moindre volume que la précédente, et se trouve située sous la langue dans l'espace intramaxillaire.

Allongée d'avant en arrière et fortement aplatie dans le sens latéral, elle a, comme la maxillaire, deux faces, deux bords et deux extrémités, dont nous allons brièvement indiquer les rapports.

La *face externe* est recouverte par le muscle mylo-hyoïdien ; l'*interne* répond au canal de Wharton et aux muscles kérato-glosse et génio-glosse. — Le *bord supérieur* fait saillie sous la muqueuse de la bouche dans le fond du sillon latéral du canal, où ce bord forme la *crête sublinguale ;* l'*inférieur*, mince et tranchant, est compris entre le mylo-hyoïdien et le génio-glosse. — Les *deux extrémités* sont minces et effilées ; la *postérieure* tient à une branche du nerf lingual ; l'*antérieure* s'étend jusqu'au fond de l'angle rentrant formé par la réunion des deux branches du maxillaire.

Vaisseaux et nerfs. — Cette glande possède une petite artère qui lui est spécialement destinée, l'*artère sublinguale*. Ses nerfs lui viennent du *lingual ;* il lui en arrive même du *plexus carotidien*.

Canaux excréteurs. — Ils sont au nombre de quinze ou vingt. On les nomme *canaux de Rivinus*. Flexueux et très déliés, ils se détachent du bord supérieur ou de la face interne de la glande, pour s'élever perpendiculairement, et s'ouvrir dans la bouche sur la crête sublinguale, par une série linéaire de petits orifices percés, comme toujours, au centre d'un tubercule.

DIFFÉRENCES. — Le **Chien** n'a point de sublinguale; cette glande est très petite dans le **Chat**, et reportée plus en arrière que chez les autres animaux.

« Le **Porc** a deux sublinguales. L'une, très étroite, fort allongée, accompagne en dehors le canal excréteur de la maxillaire, depuis l'angle de la mâchoire jusqu'à la deuxième sublinguale; elle est composée de petits lobes d'un rouge pâle. Son canal excréteur en sort près du tiers postérieur, et marche à côté et en dehors de celui de la sous-maxillaire. Il se termine, à quelques millimètres de l'orifice de ce dernier, par une plus petite ouverture; son diamètre est également plus petit (1). La deuxième sublinguale (2) est placée au-devant de la première; sa forme est carrée, aplatie, et les lobes dont elle est composée sont plus rouges et plus grands. Elle a huit à dix canaux excréteurs. » (Cuvier, *Anatomie comparée.*)

Dans le **Bœuf**, le **Mouton** et la **Chèvre**, on retrouve une disposition analogue à celle qui vient d'être indiquée chez le porc. La sublinguale comprend deux parties : une postérieure, pourvue d'un canal excréteur particulier, qui vient s'ouvrir près du canal de Wharton; une antérieure, déversant son produit par des canaux multiples, et représentant la véritable sublinguale.

4° DES GLANDES MOLAIRES.

On les appelle ainsi parce qu'elles sont disposées parallèlement aux arcades molaires. Il y en a deux de chaque côté.

La *glande molaire supérieure*, la plus considérable, représente une traînée étroite de lobules salivaires placés en dehors de l'alvéolo-labial, le long du bord supérieur de ce muscle. Dans sa partie postérieure, cachée sous le muscle masséter, cette glande est plus épaisse et plus compacte qu'en avant, où les quelques lobules qui la constituent se trouvent à peine en contact les uns avec les autres.

La *glande molaire inférieure*, moins lobulée, moins volumineuse, plus étroite que la précédente, est placée au bord inférieur du buccinateur, immédiatement sous la muqueuse de la bouche, près du point où cette membrane se réfléchit de la paroi de la joue sur l'os maxillaire. Elle est longée dans toute son étendue par le nerf buccal.

Toutes deux versent leur fluide dans la bouche par des orifices saillants assez nombreux, que l'on voit disposés en ligne sur la muqueuse buccale, en regard de chaque arcade molaire.

On remarquera que ces glandes établissent une transition entre les précédentes et celles qu'il nous reste à voir. Leurs lobules, en effet, sont loin de représenter une agglomération aussi compacte que celle formée par les lobules parotidiens ou sublinguaux. Ils tendent à se dissocier pour garder leur indépendance. Aussi beaucoup d'auteurs les regardent comme des organes distincts les uns des autres, et décrivent ainsi des *glandes molaires supérieures* et des *glandes molaires inférieures.*

DIFFÉRENCES. — Les glandes molaires sont plus développées chez les animaux

(1) « Cette glande pourrait être tout aussi bien considérée comme une deuxième sous-maxillaire. C'est l'opinion de Meckel. »

(2) « Ou la sublinguale proprement dite. »

ruminants que dans les Solipèdes. L'extrémité postérieure de la glande supérieure est plus renflée que dans le cheval. — Chez le **Chien**, cette même glande, à peine sensible dans la plus grande partie de son étendue, forme en arrière, sous l'arcade zygomatique et près de l'œil, un lobe indépendant, remarquable par son volume énorme et le conduit excréteur unique qu'il présente. M. Duvernoy a le premier fait connaître ce lobe, et a proposé de l'appeler *glande sous-zygomatique*, glande qui n'existe point dans le **Chat**.

5° Glandules labiales, linguales et staphylines.

Les lobules qui forment ces glandes sont répandus en couches plus ou moins épaisses à la face interne de la membrane buccale, au lieu d'être agglomérés en masse comme dans les glandes précédemment étudiées. Quelquefois ils sont épars, en raison de leur petit nombre. En général, le canal excréteur de chaque glandule s'ouvre isolément dans la bouche sans s'aboucher avec ceux des lobules voisins.

Glandules labiales. — Ces glandules, plus abondantes à la lèvre supérieure qu'à l'inférieure, dépassent les commissures pour se répandre à une petite distance sur la face interne des joues. Il est facile, sur le cheval vivant, après avoir retroussé une lèvre et soigneusement essuyé la muqueuse, de voir suinter par les orifices excréteurs le fluide salivaire que sécrètent ces petits organes.

Glandules linguales. — Elles forment une couche sous la muqueuse de la base de la langue, couche très adhérente aux fibres du muscle petit hyo-glosse, et continue par côté avec celle qui tapisse la face externe de la muqueuse amygdalienne. On en trouve aussi sur le côté de la langue, au-dessus du bord supérieur du muscle kérato-glosse; celles-ci sont peu nombreuses, éparses par conséquent, et comme incrustées dans la substance du muscle basio-glosse.

Glandules staphylines. — La couche épaisse qu'elles forment sous le feuillet muqueux antérieur du voile palatin a été décrite en même temps que cet organe. Nous y reviendrons pour faire observer qu'elle se trouve reliée, par côté, aux glandes de la base de la langue, par l'intermédiaire des glandules de la cavité amygdalienne; en sorte que l'arrière-fond de la bouche qui précède immédiatement l'isthme du gosier, arrière fond qu'on pourrait, peut-être avec juste raison, considérer comme l'isthme lui-même, se trouve enveloppé d'une ceinture glanduleuse complète. Sur le cadavre, on trouve toujours dans ce compartiment une plus ou moins grande quantité d'un fluide visqueux, certainement sécrété par la ceinture glanduleuse dont nous parlons. C'est donc là que le bol alimentaire s'enveloppe des matières gluantes destinées à favoriser son glissement dans le pharynx et dans l'œsophage; et il est digne de remarque que l'espèce de goulot étroit où s'accomplit cette sécrétion, chez l'animal vivant, précède immédiatement le canal parcouru par le bol alimentaire dans le mouvement de déglutition.

Différences. — Toutes ces glandules sont admirablement développées dans les herbivores. Elles sont loin d'être aussi nombreuses et aussi épaisses chez les animaux omnivores ou carnivores. Il en est de même, du reste, pour les glandes décrites précédemment. Cette prédominance du système salivaire chez les animaux herbivores s'explique assez par la nature fibreuse, dure ou coriace des aliments dont se nourrissent ces animaux ; ces aliments, pris du reste en très grande quantité, à cause du peu d'éléments nutritifs qu'ils contiennent, exigeant nécessairement, pour les besoins de la mastication et de la déglutition, une grande quantité de salive.

§ III. — Du pharynx ou arrière-bouche (fig. 92 , 109).

Préparation. — 1° Étudier la disposition générale et la situation de ce vestibule sur la coupe antéro-postérieure et verticale de la tête (fig. 109). — 2° Pour examiner convenablement son intérieur, on séparera la tête du tronc, en laissant une certaine longueur de la trachée et de l'œsophage; puis, au moyen d'un trait de scie transversal, on abattra toute la portion de la boîte crânienne qui dépasse en arrière les articulations temporo-maxillaires; on pourra même faire passer la scie par le milieu de ces articulations ; la paroi postérieure du pharynx est alors rendue accessible à l'observation, et l'on peut la fendre sur la ligne médiane pour arriver dans l'intérieur de la cavité (fig. 136). — 3° Les muscles seront préparés avec ceux de la langue, et d'après le même procédé.

Le *pharynx* est un vestibule membraneux commun aux voies digestives et aux voies aériennes ; situé en arrière du voile du palais, qui le sépare de la bouche ; fixé, en haut, sur la base du crâne, en bas, sur l'appareil laryngien.

En raison de la conformation du voile du palais, qui, chez nos animaux domestiques, les Solipèdes surtout, se prolonge jusqu'à la base de l'épiglotte, le pharynx forme une cavité cylindrique, allongée dans le sens antéro-postérieur, fermée sur les côtés et en arrière par des muscles larges et minces que nous étudierons plus loin, avec le voile du palais pour paroi antérieure. Aux deux extrémités de cette cavité se trouvent percées des ouvertures qui font communiquer l'arrière-bouche avec d'autres conduits ou cavités, et dont nous étudierons immédiatement la disposition.

A l'extrémité supérieure du grand axe de la cavité pharyngienne, on remarque : 1° en avant, les deux ouvertures postérieures des cavités nasales ; 2° en arrière et directement en regard des précédentes, les deux orifices pharyngiens des trompes d'Eustache, orifices fermés par une espèce de clapet cartilagineux (1).

A l'extrémité inférieure de ce même axe, on trouve : 1° D'abord au centre, un vaste orifice béant qui fait proéminence dans l'intérieur de la cavité pharyngienne, à la manière d'un robinet dans un tonneau : c'est l'*entrée du larynx*, dont la saillie forme, sur les parois du pharynx, deux gouttières latérales limitées supérieurement par les piliers postérieurs du voile palatin ; 2° en avant et au-dessous de celle-ci, l'*isthme du gosier* ; 3° en arrière et au-dessus, l'*ouverture œsophagienne*, pratiquée au fond d'un infundibulum, que l'on a voulu considérer comme une région spéciale du pharynx.

Ce qui fait en tout sept ouvertures, qui donnent à l'arrière-bouche l'apparence d'un véritable carrefour, dans lequel viennent aboutir différentes voies de communication. Il importe de remarquer que les voies aérienne et digestive se croisent à l'intérieur de ce carrefour, en sorte que, pendant la déglutition, le bol alimentaire passe au-devant de l'entrée du larynx pour gagner l'ouverture œsophagienne. Cette

(1) Cette région répond, chez l'homme, à l'arrière-fond des cavités nasales, diverticulum qui ne se distingue point du pharynx chez nos animaux domestiques. On verra, du reste, que nous désignons sous le nom d'arrière-fond des fosses nasales l'extrémité postérieure de ces cavités.

particularité est aisément saisie au moyen d'un simple coup d'œil jeté sur la figure 109.

Envisagé à l'extérieur, pour l'étude de ses connexions, le pharynx répond, en

Fig. 109 (*).

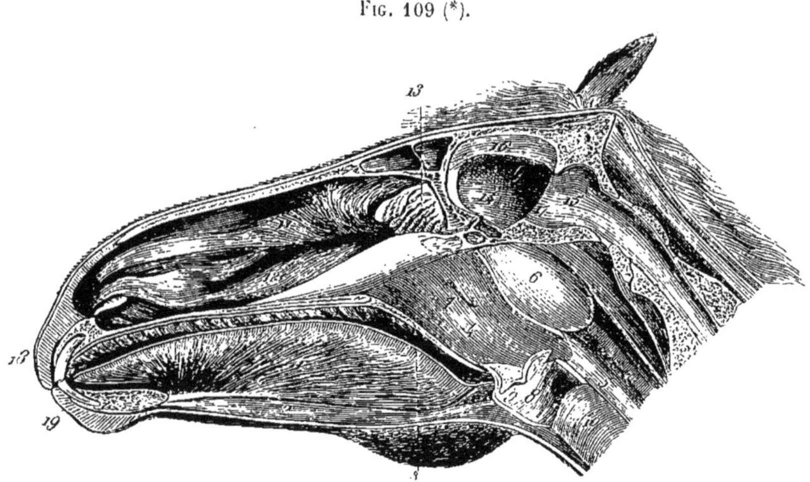

arrière, aux poches gutturales et aux ganglions lymphatiques gutturaux ; par côté, à la grande branche de l'hyoïde, aux muscles ptérygoïdien interne et grand kérato-hyoïdien, aux nerfs glosso-pharyngien, grand hypoglosse et laryngé supérieur, et à l'artère glosso-faciale.

Structure. — Les parois du pharynx sont formées par une *membrane muqueuse*, en dehors de laquelle se trouve appliquée une *couche charnue*.

1° *Membrane muqueuse.* — Cette membrane, doublée en dehors par une mince couche de fibres jaunes élastiques, est beaucoup plus délicate et moins protégée par son épiderme que la muqueuse buccale, à laquelle elle fait suite : elle communique également avec celle de l'œsophage, du larynx, des fosses nasales et des trompes d'Eustache.

2° *Couche charnue.* — Cette couche se compose de sept paires de muscles, indiquées dans l'énumération suivante : le *pharyngo-staphylin*, le *ptérygo-pharyngien*, l'*hyo-pharyngien*, le *thyro-pharyngien*, le *crico-pharyngien*, l'*aryténo-pharyngien*, le *kérato-pharyngien*.

Pharyngo-staphylin. — Ce muscle, qui a été décrit comme appartenant au voile du palais, se prolonge en arrière sur la paroi latérale du pharynx, où il confond ses fibres avec celles du ptérygo-pharyngien, pour aller s'attacher au bord supérieur du cartilage thyroïde, en passant sous les muscles hyo-pharyngien et thyropharyngien. C'est donc un muscle qui fait aussi partie du pharynx.

(*) Fig. 109. — *Coupe antéro-postérieure de la tête, montrant dans leur ensemble la bouche, l'arrière-bouche, le larynx et les cavités nasales.* — 1. M. Génio-glosse. 2. M. Génio-hyoïdien. 3. Coupe du voile du palais. 4. Cavité pharyngienne. 5. Œsophage. 6. Poche gutturale. 7. Ouverture pharyngienne de la trompe d'Eustache. 8. Cavité du larynx. 9. Entrée du ventricule latéral du larynx. 10. Trachée. 11. Cornet ethmoïdal. 12. Cornet maxillaire. 13. Volutes ethmoïdales. 14. Compartiment cérébral de la cavité crânienne. 15. Compartiment cérébelleux. 16. Faux du cerveau ou cloison médiane. 17. Cloison transverse ou tente du cervelet. 18. Lèvre supérieure. 19. Lèvre inférieure.

Ptérygo-pharyngien. — Appelé chez l'homme *constricteur supérieur*, ce muscle est mince, large, aplati, triangulaire. Il prend son origine sur l'apophyse ptérygoïde, d'où ses fibres se portent, en divergeant, les unes en arrière, les autres en dedans. Celles-là se confondent avec le pharyngo-staphylin, et se comportent comme ce muscle ; celles-ci se réunissent sur la ligne médiane avec les fibres analogues du côté opposé, en formant une sorte de ceinture autour de l'origine des trompes d'Eustache. Ce muscle est doublé en dehors par une couche de tissu jaune élastique, qui s'attache avec lui à l'os ptérygoïde, se fixe ensuite au bord supérieur de la grande branche hyoïdienne, et se prolonge même, à la surface externe du muscle qu'elle revêt, jusqu'au cartilage thyroïde. L'élasticité de ce feuillet fibreux joue un certain rôle dans la locomotion de l'appareil hyolaryngien : c'est un antagoniste passif des muscles abaisseurs de cet appareil.

Quoi qu'on ait pu dire dans les traités d'anatomie vétérinaire, ce muscle n'est et ne peut être qu'un constricteur du pharynx et même un constricteur des plus parfaits, puisqu'il raccourcit tous les diamètres de l'organe : le diamètre longitudinal, au moyen des fibres postérieures, qui tirent le cartilage thyroïde en avant ; les diamètres transversaux, par la cravate jetée autour de l'orifice des trompes d'Eustache (fig. 92, 6).

Hyo-pharyngien ; thyro-pharyngien ; crico-pharyngien. — Ces trois muscles n'en forment que deux chez l'homme, les *constricteurs moyen* et *inférieur* du pharynx. Ce sont trois bandelettes charnues qui se terminent au-dessus du pharynx, sur un repli fibreux médian, assez large quelquefois pour figurer une véritable aponévrose. Elles procèdent, la première, de la corne de l'hyoïde ; la seconde, de la surface extérieure du cartilage thyroïde ; la troisième, de la face superficielle du cartilage cricoïde.

Leur action n'est point douteuse ; tout le monde les regarde comme des constricteurs (fig. 92, 7, 8, 9).

Aryténo-pharyngien. On a décrit sous ce nom un petit faisceau, extrêmement grêle chez les Solipèdes, qui se porte du bord postérieur du cartilage arythénoïde à l'origine de l'œsophage. Pour découvrir ce muscle, que nous ne regardons pas comme constant, il faut renverser l'œsophage d'arrière en avant sur la face supérieure du pharynx.

Kérato-pharyngien. — (*Stylo-pharyngien chez l'homme*). — Étroite bandelette qui descend de la face interne de la grande branche hyoïdienne sur le côté du pharynx, où elle confond ses fibres avec celles du ptérygo-pharyngien. Ce muscle élève le pharynx en se contractant. On le regarde aussi comme un dilatateur. Mais la disposition des parois pharyngiennes et son faible volume ne lui permettent guère de remplir un rôle bien efficace dans l'agrandissement de l'arrière-bouche ; à peine pourrait-il produire un très léger infundibulum au niveau de son insertion. Le véritable agent dilatateur de la cavité pharyngienne, c'est la poussée du bol alimentaire, poussée due à l'action de la langue (fig. 92, 5).

Il n'est pas rare de rencontrer un second muscle kérato-pharyngien, aboutissant au même point que le premier, mais procédant de l'extrémité inférieure de la grande branche hyoïdienne, au lieu de partir de la partie supérieure.

3° *Vaisseaux et nerfs.* — Le sang amené dans le pharynx vient des artères *pha-*

ryngienne et *thyroïdienne;* les *nerfs* sont fournis par le *glosso-pharyngien,* le *pneumogastrique* et le *grand sympathique.*

FONCTIONS. — Le pharynx joue un rôle passif dans la respiration, en servant de canal intermédiaire entre les cavités nasales et le larynx.

Mais la fonction principale de cet organe se rapporte aux phénomènes digestifs; c'est en effet l'agent actif du premier temps de la déglutition, mouvement complexe et rapide qui s'exécute de la manière suivante : Le bol alimentaire, poussé par la langue dans l'arrière-bouche, est saisi par les muscles constricteurs, qui entrent tour à tour en action d'avant en arrière, d'une manière péristaltique et involontaire, pour amener ce bol à l'entrée de l'œsophage. Les aliments passent donc pendant la déglutition pharyngienne au-devant de l'ouverture du larynx; mais ils ne peuvent s'y engager : c'est qu'ils forcent l'épiglotte à se renverser sur cette ouverture pour la boucher à peu près exactement; c'est qu'ils s'opposent à l'aspiration pulmonaire, qui pourrait les détourner de leur route naturelle pour leur faire prendre la voie aérienne, l'application des parois du pharynx sur le bol alimentaire, pendant le très court moment du passage de ce bol au-devant du larynx, interceptant toute communication entre l'air extérieur et le poumon, et ne permettant l'élévation des côtes qu'avec la plus grande difficulté; c'est enfin, et surtout, à cause de l'extrême rapidité du mouvement de déglutition.

Quant à la déglutition des liquides, elle s'opère d'après un mécanisme analogue. On observe cependant qu'ils ne peuvent renverser l'épiglotte pour déterminer l'occlusion de l'entrée du larynx. Aussi cheminent-ils dans les gouttières latérales produites par la saillie que forme cette ouverture au fond de la cavité pharyngienne. L'aspiration pulmonaire est néanmoins tout aussi difficile qu'au moment de la déglutition des solides; car les parois du pharynx s'appliquent alors directement sur l'ouverture laryngienne et la bouchent d'une manière hermétique.

Une remarque assez curieuse, c'est que, chez les Solipèdes, les aliments ne se mettent point en contact direct avec la plus grande partie de la paroi supérieure du pharynx pendant leur passage à travers cette cavité. Quand ces aliments sont poussés par la langue, ils soulèvent le voile du palais, et entraînent son bord postérieur jusqu'auprès de l'entrée de l'œsophage. L'extrême développement de la cloison staphyline s'oppose donc à ce que la paroi pharyngienne s'applique immédiatement sur les aliments; c'est par l'intermédiaire de cette cloison que les constricteurs exercent leur action péristaltique sur le bol alimentaire, jusqu'à l'infundibulum œsophagien.

DIFFÉRENCES. — Chez le **Chien,** l'infundibulum est très spacieux. La muqueuse pharyngienne, beaucoup plus fine que celle de l'œsophage, se distingue de celle-ci par une ligne de démarcation nette et tranchée.

§ IV. — De l'œsophage (fig. 136, 137).

Préparation. — Placer le sujet en première ou en seconde position; enlever le peaucier cervical du côté gauche; abattre le membre antérieur correspondant, et procéder à l'excision des côtes de ce même côté en respectant la première; disséquer ensuite les vaisseaux et les nerfs qui avoisinent le conduit œsophagien, en ayant soin de conserver leurs rapports.

L'*œsophage* est un long canal membraneux, cylindrique, étroit, facilement dilatable dans la plus grande partie de son étendue, chargé de conduire les aliments de l'arrière-bouche dans l'estomac, et d'achever ainsi le mouvement de déglutition.

Ce canal part du pharynx et communique avec lui au moyen de l'ouverture postérieure située au-dessus de la glotte. Il descend ensuite derrière la trachée jusqu'au milieu du cou, et commence alors à se dévier pour se placer au côté gauche du conduit aérien. Il pénètre ainsi dans la cavité thoracique, en passant au côté interne de la première côte gauche, se replace bientôt au-dessus de la trachée, franchit la base du cœur, et gagne l'ouverture du pilier droit du diaphragme, en passant entre les deux lames du médiastin postérieur. On le voit alors traverser cette ouverture, pénétrer dans la cavité abdominale, et s'insérer presque immédiatement sur la petite courbure de l'estomac, par un orifice appelé *cardia*, qui sera étudié en même temps que ce dernier viscère.

Voici les nombreuses connexions qu'affecte l'œsophage dans son long trajet :

A son origine, il est compris entre la poche gutturale et les muscles crico-aryténoïdiens postérieurs.

Dans la région cervicale, il est enveloppé d'une couche épaisse de tissu cellulaire, qui l'unit d'une manière lâche aux organes environnants. Les rapports que l'œsophage entretient avec ces organes varient suivant qu'on le considère en haut ou en bas. En haut, il occupe dans le plan médian l'espace compris entre la trachée et le long du cou, et est longé de chaque côté par l'artère carotide primitive, accompagnée de ses nerfs satellites, c'est-à-dire le cordon commun au grand sympathique et au pneumogastrique, et le laryngé inférieur. En bas, le canal œsophagien se trouve en rapport avec la trachée, du côté interne, et, du côté externe, avec le muscle scalène inférieur, les vaisseaux et les nerfs de la gouttière cervicale gauche, y compris la veine jugulaire (1).

A son entrée dans la cavité thoracique, l'œsophage, encore dévié à gauche et appliqué sur le côté de la trachée, répond en dehors au ganglion cervical inférieur, aux branches nerveuses afférentes et émergentes de ce ganglion, aux artères et aux veines vertébrales, cervicales supérieures et dorso-musculaires, vaisseaux qui croisent obliquement sa direction. Plus loin il se replace entre la trachée et le long du cou, passe au-dessus de la bronche gauche, à droite de l'aorte thoracique. Puis, arrivé entre les lames du médiastin postérieur, il se met en rapport, par leur intermédiaire, avec la face interne des poumons, qui sont creusés l'un et l'autre d'une gouttière pour le recevoir, accompagné alors par l'artère œsophagienne et les cordons œsophagiens du nerf pneumogastrique.

La très courte portion logée dans la cavité abdominale répond, à droite, à une échancrure du bord supérieur du foie, et se trouve enveloppée par le péritoine.

Étudié à l'intérieur, le canal dont on vient de faire connaître successivement le trajet et les rapports ne présente rien d'intéressant. On remarquera seulement que ses parois sont toujours affaissées et en contact avec elles-mêmes, hormis le temps du passage des aliments.

(1) Il n'est pas absolument rare de voir l'œsophage dévié à droite, en bas du cou. On conçoit alors que les rapports s'intervertissent. Jamais nous n'avons vu ce conduit entrer dans la poitrine en restant dans le plan médian du corps.

STRUCTURE. — Il entre dans la constitution de l'œsophage deux tuniques : une *muqueuse* et une *couche charnue.*

La *membrane muqueuse,* continue avec celles du pharynx et de l'estomac, est blanchâtre, recouverte d'un épiderme épais et résistant, et présente de nombreux plis longitudinaux qui permettent la dilatation du canal. Elle n'adhère que faiblement à la tunique charnue, sur laquelle elle peut glisser avec la plus grande facilité.

La *membrane charnue* commence à la partie postérieure du pharynx par les muscles aryténo-pharyngiens et par deux petites bandelettes superficielles qui se détachent de la partie postérieure des crico-pharyngiens. Cette membrane est formée de fibres longitudinales superficielles, souvent rassemblées en cordons, et de fibres spiroïdes ou circulaires plus profondes, qui s'entrecroisent vers l'extrémité terminale du canal d'une manière à peu près inextricable. Cette couche charnue, dans la portion cervicale de l'œsophage et une grande partie de la portion thoracique, présente la couleur rouge des muscles de la vie animale ; elle devient blanchâtre comme les fibres de la vie organique, après que l'œsophage s'est engagé dans le médiastin, et acquiert alors une épaisseur considérable et une rigidité très prononcée. Il est à remarquer que cette disposition de la membrane charnue est surtout évidente vers l'insertion du conduit dans l'estomac, et que le tube musculeux formé à ce point par cette membrane est si étroit, qu'il est rempli, à peu près exactement, par les plis de la membrane muqueuse renfermée dans ce tube. Aussi peut-on insuffler un estomac par le pylore sans appliquer de ligature sur l'œsophage ; la lumière de ce canal étant si bien bouchée qu'il ne laisse échapper aucune bulle d'air. Nous reviendrons, en décrivant l'intérieur de l'estomac, sur les conséquences de ce fait anatomique intéressant.

Le sang est apporté à l'œsophage par des divisions émanées de la carotide primitive ainsi que des artères bronchiques et œsophagiennes. Les nerfs viennent presque exclusivement du pneumogastrique, par l'intermédiaire du rameau laryngé inférieur et des cordons œsophagiens.

FONCTIONS. — Ce canal opère le transport des aliments de l'arrière-bouche dans l'estomac ; il n'a point d'autre usage.

DIFFÉRENCES. — Chez tous les animaux domestiques autres que les Solipèdes, la couche charnue de l'œsophage est rouge dans toute son étendue, et offre partout le même degré d'épaisseur et la même flaccidité. Aussi la lumière du conduit est-elle aussi largement ouverte vers l'extrémité stomacale que vers l'extrémité pharyngienne.

La dilatabilité de ce conduit est d'ailleurs fort remarquable chez ces mêmes animaux : des chiens avalent des morceaux de viande énormes ; des vaches et des bœufs ont pu introduire dans leur œsophage de très grosses raves, ou des corps étrangers volumineux, comme des souliers.

ART. II. — ORGANES ESSENTIELS DE LA DIGESTION.

Ces organes étant tous renfermés dans la *cavité abdominale,* nous étudierons d'abord ce réceptacle commun, pour voir ensuite successivement l'*estomac,* l'*intestin,* et les *organes annexes,* c'est-à-dire le *foie,* le *pancréas* et la *rate.*

§ I. — De la cavité abdominale.

L'intérieur du tronc est partagé par le diaphragme, chez les animaux mammifères, en deux grandes cavités qui logent la majeure partie des organes si vaguement appelés viscères. L'antérieure, la plus petite, est la *cavité pectorale* ou *thoracique;* la postérieure prend le nom d'*abdomen* ou de *cavité abdominale*. Celle-ci, la seule dont nous ayons à nous occuper maintenant, est un vaste réservoir de forme ovoïde, allongé dans le sens antéro-postérieur, ayant pour paroi supérieure les muscles de la région sous-lombaire, fermé en bas et sur les côtés par les muscles de la région abdominale inférieure, borné en avant par le diaphragme, et prolongé en arrière entre les os et les ligaments membraneux du bassin.

On connaît déjà tous les éléments qui forment les parois de cette cavité ; nous n'y reviendrons pas. Nous nous bornerons à l'envisager à l'intérieur pour déterminer les diverses régions qu'il est possible d'y reconnaître, détermination importante qui facilite singulièrement l'étude topographique des viscères du ventre. En effet, dire qu'un organe est situé dans la cavité abdominale, c'est donner sur la place qu'il occupe un renseignement peu précis, à cause de la grande étendue de cette cavité ; il importe donc de diviser l'abdomen en un certain nombre de régions périphériques, répondant aux différents points de sa paroi, afin de pouvoir mieux préciser la situation des organes qui sont logés dans son intérieur, sans compliquer le langage anatomique. On a reconnu six régions principales à la cavité abdominale :

A. La *région supérieure* ou *sous-lombaire* répond à la paroi supérieure de l'abdomen, c'est-à-dire aux muscles psoas et au corps des vertèbres lombaires ; elle s'étend depuis l'ouverture pratiquée entre les deux piliers du diaphragme jusqu'à l'entrée du bassin.

B. La *région inférieure*, limitée sur le côté par les hypochondres et les flancs, commence, en avant, au niveau de l'appendice xiphoïde, et se prolonge en arrière jusqu'au pubis. Elle comprend donc toute cette partie de l'abdomen qui répond à la ligne blanche et aux deux muscles droits. Sa grande étendue a nécessité sa subdivision en cinq régions secondaires : — La *région sus-sternale*, nommée l'*épigastre* chez l'homme, placée au-dessus de l'appendice xiphoïde du sternum ; — la *région ombilicale*, située en arrière de la précédente, ainsi appelée parce qu'elle avoisine la partie de paroi au centre de laquelle se trouve percé l'ombilic ; — la *région pré-pubienne*, *sus-pubienne* dans l'homme, occupant l'espace qui précède le bord antérieur du pubis ; — les *deux régions inguinales*, diverticules de la cavité abdominale enfoncés dans les trajets inguinaux, où ils forment les réservoirs spéciaux que nous décrirons plus tard sous le nom de *gaînes vaginales*.

C. Les *régions latérales* ont pour limites : en avant, les attaches costales du diaphragme ; en arrière, l'entrée de la cavité pelvienne ; en haut, le bord supérieur du petit oblique ; en bas, l'intervalle compris entre le bord inférieur de ce même muscle et le bord externe du grand droit. — On nomme *hypochondre* la sous-région qui correspond au cercle cartilagineux des fausses côtes. — Le *flanc* est celle qu'on trouve en regard de la portion charnue du muscle petit oblique.

D. La *région antérieure* ou *diaphragmatique* comprend la cavité formée par la face postérieure du diaphragme. Elle se divise, comme ce muscle lui-même, en deux régions, l'une *centrale*, l'autre *périphérique*.

E. La *région postérieure* ou *pelvienne* est un diverticulum spécial de l'abdomen, décrit sous le nom de *cavité du bassin*. Cette cavité est bornée, en haut, par le sacrum ; en bas, par la face supérieure des pubis et des ischions, et par le muscle obturateur interne ; sur les côtés, par la portion rétrécie des iléons et les ligaments sacro-sciatiques. L'entrée de ce diverticulum, située au-dessus du pubis, est de forme ovalaire. L'arrière-fond, plus étroit, est traversé par le rectum et les organes génito-urinaires, qui vont s'ouvrir à l'extérieur.

Du péritoine. — La cavité abdominale est tapissée à l'intérieur par une membrane séreuse, le *péritoine*, dont nous donnerons en quelques mots une idée générale, sans nous arrêter à des détails de description qui seraient inutiles ou déplacés.

Fig. 110 (*).

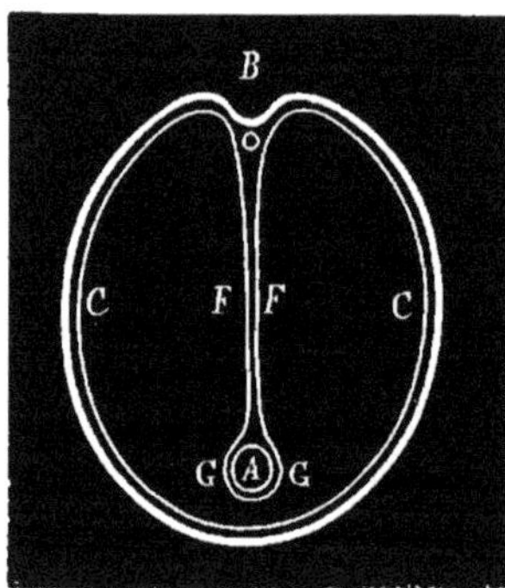

Comme toutes les séreuses splanchniques, le péritoine se compose d'un feuillet pariétal et d'un feuillet viscéral, formant dans leur ensemble un sac complet, dont la disposition est telle, que les organes contenus dans l'abdomen sont situés en dehors de ce sac. La figure théorique ci-contre, représentant une coupe transversale de la cavité abdominale, fera comprendre d'un seul coup d'œil cette disposition. Soient A la coupe de l'intestin grêle libre et flottant à l'intérieur de la cavité, B celle de l'artère aorte, au niveau de la grande mésentérique : la membrane péritonéale CC revêt les parois de l'abdomen, et dans les points DD se replie autour de la grande mésentérique, de manière à former deux lames FF, qui s'adossent par leur face adhérente, arrivent sur l'intestin, et s'écartent alors pour se développer autour de lui. On voit donc, sur cette figure, le feuillet pariétal CC du péritoine, GG le feuillet viscéral, FF les deux lames qui établissent la continuité de ces deux feuillets ; on reconnaît le sac complet formé par cet ensemble de feuillets et de lames ; on se figure même aisément ce sac simplifié et agrandi par l'écartement et le développement des lames FF ; et l'on devine de prime saut comment l'intestin grêle peut être à la fois, *dans l'intérieur* de la cavité abdominale et *en dehors* du sac formé par la membrane séreuse qui tapisse cette cavité.

La disposition que nous venons de faire connaître est commune à tous les organes qui flottent librement dans l'abdomen. Les replis séreux qui les suspendent, en unissant leur feuillet péritonéal à celui qui recouvre les parois de la cavité, seront étudiés sous le nom de *ligaments*, *mésentères*, *épiploons*. Quelques organes, les reins, par exemple, n'ont point de feuillet viscéral propre ; alors ils sont compris entre la paroi abdominale et la face externe du péritoine pariétal, et ils manquent des replis dont nous parlons.

(*) Fig. 110. — *Coupe théorique de la cavité abdominale, destinée à montrer la disposition du péritoine.*

Le péritoine a une face adhérente et une face libre. La première s'unit d'une manière assez lâche aux parois abdominales, excepté sur le centre phrénique; mais elle est intimement accolée aux viscères abdominaux. La face libre est parfaitement lisse, et lubrifiée par l'humeur séreuse qu'elle laisse exhaler.

Le péritoine offre la structure de toutes les séreuses. C'est une membrane cellulaire recouverte d'un mince épithélium pavimenteux; riche en lymphatiques dans son feuillet viscéral; pourvue de vaisseaux sanguins et de quelques nerfs. Ceux-ci sont loin d'être aussi abondants que le pensent plusieurs auteurs; ceux que le docteur Bourgery a fait figurer dans son Atlas ne représentent qu'un roman iconographique. M. Lavocat (1), qui adopte les beaux réseaux de Bourgery, dit que « l'abondance de ces nerfs, chez le cheval, explique la grande susceptibilité du péritoine, tandis que, chez le bœuf, cette membrane, moins pourvue de rameaux nerveux, est bien moins irritable. » Nous avons pu nous convaincre que les nerfs du péritoine sont tout aussi difficiles à mettre en évidence chez le cheval que chez le bœuf. Du reste, il n'est pas d'une saine physiologie d'invoquer cette prétendue différence anatomique pour expliquer la différence de *susceptibilité* ou d'*irritabilité* (*susceptibilité* et *irritabilité inflammatoires*, croyons-nous) dans le péritoine de ces deux animaux. Le degré de susceptibilité inflammatoire d'un tissu ne peut se mesurer par la quantité de nerfs que reçoit ce tissu. Bien plus, l'inflammation, quoique profondément modifiée par la sensibilité, est, dans son principe, tout à fait indépendante de l'action nerveuse; des tissus dans lesquels cette action a été absolument éteinte sont aussi susceptibles qu'auparavant à l'influence des causes inflammatoires. Une plus longue discussion sur un pareil sujet serait ici un hors-d'œuvre; nous espérons pouvoir y revenir ailleurs.

DIFFÉRENCES. — On remarquera que dans le **Chat** et le **Chien** la cavité abdominale est très étroite, et qu'elle est, au contraire, très vaste dans les animaux ruminants, c'est-à-dire le **Bœuf**, le **Mouton** et la **Chèvre**; sa capacité est, du reste, en rapport avec le volume des viscères qu'elle contient.

§ II. — De l'estomac.

L'*estomac* est un sac membraneux dans lequel commencent les phénomènes essentiels de la digestion. L'importance qu'on attache, avec juste raison, à son étude nous engage à le considérer successivement dans les Solipèdes, le Lapin, le Porc, le Chien, le Chat et les Ruminants, pour l'examiner ensuite chez tous ces animaux d'une manière comparative et générale, examen qui trouvera sa place après la description du tube intestinal.

1° DE L'ESTOMAC CHEZ LES SOLIPÈDES (fig. 111. 112. 113. 114. 124).

Préparation. — Pour étudier l'organe dans ses rapports, il suffira d'ouvrir l'abdomen et d'enlever la masse intestinale, en procédant de la manière suivante : l'animal sera placé en première position, et très légèrement incliné sur le côté gauche; on pratiquera une incision cruciale sur la paroi abdominale inférieure, ou mieux on enlèvera tout à fait cette paroi au moyen d'une incision circulaire, en ayant soin de ne point blesser quelques parties d'intestin; la masse entière des viscères sera ensuite tirée hors de la cavité abdominale, et

(1) *Traité complet de l'anatomie des animaux domestiques* (SPLANCHNOLOGIE).

amenée sur la table qui supporte le sujet; on ne devra point laisser cette masse s'échapper jusqu'à terre, sous peine de s'exposer à des tiraillements et à des déchirures, soit dans l'intestin lui-même, soit dans les parties qu'on désire conserver intactes dans l'abdomen ; ensuite on incisera le côlon flottant à son point d'union avec le rectum, et le duodénum à son passage derrière l'artère grande mésentérique; la base du cœcum sera alors détachée de la paroi sous-lombaire, par la rupture du tissu cellulaire qui maintient cet organe appliqué sur le rein droit et le pancréas; et l'on rompra de même l'alliance celluleuse qui existe entre cette dernière glande et l'extrémité terminale de la quatrième portion du côlon replié; il ne restera plus, à ce moment, qu'à couper l'attache des liens mésentériques à la région sous-lombaire, avec les vaisseaux contenus entre les lames de ces ligaments; la masse intestinale est alors définitivement expulsée de la cavité de l'abdomen, et l'on a mis à découvert et à même de subir une préparation convenable, non-seulement l'estomac, mais encore la rate, le foie, le pancréas, les reins, les uretères, etc.

Il ne nous reste plus qu'à faire connaître le procédé qu'on doit mettre en usage pour retourner l'estomac, soit pour étudier la surface intérieure de ce viscère, soit pour disséquer le plan charnu profond. Nous recommanderons d'abord d'exciser l'estomac, en laissant au moins 1 décimètre de l'œsophage et 2 décimètres du duodénum. On procédera ensuite au lavage de l'intérieur de l'organe, lavage qui peut être exécuté de plusieurs manières. Voici la plus simple : on introduit une certaine quantité d'eau dans l'estomac, en fixant le duodénum au robinet d'une fontaine; puis, avec la main droite, on malaxe l'estomac, pendant que la main gauche serre le duodénum pour empêcher la sortie du liquide. Les substances alimentaires contenues dans le viscère se mêlent alors au liquide, et peuvent être expulsées par le duodénum à l'aide d'une pression exercée sur l'estomac; répétée quatre à cinq fois, cette opération nettoie parfaitement la surface intérieure de l'organe. Pour rendre externe cette surface intérieure; il suffit d'introduire par le duodénum une anse de fil de fer qu'on fait sortir ensuite par l'œsophage ; un fil ciré, très résistant, est passé dans l'anse, et puis solidement fixé autour de l'œsophage; en tirant sur le fil de fer, on amène celui-ci vers le pylore, qu'on parvient, au moyen de tractions ménagées, à dilater assez pour permettre le passage du cardia et l'inversion complète de l'estomac. L'insufflation rend à cet organe sa forme et sa disposition normales, avec cette différence que la membrane muqueuse est extérieure, et la séreuse intérieure.

Situation. — L'*estomac*, encore appelé *ventricule*, est situé dans la région diaphragmatique de l'abdomen, où il affecte une direction transversale au plan médian du corps.

Dimensions. — Sa capacité moyenne, sur un cheval de taille ordinaire, est de 14 à 15 litres. On comprend qu'elle varie dans de grandes proportions suivant le volume des animaux. Elle est relativement plus considérable chez l'âne.

Forme. — Allongé d'un côté à l'autre, incurvé sur lui-même, souvent étranglé dans sa partie moyenne, et légèrement déprimé d'avant en arrière, ce réservoir offre à étudier, dans sa conformation extérieure : 1° *deux faces*, l'une *antérieure*, l'autre *postérieure*, arrondies et lisses; 2° une *grande courbure* ou *courbure convexe* formant le bord inférieur de l'organe, et donnant attache, dans toute son étendue, au grand épiploon, repli membraneux que nous décrirons comme une dépendance de la membrane séreuse; 3° une petite *courbure* ou *courbure concave*, présentant l'insertion du canal œsophagien, et s'unissant, à droite de ce canal, avec le foie, au moyen du frein que nous ferons connaître sous le nom de ligament hépato-gastrique; 4° une *extrémité gauche*, renflée en forme de grosse tubérosité conique, et constituant le *cul-de-sac gauche* de l'estomac ; 5° une *extrémité droite*, plus étroite, recourbée en haut, et continue avec le duodénum, dont la sépare un rétrécissement très prononcé : on la nomme le *cul-de-sac droit* de l'estomac.

Rapports. — Étudié dans ses connexions avec les organes environnants, l'estomac se montre en rapport : par sa face antérieure, avec le diaphragme et le foie ; par sa face postérieure, avec la courbure diaphragmatique du côlon. Son bord inférieur, longé à gauche par la rate, qui lui est suspendue au moyen du grand épiploon, se trouve séparé de la paroi abdominale inférieure par les grosses cour-

Fig. 111 (*).

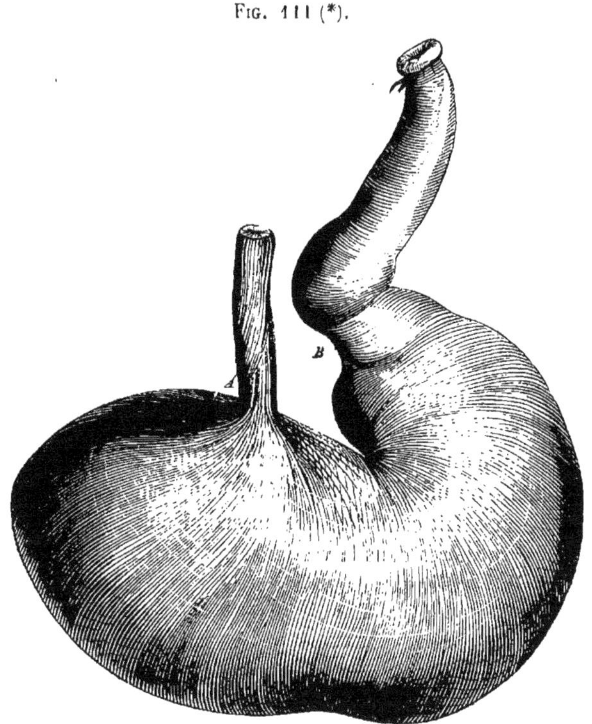

bures antérieures du côlon. L'extrémité gauche, suspendue à la région sous-lombaire à l'aide d'un très court ligament séreux, dépendance du grand épiploon, répond à la base de la rate, à l'extrémité gauche du pancréas, et moins directement au bord antérieur du rein gauche. L'extrémité droite, plus basse que la gauche, touche le lobe droit du foie et les courbures intestinales sus-indiquées.

Intérieur. — Quand on ouvre un estomac pour en étudier l'intérieur, on est frappé tout d'abord par la différence d'aspect que présente la membrane interne de ce réservoir, suivant qu'on examine cette membrane à gauche ou à droite. Du côté gauche, elle a tous les caractères de la muqueuse œsophagienne, c'est-à-dire qu'elle est blanchâtre, sèche, résistante même, et recouverte d'une épaisse couche d'épiderme. A droite, elle devient épaisse, ridée, spongieuse, très vasculaire, très folliculeuse, prend une teinte rouge brunâtre, rendue marbrée par des taches beaucoup plus foncées, perd de sa consistance, et se dépouille de l'épiderme si marqué qu'elle offre du côté gauche, pour se revêtir d'une très légère pellicule épithéliale. Ce n'est point par une transition insensible que la muqueuse stoma-

(*) Fig. 111. — *Estomac du cheval.* — A. Extrémité cardiaque de l'œsophage. B. Anneau pylorique.

cale se partage ainsi en deux portions; le changement de propriétés qui établit cette distinction s'opère brusquement, et la séparation des deux muqueuses est indiquée par une crête saillante plus ou moins sinueuse et très nettement dessinée. Cette crête divise donc l'estomac en deux compartiments, division déjà indiquée à l'extérieur par la dépression circulaire qui existe chez la plupart des sujets. Le *compartiment* ou *sac gauche* est considéré comme une sorte d'évasement de l'œsophage. Le *sac droit* constitue le véritable estomac des Solipèdes; c'est à lui seul qu'est dévolue la fonction sécrétoire qui élabore le suc gastrique, agent essentiel de la digestion stomacale.

Fig. 112 (*).

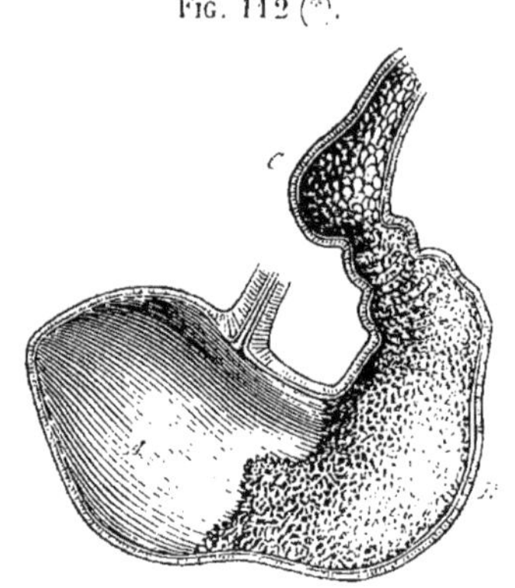

L'intérieur de l'estomac offre à étudier deux ouvertures, le *cardia* et le *pylore*. Le *cardia*, ou l'*ouverture œsophagienne*, est percé sur la petite courbure dans le sac gauche de l'estomac. Sa disposition a donné lieu à de nombreuses discussions, car c'est généralement dans cette disposition qu'on a cherché la cause de l'extrême difficulté du vomissement chez les Solipèdes. Tantôt on a décrit une valvule semi-lunaire ou une valvule spiroïde, s'opposant au trajet rétrograde des aliments; tantôt on a fait connaître une insertion oblique du canal œsophagien, rappelant celle des uretères dans la vessie, et mettant obstacle, par un mécanisme analogue, au retour des aliments dans l'œsophage : erreur des deux côtés. Quand on observe attentivement la manière dont l'œsophage se comporte à sa terminaison, on le voit s'infléchir en bas, après avoir traversé le pilier droit du diaphragme, et s'insérer sur la petite courbure de l'estomac à peu près perpendiculairement. En s'abouchant avec ce viscère, l'œsophage ne s'évase point en infundibulum, comme il fait chez les autres animaux; au contraire, son calibre est à ce point plus étroit que partout ailleurs. Aussi son orifice stomacal ou le cardia, complétement obstrué par les plis de la membrane muqueuse, n'occupe-t-il qu'une quantité infiniment petite de la surface interne de l'estomac.

Le rapport qui existe entre cette disposition anatomique et la difficulté du vomissement est facile à saisir. Nous empruntons à un bon mémoire de M. Colin l'exposé de la théorie imaginée sur ce sujet par M. Lecoq, il y a plus de vingt ans, et depuis constamment professée dans ses cours : « Dans cette disposition singulière réside toute la cause de l'impossibilité ou de l'extrême difficulté du vomissement chez les Solipèdes; on se rend très bien compte de sa manière d'agir en appliquant à l'estomac la théorie de la presse hydraulique. En effet, prenons le viscère dilaté à la fois par des aliments, des liquides, des gaz, et soumis à la seule compression des muscles abdominaux (si sa tunique musculeuse est paralysée par le fait d'une distension extrême). A ce moment le cardia est fermé, les parois de l'estomac sont autour de lui parfaitement planes; la pression étant, d'après la loi,

(*) Fig. 112. — *Vue intérieure de l'estomac du cheval.* — A. Sac gauche. B. Sac droit. C. Renflement duodénal.

proportionnelle à la surface qui la supporte, elle doit être infiniment faible sur la surface infiniment petite, représentée par le point central de l'orifice cardiaque. Or, n'est-il pas évident que la plus minime résistance opposée par les parois œsophagiennes suffit pour empêcher la dilatation de l'ouverture et la sortie des substances alimentaires (1). »

Quant au *pylore*, il représente une large ouverture percée au fond du sac droit, et garnie d'un bourrelet circulaire, ouverture qui est susceptible de se boucher complétement, sous l'action d'un sphincter énergique qui l'entoure.

STRUCTURE. — Les parois de l'estomac sont formées par trois membranes : une *externe, séreuse;* une *moyenne, charnue ;* une *interne, muqueuse.*

1° *Membrane séreuse.* — Cette membrane, dépendance du péritoine, adhère intimement à la tunique charnue, excepté vers la petite courbure, où on la trouve constamment doublée par une expansion jaune élastique, qui semble avoir pour usage de maintenir les deux extrémités de l'estomac rapprochées l'une de l'autre. Elle offre trois replis qui se détachent de l'estomac pour se porter sur les parties voisines, replis formés d'après le procédé indiqué dans la description générale du péritoine. Ces replis constituent le *ligament cardiaque*, le *ligament* ou *épiploon hépato-gastrique* et le *grand épiploon.*

Le *ligament cardiaque* est un court manchon séreux, développé autour de l'extrémité terminale de l'œsophage, et renforcé par des fibres de tissu fibreux jaune. Il attache l'estomac à la face postérieure du diaphragme, et se continue de côté avec les deux autres replis que nous allons décrire.

Le *ligament hépato-gastrique* est une lame formée de deux feuillets, partant de la petite courbure de l'estomac pour s'insérer dans la scissure postérieure du foie. Il se prolonge en arrière et à droite le long du duodénum, où il constitue un frein séreux particulier, qui sera étudié en même temps que l'intestin grêle.

Le *grand épiploon* ou *épiploon gastro-colique* se détache de toute l'étendue de la grande courbure, depuis le cardia jusqu'au pylore, qu'il dépasse même pour se prolonger sur le duodénum. La portion qui règne autour du cul-de-sac gauche est excessivement courte, et se porte sur la paroi sous-lombaire de l'abdomen, à laquelle elle fixe l'estomac. Dans le reste de son étendue, cet épiploon offre un grand développement, et nage librement dans la cavité abdominale, parmi les circonvolutions intestinales. Le bord opposé à l'estomac s'attache sur la portion terminale du côlon replié et sur l'origine du côlon flottant. Du côté gauche, et très près de l'estomac, le grand épiploon, avant de gagner ce lieu d'insertion, s'attache dans la scissure de la rate, et tient ce viscère suspendu à la grande courbure du ventricule. Le nom d'*épiploon spléno-gastrique* a été donné à la partie de ce vaste repli qui se trouve ainsi comprise entre la rate et l'estomac. Les deux feuillets dont se compose le grand épiploon sont très minces, dans la majeure partie de son étendue ; ils comprennent entre eux des vaisseaux sanguins, sur le trajet desquels on trouve accumulée, dans les animaux gras, une grande quantité de tissu adipeux.

2° *Membrane musculeuse.* — Cette tunique, comprise entre la séreuse et la muqueuse, est doublée en dedans d'une lame de tissu cellulaire condensé, qui

(1) *De la comparaison de l'estomac et de l'intestin dans nos espèces domestiques.*

lui adhère fortement, et qu'on regarde comme la *membrane fibreuse* de l'estomac. La dissection montre cette tunique charnue composée de trois plans superposés.

Le *plan superficiel* enveloppe tout le sac droit. Les fibres qui le constituent sont, pour la plupart, jetées en anses autour du cul-de-sac gauche, et leurs extrémités se perdent sur les faces de l'organe. Quelques-unes remontent assez loin sur la grande courbure, à la surface du sac droit. D'autres se continuent évidemment avec les fibres superficielles de l'œsophage (fig. 113, 1, A).

Fig. 113 (*).

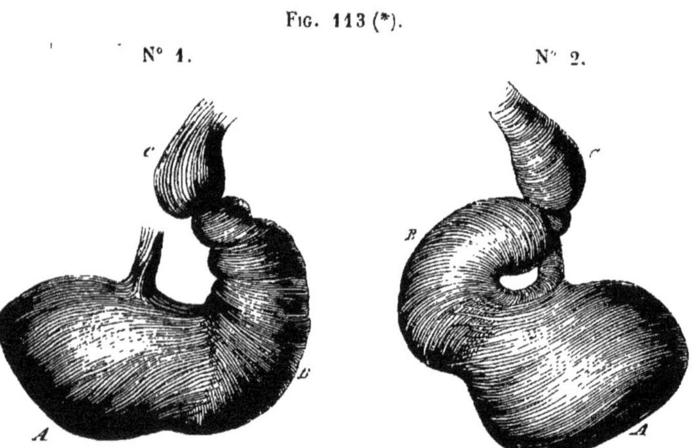

Le *plan moyen* (fig. 113, 1, B) est formé de fibres circulaires répandues sur tout l'organe. Dans le sac droit, elles sont placées immédiatement sous la membrane séreuse; dans le sac gauche, on les voit passer sous les fibres du plan superficiel, et finir par se confondre avec celles-ci, au point qu'il est impossible de les en distinguer vers la tubérosité formée par l'extrémité gauche. Ces fibres, en s'accumulant autour du pylore, constituent le sphincter qui enveloppe cet orifice.

Le *plan profond* (fig. 113, 2, A), spécial comme le premier au sac gauche, ne s'étudie bien que sur un estomac retourné et débarrassé de sa muqueuse. Beaucoup plus épais que le plan superficiel, il offre avec lui, dans sa disposition générale, de grandes analogies. Ainsi, ses faisceaux représentent des anses qui embrassent le cul-de-sac gauche pour se perdre, par leurs extrémités, sur les faces de l'organe, où l'on en voit quelques-uns se continuer avec les fibres circulaires. Les anses les plus rapprochées de l'œsophage embrassent l'ouverture stomacale de ce conduit, comme dans une véritable cravate. Il est à remarquer que les fibres de ce plan profond se croisent avec celles du plan superficiel ; car celles-là vont du sac gauche au sac droit en s'inclinant par en bas vers la grande courbure, tandis que celles-ci se dirigent à droite et légèrement par en haut.

Il résulte de cette disposition, comme l'indique un simple coup d'œil jeté sur

(*) Fig. 113. — N° 1. *Fibres charnues de l'estomac* (*couches externe et moyenne*). — A. Fibres de la couche externe enveloppant le sac gauche. B. Fibres du plan moyen dans le sac droit. — N° 2. *Fibres charnues de l'estomac* (*couches profonde et moyenne mises à nu par l'enlèvement de la membrane muqueuse sur un estomac retourné*). — A. Fibres du plan profond enveloppant le sac gauche. B. Fibres du plan moyen formant à elles seules la membrane charnue du sac droit.

la figure 113 : 1° que le sac droit ne renferme dans ses parois qu'un seul plan charnu ; 2° qu'il en existe trois au contraire dans le sac gauche, lesquels concourent tous à chasser dans le compartiment droit, ou le véritable estomac, les aliments qui s'accumulent dans le compartiment gauche, ou le réservoir œsophagien.

3° *Membrane muqueuse.* — Unie à la tunique précédente par l'expansion fibreuse qui double celle-ci, et par du tissu cellulaire, elle est assez faiblement adhérente dans toute l'étendue du sac droit, mais surtout vers la grande courbure, où cette muqueuse offre certainement sa plus grande épaisseur. Son adhérence est plus prononcée dans le sac gauche. On a déjà vu la plupart de ses caractères dans l'étude de la cavité intérieure de l'estomac ; nous n'y reviendrons pas, sinon pour indiquer la présence des petites glandules, organes de la sécrétion du suc gastrique répandues dans la muqueuse du sac droit : glandules en grappes, analogues dans leur constitution aux grains salivaires, ou glandules en tube, formées d'un seul cylindre terminé en doigt de gant.

4° *Vaisseaux et nerfs.* — L'estomac reçoit le sang des deux branches de l'artère *gastrique*, de la *splénique* et de son prolongement terminal, l'*artère épiploïque gauche*, de la *pylorique* et de l'*épiploïque droite.* — Ce sang est transporté hors de l'organe par les *branches veineuses* satellites de ces artères, et amené dans le tronc de la veine porte. — Les *lymphatiques* se rendent presque directement au réservoir de Pecquet. — Les *nerfs* sont fournis par les pneumo gastriques ou le plexus solaire.

FONCTIONS. — C'est dans l'estomac que commencent les transformations qui rendent les matières alimentaires susceptibles d'être assimilées. Les aliments rencontrent là le suc gastrique, sous l'action duquel leurs principaux éléments, mais surtout les substances albuminoïdes, deviennent solubles et absorbables, après avoir éprouvé quelques mutations isomériques.

2° DE L'ESTOMAC DU LAPIN.

Nous citons l'estomac du Lapin immédiatement après celui des Solipèdes, à cause de l'exacte ressemblance qui existe entre ces deux organes. Comme celui-ci, le premier se divise en deux sacs, l'un gauche et l'autre droit, et présente l'insertion de l'œsophage sur le milieu de la petite courbure, en sorte que cet estomac offre une grosse tubérosité en cul-de-sac à gauche du cardia. Le sac droit est peut-être plus allongé, plus étroit et plus recourbé que dans le cheval. La capacité totale de l'organe est de 4 à 5 décilitres.

3° DE L'ESTOMAC DU PORC.

Chez le Porc, l'estomac est simple comme dans les précédents animaux. Mais il est moins incurvé sur lui-même; et le cardia est plus rapproché de l'extrémité gauche, de plus cette extrémité porte un petit renflement conique qu'on a comparé à un capuchon recourbé en arrière. L'œsophage s'ouvre dans l'estomac par un large infundibulum, et la membrane muqueuse de ce conduit se prolonge sur la surface stomacale dans un rayon de 5 à 7 centimètres autour du cardia. On retrouve donc encore ici la trace de la division en deux sacs, commune aux Solipèdes et à presque tous les Rongeurs.

La capacité de l'estomac du Porc est en moyenne de 7 à 8 litres.

4° De l'estomac du chien et du chat (fig. 114).

Dans ces animaux, le ventricule est très peu courbé, et offre la forme d'une poire dont la petite extrémité répondrait au pylore. Le cardia, dilaté en entonnoir, est plus rapproché de l'extrémité gauche de l'organe que chez tous les autres animaux. La muqueuse œsophagienne s'arrête au pourtour de cet orifice. Aussi l'estomac simple des Carnassiers ne forme-t-il qu'un sac unique, dont la muqueuse intérieure présente, dans toutes ses parties, la même organisation que la membrane du sac droit des Solipèdes. Cette muqueuse est remarquable par les plis onduleux et réguliers qu'elle forme quand l'estomac est vide d'aliments.

Fig. 114 (*).

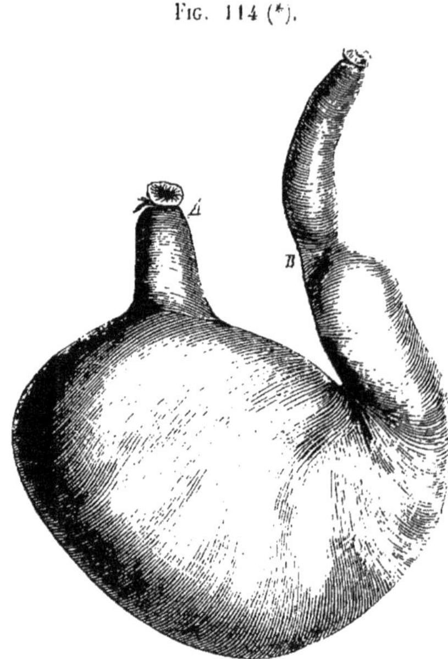

Rien de plus variable que la capacité de l'estomac du Chien, à cause des différences énormes qu'on remarque dans la taille de cet animal, suivant les races. M. Colin l'a trouvée en minimum de 6 décilitres, et en maximum de 8 litres ; il regarde la moyenne comme étant de 3 litres environ. Dans le Chat, cette moyenne est de 30 à 32 centilitres environ.

5° Des estomacs des ruminants.

Les animaux dont nous avons à nous occuper maintenant se distinguent des autres par la faculté qu'ils possèdent d'avaler une première fois leurs aliments, après les avoir grossièrement mâchés, et de les faire revenir dans la bouche pour les soumettre à une seconde mastication, suivie d'une déglutition définitive. L'appareil stomacal, admirablement disposé pour cette finalité physiologique, se distingue par son énorme développement et sa division en quatre poches séparées, qu'on regarde comme autant d'estomacs.

Ces estomacs représentent une masse considérable qui remplit la plus grande partie de la cavité abdominale, et dont la capacité moyenne n'est pas moindre de

(*) Fig. 114. — *Estomac du chien.* — A. OEsophage. B. Pylore.

250 litres ! L'un d'eux, le *rumen*, constitue les 9/10es de la masse totale ; c'est lui qui porte l'insertion de l'œsophage. Les trois autres, c'est-à-dire le *réseau*, le *feuillet*, et la *caillette* forment une courte chaîne, continue avec la partie gauche et antérieure du rumen. La caillette seule doit être considérée comme un véritable estomac, analogue à celui du chien ou au sac droit du ventricule des Solipèdes. Les trois autres compartiments ne représentent, à l'instar du sac gauche de ces derniers animaux, que des renflements œsophagiens.

La description que nous allons donner de chacun de ces estomacs s'appliquera particulièrement au Bœuf. Nous aurons soin de signaler, quand il y aura lieu, les particularités spéciales au Mouton et à la Chèvre.

RUMEN (fig. 115). — Ce réservoir, vulgairement la *panse*, occupe à lui seul les trois quarts de la cavité abdominale, dans laquelle il affecte une direction inclinée de haut en bas et de gauche à droite.

FIG. 115 (*).

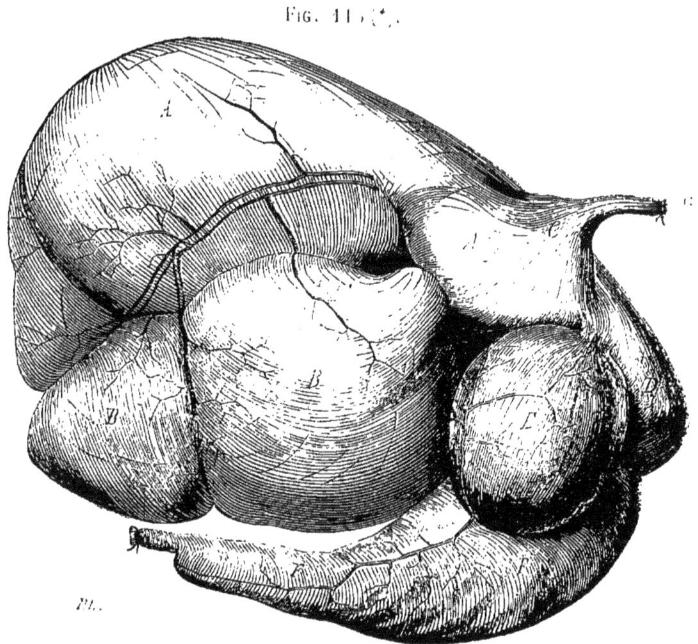

Conformation extérieure. — Allongé d'avant en arrière et déprimé de dessus en dessous, il offre à étudier : 1° une *face inférieure* et une *face supérieure*, presque planes, lisses et divisées en deux régions latérales par des traces de scissures, sensibles seulement aux extrémités de l'organe ; 2° un *bord gauche* et un *bord droit*, lisses, épais et arrondis ; 3° une *extrémité postérieure*, divisée par une échancrure profonde en deux lobes, décrits par Chabert sous le nom de *vessies coniques* ; 4° une *extrémité antérieure*, où l'on retrouve une disposition analogue,

(*) Fig. 115. — *Estomac de bœuf vu par la face droite et supérieure, la caillette étant abaissée.* — A. Rumen (hémisphère gauche). B. Rumen (hémisphère droit). C. Terminaison de l'œsophage. D. Réseau. E. Feuillet. F. Caillette.

cachée, à première vue, par la présence des estomacs surajoutés au rumen ; ainsi cette extrémité antérieure est également divisée, par une échancrure pratiquée à droite, en deux culs-de-sac inégaux, sur lesquels nous allons revenir dans un moment.

On remarquera que ces deux échancrures, prolongées sur les faces par les traces de sillons qui partagent ces faces en deux régions latérales, divisent le rumen en *deux sacs*, l'un *droit* et l'autre *gauche*, division qu'on verra plus manifeste encore à l'intérieur du viscère. — Le *sac droit*, le plus court, est enveloppé en grande partie par une toile séreuse qui constitue le grand épiploon. — Le *sac gauche* dépasse le premier par ses deux extrémités, excepté chez le mouton et la chèvre, qui présentent leur vessie conique droite plus prolongée que la gauche. L'extrémité antérieure de ce sac gauche se renverse sur le lobe correspondant du sac droit ; elle reçoit en haut l'insertion de l'œsophage, et se continue tout à fait en avant avec le réseau.

Rapports. — La forme extérieure du rumen étant ainsi déterminée, l'étude des connexions de l'organe devient facile. — Par sa surface supérieure, il est en rapport avec la masse des intestins ; sa face opposée repose sur la paroi abdominale inférieure. — Son bord gauche, qui supporte la rate, touche la partie la plus élevée du flanc et la région sous-lombaire, à laquelle ce bord adhère par du tissu cellulaire, aux environs du tronc cœliaque et de l'artère grande mésentérique ; le droit, longé par la caillette, répond à la partie la plus déclive de l'hypochondre et du flanc droits, ainsi qu'aux circonvolutions intestinales.—L'extrémité antérieure, bornée par le réseau et le feuillet, s'avance jusque auprès du diaphragme ; la postérieure occupe l'entrée de la cavité pelvienne, où elle se met en contact plus ou moins direct avec les organes génito-urinaires contenus dans cette cavité.

Dans la femelle pleine, l'utérus se prolonge en avant sur la face supérieure du viscère que nous décrivons.

Intérieur (fig. 116). — On trouve à l'intérieur du rumen des cloisons incomplètes, qui répètent la division en deux sacs, déjà si marquée à l'extérieur. Ces cloisons, au nombre de deux, représentent de gros piliers charnus, qui répondent au fond des échancrures décrites aux extrémités du viscère. — Le *pilier antérieur* (fig. 116, G) envoie sur la paroi inférieure du rumen un fort prolongement qui se dirige en arrière et à gauche ; il se continue sur la paroi supérieure par deux branches écartées à angle aigu. — Le *pilier postérieur* (fig. 116, H), plus volumineux que le précédent, présente trois branches à chacune de ses extrémités, une médiane et deux latérales. Les médianes se portent en avant sur la limite des deux sacs, qu'elles séparent l'un de l'autre ; celle d'en haut rencontre la branche gauche correspondante du pilier antérieur. Les branches latérales divergent à droite et à gauche en décrivant une courbe, et en circonscrivant l'entrée des vessies coniques, qu'elles transforment en deux compartiments distincts de la partie moyenne des sacs du rumen ; les inférieures marchent au-devant des supérieures, mais sans les joindre tout à fait.

La surface intérieure du rumen est hérissée d'une multitude de prolongements papillaires, dépendances de la membrane muqueuse. A droite et dans les culs-de-sac, ces papilles sont remarquables par leur nombre, leur énorme développement et leur forme en général foliacée. Du côté gauche, elles sont plus rares, surtout sur la paroi supérieure, et ne forment que de très petits tubercules mamelonnés. Elles sont absentes sur les colonnes charnues. Cet appareil papillaire est encore plus développé chez certains ruminants sauvages : rien ne peut donner une idée de la richesse qu'il présente dans l'estomac des gazelles.

Fig. 116 (*).

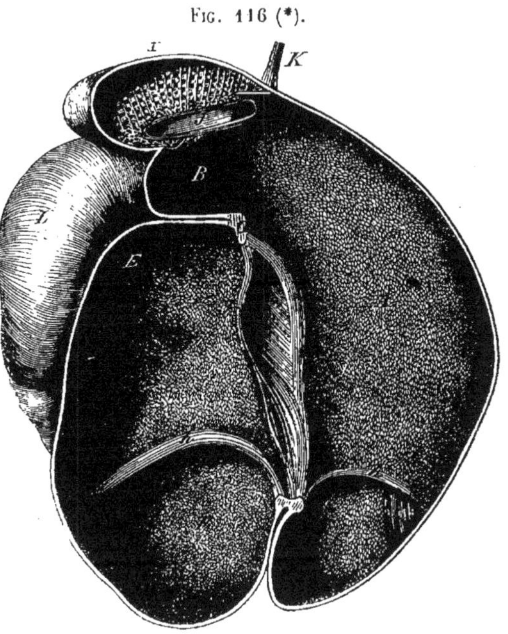

L'intérieur du rumen présente à étudier deux ouvertures, situées à l'extrémité antérieure du sac gauche : l'une est l'orifice œsophagien, percé dans la paroi supérieure, dilaté en infundibulum, et prolongé sur la petite courbure du réseau par une gouttière particulière qui sera décrite après ce dernier estomac; l'autre, placé au-dessous, et comme en regard du précédent, traverse le fond du cul-de-sac d'avant en arrière, et fait communiquer la panse avec le réseau : c'est une très vaste ouverture circonscrite en bas et sur les côtés par le bord libre d'une cloison ou valvule semi-lunaire qui résulte de l'adossement des parois du rumen avec celles du réseau.

Structure. — Comme tous les organes creux de l'abdomen, le rumen présente dans sa structure trois tuniques : une *séreuse*, une *charnue*, une *muqueuse*.

La *séreuse* enveloppe l'organe dans toute son étendue, excepté en haut, en avant et à gauche, vers le point qui touche la région sous-lombaire et les piliers du diaphragme, excepté encore dans le fond des échancrures qui séparent les culs-de-sac des extrémités. Cette membrane donne naissance, comme celle de l'estomac du cheval, à un vaste repli constituant le grand épiploon, dont la disposition, assez difficile à observer chez le bœuf, à cause du poids énorme de la masse gastrique, qui ne se laisse pas aisément déplacer, se saisit au contraire assez facilement dans les petits ruminants. On voit ce repli partir du milieu des faces de la panse et de la scissure intermédiaire aux deux vessies coniques, former une large enveloppe dans laquelle sont contenus le sac droit et la caillette, se fixer en passant sur la

(*) Fig. 116. — *Intérieur des estomacs des ruminants (plan supérieur du rumen et du réseau avec la gouttière œsophagienne).* — A. Sac gauche du rumen. B. Extrémité antérieure de ce sac renversée sur le sac droit. C. Extrémité postérieure du même, ou vessie conique gauche. D. Sac droit. E. Son extrémité antérieure. F. La postérieure, ou vessie conique droite. G. Coupe du pilier antérieur du rumen; *g g*, ses deux branches supérieures. H. Pilier postérieur du même; *h h h*, ses trois branches inférieures. I. Cellules du réseau. J. Gouttière œsophagienne. K. OEsophage. L. Caillette.

grande courbure de ce dernier réservoir, et se confondre supérieurement et en arrière avec le grand mésentère.

La *membrane charnue* est très épaisse. C'est elle qui forme les colonnes intérieures du viscère. Ses fibres sont disposées en plusieurs couches, dont l'étude est assez simple et n'offre point de véritable intérêt. Nous citerons cependant une particularité qui mérite d'être signalée : dans les points où la membrane séreuse passe d'un cul-de-sac sur l'autre ou du rumen sur le réseau, elle est souvent accompagnée par des faisceaux charnus minces et larges, qui franchissent comme cette membrane les scissures intermédiaires, et représentent ainsi de véritables fibres communes ou unitives.

La *membrane muqueuse* présente sur sa face libre l'appareil papillaire dont il a été parlé plus haut. Elle offre des follicules dans son épaisseur et se trouve recouverte d'une épaisse couche d'épiderme qui coiffe toutes les papilles. On trouve souvent, à l'ouverture du rumen d'un animal fraîchement tué, de larges plaques exfoliées à la surface de cette couche, ce qui indique assez l'activité de la sécrétion de l'épithélium gastrique et la rapidité de son renouvellement.

RÉSEAU (fig. 115. 116. 117).—*Situation, forme, rapports.*—Vulgairement appelé *bonnet*, cet estomac, le plus petit de tous, est allongé d'un côté à l'autre, légèrement incurvé sur lui-même, et placé transversalement entre la face postérieure du diaphragme d'une part, l'extrémité antérieure du sac gauche du rumen d'autre part, extrémité dont il semble n'être à l'extérieur qu'un prolongement ou qu'un diverticulum.

Il a *deux faces*, *deux courbures* et *deux extrémités*. — La face antérieure adhère au centre phrénique par du tissu cellulaire. — La *face postérieure* est accolée à l'extrémité antérieure du rumen. — La *grande courbure*, *courbure inférieure* ou *convexe*, occupe la région sus-sternale. — La *petite courbure*, *courbure supérieure* ou *concave*, répond en partie à la petite courbure du feuillet. — L'*extrémité gauche* n'est séparée du rumen que par une scissure dans laquelle rampe l'artère inférieure du réseau. — L'*extrémité droite* forme un cul-de-sac globuleux, en rapport avec la base de la caillette.

Intérieur (fig. 116. 117).— La surface intérieure du réseau est divisée, par des lames de la membrane muqueuse, en cellules polyédriques d'un fort joli aspect. — Ces cellules, qui rappellent celles des ruches d'abeilles par leur disposition régulière, sont surtout larges et profondes dans le cul-de-sac ; elles deviennent de plus en plus petites en se rapprochant de la courbure supérieure. L'intérieur de ces cellules est lui-même divisé en loges de moins en moins spacieuses, incluses les unes dans les autres, par des cloisons secondaires successivement décroissantes. Il est à remarquer que les corps étrangers avalés si fréquemment par l'animal s'arrêtent d'habitude dans le réseau. Aussi trouve-t-on au fond des cellules que nous venons de décrire, soit de petites pierres, soit des aiguilles ou des épingles, souvent fichées dans les cloisons intermédiaires, soit encore des clous, des morceaux de fer, etc.

L'intérieur du réseau communique avec le sac gauche du rumen par l'ouverture que nous avons déjà décrite (fig. 117, O), et avec le bonnet au moyen d'un orifice particulier placé vers le milieu de la petite courbure, un peu plus à droite qu'à gauche cependant (fig. 117, V). Cet orifice, huit à dix fois plus petit que le précédent, se trouve relié à l'infundibulum du cardia par une remarquable gouttière, dite *œsophagienne*, dont la description sera faite à part, cette gouttière n'appartenant point en propre au réseau.

Structure. — La *membrane séreuse* n'enveloppe point toute la face antérieure de l'organe. — La *tunique charnue* est beaucoup plus mince que celle de la panse. — La *couche muqueuse* se distingue, comme celle de ce dernier estomac, dont elle a du reste toutes les propriétés, par la grande épaisseur de son épiderme.

GOUTTIÈRE ŒSOPHAGIENNE. (fig. 116. 117). — Cette gouttière, ainsi appelée parce qu'elle semble continuer l'œsophage à l'intérieur même des estomacs, s'étend sur la petite courbure du réseau depuis le cardia jusqu'à l'entrée du feuillet. Elle a donc son origine dans le rumen ; mais elle appartient au bonnet par le reste de son étendue. Long de 15 à 20 centimètres, ce demi-canal se dirige de haut en bas et de gauche à droite, entre deux lèvres mobiles, fixées par leur bord adhérent sur la paroi supérieure du réseau. Ces deux lèvres sont renflées à leur bord libre, qui regarde à gauche et en bas. A leur origine, c'est-à-dire vers l'infundibulum œsophagien, elles sont minces et peu élevées ; mais elles deviennent épaisses et saillantes en arrivant près de l'orifice du feuillet, orifice qu'elles circonscrivent en se développant autour de lui, sans se rencontrer ni se confondre.

FIG. 117 (*).

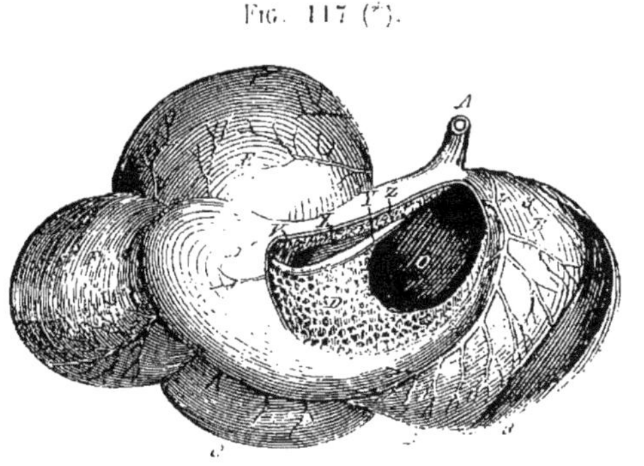

La muqueuse qui revêt ces deux lèvres est fortement ridée en dehors et sur le bord libre ; mais à l'intérieur même de la gouttière, cette membrane se montre avec les caractères de la muqueuse œsophagienne, c'est-à-dire qu'elle est lisse, blanchâtre et plissée longitudinalement ; elle offre, près de l'orifice du feuillet, quelques grosses papilles coniques.

Si l'on enlève cette membrane muqueuse pour étudier le tissu sous-jacent, on observe la disposition suivante : Au fond de la gouttière et dans l'espace compris entre ses deux lèvres, se remarquent des fibres charnues transversales qui appartiennent aux parois du réseau ou du rumen. Quant aux lèvres elles-mêmes, elles sont entièrement constituées par des faisceaux musculeux longitudinaux, abondants surtout vers le bord libre ; ces faisceaux se confondent avec les fibres propres des estomacs, vers les extrémités du canal, et se portent d'une lèvre dans l'autre, en formant des anses autour des orifices que ce canal met en communication.

FEUILLET (fig. 115. 117). — Cet estomac est connu encore sous les noms de

(*) Fig. 117. — *Vue antérieure des estomacs du bœuf* (*la paroi antérieure du réseau a été enlevée pour montrer la gouttière œsophagienne*). — A. Œsophage. B. Sac gauche du rumen. C. Sac droit. D. Réseau. D' Intérieur du réseau. E. Feuillet. F. Caillette. X. Gouttière œsophagienne. Y. Sa lèvre postérieure. Z. Sa lèvre antérieure. V. L'orifice qui fait communiquer le réseau avec le feuillet. R. Rate. O. L'ouverture qui fait communiquer le rumen avec le réseau.

mille-feuillet, *livret* ou *psautier*. Chez le bœuf, il est plus grand que le réseau, mais il est plus petit dans le mouton et la chèvre.

Situation, forme, rapports. — Situé au-dessus du cul-de-sac du réseau et de l'extrémité antérieure du sac droit du rumen, cet estomac, quand il est plein, présente la forme d'un ovoïde, légèrement incurvé en sens inverse du bonnet, et déprimé d'avant en arrière. Il a donc : une *face antérieure*, appliquée contre le diaphragme, auquel elle tient quelquefois par du tissu cellulaire ; une *face postérieure*, renversée sur la panse ; une *grande courbure*, tournée en haut, et fixée dans la scissure postérieure du foie par un frein épiploïque qui se continue sur la petite courbure de la caillette et du duodénum ; une *petite courbure*, qui regarde en bas et répond au réseau ; une *extrémité gauche*, présentant le *col* qui répond à l'orifice de communication percé entre le réseau et le feuillet ; une *extrémité droite*, se continuant avec la base de la caillette, dont elle est séparée par un rétrécissement analogue à celui de l'extrémité antérieure, mais beaucoup moins prononcé.

Intérieur. — Le feuillet présente à son intérieur les deux orifices placés à ses extrémités. Le droit, c'est-à-dire celui qui s'ouvre dans la caillette, est beaucoup plus large que le gauche, ou celui du réseau. La cavité que ces deux orifices font communiquer avec les estomacs voisins offre une des plus curieuses dispositions qu'il soit possible de rencontrer dans les viscères. Cette cavité est remplie par des lames muqueuses inégalement développées, qui suivent la longueur du feuillet. Ces lames ont un bord adhérent attaché soit sur la grande courbure, soit sur les faces de l'organe, et un bord libre concave tourné vers la petite courbure. Elles commencent du côté de l'orifice du réseau par des crêtes denticulées, entre lesquelles règnent des rigoles, qui se prolongent à la base de ces lames jusqu'à l'entrée de la caillette. Du côté de ce dernier orifice, elles s'éteignent après s'être rapidement abaissées. Sur leurs faces, elles sont parsemées d'une multitude de mamelons papillaires très durs, semblables à des grains de millet. Tous ces prolongements lamelleux sont loin d'avoir la même étendue. On en trouve de douze à quinze assez larges pour que leur bord libre s'avance très près de la petite courbure du viscère. Entre ces lames principales, il en existe d'autres de plus en plus étroites, assez régulièrement disposées : ainsi on remarque d'abord une lame secondaire, moitié moins grande que les prolongements principaux entre lesquels elle se trouve comprise ; puis, à chacun de ses côtés, une lamelle moitié plus petite ; et enfin, à la base de celle-ci, deux lamines denticulées plus ou moins saillantes. D'une manière générale, les lames qui s'insèrent sur la grande courbure sont les plus longues et les plus larges ; celles qui s'attachent sur les faces du viscère sont d'autant plus courtes et plus étroites que leur insertion est plus rapprochée de la petite courbure. L'espace compris entre ces prolongements est toujours rempli par des matières alimentaires très atténuées, qui sont ordinairement imprégnées d'une fort petite quantité de liquide, souvent sèches, et quelquefois durcies en plaques compactes.

Structure. — La *couche séreuse* n'offre rien de particulier. La *tunique charnue* est mince, et ne se prolonge point dans l'épaisseur des feuillets. Quant à la *membrane muqueuse*, elle est remarquable par l'épaisseur de son épiderme ; tous les feuillets sont formés par deux prolongements lamelleux de cette membrane, adossés l'un contre l'autre.

CAILLETTE (fig. 115. 116. 117). — *Situation, forme, rapports.* — La *caillette*, ou *franche-mule*, vient après la panse pour la capacité. C'est un réservoir piriforme, incurvé sur lui-même, allongé d'avant en arrière, situé à la suite du feuillet, au-dessus du sac droit du rumen. A droite, elle touche le diaphragme et l'hypochondre; à gauche, elle répond à la panse. La *grande courbure*, tournée en bas, reçoit l'insertion du grand épiploon. La *petite courbure*, qui regarde en haut, donne attache au lien séreux que nous avons déjà signalé en parlant de la grande courbure du feuillet. Sa *base* est en contact avec le cul-de-sac du réseau, et se trouve séparée du feuillet par le rétrécissement, en forme de col épais, qui répond à l'orifice de communication des deux estomacs. Sa *pointe*, dirigée en haut et en arrière, se continue avec le duodénum.

Intérieur. — La caillette étant l'estomac proprement dit des Ruminants, la muqueuse étendue à son intérieur acquiert tous les caractères d'organisation qui distinguent celle de l'estomac des Carnassiers ou celle du sac droit dans le ventricule du Cheval. Cette membrane est donc molle, spongieuse, douce au toucher, vasculaire, rougeâtre, revêtue d'un mince épithélium, et pourvue de glandules nombreuses pour la sécrétion du suc gastrique. Plus mince que chez les animaux monogastriques, cette muqueuse présente, par compensation, une étendue beaucoup plus considérable, et cette étendue est encore augmentée par de nombreux replis lamelleux. Ces replis, analogues à ceux du feuillet par leur constitution, croisent très obliquement le grand axe de la caillette, et affectent dans leur ensemble une certaine disposition spiroïde.

La caillette est percée de deux orifices : l'un, situé à sa base, aboutit dans le feuillet; le second, placé à l'opposé et beaucoup plus étroit, n'est autre chose que le pylore, circonscrit, comme chez les autres animaux, par un anneau musculeux.

Structure. — La *membrane séreuse* se continue avec les épiploons qui viennent aboutir à la grande et à la petite courbure du viscère. — Quant à la *couche charnue*, elle offre la même épaisseur que dans le feuillet. — Les caractères de la *tunique interne* ont été indiqués plus haut.

RÔLE DES ESTOMACS DES RUMINANTS. — Nous ne pouvons ni ne devons faire ici l'histoire complète des phénomènes de la rumination. Et même, malgré le soin que nous mettrions à abréger autant que possible l'exposition du mécanisme de ce phénomène, nous serions entraîné si loin de notre domaine, que nous nous bornerons à dire en quelques mots quelles sont les principales attributions de chaque renflement gastrique.

Le *rumen* est un sac où les aliments pris pendant le repas sont mis comme en réserve, et d'où ceux-ci sont ramenés dans la bouche lors de la rumination, après s'être plus ou moins ramollis.

Le *réseau* participe aux fonctions du rumen, dont il n'est qu'une sorte de diverticulum. C'est surtout à l'égard des liquides qu'il joue le rôle de réservoir: les substances solides contenues dans cet estomac étant toujours délayées dans une grande quantité d'eau.

La *gouttière œsophagienne* amène dans le feuillet les substances dégluties pour la seconde fois, c'est-à-dire après la rumination, ou bien celles que l'animal ingère en très petite quantité pour la première fois.

Quant au *feuillet*, il achève la trituration et l'atténuation des aliments en les pressant entre ses lames.

La *caillette*, enfin, joue le rôle d'un véritable estomac chargé de la sécrétion du suc gastrique. C'est dans ce réservoir que s'opèrent les véritables phénomènes de la digestion stomacale.

§ III. — De l'intestin (fig. 118, 119).

Le canal alimentaire se continue dans la cavité abdominale, à la suite de l'estomac, par un long tube replié un très grand nombre de fois sur lui-même, qui vient se terminer à l'ouverture postérieure de l'appareil digestif. Ce tube n'est autre chose que l'*intestin*. Étroit et d'un diamètre uniforme dans sa partie antérieure, qui prend le nom d'*intestin grêle*, il se renfle irrégulièrement et se bossille à sa surface dans sa partie postérieure, qui s'appelle le *gros intestin*. Ces deux portions d'un même tout, si nettement délimitées chez tous les mammifères domestiques, ne se distinguent qu'imparfaitement l'une de l'autre par la nature des phénomènes digestifs qui se passent à leur intérieur. Nous les étudierons d'abord chez les Solipèdes, pour les considérer ensuite successivement dans les autres animaux, et terminer par un examen général et comparatif de toute la portion abdominale du canal digestif.

Préparation. — L'étude des intestins n'exige, à proprement parler, aucune préparation spéciale, puisqu'il suffit d'inciser la paroi inférieure de l'abdomen pour mettre ces viscères en évidence. Mais comme la masse qu'ils constituent est lourde et difficile à remuer, nous conseillerons d'en expulser le contenu, en employant un procédé analogue à celui qui a été signalé pour la préparation de l'estomac : une ponction à la pointe du cœcum suffira pour permettre la sortie des substances accumulées dans ce réservoir; celles qui remplissent le côlon replié seront retirées par une incision pratiquée vers la courbure pelvienne; c'est par le rectum qu'on fera sortir les matières fécales contenues dans le côlon flottant; quant à l'intestin grêle, on le videra par trois ou quatre ouvertures, à peu près également espacées sur la longueur du viscère. Cette opération terminée, on insuffle les intestins pour leur donner à peu près leur volume normal; et la pièce ainsi préparée permet d'étudier avec la plus grande facilité la disposition générale de la masse intestinale à l'intérieur de l'abdomen.

Il sera bon aussi d'enlever cette masse hors du corps de l'animal et de l'étendre sur une table pour en isoler les diverses parties, étudier leur succession, et se rendre compte de leur forme.

1° De l'intestin grêle (fig. 118, 119).

Longueur. Diamètre. — L'intestin grêle est un long conduit qui, chez un cheval de taille ordinaire, peut avoir 22 mètres de longueur en moyenne sur 3 à 4 centimètres de diamètre; diamètre qui est susceptible de varier, du reste, suivant l'état de contraction de la tunique musculeuse de ce viscère.

Forme. — Ce tube est cylindrique, incurvé sur lui-même, et présente deux courbures : une *convexe*, parfaitement libre; l'autre *concave*, dite *petite courbure*, servant de point d'insertion au mésentère qui soutient l'organe. Cette disposition est telle que l'intestin grêle, sorti de la cavité abdominale, débarrassé des liens séreux qui le suspendent, et distendu par de l'air ou de l'eau, se contourne naturellement en spirale.

Trajet et rapports. — L'intestin grêle part du cul-de-sac droit de l'estomac, cul-de-sac dont il est séparé par le rétrécissement pylorique. A son origine même, il présente une dilatation qui, par sa forme, simule tout à fait un petit estomac, dont les courbures seraient inversement disposées à celles de l'estomac véritable. Placé à la face postérieure du foie, ce renflement, tête de l'intestin grêle, donne naissance à une portion plus étroite qui se dirige d'abord en avant, et revient brusquement en arrière, en formant une anse, pour contourner ensuite la base du cœcum, du côté droit, et se porter à gauche en croisant transversalement la région sous-lombaire, derrière l'artère grande mésentérique, où cette portion intestinale s'unit à l'origine du côlon flottant par un frein séreux très court. L'intestin grêle gagne alors le flanc gauche, et s'y loge en formant mille replis qui flottent librement dans la cavité abdominale, mêlés aux circonvolutions du petit côlon. La partie terminale du conduit, facile à reconnaître à la grande épaisseur de ses parois et à son plus petit diamètre, se dégage d'entre ces plis pour revenir à droite, et aboutir dans la concavité du cœcum, au-dessous et un peu en dedans du point où le gros côlon prend son origine.

Dans le langage de l'école, cette partie terminale prend le nom d'*iléon;* la portion qui flotte dans le flanc gauche, c'est-à-dire la masse principale de l'intestin, s'appelle *jéjunum*, et la courbure que forme le viscère à son origine, depuis le pylore jusqu'à la grande mésentérique, est désignée par la dénomination particulière de *duodénum*. Cette division classique de l'intestin grêle est tout à fait arbitraire, et ne mérite guère d'être conservée; on pourrait tout au plus distinguer dans cet intestin une *portion fixe* ou *duodénale*, et une *portion flottante*.

Moyens de fixité. — L'intestin grêle est maintenu dans sa position, à ses extrémités, par l'estomac et le cœcum. Mais son principal moyen de fixité consiste dans un vaste repli péritonéal qui doit à son usage le nom de *mésentère*. Cette lame séreuse présente d'abord une partie antérieure très étroite, soutenant le duodénum, qui est ainsi fixé de manière à ne pouvoir éprouver de déplacements considérables. Continue en avant avec l'épiploon hépato-gastrique, cette portion du mésentère se détache successivement de la base du foie, de la face inférieure du rein droit, ou même du contour extérieur de la base du cœcum, puis de la région sous-lombaire, pour se confondre bientôt avec le mésentère principal. Celui-ci est d'autant plus large qu'on le considère plus près de l'extrémité cœcale. Il part, comme d'un centre, du pourtour de la grande mésentérique pour se développer dans toutes les directions, et s'insérer sur la petite courbure de la portion flottante du viscère. La grande longueur de cette insertion fait que pour étendre exactement le mésentère dans toutes ses parties, on doit le disposer en forme de spire ou de pas de vis autour de son point de départ. Il est à remarquer que l'extrémité terminale de l'intestin est contenue entre les deux feuillets séreux du mésentère, à une certaine distance du bord libre de celui-ci. Ce repli péritonéal forme donc à ce point, du côté opposé à son insertion sur le tube intestinal, un frein particulier qu'on voit se porter sur la face antérieure du cœcum.

Intérieur. — L'intérieur du tube cylindrique formé par l'intestin grêle, présente des plis longitudinaux qui s'effacent par la distension, excepté vers l'origine de la portion duodénale. Ceux qu'on rencontre à cet endroit possèdent, quoiqu'on ait pu dire, tous les caractères des *valvules conniventes* de l'homme; ils résistent, en effet, à l'effort des tractions exercées sur les membranes intestinales, et sont tous constitués par deux feuillets muqueux adossés, entre lesquels existe du tissu cellulaire en abondance.

La surface intérieure de l'intestin grêle offre encore à étudier une multitude de villosités et d'orifices glanduleux ou folliculeux, dont il sera question plus loin.

Elle communique avec celle de l'estomac par l'orifice pylorique, et avec celle du cœcum au moyen d'une ouverture qui fait saillie à l'intérieur de ce réservoir, comme un robinet dans un tonneau. Cette saillie, assez peu prononcée, est formée par un repli muqueux circulaire que des fibres charnues renforcent extérieurement; on la nomme la *valvule iléo-cæcale* ou *de Bauhin*. Deux autres orifices viennent s'ouvrir encore à la surface de l'intestin grêle, dans la portion duodénale, à la distance de 12 à 20 centimètres du pylore : l'un est l'embouchure commune au canal cholédoque et au principal conduit pancréatique, l'autre celle du conduit pancréatique accessoire.

STRUCTURE. — Trois tuniques forment les parois de l'intestin grêle, comme celles des autres viscères creux de la cavité abdominale.

1° *Membrane séreuse.* — Elle enveloppe l'organe de toutes parts, excepté vers la petite courbure, qui reçoit l'insertion du mésentère.

2° *Membrane charnue.* — Doublée à l'intérieur d'une lame de tissu cellulaire condensé, cette membrane, la moyenne par sa position, comprend deux plans de fibres : l'un, superficiel, est formé de fibres longitudinales uniformément répandues sur toute la surface du viscère ; l'autre, profond, se trouve composé de fibres circulaires qui font suite à celles du bourrelet pylorique.

3° *Membrane muqueuse.* — Cette tunique, extrêmement intéressante dans son étude, est molle, spongieuse, très vasculaire, d'une texture fort délicate et d'une couleur jaune rougeâtre. Sa face externe adhère d'une manière peu intime à la couche musculeuse. Sa face libre offre les villosités et les orifices glanduleux ou folliculeux que nous avons déjà signalés.

Les *villosités* sont des appendices foliacés ou coniques, qu'on trouve d'autant plus développés que le tube intestinal est plus court ; aussi sont-elles à leur summum de longueur chez les Oiseaux et les Carnassiers, tandis qu'elles se présentent à l'état rudimentaire chez tous les Ruminants. Quelle que soit, du reste, la petitesse de leurs dimensions, elles restent toujours visibles à l'œil nu. Leur nombre est considérable : on les a comparées avec raison à un gazon touffu. Étudiées dans leur structure, les villosités intestinales se montrent formées d'une petite masse spongieuse, au centre de laquelle on trouve un ou plusieurs vaisseaux lymphatiques, avec un magnifique réseau de capillaires sanguins sur la périphérie, le tout coiffé d'une gaîne épithéliale complète.

Les *orifices* percés sur la muqueuse intestinale appartiennent soit aux glandes de Brunner, soit aux glandes de Lieberkühn, soit aux follicules solitaires, soit aux follicules agminés.

Les *glandes de Brunner* forment comme une couche continue sous la muqueuse duodénale. Ce sont des grains glanduleux exactement semblables dans leur organisation aux *acini* des glandes salivaires ; chacun de ces grains possède un canal excréteur extrêmement court qui traverse la muqueuse d'outre en outre.

Les *glandes de Lieberkühn*, placées dans l'épaisseur même de la membrane intestinale, se distinguent par leurs dimensions microscopiques, leur nombre considérable et leur forme tubuleuse, qui a fait comparer chacune d'elles à un doigt de gant, implanté perpendiculairement dans la muqueuse et ouvert à la surface libre de cette membrane. On les trouve dans toute l'étendue de l'intestin.

Les *follicules solitaires* sont des grains arrondis, saillants et percés à leur partie centrale d'un petit trou dont l'existence n'est point regardée comme permanente par tous les anatomistes. Ces grains, visibles à l'œil nu, sont assez rares dans l'intestin grêle. On les retrouve en plus grande abondance dans la partie postérieure du gros intestin.

Les *follicules agminés* ne sont autre chose que des follicules solitaires rassemblés sur un espace limité, où ils constituent ce que l'on a appelé les *glandes de Peyer* ou de *Pecklin*, les *plaques gaufrées*. Absentes dans le duodénum et même au commencement du jéjunum, ces glandes, au nombre d'une centaine environ, sont très irrégulièrement espacées à la surface interne de l'intestin, du côté de la grande courbure, en regard de l'insertion du mésentère, où on les trouve presque toujours. Leur forme est ovale ou circulaire. Les petites n'ont guère que quelques millimètres carrés d'étendue; le diamètre des plus grandes va jusqu'à 4 centimètres.

4° *Vaisseaux et nerfs*. — L'intestin grêle reçoit ses artères de la *grande mésentérique* presque exclusivement. L'une d'elles, destinée au duodénum, provient du *tronc cœliaque*. — Les *veines* aboutissent dans la veine porte. — Les *lymphatiques* rampent avec les vaisseaux sanguins entre les lames du mésentère, et se jettent dans le réservoir de Pecquet après avoir traversé les ganglions mésentériques. — Les *nerfs* satellites des vaisseaux émergent du plexus solaire.

DÉVELOPPEMENT. — L'intestin grêle apparaît de fort bonne heure dans le fœtus. Il conserve, pendant toute la vie fœtale, chez les herbivores, une prédominance fort remarquable sur le gros intestin, prédominance également marquée dans les vaisseaux qu'il reçoit, car nous avons trouvé, sur un fœtus de cinq mois, que l'ensemble des artères de l'intestin grêle équivalait à dix fois environ le volume des artères du cœcum et du côlon.

FONCTIONS. — C'est dans l'intestin grêle que s'achèvent, sous l'influence des sucs versés à sa surface intérieure, par les glandes hépatique, pancréatique et intestinales, les transformations moléculaires qui constituent les actions digestives proprement dites. C'est aussi dans cet intestin que commence l'absorption des sucs nutritifs et des boissons, absorption dont les villosités intestinales représentent les organes essentiels.

2° Du gros intestin.

Le gros intestin commence par un vaste réservoir en cul-de-sac nommé *cœcum*. Il se continue par le *côlon*, dont l'extrémité postérieure est suivie du *rectum*.

A. Cœcum (fig. 118. 119).

Situation, direction. — C'est un sac très ample et allongé qui occupe l'hypochondre droit, où il affecte une direction oblique de haut en bas et d'arrière en avant.

Dimension, capacité. — Sa longueur est de 1 mètre environ ; sa capacité, de 35 litres en moyenne.

Forme, surface extérieure. — Le sac allongé que représente le cœcum est de forme conique, terminé en pointe inférieurement, renflé et incurvé en crosse à son extrémité supérieure. Il offre à sa surface extérieure une grande quantité de sillons circulaires interrompus par des bandes charnues longitudinales, qu'on trouve au nombre de quatre dans la partie moyenne de l'organe, et qui disparaissent à une distance plus ou moins rapprochée des extrémités. Le fond de ces sillons répond nécessairement à des saillies intérieures. On les fait disparaître en détruisant les bandes longitudinales, et le cœcum s'allonge alors considérablement. Ils sont donc dus à la présence de ces cordons rubanés, qui maintiennent ainsi l'organe plissé transversalement, et semblent avoir pour destination de le raccourcir en lui conservant la même étendue de surface.

Rapports. — Pour l'étude des rapports, on divise le cœcum en trois régions :

1° L'*extrémité supérieure*, la *base* ou l'*arc*, ou mieux encore la *crosse*, présente dans la concavité de sa courbure, concavité tournée en avant, l'insertion de l'intestin grêle et l'origine du côlon. Placée dans la région sous-lombaire, elle répond supérieurement au rein droit et au pancréas, par l'intermédiaire d'un tissu cellulaire abondant. En dehors, elle touche la paroi du flanc droit, et est contournée par le duodénum. Du côté interne, elle adhère, par du tissu cellulaire, à la terminaison du gros côlon, et se met en rapport avec les circonvolutions de l'intestin grêle.

FIG. 118 (*).

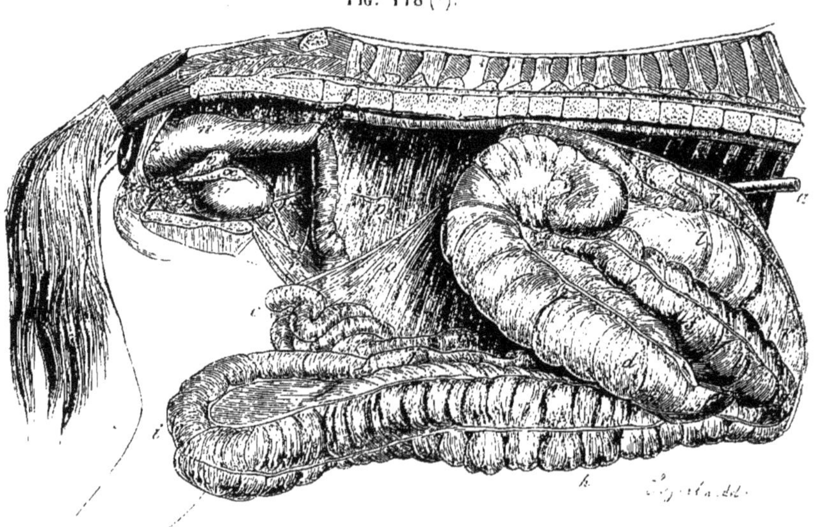

(*) Fig. 118. — *Vue générale des intestins du cheval (l'animal a été ouvert du côté droit, et la courbure pelvienne sortie de la cavité abdominale avec une portion de l'intestin grêle).* — A. Œsophage. B. Sac droit de l'estomac. C. Intestin grêle (on voit l'origine de cet intestin, c'est-à-dire le duodénum, contourner la base du cœcum). D. Cœcum. E. Origine du côlon replié. F. Première portion du côlon replié. G. Courbure sus-sternale. H. Deuxième portion du côlon replié. I. Courbure pelvienne. J. Troisième portion du côlon replié. K. Courbure diaphragmatique. L. Quatrième portion du côlon replié. M. Terminaison du côlon flottant. N. Rectum. O. Mésentère proprement dit. P. Mésentère colique. R. Collet de la gaîne vaginale. S. Vaisseaux spermatiques. T. Canal déférent. U. Vessie. V. Vésicule séminale. X. Renflement pelvien du canal déférent. Y. Prostate. Z. Ligament suspenseur de la verge.

2° La *partie moyenne* se trouve en rapport, en dedans, avec ces mêmes circonvolutions et le côlon replié; en dehors, avec le cercle cartilagineux des fausses côtes, dont elle suit la courbure.

3° L'*extrémité inférieure* ou la *pointe* s'appuie ordinairement sur le prolongement abdominal du sternum. Mais, comme elle est libre, et peut flotter en tout sens dans la cavité abdominale, il arrive souvent qu'elle se déplace de cette position.

Moyens de fixité. — Le cœcum est fixé à la paroi sous-lombaire et à l'extrémité terminale du gros côlon par une large surface adhérente. Tout autour de cette surface se replie le péritoine qui se porte sur l'organe pour en constituer le revêtement séreux. En sautant du cœcum sur l'origine du côlon, cette tunique forme un frein particulier très court et très peu prolongé, désigné par le nom de *méso-cœcum.*

Intérieur. — Vu à l'intérieur, le cœcum offre à étudier les *valvules* ou saillies transverses qui répondent aux sillons extérieurs. On sait déjà qu'elles sont dues à de simples plis circulaires, comprenant dans leur épaisseur les trois membranes de l'organe, et que, bien différentes des valvules conniventes de l'intestin grêle, elles sont susceptibles de s'effacer par la distension, pour reparaître ensuite en nombre et en position variables.

Deux orifices, placés l'un au-dessus de l'autre, s'ouvrent sur la surface intérieure du cœcum, au point qui répond à la concavité de la crosse. Le plus inférieur représente l'ouverture terminale de l'intestin grêle, ouverture percée au centre de la *valvule iléo-cœcale*, dont on a nié la présence dans les animaux domestiques par une fausse appréciation des analogies, et qui n'est autre chose que la saillie déjà décrite à la terminaison du petit intestin. Le deuxième trou, placé à 4 ou 5 centimètres environ au-dessus du précédent, et froncé à son pourtour, fait communiquer le cœcum avec le côlon; il se montre on ne peut plus étroit si on le compare à la capacité du canal dont il forme l'origine.

STRUCTURE. — La *tunique séreuse* ne donne pas lieu à des considérations autres que celles exposées à propos des moyens de fixité propres au cœcum. — La *musculeuse* est formée de fibres circulaires, croisées extérieurement par les cordons charnus longitudinaux qui tiennent le viscère plissé en travers. — La *muqueuse* est plus épaisse que celle de l'intestin grêle, et s'en distingue encore par l'absence des *glandes agminées* et *de Brunner.* On y retrouve les *follicules solitaires* et les *glandes de Lieberkühn*, avec de très rares villosités intestinales. — Les *vaisseaux sanguins* ne sont autre chose que les *artères* et les *veines cœcales.* — Les *lymphatiques* gagnent la citerne sous-lombaire. — Les *nerfs* viennent du plexus de la grande mésentérique.

FONCTIONS. — Le cœcum sert de réservoir pour les quantités énormes de boissons avalées par les animaux herbivores. Ces boissons, dans leur passage rapide à travers l'estomac et l'intestin grêle, échappent en grande partie à l'action absorbante des villosités, et viennent s'accumuler dans le cœcum, où elles lavent pour ainsi dire la masse d'aliments qu'elles y rencontrent, en l'épuisant des matières solubles et assimilables que cette masse contient encore, pour pénétrer ensuite dans le torrent de la circulation par l'immense surface d'absorption que forme la mu-

Fig. 119 (*).

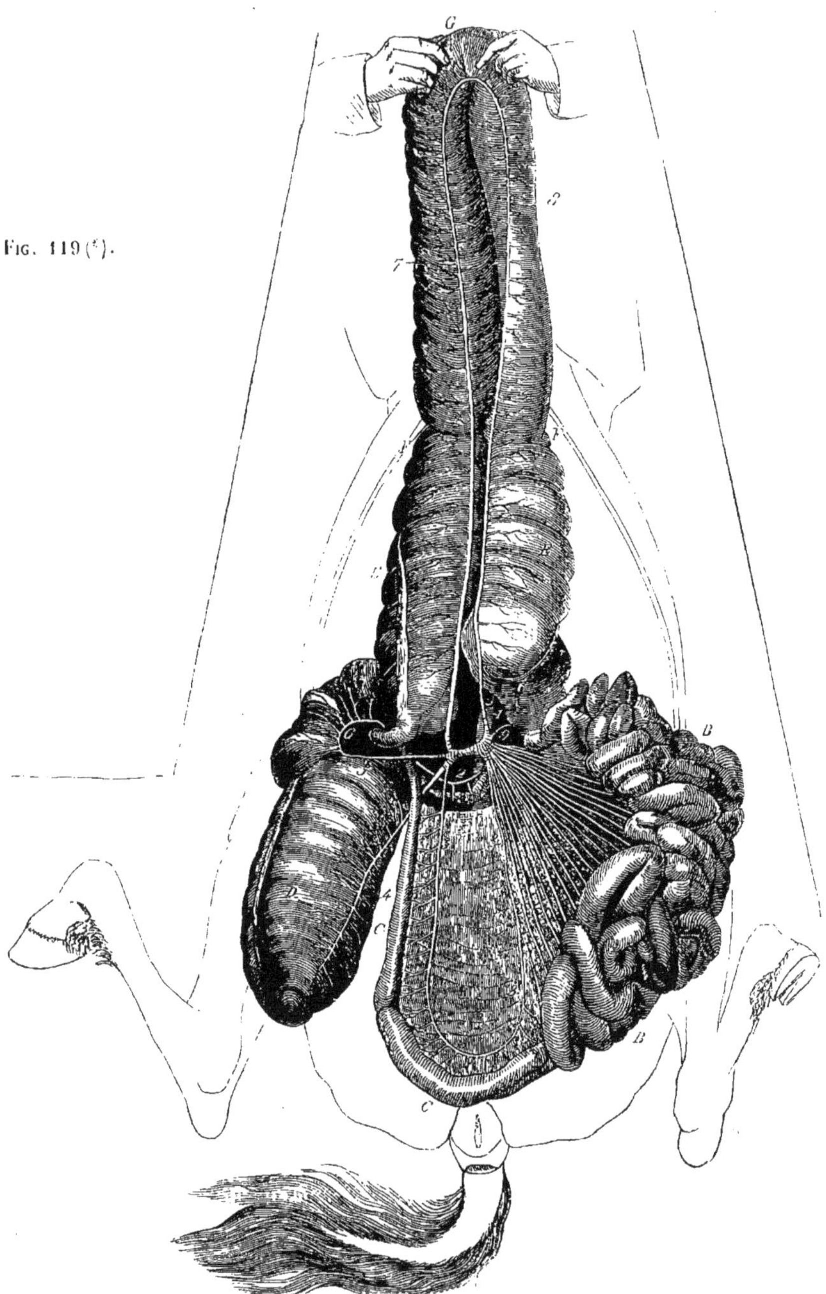

(*) Fig. 119. — *Vue générale des intestins du cheval (l'animal est sur le dos et la masse intestinale est déployée).* — A. Duodénum à son passage derrière la grande mésentérique. B. Portion flottante de l'intestin grêle. C. Portion iléo-cœcale. D. Cœcum. E F G. Anse formée par le côlon replié. G. Courbure pelvienne. F F. Point où se recourbe l'anse colique pour constituer les courbures sus-sternale et diaphragmatique.

queuse du gros intestin. Il ne paraît pas que les aliments subissent dans le cœcum aucune transformation, toutes les mutations moléculaires qui constituent l'action digestive proprement dite étant achevées quand la pâte alimentaire arrive à l'intérieur de ce viscère.

B. Côlon.

Le côlon se divise en deux parties, différentes par leur volume et par la disposition qu'elles affectent dans la cavité abdominale. La première est le *gros côlon* ou le *côlon replié ;* la deuxième, le *petit côlon* ou le *côlon flottant.*

GROS CÔLON OU CÔLON REPLIÉ (figures 118. 119). — Cet intestin prend son origine au cœcum, et se termine par un retrécissement brusque auquel fait suite le petit côlon.

Longueur. Capacité. — Il offre une longueur de 3 à 4 mètres, et une capacité moyenne équivalente à 85 litres environ.

Forme. Disposition générale. — Sorti de la cavité abdominale et développé sur une table ou sur le sol, il représente un volumineux canal, offrant des renflements et des rétrécissements successifs, parcouru à sa surface par des bandes longitudinales, bosselé, plissé transversalement dans une grande partie de son étendue, absolument comme le cœcum, et replié en deux, de manière à former une anse dont les deux branches, exactement de même longueur, sont maintenues accolées par le péritoine, qui se porte de l'une sur l'autre, disposition telle que l'extrémité terminale du gros côlon revient vers le point de départ du viscère.

Mais cette anse colique, ainsi développée dans toute sa longueur, n'eût pu être renfermée dans l'abdomen. Aussi se replie-t-elle à son tour (aux points FF de la fig. 119) de dessus en dessous et de droite à gauche, en formant des courbures qui seront étudiées plus loin. D'où il résulte que le gros côlon, étudié en position dans la cavité abdominale, se partage en quatre portions accolées deux à deux, et qu'une coupe transversale de cette cavité, pratiquée en avant de la base du cœcum, donnerait pour cet intestin les résultats indiqués par la figure ci-contre.

FIG. 120.

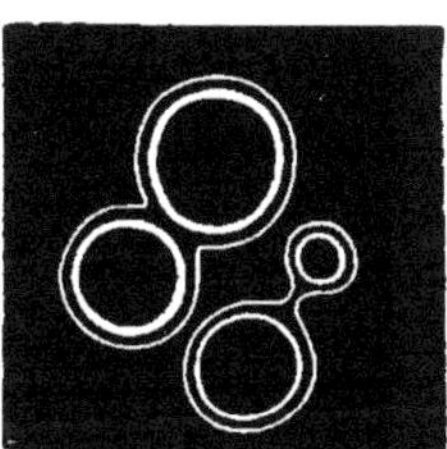

Trajet et rapports. — En suivant le trajet du gros côlon, depuis son origine jusqu'à sa terminaison, pour étudier ses quatre portions dans leurs rapports normaux, voici ce que l'on observe :

Parti de l'arc du cœcum, le côlon se dirige en avant, au-dessus de la portion moyenne de ce réservoir, qu'il suit jusqu'à sa pointe. Arrivé contre la face postérieure du diaphragme, dans la partie la plus déclive de celle-ci, il se replie en bas et à gauche, en formant une première *courbure*, dite *sus-sternale* parce qu'elle repose sur l'appendice xiphoïde du sternum (fig. 116, *g*). A partir de ce point commence la seconde portion du viscère, laquelle se met en rapport immédiat avec la paroi abdominale inférieure, et remonte en arrière jusque dans la cavité du bassin, où elle s'infléchit à gauche pour constituer la *courbure pelvienne.* Cette courbure, centre de l'anse colique, répond au rectum, à la vessie, ainsi qu'aux canaux déférents, ou bien à l'utérus et aux ovaires, suivant le sexe. Elle se continue par la troisième portion du côlon, qui se porte en avant, au-dessus et à gauche de la précédente. Accolée à celle-ci par le péritoine et du tissu cellulaire, cette nouvelle section intestinale arrive sur le centre phrénique, et se replie alors à droite et par en haut. La courbure qui résulte de cette troisième réflexion est dite *diaphragmatique*, à cause de ses rapports avec la membrane musculo-aponévrotique qui cloisonne la grande cavité du tronc, ou *gastro-hépatique*, parce qu'elle s'applique également sur le foie et l'estomac (fig. 118, *k*). A cette courbure succède la quatrième et dernière portion du gros côlon, accolée à la première, comme la seconde à la troisième. Celle-là remonte en arrière jusqu'au niveau de la base du cœcum, où elle se termine en se rétrécissant subitement et se continuant avec le petit côlon ; elle occupe la région sous-lombaire, et se trouve appliquée, par l'intermédiaire d'une couche celluleuse, contre la face inférieure du pancréas et le côté interne de l'arc cœcal.

Moyens de fixité. — Le gros côlon peut se déplacer aisément dans la cavité abdominale. Il est cependant fixé : 1° par son origine au cœcum et le frein séreux qui l'attache à ce réservoir ; 2° par l'adhérence de sa portion terminale au pancréas et à la crosse du cœcum ; 3° par le mésocôlon. Ce dernier ligament forme, dans la concavité de la courbure pelvienne, une espèce de raquette dont le manche se prolonge à une petite distance entre les deux branches de l'anse colique. Plus loin, ces deux branches s'accolent directement l'une à l'autre.

Surface extérieure. — On a vu que le côlon replié n'offre pas partout le même diamètre, qu'il est bosselé, plissé et parcouru par des bandes longitudinales ; il importe d'étudier avec détail cette disposition de sa surface extérieure dans chacune des régions que nous venons de lui reconnaître. — A son origine, le côlon replié est extrêmement étroit ; c'est à peine s'il égale l'intestin grêle. Mais il se renfle bientôt, et prend un volume considérable, qu'il conserve encore auprès de la courbure pelvienne. Il se rétrécit alors progressivement jusqu'au milieu de la troisième portion du viscère, où son diamètre, réduit à son minimum, surpasse néanmoins de beaucoup le détroit placé à l'origine de la première portion. En arrivant près de la courbure diaphragmatique, le gros côlon se renfle de nouveau peu à peu, et finit par acquérir, près de sa terminaison, le plus grand volume qu'il ait encore présenté. — Les bandes charnues qui maintiennent l'organe plissé transversalement sont au nombre de quatre dans toute l'étendue de la première portion dilatée. Trois se perdent en arrivant près de la courbure pelvienne, où l'on n'en trouve plus qu'une seule, placée dans la concavité de cette courbure. Au niveau du second renflement, il en existe trois dont deux se prolongent sur le côlon flottant. — Les plis transversaux formés par ces cordons aplatis sont à peine indiqués vers la courbure pelvienne ; ils manquent au niveau du rétrécissement qui fait suite à cette courbure ; c'est dans toute l'étendue du premier renflement qu'ils sont le plus nombreux et le plus profonds.

Surface intérieure. — Elle ne donne lieu à aucune considération particulière, car elle rappelle exactement celle du cœcum.

Structure. — La *membrane séreuse* enveloppe tout l'organe, excepté dans les points où il s'adosse à lui-même ou contre d'autres viscères. C'est ainsi que le péritoine, en passant de la région sous-lombaire sur la dernière portion du côlon, laisse à nu la surface qui adhère par du tissu cellulaire à la face inférieure du pancréas et au cœcum ; c'est ainsi encore qu'en se portant d'une branche de l'anse colique sur l'autre, la membrane séreuse ne recouvre point leurs côtés adjacents, excepté du côté de la courbure pelvienne, où elle forme le *mésocôlon*. — La *couche charnue* ne diffère point, dans sa disposition, de celle du cœcum. — La *membrane muqueuse* est dans le même cas. — Les *artères* émanent de la grande mésentérique ; ce sont les *deux artères coliques*. — Les *deux veines* satellites se confondent bientôt en un seul tronc qui gagne la veine porte. — Les *lymphatiques* aboutissent en définitive au réservoir de Pecquet. — Les *nerfs* émergent du plexus de la grande mésentérique.

PETIT CÔLON OU CÔLON FLOTTANT (fig. 118). — Le petit côlon est un tube bosselé qui succède au côlon replié, et se termine par le rectum dans la cavité pelvienne.

Longueur. Forme. Trajet. Rapports. — Long d'environ 3 mètres, ce tube offre une disposition extérieure analogue à celle de l'intestin grêle. Seulement, il est du double plus gros, régulièrement bosselé à sa surface, et pourvu de deux bandes longitudinales larges et épaisses, une du côté de la grande courbure, une sur la petite. Parti de l'extrémité terminale du gros côlon, à gauche du cœcum, où il répond à la terminaison du duodénum, et où il reçoit l'insertion du grand épiploon, cet intestin se jette dans le flanc gauche, en formant des replis qui se mêlent aux circonvolutions de l'intestin grêle. Il remonte ensuite dans le bassin pour se continuer directement par le rectum.

Moyens de fixité. — Flottant comme l'intestin grêle, le petit côlon se trouve suspendu à une lame séreuse, appelée *mésentère colique*, exactement semblable au mésentère proprement dit, mais plus large. Ce mésentère se détache de la région sous-lombaire, non pas autour d'un point central, mais sur une ligne étendue depuis la grande mésentérique jusqu'au fond de la cavité pelvienne. Il est plus étroit à ses extrémités que dans sa partie centrale.

Intérieur. — La surface interne du côlon flottant offre des plis valvulaires analogues à ceux du cœcum et du gros côlon. C'est dans l'intervalle que les matières fécales se moulent en crottins.

Structure. — La *séreuse* est sans intérêt spécial. — La *tunique charnue* rappelle exactement, par son arrangement, celle du gros côlon. — Quant à la *membrane muqueuse*, elle offre la même organisation que la tunique interne de ce dernier viscère. — Le sang est apporté à ces membranes par l'*artère petite mésentérique* et par une branche de la *grande*. Il est déversé ensuite dans la veine porte au moyen d'un tronc veineux qui rampe dans l'épaisseur du mésentère. — Les *lymphatiques* sont presque aussi beaux et aussi nombreux que ceux de l'intestin grêle ; ils vont au même confluent, c'est-à-dire le réservoir de Pecquet.

FONCTIONS DU CÔLON. — C'est dans cet intestin que s'achève l'absorption des boissons et des matières alibiles solubles. Quand la masse alimentaire arrive dans le petit côlon, dépouillée de ses principes assimilables et chargée des substances d'excrétion versées à la surface du tube intestinal, elle perd son nom pour prendre celui d'*excréments* ou de *fèces*. Ces excréments, pressés par les contractions péristaltiques de la tunique charnue, se divisent en petites masses arrondies ou ovoïdes, et cheminent vers le rectum, dans lequel ils s'accumulent, pour être ensuite chassés au dehors.

C. Rectum (fig. 118).

Le rectum s'étend en ligne droite depuis l'entrée du bassin jusqu'à l'ouverture postérieure du tube digestif, c'est-à-dire l'*anus*. Ce n'est, à proprement parler, que l'extrémité du petit côlon, et la limite qui le sépare de ce dernier viscère est passablement arbitraire. Il s'en distingue néanmoins en ce qu'il n'offre pas de bosselures, que ses parois sont beaucoup plus épaisses et plus dilatables, et qu'il peut se renfler en une poche allongée, sorte de réservoir d'attente pour les excréments qui doivent être expulsés.

Rapports. — Il répond supérieurement à la voûte formée par l'os sacrum; inférieurement, à la vessie, aux canaux déférents, aux vésicules séminales, à la prostate, aux glandes de Cowper, ou bien au vagin et à l'utérus; par côté, aux parois latérales du bassin.

Moyens de fixité. — On doit considérer comme tels : 1° l'extrémité postérieure du mésentère colique, représentant le *méso-rectum;* 2° un repli orbiculaire constitué par le péritoine en se réfléchissant circulairement du fond de la cavité pelvienne sur le viscère; 3° les ligaments suspenseurs de la verge, qui, en se réunissant sous le rectum, forment un anneau autour de l'extrémité postérieure de cet intestin (*voir la description du Pénis*); 4° un gros faisceau triangulaire, comprenant deux parties latérales et composé de fibres musculeuses blanches; ce faisceau, véritable prolongement de la tunique charnue du viscère, se détache du rectum au-dessus de l'anus, et va se fixer sur la face inférieure des os du coccyx, entre les muscles sacro-coccygiens inférieurs, où on le voit se dessiner sous la peau quand on relève la queue.

Structure. — La *membrane séreuse* n'enveloppe pas l'organe tout entier; elle ne se prolonge point sur la partie du rectum qui traverse l'arrière-fond de la cavité pelvienne. — La *couche charnue* est fort épaisse et composée de gros faisceaux longitudinaux légèrement spiroïdes, sous lesquels on trouve des fibres annulaires. — La *membrane muqueuse*, lâchement unie à la couche charnue, offre des plis transversaux et longitudinaux. — Le sang qui baigne ces membranes est apporté par l'*artère petite mésentérique* et la *honteuse interne*. — Les nerfs viennent du *plexus pelvien* ou *hypogastrique*.

Anus. — L'anus, ou l'ouverture postérieure du tube digestif, est percé à l'extrémité postérieure du rectum sous la base de la queue, où on le voit faire, chez les Solipèdes, une saillie arrondie, d'autant moins proéminente que les animaux sont plus avancés en âge. C'est sur le bord de cet orifice, bord froncé comme l'entrée d'une bourse à coulant, que la muqueuse intestinale se continue avec la peau extérieure.

Comme éléments de la structure de l'anus, on trouve, en procédant de dedans en dehors : 1° la membrane muqueuse du rectum ; 2° le prolongement des fibres circulaires et longitudinales de la couche charnue; 3° un *muscle sphincter* qui reçoit l'insertion d'un *rétracteur;* 4° la peau fine, dépourvue de poils, et très adhérente qui recouvre le sphincter. Nous n'avons à nous occuper que des muscles.

Le *sphincter de l'anus* est formé de fibres circulaires, dont quelques-unes se fixent en haut sous la base de la queue, et se confondent en bas avec les muscles de la région périnéale. Compris entre la peau et le prolongement de la couche charnue du rectum, ce muscle est en contraction presque permanente pour fermer l'ouverture anale, puisqu'il ne se relâche qu'au moment de l'expulsion des matières fécales.

Le *rétracteur de l'anus* ou le muscle *ischio-anal*, représente une large bandelette, attachée sur la face interne du ligament ischiatique et même sur la crête sus-cotyloïdienne, par des fibres aponévrotiques. Les faisceaux qui composent cette bandelette sont tous parallèles entre eux. Leur extrémité postérieure s'insinue sous le sphincter et se confond avec les fibres de celui-ci. Cette disposition du muscle ischio-anal indique assez qu'il ramène l'anus en avant, et le rétablit dans sa position normale, après les efforts d'expulsion, qui ont toujours pour résultat d'entraîner en arrière l'extrémité postérieure du rectum.

Ces deux muscles sont de couleur rouge, et appartiennent à la vie animale. Leurs vaisseaux viennent des mêmes sources que ceux du rectum. Le nerf hémorrhoïdal leur envoie des filets à l'un et à l'autre.

3° De l'intestin chez le lapin.

Nous plaçons le lapin immédiatement après les Solipèdes pour l'étude de l'intestin comme pour celle de l'estomac, parce que les analogies sont encore ici plus prononcées que chez les autres animaux.

L'*intestin grêle* n'offre pas de renflement à son origine; mais il en présente un énorme à sa terminaison au cœcum, renflement tapissé intérieurement par une fort belle glande de Peyer, et désigné pour cette raison sous le nom de *poche glanduleuse*. Les autres glandes agminées sont également très développées et remarquables par leur épaisseur, mais très peu nombreuses, puisqu'on n'en compte que six à huit. On les distingue très bien à l'extérieur, à travers les minces parois de l'intestin, surtout quand celui-ci a été au préalable lavé et insufflé.

Le *cœcum* est proportionnellement encore plus volumineux que chez les Solipèdes. Il affecte, comme dans ces derniers animaux, la forme d'un sac conoïde, incurvé en arc ou en crosse à son extrémité supérieure; mais cette crosse n'est pas très nettement séparée du côlon, et se continue avec lui sans présenter d'étranglement. La surface intérieure de ce réservoir offre une disposition fort curieuse : elle est parcourue par une lame muqueuse spiroïde qui décrit une vingtaine de tours sur les parois de l'organe, et s'arrête à 10 centimètres environ de la pointe. Cette lame, dont la présence est marquée à l'extérieur par une dépression qui correspond au bord adhérent, peut avoir 1 centimètre et plus de largeur. Quant au cul-de-sac inférieur du viscère, dans lequel cette lame ne se prolonge point, il forme, comme la terminaison de l'intestin grêle, une véritable poche glanduleuse. L'orifice de ce dernier intestin ne fait point saillie à l'intérieur du cœcum; la valvule de Bauhin représente un disque percé, analogue à l'iris, et fixé par sa grande circonférence sur le pourtour de cet orifice.

Le *côlon* montre encore la distinction en deux parties : la première, renflée, bosselée, pourvue même de bandes longitudinales rudimentaires à sa surface extérieure, couverte sur sa surface intérieure de saillies arrondies et régulièrement disposées, qui semblent être d'épaisses villosités ou des traces de valvules conniventes; la seconde, plus étroite et régulièrement cylindrique, se terminant au rectum après avoir décrit plusieurs circonvolutions flottantes.

La longueur totale de l'intestin du lapin est de 6 mètres environ dont 3 mètres 10 centimètres pour l'intestin grêle.

4° De l'intestin des ruminants (fig. 121).

L'*intestin grêle* du bœuf flotte à l'extrémité d'une large lame mésentérique, plus étroite en avant qu'en arrière, plane dans toute son étendue, excepté à son bord intestinal, qui présente une longueur considérable et se plisse en festons extrêmement multipliés. Du double plus long que chez le cheval (45 mètres en moyenne), cet intestin présente en revanche un diamètre moitié moindre. Le duodénum, soutenu d'abord par l'épiploon qui attache la petite courbure de la caillette dans la scissure postérieure du foie, forme une anse particulière, qui touche la région sous-lombaire, avant de se suspendre au grand mésentère, pour se continuer par les circonvolutions de la portion flottante. L'iléon offre le même mode de terminaison que dans le cheval. Les glandes de Peyer se montrent sur la surface interne de l'intestin en moindre nombre que chez les Solipèdes, mais avec de plus grandes proportions. La dernière offre souvent dans le mouton et la chèvre plus de 20 centimètres de longueur, et se prolonge jusque sur la valvule de Bauhin.

Fig. 121 (*).

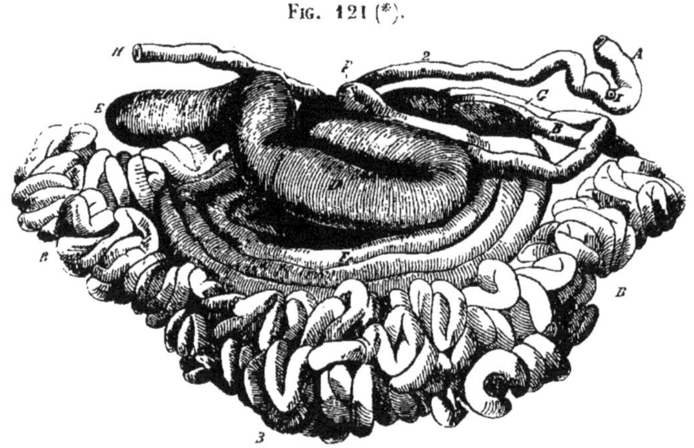

Le *cœcum* est à peu près cylindrique, sans bosselures ni bandes longitudinales. L'extrémité en cul-de-sac, arrondie et globuleuse, flotte librement dans la cavité abdominale, et se trouve dirigée en arrière. A son extrémité opposée, le cœcum

(*) Fig. 121. — *Vue générale de la masse intestinale du bœuf* (*face droite*). — A. Origine du duodénum. B. Portion flottante de l'intestin grêle. C. Terminaison de l'intestin grêle. D. Cœcum. E. Sa pointe dirigée en arrière. F. Anse décrite par le côlon replié à sa terminaison. G, H. Portion terminale de l'intestin. 1. Insertion du canal cholédoque. 2. Insertion du canal pancréatique.

se continue directement avec le côlon, sans former de crosse, après avoir reçu l'insertion de l'intestin grêle. Aux environs de cette insertion existent sur la surface intérieure, chez le bœuf, les traces d'une plaque gaufrée. Dans le mouton et la chèvre, ces plaques sont en nombre multiple.

Le *côlon*, soutenu entre les lames du grand mésentère, au bord duquel est suspendu l'intestin grêle, se trouve enroulé sur lui-même de manière à former un certain nombre de circonvolutions ellipsoïdes. Pour se contourner ainsi, il décrit d'abord plusieurs tours de spire concentriques, qui laissent entre eux un certain intervalle, dans lequel se placent des circonvolutions excentriques. Le dernier tour de spire est un peu éloigné des autres; chez les petits ruminants même, il est tout à fait rapproché de l'insertion du mésentère sur l'intestin grêle, qu'il suit jusqu'auprès du duodénum, en décrivant des festons réguliers. Arrivée près du tronc de la grande mésentérique, cette dernière circonvolution passe à droite de cette artère, se dirige en arrière, revient en avant, en formant une anse, et retourne en arrière, en s'accolant, dans la région sous-lombaire, à l'anse duodénale. Le côlon se continue alors en ligne droite jusqu'au rectum, attaché à une courte lame mésentérique, qui rappelle par sa position le vaste lien suspenseur du côlon flottant des Solipèdes.

Le calibre de cet intestin égale d'abord celui du cœcum, mais il ne tarde pas à se rétrécir pour garder un diamètre uniforme, qui surpasse à peine celui de l'intestin grêle du cheval. La membrane charnue offre du reste la même disposition que dans ce dernier viscère, si ce n'est qu'elle n'est point recouverte dans tous les points par la tunique séreuse, en raison de la position occupée par le côlon entre les deux lames du mésentère. On peut remarquer cependant, chez les animaux maigres, que le revêtement séreux fourni par ces lames à la tunique charnue du côlon est plus étendu qu'on ne serait tenté de le penser au premier abord ; du côté gauche, en effet, les spires de cet intestin se trouvent en saillie sur la surface du mésentère, et s'enveloppent ainsi plus complétement de la lame péritonéale correspondante.

D'après cette description, on voit que, dans le gros intestin des Ruminants, on distingue assez nettement le *cœcum*, mais que la division du *côlon* en *portion repliée* et en *portion flottante* n'est plus guère sensible; à moins qu'on ne veuille regarder comme *côlon replié* les spires contenues entre les lames du mésentère, et comme *côlon flottant* l'extrémité postérieure du tube, accolée d'abord à la paroi sous-lombaire de l'abdomen, et suspendue ensuite au court frein mésentérique que nous avons dit rappeler le grand mésentère colique des animaux solipèdes. Du reste, il est digne de remarque que l'artère grande mésentérique se rend au premier et la petite mésentérique au second, comme chez le cheval.

Mesuré dans toute son étendue chez le bœuf, depuis le cul-de-sac cœcal jusqu'à l'anus, le gros intestin donne de 10 à 12 mètres. Il est donc plus long que celui du cheval ; mais sa capacité est beaucoup moindre, car elle ne dépasse pas en moyenne 30 à 35 litres.

5° De l'intestin chez le porc.

La longueur moyenne de l'intestin du porc est de 22 mètres environ, dont 17 pour l'intestin grêle et 5 pour le gros intestin.

Il présente dans sa disposition générale quelque ressemblance avec celui du bœuf. On remarquera cependant que le côlon n'est plus compris que par sa dernière portion entre les feuillets du mésentère, et que dans le reste de son étendue cet intestin est rejeté sur le côté de la lame mésentérique, où il forme une masse distincte.

Fig. 122 (*).

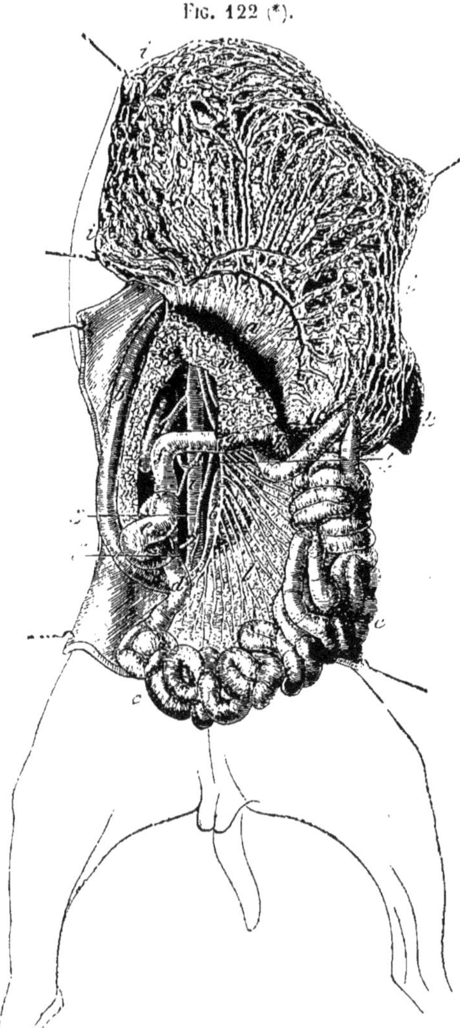

Parmi les particularités propres à l'*intestin grêle*, nous citerons la présence d'une immense glande de Peyer, qui occupe la dernière portion du tube, où on la voit figurer une bandelette de 1 mètre et demi à 2 mètres de longueur.

Le *cæcum* offre à son intérieur quelques plaques gaufrées. Il est bosselé, comme chez le cheval, et pourvu de trois bandes longitudinales. Le *côlon* présente deux de ces rubans charnus dans une partie de son trajet, et même trois près du cœcum, avec quelques plis transversaux; il s'enroule exactement comme celui du bœuf.

6° De l'intestin des carnassiers (fig. 122).

L'intestin des Carnassiers est remarquable par sa brièveté et son petit volume. Sur un chien de taille ordinaire, ce tube n'a guère plus de 4 mètres et demi de longueur, dont 60 à 75 centimètres seulement pour le gros intestin. Dans le chat, celui-ci ne mesure que

(*) Fig. 122. — *Intestin du chien.* — A. Estomac. B. Duodénum. C. Jéjunum. D. Iléon. E. Cœcum F. Côlon ascendant. G. Côlon transverse. H. Origine du côlon descendant. I. Grand épiploon. K. Rate. L. Mésentère. M. Pancréas. 1. Aorte. 2. Artère grande mésentérique. 3. Artère du duodénum. 4. Artère du gros intestin. 5. Artère petite mésentérique.

35 centimètres environ, et la longueur totale du viscère équivaut à 2 mètres environ. Quant à la capacité intérieure, M. Colin donne les chiffres suivants comme moyenne : pour l'intestin grêle, 1 lit. 62 chez le chien, 0 lit. 114 dans le chat; pour le gros intestin, 1 litre dans le premier de ces animaux, 0 lit. 154 chez le second.

L'*intestin grêle*, suspendu à l'extrémité d'un mésentère semblable à celui des Solipèdes, repose sur la paroi abdominale inférieure. Il se distingue par l'épaisseur de ses parois, la longueur et le nombre des villosités dont est couverte sa surface intérieure, villosités qu'on trouve même accumulées sur les plaques de Peyer. Celles-ci sont au nombre d'une vingtaine chez le chien, et de cinq ou six dans le chat.

Le *cœcum* ne forme plus qu'un petit appendice tordu en spirale, tapissé par une muqueuse plissée et très folliculeuse, chez le chat surtout, qui offre au fond du cul-de-sac du viscère une véritable glande de Peyer.

Le *côlon* est à peine plus gros que l'intestin grêle, et ne présente ni bosselures, ni bandes longitudinales. Il affecte dans son court trajet une disposition qui rappelle celle du même intestin chez l'homme. Aussi peut-on le diviser en *côlon ascendant* (fig. 122, *f*), *côlon transverse* (fig. 122, *g*) et *côlon descendant* (fig. 122, *h*). Celui-ci se continue directement avec le rectum.

Près de l'anus, ce dernier viscère présente sur les côtés deux étroites ouvertures, qui mènent dans deux poches glanduleuses remplies d'une matière brunâtre, à odeur forte et fétide. Cette matière est sécrétée par les glandules qui tapissent la paroi intérieure de ces diverticules.

§ IV. — Coup d'œil général et comparatif sur la portion abdominale ou essentielle du tube digestif.

Nous avons terminé l'exposition des caractères anatomiques qui distinguent la portion essentielle du canal alimentaire chez tous nos animaux domestiques. Que de nuances cette étude ne nous a-t-elle point révélées ! Récapitulons et comparons, avant de montrer l'admirable harmonie qui lie ces variétés de disposition aux variétés d'organisation générale, de mœurs et d'instincts.

Chez les carnivores, c'est-à-dire les animaux qui se nourrissent de viande (*Chien* et *Chat*), on a vu un estomac très ample, sécrétant du suc gastrique sur toute l'étendue de sa muqueuse, et un intestin relativement extrêmement court.

Dans les omnivores ou mammifères à régime mixte (les *Cochons*), on a trouvé une petite partie de la surface intérieure de l'estomac occupée par une muqueuse inapte à sécréter du suc gastrique, et l'intestin avec une capacité relative bien plus considérable que chez les carnivores.

Chez les herbivores, c'est-à-dire les animaux qui puisent leur nourriture exclusivement dans le règne végétal (*Ruminants*, *Rongeurs* et *Solipèdes*), la surface préposée à la production du suc gastrique, ou la surface stomacale proprement dite, diminue encore singulièrement d'étendue, quoique l'estomac se distingue chez quelques-uns de ces animaux par son développement extraordinaire. Mais en revanche, la capacité du tube intestinal prend des proportions considérables, et se trouve même en rapport directement inverse, dans les diverses espèces, avec l'aire de la surface gastrique. Aussi cette surface étant relativement plus étendue chez les Ruminants que dans le Lapin, et plus encore chez cet animal que dans les Solipèdes, doit-on classer tous ces animaux dans un ordre inverse pour le développement de la surface intestinale.

En résumé, en considérant comme surface stomacale (point de vue tout à fait rationnel) seulement les portions de la muqueuse de l'estomac organisées pour la sécrétion du suc gastrique, on est amené à reconnaître que cette surface est en rapport inverse avec celle de l'intestin, qu'elle arrive à son plus haut degré de développement chez les animaux carnivores, et qu'elle est aussi réduite que possible dans les Solipèdes, animaux qui présentent, par contre, un très grand développement de la surface intestinale.

Il va nous être maintenant très facile de montrer la raison d'être de ces remarquables différences, et nous la trouverons dans la nature de l'alimentation. En effet, les Carnassiers vivent d'aliments très substantiels, et ils en prennent de très grandes quantités, parce qu'ils sont exposés à des jeûnes fréquents; il leur fallait donc un vaste estomac pour suffire à contenir les substances ingérées, et à sécréter la proportion de suc gastrique nécessaire pour transformer ces substances en matériaux assimilables. Si ces animaux ont l'intestin étroit et court, c'est parce qu'il suffit, chez eux, d'une surface peu étendue pour absorber les produits de la digestion, ceux-ci n'étant mêlés qu'à une petite quantité de substances non nutritives, et se mettant aisément en contact avec la membrane absorbante.

Quant aux herbivores, leurs aliments ne contiennent qu'une faible proportion d'éléments nutritifs, noyés dans une gangue insoluble extrêmement abondante. Ces animaux étant forcés alors d'en prendre de grandes quantités et à des intervalles très rapprochés, l'estomac proprement dit ne peut être pour les aliments qu'un lieu de passage, qu'ils franchissent rapidement après s'être imprégnés de suc gastrique; aussi la surface qui sécrète ce fluide est-elle singulièrement réduite, parce que si elle doit fonctionner plus souvent que dans les carnivores, elle n'a pas besoin de déployer dans un moment donné une aussi grande activité. Si, une fois sortis de l'estomac, les aliments rencontrent au contraire une vaste surface intestinale, c'est pour que les matériaux réparateurs dispersés au milieu de la gangue alimentaire n'échappent point à l'action absorbante de cette surface, et puissent trouver l'occasion de se mettre en contact avec elle. En effet voyez les Ruminants : grâce à leur double mastication et à l'action triturante du feuillet, leurs aliments arrivent dans l'estomac proprement dit plus divisés, mieux atténués que dans le cheval; la gangue, beaucoup mieux broyée, cache moins les matériaux assimilables et réparateurs; ces matériaux sont plus facilement saisis par la surface absorbante; et, comme conséquence nécessaire, le tube intestinal, quoique plus long que dans les Solipèdes, est loin d'offrir la même capacité.

Nous expliquerions par des considérations analogues le pourquoi de la conformation intermédiaire du tube digestif chez les animaux omnivores.

Il y a donc une admirable corrélation entre la manière d'être du tube digestif et la nature des substances qui font la base de l'alimentation des animaux; et cette harmonie se reproduit également quand on compare l'estomac et l'intestin avec les autres appareils de l'économie, comme avec les mœurs et les instincts. Aussi tel animal qui possède un estomac ample et un étroit intestin aura des dents et des griffes aiguës pour déchirer sa proie, de la force et de l'agilité pour l'atteindre, des instincts sanguinaires; tel autre qui, avec une surface stomacale très réduite, sera pourvu d'un intestin aussi développé par sa longueur que par sa capacité, se distinguera par ses mœurs paisibles, l'absence d'ongles agressifs, et la forme en meules broyantes des principales pièces de son appareil dentaire, etc.

§ V. — Organes annexes de la portion abdominale du tube digestif.

Ces organes sont au nombre de trois : deux glandes, le *foie* et le *pancréas*, qui versent dans l'intestin grêle deux fluides particuliers, la *bile* et le *suc pancréatique ;* et un organe glandiforme, la *rate*, remarquable par ses nombreuses connexions vasculaires avec différents organes de l'appareil digestif, et qui mérite, à ce titre, d'être étudiée avec cet appareil, quoiqu'il soit au moins douteux, sinon tout à fait improbable, qu'elle joue un rôle dans la digestion.

Préparation. — On pourra aisément étudier ces trois organes après avoir enlevé la masse intestinale, d'après le procédé indiqué page 355. Pour examiner plus facilement les divers détails de leur organisation, il sera bon ensuite de détacher ces viscères en masse avec le diaphragme et les reins, et d'étaler le tout sur une table.

1° Du foie (fig. 123. 124. 125. 126).

Situation. Direction. — Cet organe est situé dans la cavité abdominale, à droite de la région diaphragmatique, dans une direction oblique de haut en bas et de droite à gauche.

Forme et surface extérieure. — Débarrassé de toutes ses connexions avec les organes voisins, et étudié dans sa forme extérieure, il se montre aplati d'avant en arrière, irrégulièrement allongé en ellipse, épais dans son centre, et aminci sur ses bords, qui sont découpés de manière à diviser l'organe en trois lobes principaux. Cette configuration permet de lui reconnaître *deux faces* et *une circonférence.*

La *face antérieure* est convexe, parfaitement lisse, et creusée d'une scissure large et profonde, qui se trouve formée par le passage de la veine cave postérieure. Cette scissure s'étend directement d'arrière en avant, en croisant un peu par conséquent la direction générale du foie ; on y remarque, près du point où la veine cave quitte le foie pour traverser le diaphragme, les ouvertures béantes des principales veines sus-hépatiques; la *face postérieure* est également lisse et convexe, et présente aussi un sillon, par lequel pénètrent dans le foie la veine porte, l'artère et les nerfs hépatiques, et par où s'échappent les canaux biliaires. Ce sillon, un peu concave à gauche, suit en définitive la direction du foie, c'est-à-dire qu'il marche obliquement de haut en bas, d'arrière en avant et de droite à gauche.

La *circonférence* peut se décomposer en un *bord supérieur* ou *gauche*, et un *bord inférieur* ou *droit*, réunis aux deux extrémités de l'ellipse que représente le foie. —Le *bord supérieur* présente, en procédant de droite à gauche : 1° l'insertion du ligament du lobe droit; 2° l'origine de la scissure de la veine cave; 3° une échancrure qui répond à l'œsophage; 4° l'insertion du ligament gauche. — Le *bord*

Fig. 123 (*).

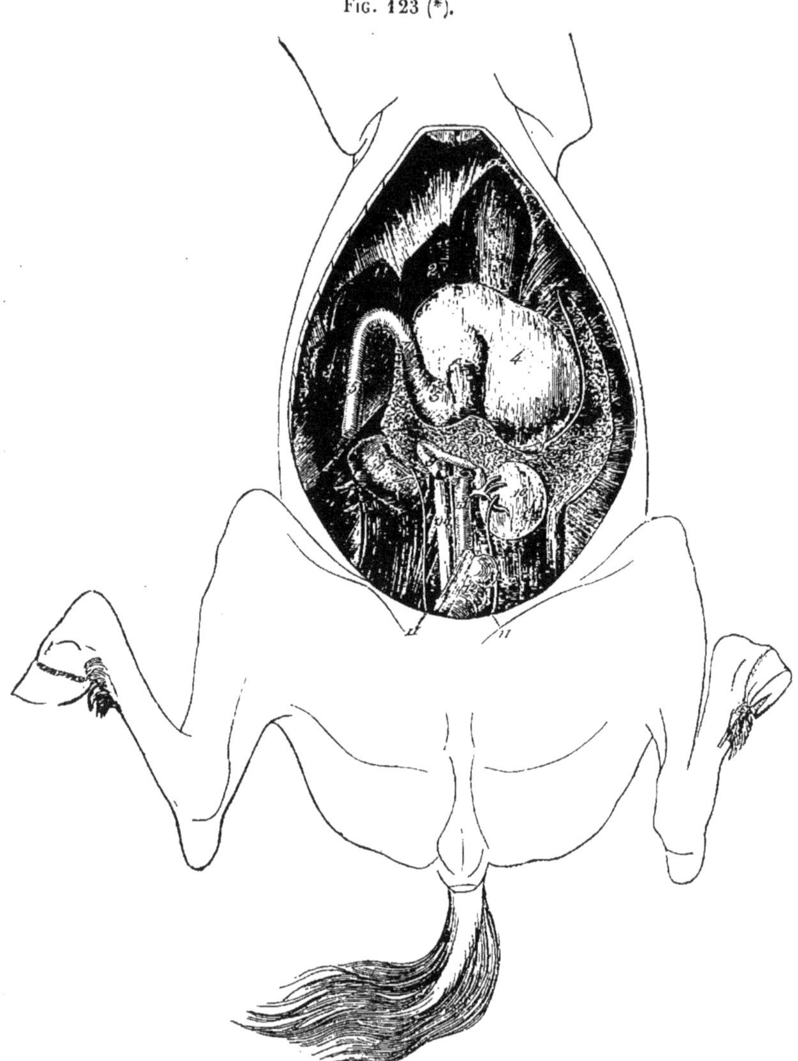

inférieur est comme tranchant, et offre deux échancrures profondes qui partagent le foie en trois lobes : un supérieur ou droit, un inférieur ou gauche, et un intermédiaire. Le *lobe droit* est généralement le moyen en volume, et porte comme appendice, tout à fait en haut, du côté de sa face postérieure, un petit lobule

(*) Fig. 123. — *Organes annexes de la portion abdominale du tube digestif.* — 1. Lobe gauche du foie. 2. Lobe moyen. 3. Lobe droit. 4. Estomac. 5. Duodénum. 6. Pancréas. 7. Insertion du canal pancréatique accessoire. 8. Veine porte. 9. Rate. 10, 10. Reins. 11, 11. Uretères. 12. Rectum. 13. Aorte abdominale. 14. Veine cave postérieure.

secondaire, qui a la forme d'une pyramide triangulaire, et dont la base répond à l'entrée de la scissure de la veine porte : c'est le *lobule de Spigel.* Le *lobe gauche* est presque constamment le plus gros. Le *lobe moyen*, toujours le plus petit des trois, est découpé lui-même par des échancrures secondaires en plusieurs languettes ou lobules.

Rapports. — En considérant l'organe en position pour l'étude de ses rapports généraux, on trouve que la face antérieure est appliquée contre le diaphragme, disposition qui augmente sa convexité en diminuant celle de la face postérieure, et que celle-ci est en rapport avec l'estomac, le duodénum et la courbure diaphragmatique du côlon. Quant aux connexions propres à chaque lobe du viscère, voici ce que l'observation révèle à ce sujet : 1° Le lobe moyen répond au centre même de la portion aponévrotique du diaphragme; 2° le lobe gauche touche la partie gauche et inférieure de cette aponévrose, et se prolonge sur le point correspondant de la bande charnue périphérique du muscle ; 3° le lobe droit est en contact avec la partie supérieure et droite de ce muscle; son bord supérieur touche le rein droit; le pancréas s'applique sur sa base, du côté de la face postérieure.

Moyens de fixité. — Le foie est suspendu à la paroi sous-lombaire de l'abdomen par les gros troncs vasculaires qui pénètrent dans les scissures de l'organe ; il est fixé de plus à la face postérieure du diaphragme par quatre liens particuliers. L'un de ces liens se porte de la face antérieure du foie sur le centre phrénique, et semble destiné à s'opposer aux déplacements de totalité; les trois autres sont affectés à chaque lobe en particulier.

A. Le *ligament de la face antérieure du foie* comprend deux séries de fibres aponévrotiques fort courtes, qui, des deux bords du sillon de la veine cave, vont se fixer sur la face postérieure du centre phrénique. Le péritoine se replie sur elles de chaque côté, pour se porter du diaphragme sur le foie. L'adhérence de ces fibres aux parois de la veine cave est extrêmement intime; et la veine cave elle-même étant pour ainsi dire soudée au tissu du foie, il résulte de cette double disposition que l'union de la face antérieure du viscère avec le centre phrénique est établie aussi solidement que possible.

B. Le *ligament du lobe gauche* est un large repli péritonéal entre les deux lames duquel existent quelques faisceaux de tissu fibreux blanc. Il se détache du centre aponévrotique, à gauche de l'orifice œsophagien, et s'insère sur la partie gauche du bord supérieur du foie.

C. Le *ligament du lobe droit* est un repli analogue au précédent, mais beaucoup plus court, dont l'origine, placée très haut, près de la paroi sous-lombaire, est couverte en partie par le rein droit. Il s'insère sur le bord supérieur du viscère et envoie une petite lame au lobule de Spigel. Mais le plus souvent, ce lobule est soutenu par un frein péritonéal spécial, qui part du bord antérieur du rein.

D. Le *ligament du lobe moyen* est une lame séreuse falciforme et verticale, dont le bord adhérent est attaché dans le plan médian, à peu près, sur la face postérieure du diaphragme, et même sur la paroi abdominale inférieure. Il porte à son bord libre un cordon fibreux formé par l'oblitération de la veine ombilicale du fœtus. On voit ce ligament pénétrer, par sa partie supérieure, dans une échancrure secondaire du obe moyen, et se prolonger sur la face antérieure de celui-ci jusqu'au point où la veine cave traverse le diaphragme.

STRUCTURE. —Le foie offre à étudier comme éléments de sa structure: 1° une *membrane séreuse ;* 2° une *capsule fibreuse ;* 3° le *tissu propre et fondamental* de l'organe ; 4° des *vaisseaux* et des *nerfs.*

1° *Membrane séreuse.* — Cette membrane n'est qu'une expansion des liens péritonéaux qui viennent d'être décrits, et dont les deux lames, en arrivant sur l'organe, s'écartent pour se développer sur ses faces, et le tapisser entièrement, excepté dans les scissures antérieure et postérieure.

2° *Capsule fibreuse ou de Glisson.* — Enveloppe propre du foie, cette capsule est constituée par une membrane fibreuse fort mince, très adhérente à la couche précédente d'une part, et au tissu du foie d'autre part. Elle pénètre dans l'intérieur de ce tissu en se repliant autour des vaisseaux logés dans la scissure postérieure. De plus, elle envoie de sa face interne une multitude de cloisons lamelleuses qui pénètrent entre les granulations hépatiques en formant à l'organe une véritable charpente. Nous avons entendu nier la présence de cette capsule; mais son existence n'est pas douteuse dans tous nos animaux domestiques; on la trouve bien développée surtout chez les animaux ruminants.

3° *Tissu propre du foie.* — La substance propre du foie se distingue par une couleur brun bleuâtre ou violacé, dont les nuances varient beaucoup suivant les sujets. Elle est lourde, compacte, et si friable qu'elle s'écrase sous l'effort de la pression la plus modérée. Ce tissu est composé de granulations polyédriques de 1 1/2 à 2 millimètres de diamètre, lesquelles se distinguent assez facilement les unes des autres à la surface de l'organe à travers le péritoine, surtout quand les cloisons envoyées dans l'intervalle de ces granulations par la capsule de Glisson se sont hypertrophiées sous l'influence d'une légère irritation chronique.

Quelquefois la *granulation hépatique* offre une couleur uniforme dans toute son étendue; souvent elle présente un point rouge foncé au centre avec un cercle jaune autour et un cercle rouge interrompu circonscrivant celui-ci, qui communique alors avec le cercle semblable des granulations voisines, de manière à figurer un réseau à la surface de la glande ; d'autres fois on peut voir la granulation jaune au centre et rouge à la circonférence. Toutes ces apparences, à l'étude desquelles on accordait autrefois beaucoup d'importance, n'ont rien de fixe et peuvent varier de mille manières en se combinant les unes avec les autres. Aussi ne doit-on leur accorder qu'une médiocre attention, et se rappeler seulement qu'elles sont dues à l'état de plénitude plus ou moins prononcé des différents vaisseaux qui pénètrent à l'intérieur de la granulation.

Cette granulation aurait-elle la même organisation que le lobule salivaire, c'est-à-dire serait-elle formée d'un ensemble de vésicules abouchées dans un canal excréteur commun parti du centre? C'est l'opinion d'un habile anatomiste, M. Sappey, au mérite duquel nous nous plaisons à rendre toute justice; mais ce n'est pas celle de l'immense majorité des observateurs, et, nous devons le dire également, ce n'est pas non plus la nôtre. Il est évident, en effet, qu'il n'y a point pour chaque lobule hépatique un seul canal excréteur central, mais bien un réseau anastomotique de conduits périphériques qui enveloppent toutes les granulations, et qui pénètrent à leur intérieur, en formant des réseaux de plus en plus fins, jusqu'auprès de la partie centrale, où ils semblent ne point pénétrer, où, tout au moins, leur calibre devient si étroit, que les matières à injection n'y entrent pas facilement. Ces réseaux de *canaux biliaires* ne sont pas indépendants dans chaque lobule ; ils sont anastomosés avec ceux des granulations voisines. Qu'on ajoute à ces réseaux de belles cellules à noyau accumulées dans leurs mailles, avec les vaisseaux et les nerfs dont la disposition sera exposée plus loin, et l'on aura une idée précise de l'organisation du lobule hépatique, organisation qui représente celle du viscère tout entier, puisqu'elle se répète exactement dans chacune des granulations dont cet organe est composé.

4° *Vaisseaux sanguins.* — Le sang est amené dans le foie par l'*artère hépatique* et la *veine porte.* Il sort de l'organe par les *veines sus-hépatiques.*

Artère hépatique. — Cette artère, branche de la cœliaque, apporte au viscère les éléments de sa nutrition; il est difficile d'en suivre les ramifications jusque dans les granulations elles-mêmes, auxquelles n'arrivent que de rares canalicules capillaires qui se continuent avec le réseau des veines sous-hépatiques.

Veine porte, ou tronc des veines sous-hépatiques. — La veine porte est le vaisseau fonctionnel du foie ; c'est elle qui apporte à cet organe les matériaux de la sécrétion biliaire. Logée dans la scissure postérieure du foie, elle s'y divise, en formant par ses branches les veines dites *sous-hépatiques;* veines entourées par la capsule de Glisson, se ramifiant dans l'épaisseur du tissu de la glande, et finissant par constituer, autour des lobules, des réseaux entremêlés aux canalicules biliaires. Ces réseaux pénètrent avec ceux-ci à l'intérieur de la granulation, et se divisent en formant un lacis capillaire qui communique avec la veine sus-hépatique centrale.

Veines sus-hépatiques. — Vaisseaux efférents du foie ; les veines sus-hépatiques sont ainsi appelées parce qu'elles gagnent la face antéro-supérieure du viscère pour s'aboucher avec la veine cave postérieure. Ce sont elles qui transportent hors du foie le sang amené par la veine porte et l'artère hépatique. Ces veines prennent naissance dans chaque lobule par un ramuscule qui en occupe le centre. Elles se creusent un passage dans le tissu hépatique avec lequel leurs parois sont immédiatement en contact, se réunissent de proche en proche, et se jettent dans la veine cave postérieure à son passage dans la scissure antérieure du foie. Le nombre des troncs qui s'ouvrent ainsi dans ce vaisseau est assez considérable ; mais la plupart sont fort petits ; le principal confluent se trouve placé à l'extrémité antérieure de la scissure.

Vaisseaux lymphatiques. — Ils forment un beau réseau superficiel très facile à injecter, et des réseaux profonds disposés autour des vaisseaux qui pénètrent par la scissure postérieure. Réunis aux lymphatiques de l'estomac, ils constituent un tronc unique qui gagne la citerne sous-lombaire.

Nerfs. — Ils enlacent l'artère hépatique, et viennent du plexus solaire.

Canal excréteur (fig. 124). — Ce conduit, nommé *canal cholédoque*, résulte de la réunion de plusieurs troncs logés dans la scissure postérieure du foie, troncs qui viennent et du lobe droit, et du lobe moyen, et du lobe gauche. Suivies dans l'épaisseur du tissu hépatique, ces branches se divisent en rameaux de plus en plus ténus, qu'on voit en définitive prendre naissance sur la périphérie des granulations, en se continuant avec les réseaux biliaires qui enveloppent et pénètrent celles-ci. A sa sortie du foie, le canal cholédoque se loge entre les lames de l'épiploon hépato-gastrique, gagne, en montant, la paroi du duodénum, et la traverse à 15 centimètres environ du pylore, en s'abouchant avec le principal canal pancréatique. Les orifices de ces deux conduits sont entourés d'un repli muqueux circulaire, généralement très proéminent, faisant l'office d'une valvule destinée à empêcher le passage des substances alimentaires dans les ouvertures qu'elle circonscrit. Cette valvule s'acquitte de son rôle à merveille; elle ne laisse même point passer l'air qu'on insuffle dans le duodénum.

Fig. 124 (*).

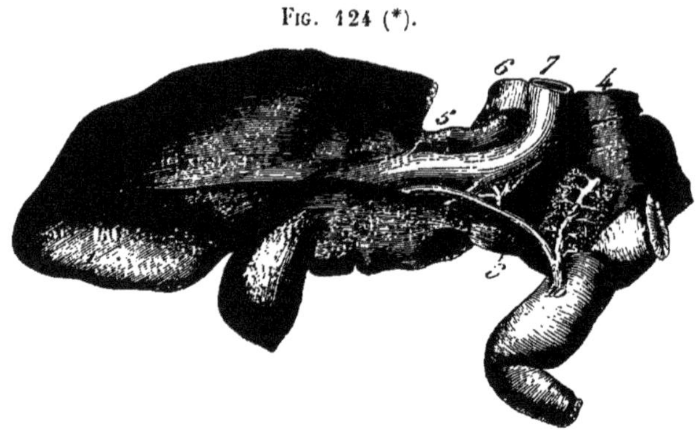

La structure du canal cholédoque rappelle celle de tous les canaux excréteurs. Les parois de ce conduit se composent de deux tuniques : l'une muqueuse, l'autre dartoïque, appliquée sur la première.

DIFFÉRENCES. — Le foie présente chez les mammifères domestiques autres que les Solipèdes, des variétés de forme, de volume, de position, qui n'influent en rien sur les caractères de son organisation. Aussi l'étude de ces variétés ne présente-t-elle qu'un médiocre intérêt. Mais il n'en est plus de même de l'appareil d'excrétion, dont la disposition se complique et devient fort intéressante. En effet, le canal excréteur, au sortir du sillon de la veine porte et avant de se rendre à l'intestin, donne naissance à un conduit particulier, qui se détache à angle aigu, et qui, après un trajet plus ou moins long suivant le volume des animaux, se dilate en une vaste ampoule, dite *vésicule biliaire* (fig. 125. 126).

Dans tous les traités d'anatomie, ce conduit spécial s'appelle *canal cystique;* on nomme *canal hépatique* la portion du tube excréteur qui précède l'origine de celui-ci; et le nom de *canal cholédoque* est réservé à la section qui gagne l'intestin. Mais ces distinctions sont vicieuses. Nous nous bornerons à reconnaître : un *canal cholédoque* exactement semblable à celui des Solipèdes, s'étendant, comme ce dernier, de la scissure postérieure, où il prend son origine par plusieurs bran-

(*) Fig. 124. — *Appareil excréteur du foie du cheval.* — 1. Lobe gauche. 2. Lobe moyen. 3. Lobe droit du foie. 4. Lobule de Spigel. 6. La veine cave postérieure à son entrée dans le foie. 7. Veine porte. 8. Canal cholédoque. 7. Canal pancréatique. 10. Insertion commune des deux conduits sur l'intestin grêle.

ches, jusqu'au duodénum; et un *canal cystique*, s'embranchant à angle aigu sur le canal cholédoque pour se terminer dans la *vésicule biliaire.*

a. La *vésicule biliaire* (fig. 125, 1) est un réservoir à parois membraneuses, dans lequel s'accumule la bile pendant les intervalles des digestions. Ce réservoir, logé en partie ou en totalité dans une fossette de la face postérieure du foie, est ovoïde ou piriforme, et présente un *fond* et un *col.* Ses parois comprennent trois *tuniques:* une *externe*, péritonéale; une *moyenne*, formée de tissu dartoïque; une *interne*, ou muqueuse, continue avec celle des divers conduits biliaires.

b. Le *canal cystique* (fig. 125, 2) s'étend en ligne droite du goulot de la vésicule au canal cholédoque. Il adhère intimement au tissu du foie, et n'offre point à son intérieur les valvules spiroïdes qu'on a décrites chez l'homme. En le fendant sur sa longueur, on découvre, du moins chez les Ruminants et les Carnassiers, de fort petits orifices qui percent la paroi adhérente au tissu du foie: ce sont les embouchures de plusieurs petits conduits biliaires particuliers, qui prennent le nom de *canaux hépato-cystiques.*

c. Le *canal cholédoque* (fig. 125, 3) se comporte exactement comme chez les Solipèdes. Il est beaucoup plus large que le canal cystique, et aboutit au duodénum, tantôt isolément, tantôt avec le canal pancréatique, en affectant une disposition qui rappelle jusqu'à un certain point le mode de terminaison des uretères. Au lieu de traverser perpendiculairement les parois intestinales, il perce d'abord la membrane charnue, parcourt un petit trajet entre cette membrane et la couche muqueuse, et s'ouvre ensuite sur la face interne de celle-ci, par un orifice entouré, comme dans le cheval, d'un repli valvulaire.

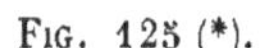
Fig. 125 (*).

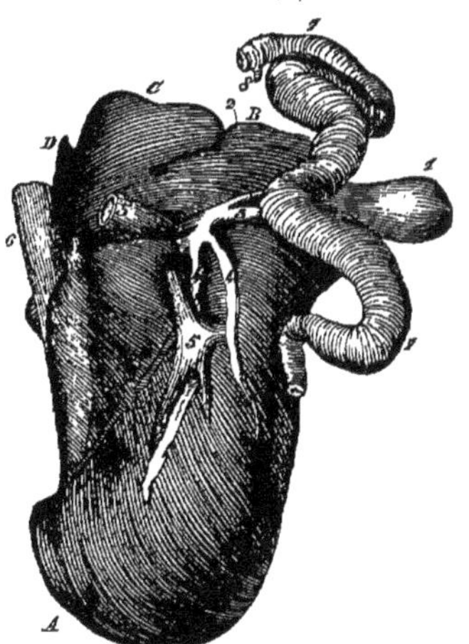

Tel est l'appareil excréteur du foie chez les animaux pourvus de vésicule biliaire. Nous exposerons son mécanisme en parlant des fonctions du foie. Revenons maintenant sur les dispositions particulières que présente ce viscère dans chaque espèce.

Bœuf. — Le foie du bœuf est entièrement confiné dans la région diaphragmatique droite. Il est épais, volumineux et à peine échancré sur sa périphérie; aussi devient-il difficile, pour ne pas dire impossible, de distinguer les trois lobes. Sur la figure 125, où l'on a représenté l'appareil d'excrétion, le lobule de Spigel seul se détache de la masse de l'organe. La vésicule biliaire, fixée près de l'extrémité supérieure, est presque flottante. Elle reçoit, près de son col, l'insertion de plusieurs gros conduits qui viennent directement de la partie supérieure du foie. Le canal cholédoque s'ouvre isolément à une très

(*) Fig. 125. — *Foie du bœuf.* — A. Extrémité inférieure du foie. B. Extrémité supérieure. C. Lobule de Spigel. 1. Vésicule biliaire. 2. Canal cystique. 3. Canal cholédoque. 4. Racines de ce canal. 7. Veine cave postérieure. 7. Intestin. 8. Insertion du canal pancréatique.

grande distance du pylore ; M. Colin a trouvé cette distance de 62 centimètres sur une vache et de 75 sur une autre.

Mouton, Chèvre. — La forme et la position du foie ne diffèrent point de ce qu'on observe chez le bœuf. Mais le canal cholédoque s'abouche avec le conduit pancréatique pour se terminer à 30 ou 40 centimètres du pylore.

Porc. — Foie à trois lobes bien marqués, le moyen portant la vésicule biliaire. Canal cholédoque s'ouvrant isolément à 2 ou 3 centimètres seulement du pylore.

Chien. — Le foie est très volumineux chez cet animal, profondément échancré et divisé en cinq lobes principaux. C'est le lobe moyen qui porte la vésicule biliaire, dans une fossette, où cette vésicule est complétement logée. Le canal cholédoque, réuni à une petite branche du conduit pancréatique, présente son insertion à une

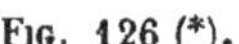

Fig. 126 (*).

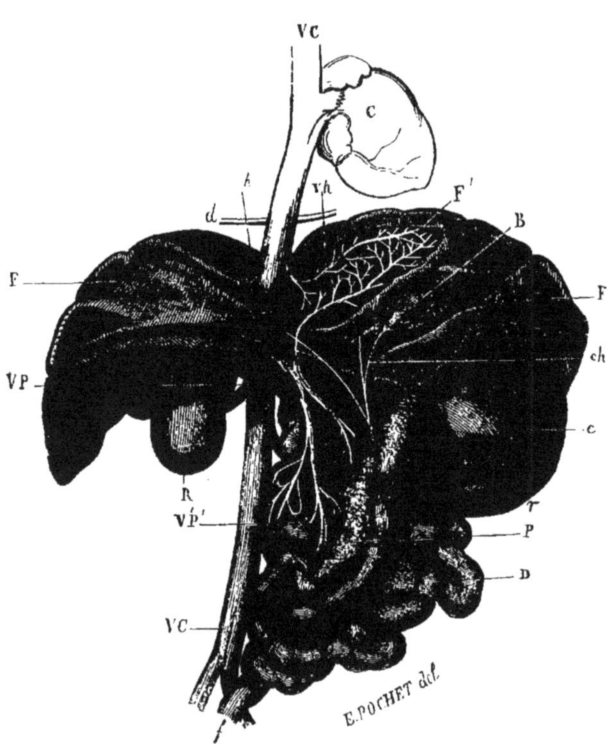

distance du pylore qui varie, suivant la taille des animaux, entre 4 et 12 centimètres. Il reçoit sur sa portion comprise entre l'intestin et l'origine du canal cystique plusieurs conduits biliaires d'un diamètre assez considérable.

(*) Fig. 126. — *Foie du chien, et son appareil excréteur.* — D. Duodénum et masse intestinale. P. Pancréas. *r.* Rate. *e.* Estomac. *f.* Rectum. R. Rein droit. B. Vésicule biliaire. *ch.* Conduit cystique. FF. Foie. F'. Lobe du foie échancré pour montrer la distribution de la veine porte qui porte le sang dans le foie et de la veine hépatique qui le ramène. VP. Veine porte. V*h*. Veine hépatique. *d.* Diaphragme. VC. Veine cave. C. Cœur.

Chat. — Disposition générale semblable à celle qui vient d'être indiquée pour le chien. Le canal cholédoque s'insère à 3 ou 4 centimètres environ, souvent plus, de l'orifice pylorique. Il s'ouvre immédiatement à côté du conduit pancréatique, quand il ne se réunit pas avec lui.

FONCTIONS. — Les considérations les plus importantes se rattachent à l'étude des fonctions du foie. Nous ne saurions les exposer ici sans sortir de notre sujet. Bornons-nous à faire remarquer que cet organe est traversé par le sang qui revient des tuniques intestinales, chargé des substances assimilables absorbées par les veines des villosités; que ce fluide subit au sein du tissu hépatique des modifications importantes encore à l'étude au moment où nous écrivons ces lignes; et qu'il se débarrasse de certains matériaux en alimentant la sécrétion de la bile. Cette sécrétion exerce évidemment une action dépuratrice sur le sang de la veine porte; mais est-elle exclusivement excrémentitielle, ou bien le fluide qu'elle élabore a-t-il une destination dans les transformations digestives? Ce sont là encore des questions fort délicates, qu'on peut résoudre dans un sens ou dans un autre, en s'étayant de preuves également convaincantes, et sur lesquelles nous n'avons point à nous prononcer catégoriquement. Nous ferons observer cependant que la bile est versée à l'entrée même du canal intestinal; que ce fluide s'écoule principalement pendant la période active de la digestion; qu'il paraît exercer, hors du tube digestif, une action dissolvante énergique sur les aliments fibrineux, quand on l'a préalablement mélangé avec le suc pancréatique; et qu'on trouve enfin dans toutes ces conditions des raisons suffisantes pour ne point dénier à la bile toute espèce de participation à l'exercice des phénomènes digestifs. Il est vrai de dire aussi que cette participation ne constitue point un acte nécessaire, puisque des chiens ont pu vivre pendant plusieurs années avec toutes les apparences de la santé, quoique la bile eût cessé, chez ces animaux, d'être versée à l'intérieur du tube intestinal; résultat obtenu par la ligature du canal cholédoque et l'établissement d'une fistule à la vésicule biliaire.

Chez les Solipèdes, la sécrétion du fluide hépatique, quoique plus active pendant la période digestive, s'exerce d'une manière indiscontinue. Dans les animaux pourvus de vésicule biliaire, cette sécrétion présente les mêmes caractères; mais dans l'intervalle des digestions, la bile, au lieu de s'écouler directement sur la surface intestinale, gagne la vésicule biliaire par le canal cystique, et s'y accumule. Quand une nouvelle digestion commence, la bile ainsi mise en réserve est chassée dans le canal cholédoque par la contraction des fibres charnues de la vésicule et par la pression des viscères abdominaux; elle rencontre celle qui vient directement du foie et est entraînée avec elle dans le duodénum.

DÉVELOPPEMENT. — Le foie du fœtus est remarquable par son énorme développement. Nous réservons sa description détaillée pour le moment où nous étudierons le développement du fœtus en général.

2° Du pancréas (fig. 123).

Cet organe a la plus grande ressemblance avec les glandes salivaires par sa structure et ses propriétés physiques; aussi l'a-t-on appelé *glande salivaire abdominale*.

Situation. — Il est situé à la région sous-lombaire, en travers de l'aorte et de la veine cave postérieure, en avant des reins, en arrière du foie et de l'estomac.

Forme et rapports. — Le pancréas présente une forme assez irrégulière et variable suivant les sujets. Aplatie de dessus en dessous, traversée obliquement de sa face inférieure à sa face supérieure par une ouverture qui livre passage à la veine porte, et qui prend le nom d'*anneau du pancréas*, cette glande est tantôt triangulaire, tantôt allongée d'un côté à l'autre, et incurvée sur elle-même; c'est avec cette dernière forme que nous l'envisagerons.

Ses *faces* présentent l'aspect lobulé des glandes salivaires. La *supérieure* adhère par du tissu cellulaire à l'aorte, à la veine cave postérieure, au tronc cœliaque, au plexus solaire, aux vaisseaux spléniques, au rein et à la capsule surrénale droite; elle est tapissée par le péritoine dans une certaine partie de son étendue. L'*inférieure* répond à la base du cœcum et à la quatrième portion du côlon, par l'intermédiaire d'une couche celluleuse abondante. — Le *bord antérieur*, concave et ondulé, se met en rapport avec le duodénum et le cul-de-sac gauche de l'estomac. Le *postérieur* est fortement convexe, surtout dans la partie droite, et présente vers son milieu une échancrure qui reçoit la veine porte avant son entrée dans l'anneau. — L'*extrémité droite*, la plus mince, adhère au duodénum, et présente les canaux excréteurs de la glande. La *gauche* se porte vers la base de la rate, en passant entre le cul-de-sac gauche de l'estomac et le rein du même côté.

Structure.— Elle rappelle de tous points celle des glandes salivaires. Aussi nous dispenserons-nous d'en parler; nous nous bornerons à dire que le pancréas reçoit le sang des artères hépatique et grande mésentérique, et que ses nerfs viennent du plexus solaire.

Appareil excréteur. — Le pancréas offre deux canaux excréteurs: un principal, décrit par Wirsung, dont il porte le nom, et un accessoire. Le *canal de Wirsung*, logé dans l'épaisseur de la glande, mais plus près de la face supérieure que de l'inférieure, comprend d'abord deux ou trois grosses branches, qui ne tardent pas à se réunir en un tronc unique; celui-ci sort du pancréas par l'extrémité gauche de l'organe. Plus large que le conduit cholédoque, il aboutit, comme on sait, au même point sur la surface duodénale. Le *canal accessoire* est beaucoup plus petit; il part du tronc principal, reçoit quelques branches sur son passage, et s'ouvre isolément dans l'intestin grêle directement en regard du canal de Wirsung.

FONCTIONS. — Le fluide sécrété par le pancréas jouit, d'après les belles recherches de M. Cl. Bernard, de la propriété d'émulsionner les graisses et de les rendre absorbables.

DIFFÉRENCES. — Dans le **Bœuf**, le pancréas n'est plus couché en travers de la paroi sous-lombaire. Il est compris entre les lames du mésentère, à droite de l'artère grande mésentérique. Le canal excréteur est simple, et s'ouvre dans l'intestin grêle, 35 à 40 centimètres plus loin que le canal cholédoque.

Dans le **Mouton** et la **Chèvre**, même disposition générale, mais le conduit excréteur s'abouche avec celui du foie.

Chez le **Porc**, ce conduit s'insère à 10 ou 15 centimètres derrière le canal cholédoque.

Le pancréas du **Chien** est extrêmement allongé, et compris entre les lames du feuillet mésentérique qui soutient le duodénum. Il se recourbe à son extrémité antérieure, derrière l'estomac, du côté de la ligne médiane. Son conduit excréteur, ordinairement simple, perce les membranes intestinales à 5 centimètres plus loin que le conduit hépatique (fig. 122, *m.*). Sauf le mode d'insertion du conduit excréteur, mode d'insertion qui a été indiqué dans la description du canal cholédoque, le pancréas du **Chat** se comporte exactement comme celui du chien.

3° De la rate (fig. 123).

La rate s'éloigne des glandes, non-seulement par l'absence de canal excréteur, mais encore par les autres détails de son organisation. On la considère maintenant comme un ganglion vasculaire dont les usages ne sont point encore déterminés d'une manière précise.

Situation. — Elle est située dans la région diaphragmatique, tout près de l'hypochondre gauche, et comme suspendue à la région sous-lombaire, ainsi qu'à la grande courbure de l'estomac.

Forme. Direction. Rapports. — La rate offre la forme d'une faulx, obliquement dirigée de haut en bas et d'arrière en avant. On y considère *deux faces, deux bords, une pointe.*

La *face externe* est en rapport avec la portion charnue du diaphragme et moulée sur elle. L'*interne*, un peu concave, touche le gros côlon. — Le *bord postérieur* est convexe, mince et tranchant. L'*antérieur*, plus épais, concave, taillé en biseau aux dépens de la face interne, se trouve creusé d'une légère scissure longitudinale, qui loge les vaisseaux et les nerfs spléniques ; il reçoit l'insertion du grand épiploon, par lequel on a vu que la rate tient à la grande courbure de l'estomac. — La *base* du viscère, ou son *extrémité supérieure*, épaisse et large, répond au rein gauche et à l'extrémité correspondante du pancréas ; elle présente l'insertion du ligament suspenseur. La *pointe*, ou l'*extrémité inférieure*, est mousse et amincie.

Moyens de fixité. — La rate est un organe flottant dont les déplacements sont bornés par un *ligament suspenseur* et le *grand épiploon*. Celui-là est un repli péritonéal qui procède du bord antérieur du rein gauche et de la paroi sous-lombaire, et qui est renforcé par du tissu fibreux élastique compris entre ses deux lames. On le voit se fixer sur la base de la rate et se confondre en dedans avec le grand épiploon. Ce dernier nous est connu ; on sait qu'en se portant sur le côlon, il s'attache, à son passage, sur la scissure splénique, d'où il se répand à la surface de l'organe pour en former le revêtement séreux.

Structure. — Le tissu de la rate se présente avec une couleur bleu violacé, tirant quelquefois sur le rouge ; il est élastique, tenace, mou, cède à la pression du doigt et en garde l'empreinte. Ce tissu, enveloppé à l'extérieur par le *péritoine*, comprend une *charpente fibreuse*, la *pulpe splénique*, les *corpuscules de Malpighi*, des *vaisseaux* et des *nerfs*.

Membrane séreuse. — Elle se développe sur toute la surface de l'organe, excepté dans la scissure du bord antérieur. Sa face interne adhère de la manière la plus intime à la tunique propre de la rate. Cette membrane n'est qu'une expansion des liens séreux qui bornent les déplacements du viscère.

Charpente fibreuse. — Sous la membrane péritonéale existe une tunique fibreuse épaisse et résistante, grenue et chagrinée à sa surface extérieure, envoyant de sa face profonde, dans l'intérieur de l'organe, une multitude de prolongements dits *trabécules*, qui s'entrecroisent en tous sens, en formant un réseau cellulaire dont les mailles étroites et multipliées contiennent les autres éléments du viscère. En malaxant un morceau de rate sous un filet d'eau, on le débarrasse de ces derniers, et la charpente fibreuse dont nous parlons apparaît alors de la manière la plus parfaite avec sa texture aréolaire. On arrive au même résultat si l'on fait passer un courant d'eau continu par l'artère splénique. M. Kölliker a trouvé dans la tunique propre de la rate et dans ses trabécules un tissu contractile particulier, les *fibres-cellules musculaires*, mêlées à des faisceaux de tissu fibreux inextensible ou élastique.

Pulpe ou boue splénique.—On désigne ainsi une matière pultacée rougeâtre qui remplit en partie les aréoles formées par l'entrecroisement des trabécules. Le microscope montre dans cette matière des globules sanguins en voie de décomposition et de transformation.

Corpuscules de Malpighi. — Ces corpuscules sont contenus, comme la pulpe splénique, dans les mailles du réseau fibreux de la rate, et enveloppés par cette pulpe. Éparpillés sur le trajet des petites artères, ces corpuscules, visibles à l'œil nu, représentent des petits sacs clos de toutes parts, remplis de cellules à noyaux et de noyaux flottants dans un plasma.

Veines. — Les branches veineuses de la rate aboutissent toutes à la veine splénique, logée avec l'artère correspondante dans la scissure du viscère. Suivies du côté de leur origine, on leur voit perdre peu à peu leurs membranes constituantes et aboutir à des sinus qui ne sont plus tapissés que par la couche épithéliale du vaisseau. C'est dans ces sinus qu'aboutissent les réseaux veineux capillaires qui succèdent aux capillaires artériels.

Artères. — Elles émanent de l'artère splénique différentes hauteurs, et se plongent dans le tissu de la rate, en gardant leur indépendance réciproque. Leurs ramuscules terminaux ne s'ouvrent point, comme on l'a dit, dans les sinus veineux; ces ramuscules s'épuisent par des capillaires fort déliés, qui traversent la pulpe splénique pour se continuer avec le réseau veineux.

Vaisseaux lymphatiques. — On les voit et sur la surface extérieure de l'organe, et le long du trajet des vaisseaux sanguins.

Nerfs. — Ils viennent du plexus solaire, et enveloppent l'artère splénique, avec laquelle ils pénètrent dans la rate.

La rate n'est point un tissu érectile. — On a cru, et plus d'un anatomiste croit encore aujourd'hui, que la rate est un tissu érectile analogue aux corps caverneux. Dans cette manière de considérer la structure de la rate, on pensait que les veines aboutissaient dans les cellules réticulaires et communicantes formées par les trabécules de la charpente fibreuse, et que les capillaires artériels s'ouvraient directement dans ces espaces celluleux tapissés par la membrane interne des veines. Mais les détails dans lesquels nous sommes entré ci-dessus démontrent assez qu'une pareille organisation n'appartient pas au tissu splénique. Il y a bien des cavités veineuses dans ce tissu; mais elles ne communiquent point entre elles comme celles des corps érectiles, et ne reçoivent pas l'insertion des capillaires artériels. Ceux-ci n'arrivent aux sinus spléniques que par l'intermédiaire d'un réseau veineux capillaire. Ces cavités veineuses sont, du reste, extrêmement dilatables surtout chez le cheval. Quand on insuffle la veine splénique, leurs parois s'écartent et refoulent la pulpe de la rate; elles s'agrandissent alors considérablement et distendent les cellules de la charpente fibreuse; mais l'air ne pénètre point à l'intérieur de ces cellules.

FONCTIONS. — On ne sait rien de précis sur les fonctions de la rate. Il faut bien, du reste, que ces fonctions soient d'une importance bien secondaire, puisque les animaux auxquels on extirpe cet organe, et qui guérissent des suites de l'opération, continuent à vivre avec toutes les apparences de la santé. Les hypothèses qu'on a émises sur ce sujet sont fort nombreuses. En voici deux qui s'appuient à la fois sur l'étude des particularités anatomiques du tissu de la rate, et sur des observations physiologiques rigoureuses : 1° *La rate serait un diverticule pour la veine porte.* 2° *La rate opérerait la destruction des globules sanguins.*

Pour ce qui regarde la première hypothèse, il est évident, grâce à la présence des sinus veineux dont il a été parlé, et à leur grande dilatabilité, grâce encore à l'élasticité et à la contractilité du tissu de la rate, que ce tissu est constitué dans d'excellentes conditions pour servir de réservoir sanguin. M. Goubaux a démontré, d'un autre côté, qu'il y a augmentation du volume de la rate toutes les fois que l'animal ingère de grandes quantités d'eau, dont l'absorption consécutive détermine une certaine tension dans le système de la veine porte.

Quant à la seconde opinion, mise au jour par M. Kölliker, elle trouve sa raison d'être dans l'existence des globules sanguins en voie de décomposition qui forment la pulpe splénique, et dans les analyses exécutées par M. J. Béclard sur le sang de la veine splénique, analyses qui ont donné pour résultat une notable diminution de la proportion des globules.

Nous remarquons que, dans les recherches entreprises sur le rôle de la rate, on n'a point tenu compte des connexions qui relient cet organe au grand épiploon chez la plupart des animaux mammifères; connexions telles, que la rate n'est, à proprement parler, qu'un appendice vasculaire placé sur le trajet de cet épiploon. Or, les usages de ce vaste repli péritonéal sont eux-mêmes fort mal déterminés. Ne se rattacheraient-ils point à ceux qu'on présume être l'apanage de son organe appendiculaire?

DIFFÉRENCES. — Chez les *Ruminants*, la rate n'est point supportée par le grand épiploon ; elle adhère au sac gauche du rumen et au diaphragme.

CHAPITRE III.

DE L'APPAREIL DIGESTIF CHEZ LES OISEAUX.

Construit sur le même plan que celui des mammifères, l'appareil digestif des Oiseaux présente néanmoins dans sa disposition plusieurs particularités importantes, que nous allons esquisser d'une manière très rapide, en passant en revue, de la bouche à l'anus, les différentes sections de cet appareil.

Bouche. — Le caractère essentiellement distinctif de la bouche chez les Oiseaux, c'est l'absence de *dents* et de *lèvres*, ces organes étant remplacés par une production cornée qui garnit l'une et l'autre mâchoire, et forme la partie saillante désignée sous le nom de *bec*. Dans les *Gallinacés*, ce bec est court, pointu, épais et fort, la valve supérieure recourbée sur l'inférieure. Chez les *Palmipèdes*, il est plus long, moins fort, déprimé de dessous en dessus, élargi à son extrémité libre, et garni en dedans de la bouche, sur les bords de chaque valve, d'une série de lames transverses minces et tranchantes, propres à couper l'herbe.

L'appendice musculeux logé dans la cavité buccale, c'est-à-dire la *langue*, est suspendu à un appareil hyoïdien remarquablement mobile. Revêtu d'un épithélium corné, et pourvu à sa base de plusieurs papilles dirigées en arrière, cet organe affecte toujours la forme de la mâchoire inférieure ; aussi, dans le genre **Coq**, il offre la figure d'un fer de flèche dont la pointe serait antérieure ; chez les **Pigeons**, cette forme sagittée se prononce davantage ; elle s'efface, au contraire, à cause de la forme élargie du bec, chez les **Oies** et les **Canards**, qui ont, du reste, la langue plus molle et plus flexible que les Gallinacés.

Quant aux *glandes salivaires* annexées à la bouche, elles sont peu développées, la présence des fluides qu'elles sécrètent étant moins nécessaire que chez les mammifères ; car les Oiseaux avalent presque toujours leurs aliments sans les mâcher ; et l'insalivation, qui a pour but, dans les mammifères, de faciliter l'action triturante des dents, en imprégnant de liquide les substances introduites dans la bouche, devient ainsi chez les Oiseaux une fonction presque inutile.

Gurlt (1) indique une *glande parotide* située sous l'arcade zygomatique, et dont le conduit excréteur aboutit en arrière de la commissure des mâchoires. Meckel nomme cet organe *glande angulaire de la bouche*, et dit qu'il est difficile de le regarder plutôt comme le représentant des parotides que celui des glandes des joues et des lèvres. Duvernoy (2) l'assimile catégoriquement à ces dernières.

Les *sublinguales* se touchent sur la ligne médiane dans presque toute leur étendue, et forment comme une masse impaire conique, dont la pointe occupe l'angle rentrant des branches du maxillaire.

D'après Duvernoy (2), les sous-maxillaires seraient représentées par deux très petites glandes situées derrière les précédentes. L'existence de ces organes est loin,

(1) *Anatomie der hausvogel.*

(2) Cuvier, *Anatomie comparée*, 2e édition.

du reste, de constituer un fait général, car, parmi nos oiseaux de basse-cour, le **Dindon** est le seul chez lequel Duvernoy signale ces glandes sous-maxillaires.

ARRIÈRE-BOUCHE (fig. 127, 2). — Ce compartiment ne forme point une cavité

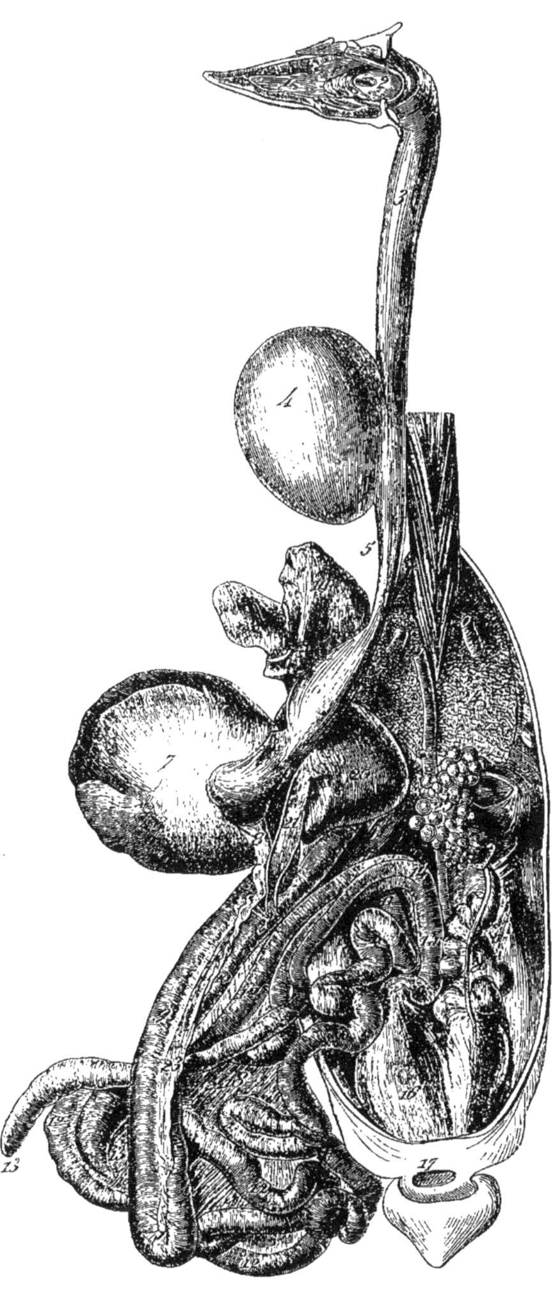

Fig. 127. — *Vue générale de l'appareil digestif de la poule.* — (On a enlevé les muscles abdominaux avec le sternum, le cœur, la trachée, la plus grande partie du cou, et la tête, moins la mâchoire inférieure. Celle-ci a été renversée de côté pour montrer la langue et l'arrière-bouche avec l'entrée du larynx. Le lobe gauche du foie, le ventricule succenturié, le gésier et la masse intestinale ont été déviés à droite, afin de faire voir la succession des différentes parties du canal alimentaire et de mettre à découvert l'ovaire et l'oviducte). — 1. Langue. 2. Arrière-bouche. 3. Première partie de l'œsophage. 4. Jabot. 5. Deuxième partie de l'œsophage. 6. Ventricule succenturié. 7. Gésier. 8. Origine du duodénum. 9. Première branche de l'anse duodénale, 10. Deuxième branche de la même. 11. Origine de la portion flottante de l'intestin grêle. 12. Intestin grêle déployé. 12'. Portion terminale de cet intestin, flanquée de côté par les deux cæcums (regardée comme l'analogue du côlon des Mammifères). 13, 13. Extrémité libre des cæcums. 14. Point d'insertion de ces deux culs-de-sac sur le tube intestinal. 15. Rectum. 16. Cloaque. 17. Anus. 18. Mésentere. 19. Lobe gauche du foie. 20. Lobe droit du même. 21. Vésicule biliaire. 22. Point d'insertion des canaux pancréatiques et biliaires (les deux conduits pancréatiques sont les plus antérieurs, le canal cholédoque ou hépatique est au milieu, le conduit cystique est le plus postérieur). 23. Pancréas. 24. Face diaphragmatique du poumon. 25. Ovaire (en état d'atrophie). 26. Oviducte.

distincte de la bouche, le voile du palais manquant absolument chez les Oiseaux. On remarquera, sur la paroi supérieure, l'orifice guttural des cavités nasales, fente longitudinale divisée en deux par le bord inférieur du vomer. En bas, se montre une autre fente moins étendue, qui n'est autre chose que l'entrée du larynx, remarquable par l'absence complète de l'opercule épiglottique.

ŒSOPHAGE. — Ce canal se distingue par son calibre énorme et sa grande dilatabilité. Les parois en sont très minces, et contiennent dans leur épaisseur des glandules lenticulaires, qui s'aperçoivent très nettement sur un œsophage insufflé, à cause du peu d'épaisseur et de la transparence des tissus.

A son origine, le canal œsophagien n'est point séparé du pharynx par un rétrécissement; il est accolé, dans son trajet, au muscle long du cou et à la trachée; quant à son extrémité terminale, elle s'insère sur le premier compartiment de l'estomac, c'est-à-dire le ventricule succenturié, après avoir pénétré dans la poitrine, en passant au-dessus de l'origine des bronches, puis entre ces deux tuyaux.

Chez les *Palmipèdes*, l'œsophage est renflé dans sa partie cervicale de manière à représenter, quand ses parois sont distendues, une longue cavité fusiforme.

Dans les *Gallinacés* (fig. 127, 3, 4, 5), cette dilatation n'existe point; mais l'œsophage présente sur son trajet, immédiatement avant son entrée dans la poitrine, une poche membraneuse ovoïde, sorte de boursouflement latéral des tuniques œsophagiennes, qu'on a désigné sous le nom de *jabot*. On trouve donc dans l'œsophage des oiseaux précités deux sections distinctes, jointes bout à bout, l'une supérieure ou cervicale, l'autre inférieure ou thoracique, sur la limite desquelles se trouve le *jabot*.

Celui-ci ne diffère point dans sa structure de l'œsophage lui-même. Réservoir temporaire pour les aliments ingérés par l'animal pendant son repas, il les ramollit en les imprégnant d'une certaine quantité de fluide, et les chasse ensuite dans le ventricule succenturié par les contractions de sa membrane externe, avec l'aide d'un large muscle peaucier cervical qui recouvre ce réservoir.

Chez les *Pigeons*, le jabot existe également; mais il est divisé en deux poches latérales, et présente des éminences glanduleuses vers l'embouchure commune inférieure des poches dans l'œsophage. « Il éprouve d'ailleurs de singuliers changements dans la structure apparente de ses parois chez le mâle comme chez la femelle, pendant l'incubation, ou pendant les premières semaines après la naissance des petits (c'est à Hunter qu'on en doit la première observation, *Obs. on certain parts of the animal œconomy*, London, 1792). A cette époque, les membranes du jabot s'épaississent; les vaisseaux, plus nombreux, plus apparents, rougissent; les glandes se développent davantage. La surface interne se divise par des plis ou des rides qui s'entrecroisent en s'unissant en mailles triangulaires. Une humeur laiteuse, en apparence, sort en abondance des pores sécréteurs, et est versée dans la cavité du jabot. Les pigeons en nourrissent exclusivement leurs petits pendant les trois premiers jours de leur naissance (1). »

ESTOMAC. — L'estomac présente dans les Oiseaux d'assez nombreuses variétés.

(1) Duvernoy, *Leçons d'anatomie comparée* de G. Cuvier, 2e édition.

Sa forme la plus simple est celle qu'il offre chez le héron, le pélican, les pétrels, etc., où l'on trouve un sac unique, qui est pourvu, autour de l'insertion de l'œsophage, d'une ceinture épaisse de glandules chargées de sécréter le suc gastrique. Mais dans la plupart des autres espèces, et spécialement chez nos oiseaux domestiques, la disposition de l'estomac se modifie en se compliquant : la ceinture glanduleuse préposée à la sécrétion du fluide gastrique forme un compartiment spécial, appelé *ventricule succenturié ;* et celui-ci est suivi d'un deuxième réservoir, le *gésier*, remarquable par la forte constitution musculeuse de ses parois. Le premier prend encore le nom d'*estomac glanduleux*, et le second celui d'*estomac musculeux.*

Estomac glanduleux, ou ventricule succenturié (fig. 127, 6). — C'est un sac ovoïde placé dans le plan médian du corps, entre les deux lobes du foie, au-dessous de l'artère aorte. Son extrémité antérieure reçoit l'insertion de l'œsophage ; la postérieure se continue avec le gésier.

Le volume de cet estomac n'est pas considérable, et sa cavité intérieure est très étroite ; aussi les aliments ne s'y accumulent point, et ne font que le traverser, entraînant avec eux le suc acide qui doit opérer plus loin la dissolution de leurs principes protéiques.

Trois tuniques entrent dans l'organisation des parois de l'estomac glanduleux : une externe, constituée par le péritoine ; une moyenne, formée de fibres musculeuses blanches qui se continuent avec celles de l'œsophage ; une interne, de nature muqueuse, criblée par les orifices qui mènent dans les glandules du suc gastrique. Celles-ci représentent de petits cylindres creux perpendiculaires à la surface de l'estomac, serrés les uns contre les autres à la manière des glandes microscopiques de Lieberkühn, et contenus dans la couche celluleuse qui unit la membrane interne à la tunique moyenne.

La structure glanduleuse de ce réservoir démontre assez qu'on doit l'assimiler au sac droit du ventricule des Solipèdes, et le regarder par conséquent comme le véritable estomac.

Estomac musculeux, ou gésier (fig. 127, 7). — Beaucoup plus volumineux que le précédent, cet estomac se présente avec la forme d'une masse ovoïde déprimée d'un côté à l'autre, située en arrière du foie, et couverte en partie par les lobes latéraux de cette glande. En haut et à droite, il offre, à une petite distance l'une de l'autre, l'insertion du ventricule succenturié et l'origine du duodénum.

La cavité du gésier contient toujours des aliments mêlés à une grande quantité de petits cailloux siliceux, dont nous verrons plus loin l'utilité.

On retrouve dans la structure de ce viscère les trois tuniques qui forment les parois de tous les réservoirs abdominaux. La muqueuse, ou la plus interne de ces membranes, se distingue par l'épaisseur et la dureté extraordinaires de sa couche épidermique, laquelle se présente avec la plupart des caractères du tissu corné, et se détache si aisément du chorion muqueux qu'on l'a considérée souvent comme une membrane particulière. Sur la face adhérente de ce chorion se trouvent appliqués deux puissants muscles rouges, l'un supérieur, l'autre inférieur, occupant les bords de l'organe, et dont les fibres, disposées en anses, se portent d'un côté à l'autre, en s'insérant sur une forte aponévrose nacrée appliquée contre les faces latérales de ce viscère. Enfin, en dehors de cet appareil de contraction, existe une mince enveloppe péritonéale.

Le gésier constitue l'appareil de trituration chez les Oiseaux. Quand les aliments arrivent dans sa cavité, ils n'ont, en effet, subi encore aucune désagrégation; mais ils rencontrent là toutes les conditions indispensables à l'accomplissement de cette désagrégation : deux muscles compresseurs d'une puissante énergie; une lame cornée étendue sur la surface interne du viscère, donnant à cette surface la rigidité nécessaire pour résister à l'énorme pression qui s'exerce sur le contenu de l'estomac; des cailloux siliceux, véritables dents artificielles qu'un admirable instinct porte les Oiseaux à avaler, et entre lesquels sont broyés les aliments sous l'effort des muscles triturateurs. Cette action triturante du gésier ne s'effectue que dans les oiseaux nourris avec des aliments durs et coriaces, comme les diverses espèces de grains. Elle était inutile dans les oiseaux de proie ; aussi chez ceux-ci, les deux muscles du gésier sont-ils remplacés par une membrane charnue qui offre une épaisseur uniforme de quelques millimètres à peine; la présence de ces muscles est donc inévitablement subordonnée au genre d'alimentation.

INTESTIN. — La longueur de l'intestin varie, comme dans les Mammifères, avec le mode d'alimentation : fort court dans les oiseaux de proie, ce viscère s'allonge d'une manière très notable chez les omnivores et les granivores. Son diamètre est à peu près uniforme dans toute son étendue; aussi devient-il difficile d'établir, chez les Oiseaux, les diverses distinctions que nous avons reconnues dans le tube intestinal des Mammifères.

Ce tube commence par une partie ployée en anse qui représente le *duodénum*, et dont les deux branches, accolées l'une à l'autre, marchent parallèlement comme celle de l'anse colique des animaux solipèdes. Fixée par un court frein mésentérique à l'intestin côlon, cette partie du viscère comprend le pancréas entre ses deux branches. Sa courbure flotte librement dans la portion pelvienne de la cavité abdominale (fig. 127, 8, 9, 10).

A l'*anse duodénale* succèdent des circonvolutions suspendues à la paroi sous-lombaire par un long mésentère, circonvolutions pelotonnées en une seule masse allongée d'avant en arrière, qui occupe une position médiane entre les sacs aériens de la cavité abdominale. L'analogie qui existe entre cette masse de circonvolutions et la *portion flottante de l'intestin grêle* des Mammifères n'a pas besoin d'être démontrée (fig. 127, 11, 12).

La partie terminale de cet intestin flottant s'accole à l'anse duodénale, et se trouve flanquée de deux appendices disposés en *cæcums*. Ceux-ci, à peine indiqués dans le **Pigeon** par deux petits tubercules placés sur le trajet du tube intestinal, ne présentent pas moins de 15 à 25 centimètres chez nos autres oiseaux domestiques. Ce sont deux étroits culs-de-sac, légèrement renflés en massue à leur extrémité fermée, qui est libre et dirigée vers l'origine de l'intestin, tandis que l'extrémité percée s'ouvre dans le canal intestinal à une distance très rapprochée de l'anus. Il y a toujours des matières alimentaires dans ces deux culs-de-sac; elles s'y introduisent en suivant un trajet rétrograde, par le mécanisme encore si peu connu qui préside à l'accumulation du sperme dans les vésicules séminales. D'après la plupart des naturalistes, ces deux appendices, quoique décrits sous la désignation de *cæcums*, ne représentent point le réservoir qui porte le même nom dans les animaux mammifères. Ce réservoir ne serait autre chose qu'un petit appendice particulier placé sur le trajet de l'intestin, en avant de l'extrémité libre des culs-de-sac décrits ci-dessus, appendice qui n'existe que dans un petit nombre d'oiseaux, parmi lesquels Gurlt (1) affirme que l'**Oie** se trouve quelquefois. Dans cette manière de voir, qui nous semble très rationnelle, la portion intestinale comprise entre les deux tubes borgnes annexés au viscère (fig. 127, 12′) rappellerait le *côlon*, et ces tubes ne seraient eux-mêmes que des dépendances de cet intestin.

Le *rectum* (fig. 127, 15) termine le canal digestif: c'est la courte portion d'intestin qui fait suite à l'embouchure des cæcums. Placé à la région sous-lombo-sacrée, ce viscère se termine par une dilatation, le *cloaque* (fig. 127, 16), sorte de vestibule commun aux voies digestives et génito-urinaires, qui s'ouvre au dehors par l'*anus*, loge la verge quand elle existe, et sert de confluent aux uretères, à l'oviducte, à la bourse de Fabricius et aux canaux déférents.

ANNEXES ABDOMINALES DU CANAL DIGESTIF. — *Foie* (fig. 127, 19, 20). — C'est une glande volumineuse divisée en deux lobes principaux : l'un gauche, l'autre droit, celui-ci toujours plus gros que le premier; lobes qui embrassent latéralement, d'une manière incomplète, le gésier et le ventricule succenturié. Cette glande est pourvue, excepté chez le **Pigeon**, d'une *vésicule biliaire* (fig. 127, 21) fixée à la face interne du lobe droit. Mais la disposition de l'appareil excréteur n'est cependant pas tout à fait identique avec celle qu'on observe dans les animaux mammifères qui possèdent cette vésicule. En effet, deux conduits biliaires aboutissent isolément dans l'intestin, vers l'extrémité de la seconde branche de l'anse duodénale. L'un procède directement des deux lobes du foie : c'est le *canal hépatique* ou *cholédoque*. L'autre, ou le *conduit cystique*, reste indépendant de celui-ci, en arrière duquel on le voit s'ouvrir; ce canal cystique déverse dans le tube digestif la bile accumulée dans la vésicule, où ce fluide arrive par un conduit particulier qui vient exclusivement du lobe droit, et sur lequel s'embranche le canal cystique (fig. 127, 22).

Pancréas (fig. 127, 23). — Très développée chez les *Gallinacés*, très longue, très étroite, cette glande, comprise dans l'anse duodénale, présente, à son extrémité la plus rapprochée du gésier, deux principaux conduits excréteurs, qui percent isolément les membranes intestinales, un peu en avant du canal hépatique.

Rate. — Petit corps de couleur rouge et de forme discoïde, placé à droite des estomacs, sur la limite du gésier et du ventricule succenturié.

(1) *Loc. cit.*

LIVRE TROISIÈME.

APPAREIL DE LA RESPIRATION.

L'entretien de la vie chez les animaux n'exige point seulement l'absorption des matières organisables et nutritives puisées à la face interne du tube digestif; il faut qu'un autre principe, l'*oxygène* de l'air, pénètre avec ces matières dans le torrent circulatoire. Dans les animaux à sang rouge, ce principe, en se mêlant au fluide nutritif, commence par en chasser un gaz excrémentitiel, l'*acide carbonique*, et par communiquer à ce fluide une belle couleur rouge vermeil; puis il circule avec lui et va se mettre en contact, dans le réseau capillaire général, avec la trame intime des appareils, pour exercer sur la matière organique une action excitatrice spéciale, sans laquelle les tissus ne peuvent manifester leurs propriétés, et une action comburante qui entretient la chaleur propre au corps de l'animal.

La nouvelle absorption dont nous parlons constitue le phénomène de la respiration. Chez les Mammifères, elle s'effectue dans le *poumon*, organe parenchymateux creusé d'une multitude d'espaces vésiculaires, lequel reçoit l'air atmosphérique, puis l'expulse après lui avoir pris une certaine quantité d'oxygène, et lui avoir cédé une quantité proportionnelle d'acide carbonique. Cet organe est logé dans la *cavité thoracique*, dont il suit les mouvements alternatifs de dilatation et de resserrement. Il communique avec l'air extérieur par deux séries de canaux placés bout à bout : 1° un *tube cartilagineux* qui prend naissance dans le vestibule pharyngien, et se ramifie dans le poumon ; 2° les *cavités nasales*, fosses paires qu'on voit aboutir dans le vestibule précité, et commencer par deux orifices percés à l'extrémité antérieure de la tête.

Nous étudierons tous ces organes dans un ordre inverse à celui de leur énumération, c'est-à-dire que nous examinerons d'abord les *cavités nasales*, puis le *tube cartilagineux* qui leur fait suite, la *cavité thoracique*, et le viscère contenu dans cette cavité, c'est-à-dire le *poumon*.

A cette étude sera jointe celle de deux organes glandiformes dont les usages sont inconnus, mais qui, par leurs connexions anatomiques se rattachent à l'appareil respiratoire : nous voulons parler du *corps thyroïde* et du *thymus*.

§ I. — Des cavités nasales.

Ces cavités, au nombre de deux, l'une droite et l'autre gauche, offrent à étudier leur entrée, ou les *naseaux*, les *fosses* proprement dites qui constituent ces cavités, et les diverticules désignés sous le nom de *sinus*.

Préparation. — Enlever la mâchoire inférieure sur trois têtes. Pratiquer sur la première deux coupes transversales, l'une passant entre la deuxième et la troisième molaire, l'autre derrière l'arcade dentaire. Scier la seconde tête en long et verticalement, un peu sur le côté de la ligne médiane. Exécuter sur la troisième une coupe horizontale, de manière à obtenir une pièce inférieure analogue à celle qui est représentée par la figure 24.

1° Des naseaux.

Les *naseaux*, ou les *narines*, représentent deux ouvertures latérales oblongues, percées sur la partie qu'on désigne en extérieur sous le nom de *bout du nez*, circonscrites par des *lèvres* ou *ailes* mobiles, disposées dans une direction oblique de haut en bas et de dehors en dedans, et légèrement courbées sur elles-mêmes de manière à présenter leur concavité du côté externe.

Les *lèvres* ou *ailes* du nez sont tapissées en dedans et en dehors par une peau mince, délicate, couverte de poils fins et courts. L'*externe* est concave à son bord libre; l'*interne* est convexe. — La *commissure* qui réunit supérieurement ces deux lèvres forme une légère crosse recourbée en dedans. Le doigt introduit par cette commissure ne pénètre point dans la cavité nasale, mais dans la *fausse narine*, cul-de-sac conique formé par la peau, lequel remonte dans l'angle rentrant compris entre l'épine nasale et l'apophyse montante du petit sus-maxillaire. — La *commissure inférieure*, large et arrondie, offre profondément un trou, quelquefois double, qui semble percé à l'emporte-pièce : c'est l'orifice inférieur du conduit lacrymal, orifice qu'on trouve, dans l'âne et le mulet, reporté sur la face profonde de l'aile externe, près de la commissure supérieure.

Structure. — Le naseau présente dans son organisation une *charpente cartilagineuse*, des *muscles* pour le mouvoir, des *téguments*, des *vaisseaux* et des *nerfs*.

Charpente cartilagineuse (fig. 128). — Cette charpente est constituée par un cartilage recourbé comme une virgule et adossé, dans sa partie moyenne, à celui du côté opposé, en formant avec lui une espèce d'X. Fixé d'une manière mobile, à l'aide de courtes fibres interposées, sur l'extrémité inférieure de la cloison médiane du nez, ce cartilage offre : une partie supérieure élargie, placée dans l'épaisseur de l'aile interne du naseau, et recouverte par le muscle transversal du nez (fig. 128, 1); et une partie inférieure qui, après avoir passé dans la commissure d'en bas, se prolonge en pointe mousse jusque dans l'aile externe, où elle reçoit l'insertion de plusieurs faisceaux musculeux, appartenant à l'orbiculaire des lèvres, au pyramidal du nez et au sus-naso-labial (fig. 128, 2).

Fig. 128 (*).

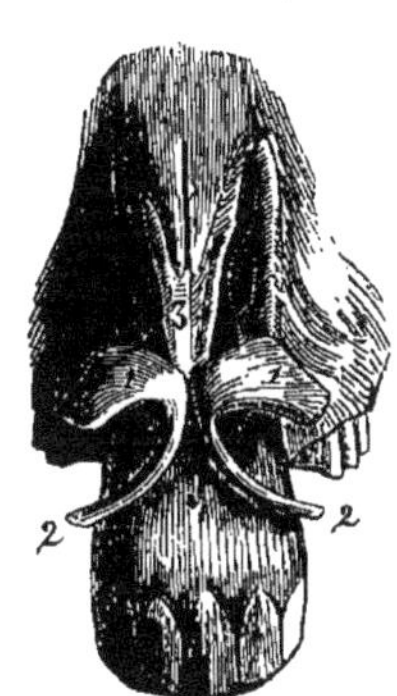

Chaque aile possède donc son squelette cartilagineux; mais celui de l'aile externe est fort incomplet, puisque cette charpente est constituée seulement par l'extrémité inférieure du cartilage commun.

Ce cartilage, on le comprend, soutient les ailes du nez, empêche leur affaisse-

(*) Fig. 128. — *Cartilages du nez.* — 1. Partie élargie qui forme la base de l'aile interne du nez. 2. Extrémité rétrécie se prolongeant dans l'aile externe. 3. Bord supérieur ou antérieur de la cloison.

ment, et maintient toujours béantes les ouvertures extérieures de l'appareil respiratoire.

Muscles. — Les muscles moteurs des ailes du nez sont tous dilatateurs chez nos animaux domestiques. Nous citerons : le *naso-transversal* ou *transversal du nez*, muscle impair placé sur la portion élargie des pièces cartilagineuses; le *grand sus-maxillo-nasal* ou *pyramidal du nez*, dont l'insertion terminale occupe toute l'étendue de l'aile externe ; le *petit sus-maxillo-nasal*, fixé par ses deux portions sur la peau de la fausse narine ; le *mitoyen antérieur*, qui se confond supérieurement avec le faisceau externe du muscle précédent, en s'attachant sur la branche inférieure de l'appendice cartilagineux du cornet maxillaire ; enfin le *sus-naso-labial*, dont la branche antérieure s'insère en partie sur l'aile externe du naseau. Tous ces muscles ayant été décrits en *Myologie* (voy. page 213), nous ne nous en occuperons pas davantage.

Téguments du naseau. — La peau qui revêt les ailes du nez à l'extérieur se replie sur leur bord libre pour tapisser leur face interne, se prolonger dans toute l'étendue de la fausse narine, et se continuer dans la fosse nasale proprement dite avec la membrane pituitaire. Cette peau, fine, mince, chargée de pigment colorant, souvent marbrée par des taches de ladre, adhère intimement aux muscles qui se trouvent compris entre ses deux feuillets, adhésion qui s'opère par l'intermédiaire d'un tissu cellulo-fibreux très dense et très résistant.

Vaisseaux et nerfs. — Le sang est apporté aux naseaux par les *artères coronaires supérieures*, *nasales externes*, et *palato-labiales ;* il revient dans les *veines glosso-faciales*, et se déverse en partie dans le réseau veineux de la muqueuse du nez. — Les *lymphatiques*, gros et abondants, reçoivent ceux de la pituitaire et se jettent dans les ganglions sous-maxillaires en passant sur les joues. — Quant aux *nerfs*, qui sont fort nombreux, les uns, de nature sensible, viennent de la branche maxillaire de la cinquième paire encéphalique; les autres, moteurs, émanent du facial.

FONCTIONS. — Les naseaux donnent entrée dans les cavités nasales à l'air qui doit pénétrer jusqu'au poumon. Leur dilatabilité leur permet d'en admettre plus ou moins, suivant les besoins de la respiration. Il est à remarquer que, chez les Solipèdes, les naseaux constituent la seule voie par laquelle la colonne aérienne puisse s'introduire dans le tube trachéal, en raison du grand développement du voile du palais, qui s'oppose à l'entrée de l'air par la bouche ; aussi ces orifices sont-ils relativement plus larges que dans les autres animaux domestiques. Chez ceux-ci le passage de l'air atmosphérique par la cavité buccale s'effectue au contraire très facilement.

DIFFÉRENCES. — Chez le **Bœuf**, les naseaux, placés de chaque côté du *mufle*, sont plus étroits et moins mobiles que dans le cheval.

Dans le **Porc**, le bout du nez constitue le groin, dont la surface antérieure, plane et orbiculaire, offre les orifices externes du nez. Ce *groin*, véritable organe de tact, employé par l'animal pour fouir le sol, est couvert d'une peau noirâtre, ou rosée humide, comme le mufle des grands ruminants. Il a pour base l'*os du boutoir*, pièce particulière située à l'extrémité de la cloison nasale, entre l'épine du nez d'une part, les petits sus-maxillaires d'autre part, et enveloppée d'une couche de cartilage qui s'étend autour des naseaux. On distingue aisément dans cet os deux moitiés symétriques qui représentent évidemment les deux pièces cartilagineuses du nez des Solipèdes.

Chez le **Chien**, le bout du nez forme une région saillante, chagrinée, nue, ordinairement noirâtre, humide, quelquefois divisée par un sillon médian ; c'est sur cette région que se trouvent percés les naseaux, dont la forme rappelle deux virgules opposées par leur partie convexe. La charpente cartilagineuse qui soutient ces orifices n'est point constituée par des pièces isolées ; ce n'est qu'une dépendance de la cloison médiane et des appendices des cornets.

Les mêmes considérations s'appliquent aux narines du **Chat**, sauf la couleur du tégument, qui est presque toujours rosée comme les surfaces muqueuses.

2° Des fosses nasales proprement dites (fig. 129. 130).

Creusées dans l'épaisseur de la tête, au-dessus et en avant de la voûte palatine, séparées l'une de l'autre, dans le plan médian, par une cloison cartilagineuse qui n'existe point dans le squelette, les fosses nasales s'étendent depuis les naseaux jusqu'à la lame criblée de l'ethmoïde, dans une direction parallèle au grand axe de la tête. Leur longueur est donc exactement mesurée par celle de la face. (Voy. la fig. 129 pour l'ensemble de ces cavités.)

Fig. 129 (*).

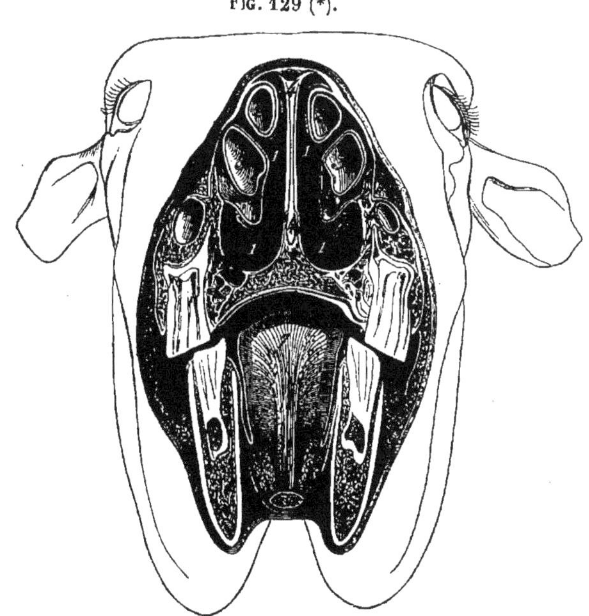

(*) Fig. 129. — *Coupe transversale de la tête, pratiquée sur un vieux cheval, montrant la disposition des cavités nasales et de la bouche.* — 1. Fosse nasale. 2. Cornet supérieur. 3. Cornet inférieur. 4. Cloison médiane du nez. 5. Partie centrale de la cavité buccale (on l'a montrée à dessein plus spacieuse qu'elle n'est réellement dans l'état de rapprochement des deux mâchoires. 6, 6. Parties latérales de la même. 7. Coupe de la langue.

On considère dans les fosses nasales *deux parois latérales*, *un plafond* ou *une voûte*, *un plancher* et *deux extrémités*.

Parois. — Les deux parois sont très rapprochées l'une de l'autre, et d'autant plus qu'on les examine plus près de l'ethmoïde et du plafond de la cavité. L'espace qui les sépare varie, du reste, suivant qu'on le mesure au niveau des cornets ou des méats.

Paroi interne. — Elle est formée par la cloison nasale et parfaitement lisse.

Paroi externe. — Celle-ci, principalement constituée par le grand sus-maxillaire, se montre, au contraire, très anfractueuse, partagée qu'elle est en trois *méats* ou *gouttières*, par les *cornets*, ces colonnes irrégulières appliquées sur la face interne de l'os précité.

Les *cornets* sont déjà connus (voy. page 55) ; nous rappellerons seulement les traits principaux de leur organisation. Formés chacun d'une lame osseuse roulée sur elle-même (fig. 129, 2, 3), divisés intérieurement en deux sections, l'une supérieure, qui fait partie des sinus, l'autre inférieure, appartenant aux fosses nasales proprement dites, ces cornets se continuent inférieurement par une charpente fibro-cartilagineuse, qui prolonge leur section nasale jusqu'à l'orifice externe du nez. L'appendice flexible du cornet ethmoïdal est ordinairement simple, quelquefois double, et se perd avant d'atteindre les ailes du nez. Celui du cornet maxillaire est toujours bifurqué, et sa branche antéro-supérieure se continue directement avec l'extrémité supérieure de l'aile interne du naseau.

Les *méats* sont distingués en *supérieur*, *moyen* et *inférieur*, ou en *antérieur*, *moyen* et *postérieur*, suivant que l'on considère la tête dans la direction verticale ou dans la direction horizontale. — Le *supérieur* longe le bord correspondant du cornet ethmoïdal et se confond avec la voûte de la cavité du nez ; il se prolonge en arrière jusqu'auprès de la lame criblée de l'ethmoïde : c'est le plus étroit. — Le *moyen*, compris entre les deux cornets, présente, en arrivant près des volutes ethmoïdales, la fente qui met tous les sinus en communication avec la fosse nasale. Cette fente est ordinairement étroite et disposée en ligne courbe ; mais nous l'avons vue quelquefois convertie en un large trou qui permettait l'introduction du bout du doigt. C'est par ce méat aussi que le compartiment inférieur des cornets s'ouvre dans la fosse nasale, ces deux organes s'enroulant comme on sait en sens inverse l'un de l'autre. — Quant au *méat inférieur*, situé sous le cornet maxillaire, il n'est point distinct du plancher de la cavité du nez. (Consulter la fig. 130 pour la disposition des cornets et des méats sur la paroi externe du nez.)

Plafond ou voûte. — Cette voûte, formée par l'os sus-nasal, ne représente qu'une étroite gouttière, confondue, comme il a été dit, avec le méat supérieur.

Plancher. — Plus large, mais moins long que le plafond, en regard duquel il se trouve placé, il en est distant de toute la hauteur de la cloison cartilagineuse. Concave d'une paroi à l'autre, ce plancher repose sur la voûte palatine, qui sépare ainsi la bouche des cavités du nez.

Tout à fait en avant on remarque sur cette région de la fosse nasale l'orifice du *canal* ou de l'*organe de Jacobson*, court conduit terminé en cul-de-sac au milieu de la substance cartilagineuse qui bouche l'ouverture incisive. Au fond de ce cul-de-sac aboutit un deuxième canal, plus long, plus ample, plus remarquable et non encore signalé. Celui-ci présente quelquefois le diamètre d'une plume à écrire. Il commence, par un cul-de-sac, au niveau de la deuxième dent molaire, longe d'arrière en avant le bord inférieur du vomer, où il se trouve enveloppé par une sorte de gaîne cartilagineuse, dépendance de la cloison nasale, et se termine comme nous avons dit, après un trajet de 12 centimètres environ. La structure de ce conduit rappelle celle des canaux excréteurs des glandes ; on trouve évidemment deux couches dans ses parois, l'une interne, muqueuse, très riche en follicules et plissée longitudinalement, l'autre interne, de nature fibreuse. Ces membranes reçoivent de nombreux vaisseaux et des divisions nerveuses émanées d'un long filet venu du ganglion sphéno-palatin, filet qui peut être suivi au côté externe du canal jusqu'auprès de l'ouverture incisive, où il se perd. Tel est l'organe de Jacobson dans son ensemble. La signification en est parfaitement inconnue.

Extrémités. — L'*extrémité antérieure* ou *inférieure* de la fosse nasale est constituée par la narine, déjà décrite. — L'*extrémité postérieure* ou *supérieure* présente, en haut, un arrière-fond occupé par les volutes ethmoïdales (voy. page 38 la description de ces volutes). En bas et en arrière, cette extrémité communique avec la cavité pharyngienne par une ouverture ovalaire largement béante, circonscrite par le vomer et l'os palatin : c'est là l'ouverture gutturale de la fosse nasale.

Fig. 130 (*).

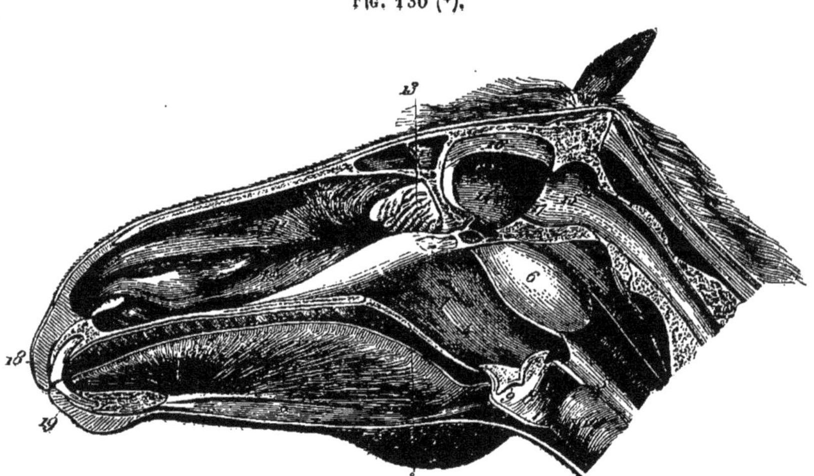

Structure. — Les fosses nasales offrent à étudier dans leur organisation : 1° la *charpente osseuse* au sein de laquelle sont creusées ces cavités ; 2° la *cloison cartilagineuse* qui les sépare l'une de l'autre ; 3° la *membrane pituitaire*, couche muqueuse qui revêt leurs parois.

1° Charpente osseuse des fosses nasales. — Cette charpente comprend :

(*) Fig. 130. — *Coupe antéro-postérieure de la tête, montrant dans leur ensemble la bouche, l'arrière-bouche, le larynx et les cavités nasales.* — 1. M. Génio-glosse. 2. M. Génio-hyoïdien. 3. Coupe du voile du palais. 4. Cavité pharyngienne. 5. Œsophage. 6. Poche gutturale. 7. Ouverture pharyngienne de la trompe d'Eustache. 8. Cavité du larynx. 9. Entrée du ventricule latéral du larynx. 10. Trachée. 11. Cornet ethmoïdal. 12. Cornet maxillaire. 13. Volutes ethmoïdales. 14. Compartiment cérébral de la cavité crânienne. 15. Compartiment cérébelleux. 16. Faux du cerveau ou cloison médiane. 17. Cloison transverse ou tente du cervelet. 18. Lèvre supérieure. 19. Lèvre inférieure.

1° les *sus-nasaux*, les *sus-maxillaires*, le *frontal* et les *palatins*, représentant dans leur ensemble un vaste tube irrégulier qui circonscrit les fosses nasales; 2° l'*ethmoïde*, occupant le fond de cette cavité tubuleuse, et les *cornets* appliqués sur ses parois latérales; 3° le *vomer*, placé dans le plan médian, et servant de point d'appui à la cloison cartilagineuse qui divise cette cavité unique en deux compartiments. Tous ces os ayant été étudiés déjà avec détail, nous nous bornons ici à cette simple énumération.

2° **Cloison médiane du nez** (fig. 129, 4). — Formée de cartilage susceptible de s'ossifier, cette cloison n'est autre chose que la lame perpendiculaire de l'ethmoïde prolongée jusqu'au bout du nez. Sa forme allongée permet de lui reconnaître *deux faces*, *deux bords* et *deux extrémités*.

Les *faces* sont creusées d'une multitude de rigoles qui logent les divisions anastomotiques du magnifique plexus veineux de la membrane pituitaire.

Le *bord supérieur*, soudé au frontal et à la suture médiane des sus-nasaux, s'épanouit à droite et à gauche sur la face interne de ceux-ci, en formant deux lamelles amincies à leur bord libre, dont la coupe est représentée dans la figure 129. Ces lamelles sont assez larges en avant pour déborder l'épine nasale. — Le *bord inférieur* est reçu dans la mortaise du vomer.

L'*extrémité postérieure* se continue sans délimitation précise avec la lame perpendiculaire de l'ethmoïde. — L'*extrémité antérieure*, un peu moins large, porte les cartilages des naseaux. Elle se soude par en bas avec les petits sus-maxillaires, et s'étale sur les ouvertures incisives en une couche épaisse qui bouche exactement ces ouvertures.

Cette cloison est recouverte d'un périchondre épais qui adhère d'une manière assez intime à la membrane pituitaire.

3° **Pituitaire.** — Cette membrane, désignée encore sous les noms de *muqueuse olfactive*, *membrane de Schneider*, se continue avec le tégument cutané qui tapisse la face interne des ailes du nez. Considérée d'abord sur la paroi interne de la fosse nasale, on voit la pituitaire recouvrir la cloison cartilagineuse qui forme cette paroi, puis se replier sur le plafond ainsi que sur le plancher de la cavité, pour gagner la paroi externe, qu'elle revêt en enveloppant la surface extérieure des cornets, et en s'insinuant, par le méat moyen, dans les cellules du compartiment inférieur ou antérieur de ces colonnes ostéo-cartilagineuses. La pituitaire pénètre aussi par la fente semicirculaire de ce méat dans les sinus, pour en former le revêtement muqueux. Elle se prolonge également dans l'appareil de Jacobson. En arrière, elle se confond avec la membrane interne de la cavité pharyngienne.

La pituitaire n'offre pas une épaisseur uniforme; c'est sur la partie supérieure du cornet ethmoïdal et sur les volutes de l'ethmoïde qu'elle est le plus mince.

Sa face profonde se trouve séparée, par le périoste ou le périchondre, des parois osseuses ou cartilagineuses sur lesquelles est étalée la membrane. Elle s'unit aux deux feuillets précités d'une manière d'autant plus intime que son épaisseur est moindre; néanmoins on la distingue fort bien de ces deux lames fibreuses dans toute l'étendue de la fosse nasale. Quant à la face libre ou superficielle, elle présente de nombreux orifices glanduleux et se trouve constamment recouverte d'un mucus abondant, qui prévient la dessiccation à laquelle cette face est exposée par le passage incessant de la colonne aérienne.

L'organisation de la pituitaire rappelle celle de toutes les muqueuses; elle se distingue cependant par quelques caractères spéciaux que nous allons brièvement énumérer. Le chorion de la membrane est mou, spongieux, d'une couleur rosée, et offre peu de ténacité. Il contient dans son épaisseur une foule de glandules en grappes, dont quelques-unes le traversent pour se loger dans de petites excavations de la cloison cartilagineuse. L'épithélium se compose de cellules à cils vibratiles.

Le sang est apporté à la pituitaire par les *artères ophthalmique et nasale*. Il se rend ensuite dans de larges veines anastomotiques, qui forment dans la couche profonde de la membrane un magnifique plexus à mailles serrées et allongées, d'où il gagne enfin la veine satellite de l'artère nasale. Cette disposition plexueuse des vaisseaux veineux favorisant la stagnation du sang, on comprend qu'elle prédispose aux hémorrhagies.

Les *lymphatiques* de la pituitaire n'ayant pu être injectés, ni sur l'homme, ni chez les animaux, par M. Sappey, à qui la préparation de ces vaisseaux est devenue familière depuis longtemps, nous avons été tenté de nier leur existence; cependant, comme l'engorgement des ganglions sous-maxillaires, dans l'affection morveuse, engorgement consécutif à l'ulcération de la pituitaire ou à la suppuration de la membrane des sinus, autorise, jusqu'à un certain point, la supposition d'une communication entre les ganglions sus-indiqués et la couche muqueuse des cavités nasales, nous avons cru devoir nous livrer sur ce sujet à de nouvelles recherches; or nos efforts ont été couronnés d'un plein succès, et nous avons pu injecter sur le cheval, de la manière la plus heureuse, le réseau lymphatique superficiel de la membrane du nez, ainsi que les troncs qui se rendent de ce réseau aux ganglions sous-maxillaires; nous reviendrons sur ce point en faisant la description des lymphatiques.

La pituitaire reçoit de nombreux *nerfs*. Ils viennent de la cinquième paire et du ganglion de Meckel : ce sont les branches ethmoïdales du nerf palpébro-nasal et le nerf sphéno-palatin, qui communiquent à la muqueuse du nez une assez grande sensibilité. Il est bon d'ajouter que les ramifications de la première paire encéphalique se distribuent dans la portion ethmoïdale de cette membrane, et en font le siége de l'olfaction; mais comme la pituitaire doit être envisagée plus tard d'une manière spéciale comme organe du sens de l'odorat, nous nous bornerons ici à cette indication sommaire (voy. *Sens de l'odorat*).

DIFFÉRENCES. — Les fosses nasales du **Bœuf**, du **Mouton** et de la **Chèvre** se distinguent par la présence d'un troisième cornet, l'*antre olfactif*, et par la communication qui existe entre elles, en arrière, par-dessous le bord inférieur du vomer. On a déjà vu que chez ces animaux, comme dans ceux dont il nous reste à parler, le canal de Jacobson traverse d'outre en outre la voûte palatine.

Chez le **Porc**, les fosses nasales sont longues et étroites.

Elles sont au contraire très courtes dans le **Chien** et le **Chat**, et les cellules intérieures des cornets, remarquables par leur nombre et leur complication, communiquent toutes avec les fosses nasales proprement dites, sans concourir à la formation des sinus.

3° DES SINUS.

Les *sinus* sont des cavités très anfractueuses, creusées dans l'épaisseur des os de la tête, sur la limite du crâne et de la face, autour des masses ethmoïdales, qu'elles enveloppent.

Ces cavités, diverticules des fosses nasales, sont paires; on en compte cinq de chaque côté, qui sont : les *sinus frontal*, *maxillaire supérieur*, *sphénoïdal*, *ethmoïdal* et *maxillaire inférieur*. Les quatre premiers communiquent ensemble ; le dernier est ordinairement parfaitement isolé.

SINUS FRONTAL. — Cette cavité, située au côté interne de l'orbite, présente des parois fort irrégulières, qui sont formées par le frontal, le sus-nasal, le lacrymal, l'ethmoïde et la partie supérieure du cornet ethmoïdal. Il communique avec le sinus maxillaire supérieur par une vaste ouverture percée dans une très mince cloison osseuse. Une épaisse lame verticale, souvent déviée à droite ou à gauche, mais toujours imperforée, sépare ce sinus de celui du côté opposé.

SINUS MAXILLAIRE SUPÉRIEUR. — Creusé en dessous de l'orbite, entre le grand sus-maxillaire, le zygomatique, l'ethmoïde et le lacrymal, ce diverticule, le plus vaste de tous, se trouve partagé en deux grands compartiments par le conduit sus-maxillo-dentaire, qui le traverse. Le compartiment interne constitue une sorte de bas-fond, continu avec les sinus sphénoïdaux, et présente une fente étroite qui pénètre dans le sinus ethmoïdal. Le compartiment externe est séparé, en avant, du sinus maxillaire inférieur, au moyen d'une cloison que M. Goubaux a démontré, contre les idées généralement admises, être imperforée à tous les âges de la vie. Il est vrai qu'il l'a trouvée si mince quelquefois, qu'elle était réduite aux deux feuillets muqueux adossés. Ce compartiment offre en saillie les racines des deux dernières molaires, et se prolonge en arrière dans la protubérance maxillaire.

SINUS SPHÉNOÏDAL. — Ce sinus est le plus petit après celui de la grande volute ethmoïdale. Formée par le sphénoïde et le palatin, cette cavité est fort irrégulière et subdivisée par des cloisons incomplètes en plusieurs compartiments, qu'on peut toujours ramener à deux : l'un antérieur, compris entre les lames du palatin ; l'autre postérieur, creusé dans le corps du sphénoïde. Adossé sur la ligne médiane, contre le sinus du côté opposé, il s'en trouve séparé par une lame tourmentée, qui se perfore constamment, même chez les jeunes animaux.

SINUS ETHMOÏDAL. — Nous désignons sous ce nom la cavité intérieure de la grande volute ethmoïdale. Cette cavité constitue un véritable sinus, qu'une fente étroite fait toujours communiquer avec le sinus maxillaire supérieur, et non pas avec le sinus frontal, comme nous l'avons imprimé par inattention en faisant la description de l'ethmoïde.

SINUS MAXILLAIRE INFÉRIEUR. — Ce dernier diverticule est remarquable en ce qu'il ne communique point avec les autres, et qu'il constitue ainsi un groupe à part. Creusé dans l'os grand sus-maxillaire et séparé du sinus supérieur par la cloison imperforée dont nous avons déjà parlé, il est partagé, comme ce dernier sinus, en deux compartiments : l'un interne, prolongé dans la cavité supérieure du cornet maxillaire ; l'autre externe, le plus petit, montrant les racines de la quatrième molaire, rarement celles de la troisième. Ce sinus ne descend donc point, comme l'a prétendu Rigot, au-dessus des trois avant-molaires. La tête étant supposée verticale, il ne dépasse point par en bas, dans un cheval adulte, l'extrémité de l'épine maxillaire, en avant de laquelle il faut creuser pour arriver dans son intérieur.

ORIFICE DE COMMUNICATION DES SINUS AVEC LA FOSSE NASALE. — Tous les sinus d'un même côté communiquent avec la fosse nasale correspondante, par la fente courbe qui a été signalée au fond du méat moyen. Cette fente pénètre dans le sinus maxillaire supérieur, sous la cloison qui le sépare du sinus frontal ; elle arrive également dans le sinus maxillaire inférieur, qui communique ainsi isolément avec la cavité nasale, tandis que les autres diverticules s'ouvrent en commun dans cette cavité, par l'intermédiaire du sinus maxillaire supérieur.

MEMBRANE MUQUEUSE DES SINUS. — En pénétrant dans les sinus pour en tapisser les parois, la pituitaire devient extrêmement mince et perd sa grande vascularité. On la trouve immédiatement appliquée sur les os, auxquels elle sert de périoste.

DÉVELOPPEMENT DES SINUS. — Ces cavités commencent à se développer chez le fœtus, et se creusent peu à peu dans l'épaisseur des os qui concourent à les former. On les voit s'agrandir pendant toute la vie de l'animal, par l'amincissement des lames osseuses qui les entourent ou les cloisonnent, et surtout par suite de la pousse des dents molaires supérieures, dont les racines font saillie en dedans de ces cavités. L'apparition du sinus maxillaire inférieur est plus tardive que celle des autres ; elle ne survient cependant point vers l'âge de sept à huit ans seulement, comme l'ont prétendu la plupart des anatomistes vétérinaires. M. Goubeaux a prouvé que ce sinus existe déjà à l'âge de six mois ; sur une tête déposée depuis plusieurs années au cabinet de l'école de Lyon, tête d'un poulain de fort petite stature, âgé d'un an environ, ce sinus se montre déjà, dans sa partie externe, haut de 4 centimètres et large de 2.

FONCTION DES SINUS. — Les sinus, diverticules des cavités nasales, ont-ils des usages qui se rattachent à ceux de ces cavités elles-mêmes ? Il est probable, sinon absolument sûr que non. Rien ne prouve, en effet, qu'ils aient un rôle à remplir dans la respiration ou dans l'olfaction. Ils semblent avoir pour usage exclusif de donner plus de volume à la tête sans augmenter son poids, et de fournir ainsi de larges surfaces d'insertion aux muscles fixés sur cette région osseuse. On trouve en effet ces cavités d'autant plus amples que les muscles dont nous parlons sont plus forts et plus nombreux.

DIFFÉRENCES. — Chez le **Bœuf**, les *sinus frontaux* se prolongent dans les chevilles osseuses qui supportent les cornes, et jusque dans le pariétal et l'occipital ; ils enveloppent donc de la manière la plus complète la partie antérieure et supérieure du crâne, en formant une double paroi à cette boîte osseuse. Ces sinus sont extrêmement diverticulés. Ils ne communiquent point avec ceux des os grands sus-maxillaires. On les voit s'ouvrir de chaque côté dans les cavités nasales, par quatre trous ordinairement, percés sous la base de la grande volute ethmoïdale. D'après Girard, trois de ces orifices mèneraient dans des compartiments spéciaux, isolés les uns des autres, et groupés autour de l'orbite, d'où le nom de *sinus orbitaires*, par lequel il a désigné ces diverticules des sinus frontaux.

Ce même auteur a nié la présence des *sinus* sphénoïdaux; mais ils existent, quoique peu spacieux, et sont en communication avec les précédents.

Le *sinus de la grande volute ethmoïdale* se comporte comme dans le cheval.

On ne trouve qu'une paire de *sinus maxillaires*, sinus très vastes, partagés en deux compartiments par une lame osseuse qui supporte à son bord supérieur le conduit sus-maxillo-dentaire, comme le sinus maxillaire supérieur des Solipèdes. Le compartiment externe ou maxillaire se prolonge dans la protubérance lacrymale; l'interne occupe l'épaisseur de la voûte palatine. Un large orifice, percé à la base du cornet maxillaire, fait communiquer ce sinus avec la fosse nasale.

Dans le **Mouton** et la **Chèvre**, il existe une semblable disposition des sinus de la tête; mais ces cavités sont bien moins spacieuses que dans le bœuf; les sinus frontaux en particulier ne remontent point au delà du bord supérieur de l'os frontal.

Chez le **Porc**, ces derniers sinus se prolongent dans le pariétal. Ils sont loin cependant de présenter la même étendue que dans les petits ruminants. Les autres sont dans le même cas. Ils présentent, du reste, une disposition analogue à celle qui se remarque chez le mouton et la chèvre.

Dans le **Chien** et le **Chat**, on ne rencontre de chaque côté qu'un sinus maxillaire et un sinus frontal. Le premier mérite à peine d'être signalé. Quant au second, un peu plus développé que celui-ci, il s'ouvre dans la cavité nasale, au moyen d'une petite fente située près de la cloison médiane des deux sinus frontaux.

§ II. — Du tube aérien qui fait suite aux cavités nasales.

Ce tube impair comprend: le *larynx*, qui le commence, la *trachée*, qui en forme le corps ou la partie moyenne, et les *bronches*, qui le terminent.

1° Larynx (fig. 130. 131. 132. 133. 134).

Préparation. — 1° Pratiquer une coupe longitudinale de la tête pour étudier la disposition générale du larynx (fig. 130); 2° isoler les cartilages (fig. 131) pour l'examen de leur conformation extérieure; 3° enlever les muscles sur une troisième pièce afin de reconnaître le mode d'articulation des divers cartilages (fig. 132); 4° préparer les muscles en se conformant aux indications fournies par un simple coup d'œil jeté sur la figure 133; 5° enlever un larynx en respectant autant que possible les parois du pharynx, pour étudier la surface intérieure de l'organe et surtout son ouverture pharyngienne.

Le *larynx* forme un conduit très court qui livre passage à l'air pendant la respiration, et qui est en même temps l'organe de la voix.

Il représente une boîte cartilagineuse déprimée d'un côté à l'autre, percée d'outre en outre, dont l'orifice antérieur s'ouvre au fond de la cavité pharyngienne, et qui se continue en arrière avec la trachée.

Cet appareil, situé dans l'espace intra-maxillaire, est suspendu entre les deux cornes de l'hyoïde, et fixé à l'extrémité de ces appendices par l'une de ses pièces constituantes. Il sert d'appui au pharynx, et s'attache, au moyen des parois de celui-ci, au pourtour des ouvertures postérieures des cavités nasales.

Pour l'intelligence des descriptions, nous ferons suivre immédiatement par l'exposé de la structure cette indication sommaire de la forme, de la situation, des rapports généraux, et des moyens de fixité du larynx. Nous reviendrons ensuite sur l'étude de sa surface extérieure et de sa surface intérieure.

STRUCTURE DU LARYNX. — Cet appareil comprend dans sa structure : 1° Une *charpente cartilagineuse* formée de cinq pièces ; 2° des *muscles* qui meuvent cette charpente ; 3° une *membrane* muqueuse étalée sur la surface intérieure de l'organe ; 4° des *vaisseaux* et des *nerfs*.

1° *Charpente cartilagineuse du larynx.* — On trouve dans cette charpente : trois pièces impaires et médianes, les *cartilages cricoïde*, *thyroïde* et l'*épiglotte ;* deux latérales, les *cartilages aryténoïdes.* Toutes sont articulées d'une manière mobile, et peuvent jouer les unes sur les autres.

Cartilage cricoïde. — Ce cartilage, comme son nom l'indique, présente la forme exacte d'un anneau, avec un chaton tourné en haut. Déprimé d'un côté à l'autre, mais d'autant moins que l'animal a l'appareil respiratoire plus développé, cet anneau offre *deux faces*, et *deux bords* ou *circonférences.* — La *face interne* est lisse et revêtue par la membrane muqueuse. — La *face externe* est pourvue, sur le milieu de la portion élargie qui constitue le chaton, d'une petite éminence plus ou moins saillante, allongée en forme de crête, séparant l'un de l'autre les deux muscles crico-aryténoïdiens postérieurs, auxquels cette éminence donne attache. Sur les côtés de ce même chaton existent deux petites facettes articulaires concaves, qui répondent aux branches du cartilage thyroïde. Dans le reste de son étendue, cette face externe ne présente rien de remarquable. — La *circonférence supérieure*, comprise latéralement entre les deux branches du cartilage thyroïde, est échancrée dans la partie rétrécie opposée au chaton ; elle montre sur celui-ci deux facettes articulaires latérales convexes, qui se mettent en rapport avec les cartilages aryténoïdes. — La *circonférence inférieure* répond au premier cerceau de la trachée ; elle offre une petite échancrure souvent double sur la partie moyenne du chaton (fig. 131, C).

Cartilage thyroïde. — Ce cartilage se compose de deux plaques latérales, qui ont la forme d'un parallélogramme obliquangle, et qui se réunissent à leur extrémité antérieure, pour former une partie épaisse et rétrécie, qu'on désigne en anatomie vétérinaire sous le nom de *corps du thyroïde.*

Ce *corps* du cartilage thyroïde est lisse sur sa *face inférieure*, qui se trouve couverte par l'extrémité terminale des muscles omoplat-hyoïdiens. Sur sa *face supérieure*, se dessine une protubérance obtuse, arrondie, irrégulière, sur laquelle s'articule l'épiglotte.

Les *plaques*, les *branches latérales*, ou les *ailes* du thyroïde présentent *deux faces*, *deux bords* et *deux extrémités.* — La *face externe*, légèrement convexe, est couverte par les muscles hyo-thyroïdien et thyro-pharyngien. — La *face interne*, légèrement concave, est tapissée, près du bord supérieur, par la muqueuse pharyngienne ; dans le reste de son étendue, elle répond aux muscles thyro-aryténoïdien et crico-aryténoïdien latéral. — Le *bord supérieur* est divisé par un petit prolongement en deux parties : l'une antérieure, qui donne attache à la membrane hyo-thyroïdienne ; l'autre postérieure, sur laquelle s'insère le muscle pharyngo-staphylin. Cet appendice (*grande corne du thyroïde*, chez l'homme) forme l'un des angles obtus du parallélogramme obliquangle représenté par chaque plaque latérale du cartilage thyroïde; il se réunit à l'extrémité de la corne hyoïdienne; à sa base se trouve percé un trou, ou une profonde échancrure, qui livre passage au nerf laryngé supérieur. — Le *bord inférieur* est également partagé en deux parties par le deuxième angle obtus du cartilage : la partie antérieure forme, avec celle de la plaque opposée, un angle rentrant rempli par la membrane crico-thyroïdienne; la postérieure donne attache au muscle crico-thyroïdien. — Les *extrémités* constituent les angles aigus de la plaque thyroïdienne. L'*antérieure* se confond avec celle de la branche opposée pour former le corps du cartilage. La *postérieure*, légèrement recourbée en bas, se termine par une petite facette diarthrodiale convexe, qui s'articule avec les facettes concaves de la face externe du cartilage cricoïde.

Le cartilage thyroïde s'ossifie très souvent en partie, ou même dans presque toute son étendue (fig. 131, T).

Épiglotte. — Cette pièce forme un appendice flexible et mou, en forme de feuille de sauge, qui circonscrit par en bas l'entrée du larynx, et qui se renverse sur cette ouverture, pour la boucher hermétiquement, lors du passage du bol alimentaire à travers le vestibule pharyngien.

Fig. 131 (*).

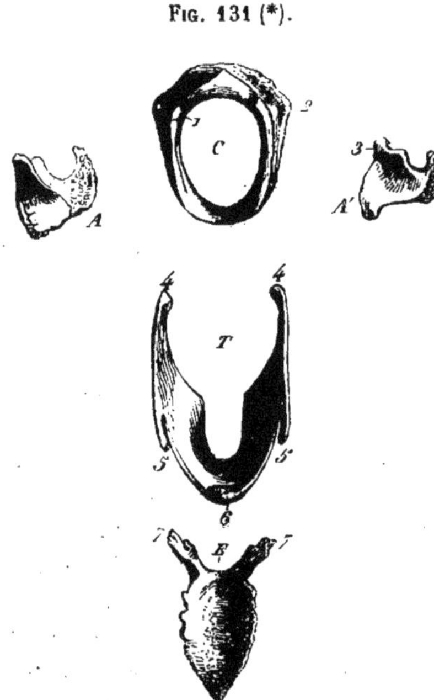

On considère dans ce cartilage *deux faces*, *deux bords latéraux*, une *base*, un *sommet*. — La *face antérieure*, convexe d'un côté à l'autre et concave de haut en bas, est tapissée par la muqueuse de l'arrière-bouche; elle donne attache au muscle hyo-épiglottique. — La *face postérieure*, configurée d'une manière inverse, et recouverte par la membrane interne du larynx, se montre criblée d'orifices glanduleux. — Les *bords* offrent une partie libre qui concourt à circonscrire l'entrée du larynx, plus une partie adhérente fixée au cartilage aryténoïde au moyen d'un repli muqueux, et rendue irrégulière par des petits grains cartilagineux qui sont comme surajoutés. — La *base* est épaisse, et articulée sur la partie moyenne du thyroïde; elle donne naissance en arrière à deux prolongements latéraux, qui se portent à la rencontre du bord inférieur des aryténoïdes, mais sans rejoindre ces cartilages le plus généra-

(*) Fig. 131. — *Pièces cartilagineuses du larynx, désarticulées.* — C. *Cricoïde vu par sa circonférence antérieure* — 1. Facette qui répond à l'aryténoïde. 2. Celle qui s'articule avec l'extrémité de la plaque thyroïdienne. — A. *Aryténoïde vu par sa face externe.* — A'. *Le même, vu par sa face interne.* — 3. Facette pour l'articulation crico-aryténoïdienne. — T. *Thyroïde vu par en haut.* — 4, 4. Extrémité postérieure des plaques latérales du cartilage. 5. L'appendice qui répond à l'extrémité de la corne hyoïdienne. 6. Le corps du thyroïde. — E. *Epiglotte vue par sa face supéro-postérieure.* — 7, 7. Prolongements qui forment les prétendues cordes vocales supérieures.

lement. — Le *sommet* réunit la partie libre des deux bords, et se renverse en avant sur la face supérieure du voile du palais (fig. 131, E).

Cartilages aryténoïdes. — Ces deux pièces ont été ainsi appelées parce qu'elles rappellent, dans leur ensemble, la forme du bec d'une aiguière. Elles sont situées en avant du cricoïde, au-dessus de l'entrée du larynx : chacune d'elles affecte une forme irrégulièrement quadrilatère, et présente à étudier *deux faces* et *quatre bords*. — La *face interne* est lisse, à peu près plane, et revêtue par la muqueuse laryngienne. — La *face externe* se trouve divisée par une crête en deux parties : l'une supérieure, couverte par le muscle aryténoïdien; l'autre inférieure, donnant attache au thyro-aryténoïdien et au crico-aryténoïdien latéral. — Le *bord supérieur* est concave et s'unit à celui du cartilage opposé. — Le *bord inférieur* donne attache en arrière à la corde vocale. — Le *bord antérieur*, épais et convexe, tapissé par la membrane muqueuse, circonscrit supérieurement et par côté l'entrée du larynx ; c'est en se réunissant par en haut avec le bord homologue de l'autre aryténoïde qu'il forme le bec d'aiguière dont on a parlé plus haut. — Le *bord postérieur* fait saillie dans l'intérieur du larynx, par sa partie inférieure ; supérieurement ce bord est très épais, et se trouve creusé d'une petite facette articulaire qui répond à la facette antérieure du chaton du cricoïde. Au-dessus et en dehors de cette facette, existe un tubercule très saillant qui termine en arrière la crête de la face externe, et donne attache au muscle crico-aryténoïdien postérieur (fig. 131, A).

Articulations des pièces cartilagineuses du larynx (fig. 132). — Ces articulations présentent la plus grande simplicité. Voici comment elles se comportent :

A. Le cartilage thyroïde s'unit à l'hyoïde : 1° par l'extrémité des cornes, au moyen d'un court ligament interposé à cette extrémité et à l'appendice du bord supérieur du thyroïde ; 2° par toute l'étendue de la concavité de la fourche hyoïdienne, qu'une lame membraneuse élastique, dite *membrane hyo-thyroïdenne*, réunit au corps du thyroïde et au bord supérieur des plaques latérales de ce même cartilage (fig. 132, 4).

B. Le cartilage thyroïde s'articule avec le cricoïde par deux petites arthrodies, qui réunissent l'extrémité postérieure des branches du premier cartilage avec les facettes de la face externe du second. Une mince capsule extérieure affermit cette articulation (fig. 132, 2). — Ces deux cartilages sont de plus maintenus l'un à l'autre au moyen d'un ligament membraneux élastique, la *membrane crico-thyroïdienne*, qui se porte de l'angle rentrant compris entre les deux branches du thyroïde à l'échancrure antérieure du cricoïde (fig. 133, 3).

Fig. 132. Fig. 133 (*).

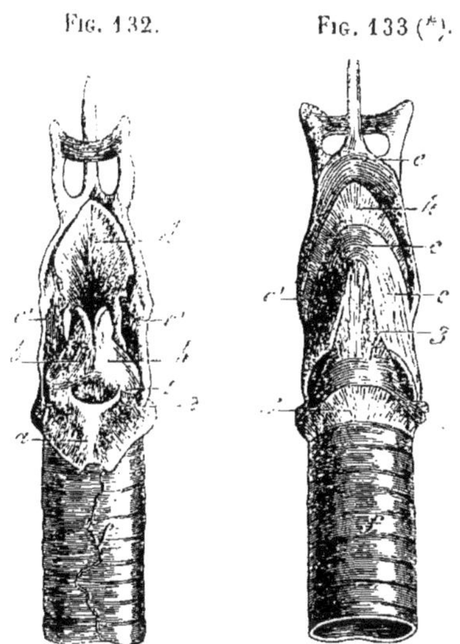

(*) Fig. 132 et 133. — *Pièces cartilagineuses du larynx, maintenues dans leurs rapports naturels par les ligaments articulaires* (132 : *Face supérieure du larynx*. 133 : *Face inférieure*). — A. Cartilage cricoïde. — B. B. Cartilages aryténoïdes. — C. Corps du thyroïde. — C', C'. Plaques latérales du thyroïde. — D. Epiglotte. — E. Corps de l'hyoïde. — F. Trachée. — 1. Articulation crico-aryténoïdienne. 2. Capsule de l'articulation crico-thyroïdienne. 3. Membrane thyro-cricoïdienne. 4. Membrane thyro-hyoïdienne. 5. Ligament crico-trachélien.

C. Les deux aryténoïdes sont unis entre eux, par leur bord supérieur, à l'aide du muscle aryténoïdien et de la muqueuse laryngienne.

D. Ces deux cartilages aryténoïdes se mettent en rapport avec les facettes antérieures du chaton du cricoïde, au moyen de la surface articulaire concave de leur bord postérieur. Il en résulte une petite arthrodie très mobile, affermie par une mince capsule extérieure, et surtout par les muscles environnants (fig. 132, 1).

E. Ces mêmes cartilages sont unis au thyroïde par l'intermédiaire des *cordes vocales*. Ce sont deux bandelettes élastiques qui font saillie en dedans du larynx et comprennent entre elles l'espace triangulaire désigné sous le nom de *glotte* ; leur face interne est tapissée par la membrane muqueuse du larynx ; le muscle hyo-thyroïdien recouvre la surface externe ; leur extrémité inférieure est fixée sur la membrane crico-thyroïdienne et dans l'angle rentrant du cartilage thyroïde ; la supérieure s'attache au bord inférieur du cartilage aryténoïde, vers l'angle qui sépare ce bord du postérieur. C'est principalement à la vibration de ces cordes qu'est due l'articulation des sons (fig. 135, D).

F. L'épiglotte est fixée par amphiarthrose au corps du cartilage thyroïde, au moyen de faisceaux élastiques entremêlés de graisse, qui vont de la base du premier à la face supérieure du second. Il n'est pas rare de trouver parmi ces faisceaux de petites bourses synoviales.

G. Cette épiglotte s'unit latéralement au bord inférieur des aryténoïdes par l'intermédiaire de deux replis muqueux déjà signalés, dans l'épaisseur desquels existent les prolongements cartilagineux annexés à la base de l'épiglotte. Ces prolongements circonscrivent en avant les ventricules du larynx, et sont désignés quelquefois sous le nom de *cordes vocales supérieures* ; mais ils sont loin de mériter cette dénomination, dont nous nous servirons rarement.

H. Enfin le premier cerceau de la trachée s'attache au cartilage cricoïde, par une membrane circulaire élastique.

Toutes ces articulations n'ont ni la même importance, ni la même mobilité. On comprend aisément la nature des mouvements qu'elles permettent sans que nous ayons besoin de faire connaître ces mouvements d'une manière particulière ; l'indication s'en trouvera du reste dans la description des muscles qui les exécutent. Bornons-nous à dire ici que ces mouvements peuvent produire soit le raccourcissement ou l'allongement du larynx, soit sa dilatation ou sa contraction dans le sens transversal, soit l'occlusion de son ouverture antérieure.

2° *Muscles du larynx.* — L'appareil laryngien s'élève ou s'abaisse avec l'hyoïde, dont il suit tous les mouvements. Mais il est encore mû par des muscles propres qui lui impriment des déplacements de totalité, ou qui font jouer les unes sur les autres les différentes pièces de sa charpente cartilagineuse. Parmi ces muscles, il y en a trois extrinsèques : le *sterno-thyroïdien*, l'*hyo-thyroïdien* et l'*hyo-épiglottique*. Les autres sont intrinsèques, c'est-à-dire fixés à leur origine et à leur terminaison sur les pièces laryngiennes ; ce sont : le *crico-thyroïdien*, le *crico-aryténoïdien postérieur*, le *crico-aryténoïdien latéral*, le *thyro-aryténoïdien* et l'*aryténoïdien*. Tous ces muscles sont pairs, moins le dernier et l'hyo-épiglottique.

Sterno-thyroïdien. — (*Voy.* page 195.)

Hyo-thyroïdien (fig. 134, 3). — C'est un muscle large, triangulaire, formé de faisceaux entièrement charnus, qui prennent leur origine sur toute l'étendue de la corne hyoïdienne, et se terminent sur la face externe de l'aile du thyroïde, faisceaux d'autant plus longs qu'ils sont plus inférieurs. Ce muscle recouvre le cartilage thyroïde et la membrane hyo-thyroïdienne. Il est recouvert par la glande maxillaire.

Par sa contraction, il fait entrer le cartilage thyroïde dans la fourche hyoïdienne, et porte ainsi le larynx en avant et en haut.

Hyo-épiglottique. — On nomme ainsi un petit faisceau cylindroïde dont les fibres sont comme noyées au milieu d'une masse de tissu adipeux, et qui s'étend de la face supérieure du corps de l'hyoïde à la face antéro-inférieure de l'épiglotte. Couvert en partie par la muqueuse de l'arrière-bouche, ce muscle concourt à ramener l'épiglotte dans sa position normale après le passage du bol alimentaire. Mais il faut bien dire que l'épiglotte revient ainsi en avant surtout à cause de son élasticité propre, et de celle des faisceaux ligamenteux qui fixent cette pièce au cartilage thyroïde.

Crico-thyroïdien (fig. 134, 11). — Ce petit muscle, appliqué sur le côté externe du cartilage cricoïde, est allongé de haut en bas, et constitué par des fibres assez fortement tendineuses, qui croisent plus ou moins la direction générale du muscle. Ces fibres partent du cartilage indiqué, pour se porter au bord postérieur de la plaque thyroïdienne.

Le crico-thyroïdien raccourcit le larynx, en rapprochant les deux cartilages sur lesquels il prend ses insertions.

Crico-aryténoïdien postérieur (fig. 134, 5). — C'est le plus puissant des muscles de cette région. Ses fibres, dirigées en avant et en dehors, prennent leur origine sur le chaton du cricoïde, qu'elles recouvrent, et sur la crête médiane de ce chaton. Elles convergent toutes, en devenant plus ou moins tendineuses, vers le tubercule postérieur du cartilage aryténoïde, sur lequel elles se terminent. Recouvert par l'œsophage et la bandelette charnue crico-pharyngienne, ce muscle est séparé de celui du côté opposé par la crête médiane du chaton de cricoïde.

FIG. 134 (*).

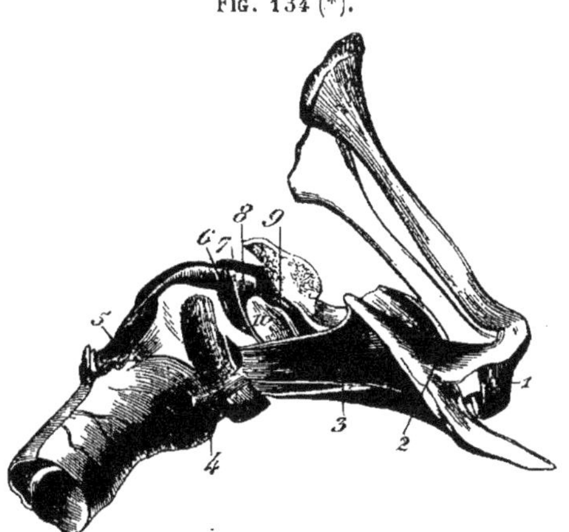

Les crico-aryténoïdiens postérieurs dilatent l'entrée du larynx, ainsi que la glotte, en faisant basculer les cartilages aryténoïdes sur le cricoïde, et en les écartant l'un de l'autre par leurs bords antérieur et inférieur. Ils agissent par un levier du premier genre.

(*) Fig. 134. — *Muscles du larynx.* — 1. Transversal de l'hyoïde. 2. Petit kérato-hyoïdien. 3. Hyo-thyroïdien. 4. Sterno-thyroïdien. 5. Crico-aryténoïdien postérieur. 6. Crico-aryténoïdien latéral. 7. Aryténoïdien. 8. Faisceau postérieur du muscle thyro-aryténoïdien. 9. Faisceau antérieur du même. 10. Ventricule latéral du larynx, distendu artificiellement et faisant saillie entre ces deux faisceaux. 11. Crico-thyroïdien.

Crico-aryténoïdien latéral (fig. 134, 6). — Muscle triangulaire, plus petit que les précédents, situé entre les cartilages thyroïde et aryténoïde, formé de faisceaux plus longs en avant qu'en arrière, qui prennent leur origine sur le côté du bord antérieur du cricoïde, et se dirigent en haut, pour se terminer en dehors du crico-aryténoïdien postérieur, sur le tubercule du cartilage aryténoïde.

C'est précisément un antagoniste de ce dernier muscle, et par conséquent un constricteur du larynx.

Thyro-aryténoïdien (fig. 134, 8, 9). — Logé à la face interne de l'aile thyroïdienne, ce muscle comprend deux faisceaux, séparés par le ventricule de la glotte.

Le *faisceau antérieur* est une longue et pâle bandelette qui prend son origine sur la face interne de l'aile du thyroïde, près de l'angle rentrant de ce cartilage, et qui monte ensuite jusqu'au cartilage aryténoïde, dont elle contourne la face externe, pour s'unir, sur la ligne médiane, avec le faisceau analogue du côté opposé, en mêlant ses fibres à celles du muscle aryténoïdien. Chemin faisant, cette bandelette recouvre, par sa face interne, la corde vocale supérieure et la muqueuse laryngienne.

Le *faisceau postérieur*, plus large que l'antérieur, se comporte à peu près comme lui. Il part du même point, un peu en arrière, et se termine sur la crête externe du cartilage aryténoïde; mais ses fibres les plus antérieures franchissent cette crête et se réunissent au muscle aryténoïdien. Par sa face interne, ce faisceau répond à la corde vocale. Son bord postérieur se confond avec les fibres du muscle crico-aryténoïdien latéral.

Quelquefois ces deux faisceaux du muscle thyro-aryténoïdien ne sont point distincts l'un de l'autre, et l'on ne trouve plus qu'une large bandelette charnue appliquée sur le ventricule de la glotte.

On devine que ce muscle est un constricteur du larynx. Il agit surtout dans la phonation en modifiant la longueur, l'écartement et la tension des cordes vocales.

Aryténoïdien. — Situé sous la muqueuse pharyngienne, au-dessus des cartilages aryténoïdes, l'aryténoïdien, le plus petit des muscles du larynx, se compose de deux moitiés latérales, dont les fibres partent d'un raphé médian et se portent, en divergeant, sur la partie supérieure de la face externe des cartilages précités, où elles se terminent, en s'insérant sur la crête qui divise cette face, et en se réunissant avec le muscle thyro-aryténoïdien.

Les ouvrages d'anatomie vétérinaire français signalent, nous ne savons pourquoi, ce petit muscle comme étant dilatateur du larynx. Sa position en avant des articulations crico-aryténoïdiennes indique assez qu'il ne peut agir autrement qu'en rapprochant l'un de l'autre les deux cartilages aryténoïdes. Du reste, la continuité d'un grand nombre de ses fibres avec celles du thyro-aryténoïdien ne lui permet point d'avoir une autre action que ce muscle.

3° *Membrane muqueuse du larynx.* — Cette membrane n'est qu'un prolongement de la muqueuse pharyngienne, qui, après avoir tapissé en dehors la saillie formée par l'ouverture du larynx, se replie au pourtour de cette ouverture pour s'étaler sur la face postérieure de l'épiglotte, et la face interne des cartilages aryténoïdes, s'enfoncer dans les ventricules, passer sur les cordes vocales, revêtir la face interne du cricoïde, et se prolonger enfin dans le tube trachéal. Sa face libre est parfaitement tendue et n'offre ni plis ni rides. La face profonde adhère solidement aux parties qu'elle recouvre.

Très glanduleuse, la membrane muqueuse du larynx possède une exquise sensibilité, grâce à laquelle l'entrée du tube aérien se trouve interdite aux particules alimentaires solides ou liquides qui, pendant le mouvement de déglutition, tendraient à se dévier de leur route normale pour s'engager dans l'entrée du larynx. En effet, le moindre attouchement met en jeu cette sensibilité et détermine une énergique excitation réflexe sur les muscles constricteurs du larynx et de la poitrine ; d'où résulte l'occlusion presque complète du tube laryngien, et une toux violente qui expulse au dehors les substances dont le contact a déterminé l'irritation de la membrane laryngienne. Il n'est personne qui n'ait éprouvé les effets de cette action réflexe, et qui ne connaisse par expérience la grande sensibilité du larynx.

4° *Vaisseaux et nerfs.* — Le sang est apporté au larynx par les *artères laryngiennes;* il en revient par les *veines* satellites des divisions artérielles. — C'est le *pneumogastrique* qui envoie à cet appareil ses principaux nerfs, c'est-à-dire les *laryngés supérieur* et *inférieur :* le premier, presque exclusivement sensitif, donne à la muqueuse la sensibilité qui la distingue; le second est surtout moteur.

Surface extérieure du larynx. — Elle se partage en quatre plans : un *supérieur*, un *inférieur* et *deux latéraux.*

Le *plan supérieur*, formé par les muscles aryténoïdien et crico-aryténoïdiens postérieurs, se trouve couvert par le pharynx et l'œsophage; dans sa moitié antérieure, il est tapissé directement par la muqueuse pharyngienne.

Le *plan inférieur* présente, d'avant en arrière, la membrane hyo-thyroïdienne, le corps du thyroïde, la membrane crico-thyroïdienne, la partie inférieure du cricoïde et le ligament crico-trachéal. On y remarque, sur le côté, le bord inférieur du muscle hyo-thyroïdien. Ce plan répond aux muscles omoplat-hyoïdiens, qui le recouvrent entièrement.

Fig. 135 (*).

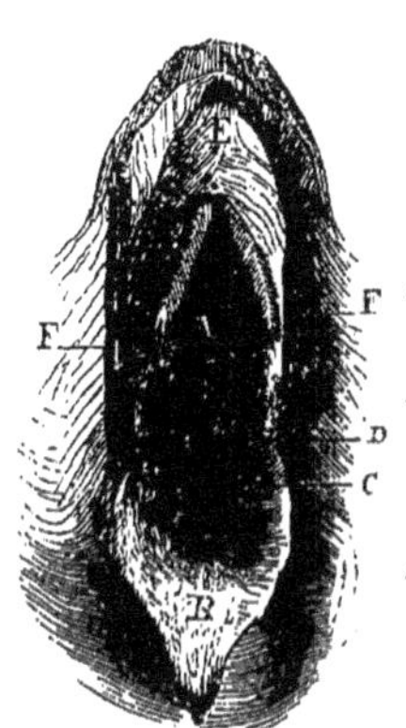

Les *plans latéraux* montrent la face externe des muscles hyo-thyroïdiens et crico-thyroïdiens, celle du cartilage cricoïde et des ailes du thyroïde. Ils offrent le trou qui livre passage au nerf laryngé supérieur, et se mettent en rapport avec les muscles crico et thyro-pharyngiens, ainsi qu'avec la glande maxillaire.

Surface intérieure du larynx (fig. 135). — Cette surface se divise en trois régions parfaitement distinctes : une moyenne, appelée *glotte ;* une supérieure, dite *partie sus-glottique;* une inférieure, connue sous le nom de *portion sous-glottique.*

La *glotte* est un espace étroit qui affecte la figure d'un triangle isocèle très allongé, à base supérieure. Cette fente triangulaire se trouve comprise entre les

(*) Fig. 135. — *Entrée du larynx.* — A. Glotte. — B. Epiglotte. — C. Entrée du ventricule latéral. — D. Corde vocale. — E. Infundibulum œsophagien ouvert. — F, F. Piliers postérieurs du voile du palais.

cordons élastiques que nous avons désignés sous le nom de cordes vocales. C'est la région la plus rétrécie du larynx.

La *portion sus-glottique*, plus large que la glotte, mais toujours fortement déprimée d'un côté à l'autre, surtout dans la région comprise entre les aryténoïdes, présente : 1° les *deux ventricules du larynx*, excavations latérales, dilatées à leur fond, lesquelles pénètrent entre le bord antérieur des cordes vocales et les prolongements de la base de l'épiglotte, en s'insinuant même entre les faisceaux du muscle thyro-aryténoïdien ; 2° le sinus *sous-épiglottique*, dépression profonde creusée à la base de l'épiglotte, et pourvue, chez l'âne et le mulet, d'une mince membrane susceptible de vibrer ; 3° l'*entrée du larynx*, ou l'ouverture pharyngienne de la cavité, ouverture vaste et béante, de forme ovalaire, circonscrite par le bord antérieur des aryténoïdes et les bords latéraux de l'épiglotte, et faisant une saillie remarquable au fond de la cavité du pharynx.

La *portion sous-glottique* du larynx est la plus large des trois ; elle se continue directement avec le canal intérieur de la trachée. On y voit, en avant, la saillie formée par le bord postérieur des cordes vocales ; en haut, une excavation diffuse et peu profonde, placée au point de jonction des aryténoïdes et des cricoïdes, excavation qu'on appelle *sinus sous-aryténoïdien*.

FONCTIONS. — Comme tube destiné au passage de l'air pendant l'acte de la respiration, le larynx ne donne lieu à aucune considération physiologique bien intéressante. Il est cependant digne de remarque que cet organe, à l'instar des naseaux, se dilate ou se resserre suivant le volume de la colonne d'air introduite dans le poumon ou chassée de cet organe, et que sa paralysie amène, pendant les allures rapides, une gêne de la respiration qui se traduit par le cornage.

Mais l'étude physiologique du larynx acquiert un véritable intérêt, quand on envisage cet appareil au point de vue de l'articulation des sons, c'est-à-dire comme organe de la phonation. On comprend que nous ne nous étendions pas sur un pareil sujet, qui n'est plus de notre domaine, ce qui a été dit du rôle des cordes vocales laissant, du reste, dans l'esprit de l'anatomiste, une idée tout à fait suffisante, quoique sommaire, du mécanisme qui préside à l'exercice de la fonction, et de la part qu'y prend le larynx.

DIFFÉRENCES. — Dans le **Bœuf**, le **Mouton** et la **Chèvre**, les cordes vocales et les ventricules latéraux de l'appareil laryngien sont presque effacés.

Cet appareil est remarquable chez le **Porc** par sa grande mobilité, suspendu qu'il est aux cornes hyoïdiennes par la base de l'épiglotte, plutôt que par les ailes du thyroïde.

Quant au larynx du **Chien** et du **Chat**, il rappelle celui des animaux solipèdes.

2° DE LA TRACHÉE (fig. 136. 137).

Préparation. — Suivre la même marche que pour la préparation de l'œsophage.

La *trachée* est un tube flexible et élastique, formé d'une série d'anneaux cartilagineux incomplets, lequel succède au larynx, et se termine au-dessus de la base du cœur par deux divisions qui constituent les *bronches*.

Forme. — Ce tube est un cylindroïde déprimé de dessus en dessous. Sa face inférieure et ses deux bords sont régulièrement arrondis, et offrent des sillons transversaux qui répondent aux intervalles des pièces constituantes de la trachée. La face supérieure, à peu près plane, montre les extrémités amincies et élargies de ces arcs cartilagineux.

Trajet. — Partie de l'extrémité postérieure du larynx, la trachée descend en arrière jusqu'à l'entrée de la poitrine, en suivant le bord inférieur de l'encolure, au-dessous du muscle long du cou. Elle s'infléchit ensuite supérieurement pour passer entre les deux premières côtes, pénètre dans la poitrine, en traversant le médiastin antérieur, marche directement en arrière, et arrive enfin au-dessus de l'oreillette gauche, à droite de l'aorte postérieure, où le tube présente sa bifurcation terminale.

Rapports. — *Dans sa partie cervicale*, la trachée, entourée d'un tissu cellulaire lâche et abondant, se trouve contenue dans une sorte d'enveloppe charnue, que forment autour de ce tube la plupart des muscles de la région trachélienne, savoir : les sterno-hyoïdiens et thyroïdiens, placés en avant; les sterno-maxillaires, situés en avant d'abord, puis sur les côtés, près de leur terminaison ; les omoplat-hyoïdiens, en haut et au milieu des parties latérales ; les scalènes, tout à fait en bas et par côté ; le long du cou, en arrière ; et par-dessus tous ces muscles, l'expansion superficielle qui constitue le peaucier du cou. Cette enveloppe présentant sa moindre épaisseur en avant de la partie moyenne de la région du cou, c'est cet endroit qui doit être choisi comme lieu d'élection pour l'opération de la trachéotomie.

La trachée est encore en rapport, *dans sa partie cervicale :* 1° avec l'œsophage, qui descend, comme on sait, sur le milieu de la face postérieure d'abord, puis sur le côté gauche du tube aérien ; 2° avec les artères carotides, qui longent les deux bords de ce tube, accompagnées par leurs nerfs satellites, c'est-à-dire le pneumogastrique, le grand sympathique et le récurrent.

Après avoir franchi les deux premières côtes, c'est-à-dire *dans sa partie thoracique*, la trachée répond, supérieurement, au long du cou et à l'œsophage ; en bas, aux troncs brachiaux, à l'aorte antérieure qui les fournit, à la veine cave antérieure, aux nerfs cardiaques et récurrents, à la base du cœur ; par côté, aux ganglions cervicaux inférieurs du grand sympathique, aux vaisseaux vertébraux, cervico et dorso-musculaires, aux deux lames du médiastin antérieur ; à droite, à la veine azygos ; à gauche, à la crosse de l'aorte et au canal thoracique. Ce dernier est quelquefois reporté du côté opposé.

STRUCTURE. — La trachée comprend dans sa structure, les *cerceaux cartilagineux* qui en forment la base ; les *ligaments* qui réunissent ces cerceaux ; la *membrane muqueuse*, étalée à la face interne du conduit ; une *couche charnue*, qui double cette dernière membrane seulement par en haut ; des *vaisseaux* et des *nerfs*.

Cerceaux cartilagineux de la trachée. — Ces cerceaux, au nombre d'une cinquantaine environ, ne forment point des anneaux complets, mais des cercles interrompus du côté de la face supérieure de la trachée. Ce sont des espèces d'arcs constitués par une lame cartilagineuse aplatie et incurvée sur elle-même, dont les extrémités se mettent en regard l'une de l'autre, en se rejoignant tout à fait dans le plus grand nombre des cerceaux, et en se chevauchant même dans quelques-uns. Ces extrémités sont élargies et amincies ; elles se bifurquent quelquefois et se soudent souvent avec celles des arcs voisins.

Dans la partie moyenne de la trachée, ces cerceaux sont généralement plus grands qu'à l'origine et à la terminaison du tube.

Le dernier, servant de transition entre la trachée et les bronches, présente une disposition plus compliquée. Il est souvent complété par des plaques cartilagineuses isolées, et toujours divisé, par un éperon médian dirigé vers l'intérieur de la trachée, en deux segments latéraux qui répondent chacun à une bronche.

Ligaments. — Les cerceaux de la trachée sont réunis par leurs bords au moyen de ligaments intermédiaires. Ces ligaments étant formés de tissu élastique, ils permettent l'allongement et le raccourcissement du tube qu'ils concourent à former.

Vers les extrémités des arcs, ils se confondent avec une mince couche celluleuse qui unit ces extrémités.

Le premier cerceau est reçu par son bord antérieur dans l'anneau cricoïdien et se joint à celui-ci par le large ligament annulaire indiqué page 420. Grâce à l'élasticité de ce ligament, les deux pièces cartilagineuses qu'il réunit peuvent jouer l'une sur l'autre comme deux segments d'une lunette, et produisent ainsi des variations dans la longueur du tube aérien.

Membrane charnue. — Cette membrane tapisse seulement la face supérieure de la trachée ; elle est formée de faisceaux transversaux d'un blanc rosé, attachés par leurs extrémités sur la face interne des cartilages ; sa contraction détermine indubitablement la diminution du diamètre de la trachée, en resserrant les arcs que représentent les pièces constituantes de ce tube cartilagineux.

Membrane muqueuse. — Continue avec celle du larynx, cette membrane se prolonge par l'intermédiaire des bronches jusque dans les vésicules pulmonaires. Sa face libre ou superficielle, criblée d'orifices glanduleux, présente des rides longitudinales ineffaçables par la distension ; elle est revêtue d'un épithélium vibratile. Sa face profonde est doublée par du tissu jaune élastique disposé en faisceaux longitudinaux, et adhère intimement, soit à la face des arcs cartilagineux et à leurs ligaments intermédiaires, soit à la couche charnue postérieure.

Un caractère qui distingue essentiellement cette membrane de la muqueuse laryngienne, c'est son peu de sensibilité.

Vaisseaux et nerfs. — Le sang est apporté aux tissus qui entrent dans la composition de la trachée par de *petites artérioles* émanées des vaisseaux qui passent à proximité du tube aérien, c'est-à-dire la carotide et les branches collatérales des troncs brachiaux. Les *nerfs* viennent du récurrent.

Fonctions. — Tube de conduction pour l'air inspiré ou expiré, la trachée n'a pas d'autre rôle à remplir.

3° Des bronches (fig. 136).

Préparation. — Après avoir extrait le poumon de la cavité thoracique, on le remplira d'eau en fixant la trachée au robinet d'une fontaine ; puis on disséquera les bronches en détruisant le tissu pulmonaire par déchirement et trituration.

Branches terminales de la trachée, les deux bronches représentent chacune un arbre qui se plonge dans l'épaisseur du poumon, pour s'y diviser par une multitude de rameaux, d'où le nom d'*arbres bronchiques* donné à ces deux troncs.

Disposition. — Les bronches, à quelques centimètres de leur naissance, pénètrent dans les lobes du poumon, puis marchent en arrière et en dehors vers la partie supérieure de la base de l'organe, en émettant sur leur trajet de gros rameaux collatéraux qui finissent par épuiser le tronc principal. Ces rameaux naissent alternativement en haut, en dedans, en bas, en dehors, et se portent ainsi dans toutes les directions. L'un d'eux, le premier, forme un angle obtus avec le tronc principal, et se dirige en avant, pour se ramifier dans le lobule antérieur du poumon; les autres se détachent à angle plus ou moins aigu. Tous se subdivisent en branches successivement décroissantes, qui arrivent bientôt à un diamètre capillaire, et qui s'ouvrent alors dans les vésicules pulmonaires (voy. STRUCTURE DU POUMON).

Forme. — Les tuyaux bronchiques ne sont point déprimés comme la trachée; la coupe de leur canal intérieur se montre, au contraire, régulièrement cylindrique.

Volume. — La bronche gauche est toujours plus petite que la droite, le poumon gauche étant moins considérable que le droit.

Fig. 136 (*).

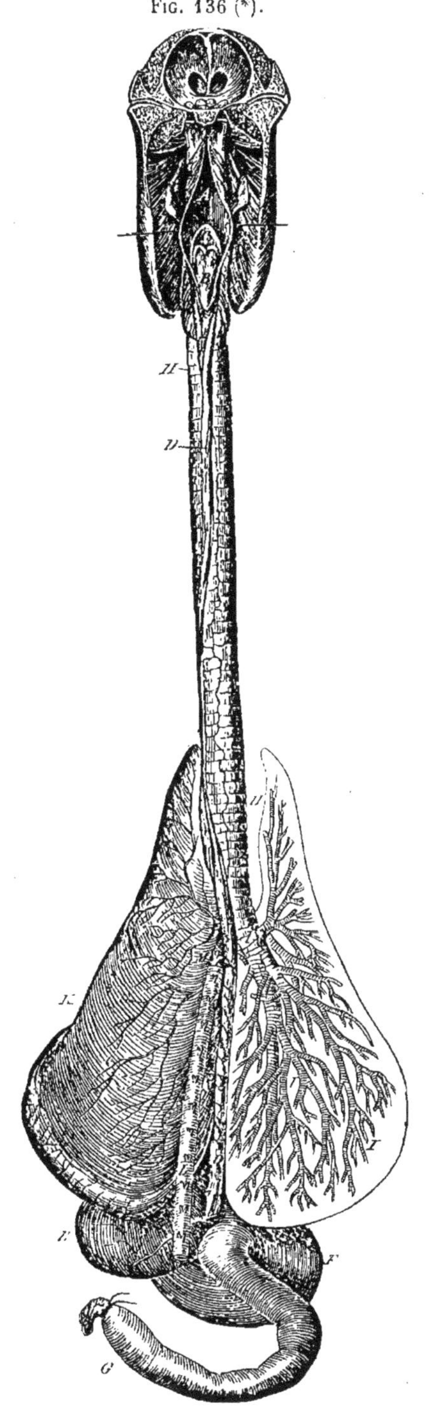

(*) Fig. 136. — *Trachée, bronches, poumons (vue supérieure).* — A. Cavité pharyngienne, ouverte pour montrer l'infundibulum œsophagien B, et l'entrée du larynx C. — D. Œsophage. — E. Sac gauche de l'estomac. — F. Sac droit du même. — G. Duodénum. — H. Trachée. — I. Ramifications bronchiques droites. — K. Poumon gauche. — L. Aorte thoracique. — M. Origine commune des artères bronchiques, œsophagiennes et premières intercostales aortiques.

Toutes deux sont de beaucoup inférieures dans leur volume à l'ensemble de leurs branches respectives.

Rapports. — Chaque bronche pénètre dans le lobe pulmonaire en même temps que les vaisseaux sanguins, qui forment avec elle ce qu'on est convenu d'appeler la *racine du poumon*. Les divisions de ce tronc arborescent sont accompagnées par l'artère, la veine, et les nerfs bronchiques, qui affectent le même mode de ramescence.

Près de leur origine, les bronches répondent aux ganglions bronchiques. L'œsophage passe au-dessus de celle du côté gauche.

STRUCTURE. — La structure des tubes bronchiques rappelle tout à fait celle de la trachée ; les parois de ces canaux aériens sont donc formées par une *charpente cartilagineuse*, une *couche charnue*, une *membrane muqueuse*, des *vaisseaux* et des *nerfs*.

Charpente cartilagineuse des bronches. — Cette charpente n'existe que pour les tuyaux d'un certain calibre. Les petites bronchules en sont dépourvues et offrent des parois entièrement membraneuses. Comme dans la trachée, cette charpente comprend pour chaque tube une série d'anneaux transversaux réunis bord à bord. Mais ces anneaux ne sont plus formés d'une seule lame incurvée en arc ; chacun d'eux résulte de la réunion de plusieurs pièces losangiques, qui se chevauchent par leurs extrémités, et s'unissent les unes aux autres de même qu'avec les segments cartilagineux des anneaux voisins, au moyen de lamelles celluleuses, et à l'aide des membranes étalées sur leur surface interne.

Membrane charnue. — Étendue en une couche continue fort mince sur toute la surface interne des anneaux cartilagineux, elle disparaît dans les petites bronches.

Membrane muqueuse. — Cette membrane, qui se distingue de celle de la trachée par sa grande sensibilité, constitue à elle seule les parois des divisions bronchiques terminales.

Vaisseaux et nerfs. — Les divisions vasculaires et nerveuses qui s'épuisent dans le tissu des bronches viennent des vaisseaux et des nerfs satellites de ces tuyaux ; c'est-à-dire les *artères*, les *veines* et les *nerfs bronchiques*.

§ III. — Du thorax (fig. 137).

Le *thorax*, encore appelé *cavité thoracique* ou *pectorale*, loge non-seulement le poumon, mais encore le cœur et les gros vaisseaux qui partent de cet organe ou qui s'y rendent, avec une partie de l'œsophage et de la trachée, ainsi que des nerfs aussi remarquables par leur nombre que par leur importance physiologique.

On sait que le thorax a pour base la cage osseuse formée par les côtes, le sternum et le corps des vertèbres dorsales. Suspendue sous la portion moyenne du rachis, cette cage est transformée en cavité close par les muscles intercostaux, qui ferment les espaces à jour situés entre les côtes, et par le diaphragme, cette vaste cloison oblique en avant et en bas, qui sépare le thorax de l'abdomen.

Considérée dans son ensemble, la cavité thoracique représente un cône creux, couché horizontalement, déprimé d'un côté à l'autre, surtout en avant vers son sommet, et dont la base, formée par le diaphragme, se trouve coupée très obliquement, en raison même de la direction qu'affecte ce muscle. Cette dernière disposition rend le diamètre antéro-postérieur de la cavité beaucoup plus grand en haut qu'en bas ; la différence est plus du double.

La surface intérieure de cette cavité conique peut se diviser en six régions : un *plan supérieur*, un *plan inférieur*, *deux plans latéraux*, une *base*, un *plan postérieur*, et un *sommet*.

Le *plan supérieur* présente sur la ligne médiane une forte saillie qui résulte de la réunion des corps vertébraux, et latéralement deux gouttières profondes dites *vertébro-costales*. Ces gouttières, plus larges en arrière qu'en avant, sont formées par l'extrémité supérieure des arcs costaux ; elles logent le bord supérieur des lobes pulmonaires. Quant à la saillie médiane, elle se trouve comprise entre ces deux lobes. Couverte en avant par l'extrémité postérieure du muscle long du cou, cette saillie répond, dans le reste de son étendue, à l'aorte postérieure, au canal thoracique, à la veine azygos ; on y remarque, par côté, les cordons sous-dorsaux du grand sympathique.

Le *plan inférieur*, beaucoup plus court que le précédent, se trouve comme lui plus étroit en avant qu'en arrière. Ce plan a pour base la face supérieure du sternum, les cartilages sternaux, et le muscle triangulaire. Il donne attache, en arrière, au sac fibreux qui contient le cœur.

Les *plans latéraux*, plus étendus que les deux premiers, sont concaves sur leurs

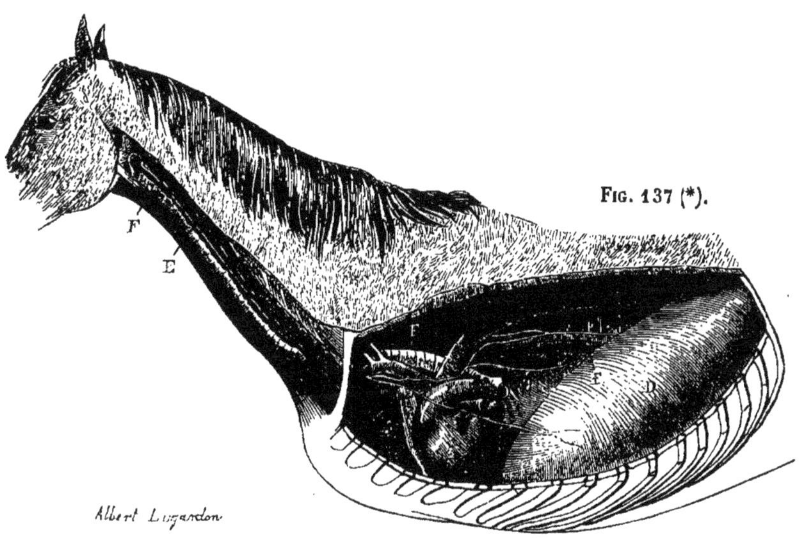

Fig. 137 (*).

deux diamètres. Constitués par la face interne des côtes et des muscles intercostaux profonds, ils se trouvent en rapport avec la face externe du poumon.

La *base* ou *paroi postérieure*, formée par la face convexe du diaphragme, est circonscrite, sur son contour extérieur, par le cercle des cartilages asternaux et par la

(*) Fig. 137. — *Cavité pectorale et médiastin, avec le trajet de la trachée et de l'œsophage.* — A. Médiastin antérieur. — B. Médiastin postérieur. — C. Le cœur et le péricarde dans la partie moyenne du médiastin. — D. Diaphragme. — E. Trachée. — F. OEsophage.

dernière côte. On y voit les trois ouvertures qui traversent la cloison diaphragmatique.

Le *sommet* ou l'*entrée du thorax* représente une ouverture ovalaire, allongée verticalement, comprise entre les deux premières côtes et le muscle long du cou, ouverture obstruée en partie par un énorme paquet de ganglions lymphatiques, et qui livre passage à la trachée, à l'œsophage, aux artères axillaires et carotides, à la veine cave antérieure, aux nerfs pneumogastriques, grand sympathique, laryngés inférieurs et diaphragmatiques.

Telle est la cavité thoracique. Comme l'abdomen, elle est pourvue d'un revêtement séreux qu'il nous reste à examiner.

DES PLÈVRES. — Le revêtement séreux du thorax comprend deux membranes distinctes désignées sous le nom de *plèvres*. Ces membranes constituent deux sacs adossés l'un contre l'autre dans le plan médian, et forment ainsi une cloison dite *médiastine*, qui divise la cavité thoracique en deux compartiments latéraux. Chaque plèvre tapisse donc une des parois externes ou costales du thorax et la moitié correspondante de la paroi diaphragmatique ; elle se replie ensuite dans le plan vertical et antéro-postérieur de la cavité, pour concourir à la formation de la cloison médiastine, d'où elle se porte sur le poumon ; disposition qui montre quatre portions dans la plèvre, savoir : une *costale*, une *diaphragmatique*, une *médiastine*, représentant dans leur ensemble le *feuillet pariétal* de la membrane, et une *pulmonaire* ou *viscérale*.

La *plèvre costale* est appliquée sur la face interne des côtes et des muscles intercostaux internes. Doublée sur sa face adhérente, au niveau de chaque espace intercostal, par une lame de tissu jaune élastique, cette membrane répond, par sa face libre, au plan externe du poumon, avec lequel elle ne contracte normalement aucune adhérence. Elle se continue, en arrière, avec le feuillet diaphragmatique ; en avant, en haut et en bas, avec la plèvre médiastine.

La *plèvre diaphragmatique* adhère d'une manière peu serrée à la portion charnue du muscle ; mais l'union est plus intime sur la portion aponévrotique. Ce feuillet se met en rapport de contiguïté, par sa face libre, avec la base du poumon ; il se confond avec le médiastin par la partie interne de sa périphérie.

La *plèvre médiastine* s'adosse, par sa face adhérente, contre celle du côté opposé, et produit ainsi la cloison médiane qui sépare en deux la cavité thoracique. Plusieurs organes sont compris entre les deux lames de cette cloison ; mais il faut citer le cœur en première ligne. En anatomie vétérinaire, on appelle *médiastin antérieur* la partie de la cloison qui est en avant de cet organe ; le nom de *médiastin postérieur* est réservé à la partie située en arrière : termes qui n'ont pas la même signification qu'en anatomie humaine, mais dont nous ne changerons cependant point la valeur de peur d'être mal compris. — Le *médiastin antérieur*, plus épais que le postérieur, mais beaucoup moins étendu, contient supérieurement la trachée, l'œsophage, l'aorte antérieure et ses divisions, la veine cave antérieure, le canal thoracique, les nerfs cardiaques, pneumogastriques, récurrents et diaphragmatiques ; il comprend aussi le thymus chez le fœtus et le très jeune sujet. — Le *médiastin postérieur* est incomparablement plus étroit en bas qu'en haut à cause de la position oblique du diaphragme. Sa partie inférieure, toujours déviée à gauche, est extrêmement mince et percillée de petits trous qui lui donnent l'apparence d'une dentelle. Traversé tout à fait en haut par l'aorte postérieure, la veine azygos et le canal thoracique, ce médiastin livre passage un peu plus bas entre ses deux lames à l'œsophage, aux cordons œsophagiens des pneumogastriques, et au nerf diaphragmatique gauche. Ce sont les lames de ce médiastin qui se portent au poumon pour constituer la plèvre pulmonaire, en se repliant en haut et en bas, sur une ligne horizontale étendue depuis la racine du lobe pulmonaire jusqu'à la face postérieure du diaphragme.

La *plèvre pulmonaire* ou *viscérale*, continue, comme il vient d'être dit, à la plèvre médiastine, se met en contact par sa face libre avec le feuillet pariétal de la membrane. Sa face profonde adhère assez intimement, chez les Solipèdes, au tissu propre du poumon.

Indépendamment de ces quatre feuillets séreux, la plèvre droite fournit un repli membraneux spécial, qui naît de la paroi inférieure de la cavité thoracique, et qui monte sur la veine cave postérieure pour se développer autour de ce vaisseau. Ce repli soutient encore le nerf diaphragmatique gauche.

Pour étudier maintenant les diverses portions des plèvres dans leur ensemble, leurs rapports réciproques, et leurs connexions avec les organes contenus dans la cavité thoracique, nous supposerons trois coupes transversales de cette cavité : l'une passant derrière le cœur ; l'autre pratiquée au niveau des racines du poumon et divisant le ventricule gauche ; la troisième traversant le médiastin antérieur, un peu en avant du ventricule droit.

Qu'on prenne sur la première coupe (fig. 138, 1) la plèvre costale au point A,

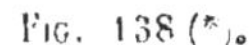
FIG. 138 (*).

1

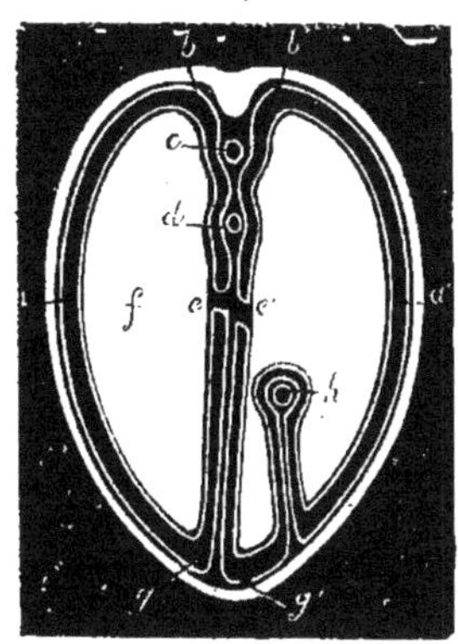

2

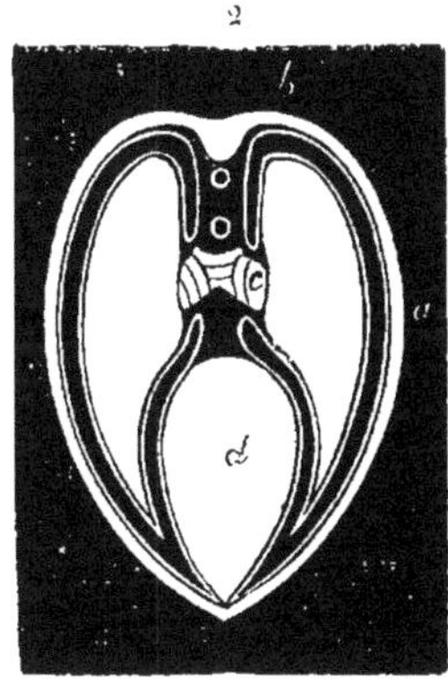

3

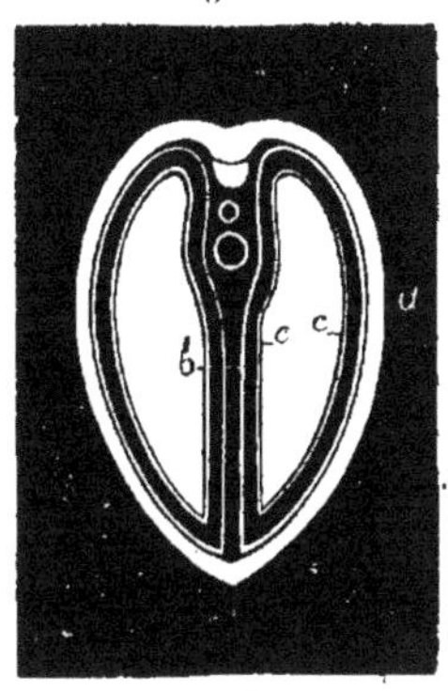

qu'on la suive en haut jusqu'au point B, on la verra alors se replier en bas pour former le feuillet médiastin, s'appliquer sur l'aorte C, et sur l'œsophage D, puis se réfléchir au point E sur le poumon F, en enveloppant l'organe de toutes parts ; revenir au point E, abandonner alors le poumon, se réfléchir de nouveau pour

(*) Fig. 138. — *Coupes théoriques de la cavité thoracique, destinées à montrer la disposition des plèvres.*

achever la formation de la cloison médiastine BG, et regagner enfin le point de départ A. Du côté droit, les choses se passent de la même manière, avec une légère variante. Après s'être portée du point A′ au point B′, puis au point E′, après s'être développée autour du poumon, avoir été ramenée en E′, et s'être réfléchie dans le plan médian jusqu'au point G′, la plèvre droite abandonne la paroi thoracique inférieure, pour s'aller jeter autour de la veine cave postérieure et revenir en A′, son point de départ.

La deuxième coupe, représentée fig. 138, 2, montre la plèvre arrivée au point B, descendant sur la racine du poumon C, se développant ensuite autour de cet organe pour revenir en C, et se réfléchissant sur le péricarde D pour regagner le point A.

Sur la troisième coupe (fig. 138, 3), on voit la plèvre pariétale AB sans points de continuité avec la plèvre viscérale C. C'est qu'au niveau de cette coupe le poumon forme deux lobules parfaitement libres, qui ne sont point attachés au médiastin antérieur.

Comme toutes les séreuses, les plèvres ont une face libre, parfaitement lisse, toujours en contact avec elle-même, et constamment lubrifiée par un fluide séreux, qui facilite le glissement du poumon sur les parois de la cavité thoracique.

FONCTIONS. — Le thorax n'est pas une simple cavité de réception : il joue, au contraire, un rôle actif très important dans l'acte de la respiration. On sait, en effet, qu'il se dilate et se resserre alternativement par le jeu du diaphragme et des côtes (voy. p. 137 et 241). Or, le poumon étant immédiatement appliqué sur les parois thoraciques, et ne pouvant à aucun moment en être séparé par un vide, suit cette cavité dans ses mouvements, c'est-à-dire qu'il se dilate en aspirant l'air atmosphérique, et qu'il se resserre en expulsant celui-ci, après lui avoir soustrait une certaine quantité d'oxygène, qu'il remplace par une quantité équivalente d'acide carbonique.

Les mouvements du thorax sont donc d'une importance capitale ; ils constituent le phénomène initial de la respiration, et tiennent sous leur dépendance tous les autres actes de la fonction.

DIFFÉRENCES. — Dans le **Bœuf**, le thorax présente, à sa partie supérieure surtout, une longueur moindre que dans les Solipèdes, en raison du peu d'obliquité du diaphragme et de son mode d'attache sur les côtes. Du reste, la capacité totale de cette cavité se trouve certainement inférieure à celle qu'offre la poitrine du cheval. Il en est de même, relativement bien entendu, dans le **Mouton**, la **Chèvre** et le **Porc**, tandis que le **Chien** possède, sous ce rapport, une incontestable supériorité sur les Solipèdes. Ajoutons que tous ces animaux, sans exception, se distinguent du cheval, de l'âne et du mulet par la conformation du médiastin postérieur ; cette cloison n'est plus découpée à jour dans sa partie inférieure, mais aussi solide, aussi épaisse et aussi complète dans ce point que partout ailleurs ; aussi l'épanchement consécutif à une pleurésie se localise-t-il aisément dans l'un des sacs pleuraux, chez les premiers animaux, tandis que cette localisation est impossible dans les seconds.

§ IV. — Du poumon (fig. 136).

Préparation. — On étudiera la disposition du poumon dans la cavité thoracique en plaçant un sujet en deuxième position, en ouvrant la poitrine par l'excision des côtes, comme

dans la figure 137, et en insufflant l'organe par la trachée, au moyen d'un tube à robinet. Pour l'étude de sa conformation extérieure, le poumon devra être sorti de sa cavité de réception, avec le cœur et les gros vaisseaux, et insufflé comme précédemment.

Situation. Disposition générale. — Organe essentiel de la respiration, le poumon est un viscère spongieux, logé dans la cavité thoracique, et divisé en deux moitiés latérales, tout à fait indépendantes, qui occupent chacune l'un des sacs séreux formés par les plèvres. Aussi décrit-on à volonté *deux lobes pulmonaires* ou *deux poumons*, l'un *droit*, et l'autre *gauche*, celui-ci un peu moins volumineux que le premier.

Forme et rapports. — Les poumons affectent dans leur ensemble la forme de la cavité thoracique ; chacun d'eux représente donc la moitié d'un conoïde, et offre à étudier : une *face externe*, une *face interne*, une *base*, un *sommet*, un *bord supérieur*, un *bord inférieur*, un *bord postérieur*.

La *face externe* ou *costale* est convexe et moulée sur la paroi externe du thorax.

La *face interne* ou *médiastine* forme un plan vertical séparé du poumon par le médiastin. Elle offre : 1° une partie antérieure peu étendue, appliquée sur le médiastin antérieur ; 2° au niveau du cœur, une excavation dans laquelle est logé cet organe ; 3° immédiatement en arrière de cette excavation et un peu au-dessus, la *racine du poumon*, faisceau formé par les tubes aériens et les vaisseaux pulmonaires en entrant dans le viscère ; 4° une portion postérieure plus étendue que les deux autres à elle seule, répondant au médiastin postérieur, et s'attachant sur cette cloison, au moyen d'un repli qui se développe autour de l'organe pour former la plèvre pulmonaire, repli constituant, en arrière, un petit ligament séreux fixé à la fois sur le médiastin et sur la face postérieure du diaphragme ; on remarque sur cette portion du poumon deux gouttières antéro-postérieures : l'une creusée près du bord supérieur de l'organe pour recevoir l'aorte thoracique ; l'autre située plus bas, moins profonde que la première, plus marquée à gauche qu'à droite, et destinée à l'œsophage. Dans le poumon droit, cette face médiastine présente un petit lobule particulier qui manque du côté gauche.

La *base* ou la *face diaphragmatique* du poumon, coupée obliquement de haut en bas et d'arrière en avant, est concave et moulée sur la face antérieure du diaphragme. On y voit, sur le poumon droit, la face postérieure du petit lobule signalé du côté interne, et une sorte d'échancrure profonde creusée entre ce lobule et le lobe principal pour le passage de la veine cave postérieure.

Le *sommet* du viscère, situé derrière la première côte, représente une espèce d'appendice détaché, qu'on désigne sous le nom de *lobule antérieur* du poumon.

Le *bord supérieur*, épais, arrondi et convexe, est logé dans la gouttière vertébro-costale. — L'*inférieur*, beaucoup plus court et plus mince, se trouve profondément échancré au niveau du cœur, plus du côté gauche que du côté droit. — Le *postérieur* est ellipsoïde et circonscrit de toutes parts la face diaphragmatique, qu'il sépare des faces costale et médiastine.

STRUCTURE. — Une *enveloppe séreuse extérieure*, un *tissu propre fondamental*, des *vaisseaux fonctionnels*, des *vaisseaux nutritifs*, des *lymphatiques*, des *nerfs :* tels sont les éléments qui entrent dans l'organisation du poumon.

Enveloppe séreuse. — Cette enveloppe n'est autre chose que la plèvre pulmonaire, déjà décrite.

Tissu fondamental. — Le tissu pulmonaire se présente chez l'adulte avec une belle couleur rosée ; il est plus foncé chez le fœtus qui n'a point respiré. Quoique très mou, il offre une très grande force de résistance ; on ne le déchire qu'avec difficulté. Son élasticité est remarquable ; elle concourt à l'affaissement qu'éprouve le poumon lorsqu'on fait pénétrer de l'air dans les plèvres. Ce tissu est très léger : plongé dans l'eau, il surnage s'il est sain. Cette légèreté spécifique doit être attribuée à l'air emprisonné dans les vésicules pulmonaires. On en a la preuve dans ce qui se passe quand on insuffle le poumon d'un fœtus : plus lourd que l'eau avant cette opération, il devient alors plus léger, parce que, malgré toutes les manipulations mises en œuvre pour expulser l'air introduit dans les vésicules pulmonaires, il en reste toujours une certaine quantité. Par contre, le poids absolu du poumon est relativement plus considérable dans l'adulte que dans le fœtus, ce poids représentant chez le premier 1/30ᵉ de la masse totale du corps et 1/60ᵉ seulement chez le second.

Voilà les caractères physiques du tissu fondamental du poumon ; étudions-en maintenant les caractères anatomiques.

Le tissu pulmonaire est partagé en un grand nombre de petits lobules polyédriques, par des cloisons celluleuses qui semblent être des prolongements du *chorion* de la membrane séreuse extérieure, cette segmentation en lobules est un fait d'organisation commun à tous les mammifères ; mais elle se démontre plus facilement chez les uns que chez les autres : peu évidente dans les Solipèdes, et surtout chez les Carnassiers, elle se constate, au contraire, avec beaucoup plus de netteté chez les Ruminants et les Pachydermes.

L'organisation de ces lobules rappelle d'une manière frappante celle des lobules salivaires. Chacun d'eux reçoit, en effet, un petit tuyau bronchique, et celui-ci se prolonge dans le lobule par plusieurs courtes branches terminales sur lesquelles s'abouchent un certain nombre de vésicules élémentaires. En assimilant pour un moment le poumon à une glande, on voit que cet organe devrait être rangé dans la catégorie des glandes en grappe.

Pour démontrer la structure vésiculaire du poumon, on peut insuffler l'organe, le soumettre à la dessiccation, et pratiquer ensuite des coupes sur lesquelles apparaissent les vésicules pulmonaires. Mais ce procédé a l'inconvénient d'agrandir outre mesure ces vésicules, en amincissant et en détruisant même leurs parois. Il vaut mieux avoir recours à celui-ci : laisser le poumon dans la cavité thoracique non ouverte ; pousser dans le cœur droit, par la jugulaire, une injection de suif très chaud, en employant une certaine force pour faire revenir la matière à injection de l'artère dans les veines pulmonaires ; ouvrir la cavité thoracique après refroidissement ; et retirer le poumon au dehors. Celui-ci, imprégné de suif solidifié, ne s'affaisse plus au contact de l'air ; des coupes pratiquées en différents sens montrent alors d'innombrables porosités parfaitement rondes, qui ne sont autre chose que les vésicules pulmonaires ouvertes.

On démontre bien ainsi la présence des vésicules pulmonaires ; mais pour en étudier convenablement la disposition, il faut prendre le moule de ces vésicules au moyen d'une matière solidifiable coulée dans les bronches, et détruire ensuite par la macération le tissu pulmonaire. L'alliage Darcet, employé de cette manière, donne souvent de fort beaux résultats. On constate alors que les vésicules pulmonaires forment dans chaque lobule des culs-de-sac renflés en ampoule de $0^{mm},3$ à $0^{mm},5$ de diamètre, s'ouvrant par trois, quatre ou cinq sur une bronchule terminale. Celle-ci s'abouche avec les branches analogues du même lobule par un tube bronchique commun, auquel toutes les vésicules se trouvent ainsi suspendues.

On a prétendu que les vésicules pulmonaires communiquent entre elles comme les aréoles d'un tissu érectile; il ne faut pas observer avec beaucoup d'attention pour se convaincre qu'elles sont parfaitement indépendantes.

Vaisseaux fonctionnels du poumon. — On sait que le sang revient de toutes les parties du corps par les veines, après avoir perdu, avec sa couleur rouge rutilante, les propriétés qui le rendent propre à entretenir la vie dans les tissus. Il arrive ainsi à l'intérieur du cœur droit, d'où il est chassé dans le poumon, pour être régénéré en traversant cet organe, au contact médiat de l'air. C'est l'*artère pulmonaire* qui transporte ce fluide au sein du parenchyme du poumon; et ce sont les *veines* de même nom qui le ramènent au cœur : l'artère est divisée d'abord en deux branches, puis ramifiée, jusqu'à passer à l'état de réseau capillaire, dans les parois des vésicules aériennes; les veines, innombrables et ténues, comme les artérioles, à leur origine, sont fondues à leur terminaison en quatre à huit troncs principaux, qui s'abouchent avec l'oreillette gauche du cœur.

Ces deux ordres de vaisseaux participant d'une manière nécessaire au rôle physiologique du poumon, comme la veine porte par rapport au foie, on les a distingués, avec raison, des autres veines ou artères de l'organe pulmonaire, en les désignant sous le nom de *vaisseaux fonctionnels*. Il ne faudrait cependant pas croire qu'ils sont exclus de toute espèce de participation aux actes de nutrition. De bons esprits admettent aujourd'hui que le sang de ces vaisseaux concourt à entretenir le mouvement vital dans le tissu du poumon, en commun avec le fluide nutritif charrié par les artères et les veines qu'il nous reste à signaler.

Vaisseaux nutritifs. — On désigne ainsi les divisions des *artères* et des *veines bronchiques*, dont les ramuscules terminaux se rendent non-seulement dans les bronches, mais encore dans l'épaisseur du parenchyme pulmonaire lui-même.

Lymphatiques. — Ces vaisseaux, très nombreux autour des lobules pulmonaires, se rendent, pour le plus grand nombre, aux ganglions bronchiques.

Nerfs. — Les branches nerveuses destinées au tissu du poumon viennent de la même source que celles des tuyaux bronchiques. Elles émanent donc des nerfs *pneumogastriques* et du *grand sympathique*.

FONCTIONS. — Rappeler que le poumon est le siége de l'absorption de l'oxygène et de l'expulsion de l'acide carbonique du fluide nutritif, phénomènes accompagnés de la transformation du sang noir en sang rouge, et probablement de plusieurs autres métamorphoses encore douteuses ou inconnues, c'est donner sur la fonction de cet organe les seuls renseignements authentiques qu'il soit besoin de connaître; en ajoutant toutefois que les actions moléculaires intestines, d'où résultent tous ces phénomènes, s'opèrent au sein du poumon, par le contact médiat de l'air atmosphérique introduit pendant l'inspiration dans les vésicules pulmonaires et du fluide sanguin qui traverse les parois de ces vésicules. Quant au mécanisme intime de ces actions moléculaires, nous n'avons point à nous en occuper ici.

DÉVELOPPEMENT. — Quoique le poumon soit sans activité chez le fœtus, c'est un des organes qui se développent de bonne heure. Pendant toute la durée de la vie intra-utérine, sa texture lobuleuse est beaucoup mieux marquée que dans l'adulte ; et il apparaît alors exactement conformé comme les glandes en grappe. Des coupes disposées pour l'examen microscopique permettent d'observer très nettement la présence des vésicules et leur arrangement. On connaît déjà les différences de couleur et de densité qui distinguent le tissu pulmonaire du fœtus de celui de l'adulte ; signalons encore la moindre vascularité du premier ; on verra, en effet, que le sang de l'artère pulmonaire passe presque entièrement dans l'aorte postérieure par le canal artériel.

DIFFÉRENCES. — Le poumon du **Bœuf**, du **Mouton** et de la **Chèvre** est remarquable par la netteté avec laquelle les lobules se distinguent les uns des autres. Ces lobules sont, en effet, séparés les uns des autres par d'épaisses lames de tissu cellulaire, continues avec la face interne de la plèvre viscérale. Dietéricks, qui a le premier appelé l'attention sur cette disposition dans les grands Ruminants, a fait remarquer, avec juste raison, qu'elle explique parfaitement les caractères tout spéciaux des lésions de la pneumonie chez ces animaux.

FIG. 139 (*).

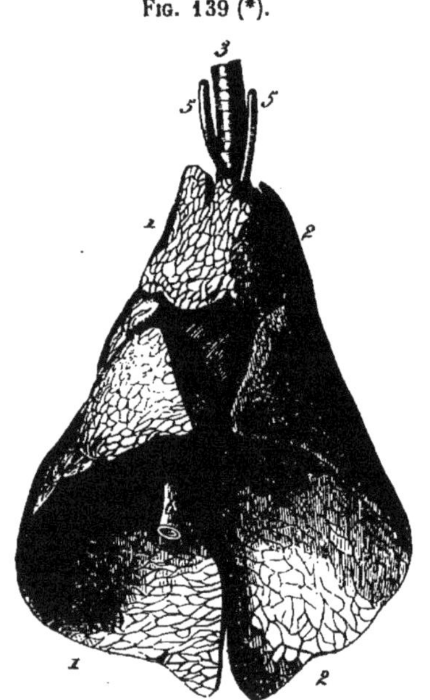

La forme d'ensemble des poumons des Ruminants ne diffère point de celle qu'on observe chez le cheval ; on remarquera cependant que le gauche est divisé en deux lobes, et que le droit en présente quatre, dont un antérieur se recourbe en avant du cœur. La figure 139 permet de saisir aisément cette particularité.

Dans le **Porc**, les poumons se comportent à peu près comme chez les Ruminants.

Chez le **Chien** et le **Chat**, il n'existe point d'échancrure bien marquée, ni à droite ni à gauche, au niveau du cœur, qui se trouve ainsi presque complétement enveloppé par le tissu pulmonaire. L'organe du côté gauche offre trois lobes, et le droit quatre, séparés les uns des autres par des sillons profonds qui se prolongent, en général, jusqu'à la racine des poumons. Les lobules sont petits, très serrés, et le tissu pulmonaire offre ainsi une grande compacité.

(*) Fig. 139. — *Poumons du mouton (vue inférieure).* — 1. Poumon droit. 2. Poumon gauche. 3. Trachée. 4. Cœur. 5. Artères carotides. 6. Veine cave postérieure.

§ V. — Des corps glandiformes qui sont en connexion avec l'appareil respiratoire.

1° Corps thyroïde.

Le *corps thyroïde* est constitué par deux lobes ovoïdes de couleur brun rougeâtre, situés très près et en arrière du larynx, sur le côté des deux premiers cerceaux de la trachée.

Ces deux lobes, distingués en droit et en gauche, semblent être, à première vue, parfaitement indépendants l'un de l'autre ; mais un examen moins superficiel les montre réunis par un cordon intermédiaire, qui passe en travers de la face antérieure du tube trachéal.

Chaque lobe du corps thyroïde répond en dedans au tube précité, et se trouve recouvert en dehors par le muscle omoplat-hyoïdien.

On ignore encore la véritable nature du corps thyroïde. C'est un de ces organes classés, d'une manière un peu arbitraire, dans la catégorie si mal déterminée des glandes sans canaux excréteurs ou des ganglions vasculaires. Son tissu est ferme et résistant chez les Solipèdes, plus mou dans les autres animaux. Il est creusé d'une grande quantité de petites cavités vésiculaires ayant le volume d'un grain de millet, lesquelles contiennent un liquide citrin analogue, dans son aspect et sa constitution, au sérum du sang. Sa surface extérieure est recouverte d'une enveloppe celluleuse extrêmement mince. Il reçoit des filets nerveux émanés des première et deuxième paires cervicales, avec des ramuscules sympathiques, et donne naissance à des lymphatiques abondants ; mais il est surtout remarquable par le volume relativement énorme de ses vaisseaux sanguins ; les artères viennent principalement de la branche thyro-laryngienne, rameau collatéral de la carotide primitive ; les veines gagnent la jugulaire.

Nos connaissances sur les usages de cet organe sont encore aussi incertaines qu'aux premiers jours de la science anatomique. Aussi ne dirons-nous rien sur ce sujet, sinon que l'excision successive ou simultanée des deux lobes du corps thyroïde, chez le cheval, ne semble pas apporter de dérangement dans le jeu des fonctions.

L'étude du développement n'éclaire, du reste, d'aucune lumière la question du rôle attribué par la nature au corps thyroïde. On voit bien cet organe s'offrir avec un volume relatif plus grand chez le fœtus et les jeunes sujets que dans les adultes ; mais la différence n'est pas assez considérable pour qu'on soit autorisé à en tirer quelques inductions physiologiques.

Nous ferons remarquer, en terminant, que ce corps glandiforme est particulier aux mammifères, qu'il se trouve plus développé dans les Ruminants, les Pachydermes et les Carnassiers que chez les Solipèdes, et que dans ces mêmes animaux les deux lobes latéraux de l'organe sont plus rapprochés l'un de l'autre. Chez le **Porc**, qui présente cette disposition d'une manière très marquée, le corps thyroïde mérite bien le nom qu'on lui a donné, car il forme un véritable bouclier audevant de la trachée, vers la partie inférieure du cou.

2° Thymus.

Le *thymus* est un organe transitoire qui n'existe que chez le fœtus et les très jeunes sujets, et dont la nature se rapproche beaucoup de celle du corps thyroïde.

Comme ce dernier, il est divisé en deux lobes latéraux, mais lobes immédiatement accolés l'un à l'autre, comme confondus sur la ligne médiane, sous la face inférieure de la trachée, où on les trouve, partie hors de la poitrine, partie dans cette cavité, entre les deux lames du médiastin antérieur.

Il offre une forme allongée d'avant en arrière, une couleur blanchâtre et une surface extérieure *ridée* comme celle d'une glande salivaire, d'où le nom de *ris* qui est donné à cet organe par les bouchers.

Le thymus doit cet aspect ridé à sa structure lobuleuse; il se décompose effectivement, par la dissection, en une multitude de lobules granuleux, au centre desquels on trouve des cavités vésiculeuses remplies d'un liquide lactescent. On a décrit une vaste cavité irrégulière creusée dans l'épaisseur de chaque lobe, cavité qui communiquerait avec les vésicules des lobules, car elle contient en notable quantité le même fluide lactescent; cette lacune ne se rencontre point sans doute à toutes les périodes de l'existence du thymus, car je ne la trouve point sur deux jeunes fœtus que j'ai sous les yeux au moment où ces lignes sont écrites. Sans nous arrêter à cette particularité, signalons d'énormes vaisseaux sanguins, des lymphatiques et des nerfs comme éléments complémentaires de l'organisation du thymus, organisation qui rappelle très bien la structure des glandes proprement dites, mais qui en diffère cependant, comme celle du corps thyroïde, par un caractère très important, l'absence d'un canal excréteur.

On n'a encore rien dit de positif sur les fonctions du thymus ; il est sûr cependant que ces fonctions se rapportent, sans doute exclusivement, au développement du jeune sujet, puisque cet organe disparaît en général quelques mois après la naissance : nous disons en général et pas toujours, parce qu'il n'est point d'amphithéâtre où l'on n'ait parfois rencontré le thymus chez des individus adultes, et même sur des bêtes très âgées.

§ VI. — De l'appareil respiratoire chez les oiseaux.

Les organes qui composent cet appareil présentent, dans les oiseaux, des conditions toutes spéciales, qui influent d'une manière remarquable sur le mécanisme de la fonction respiratoire. Nous indiquerons les modifications introduites dans le mode suivant lequel s'exécute cette fonction, après avoir examiné les caractères de l'*appareil tubulaire* qui amène l'air dans le *poumon*, ceux de cet organe lui-même, et les *réservoirs aériens* qui lui sont annexés.

De l'appareil tubulaire qui amène l'air dans le poumon. — Cet appareil, quand on le compare à celui des mammifères, n'offre point de différences bien sensibles, du moins chez nos oiseaux domestiques.

Les *narines*, percées sur la valve supérieure du bec, sont dépourvues d'ailes membraneuses et mobiles. C'est par une fente longue, étroite, située en arrière de la voûte palatine que les fosses nasales s'ouvrent dans le pharynx. Une rangée transversale de petites papilles cornées, placées à l'extrémité antérieure de cette fente, représente le vestige du voile palatin.

Le *larynx* n'a point d'épiglotte; ce qui n'empêche en rien l'occlusion complète de la glotte au moment du passage des aliments, car l'orifice laryngien est circonscrit par deux lèvres latérales qui se rapprochent alors de la manière la plus exacte.

Ce sont des anneaux cartilagineux complets, et non point de simples arcs, qui forment la *trachée*. Dans les oiseaux chanteurs, la dernière pièce de ce tube représente un second larynx, organe véritable de la voie modulée de ces animaux, disposition qui se reproduit, à l'état rudimentaire, chez les oiseaux de basse-cour, car leur dernière pièce trachéale, légèrement renflée, offre, du côté de l'origine des bronches, une lame membraneuse dont la vibration produit les cris ou le chant. Quelques autres particularités singulières, relatives à la trachée, mériteraient encore d'être décrites ici si elles n'étaient l'apanage exclusif de quelques animaux sauvages. Contentons-nous d'indiquer la présence du tambour osseux qui existe à l'extrémité terminale de la trachée chez le Canard siffleur, et les remarquables circonvolutions décrites par ce tube dans l'épaisseur du bréchet chez les Grues et les Cygnes mâles.

Les *bronches* n'offrent plus, dans leur structure, que des anneaux incomplets. Elles se plongent dans le poumon en pénétrant par la face inférieure de celui-ci, qu'elles atteignent vers l'union de son tiers antérieur avec les deux tiers postérieurs. Nous reviendrons, en décrivant l'organe pulmonaire, sur leur mode de ramescence, et la nature des rapports qu'elles entretiennent avec le tissu propre de cet organe.

Des poumons. — Voici comment les décrit M. Sappey, dans le remarquable mémoire qu'il a publié en 1847 sur l'appareil respiratoire des oiseaux :

« Les poumons de l'oiseau sont situés sur les parties latérales des vertèbres du dos, qui les séparent, et adossés à la voûte de la cavité thoracique, à laquelle ils adhèrent; leur couleur rosée rappelle celle que ces organes présentent chez l'homme et les mammifères pendant la durée de la vie intra-utérine et quelque temps après la naissance; ils sont surtout remarquables par les proportions restreintes de leur volume, qui représente à peine la huitième partie de la capacité du thorax. Leur configuration s'éloigne à la fois et de la forme conique qu'affectent les poumons des mammifères, et de la forme ovoïde qui est propre aux poumons des reptiles; elle est semi-ellipsoïde : en opposant base à base les deux poumons d'un mammifère, on pourrait la reproduire; pour obtenir les mêmes résultats avec les poumons d'un reptile, il faudrait les diviser dans le sens de leur grand axe.

» Cette forme permet de distinguer, sur les poumons de l'oiseau, *deux faces* : l'une convexe, l'autre concave; *deux bords* : l'un interne, l'autre externe; *deux extrémités* : l'une antérieure, l'autre postérieure.

» La *face convexe*, appelée aussi *face dorsale*, *costale* ou *supérieure*, correspond en dedans aux vertèbres dorsales, et en dehors aux côtes et aux muscles inter-costaux; elle se moule exactement sur les parois du thorax, et comme les côtes font saillie à la surface interne de ces parois, il en résulte que la face costale des poumons est creusée de sillons transversaux qui lui donnent un aspect lobulé; mais ces lobes ou lobules n'offrent rien de commun avec ceux qui composent l'organe de l'hématose chez les mammifères. Dans cette dernière classe, l'existence des lobes et des lobules pulmonaires est un fait réel qui reconnaît pour cause la division dichotomique des bronches; dans les oiseaux, elle est seulement apparente et dépend de l'épaisseur moindre que présente le poumon au niveau de chaque côte. Cette face, complétement imperforée, est recouverte d'une couche mince de tissu cellulaire qui l'unit à la voûte du thorax.

» La *face plane* ou *concave* regarde en bas; elle est en rapport avec le diaphragme, qui la sépare des viscères du thorax et de l'abdomen ; de là les noms de *face inférieure, diaphragmatique* ou *viscérale*, sous lesquels elle sera désignée. Comme la précédente, elle est tapissée d'une couche de tissu cellulaire à grains très fins, qui établit ses adhérences avec le diaphragme; mais elle en diffère par les orifices qu'elle présente, orifices qui sont au nombre de cinq, et qui constituent de véritables canaux à travers lesquels l'air atmosphérique flue et reflue sans cesse du poumon vers les réservoirs, et de ces réservoirs vers le poumon.

» Les *bords* sont parallèles à l'axe du corps; l'interne est rectiligne, épais et mousse; l'externe convexe, mince et tranchant.

» Des deux extrémités, l'*antérieure*, très aiguë, occupe l'angle rentrant formé par le rachis en dedans et la première côte en dehors; la *postérieure*, plus considérable, affecte une forme arrondie. »

Sous le rapport de la structure, ce qui distingue le poumon de l'oiseau de celui du mammifère, c'est le mode de distribution et de terminaison des canaux aériens. En effet, chez les mammifères, les gros tuyaux bronchiques, placés au centre du poumon, envoient leurs divisions vers la surface de l'organe, c'est-à-dire que ces divisions sont centrifuges; dans les oiseaux, ces mêmes tuyaux sont disposés à la périphérie du poumon, et envoient vers le centre leurs différents rameaux, qui offrent ainsi la disposition centripète. D'un autre côté, la division en arborisation des canaux bronchiques chez les mammifères est remplacée, dans les oiseaux, par la ramescence penniforme. Enfin les bronchules terminales, au lieu d'aboutir à une série de vésicules closes, comme chez les mammifères, s'anastomosent dans les oiseaux les unes avec les autres, de manière à former un réseau aérien inextricable.

Voici, du reste, comment M. Sappey a développé les connaissances acquises sur cet intéressant sujet :

« Parvenu dans le tissu pulmonaire, il (le tronc bronchique) se dilate, se divise, se rétrécit progressivement en suivant sa direction primitive, et gagne ainsi l'extrémité postérieure de l'organe, où il se termine en s'ouvrant dans le réservoir abdominal.

» Ce tronc aérifère présente donc deux portions bien distinctes, l'une extra-pulmonaire et l'autre intra-pulmonaire.

» La première offre la plus grande analogie avec les bronches des mammifères; comme celle-ci, en effet, elle est membraneuse à sa partie interne, élastique et fibreuse dans le reste de son étendue, pourvue en dehors de cerceaux cartilagineux qui embrassent les trois quarts de sa circonférence, et doublée à l'intérieur par une membrane muqueuse, que caractérisent sa couleur d'un rose pâle et son adhérence très prononcée.

» La seconde diffère de la précédente par ses dimensions, sa forme et sa structure. Ses dimensions sont plus considérables, ce qui résulte de la dilatation qu'elle éprouve à son entrée dans le poumon ; prise au niveau de cette dilatation, le diamètre de la portion intra-pulmonaire est à celui de la portion extra-pulmonaire : : 3 : 2. A partir de ce renflement, elle diminue de capacité par l'émission des branches qu'elle fournit, et perd sa forme cylindrique pour prendre celle d'un cône tronqué à son sommet. Ses parois sont presque entièrement dépourvues de cerceaux cartilagineux, en sorte que l'origine des principaux conduits est constamment membraneuse.

» Les conduits aérifères qui naissent de ce tronc commun, pour aller constituer la charpente du poumon, sont remarquables par l'uniformité de nombre, de forme et de direction qu'ils présentent dans toutes les classes d'oiseaux. On en compte généralement douze, dont les origines sont ainsi réparties : quatre prennent naissance sur la paroi interne du tronc par une série d'orifices placés les uns à la suite des autres ; sept se détachent de sa paroi externe par une seconde série d'orifices également disposés en séries linéaires ; le douzième part de sa paroi inférieure, et se dirige aussitôt en bas et en dehors, pour aller s'ouvrir dans le réservoir diaphragmatique postérieur. Ce dernier pourrait être considéré comme une branche de terminaison du tronc principal.

» Tous les canaux qui ont pour point de départ les orifices disposés en séries linéaires sur les parois interne et externe du tronc générateur offrent cette disposition commune, qu'ils se portent dès leur naissance à la périphérie du poumon, qu'ils se divisent et se subdivisent sur cette périphérie, qu'ils la recouvrent de leurs ramifications adossées, et ne l'abandonnent, pour rentrer dans le parenchyme pulmonaire, qu'après avoir subi dans leur volume une réduction considérable.

» Les conduits qui partent des orifices situés sur la paroi interne du tronc aérifère se ramifient sur la face inférieure du poumon ; ceux qui font suite aux orifices échelonnés sur la paroi externe se distribuent sur la face opposée. Les premiers constituent les bronches diaphragmatiques, et les seconds les bronches costales.

» Les *bronches diaphragmatiques*, au nombre de quatre, comme les orifices qui leur donnent naissance, peuvent être distinguées par les noms numériques de première, seconde, troisième et quatrième, en procédant d'avant en arrière ; la première bronche diaphragmatique se porte horizontalement en avant, la seconde transversalement en dedans, la troisième obliquement en dedans et en arrière, la quatrième directement en arrière. En ayant égard à leur direction divergente, qui rappelle la forme d'un éventail, on pourrait aussi les désigner sous les dénominations de bronches diaphragmatiques antérieure, interne et postérieures. Pour différencier ces deux dernières, nous appellerons grande bronche diaphragmatique postérieure celle qui se dirige obliquement en arrière et en dedans, qui est en effet beaucoup plus volumineuse, et petite bronche diaphragmatique postérieure celle qui se porte directement en arrière.

» Les *bronches costales*, au nombre de sept, peuvent être aussi désignées sous les noms de première, seconde, troisième, etc., en procédant d'avant en arrière ;

parallèles à leur origine, et juxtaposées à la manière de tuyaux d'orgue, elles s'écartent après avoir parcouru un certain trajet, et affectent, par cette divergence, la forme en éventail que nous avons déjà observée dans la disposition des bronches diaphragmatiques. Comme ces dernières, les bronches costales deviennent périphériques dès leur naissance; comme elles aussi, elles rayonnent du centre à la circonférence. La première bronche costale se porte très obliquement en haut et en dedans pour atteindre l'extrémité antérieure du poumon; tous les rameaux qu'elle fournit naissent de sa paroi antérieure; ceux qui sont les plus rapprochés de son origine s'infléchissent pour gagner le bord externe de l'organe; les suivants se dirigent en avant, les autres en avant et en dedans; tous ces rameaux marchent à la rencontre de ceux qui proviennent de la bronche diaphragmatique antérieure, mais ils ne s'anastomosent point avec eux : les uns et les autres, parvenus au contact, se plongent dans le tissu pulmonaire, de telle sorte que, lorsqu'on insuffle le poumon, on observe entre ces deux ordres de ramifications un sillon très manifeste et parfaitement distinct de ceux qui sont dus à la saillie des côtes : ce sillon représente évidemment, mais à l'état rudimentaire, les scissures interlobaires du poumon des quadrupèdes.

» La deuxième, la troisième et la quatrième bronches costales suivent une direction transversale et se ramifient sur le bord interne du poumon; la cinquième et la sixième s'inclinent vers l'extrémité postérieure de cet organe; la septième, très petite, atteint cette extrémité et s'y épuise.

» La première bronche costale est la plus volumineuse; les suivantes diminuent graduellement de calibre. A leur point d'émergence, elles adhèrent d'une manière assez intime aux côtes. Toutes sont imperforées et se distinguent essentiellement par cette imperforation générale de celles qui occupent la face opposée.

» Les *canalicules aérifères* « fournis par ces tuyaux principaux » ne diffèrent pas sensiblement de calibre dans les diverses bronches : ceux qui naissent des canaux les plus volumineux, comme ceux qui proviennent des plus petits, ceux qui occupent l'origine d'une bronche, comme ceux qui émanent de ses ramifications, offrent un égal diamètre; leurs dimensions sont seulement en rapport avec le volume total du poumon. Tous se détachent à angle droit de la paroi pulmonaire de chaque bronche et se jettent perpendiculairement dans le poumon; tous, depuis leur naissance jusqu'à leur terminaison, conservent le même diamètre, et par conséquent la même forme cylindrique. Si l'on compare ce mode de ramification avec celui qu'on observe dans les mammifères, on voit qu'il en diffère considérablement. Dans cette dernière classe, les conduits aérifères affectent la division dichotomique propre aux artères et aux veines; le résultat de toutes ces divisions est une série de canaux à capacité décroissante, dont l'ensemble est arboriforme. Dans les oiseaux, on n'observe que deux ordres de conduits : les uns, primitifs et périphériques, disposés sur un axe générateur comme les barbes d'une plume sur leur tige; les autres, secondaires et parenchymateux, implantés sur la paroi pulmonaire des premiers, comme les poils d'une brosse sur leur base commune. Ces deux dispositions sont évidemment semblables; seulement les canaux périphériques, qui sont peu nombreux, ne forment de chaque côté qu'une rangée unique, tandis que les canalicules, qui sont très multipliés, en forment plusieurs. Par conséquent, on peut dire que le mode de ramification propre aux mammifères est essentiellement dichotomique, et celui qu'on observe chez les oiseaux essentiellement penniforme.

» Indépendamment des canalicules qui viennent de la paroi pulmonaire des bronches diaphragmatiques et costales, il en est d'autres qui naissent directement du tronc générateur; mais ces derniers, par leurs dimensions, leur direction, leur forme et leur disposition générale, ne diffèrent nullement des précédents.

» Quel est le mode de terminaison de tous ces conduits ? Malgré l'importance que présente cette question, elle a été généralement négligée ; et cependant, de sa solution seule pouvaient naître les analogies et les différences nécessaires pour le parallèle qu'on a voulu de tout temps établir entre le poumon des oiseaux et celui des autres vertébrés : nos recherches spéciales pour arriver à des données précises sur ce point d'anatomie nous conduisent à conclure que tous les canalicules aérifères s'ouvrent les uns dans les autres, et constituent, par ces anastomoses, un plexus inextricable, dont les diverses parties communiquent entre elles. »

Disons pour terminer que « les parois des canalicules pulmonaires, examinées à la loupe, paraissent hérissées à l'intérieur de saillies, de cloisons irrégulières qui circonscrivent des aréoles et leur donnent un aspect celluleux. »

Des réservoirs aériens (1). — « Dans les oiseaux, la muqueuse pulmonaire se continue, au niveau des orifices que présente le poumon, avec des cavités utriculiformes qui se développent entre les parois du thorax et de l'abdomen d'une part, et les viscères thoraciques et abdominaux de l'autre.

Ces réservoirs aériens existent dans tous les vertébrés de la seconde classe. Dans tous, ils sont situés à la périphérie des viscères du tronc, de telle sorte que Carus a pu dire avec raison que les poumons chez les oiseaux renferment tous les autres viscères ; de telle sorte encore que lorsqu'ils se distendent par l'entrée de l'air, ils ont pour effet commun d'abaisser ces viscères en les repoussant vers le plan médian. Dans tous, ils sont indépendants les uns des autres, et en libre communication, soit avec le poumon par un orifice unique, soit avec les os par une ou plusieurs ouvertures. Dans tous, enfin, ils se présentent au nombre de neuf.

Ces réservoirs sont : le *sac thoracique* situé à la partie antérieure du thorax, les deux *réservoirs cervicaux* situés à la base du cou, les deux *réservoirs diaphragmatiques antérieurs* placés entre les deux diaphragmes, les deux *réservoirs diaphragmatiques postérieurs* placés aussi entre les deux diaphragmes en arrière des précédents, enfin les deux *réservoirs abdominaux* adossés à la paroi supérieure de l'abdomen. De ces neuf réservoirs, le premier est impair et symétrique ; les autres sont pairs et semblablement disposés de chaque côté du plan médian.

Les réservoirs thoracique et cervicaux sont situés au-dessous et en avant des poumons ; les réservoirs abdominaux en arrière de ces organes, et les quatre réservoirs diaphragmatiques à leur partie inférieure entre les précédents ; de là la dénomination de réservoirs moyens sous laquelle nous désignerons quelquefois ces derniers par opposition aux premiers, que nous appellerons réservoirs antérieurs, et aux seconds, qui prendront le nom de réservoirs postérieurs. »

(1) Ce que nous disons de ces réservoirs est encore tiré du mémoire de M. Sappey (*Recherches sur l'appareil respiratoire des oiseaux*. Paris, 1847, in-4).

Conformation extérieure des réservoirs. — 1° *Réservoir thoracique* (fig. 140, 2). — « Il est situé au-dessus des clavicules et de l'espace inter-claviculaire, dans la cavité du thorax, dont il franchit l'enceinte, pour se porter de chaque côté vers la racine des ailes autour de l'articulation de l'épaule. Ce réservoir est en rapport : en haut, avec la trachée et l'œsophage sur le plan médian, avec les poumons et l'origine des réservoirs cervicaux sur les parties latérales ; en bas, avec le sternum, les clavicules et l'aponévrose inter-claviculaire ; en arrière, avec le cœur et les réservoirs diaphragmatiques antérieurs, au-dessous desquels il se prolonge, en formant de chaque côté une longue pointe ; en avant, avec les téguments du cou, qu'il soulève en hémisphère chez les Palmipèdes, et qui se dépriment angulairement dans les autres classes ; sur les côtés, avec les côtes sternales, les deux clavicules et la membrane qui les unit.

Les prolongements qui naissent des parties latérales de ces réservoirs, et traversent les parois du thorax pour se porter autour de l'articulation de l'épaule, sont au nombre de trois ; on peut les distinguer en inférieur ou sous-pectoral, supérieur ou sous-scapulaire, et moyen ou huméral.

Le *prolongement sous-pectoral* (fig. 140, D) sort du réservoir thoracique par un orifice situé en arrière de la clavicule postérieure, et se porte au-dessous du tendon du muscle grand pectoral, où il s'épanouit sous la forme d'une cavité lenticulaire. Les rapports qu'il affecte avec ce muscle sont remarquables : chez les oiseaux plus encore que chez l'homme et un grand nombre de quadrupèdes, le tendon du grand pectoral est formé de deux parties, l'une directe et l'autre réfléchie ; c'est entre les deux lames de ce tendon que ce petit sac aérien s'insinue en contractant avec elles une adhérence très solide, adhérence qui a pour effet, au moment où le grand pectoral se contracte, de dilater la cellule sous-jacente et d'y appeler une plus grande quantité d'air.

Les *prolongements sous-scapulaire* et *huméral* communiquent avec le réservoir principal par une ouverture commune placée en arrière du petit muscle adducteur de l'humérus. Après avoir franchi cet orifice, le sac sous-scapulaire s'étale sous l'omoplate et le muscle sous-scapulaire, qu'il sépare des côtes et des inter-costaux correspondants ; il se développe surtout dans le sens longitudinal.

Le prolongement huméral occupe le creux de l'aisselle ; il est plus petit que les précédents, de forme pyramidale, et s'ouvre par son sommet dans une fosse infundibuliforme qui conduit dans le canal de l'humérus.

Le réservoir thoracique diffère de tous les autres par les replis extrêmement nombreux qui cloisonnent sa cavité. La membrane qui le forme étant en effet continue à elle-même, tout organe qui traversera le thorax deviendra la cause d'une plicature dans laquelle elle l'emprisonnera en s'adossant à elle-même ; et comme la cavité thoracique est traversée par la trachée et l'œsophage, par les muscles qui meuvent le larynx inférieur, par des artères et des veines, on comprend comment ce réservoir devient irrégulier par l'effet de ces divers cloisonnements, et comment aussi les autres sacs aériens situés entre les viscères et les parois du tronc, c'est-à-dire entre deux surfaces simplement contigues, conservent la forme régulière qui leur est propre.

Le réservoir thoracique communique avec l'un et l'autre poumon par un orifice infundibuliforme situé sur le côté externe de l'embouchure de chaque bronche; cet orifice est dilaté au moment de l'inspiration par la contraction des deux premiers faisceaux du diaphragme pulmonaire. »

2° *Réservoirs cervicaux* (fig. 140, 1, 1). — « Ils sont situés au-dessus du précédent, à la partie inférieure du cou et antérieure du poumon ; insufflés après avoir été isolés des parties environnantes, ils se présentent sous la forme de deux cônes, dont la base arrondie regarde en avant, et dont le sommet pédiculé se dirige en arrière.

Supérieurement, ces réservoirs s'adossent aux muscles cervicaux.

Inférieurement, ils correspondent au sac aérien du thorax, dont ils sont séparés par la trachée, l'œsophage, les nerfs pneumogastriques et les veines jugulaires.

En dedans, ils sont juxtaposés, et constituent par cette juxtaposition une cloison médiane qui contient dans son épaisseur les deux artères carotides primitives.

En dehors, ils sont en rapport avec l'origine des nerfs cervicaux, à chacun desquels ils fournissent une petite gaîne, avec l'artère vertébrale qu'ils entourent sans la contenir dans leur cavité, avec un muscle peaucier et la peau.

Par leur sommet, ils communiquent avec la bronche diaphragmatique antérieure.

Par leur base, ils émettent un prolongement qui conduit l'air atmosphérique dans toutes les vertèbres du cou, dans toutes celles du dos, dans toutes les côtes vertébrales, et enfin dans l'intérieur du canal rachidien.

Dans leur portion cervicale, ces prolongements se présentent sous la forme de deux conduits étendus de la base des réservoirs cervicaux à la base du crâne, où ils se terminent; parallèles et contigus aux artères vertébrales, ils habitent comme elles les canaux creusés dans l'épaisseur des apophyses transverses.

De leur partie externe naissent, au niveau des six dernières vertèbres cervicales, autant de diverticulums qui se portent de chaque côté, au milieu des muscles postérieurs du cou, s'adossent les uns aux autres, s'entourent d'une membrane fibreuse commune, et semblent former une sorte de canal à la partie inférieure de cette région ; mais lorsqu'on enlève la membrane fibreuse qui les entoure, il devient facile de les isoler ; on reconnaît alors qu'ils sont complétement indépendants, et assez semblables à de petites cornues. Très développés chez les Palmipèdes, ils n'existent dans les autres classes qu'à l'état rudimentaire.

Sur le côté interne des mêmes conduits, on voit, au niveau de chaque vertèbre, un ou plusieurs orifices par lesquels l'air pénètre dans leur partie antérieure, et à la hauteur de chaque trou de conjugaison un autre orifice qui verse le même fluide dans le canal rachidien ; de la communication établie par ces derniers orifices entre l'appareil respiratoire et la cavité du rachis, il suit que chez les oiseaux la région cervicale est parcourue par trois courants atmosphériques, deux latéraux ou intra-transversaires, parallèles aux artères vertébrales, le troisième médian ou intra-rachidien parallèle à la moelle épinière.

De même que le tissu médullaire est remplacé par un fluide aériforme dans les os des oiseaux, de même on pouvait penser que le liquide sous-arachnoïdien était remplacé par ce même fluide autour de leur moelle épinière; l'observation justifie en effet cette prévision : la dure-mère, dont la capacité est si supérieure au volume de la moelle chez les mammifères, mesure exactement le volume de cet organe chez les oiseaux, de telle sorte qu'il n'existe entre les surfaces fibreuse et nerveuse aucun espace qui puisse se prêter à une accumulation de liquide; ce fait anatomique suffit pour démontrer l'absence du liquide sous-arachnoïdien chez les oiseaux. En niant l'existence de ce fluide, nous devons ajouter que dans cette classe de vertébrés, comme dans la précédente, le prolongement rachidien est entouré d'une triple enveloppe; que dans l'une et dans l'autre, entre la pie-mère et la dure-mère, on trouve une membrane mince et transparente, dont les parois sont lubrifiées par un fluide séreux; mais ici ce fluide ne se présente pas à l'état de collection, il humecte seulement les parois de l'arachnoïde.

Fig 140 (*).

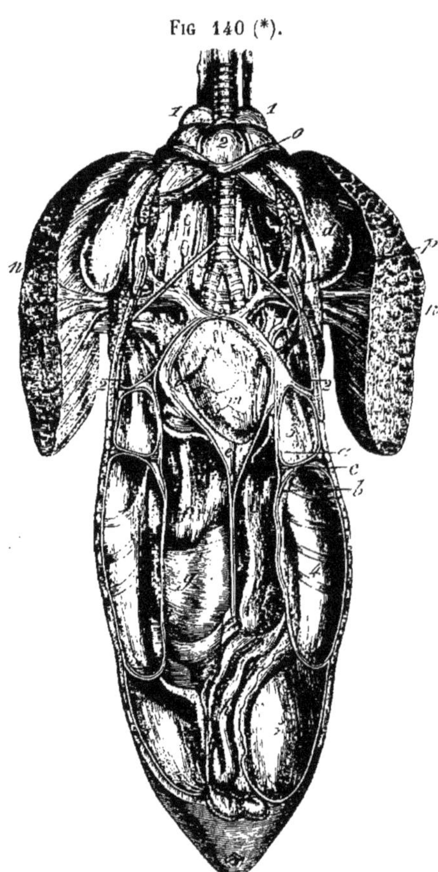

Considérés dans leur portion dorsale, les prolongements qui naissent des réservoirs cervicaux présentent une disposition tout à fait différente de celle que nous venons d'exposer.

Le courant intra-rachidien, parvenu au niveau du thorax, se termine en pénétrant dans la première vertèbre du dos; après avoir parcouru toutes les parties de cette vertèbre, ce courant en sort par un orifice latéral, et s'épanche dans un petit sac aérien situé entre les deux premières côtes à l'origine du premier nerf dorsal; de ce sac, il passe dans la seconde vertèbre par un pertuis placé sur sa partie latérale et antérieure, puis reflue de celle-ci dans un nouveau sac aérien développé entre la seconde et la troisième côte; et passant de la même manière dans la troisième vertèbre pour s'épancher dans un troisième sac inter-costal, il arrive de proche en proche jusqu'à la dernière vertèbre du dos. Dans leur portion dorsale les prolongements émanés des réservoirs cervicaux forment donc aussi deux courants, seulement ces courants sont constitués alternati-

(*) Fig. 140. — *Vue générale des réservoirs aériens du canard ouverts par leur partie inférieure, et rapports de ces réservoirs avec les principaux viscères du tronc.* — 1, 1. Extrémité antérieure des réservoirs cervicaux. 2. Réservoir thoracique. 3. Réservoir diaphragmatique antérieur. 4. Réservoir diaphragmatique postérieur. 5. Réservoir abdominal. A. Membrane constituant le réservoir diaphragmatique antérieur. B. Membrane qui constitue le réservoir diaphragmatique postérieur. 6. Coupe du diaphragme thoraco-abdominal. D. Prolongement sous-pectoral du réservoir thoracique. E. Péricarde. F, F. Foie. G. Gésier. H. Intestins. M. Cœur. N, N. Muscle grand pectoral coupé transversalement un peu au-dessus de son insertion à l'humérus. O. Clavicule antérieure. P. Clavicule postérieure du côté droit coupée et repoussée au dehors. (Empruntée à M. Sappey.)

vement par les vertèbres et les petits sacs aériens placés sur leur partie latérale. En même temps que ces saccules reçoivent l'air de la vertèbre qui les précède, et le transmettent à celle qui les suit, ils communiquent ce fluide à toutes les côtes vertébrales.

Dans aucun ordre d'oiseaux les courants aériens qui partent des réservoirs cervicaux ne communiquent avec ceux qui circulent dans le crâne. Les liquides injectés, soit par la portion aérienne du canal vertébral, soit par les prolongements latéraux du cou, ne pénètrent jamais dans les os de cette cavité. Pensant que l'injection pénétrerait peut-être plus facilement en la chassant dans une direction inverse, nous avons perforé les os du crâne; à cette perforation nous avons adapté l'extrémité d'une seringue d'acier remplie de mercure; mais le métal n'est point parvenu dans les prolongements aérifères du cou. De cette double expérience, nous avons dû conclure que les os du crâne n'ont aucune communication avec l'appareil respiratoire. »

3° *Réservoirs diaphragmatiques antérieurs* (fig. 140, 3). — « Placés entre les deux diaphragmes, ils correspondent : en avant, au réservoir thoracique, auquel ils sont adossés; en arrière, aux réservoirs diaphragmatiques postérieurs; en dehors, aux côtes et aux muscles inter-costaux; en dedans, au diaphragme thoraco-abdominal et à l'œsophage; en bas, à la partie la plus reculée du réservoir thoracique; en haut, au diaphragme pulmonaire, qui les sépare du poumon correspondant.

Ces sacs aériens communiquent avec l'organe de l'hématose par une ouverture circulaire, qui a son siége à l'origine même de la grande bronche diaphragmatique postérieure; souvent il existe une seconde ouverture de communication en dehors de l'embouchure du tronc aérifère; ce réservoir est le seul qui reçoit l'air du poumon par un double orifice. »

4° *Réservoirs diaphragmatiques postérieurs* (fig. 140, 4). — « De forme ovoïde comme les précédents, situés comme eux dans l'intervalle qui sépare les deux diaphragmes, ces sacs aériens sont en contact, par leur partie antérieure, avec les réservoirs diaphragmatiques antérieurs auxquels ils s'adossent pour former une cloison verticale et transversale. Tantôt cette cloison se porte un peu plus en avant, et alors le réservoir antérieur est plus petit : c'est ce qu'on observe particulièrement chez les palmipèdes. Tantôt elle s'incline en arrière, et alors le réservoir antérieur devient plus considérable : cette seconde disposition est particulière aux Gallinacés. Quelquefois enfin cette cloison divise l'espace intercepté entre les deux diaphragmes en deux cavités égales : les oiseaux rapaces nous offrent de nombreux exemples d'une semblable égalité.

En arrière, ces réservoirs s'adossent aux sacs abdominaux, dont ils sont séparés par le diaphragme thoraco-abdominal; en bas, ils répondent aux côtes sternales et aux parties latérales du sternum; en haut, au diaphragme pulmonaire; en dedans, au diaphragme thoraco-abdominal; en dehors, aux côtes vertébrales et aux muscles inter-costaux.

Une ouverture parabolique, située sur la partie moyenne du bord externe du poumon, ou un peu plus en arrière, établit leur communication avec l'organe de l'hématose. Cet orifice, remarquable par ses grandes dimensions, occupe l'extrémité terminale d'une bronche volumineuse, qui suit la direction du tronc générateur, de telle sorte que ce tronc semble se porter directement vers le réservoir diaphragmatique postérieur et s'y ouvrir à plein canal. »

5° *Réservoirs abdominaux* (fig. 140, 5). — « Les deux sacs aériens situés dans l'abdomen se présentent, lorsqu'ils sont distendus par l'insufflation, sous la forme de deux énormes vessies, dont la capacité pour chacune d'elles diffère peu du volume du tronc. Situés entre les parois supérieure et latérales de l'abdomen d'une part, et les viscères abdominaux de l'autre, ils ne peuvent se dilater sans refouler en bas et en dedans la masse intestinale.

Leur extrémité antérieure, continue au poumon, s'infléchit en quelque sorte pour passer sous l'arcade fibreuse étendue du rachis au bassin.

Leur extrémité postérieure, renflée et volumineuse, répond au cloaque.

En dehors, ils adhèrent par du tissu cellulaire au diaphragme thoraco-abdominal, aux parois de l'abdomen et à celles du bassin.

En dedans, ils sont en contact avec la masse intestinale et les testicules ou les ovaires.

En bas et en avant, ils s'appuient sur une cloison fibreuse qui divise chez tous les oiseaux la cavité abdominale en deux cavités plus petites, l'une antérieure, qui représente l'abdomen et qui loge le foie, l'autre postérieure, qui représente le bassin et qui loge l'estomac et les intestins. Cette cloison fibreuse, extrêmement remarquable dans les grands oiseaux, et particulièrement dans l'autruche, où elle a été décrite par Perrault sous le nom de diaphragme transversal, s'insère à toute la circonférence des os du bassin, et soutient l'estomac ainsi que le tube intestinal. En bas et en arrière, les réservoirs abdominaux sont couchés sur les intestins.

En haut, ces mêmes sacs tapissent la face inférieure des reins, et fournissent, au niveau de ces organes trois prolongements : 1° un prolongement sus-rénal ; 2° deux prolongements fémoraux.

Le prolongement sus-rénal part du réservoir principal, au niveau de la partie postérieure et externe des reins ; de là il se porte obliquement en haut et en avant pour s'étaler sur la face supérieure de l'organe sécréteur de l'urine, qui s'abaisse lorsqu'on insuffle le sac abdominal. Parvenus au bord interne des reins, ces prolongements s'introduisent entre les apophyses transverses des vertèbres sacrées, et remontent d'arrière en avant jusqu'à la hauteur des deux dernières vertèbres du dos, en constituant deux canaux triangulaires situés au-dessus du sacrum, dans les gouttières sacrées, et séparés l'un de l'autre par la série des apophyses épineuses correspondantes. Les prolongements sus-rénaux n'existent pas dans tous les oiseaux ; on les observe particulièrement dans les Gallinacés et les Rapaces diurnes. Dans quelques Palmipèdes, le cygne par exemple, ils sont également très développés ; dans l'autruche, ils sont remplacés par les canaux sus-rachidiens.

Les prolongements fémoraux, au nombre de deux, l'un antérieur, plus petit, l'autre postérieur, plus grand, naissent du réservoir abdominal au niveau des cavités cotyloïdes, et sortent du bassin en traversant les orifices osseux qui livrent passage aux vaisseaux cruraux ; après avoir franchi les limites de ces cavités, ils s'épanouissent autour de l'articulation coxo-fémorale, et se terminent en cœcum dans le plus grand nombre des oiseaux. Dans les oiseaux de proie diurnes, ils communiquent avec le canal du fémur par un orifice situé à la partie antérieure du grand trochanter. Ces mêmes prolongements, très développés chez l'autruche, s'ouvrent également chez elle dans la cavité fémorale ; ce n'est pas sans surprise que l'on voit cette disposition, particulière aux oiseaux les plus remarquables par la rapidité et la puissance du vol, se présenter également dans celui auquel la locomotion aérienne a été le plus entièrement refusée.

Les réservoirs de l'abdomen communiquent avec le poumon par un orifice situé sous l'arcade fibreuse du diaphragme, et disposé en pomme d'arrosoir. »

Communication des réservoirs avec les os. — « Les communications de l'appareil respiratoire avec le squelette des oiseaux sont extrêmement nombreuses. Nous examinerons successivement celles qui se rattachent à chaque réservoir.

Les os qui puisent le fluide atmosphérique dans le réservoir thoracique sont : 1° la clavicule antérieure, qui est perforée à ses deux extrémités ; 2° les clavicules postérieures, qui le sont un peu au-dessous de leur extrémité scapulaire ; 3° le sternum, qui présente deux séries d'orifices : les uns médians, qui conduisent l'air dans la crête sternale ; les autres latéraux, très petits, au nombre de six à huit, correspondant aux espaces intercostaux ; 4° les omoplates, qui offrent un ou plusieurs pertuis à leur extrémité antérieure et qui puisent l'air dans le prolongement sous-scapulaire ; 5° les humérus, qui reçoivent l'air du prolongement huméral par une fossette située à la partie inférieure et interne de leur tête articulaire ; 6° enfin les côtes sternales, qui laissent pénétrer ce fluide par de petits pertuis situés à leur extrémité inférieure. En résumé, huit os, sans compter les côtes sternales, dont le nombre varie, empruntent l'air qui les pénètre au réservoir du thorax.

Les réservoirs cervicaux conduisent l'air : 1° dans toutes les vertèbres cervicales ; 2° dans toutes les vertèbres dorsales ; 3° dans toutes les côtes vertébrales. Les vertèbres du cou sont aérées dans leur partie antérieure par les courants qui accompagnent l'artère vertébrale, et dans leur partie postérieure par le courant intra-rachidien ; les premiers s'insinuent dans le segment antérieur par un ou plusieurs orifices creusés sur la paroi interne des canaux intra-transversaires ; le courant médian pénètre dans le segment postérieur par deux orifices, l'un droit et l'autre gauche, situés sur la paroi interne et médullaire de ce segment. La première vertèbre du dos est pourvue d'air de la même manière par les courants médians et latéraux du cou. Cet air, après avoir parcouru la première vertèbre, sort par ses parties latérales, pour s'épancher dans un petit saccule ; de ce saccule il passe dans la partie supérieure de la seconde vertèbre, sort de celle-ci par sa partie inférieure pour s'épancher de nouveau dans un saccule latéral, et parvient ainsi jusqu'à la dernière vertèbre dorsale. Ces mêmes saccules alimentent d'air les côtes vertébrales qui reçoivent le fluide par de très petits pertuis situés à leur extrémité rachidienne.

Les réservoirs diaphragmatiques ne présentent aucune communication osseuse.

Les réservoirs abdominaux alimentent : 1° le sacrum ; 2° les vertèbres coccygiennes ; 3° les os iliaques ; 4° les fémurs. L'air qui parcourt le sacrum, le coccyx et les os iliaques vient directement des prolongements sus-rénaux, et celui qui remplit la cavité du fémur des prolongements fémoraux.

Dans l'énumération que nous venons de faire des communications du squelette avec l'appareil respiratoire, nous avons pris pour type le squelette le plus aérifère,

29

celui des oiseaux de proie diurnes, tels que l'Aigle, le Milan, l'Épervier, etc.; mais les os qui communiquent avec les sacs aériens sont moins nombreux dans les autres classes. Sous ce rapport, ils peuvent être rangés en trois catégories : 1° ceux qui sont aérifères dans toutes les classes ; 2° ceux qui le sont dans certaines classes seulement ; 3° enfin ceux qui ne le sont dans aucune classe.

Les os constamment aérifères sont les vertèbres cervicales et dorsales, le sternum, et nous ajouterons les humérus, bien qu'ils ne soient pas aérifères dans l'Autruche.

Les os aérifères dans quelques classes seulement sont : la fourchette, les clavicules, les omoplates, les côtes vertébrales, les côtes sternales, le sacrum, le coccyx et les fémurs.

Enfin les os qui ne deviennent jamais aérifères sont ceux de l'avant-bras et de la main, ceux de la jambe et du pied. »

Structure des réservoirs. — Les parois de ces cavités sont essentiellement formées d'une mince membrane cellulo-séreuse, fortifiée sur quelques points par une enveloppe extérieure de tissu fibreux élastique. Des vaisseaux sanguins, longs et grêles, rampent dans l'épaisseur de ces parois ; ils appartiennent, non pas à la circulation pulmonaire, mais au système de la circulation générale ; ainsi les artères naissent de l'arbre aortique, et les vaisseaux veineux se jettent, soit directement, soit indirectement, dans les veines caves. On n'a point trouvé de lymphatiques dans les sacs aérifères.

MÉCANISME DE LA RESPIRATION DANS LES OISEAUX. — La disposition anatomique que nous venons de faire connaître diffère à tant d'égards de ce qui existe chez les mammifères, qu'elle doit apporter d'importantes modifications dans le mécanisme de la fonction respiratoire. Il ne nous appartient point de faire l'histoire de ces modifications ; nous ne pouvons cependant nous dispenser d'en indiquer sommairement les principaux caractères, pour faire comprendre, au moins d'une manière générale, la signification de l'organisation spéciale qu'offre l'appareil de l'hématose chez les oiseaux.

On remarquera d'abord que le peu de mobilité des côtes vertébrales et l'adhérence du poumon à la face interne de ces os ne permettent qu'une bien faible dilatation du viscère, au moment du mouvement inspiratoire. Aussi n'est-ce point à cette dilatation qu'est due la pénétration de l'air extérieur au sein du tissu pulmonaire. L'air est appelé, dans ce tissu, d'une autre manière, et c'est par la dilatation des réservoirs diaphragmatiques. La position de ces réservoirs leur permet effectivement de s'agrandir par le jeu des côtes inférieures sur les supérieures; l'air se précipite alors dans leur cavité, après avoir traversé les gros tuyaux bronchiques qui viennent s'y ouvrir, et une certaine région du réseau capillaire formé par les canalicules aériens, réseau dans lequel l'air se met en rapport médiat avec le sang, et subit les transformations dues à l'action réciproque de ces deux fluides. L'air atmosphérique arrive donc dans les sacs diaphragmatiques, partie à l'état pur, partie altéré par son contact avec le sang. Au moment de l'expiration, ce gaz prend de nouveau la route qu'il avait suivie lors de son introduction, traverse une seconde fois le poumon et se trouve ainsi respiré derechef avant d'être chassé au dehors. On voit donc que les transformations hématosiques qui s'accomplissent dans le poumon s'opèrent dans les deux temps du mécanisme respiratoire, pendant l'inspiration et pendant l'expiration.

En étudiant la part que les autres réservoirs prennent à ce mécanisme, M. Sappey est arrivé à prouver qu'ils se comportent en antagonistes des premiers, c'est-à-dire qu'ils se resserrent dans l'inspiration et se dilatent quand survient l'expiration. Sans doute qu'au moment de la contraction des réservoirs moyens, une petite quantité du gaz qu'ils contiennent reflue dans les sacs antérieurs et postérieurs en passant à travers le poumon ; sans doute encore que ceux-ci cèdent, au contraire, une partie de leur contenu aux sacs diaphragmatiques au moment de l'expansion qui appelle l'air atmosphérique dans ces réservoirs. M. Sappey a vu, du reste, que ce contenu est toujours constitué par de l'air entièrement vicié, tandis que l'air des réservoirs moyens n'a été respiré qu'en partie.

Il est bon d'ajouter que là ne se borne point le rôle des sacs aériens. On démontre qu'ils exercent une influence très-prononcée : 1° sur la locomotion, en diminuant le poids du corps et en rendant, par leur position, l'équilibre plus stable ; 2° sur la voix, dont ils augmentent l'étendue et la puissance.

LIVRE QUATRIÈME.

APPAREIL DE LA DÉPURATION URINAIRE.

Cet appareil, quoique très simple, joue un grand rôle dans l'économie animale, puisqu'il est chargé d'éliminer du sang, avec l'eau excédante et d'autres substances accessoires, les produits azotés excrémentiels qui proviennent du mouvement vital. Ces produits se retrouvent dans l'urine, liquide sécrété par les *reins*, transporté par les *uretères* dans un réservoir spécial, la *vessie*, où il s'accumule et d'où il est expulsé au dehors par le *canal de l'urèthre*, à des intervalles plus ou moins rapprochés, suivant les besoins de l'animal.

Les *reins*, organes essentiels de la dépuration urinaire, seront étudiés d'abord. Nous verrons ensuite l'*appareil excréteur*, pour dire enfin quelques mots des *capsules surrénales*, petits corps appendiculaires annexés aux reins, et dont le rôle n'a pas encore été déterminé.

Préparation. — Placer l'animal en première position. Abattre l'un des membres postérieurs. Extraire les intestins de l'abdomen en prenant les précautions indiquées page 355. Faire passer un trait de scie par la symphyse pelvienne ; scier en second lieu le col de l'ilium du côté opposé au membre abdominal restant ; et faire sauter la portion de coxal comprise entre ces deux traits de scie. La cavité pelvienne étant ainsi ouverte, l'ensemble de l'appareil urinaire est mis en évidence, et il suffit de quelques coups de scalpel pour compléter la préparation. En disséquant les reins, on conservera leurs vaisseaux et leurs rapports avec le pancréas et les capsules surrénales. L'excision du péritoine suffira pour la préparation des uretères. Quant à celle de la vessie, elle exige une insufflation préalable de l'organe; on aura soin de conserver le repli péritonéal orbiculaire qui enveloppe le cul-de-sac de cet organe, et pour y parvenir il est indispensable de détacher cette membrane de la paroi pelvienne avant de procéder à l'excision du lambeau osseux.

Indépendamment de cette préparation sur place, il sera bon d'avoir sous les yeux l'ensemble de l'appareil urinaire isolé, étalé sur une table et disposé à peu près comme dans la figure 141. Cette pièce permet d'étudier : 1° au moyen de coupes, la structure des reins et la disposition du bassinet; 2° le mode de terminaison des uretères; 3° l'intérieur de la vessie.

1° Des reins (fig. 124. 141).

Ce sont deux organes glanduleux situés dans la cavité abdominale, à droite et à gauche de la région sous-lombaire, appliqués contre les muscles grands psoas, et maintenus dans cette position : 1° par une atmosphère de tissu cellulo-graisseux ; 2° par le péritoine qui passe au-dessous d'eux ; 3° par la pression des organes digestifs contenus dans la cavité abdominale.

Leur *situation* n'est pas absolument semblable, car le *droit* s'avance jusqu'au-dessous des deux dernières côtes, tandis que le *gauche* ne dépasse guère en avant la dix-huitième. Celui-ci est donc plus postérieur que le premier.

Étudiés dans leur *conformation extérieure*, les reins se présentent avec une forme spéciale qui sert souvent de terme de comparaison dans le langage, et qui rappelle plus ou moins celle d'un haricot ou celle d'un cœur de carte à jouer,

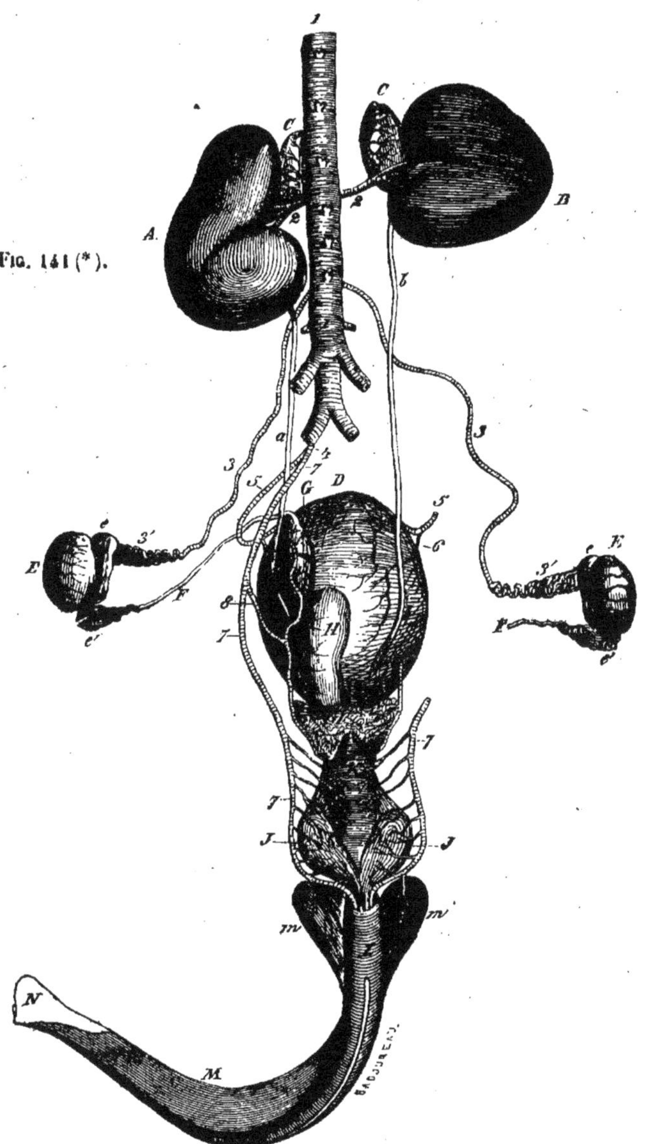

Fig. 141 (*).

(*) Fig. 141. — *Vue générale et supérieure de l'appareil génito-urinaire du mâle avec les vaisseaux artériels.* — A. Rein gauche. B. Rein droit. *a*, *b*. Uretères. C, C. Capsules surrénales. D. Vessie urinaire. E, E. Testicules. *e*. Tête de l'épididyme. *e'*. Queue de l'épididyme. F. Canal déférent. G. Renflement pelvien du canal déférent. H. Vésicule séminale gauche (la droite a été enlevée avec le canal déférent du même côté, pour montrer l'insertion de l'uretère dans la vessie). I. Prostate. J. Glandes de Cowper. K. Portion membraneuse ou intra-pelvienne du canal de l'urèthre. L. Portion bulbeuse du même. M. Corps caverneux du pénis. *n*, *n*. Ses racines. N. Tête du pénis. 1. Aorte abdominale. 2, 2. A. rénales donnant la principale artère capsulaire. 3. A. grande testiculaire ou spermatique. 4. Origine commune des artères honteuse interne et ombilicale. 5. A. ombilicale. 6. Branche vésicale de cette artère. 7. A. honteuse interne. 8. Sa branche vésico-prostatique.

Cette dernière configuration est plus souvent marquée dans le rein droit, le rein gauche ayant presque généralement la première.

Aplatis de dessus en dessous, les reins offrent deux faces parfaitement lisses, et une circonférence décomposable en trois bords, dont l'interne seul présente un certain intérêt. Ce bord est effectivement profondément échancré pour former la *scissure* ou le *hile* du rein, qui loge les vaisseaux et les nerfs de l'organe, ainsi que l'origine de son canal excréteur.

Les *rapports* que ces deux glandes entretiennent avec les parties voisines doivent être examinés particulièrement pour chacune d'elles. — Le *rein droit* répond, par sa face supérieure, au grand psoas, à la portion charnue du diaphragme, à la dernière côte et même à l'avant-dernière. Sa face inférieure, recouverte incomplétement par le péritoine, adhère dans la plus grande partie de son étendue, soit au pancréas et à la capsule surrénale, soit à la base du cœcum, au moyen d'un tissu cellulaire lâche et abondant. Le bord interne est en contact avec la veine cave postérieure et le petit psoas; l'antérieur, avec la base du lobe droit du foie et le lobule de Spigel, par l'intermédiaire du péritoine; quant au postérieur, il est enveloppé par la membrane péritonéale. — Le *rein gauche* affecte, par sa face supérieure, les mêmes connexions que le droit (sauf le rapport avec l'avant-dernière côte). Sa face inférieure est couverte presque tout entière par le péritoine; elle répond, en dedans et en avant, à la capsule surrénale. Le bord interne est longé par l'aorte; l'antérieur touche la base de la rate et l'extrémité gauche du pancréas; le postérieur est, comme la face inférieure, en rapport avec la membrane séreuse de la cavité abdominale.

STRUCTURE. — Les reins présentent à étudier dans leur structure : 1° une *tunique d'enveloppe*; 2° le tissu propre qui les constitue; 3° une cavité dite *bassinet rénal*, où vient se rendre l'urine sécrétée dans le tissu glanduleux, et qui sert d'origine à l'uretère.

1° *Tunique d'enveloppe.* — C'est une membrane de nature fibreuse, unie assez intimement à la substance propre du rein, dans laquelle elle envoie une multitude de petits tractus, et repliée autour des vaisseaux sanguins de manière à leur former des gaînes qui pénètrent avec eux dans l'organe.

2° *Tissu propre.* — Le tissu glanduleux des reins se présente à l'extérieur avec une couleur rouge brun, plus ou moins foncée suivant les individus. Il est lourd, friable, facile à déchirer quand il est privé de sa membrane d'enveloppe. La substance qui compose ce tissu n'est pas homogène dans tous ses points : très foncée à l'extérieur, où elle forme ce qu'on appelle la *couche corticale*, elle devient blanchâtre autour du bassinet rénal, où elle constitue la *couche médullaire;* celle-ci prend une teinte lie de vin à son contact avec la première, et souvent même près du bassinet. Ces deux couches ne sont point nettement délimitées; elles se pénètrent réciproquement et figurent ainsi à leur point de jonction des festons irréguliers, qu'on aperçoit très bien sur une coupe horizontale du rein (fig. 142).

Cette même coupe permet de voir que le tissu propre du rein est formé de fibres rayonnantes qui partent de tous les points de la surface extérieure de l'organe, pour venir converger vers la crête du bassinet. L'examen microscopique, aidé des injections mercurielles, démontre que ces fibres sont creuses intérieurement : ce sont donc de véritables canaux, dits *tubes urinifères* ou *de Bellini;* tubes droits et fréquemment anastomosés entre eux dans la couche médullaire, très flexueux, au contraire, dans la substance corticale, où les anastomoses sont moins nombreuses. Ces tubes urinifères commencent dans cette dernière substance par des culs-de-sac

Fig. 142 (*).

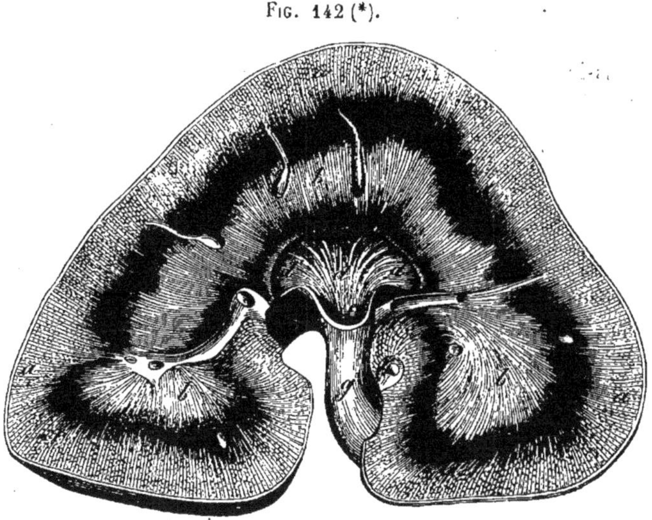

non renflés en ampoules. Ils marchent vers la cavité centrale du rein, en se jetant les uns dans les autres à leur passage dans la couche médullaire, et ils finissent par former un nombre relativement restreint de canaux définitifs qui s'ouvrent tous sur la crête du bassinet.

Dans la substance corticale existe un nouvel élément dont nous ne devons pas oublier de signaler tout au moins la présence, nous voulons parler des *corpuscules de Malpighi:* ce sont de petites sphères rougeâtres, facilement visibles à l'œil nu, placées sur le trajet des artérioles de la couche extérieure du rein, et mêlées aux tubes urinifères; on les regarde comme étant principalement formés par des capillaires artériels peletonnés.

3° *Bassinet* (fig. 142, D). — Placé au centre du rein, près du hile, le bassinet est une cavité allongée d'avant en arrière, et déprimée de dessus en dessous. On y remarque, en dedans, un large infundibulum qui représente l'origine de l'uretère. En regard de cet entonnoir se trouve une *crête* très saillante, qui parcourt le côté externe du bassinet dans toute sa longueur, et sur laquelle on remarque les orifices des tubes urinifères, orifices plus ou moins larges, par lesquels on voit aisément sourdre l'urine accumulée dans ces tubes, quand on presse entre les doigts le tissu du rein. Les deux petits diverticules que forme la cavité rénale en avant et en arrière de l'infundibulum s'appellent les *bras du bassinet.*

Le *bassinet rénal* est tapissé par une membrane muqueuse plissée transversale-

(*) Fig. 142. — *Coupe horizontale du rein du cheval,* — A. Couche corticale. B. Couche médullaire. C. Partie périphérique de celle-ci. D. Intérieur du bassinet. D', D'. Bras du bassinet. E. Bord de la crête. F. Infundibulum. G. Uretère.

ment, continue avec celle de l'uretère. Arrivée à la base de la crête, cette membrane semble s'arrêter brusquement, mais elle ne fait que changer de nature; elle devient en effet extrêmement mince pour pouvoir se prolonger à l'intérieur des tubes de Bellini.

4° *Vaisseaux et nerfs.* — Le rein possède une *artère* et une *veine* spéciales, remarquables par leur énorme volume et principalement ramifiées dans la substance corticale. — Les *lymphatiques*, abondants à la superficie de l'organe, gagnent les ganglions sous-lombaires. — Les *nerfs*, émanés du *plexus solaire*, forment autour des divisions artérielles un plexus particulier.

Développement. — Les reins apparaissent de bonne heure dans le fœtus. Ils sont alors lobés comme chez le bœuf adulte, disposition qui a tout à fait disparu à l'époque de la naissance, par suite de la soudure progressive des lobules primitifs (fig. 145).

Fonctions. — Les reins sont les organes de sécrétion de l'urine. Mais cette sécrétion ne s'opère point d'une manière égale dans toutes les parties de leur tissu. L'abondance des vaisseaux dans la substance corticale, la présence des granulations découvertes par Malpighi, et les flexuosités décrites par les tubes urinifères indiquent assez que cette substance doit être le siége principal, sinon exclusif, du mouvement sécrétoire.

Différences. — Chez le **Bœuf**, les reins ont une forme allongée d'avant en arrière tout à fait caractéristique. De plus, ils conservent pendant toute la vie la disposition lobulée qu'ils offrent chez les autres animaux dans le cours de l'existence intra-utérine seulement. Chaque agglomération se compose de quinze à vingt petits reins secondaires. Le *bassinet* n'est pas creusé au centre de cette agglomération; il est reporté tout à fait en dehors, et occupe une excavation de la face inférieure de l'organe, excavation qui représente la scissure rénale. Ce bassinet se divise en autant de courts prolongements évasés, appelés *calices*, qu'il y a de lobules principaux; et les tubes urinifères de chaque lobule viennent s'ouvrir sur un petit mamelon qui fait saillie au fond du calice; ce mamelon n'est donc autre chose que la crête du bassinet simple des animaux solipèdes (fig. 143).

Chez les *Carnassiers*, il n'y a point de *calices* comparables à ceux des Ruminants ou à ceux de l'homme. Le bassinet est simple, quoi qu'on ait pu dire, et présente à son fond un seul gros tubercule allongé, exactement analogue à la crête du bassinet dans le cheval; seulement ce tubercule offre à sa base quelques reliefs ou piliers très courts.

Dans les *Oiseaux*, les reins « sont logés à la même hauteur, derrière le péritoine, immédiatement en arrière des poumons, et dans les régions lombaire et pelvienne, où ils occupent plusieurs fosses creusées le long de la face supérieure du bassin. Leur forme est assez irrégulière, plus ou moins allongée, dépendante des os et des autres parties contre lesquelles ces organes sont appliqués, et se moulent pour ainsi dire. Dans beaucoup d'oiseaux cependant on peut y reconnaître trois parties plus ou moins séparées par des scissures. Nous appellerons iléo-lombaire la portion la plus avancée, à cause de sa position constante dans cette région; c'est assez souvent la plus large. La moyenne est la plus étroite; elle se contourne dans la région iléo-sacrée pour entrer dans le bassin. La postérieure s'y trouve enfoncée; elle est de nouveau plus large. Nous désignerons ces deux dernières par les dénominations de pelvienne antérieure ou supérieure, et de pelvienne inférieure ou profonde. Ces

Fig. 143 (*).

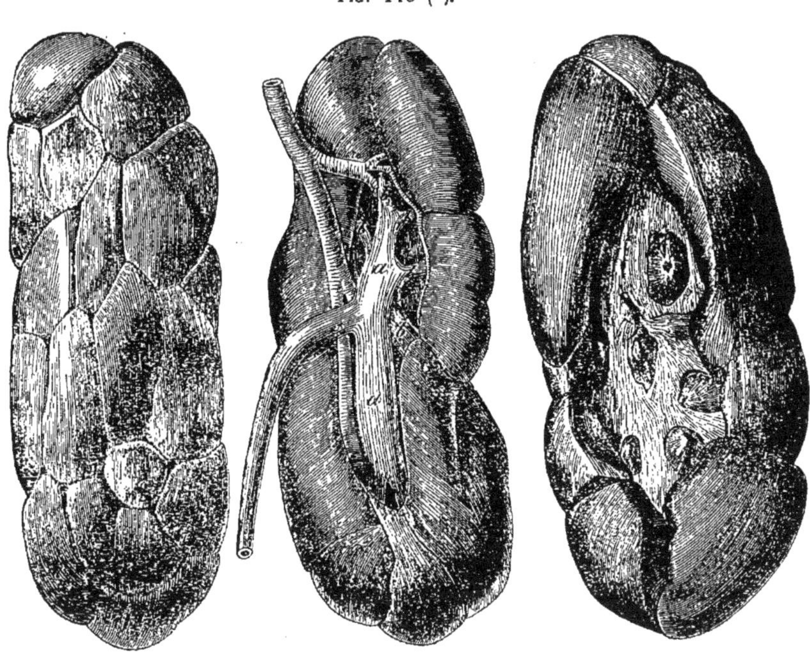

portions pelviennes ont souvent leur bord interne et supérieur échancré par une série de scissures transversales produites par la saillie des apophyses transverses des vertèbres sacrées, absolument comme les poumons, par les saillies des côtes. » (Cuvier, *Anatomie comparée.*)

2° Des uretères (fig. 141.)

L'*uretère* est un canal membraneux, du diamètre d'une très grosse plume à écrire. qui conduit l'urine du bassinet dans la vessie. Nous considérerons successivement son origine, son trajet, sa terminaison, sa structure.

On sait que l'*origine* de l'uretère est représentée par l'infundibulum du bassinet. Ce canal sort du rein par la scissure interne, décrit une courbe à concavité externe, et s'infléchit en arrière pour abandonner l'organe qui lui donne naissance.

Le *trajet* qu'il accomplit ensuite jusqu'à sa terminaison s'effectue à peu près en ligne droite. On voit ce tube se diriger vers la cavité pelvienne, longeant l'aorte ou la veine cave postérieure, selon le côté auquel il appartient, appliqué contre le petit

(*) Fig. 143. — *Reins du bœuf.* — A. *Rein droit vu par sa face externe et supérieure.* — B. *Rein gauche vu par sa face interne et inférieure. a.* Bassinet. *b, b, b.* Branches du bassinet, se terminant aux calices. *c.* Uretère. *d.* Artère rénale. — C. *Les calices sur le rein gauche.* On a excisé toutes les parties contenues dans l'échancrure rénale, y compris les branches du bassinet, pour mettre à découvert les tubercules logés au fond de ces calices. Il n'y en a que sept de visibles. Les autres sont cachés sous les bords de la scissure rénale.

psoas, et marchant au-dessus du péritoine. Après avoir dépassé les branches terminales de l'aorte, qu'il croise très obliquement, il s'enveloppe d'un court repli péritonéal qui le maintient contre la paroi latérale du bassin, et s'en dégage ensuite pour gagner la partie postérieure et supérieure de la vessie.

C'est là qu'a lieu la *terminaison* de l'uretère, terminaison qui s'opère de la manière suivante : Au lieu de s'ouvrir directement dans la vessie, en traversant d'une seule fois et perpendiculairement les deux membranes qui forment cet organe, l'uretère perce d'abord la membrane musculeuse, parcourt un trajet de 2 à 3 centimètres entre cette membrane et la muqueuse, et finit alors par s'ouvrir à la surface de cette dernière (fig. 144) ; disposition qui a pour but d'empêcher l'urine de refluer, lors des efforts d'expulsion, dans le conduit qui l'a apportée ; la portion inter-membraneuse de ce conduit se trouve, en effet, fortement comprimée par la pression extérieure qu'exerce à ce moment la couche charnue, et par la résistance intérieure que l'urine accumulée dans la vessie oppose à cette pression. Le but que la nature s'est proposé en instituant ce mode de terminaison de l'uretère est si bien rempli, qu'on peut insuffler de l'air dans la vessie par ce conduit, après avoir lié le canal de l'urèthre, et presser ensuite vigoureusement sur l'organe distendu, sans faire sortir la plus petite bulle d'air par l'uretère resté librement ouvert.

Fig. 144 (*).

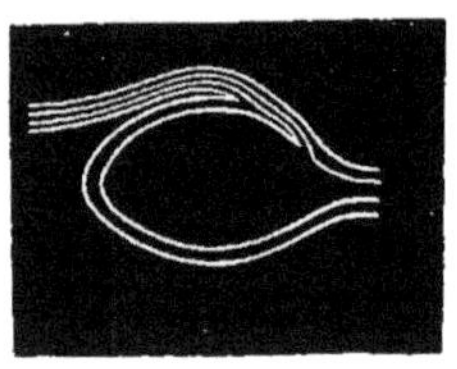

Le conduit excréteur du rein se compose, comme les canaux de même nature, d'une membrane muqueuse enveloppée par une couche de tissu dartoïque, dont les contractions ont pour but d'accélérer le transport de l'urine.

3° De la vessie (fig. 141).

Position. — C'est un réservoir membraneux logé dans la cavité pelvienne, où il occupe plus ou moins de place, suivant la quantité d'urine qu'il contient ; il peut même déborder le pubis et s'avancer dans la cavité abdominale.

Forme. — Considérée dans un état moyen de plénitude, la vessie représente un ovoïde, dont la grosse extrémité, tournée en avant, forme un *cul-de-sac* arrondi, sur le fond duquel on remarque une espèce de cicatrice, qui provient de l'oblitération de l'ouraque. L'autre extrémité se termine en arrière par un rétrécissement fortement prononcé, qu'on appelle le *col de la vessie*, et qui donne naissance au canal de l'urèthre.

Rapports et moyens de fixité. — La vessie répond : en haut, aux vésicules séminales, aux renflements pelviens des canaux déférents, ainsi qu'au rectum ; en bas, à la paroi inférieure du bassin, sur laquelle elle repose ; par côté, aux parois latérales de cette même cavité. Chez la femelle, la face supérieure est en rapport avec le vagin et l'utérus, qui séparent tout à fait la vessie du rectum. — L'extrémité postérieure ou le *col*, flanquée de côté par les lobes de la prostate, est fixée, par en bas, à la symphyse ischio-pubienne, au moyen d'un ligament particulier. Ce lien est un

(*) Fig. 144. — *Coupe théorique de la vessie, destinée à montrer le mode de terminaison de l'uretère.*

faisceau de fibres élastiques et contractiles, qui se détache de la membrane charnue pour se porter en arrière et en bas, après s'être épanoui sur la face inférieure du muscle de Wilson. — L'extrémité antérieure ou le *cul-de-sac* de la vessie répond ordinairement à la courbure pelvienne du côlon replié.

On remarquera que ce cul-de-sac est coiffé d'une calotte séreuse, qui se prolonge en arrière sur la partie moyenne de l'organe, plus par en haut que par en bas.

Cette calotte, continue avec le feuillet pariétal du péritoine, et fortement adhérente à la couche charnue de la vessie, constitue le principal appareil de fixité de ce réservoir ; sa disposition est exactement semblable en principe à celle des autres membranes séreuses viscérales. Ainsi le péritoine, après avoir tapissé les parois du bassin, se réfléchit sur les organes contenus dans cette cavité, et en particulier sur la vessie, autour de laquelle il forme un repli orbiculaire. Ce repli donne lui-même naissance à trois replis secondaires, sortes de lames séreuses, qu'on est convenu, bien gratuitement du reste, d'appeler les *ligaments de la vessie*. L'une de ces lames, impaire et verticale, se fixe sur la partie inférieure du cul-de-sac ; il n'est pas rare de la voir se prolonger en avant sur la paroi inférieure de l'abdomen jusqu'à l'ombilic ; elle porte, dit-on, à son bord libre, un mince ourlet, dernier vestige du canal ouraque ; si cet ourlet existe, ce qui nous semble douteux, il ne peut avoir la signification qu'on veut bien lui attribuer ; car l'ouraque n'a point, comme les artères ombilicales, une portion abdominale ; il commence seulement au niveau de l'ombilic, pour se prolonger dans le cordon jusqu'à l'allantoïde. Les deux autres lames séreuses, paires et horizontales, s'attachent sur les côtés du cul-de-sac, et présentent à leur bord libre un gros cordon, qui n'est autre chose que l'artère ombilicale oblitérée.

Grâce à cette disposition du péritoine, la vessie se trouve divisée en deux régions parfaitement distinctes : l'une antérieure, enveloppée d'un feuillet séreux ; l'autre postérieure, se mettant en rapport avec les organes environnants par l'intermédiaire du tissu cellulaire, si lâche et si abondant, de la région pelvienne. Ce tissu, constamment mêlé à des pelotons adipeux autour du col, se prête, aussi bien que la membrane séreuse de la région antérieure, aux changements de forme et aux déplacements continuels de la poche urinaire.

Intérieur. — Cette poche, étudiée à l'intérieur, offre des plis et des rides, plus ou moins marqués suivant son état de plénitude. On y remarque, en arrière, l'ouverture du col, qui communique avec le canal de l'urèthre, et, un peu plus haut, l'embouchure des uretères. Ces trois orifices circonscrivent un espace triangulaire qui a reçu le nom de *trigône vésical.*

Structure. — La *structure* de la vessie est fort simple. Deux membranes composent les parois de ce réservoir : l'interne est une muqueuse pâle et mince, garnie de follicules simples, continue avec la membrane profonde des uretères et du canal de l'urèthre ; l'externe, de nature charnue, est formée par des fibres blanches ou de la vie organique, fibres circulaires, longitudinales, obliques, spiroïdes, tourbillonnantes même vers le fond de l'organe, et dont la disposition n'offre rien de bien constant. Dans la région antérieure de la vessie, cette couche musculeuse est doublée en dehors par la calotte séreuse dont nous avons parlé plus haut. Dans la région postérieure, elle constitue un sphincter autour du col, mais un sphincter bien mince, bien peu énergique, et suppléé dans ses fonctions par le muscle de Wilson, qui enveloppe la portion membraneuse du canal de l'urèthre. Ces deux membranes reçoivent le sang artériel de plusieurs sources, mais principalement de *l'artère vésicale*. Leurs *nerfs* viennent du plexus pelvien ou hypogastrique. Les *lymphatiques* gagnent les ganglions sous-lombaires.

Développement. — L'étude du *développement* du réservoir urinaire est fort intéressante. Ce réservoir, plus étroit et plus allongé dans le fœtus que chez l'adulte, offre une capacité relativement plus considérable pendant toute la durée de la vie

Fig. 145 (*).

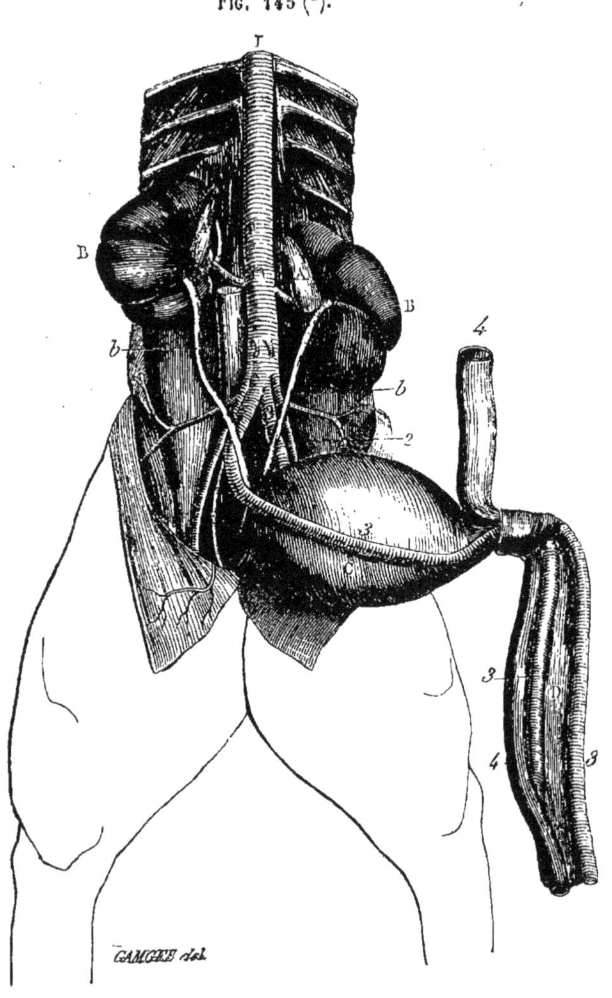

(*) Fig. 145. — *Les reins et la vessie chez le fœtus des solipèdes*. — A. Capsule surrénale. B. Rein. b. Uretère. C. Vessie. D. Ouraque. 1. Aorte abdominale. 2. Artère iliaque externe. 3. Artère ombilicale. 4. Veine ombilicale.

intra-utérine. Il occupe alors la cavité abdominale et s'avance sur la paroi inférieure de cette cavité jusqu'à l'ouverture ombilicale, flanqué par les deux artères de même nom. Son extrémité postérieure est seule engagée dans le bassin; son extrémité antérieure forme un véritable col continu avec l'ouraque, comme le col proprement dit, avec le canal de l'urèthre. A l'époque de la naissance, ce col antérieur se sépare de l'ouraque et se transforme en un cul-de-sac libre; la vessie se retire alors peu à peu au fond de la cavité pelvienne, entraînant avec elle les artères ombilicales; et elle finit bientôt par acquérir la position qu'elle conserve définitivement chez l'adulte (fig. 144).

Fonctions. — Le *rôle* de la vessie est d'une incontestable utilité. En permettant l'accumulation de l'urine et l'expulsion intermittente de ce fluide excrémentitiel, elle épargne aux animaux la position désagréable dans laquelle ils se fussent trouvés si le liquide sécrété par les reins eût coulé au dehors d'une manière continue, au fur et à mesure de sa production.

DIFFÉRENCES. — La vessie se distingue, surtout chez les autres animaux, par la grande étendue de l'enveloppe séreuse; cette enveloppe se prolonge, en effet, en arrière, jusque sur le col, et recouvre ainsi l'organe tout entier.

Elle manque dans les oiseaux, chez qui les uretères s'ouvrent dans le cloaque.

4° Du canal de l'urèthre.

Nous ferons la description de ce conduit dans l'étude des organes génitaux; car, chez le mâle, c'est un organe commun à l'appareil urinaire et à l'appareil générateur; chez la femelle même, il est en connexion très intime avec ce dernier.

5° Des capsules surrénales (fig. 124. 141).

Les *capsules surrénales* (1), encore appelées *reins succenturiés*, sont deux petits corps allongés d'avant en arrière et aplatis de dessus en dessous, qu'on trouve, chez les animaux solipèdes, appliqués sur la face inférieure des reins, en avant de la scissure et tout près du bord interne.

Leur structure rappelle, jusqu'à un certain point, celle des reins eux-mêmes. Le parenchyme, qui forme la base de cette structure, se décompose effectivement en deux couches: l'une externe ou corticale, l'autre interne ou médullaire. La première offre une couleur brun foncé, et se trouve constituée par des fibres perpendiculaires à la surface extérieure de l'organe, lesquelles ne sont autre chose, dit-on, que des capillaires artériels. La seconde couche, plus jaunâtre, non fibreuse, comprend dans son organisation un lacis de vaisseaux veineux très abondants; elle offre à son centre une petite cavité déprimée, qu'on regarde généralement comme le produit d'un artifice de dissection; il nous a paru cependant que cette cavité

(1) Le nom de *capsule surrénale* convient parfaitement en anatomie humaine, parce que l'organe auquel il s'applique figure, au moins dans le fœtus, une espèce de casque qui coiffe la partie supérieure du rein. Mais cette dénomination cesse d'avoir un sens aussi bien approprié en anatomie vétérinaire.

représente, au moins quelquefois, un détail normal de l'organisation des capsules surrénales.

Cette organisation est complétée : 1° par une enveloppe celluleuse extérieure ; 2° par les vaisseaux artériels très nombreux qui émanent du tronc de la grande mésentérique, et surtout des artères rénales ; 3° par les veines satellites de ces vaisseaux artériels ; 4° par des nerfs ganglionnaires extrêmement multipliés provenant du plexus solaire.

Les capsules surrénales se distinguent chez le fœtus par un volume relativement plus considérable que dans l'adulte, sans que cette différence, tout extérieure, influe en rien sur leur structure.

Leurs usages sont encore inconnus. Nul doute cependant que le sang lancé dans le tissu des capsules surrénales n'éprouve certaines modifications analogues à celles qui s'exercent au sein des véritables glandes. C'est, du reste, ce qu'on saura mieux quand on connaîtra la nature de ces organes, que l'on classe aujourd'hui dans la catégorie des ganglions vasculaires ou des glandes dépourvues de canal excréteur.

LIVRE CINQUIÈME.

APPAREIL DE LA CIRCULATION.

L'économie animale est incessamment parcourue par des fluides au nombre de deux : le *sang* et la *lymphe.*

Le *sang* est un liquide coloré en rouge clair ou brun par des globules particuliers, dans lequel les tissus puisent non-seulement les matériaux de la nutrition et des sécrétions, mais encore le principe excitateur qui vivifie la substance organique. Ce liquide prend le nom de *sang rouge* ou de *sang noir*, suivant sa couleur plus ou moins foncée.

La *lymphe* ou le *sang blanc* est un fluide transparent, de couleur citrine, puisé au sein de la plupart des organes. Celle qui revient de la portion abdominale du canal alimentaire se charge, pendant la période digestive, d'une partie des substances réparatrices élaborées au sein de cet appareil; cette lymphe, distinguée par son aspect lactescent, est désignée par une dénomination particulière : on l'appelle *chyle*.

Ces fluides sont charriés dans les *vaisseaux*, tubes continus les uns aux autres.

En s'ajoutant bout à bout, ces conduits donnent naissance à trois canaux principaux :

« L'un de ces canaux s'étend des poumons dans toutes les parties du corps ; il est parcouru par le sang rouge.

» Le second s'étend de toutes les parties du corps dans les poumons ; il est parcouru par le sang noir.

» Le troisième se porte de la plupart des organes vers le canal à sang noir, dans lequel il se termine ; il est parcouru par le sang blanc ou la lymphe.

» Le *canal à sang rouge* et le *canal à sang noir* offrent entre eux la plus grande analogie.

» Tous deux sont simples dans leur partie moyenne, qui se dilate et se resserre tour à tour pour imprimer au sang le mouvement nécessaire à la vie.

» Tous deux présentent à leurs extrémités d'innombrables ramifications par lesquelles ils s'abouchent et se confondent, en sorte que le fluide qui les parcourt passe de l'un dans l'autre et se meut ainsi dans une direction constante et circulaire.

» Tous deux se composent, à leur origine, de vaisseaux dans lesquels le sang se meut en colonnes confluentes, *ce sont les veines ;* et dans leur partie terminale de vaisseaux dans lesquels le même liquide se répand en colonnes divergentes, *ce sont les artères.* (Voy. sur la fig. 146 : H, D, C, E, *canal à sang rouge;* E, B, A, G, *canal à sang noir.* Les *flèches indiquent la direction du cours du sang. Les deux canaux sont représentés isolés dans leur partie moyenne* AB, CD; *mais dans la nature ils sont enveloppés à ce point dans un sac commun.*)

FIG. 146 (*).

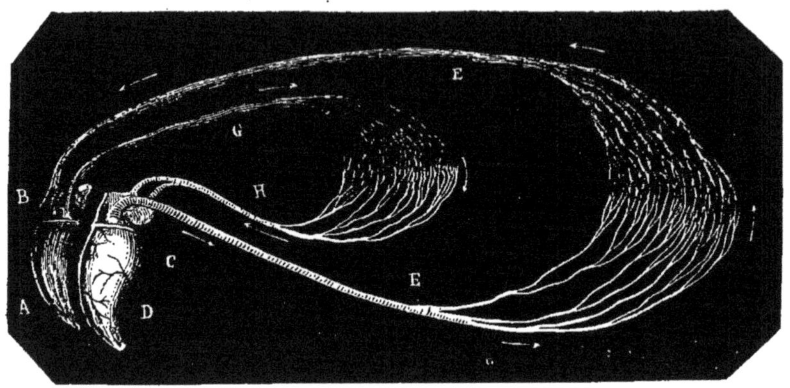

» Tous deux enfin ont pour élément commun une tunique mince, transparente, de nature séreuse, partout continue à elle-même et consolidée : sur leur partie convergente, par une couche fibreuse; sur leur partie divergente, par une couche de tissu élastique; et sur leur partie moyenne, par laquelle ils s'adossent pour former le *cœur* AB, CD, par une couche musculaire.

» Le *canal à sang blanc* se compose d'un seul ordre de vaisseaux, les *lymphatiques*, conduits à direction convergente, dont le tronc commun vient s'ouvrir dans le grand canal circulaire résultant de l'abouchement des canaux à sang rouge et à sang noir; le rapport qu'il affecte avec ces derniers est celui d'une tangente avec sa circonférence. » (Sappey.)

L'ensemble de ces trois canaux constitue l'*appareil de la circulation.*

Cet appareil comprend donc : 1° le *cœur*, organe central préposé à l'impulsion du sang; 2° un système de vaisseaux centrifuges, les *artères*, qui du cœur portent le sang dans les organes; 3° un système de vaisseaux centripètes, les *veines*, qui ramènent au cœur le fluide nourricier; 4° les *lymphatiques*, système centripète accessoire, chargé d'apporter la lymphe dans le cercle vasculaire sanguin.

(*) Fig. 146. — *Idée théorique du système circulatoire.* (Empruntée au *Traité de physiologie comparée des animaux domestiques*, par M. Colin. Paris, 1856, t. II, p. 251.)

PREMIÈRE SECTION.

DU CŒUR.

L'histoire du cœur comprendra : 1° une vue générale de l'organe ; 2° l'étude de sa conformation extérieure ; 3° sa disposition intérieure ; 4° l'indication de sa structure ; 5° la description du péricarde, cavité séreuse qui le contient ; 6° un aperçu de son rôle physiologique ; 7° les caractères spéciaux que cet organe présente chez les animaux domestiques qui n'appartiennent point à notre famille type, c'est-à-dire à l'ordre des Solipèdes.

1° Du cœur dans son ensemble (fig. 137. 147. 148).

Idée générale. — Le cœur, partie centrale de l'appareil circulatoire, représente une sorte de muscle creux, dont la cavité est divisée, par une épaisse cloison verticale, en deux poches parfaitement indépendantes. De ces deux poches contractiles, l'une, placée sur le trajet du sang noir, pousse ce fluide dans le poumon ; l'autre, située sur le trajet du sang rouge, le chasse dans toutes les parties du corps.

Chacune d'elles est subdivisée en deux compartiments superposés, par un étranglement circulaire, au niveau duquel existe une soupape membraneuse qui se soulève à certains moments donnés, et forme alors une cloison horizontale complète tendue entre les deux compartiments.

Le compartiment supérieur reçoit la partie convergente ou centripète du canal sanguin, c'est-à-dire les veines : on l'appelle *oreillette.* L'inférieur donne naissance à la partie divergente ou centrifuge du même canal : il prend le nom de *ventricule.*

Les cavités du cœur se distinguent en *droites* ou *antérieures*, et en *gauches* ou *postérieures*, à cause de leur position relative. Il y a donc : *une oreillette* et *un ventricule droits*, ce sont les deux poches à sang noir ; *une oreillette* et *un ventricule gauches*, situés sur le trajet du canal à sang rouge.

Situation. — Le cœur, renfermé dans un sac fibro-séreux qu'on désigne sous le nom de *péricarde*, est placé dans la poitrine entre les deux lames du médiastin, en regard des troisième, quatrième, cinquième et sixième côtes, en avant du diaphragme, qui le sépare des viscères abdominaux, au-dessus du sternum, qui semble le supporter, au-dessous de la colonne vertébrale, à laquelle il est suspendu au moyen des gros vaisseaux.

Forme et direction. — Le cœur présente la forme d'un conoïde renversé, légèrement déprimé d'un côté à l'autre, dont l'axe, obliquement dirigé de haut en bas et d'avant en arrière, se dévie légèrement à droite, à son extrémité supérieure.

Volume. — Sur un cheval de taille moyenne, le grand axe du cœur offre environ 26 centimètres de longueur ; le diamètre antéro-postérieur, mesuré près de la base, équivaut à 19 centimètres environ. Le diamètre latéral ne dépasse point 13 à 14 centimètres.

Capacité. — Il est fort difficile, pour ne pas dire impossible, d'obtenir une mesure exacte des cavités du cœur. Le raisonnement conduit à penser que les deux cœurs ont exactement la même capacité, et que cette capacité équivaut à 6 ou 7 décilitres en moyenne. Le chiffre que l'on obtient par la mensuration directe est bien plus considérable; mais alors le cœur se trouve distendu beaucoup plus que dans l'état physiologi que.

Poids. — Le poids du cœur varie avec la taille des animaux, et partant dans des proportions considérables. Il est en moyenne de 3 kilogrammes environ.

2° Conformation extérieure du cœur (fig. 147. 148).

Le conoïde représenté par le cœur est divisé par un sillon horizontal en deux parties inégales : l'une supérieure, comprenant les *oreillettes* ou la *masse auriculaire;* l'autre inférieure ou principale, formée par les *ventricules* ou la *masse ventriculaire.*

A. **Masse ventriculaire**. — C'est elle qui détermine la forme conoïde du cœur, dont elle constitue la plus grande partie. Grâce au léger aplatissement qui déprime l'organe dans le sens latéral, on peut y considérer une *face droite*, une *face gauche*, un *bord antérieur*, un *bord postérieur*, un *sommet*, une *base.*

La *face droite*, lisse et arrondie, est parcourue par un sillon vasculaire parallèle à l'axe du cœur, sillon qui partage cette face en deux sections : l'une antérieure, appartenant au ventricule droit ; l'autre postérieure, moins étendue, faisant partie du ventricule gauche (fig. 148).

La *face gauche*, disposée de la même manière, offre également, sur la limite des deux ventricules, un sillon, dont la direction croise légèrement d'arrière en avant et de haut en bas le grand diamètre du cœur, et qui est beaucoup plus rapproché du bord antérieur que du postérieur (fig. 147).

Ces deux faces répondent, par l'intermédiaire du péricarde ,aux plèvres et aux lobes pulmonaires, qui les séparent du thorax, excepté vers la partie moyenne et le sommet de l'organe, où ces faces se mettent directement en rapport avec les parois thoraciques, à travers l'échancrure pratiquée au bord inférieur du poumon, échancrure qu'on sait être plus prononcée à gauche qu'à droite.

Les *bords* sont épais, lisses et arrondis. L'*antérieur*, formé par le ventricule droit, est fortement oblique de haut en bas et d'avant en arrière ; il s'incline donc sur le sternum, plus ou moins suivant les sujets.

Le *bord postérieur*, beaucoup moins long que l'antérieur, affecte une direction à peu près verticale. Supérieurement, il est séparé du diaphragme par le poumon ; mais en bas, il est tout à fait rapproché de cette cloison musculeuse.

Le *sommet*, ou la pointe du cône ventriculaire, est mousse, légèrement arrondi, contourné à gauche, et formé en entier par le ventricule du cœur à sang rouge.

La *base* répond, à droite, en avant et en arrière, à la masse auriculaire ; elle laisse échapper, à gauche et un peu en avant, les deux troncs artériels aortique et pulmonaire.

B. **Masse auriculaire**. — Allongée d'avant en arrière, disposée en croissant au-dessus du côté droit de la base des ventricules, étranglée dans sa partie moyenne, sur la limite des deux oreillettes, la masse auriculaire présente à étudier *trois faces*, *deux extrémités* et *une base*.

La *face supérieure* est divisée, par un étranglement moyen, en deux sections con-

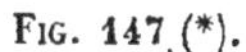

FIG. 147 (*).

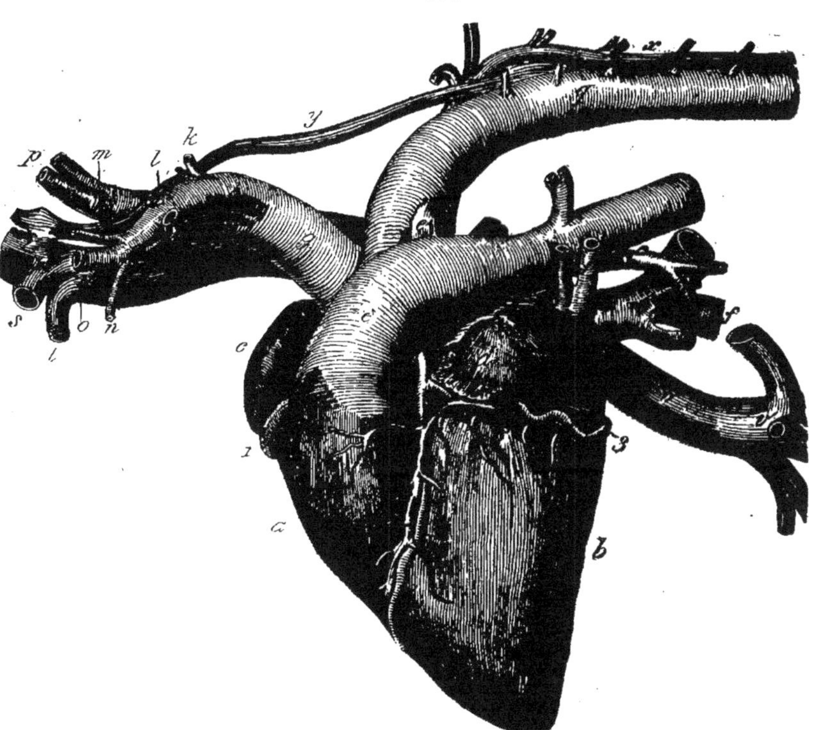

vexes qui répondent chacune à une oreillette. La section antérieure ou droite offre l'insertion des veines cave antérieure et azygos ; la postérieure ou gauche, celle des veines pulmonaires. La trachée, les bronches et l'artère pulmonaire passent au-dessus de cette face (fig. 147. 148).

La *face droite*, la plus étendue dans le sens antéro-postérieur, se divise comme la précédente, et est disposée d'une manière analogue. La partie droite ou antérieure

(*) Fig. 147. — *Le cœur et les principaux vaisseaux* (*face gauche*). — A. Ventricule droit. B. Ventricule gauche. C. Oreillette droite. D. Oreillette gauche. E. Artère pulmonaire. E'. Canal artériel oblitéré. F. Veines pulmonaires. G. Aorte antérieure. H. Artère axillaire gauche. I. Artère axillaire droite, ou tronc brachio-céphalique. J. Origine de l'artère dorsale. K. *Id.* de la cervicale supérieure. L. *Id.* de la vertébrale. M. *Id.* de la cervicale inférieure. N. *Id.* de la thoracique interne. O. *Id.* de la thoracique externe. P. Artères carotides. Q. Aorte postérieure. R. Veine cave antérieure. S. Tronc de la veine axillaire. T. *Id.* de la thoracique interne. U. *Id.* de la dorso-cervicale. V. Veine cave postérieure. V'. Embouchure des veines sus-hépatiques et diaphragmatiques. X. Veine azygos. Y. Canal thoracique. Z. Embouchure de ce vaisseau, placée vers l'origine de la veine cave antérieure. 1. Artère cardiaque droite. 2. Artère cardiaque gauche, 3. Branche auriculo-ventriculaire de cette dernière. 4. Sa branche ventriculaire. 5. Veine cardiaque.

reçoit, en arrière et en bas, l'insertion des veines cave postérieure, coronaire et bronchique (fig. 148).

La *face gauche*, concave d'avant en arrière, embrasse les troncs artériels qui s'échappent de la base du cœur.

Les *extrémités*, l'une *antérieure*, l'autre *postérieure*, constituent deux appendices détachés nommés *auricules*, lesquels se recourbent l'un vers l'autre en s'aplatissant de dessus en dessous. Le bord convexe de ces appendices est crénelé comme la crête d'un coq, plus ou moins suivant les sujets. Leur partie culminante s'avance jusqu'auprès de l'artère pulmonaire, au-dessus du tronc des vaisseaux cardiaques (fig. 147).

Fig. 148 (*).

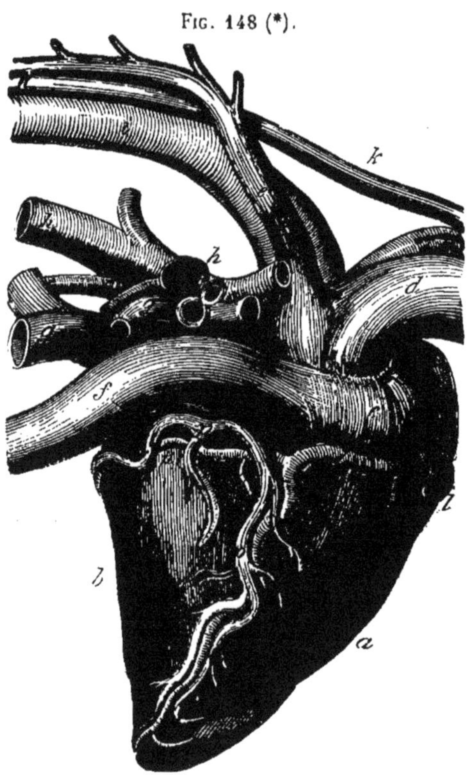

La *base* de la masse auriculaire, opposée à la base des ventricules, s'en trouve séparée sur sa périphérie par le sillon horizontal du cœur.

3° Conformation intérieure du cœur.

Préparation. — Il suffit de pratiquer une incision longitudinale en avant et en arrière de l'organe, pour pénétrer dans ses deux loges.

Si le cœur envisagé à l'extérieur représente un organe unique, il n'en est plus de même quand on le considère à l'intérieur. La cloison verticale qui le divise en deux poches biloculaires en fait réellement deux cœurs, l'un pour le sang noir, l'autre pour le sang rouge; nous étudierons successivement ces deux cavités en commençant toutefois par le septum qui les sépare.

A. Septum cardiaque. — La partie supérieure de ce septum, placée entre les deux oreillettes, prend le nom de *cloison inter-auriculaire*. La partie inférieure constitue la *cloison inter-ventriculaire*. — La première, mince et peu étendue, est traversée chez le fœtus par le *trou de Botal*. — La seconde, épaisse de plusieurs centimètres dans son centre, s'amincit un peu sur ses bords.

B. Cœur a sang noir. — Les deux loges superposées qui composent cette

(*) Fig. 148. — *Le cœur et les principaux vaisseaux* (*face droite*). — A. Ventricule droit. B. Ventricule gauche. C. Oreillette droite. D. Veine cave antérieure. E. Veine azygos. F. Veine cave postérieure. G, G. Veines pulmonaires. H, H. Divisions de l'artère pulmonaire. I. Aorte postérieure. J. Aorte antérieure. K. Canal thoracique. L. Artère cardiaque droite. M. Sa branche verticale ou ventriculaire. N. Sa branche horizontale ou auriculo-ventriculaire. O. Branche ventriculaire de la veine cardiaque. P. Branche auriculo-ventriculaire de la même.

poche sont situées en avant et à droite : aussi les appelle-t-on indifféremment *cavités antérieures* ou *droites* du cœur ; mais elles sont plus connues sous ce dernier nom, quoique le premier leur convienne beaucoup mieux en anatomie vétérinaire.

Ventricule droit. — Le ventricule droit représente un cône creux, dont la coupe horizontale ressemble à un croissant, le plan postérieur de ce ventricule étant comme refoulé dans la cavité par le ventricule gauche.

Cette cavité offre *deux parois, un sommet, une base.*

Parois. — La *paroi antérieure* est concave ; son épaisseur, plus considérable en haut qu'en bas, équivaut à 15 millimètres en moyenne. — La *paroi postérieure* est convexe et formée par la cloison inter-ventriculaire.

Toutes deux sont hérissées de colonnes charnues que nous commencerons par examiner d'une manière générale, parce qu'on les retrouve dans les quatre loges du cœur. Ces colonnes charnues sont de trois ordres : — les unes, appelées *piliers du cœur*, épaisses et courtes, fixées par leur base aux parois des ventricules, ont un sommet libre sur lequel s'implantent des cordages tendineux, qui viennent de la valvule auriculo-ventriculaire ; — celles de la deuxième espèce, libres dans leur partie moyenne, s'attachent par leurs deux extrémités aux parois du cœur ; — les troisièmes adhèrent dans toute leur longueur au tissu cardiaque, sur lequel elles sont comme sculptées en relief.

Dans le ventricule droit, on trouve deux colonnes de la première espèce, ou deux piliers, rarement trois : l'une sur la paroi antérieure, l'autre sur la postérieure. — Les colonnes du deuxième ordre sont au nombre de deux ou trois principales, étendues d'une paroi à l'autre, ou attachées sur deux points différents de la même paroi. Il en existe un nombre assez considérable de petites, entremêlées aux colonnes de la troisième espèce. — Celles-ci, abondantes surtout dans les angles de réunion des deux faces, s'entrecroisent de mille manières, et forment des aréoles en réseau d'une disposition plus ou moins compliquée.

Sommet. — Le *sommet* du ventricule droit ne descend pas jusqu'à la pointe du cœur ; il en est distant de 4 centimètres environ.

Base. — Elle est percée de deux grandes ouvertures : l'*orifice auriculo-ventriculaire* et l'*orifice pulmonaire.*

Orifice auriculo-ventriculaire. — Placé au niveau de l'étranglement qui partage le cœur droit en deux compartiments superposés, cet orifice, très largement béant et presque régulièrement circulaire, fait communiquer ces deux compartiments, c'est-à-dire l'oreillette et le ventricule. Il est pourvu d'un repli valvuleux, chargé de boucher exactement l'orifice quand le ventricule se contracte pour chasser le sang dans le poumon, et appelé *valvule tricuspide* ou *triglochine*, à cause de sa forme. Cette valvule offre : 1° un bord supérieur, attaché sur tout le pourtour de l'orifice auriculo-ventriculaire ; — 2° un bord inférieur, libre, découpé en trois festons par trois profondes échancrures, et fixé aux parois ventriculaires, sur le sommet des piliers charnus principalement, au moyen de cordages tendineux qui se ramifient en arrivant à la valvule : l'un de ces festons, plus développé que les autres, est placé sur la limite de l'orifice auriculo-ventriculaire et de l'orifice pulmonaire ; il constitue ainsi une espèce de cloison verticale qui partage la cavité ventriculaire, vers sa base, en deux compartiments, l'un droit ou auriculaire, l'autre gauche ou artériel ; les autres festons sont appliqués sur les parois antérieure et postérieure du ventricule ; — 3° une face externe, recevant l'insertion d'un grand nombre de cordes tendineuses ; — 4° une face interne, qui devient supérieure quand la valvule se relève pour boucher l'orifice, et qui constitue alors le plancher de la cavité auriculaire.

Orifice pulmonaire. — Cet orifice représente l'embouchure de l'artère pulmonaire. Situé en avant et à gauche du précédent, sur un plan un peu plus élevé, il occupe le sommet d'une sorte d'infundibulum que forme le compartiment gauche du ventricule en se prolongeant par en haut. Il est parfaitement circulaire, plus petit que l'artère à laquelle il donne naissance, plus petit également que l'ouverture auriculo-ventriculaire, qui s'en trouve séparée par une sorte d'éperon musculeux, sur lequel s'attache le feston principal de la valvule tricuspide.

L'orifice pulmonaire est garni de *trois valvules*, dites *sigmoïdes*, suspendues à l'entrée de l'artère pulmonaire, d'après une remarque fort ingénieuse, comme trois nids de pigeon réunis en triangle. Ces valvules, remarquables par une grande minceur, qui ne nuit en rien à leur solidité, présentent : un bord externe, convexe, attaché sur le pourtour de l'orifice et sur les parois de l'artère pulmonaire ; un bord libre, droit quand on le tend, concave quand il est abandonné à lui-même, pourvu quelquefois dans son milieu d'un petit noyau fort dur, le *nodule d'Arantius ;* une face supérieure concave ; une face inférieure convexe. Les valvules sigmoïdes se relèvent et s'appliquent sur les parois du vaisseau dont elles garnissent l'entrée, quand le ventricule entre en contraction pour envoyer le sang veineux dans le poumon. Lorsque cette contraction cesse, elles s'abaissent et s'adossent les unes contre les autres, par la partie de leur face inférieure qui avoisine leur bord libre, pour s'opposer au reflux du sang dans la cavité ventriculaire (1).

Oreillette droite. — La cavité de l'oreillette droite représente une sorte de couvercle fortement concave, qui surmonte l'orifice auriculo-ventriculaire, et est prolongé antérieurement par un cul-de-sac recourbé. Elle offre à étudier ce *cul-de-sac antérieur*, une *paroi postérieure*, une *paroi externe*, une *paroi interne*, une *paroi supérieure* ou *plafond*, et l'*orifice auriculo-ventriculaire* qui occupe en entier le *plancher* de la cavité. Cet orifice ayant déjà été décrit, nous n'avons point à nous en occuper ici.

Le *cul-de-sac antérieur* est creusé dans l'auricule ; il est divisé, par un grand nombre de colonnes charnues de la deuxième et de la troisième espèce, en aréoles profondes d'une disposition compliquée.

(1) On a répété à satiété que l'occlusion des orifices artériels résulte de la juxtaposition du *bord libre* des valvules sigmoïdes ; on a même fait jouer dans cette occlusion un rôle au petit nodule que présente ce bord vers son milieu, ce nodule ayant été considéré comme chargé de boucher l'espace triangulaire central qu'interceptent alors les trois valvules. En pénétrant avec le doigt dans l'artère pulmonaire, chez l'animal vivant, pour explorer le jeu de ces replis membraneux, on reconnaît aisément qu'ils se mettent en contact par une grande partie de leur face convexe, et non pas seulement par leur bord libre. Cette disposition est telle qu'on réussit difficilement à produire une insuffisance en maintenant avec le doigt l'une des valvules relevée contre les parois du vaisseau : les autres viennent chercher le doigt, et s'appliquent autour de lui en fermant exactement l'orifice.

La *paroi postérieure* répond à la cloison inter-auriculaire; elle est lisse et creusée ordinairement d'un cul-de-sac oblique plus ou moins profond, trace du trou de Botal. Ce cul-de-sac, appelé *fosse ovale*, n'est séparé de la cavité auriculaire gauche que par une mince membrane, vestige de la valvule qui circonscrit chez le fœtus l'ouverture inter-auriculaire.

La *paroi externe* est aréolaire et percée tout à fait en arrière et en bas de deux orifices : l'un, le plus vaste, est l'embouchure de la veine cave postérieure; l'autre, celle de la grande veine coronaire. Tous deux sont privés de valvules ; mais il en existe à une petite distance dans la veine coronaire. La veine bronchique s'ouvre quelquefois isolément à côté de celle-ci.

La *paroi interne* est lisse.

La *paroi supérieure*, ou le *plafond* de l'oreillette, offre l'embouchure de la veine cave antérieure et celle de la veine azygos, celle-ci seule pourvue de valvules qui ne sont même point constantes. Sur cette paroi encore se remarquent, en avant, des aréoles séparées par des colonnes charnues.

L'épaisseur des parois de l'oreillette droite est rendue fort irrégulière par les reliefs sculptés sur la face interne de cette cavité. Dans quelques points, cette épaisseur atteint 1 centimètre ; dans d'autres, et c'est au niveau des petits culs-de-sac formés par le fond des aréoles, elle est tellement réduite, quelquefois, que les parois auriculaires semblent exclusivement constituées par l'adossement des membranes séreuses externe et interne.

C. Cœur a sang rouge. — Il est encore appelé *cœur postérieur*, et plus souvent *cœur gauche*, parce qu'il est situé en arrière et à gauche du cœur à sang noir. Sa disposition générale rappelle du reste exactement celle de ce dernier réceptacle.

Ventricule gauche. — C'est une cavité cylindro-conique dont la coupe transversale donne la figure d'un cercle irrégulier. — Ses *parois* atteignent 3 à 4 centimètres d'épaisseur, excepté vers la pointe du cœur, où elles offrent une minceur extrême ; elles sont moins réticulées que celles du ventricule droit ; on y remarque plusieurs colonnes de la deuxième espèce et deux énormes piliers charnus : l'un externe, l'autre interne, pour l'attache des tendons de la valvule auriculo-ventriculaire. — Le *sommet* de la cavité forme un cul-de-sac aréolaire qui occupe la pointe du cœur. — La *base* est percée d'un orifice auriculo-ventriculaire, et d'un orifice artériel dit aortique. — L'*orifice auriculo-ventriculaire*, exactement semblable à celui du ventricule droit, est garni d'une membrane circulaire, appelée *valvule mitrale*, parce qu'elle est découpée en plusieurs festons, dont deux principaux, l'un antérieur, l'autre postérieur, simulant dans leur ensemble les deux valves d'une mitre d'évêque ; le feston antérieur, le plus grand, attaché sur la limite des deux orifices, isole de la cavité du ventricule un diverticulum qui répond de tous points à l'infundibulum pulmonaire ; le feston postérieur s'applique sur les parois du ventricule ; entre les deux existent d'habitude deux festons secondaires qui portent le nombre total à quatre ; souvent il n'existe qu'un seul repli accessoire, situé du côté droit et passablement développé : la valvule est alors tricuspide comme celle du cœur à sang noir. Quelquefois on trouve du côté gauche deux de ces replis rudimentaires, c'est-à-dire cinq festons en tout. — L'*orifice aortique*, ainsi nommé parce qu'il constitue l'origine de l'artère aorte, se trouve en avant et à gauche de l'ouverture auriculo-ventriculaire, dont il n'est séparé que par un fort mince éperon musculeux, sur lequel s'attache le bord adhérent du grand feston de la valvule mitrale. Il ne diffère en rien de l'orifice pulmonaire et se trouve pourvu, comme lui, de *trois valvules sigmoïdes.*

Oreillette gauche. — Elle forme, comme l'oreillette droite, une sorte de couvercle au-dessus de l'orifice auriculo-ventriculaire. Lisse en arrière, en avant, en dedans et en dehors, la cavité de cette oreillette présente un cul-de-sac réticulé qui occupe l'auricule, et une paroi supérieure, également aréolaire, percée de quatre à huit orifices, embouchures des veines pulmonaires ; ces orifices ne sont point garnis de valvules.

4° Structure du cœur.

Préparation. — Avant de procéder à la dissection des fibres charnues du cœur, il est indispensable de tenir ce viscère dans l'eau bouillante pendant une demi-heure ou trois quarts d'heure.

Le tissu musculeux qui forme le cœur s'appuie sur une charpente fibreuse disposée en anneaux au pourtour des orifices auriculo-ventriculaires et artériels ; il reçoit des vaisseaux et des nerfs ; tapissé, sur la face interne des cavités intérieures de l'organe, par deux séreuses indépendantes, il est enveloppé extérieurement d'une membrane de même nature. *Charpente annulaire*, *tissu musculaire propre*, *vaisseaux et nerfs*, *tuniques séreuses* : tels sont donc les éléments qui entrent dans l'organisation du cœur.

A. Anneaux fibreux. — Encore appelés *zones fibreuses* du cœur, ces anneaux sont au nombre de quatre, un pour chacun des orifices percés à la base de la masse ventriculaire.

Les *deux zones artérielles* constituent deux anneaux complets, non pas disposés circulairement au pourtour des orifices pulmonaire et aortique, mais divisés en trois festons réguliers à concavité supérieure et interne, qui répondent à l'insertion des trois valvules sigmoïdes. Ces zones se continuent par leur contour supérieur et externe avec les parois des artères, dont elles ne se distinguent, du reste, que par leur couleur blanche grise et leur peu d'extensibilité, le tissu artériel étant jaune et très élastique. Leur contour interne et inférieur envoie trois minces prolongements dans la duplicature séreuse des valvules sigmoïdes.

Les *zones auriculo-ventriculaires* n'entourent point complétement les orifices qu'elles circonscrivent : ce sont des tendons aplatis, brillants, nacrés, adossés l'un contre l'autre au niveau de la cloison inter-ventriculaire et contre l'anneau aortique, lesquels tendons se contournent à droite et à gauche autour des orifices auriculo-ventriculaires, mais sans se rejoindre tout à fait par leurs extrémités, qui se perdent par plusieurs fibrilles dans le tissu musculaire des ventricules. Par en haut, ces zones donnent attache aux fibres charnues des oreillettes ; par en bas, aux faisceaux ventriculaires. Leur bord interne et inférieur se prolonge dans les valvules mitrale et tricuspide, et se continue, par l'intermédiaire de ces valvules, avec les cordages tendineux fixés aux parois des ventricules. On voit même quelques-uns de ces cordages, les plus forts généralement, s'insérer directement sur les zones auriculo-ventriculaires.

Il est à remarquer qu'on trouve constamment chez les Solipèdes, dans le point d'adossement des zones aortique et auriculo-ventriculaires, un noyau cartilagineux plus ou moins développé, qui se transforme chez les grands ruminants en un os véritable.

B. TISSU MUSCULAIRE. — Le tissu musculaire dont est composée la masse du cœur appartient au système de la vie organique, puisqu'il entre en contraction sans la participation de la volonté. Cependant il est formé de fibres rouges striées, qui ne diffèrent en rien des fibres musculeuses de la vie animale ; il y a donc là une exception fort remarquable aux lois de l'organisation. Cette exception, dont on a déjà vu un exemple dans l'œsophage, peut s'expliquer jusqu'à un certain point par la nature des usages dévolus au tissu charnu du cœur : chargé de projeter le sang dans les arbres artériels par des contractions successives, brusques, instantanées, vigoureuses, cet organe n'eût point été apte, probablement, à exécuter de pareils mouvements s'il eût été composé de fibres organiques, puisque partout où ces fibres existent, nous les voyons entrer en action d'une manière calme, lente et prolongée.

Il est encore digne de remarque qu'entre ces fibres on trouve si peu de tissu cellulaire interposé, que la plupart des anatomistes nient absolument l'existence de ce tissu.

Voici quelle est la disposition des faisceaux charnus du cœur, considérés successivement dans les ventricules et les oreillettes.

1° **Fibres des ventricules.** — D'après la remarque de Winslow, on peut comparer les ventricules, au point de vue de l'arrangement des fibres qui les constituent essentiellement, à *deux sacs musculeux inclus dans un troisième*, c'est-à-dire que chaque ventricule est formé de *fibres musculaires propres*, recouvertes extérieurement par une couche de *fibres unitives* qui enveloppent en commun les deux ventricules.

a. Fibres propres des ventricules. — Elles représentent dans leur ensemble, pour chaque cavité, un conoïde creux percé à ses deux extrémités : à l'extrémité supérieure, par les orifices auriculo-ventriculaire et artériel ; à l'extrémité inférieure, par une ouverture qui admet les fibres réfléchies de la couche commune. Toutes forment des anses attachées, par leurs extrémités, au pourtour des orifices supérieurs, sur les zones fibreuses, et enroulées plus ou moins obliquement autour de l'axe des ventricules. C'est de l'adossement du système gauche et du système droit que résulte la cloison inter-ventriculaire.

b. Fibres unitives des ventricules. — Ces fibres sont disposées en une coque extérieure, dans laquelle sont contenues les fibres propres. Elles partent des zones fibreuses de la base du cœur, et descendent vers le sommet de l'organe : celles du côté droit, en s'inclinant en avant ; les antérieures, en suivant la direction du grand axe des ventricules ; celles de la face gauche, en se dirigeant de haut en bas et d'avant en arrière ; les postérieures, en s'enroulant de gauche à droite autour du ventricule à sang rouge. Arrivées près de la pointe du cœur, elles se contournent de gauche à droite et d'avant en arrière, en formant une spire tourbillonnante, puis se réfléchissent de bas en haut pour pénétrer dans les ventricules, par l'extrémité inférieure de ceux-ci, s'étaler dans chacun d'eux à la face interne du plan de fibres propres, et remonter jusqu'aux zones fibreuses de la base du cœur, sur lesquelles on les voit se terminer. Quelques-unes de ces fibres réfléchies se disposent en relief pour constituer les piliers charnus, et gagnent les zones auriculo-ventriculaires par l'intermédiaire des cordages tendineux qui relient directement ces anneaux fibreux avec le sommet des colonnes musculeuses.

Telle est la disposition générale des fibres unitives des ventricules. Ces fibres forment donc un plan superficiel et un plan profond ou réfléchi, entre lesquels sont compris les faisceaux propres à chaque poche ventriculaire.

2° **Fibres des oreillettes.** — Les fibres des oreillettes sont ou communes aux deux cavités, ou propres à chacune d'elles.

Les *fibres unitives* constituent deux minces bandelettes, l'une droite, l'autre gauche, se portant d'une oreillette sur l'autre.

Les *fibres propres* se divisent en plusieurs faisceaux, quelques-uns disposés en anneaux autour de l'orifice auriculo-ventriculaire, d'autres en anses entrecroisées, les derniers en sphincters qui entourent les embouchures des veines.

C. Vaisseaux et nerfs du cœur. — Le sang est distribué au tissu musculaire du cœur par deux gros vaisseaux qui émanent directement du tronc aortique, les *artères coronaires*, auxquelles correspondent une seule veine importante et quelques veinules accessoires qui viennent des parois du ventricule droit. — Les *lymphatiques* se jettent dans le groupe de ganglions placé près de la base du cœur. — Les *nerfs* émanent du grand sympathique et du pneumogastrique.

D. Membranes séreuses du cœur. — Ces membranes sont au nombre de trois : deux internes, ou les *endocardes*, dont une occupe les cavités droites, et l'autre les cavités gauches ; une externe, dépendance du sac fibro-séreux qui contient le cœur.

1° *Séreuses internes ou endocardes.* — Ces deux membranes, indépendantes comme les cavités qu'elles revêtent, s'étalent sur les parois auriculaires et ventriculaires, en recouvrant les colonnes charnues ou tendineuses attachées sur ces parois, et se prolongent dans les veines et les artères pour constituer la tunique interne de ces vaisseaux. Au niveau des orifices auriculo-ventriculaires et artériels, elles forment une duplicature pour les valvules qui garnissent ces orifices. Ces valvules sont donc dues à la projection d'un repli circulaire des endocardes, repli entre les deux lames duquel s'insinue un mince prolongement des zones fibreuses de la base du cœur. Dans les valvules auriculo-ventriculaires, on retrouve encore, sous la lame interne ou supérieure, des fibres charnues fournies par les oreillettes.

L'endocarde du cœur droit reflète une teinte rougeâtre, plus foncée dans le ventricule. Cette teinte est légèrement jaunâtre dans le cœur gauche, surtout sur les parois auriculaires, ce qu'il faut attribuer à la présence d'une légère couche de tissu fibreux jaune, qui double la face adhérente de la membrane.

2° *Séreuse externe.* — C'est le feuillet viscéral de la membrane interne du péricarde, dont la description suit.

5° Du péricarde (fig. 137, C).

Préparation. — Placer l'animal en deuxième position, et enlever les côtes sternales, en les séparant de leurs cartilages, puis en luxant les articulations costo-vertébrales. Cette préparation permet d'étudier la situation et la disposition générale du cœur et du péricarde. Pour examiner à l'aise la disposition réciproque de ces deux parties, il faudra les extraire de la cavité thoracique en détachant par arrachement l'insertion sternale du péricarde.

Le péricarde, ou la séreuse propre du cœur, est un sac membraneux qui renferme ce viscère, le fixe dans la cavité thoracique, et favorise ses mouvements par le poli de sa surface.

Ce sac est formé d'un feuillet fibreux, en dedans duquel se trouve étalée une membrane séreuse divisée en deux parties, l'une pariétale, l'autre viscérale.

Le *feuillet fibreux* du péricarde présente à peu près la forme générale du cœur. — Sa *surface interne* est tapissée par le feuillet pariétal de la membrane séreuse. — La *surface externe* répond aux deux lames du médiastin. — Son *sommet*, déprimé d'un côté à l'autre et allongé d'avant en arrière, s'attache solidement sur la face supérieure du sternum, depuis la quatrième côte jusqu'à l'origine de l'appendice xiphoïde. — Par sa *base*, il se fixe sur les gros vaisseaux qui arrivent au cœur ou qui en sortent, en se continuant avec leur gaîne celluleuse, et envoie quelques fibres jusque sur le muscle long du cou.

La *membrane séreuse du péricarde* a été comparée fort heureusement, par Bichat, à un bonnet de coton, dont la partie externe représenterait le feuillet pariétal, et la partie rentrée le feuillet viscéral de cette membrane.—La *lame pariétale* adhère de la manière la plus intime à la face interne du feuillet fibreux ; on la voit se réfléchir, pour former la partie viscérale, autour des artères pulmonaire et aorte, à une certaine distance de leur origine, et sur les veines caves et pulmonaires. — La *lame viscérale* enveloppe en commun les deux troncs artériels, recouvre une petite partie des veines caves, de l'antérieure surtout, tapisse les veines pulmonaires, à leur insertion seulement, et descend ensuite sur les oreillettes et les ventricules. La face libre de cette lame se met en contact avec celle du feuillet pariétal. La face adhérente est appliquée sur le tissu du cœur ou des gros troncs vasculaires, excepté au niveau des sillons horizontal et verticaux, où la membrane séreuse repose sur les vaisseaux coronaires, et sur un amas de tissu adipeux, qu'on trouve constamment accumulé sur le trajet de ces vaisseaux.

Chez l'animal vivant, la cavité du péricarde n'est jamais remplie entièrement par le cœur, dont les mouvements sont ainsi rendus beaucoup plus libres. Du reste, comme elle ne contient point de gaz ni une sensible proportion de liquide (1), ses parois sont immédiatement appliquées sur la surface du cœur.

(1) Chez les chevaux en santé, l'humeur exhalée dans le péricarde est à peine suffisante pour mouiller et lubrifier la surface libre de la membrane séreuse. Mais chez les bêtes usées et affaiblies par l'âge, les privations ou la maladie, il est rare de ne point voir cette humeur accumulée en plus ou moins grande quantité. Il est bien entendu que cette constatation, pour avoir quelque valeur, doit être faite *immédiatement* après la mort, car l'accumulation de liquide dans les cavités séreuses par exhalation cadavérique est un fait commun à tous les animaux, quels qu'ils soient.

Le sang arrive au péricarde par les artères médiastines. Les parois de ce sac membraneux reçoivent quelques nerfs sympathiques.

6° Action du cœur.

Le cœur a pour fonction d'entretenir le mouvement circulatoire du sang par les contractions rhythmiques des deux poches dont il est creusé. La poche droite envoie au poumon le fluide sanguin, qui revient ensuite dans la poche gauche. Celle-ci lance ce même fluide dans toutes les parties du corps, d'où il est ramené au cœur droit.

Ces contractions ont lieu simultanément dans les deux compartiments cardiaques.

En prenant le cœur au moment où il est en repos, c'est-à-dire dans l'intervalle de deux contractions, on s'assure que ses deux poches se remplissent rapidement du sang qui afflue par les orifices veineux. Lorsque la réplétion est suffisante, les oreillettes se resserrent légèrement en poussant une partie du fluide qu'elles renferment dans les ventricules, et ceux-ci se contractent immédiatement après, pour chasser le sang dans les arbres artériels. Ce passage du sang dans les artères est un effet nécessaire de la contraction des ventricules, parce qu'au moment de cette contraction, les valvules auriculo-ventriculaires se relèvent et empêchent ainsi le reflux du sang dans les oreillettes ; ce liquide est alors forcé de suivre la voie des orifices artériels, dont les valvules s'écartent sous l'effort impulsif communiqué aux colonnes sanguines. Quand le cœur revient au repos, ces valvules s'abaissent, empêchent le retour du sang dans les cavités ventriculaires, tandis que les valvules mitrale et tricuspide s'affaissent contre les parois de ces cavités, et permettent ainsi de nouveau le passage du sang par les orifices auriculo-ventriculaires.

On désigne par le nom de *systole* l'état de contraction des cavités du cœur, et par celui de *diastole*, le repos ou le relâchement de leur tissu. Il y a donc pour chaque révolution du cœur : 1° *diastole générale* de l'organe, pendant laquelle se remplissent les deux cavités cardiaques par l'afflux du sang veineux ; 2° *systole des oreillettes*, ayant pour effet d'achever la réplétion des ventricules ; 3° *systole des ventricules*, poussant le sang dans les systèmes artériels ; après quoi survient une nouvelle période de diastole générale.

7° Du cœur chez les animaux domestiques autres que les solipèdes.

Il n'y a point de différences bien sensibles entre le cœur des Solipèdes et celui des autres animaux domestiques.

Chez le **Bœuf**, on trouve deux petits os dans l'épaisseur de la zone aortique. L'un, le plus grand, est placé à droite, dans le point où l'anneau artériel s'adosse aux zones auriculo-ventriculaires ; l'autre, situé à gauche, n'est peut-être point constant. On rencontre de plus, sur le cône ventriculaire, chez ce même animal, ainsi que dans le **Mouton** et la **Chèvre**, trois sillons, dont un accessoire, qui rampe derrière le ventricule gauche.

Chez le **Chien** et le **Chat**, le cœur, beaucoup plus oblique d'avant en arrière que dans les Solipèdes, est presque couché sur la face supérieure du sternum. Aussi le péricarde se fixe-t-il par son sommet sur le centre aponévrotique du diaphragme.

Dans le **Porc**, le péricarde s'attache à la fois sur le sternum et le diaphragme.

SECTION DEUXIÈME.

DES ARTÈRES.

CHAPITRE PREMIER.

CONSIDÉRATIONS GÉNÉRALES.

On donne le nom d'*artères* aux vaisseaux centrifuges, c'est-à-dire à ceux qui portent le sang du cœur aux organes.

Ces vaisseaux procèdent du cœur par deux troncs, parfaitement indépendants chez l'animal adulte, et naissant, l'un du ventricule droit, l'autre du ventricule gauche.

Le premier de ces troncs, affecté au transport du sang noir, constitue l'*artère pulmonaire*. Le second est destiné au sang rouge : c'est l'*artère aorte*. Il existe donc deux groupes d'artères : le *système pulmonaire* et le *système aortique*.

Forme d'ensemble. — Simples à leur point de départ, les deux systèmes artériels se divisent bientôt en troncs moins volumineux, subdivisés eux-mêmes en canaux successivement décroissants, qui finissent par se réduire à un diamètre extrêmement ténu. En un mot, les troncs artériels présentent la disposition ramescente des arbres qui appartiennent à l'embranchement des plantes dicotylédones. Il est à remarquer que le volume total des troncs secondaires l'emporte sur celui du tronc primitif, et que le même rapport existe entre les dimensions respectives des branches et de leurs rameaux, jusqu'aux divisions ultimes de l'artère. En ramenant par la pensée toutes les ramifications d'un même système à un canal unique, on trouverait donc que ce canal irait sans cesse en s'élargissant de son origine à sa terminaison, et qu'il représenterait un cône creux dont le sommet répondrait au cœur.

Forme des tubes artériels. — Chaque tube artériel affecte une forme régulièrement cylindrique, quel que soit son volume ; quand on mesure le diamètre de ces vaisseaux à leur origine et à leur terminaison entre deux rameaux collatéraux, on ne constate point de différence sensible.

Mode d'origine. — Les rameaux artériels se détachent angulairement des branches-mères qui leur donnent naissance. Tantôt l'angle de séparation est plus ou moins aigu (c'est le cas le plus commun), tantôt il est droit et tantôt obtus. On conçoit que l'ouverture de cet angle exerce une influence assez prononcée sur le cours du sang ; par exemple, le sang d'un vaisseau principal, en s'engageant dans la lumière d'un vaisseau secondaire qui naît du premier à angle obtus, éprouvera un ralentissement notable, à cause du changement de direction qu'il est obligé de subir ; au contraire, la vitesse du sang ne sera point modifiée d'une manière appréciable dans les vaisseaux qui se séparent de leur tronc d'origine en formant avec lui un angle très aigu.

Trajet. — Dans le trajet parcouru par une artère, il importe de considérer la *situation* occupée par le vaisseau, sa *direction*, ses *rapports*, et les *anastomoses* qui le font communiquer avec les vaisseaux voisins.

Situation. — Les artères tendent constamment à s'éloigner des parties superficielles pour se loger parmi les parties profondes, et se dérober ainsi à l'action des causes vulnérantes extérieures; tendance d'autant plus prononcée que les artères ont un volume plus considérable, et qui cesse de se manifester dans les ramuscules de peu d'importance. Ces vaisseaux occupent donc, soit les grandes cavités du tronc, soit les interstices profonds de la face interne des membres ; et quand ils franchissent une articulation, c'est toujours du côté de la flexion.

Direction. — Les artères sont tantôt rectilignes, et tantôt plus ou moins flexueuses. Cette dernière disposition a évidemment pour usage d'empêcher la dilacération des vaisseaux dans les organes susceptibles d'allongement et de raccourcissement, ainsi qu'on le remarque pour la langue, ou de modérer l'impétuosité de l'afflux sanguin, comme dans les carotides internes.

En général, les artères sont parallèles à l'axe du tronc et des membres.

Rapports. — Dans leur trajet, les artères peuvent se mettre en rapport avec les viscères, les nerfs, les muscles, les os, la peau, le tissu cellulaire.

a. Sur presque tous les points de l'économie, les artères entretiennent avec les veines les rapports les plus intimes : tantôt avec deux de ces vaisseaux, et alors l'artère est placée entre eux ; tantôt avec un seul, qui est toujours plus superficiel.

b. Les artères sont ordinairement accompagnées par des cordons nerveux du système cérébro-spinal ou du système ganglionnaire. Ceux qui appartiennent à cette dernière catégorie se distinguent par l'enlacement réticulaire qu'ils forment autour des artères viscérales.

c. Logées pour la plupart dans les interstices des muscles, les artères affectent avec ces organes des rapports fort importants à connaître au point de vue chirurgical. Quelques-uns de ces muscles marchent parallèlement aux artères importantes, et ont été désignés pour cette raison sous le nom de *muscles satellites ;* ils servent de guide au chirurgien dans la recherche des artères, par le relief plus au moins saillant qui révèle leur présence sous la peau.

Il est digne de remarque que les artères ne sont point comprises dans les gaînes fibreuses qui enveloppent les muscles ; ces vaisseaux occupent presque toujours, avec les nerfs qui les suivent, des loges spéciales résultant de l'adossement de plusieurs gaînes aponévrotiques ; quand ils traversent l'épaisseur d'un muscle, ce qui arrive quelquefois, ils sont entourés par une arcade ou un anneau fibreux, qui les protége contre l'action compressive exercée par la contraction musculaire, cette arcade ou cet anneau recevant par sa convexité l'insertion des fibres du muscle.

d. Rien n'est plus commun que de voir les artères en rapport direct avec les os: témoins l'aorte, les intercostales, etc. Il n'est pas rare non plus de rencontrer une couche charnue plus ou moins épaisse entre les artères et les pièces du squelette. Dans tous les cas, la connaissance des connexions des artères avec les os importe au chirurgien, car elle lui permet d'interrompre temporairement la circulation dans ces vaisseaux, en exerçant une pression extérieure sur les points de leur trajet qui répondent aux pièces osseuses, et en obturant ainsi leur calibre par aplatissement.

e. En vertu de leur situation profonde, les artères sont, en général, éloignées de la peau; il en est cependant qui rampent presque immédiatement sous la face interne de cette membrane; celles-là ne se trouvent qu'à la tête et aux extrémités.

f. Enfin toutes les artères sont enveloppées d'une couche de tissu cellulaire, qui leur forme une sorte de gaîne, généralement difficile à déchirer avec le seul secours des doigts, et à isoler des parties avoisinantes, des veines principalement. Ce tissu cellulaire, plus ou moins abondant suivant les régions, est toujours assez lâche pour permettre aux artères de rouler et de se déplacer avec la plus grande facilité, et de fuir ainsi sous l'effort des corps vulnérants introduits accidentellement dans les tissus.

Anastomoses. — Très souvent les branches artérielles sont reliées entre elles par des communications qui ont reçu le nom d'*anastomoses*, et qui assurent la distribution du sang en la régularisant. On distingue:

1° Des *anastomoses par convergence*, formées par deux vaisseaux qui se joignent angulairement, à leur extrémité terminale, pour constituer un troisième tronc plus volumineux.

2° Des *anastomoses en arcade* ou *par inosculation*, dues à l'abouchement de deux branches qui s'infléchissent l'une vers l'autre, se rencontrent et se réunissent en formant un canal unique et curviligne.

3° Des *anastomoses par communication transversale*, représentées par des rameaux jetés transversalement entre deux artères parallèles.

4° Des *anastomoses mixtes ou composées*, dans lesquelles ou retrouve une combinaison des différents types indiqués plus haut.

Mode de distribution. — Les branches qu'une artère distribue dans les organes environnants se distinguent en *terminales* et en *collatérales:*

Les troncs artériels, après avoir accompli un certain trajet, se divisent en plusieurs branches, presque toujours deux, artères nouvelles qui continuent le vaisseau primitif, et prennent le nom de *branches terminales*, parce qu'elles commencent, en effet, à l'extrémité terminale de ce vaisseau.

Quant aux *branches collatérales*, elles naissent à diverses hauteurs sur le trajet même des artères, en s'échappant latéralement.

Cette distinction n'est pas toujours facile à établir, et est loin d'avoir une valeur absolue; elle a cependant son importance, car elle facilite beaucoup les descriptions.

Terminaison. — Les artères se terminent dans l'épaisseur des tissus par des ramuscules excessivement ténus, fort nombreux, et si fréquemment anastomosés entre eux qu'ils se disposent en un plexus ou réseau microscopique à mailles très serrées. L'ensemble de ces ramuscules représente le *système capillaire*. En se reconstituant, de proche en proche, en rameaux de plus en plus considérables, ils donnent naissance aux veines. Le *système capillaire* n'est donc qu'un lacis de canaux microscopiques intermédiaires aux veines et aux artères.

Dans les tissus érectiles, le mode de terminaison est différent : les artérioles s'ouvrent directement au sein des cellules placées à l'origine des veines, sans passer par l'intermédiaire d'un réseau capillaire.

STRUCTURE. — Les parois des artères offrent une certaine rigidité, qui permet à ces vaisseaux de rester béants quand ils sont vides de sang. Elles comprennent trois tuniques : une *interne*, une *moyenne*, une *externe*. — L'*interne* peut être assimilée à une membrane séreuse. — La *moyenne* est remarquable par son épaisseur, son élasticité et la couleur jaune qu'elle présente dans les vaisseaux principaux. — L'*externe* n'est autre chose qu'une lame celluleuse fort mince, qui jouit cependant d'une grande force de résistance, car un nœud de fil serré fortement autour d'une artère détermine la rupture des autres membranes, et n'entame point la tunique externe.

Les membranes artérielles reçoivent des nerfs qui proviennent, soit du système ganglionnaire, soit du système cérébro-spinal, avec des vaisseaux sanguins désignés sous le nom de *vasa vasorum*. On y trouve aussi des lymphatiques, qui naîtraient, suivant les uns, de la membrane interne, et de la membrane moyenne suivant les autres.

ANOMALIES DES ARTÈRES. — Les artères présentent fort souvent dans leur disposition des anomalies contre lesquelles le chirurgien doit se tenir en garde. Ces anomalies portent ordinairement sur le nombre, le point d'origine et le volume des vaisseaux. Elles n'offrent aucun intérêt au point de vue de l'anatomie et de la physiologie pures ; il importe peu, en effet, que le sang vienne d'une source plutôt que d'une autre, qu'une voie collatérale devienne voie principale aux dépens de la branche mère qui la fournit, pourvu que les rapports ne changent point, et que le principe de l'immuabilité des connexions se trouve ainsi respecté.

PRÉPARATION DES ARTÈRES. — La préparation des artères exige deux opérations successives : 1° l'*injection* ; 2° la *dissection*.

Injection des artères. — L'injection est une opération qui a pour but l'introduction à l'intérieur des vaisseaux d'une substance solidifiable, destinée à rendre à ces canaux le volume et la conformation qu'ils présentent pendant la vie quand ils sont remplis de sang.

Le suif, coloré par du noir de fumée, est la matière à injection dont l'emploi est le plus commode et le plus habituel. On se sert aussi quelquefois d'une solution de gélatine additionnée d'une certaine quantité de plâtre à mouler ; mais ce procédé est peu usité dans les écoles françaises.

Une seringue en cuivre ou en laiton et une canule à robinet ajustée sur l'extrémité de la seringue, sont les seuls instruments nécessaires pour pousser ces matières dans les vaisseaux artériels.

Voici les détails du manuel opératoire quand on veut faire une injection générale :

L'animal étant couché sur une table, on met l'artère carotide à nu, au moyen d'une incision pratiquée dans la gouttière jugulaire. Le vaisseau est fendu longitudinalement. Une ligature est appliquée au-dessus de l'ouverture, et la canule à robinet est fixée solidement dans la lumière de l'artère, du côté du cœur, à l'aide d'une seconde ligature. La matière à injection préparée à l'avance, est introduite par aspiration dans la seringue. On adapte celle-ci sur l'ajutage à robinet, et l'on pousse le piston pour faire passer le contenu de l'instrument dans les canaux artériels.

Pour réussir pleinement son opération, on devra s'astreindre aux précautions suivantes :

1° Faire l'injection sur un animal qui vient d'être tué par effusion de sang, encore chaud par conséquent.

2° Donner au suif (si c'est du suif qu'on emploie, et nous le conseillerons toujours) le degré de chaleur suffisant pour que le doigt ait peine à le supporter. Plus froid, le suif se solidifie trop vite; plus chaud, il crispe les valvules sigmoïdes, passe dans le ventricule gauche, et de là dans l'oreillette et les veines pulmonaires, accident qu'on attribue généralement à une trop forte impulsion communiquée au piston de la seringue.

3° Eviter, du reste, des efforts exagérés dans la manœuvre du piston, quoiqu'ils ne fassent point céder les valvules sigmoïdes aussi souvent qu'on veut bien le dire.

4° Arrêter l'injection quand les artères réagissent, par leur élasticité, sur le piston, d'une manière assez vigoureuse pour le chasser d'une extrémité à l'autre du corps de pompe.

Au lieu de pousser l'injection par la carotide, on peut encore fixer une longue canule courbe au tronc aortique lui-même, après avoir pratiqué une fenêtre sur le côté gauche de la poitrine, au niveau du cœur, par l'ablation de deux segments de côtes, et avoir incisé le péricarde avec le ventricule gauche pour introduire la canule dans l'aorte. Ce procédé permet d'employer, pour l'injection, du suif aussi chaud que possible, et donne ainsi de bien meilleurs résultats, car le suif peut alors pénétrer, si l'on sait se placer dans de bonnes conditions, jusqu'aux vaisseaux capillaires; on peut même, sur certains organes, forcer la matière injectée à revenir par les veines.

Mais quel que soit le procédé que l'on mette en usage, il est plusieurs parties où l'on ne réussit jamais à faire arriver le suif dans une injection générale : nous voulons parler des quatre extrémités. On est donc forcé de recourir à une opération spéciale pour remplir les vaisseaux de ces extrémités. Après les avoir séparées du tronc en les sciant au-dessus du genou ou du jarret, on les laisse séjourner pendant deux heures dans un bain d'eau tenue constamment à 60 ou 70 degrés au plus, et on les injecte alors très facilement, soit par l'artère radiale postérieure, soit par la tibiale antérieure, après avoir lié les autres artères qui présentent leur lumière ouverte sur la coupe du membre.

Si l'on voulait exécuter des injections partielles dans d'autres parties du corps, on se trouverait mieux de ne point les séparer préalablement du tronc, en se bornant à lier les vaisseaux qui pourraient établir des communications anastomotiques entre les artères à injecter et celles dont on veut éviter l'injection. Par exemple, pour les artères de la tête, il suffit de pousser le suif dans l'une des deux carotides primitives, après avoir lié l'autre au milieu du cou et les deux artères vertébrales dans l'interstice des deux portions du muscle scalène.

Il est bien entendu que toutes ces indications ne se rapportent qu'aux injections d'amphithéâtre destinées à l'étude de l'anatomie descriptive. Pour exécuter les injections qui ont pour but de remplir le système capillaire, il faut avoir recours à d'autres substances et à d'autres procédés. Bornons-nous à dire ici que ces injections s'exécutent avec des liquides froids, tels que le vernis, l'alcool, l'essence de térébenthine, tenant en suspension des matières colorantes extrêmement fines, la gomme arabique dissoute et colorée par une matière dissoute elle-même, etc., et mieux encore les couleurs broyées à l'huile et délayées dans l'essence de térébenthine.

Dissection des artères. — Il n'y a point de règles générales à donner pour la dissection des artères.

CHAPITRE II.

ARTÈRE PULMONAIRE (fig. 147, E).

Préparation.—Naturellement l'artère pulmonaire n'est point remplie par l'injection générale dont nous venons d'indiquer les procédés. On l'injectera directement en poussant du suif dans le cœur droit par la veine cave antérieure, après avoir lié la veine cave postérieure.

L'artère pulmonaire naît de l'infundibulum du ventricule droit, se dirige en haut, puis en arrière, en décrivant une courbe à concavité inféro-postérieure, et arrive au-dessus de l'oreillette gauche, où elle se divise en deux artères secondaires, une pour chaque poumon. Ces artères pénètrent avec les bronches dans le tissu pulmonaire et s'y ramifient exclusivement.

L'artère pulmonaire est accolée, du côté droit, au tronc aortique, et enveloppée, en commun avec ce vaisseau, par une gaîne séreuse, dépendance du feuillet viscéral du péricarde. A son origine même, cette artère est flanquée en avant et en arrière par les auricules et les vaisseaux cardiaques. Elle s'unit vers le milieu de son trajet avec l'aorte postérieure, à l'aide d'un cordon fibreux jaune élastique, trace du *canal artériel*, qui établit, chez le fœtus, une large communication entre ces deux vaisseaux (fig. 147, *e*).

Les parois de l'artère pulmonaire, beaucoup plus minces que celles de l'aorte, sont jaunes et élastiques comme dans les autres canaux du même ordre. Nous nous rappelons cependant les avoir vues, chez un âne, presque entièrement formées de fibres musculeuses rougeâtres analogues aux faisceaux charnus du cœur.

Répétons que l'artère pulmonaire transporte dans le poumon le sang noir qui est amené au cœur droit par les veines de la circulation générale.

CHAPITRE III.

ARTÈRE AORTE OU ARBRE AORTIQUE.

Si l'on jette un coup d'œil général sur l'ensemble de l'arbre aortique, on voit cet arbre naître de la base du ventricule gauche, s'élever sous la colonne dorso-lombaire, en décrivant une courbe à concavité postérieure et inférieure, puis arriver vers l'entrée du bassin, où il se termine par quatre branches ; on le voit fournir de plus, à 5 ou 6 centimètres de son origine, un tronc secondaire partagé bientôt en deux nouvelles artères, dont une plus grosse, celle du côté droit, émet un tronc particulier, origine commune de deux longs vaisseaux destinés à la tête.

Cette disposition permet de reconnaître dans l'arbre aortique sept principales sections :

1° Le *tronc aortique* ou l'*aorte primitive*, source de toutes les artères du système à sang rouge, donnant naissance à l'aorte antérieure et à l'aorte postérieure. Ce tronc ne fournit de sang directement qu'au cœur lui-même.

2° L'*aorte postérieure*, continuation véritable de l'artère primitive, se distribuant à la moitié postérieure du tronc et aux membres abdominaux ; vaisseau terminé par une double bifurcation.

3° Les *artères iliaques internes*, 4° les *artères iliaques externes*, branches de cette bifurcation, qui s'épuisent en majeure partie dans les membres postérieurs.

5° L'*aorte antérieure*, le plus petit des deux troncs secondaires fournis par l'aorte primitive, lequel est principalement destiné à la moitié antérieure du tronc et aux membres thoraciques.

6° Les *artères axillaires* ou *troncs brachiaux*, provenant de la bifurcation de l'artère précédente, et se portant, par leur extrémité terminale, dans les membres de devant.

7° Les *artères carotides* ou les artères de la tête, émanées, par un tronc commun, du tronc brachial droit.

Art. I. — Tronc aortique ou aorte primitive.

Point de départ de toutes les artères à sang rouge, le tronc aortique procède du ventricule gauche, en se continuant avec la zone fibreuse festonnée qui circonscrit l'orifice artériel de ce ventricule. Puis il se dirige en haut et un peu en avant, se bifurque après un trajet de 5 à 6 centimètres, et donne ainsi naissance aux artères *aortes antérieure* et *postérieure*.

Son volume, inférieur à celui de ses deux branches terminales réunies, n'est pas uniforme ; le tronc présente, en effet, tout à fait à son origine et en regard des valvules sigmoïdes, trois dilatations en ampoule décrites sous le nom de *sinus de l'aorte*.

Embrassée, du côté droit, dans le croissant formé par la masse auriculaire, en rapport, du côté gauche, avec l'artère pulmonaire, qui lui est accolée au moyen d'un tissu cellulo-graisseux traversé par les nerfs cardiaques, l'aorte primitive forme avec cette dernière artère un faisceau enveloppé par le feuillet viscéral du péricarde, qui se réfléchit en gaîne autour de ces deux vaisseaux.

Deux artères collatérales sont fournies directement par le tronc aortique : ce sont les *artères cardiaques* ou *coronaires*.

Artères cardiaques ou coronaires (fig. 147. 148).

Il existe deux *artères cardiaques*, l'une droite, l'autre gauche, exclusivement destinées au tissu du cœur.

L'artère cardiaque droite (fig. 147, 1 — 148, L) prend son origine à droite et en avant de l'aorte, au niveau du bord libre des valvules sigmoïdes, en s'échappant perpendiculairement, c'est-à-dire à angle droit, du tronc artériel primitif. Elle se dirige ensuite en avant, en passant à droite de l'artère pulmonaire, sous l'auricule antérieure, puis se contourne à droite et en arrière pour se placer dans la scissure auriculo-ventriculaire, qu'elle parcourt jusqu'auprès de l'origine du sillon ventriculaire droit. Alors elle se divise en deux branches : l'une verticale, descendant dans cette dernière scissure et s'anastomosant vers la pointe du cœur, qu'elle contourne en avant, avec une branche analogue de la coronaire gauche; l'autre horizontale, plus petite que la première, continuant le trajet primitif de l'artère dans la scissure auriculo-ventriculaire, et s'abouchant également avec l'artère du côté gauche.

L'artère cardiaque gauche (fig. 147, 2) naît à l'opposé de la précédente et sous le même angle d'incidence, passe derrière l'artère pulmonaire, et se partage, sous l'auricule gauche ou postérieure, en deux branches semblables de tous points à celles de l'artère droite. La branche verticale descend dans le sillon ventriculaire gauche ; la branche horizontale se loge dans le sillon coronaire ; toutes deux s'anastomosent avec les branches analogues du vaisseau opposé.

Il résulte de cette disposition que le cœur est entouré par deux cercles artériels : l'un vertical ou ventriculaire, qu'on a comparé à un méridien ; l'autre horizontal ou auriculo-ventriculaire, analogue au cercle équatorial.

Dans leur trajet, qu'elles s'accomplissent d'une manière plus ou moins flexueuse, les artères coronaires émettent un nombre assez considérable de rameaux, qui se plongent bientôt dans le tissu musculaire du cœur. Du cercle vertical partent des rameaux ventriculaires exclusivement. Du cercle horizontal émergent des branches supérieures ou auriculaires, et des branches inférieures ou ventriculaires ; il en est une, parmi celles-ci, qui, s'échappant de l'artère droite au niveau du coude que décrit cette artère sous l'auricule, se porte dans l'épaisseur du ventricule droit, en contournant l'infundibulum pulmonaire ; ses ramifications s'anastomosent avec celles d'une branche semblable de l'artère gauche, et établissent ainsi une nouvelle communication entre les deux vaisseaux.

ART. II. — ARTÈRE AORTE POSTÉRIEURE.

Trajet. — Cette artère, véritable continuation du tronc aortique, dont elle égale presque le volume, se dirige en haut et en arrière, en décrivant une courbe à convexité antéro-supérieure, courbe connue sous le nom de *crosse de l'aorte*. Elle gagne ainsi le côté gauche de la face inférieure du rachis, qu'elle atteint vers la septième vertèbre dorsale environ, derrière l'extrémité postérieure du muscle long du cou, et se porte ensuite directement en arrière, en suivant les corps vertébraux, toujours un peu déviée à gauche, mais en se rapprochant insensiblement du plan médian, qu'elle finit par occuper au niveau des piliers du diaphragme. L'artère traverse alors l'anneau circonscrit par ces deux piliers, pénètre dans la cavité abdominale, et se prolonge jusqu'à l'entrée du bassin, sous le corps des vertèbres, en conservant sa position médiane. Arrivée au niveau de la dernière articulation intervertébrale, l'aorte postérieure se termine par la double bifurcation d'où résultent les artères *iliaques externes* et *iliaques internes*.

Rapports. — Pour faciliter l'étude des connexions, on peut diviser l'aorte postérieure en deux sections, l'une *thoracique* et l'autre *abdominale*.

a. A son origine, c'est-à-dire dans sa partie recourbée en crosse, l'*aorte thoracique* est croisée à droite par la trachée et l'œsophage ; elle répond, du côté opposé, à l'artère pulmonaire et au poumon gauche. Dans le reste de son étendue, elle est comprise entre les deux lames du médiastin postérieur et se met en rapport, par leur intermédiaire, avec les lobes pulmonaires, qui sont creusés d'une scissure pour recevoir l'artère, scissure beaucoup plus profonde sur le poumon gauche que sur le droit. Elle touche par en haut le corps des douze dernières vertèbres dorsales, et est longée à droite par la grande veine azygos et le canal thoracique; souvent ce dernier est reporté à gauche, dans la totalité ou une partie seulement de son étendue.

b. L'*aorte abdominale*, enlacée par les nerfs abdominaux du grand sympathique, répond par en haut au corps des vertèbres lombaires, au tendon d'origine des piliers du diaphragme, au réservoir de Pecquet et au ligament vertébral commun inférieur; elle passe au-dessus du pancréas et du péritoine, qui revêt, par son feuillet sous-lombaire, les deux tiers postérieurs du vaisseau. Du côté droit, elle est accolée à la veine cave postérieure, qui la refoule peut-être légèrement à gauche du plan médian.

Branches collatérales. — Les artères émanées de l'aorte postérieure pendant son long trajet, forment deux catégories très naturelles : les unes sont dites *pariétales*, parce qu'elles se distribuent aux parois des grandes cavités splanchniques; les autres sont des *branches viscérales*, destinées aux organes logés dans ces cavités.

Parmi les *branches pariétales*, on signale :

1° Les *artères intercostales*, fournies par l'aorte thoracique.

2° Les *artères diaphragmatiques*, dont l'origine est placée sur la limite des deux portions du vaisseau.

3° Les *artères lombaires*, et l'*artère sacrée moyenne*, naissant de l'aorte abdominale.

Les *branches viscérales* sont :

1° Le *tronc broncho-œsophagien*, émis par la portion thoracique de l'aorte.

2° Le *tronc cœliaque*, l'*artère grande mésentérique*, l'*artère petite mésentérique*, les *artères rénales*, les *artères spermatiques*, et les *artères petites testiculaires* ou *utérines*, qui émergent de la portion abdominale.

Préparation de l'aorte postérieure et de ses branches collatérales. — Immédiatement après avoir pratiqué l'injection d'après l'un des deux procédés indiqués à la page 480, on placera le sujet en première position, les deux membres postérieurs parfaitement étendus en arrière. Puis on ouvrira la cavité abdominale, et l'on videra la masse intestinale, en suivant les indications déjà données pour la préparation des intestins. Le suif s'est tout à fait solidifié pendant les manipulations nécessitées par cette partie de l'opération, et l'on peut alors procéder sans retard à la dissection. Mais il faut auparavant enlever à droite et à gauche les parois de la cavité thoracique, en sciant les quatorze ou quinze dernières côtes à 15 ou 20 centimètres de leur extrémité supérieure, et les séparant ensuite du sternum par un autre trait de scie, après avoir pris toutefois la précaution de détacher l'insertion périphérique du diaphragme.

Nous recommanderons de préparer d'avant en arrière les diverses branches viscérales du vaisseau : le tronc broncho-œsophagien d'abord, puis le tronc cœliaque; en troisième lieu, la grande mésentérique et les artères rénales, après avoir étalé la masse intestinale comme dans la fig. 150; enfin, la petite mésentérique et les testiculaires, après avoir disposé les intestins comme dans la fig. 151.

§ I. — Branches pariétales de l'aorte postérieure.

1° Artères intercostales (fig. 157).

Les artères intercostales, placées, comme leur nom l'indique, dans les intervalles des côtes, sont au nombre de dix-sept paires.

Origine, trajet et distribution. — Les treize dernières émanent seules de l'aorte thoracique. La première vient de l'artère cervicale ; les trois suivantes sont fournies par un rameau spécial de l'artère dorsale.

Les intercostales aortiques s'échappent à angle droit du plan supérieur du tronc, au niveau du milieu du corps des vertèbres dorsales, en s'espaçant d'une manière régulière. Leur origine est d'autant plus rapprochée du point de départ des artères opposées qu'elles sont plus antérieures; les deux ou trois premières naissent même par paires d'un tronc commun.

Ces intercostales aortiques montent ensuite contre les corps vertébraux, en dessous de la plèvre, en croisant la direction de la chaîne nerveuse sympathique, et de plus (les artères du côté droit seulement) celle de la veine azygos et du canal thoracique, jusqu'à l'extrémité supérieure des espaces intercostaux, où ces artères se divisent en deux branches : l'une *inférieure* ou *intercostale proprement dite*, l'autre *supérieure* ou *dorso-spinale*.

Quant aux artères des quatre premiers espaces intercostaux, leurs branches inférieures et supérieures émanent isolément du tronc qui les fournit, c'est-à-dire de l'artère cervicale supérieure pour la première intercostale, et du rameau sous-costal de l'artère dorsale pour les trois suivantes.

Branche inférieure ou intercostale. — Cette branche, la plus considérable des deux, placée sous la plèvre d'abord, puis entre les deux muscles intercostaux, se loge, avec une veine et un nerf satellites, dans la scissure de la côte postérieure, et descend vers l'extrémité inférieure de l'espace intercostal, où l'artère se termine de la manière suivante : les douze ou treize premières branches s'anastomosent avec les rameaux intercostaux de l'artère thoracique interne et de sa branche asternale; les dernières se prolongent dans les muscles abdominaux, où leurs divisions communiquent avec celles des artères abdominales antérieure et postérieure, ainsi qu'avec la circonflexe iliaque.

Dans leur trajet, ces branches intercostales donnent des artérioles aux plèvres, aux côtes, aux muscles de la paroi thoracique, avec des rameaux perforants qui traversent ces muscles pour se ramifier dans la peau et le pannicule charnu, rameaux perforants qui manquent, bien entendu, au niveau de la portion de paroi pectorale couverte par le membre antérieur.

Branche supérieure ou dorso-spinale. — Elle se dirige directement en haut, pour aller se distribuer aux muscles spinaux de la région dorsale et au tégument qui recouvre ces muscles, après avoir abandonné, en passant près du trou de conjugaison, un rameau qui pénètre par cet orifice dans le canal rachidien et qui est destiné à la moelle ainsi qu'à ses enveloppes. Branche de renforcement de l'artère spinale médiane, ce rameau sera étudié plus au long quand nous nous occuperons de l'artère cérébro-spinale.

Variétés d'origine. — Avant de terminer ce qui concerne les artères intercostales, nous tenons à faire remarquer qu'il existe, pour les deux premières paires aortiques, des variétés d'origine assez fréquentes. Souvent ces deux paires artérielles procèdent d'un seul et même tronc qui donne ainsi quatre branches. Souvent encore ce tronc est à la fois commun à ces quatre intercostales et aux artères bronchiques et œsophagiennes. Ce tronc est alors considérable ; il est moins volumineux quand il ne comprend point les intercostales de la deuxième paire, ce qui arrive quelquefois.

2° Artères lombaires.

Au nombre de cinq ou six, ces vaisseaux ne diffèrent point, dans leur disposition générale, des artères intercostales. Même mode d'origine, même division en deux branches, même distribution. — La *branche supérieure* ou *lombo-spinale*, beaucoup plus considérable que l'inférieure, est destinée aux muscles et aux téguments de la région lombaire ; elle fournit aussi un rameau destiné à la moelle. — La *branche inférieure* passe au-dessus du grand et du petit psoas, donne à ces muscles de nombreux ramuscules, et se prolonge jusque dans la portion charnue du transverse de l'abdomen et du petit oblique, où ses ramifications s'anastomosent avec celles de l'artère circonflexe iliaque.

La dernière et quelquefois aussi l'avant-dernière artère lombaire proviennent du tronc iliaque interne ; les autres émergent directement de l'aorte abdominale.

3° Artères diaphragmatiques.

On nomme ainsi deux ou trois petits vaisseaux qui naissent de l'aorte à son passage entre les deux piliers du diaphragme, auxquels sont destinés ces vaisseaux. Il n'y a qu'une artériole insignifiante pour le pilier gauche. Le droit en reçoit deux dignes d'être signalées, dont une, plus considérable, est seule constante ; cette dernière branche envoie quelquefois des rameaux sous-pleuraux au poumon droit.

4° Artère sacrée moyenne.

Ce vaisseau manque souvent. Quand il existe, il se présente avec un volume très variable, mais toujours fort exigu. On le voit naître de l'extrémité terminale de l'aorte, dans l'angle rentrant compris entre les deux artères iliaques internes, et se porter sur la face inférieure du sacrum, où il s'épuise par des rameaux latéraux destinés au périoste. Nous avons tenu à signaler cette artériole, parce qu'elle se présente avec un volume assez considérable chez l'homme et quelques animaux, et qu'elle semble continuer l'arbre aortique sous la portion sacrée de la colonne vertébrale.

§ II. — Branches viscérales de l'aorte postérieure.

1° Tronc broncho-œsophagien (fig. 136, 11).

Destinée au poumon, à la plèvre viscérale, au médiastin et à l'œsophage, cette artère prend naissance, non pas comme on le dit généralement, dans la concavité de la crosse de l'aorte, mais à l'opposé, très près et à droite du tronc de la première paire des intercostales, souvent même en commun avec ces artères et avec la deuxième paire (*Voir la description des intercostales*). Après s'être échappée de l'aorte, elle s'insinue entre ce tronc artériel et l'œsophage, arrive au-dessus de la bifurcation de la trachée, et se divise alors en deux branches qui constituent les *artères bronchiques*. Dans son court trajet, elle émet les deux *artères œsophagiennes* et un certain nombre de *rameaux innominés*.

Artères bronchiques. — La disposition de ces deux vaisseaux est extrêmement simple ; ils pénètrent dans le poumon avec les bronches, l'un à droite, l'autre à gauche, et s'y partagent en ramifications arborescentes qui suivent les tuyaux aériens jusqu'aux lobules pulmonaires.

Artères œsophagiennes. — Ces deux artères sont placées dans le médiastin postérieur, l'une au-dessus, l'autre au-dessous de l'œsophage, qu'elles longent à une petite distance, d'avant en arrière, jusqu'à l'extrémité postérieure de ce conduit. — L'*œsophagienne supérieure*, beaucoup plus volumineuse que l'inférieure, s'abouche par inosculation avec une branche de l'artère gastrique. Elle donne, dans son trajet, des rameaux descendants destinés à l'œsophage, et des rameaux ascendants qui se portent au médiastin. — L'*œsophagienne inférieure* s'anastomose également avec une branche de l'artère gastrique, le plus souvent avec celle qui a été signalée plus haut. Elle fournit aussi des divisions ascendantes et descendantes ; seulement celles-ci vont au médiastin et les premières à l'œsophage.

Rameaux innominés.—Les rameaux innominés du tronc broncho-œsophagien ne proviennent pas tous de ce tronc directement ; il y en a toujours un certain nombre qui émergent des artères bronchiques ou œsophagiennes. Ces rameaux se distribuent surtout à la trachée, à la portion de l'œsophage qui est en rapport avec l'extrémité postérieure de ce tube cartilagineux, aux ganglions bronchiques, au médiastin, à la plèvre pulmonaire. Ceux qui ont cette dernière destination forment, à la surface du poumon, un réseau du plus bel aspect avec les divisions de la branche pleurale fournie par l'artère gastrique.

Artère ou tronc cœliaque (fig. 149).

Cette artère naît à angle droit de la face inférieure de l'aorte, immédiatement après l'entrée de ce vaisseau dans la cavité abdominale. Après un trajet de 15 à 20 millimètres tout au plus, au milieu du plexus solaire, sous la face supérieure du pancréas, ce tronc se partage en trois branches : une moyenne, l'*artère gastrique ;* une droite, l'*artère hépatique ;* une gauche, l'*artère splénique*.

1° **Artère gastrique**) (*coronaire stomachique* chez l'homme (fig. 149,3).—Elle descend sur la grosse tubérosité de l'estomac, arrive près de l'insertion de l'œsophage et se divise alors en deux branches, qui sont : l'*artère gastrique antérieure* et la *gastrique postérieure.* La première passe en arrière et à droite de l'œsophage, et gagne, en croisant la petite courbure de l'estomac, la face antérieure du viscère, où cette artère se partage en rameaux flexueux et divergents, qui rampent sous la membrane séreuse, en se portant surtout vers le cul-de-sac gauche et autour du cardia. Le second vaisseau se distribue de la même manière à la paroi postérieure de l'organe, principalement au cul-de-sac droit.

Indépendamment de ces deux artères, le tronc gastrique donne un troisième rameau constant, qui provient souvent d'une des deux branches de ce tronc, et parfois aussi de l'artère cœliaque elle-même ou de la splénique. Ce rameau s'accole à l'œsophage en suivant le pneumogastrique droit, traverse l'ouverture du pilier droit du diaphragme pour pénétrer dans la cavité pectorale, et se divise alors en deux branches ; chacune de ces deux branches s'anastomose avec une des artères œsophagiennes, et se jette ensuite sur l'extrémité postérieure d'un lobe pulmonaire, qu'elle couvre d'une magnifique arborisation réticulaire sous-pleurale. Souvent cette artère gastro-pulmonaire s'anastomose avec l'œsophagienne supérieure seule et se porte exclusivement sur le poumon droit ; il existe alors pour le poumon gauche et l'œsophagienne inférieure une branche particulière émanée de la gastrique antérieure. Il n'est pas rare de rencontrer des variétés d'autre sorte, dont nous croyons pouvoir nous dispenser de parler, puisqu'on retrouve dans ces rameaux pleuraux une disposition commune à tout le système artériel : distribution presque invariable, origine fort inconstante.

2° **Artère splénique** (fig. 149, 7). — La plus grosse des trois branches du tronc cœliaque, cette artère se dirige à gauche et en bas, accolée à sa veine satellite et à la face supérieure de l'extrémité gauche du pancréas. Elle arrive ainsi dans la scissure antérieure de la rate, en contournant la grosse tubérosité de l'estomac, parcourt cette scissure dans toute sa longueur, et l'abandonne près de la pointe de l'organe pour se jeter dans le grand épiploon, en prenant le nom d'*artère gastro-épiploïque gauche.*

L'artère splénique abandonne sur son trajet des branches collatérales fort nombreuses. Ce sont :

1° Des rameaux externes ou *spléniques*, qui se plongent presque immédiatement dans le tissu de la rate (fig. 149).

2° Des rameaux internes ou *gastriques*, encore appelés *vaisseaux courts* chez l'homme, rameaux compris entre les deux lames de la portion spléno-gastrique du grand épiploon, et se portant sur la grande courbure de l'estomac, où ils se partagent presque tous en deux branches : l'une qui se ramifie sur la paroi antérieure du viscère, l'autre sur la paroi postérieure. Ces vaisseaux s'anastomosent avec ceux qui sont fournis aux membranes de l'estomac par l'artère gastrique proprement dite (fig. 149, 8).

3° Des artérioles postérieures ou *épiploïques*, de peu d'importance, destinées au grand épiploon (fig. 149, 9).

Artère gastro-épiploïque gauche (fig. 149, 10). — Quant à l'artère gastro-épiploïque gauche, elle suit la grande courbure de l'estomac, à une distance plus ou moins rapprochée, suivant l'état de réplétion du viscère, entre les deux lame

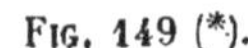
Fig. 149 (*).

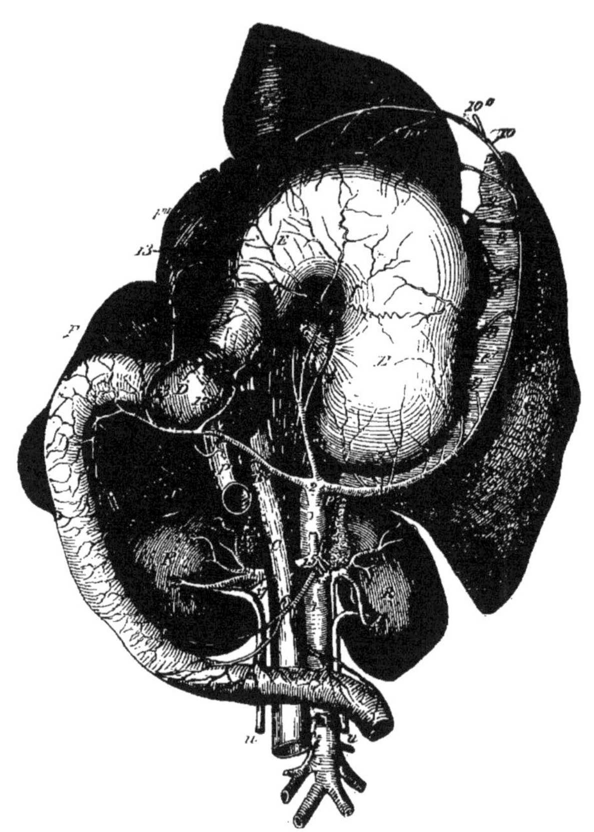

du grand épiploon, et s'abouche par inosculation avec l'artère épiplo-gastrique droite. Les rameaux qu'elle abandonne sur son parcours sont descendants ou *épiploïques* et ascendants ou *gastriques*, ceux-ci exactement disposés comme les rameaux analogues émanés directement de l'artère splénique.

3° **Artère hépatique** (fig. 149, 11). — Appliquée sur la face supérieure du pancréas et comme incrustée dans le tissu de cette glande, dont elle suit le bord antérieur, l'artère hépatique se dirige de gauche à droite, passe sous la veine cave

(*) Fig. 149. — *Aorte abdominale et tronc cœliaque.* — 1. Aorte. 2. Tronc cœliaque. 3. Artère gastrique. 4. Gastrique postérieure. 5. Gastrique antérieure. 6. Branche pleurale de l'artère gastrique. 7. Artère splénique. 8. Rameaux gastriques. 9. Rameaux épiploïques de l'artère splénique. 10. Artère gastro-épiploïque gauche. 10'. L'un des rameaux gastriques de ce vaisseau. 11. Artère hépatique. 12. Artère pylorique. 13. Artère gastro-épiploïque droite. 14. Artère duodénale. 15. Tronc de la grande mésentérique. 16. Première branche du faisceau gauche de cette artère, communiquant avec la duodénale. 17. Artère rénale droite. — *C.* OEsophage. — *E.* Estomac renversé contre le foie et la face postérieure du diaphragme. — *D.* Duodénum. — *F. F'. F''.* Lobes du foie. — *f.* Lobule de Spigel. — *S.* Rate. — *R, R.* Reins avec les capsules surrénales *s, s.* — *u, u.* Uretères. — *G.* Veine cave postérieure. — *P.* Veine porte. — *p, p'.* Piliers du diaphragme.

postérieure, qu'elle croise obliquement, gagne la scissure postérieure du foie, et s'y engage avec la veine porte pour se partager en plusieurs rameaux, dont les divisions ultimes portent le sang nutritif aux lobules du foie.

Avant d'atteindre cet organe, l'artère hépatique fournit des *branches pancréatiques*, l'*artère pylorique* et la *gastro-épiploïque droite*.

Artères pancréatiques. — Irrégulières et fort nombreuses, ces branches se détachent de l'artère hépatique à son passage sur la face supérieure du pancréas, et se plongent dans le tissu de cette glande, dont le sang artériel vient principalement de cette source.

Artère pylorique. — Ce vaisseau prend naissance à la hauteur du renflement placé vers l'origine du duodénum, avant que l'artère hépatique ne s'engage dans la scissure postérieure du foie, et le plus souvent, comme dans la figure 149, par un tronc commun avec l'artère gastro-épiploïque droite. Il se dirige ensuite vers la petite coubure de l'estomac, et donne autour du pylore des rameaux anastomosés avec les artères gastrique postérieure et gastro-épiploïque droite (fig. 149, 12).

Artère gastro-épiploïque droite (fig. 149,13). — Cette artère croise en arrière et en bas le renflement duodénal, pour se placer dans l'épaisseur du grand épiploon, en longeant la grande courbure de l'estomac, et s'anastomose par inosculation avec la gastro-épiploïque gauche. Elle fournit dans son trajet des rameaux épiploïques et gastriques tout à fait analogues à ceux qui émergent de ce dernier vaisseau. Mais elle donne de plus, avant de croiser le duodénum, une branche particulière désignée, dans les traités d'anatomie vétérinaire, sous le nom d'*artère duodénale :* c'est une division assez considérable, qui suit la petite courbure du duodénum dans l'épaisseur du mésentère, et qui va s'aboucher avec la première artère du faisceau gauche de la grande mésentérique, après avoir fourni quelques artérioles au pancréas et de nombreux ramuscules au duodénum (fig. 149, 14).

Faisons remarquer, en terminant la description de l'artère gastro-épiploïque droite, que l'estomac, grâce à l'anastomose qui unit ce vaisseau avec l'artère du côté gauche, se trouve comme suspendu dans un cercle artériel vertical, formé par la splénique et la gastro-épiploïque gauche d'une part, l'hépatique et la gastro-épiploïque droite d'autre part ; cercle de la concavité duquel s'élancent sur l'estomac un grand nombre de divisions, qui communiquent avec les ramuscules des artères propres à ce viscère.

3° Artère grande mésentérique (fig. 150).

L'artère grande mésentérique, qui porte le sang à la masse intestinale presque tout entière, est aussi remarquable par son volume que par sa distribution compliquée. Cette complication, en rapport avec celle de l'intestin lui-même, ne laisse pas que d'introduire quelques difficultés dans l'étude de ce vaisseau, difficultés que nous éviterons cependant en adoptant le mode de description, aussi simple que méthodique, employé dans ses leçons par M. Lecoq.

La grande mésentérique naît à angle droit de l'aorte abdominale, au niveau des artères émulgentes, à 5 ou 6 centimètres en arrière du tronc cœliaque, dont elle se trouve séparée par le pancréas ; puis elle se dirige immédiatement en bas, enlacée par les rameaux nerveux anastomotiques du plexus solaire, et se partage après un trajet de 3 à 4 centimètres (1) en *trois faisceaux* de branches distingués en *gauche*, *droit* et *antérieur* : le *faisceau gauche* est destiné à la masse de l'intestin grêle ; le *droit* se distribue à la portion terminale de cet intestin, au cœcum, et à la première partie de l'anse formée par le côlon replié ; l'*antérieur* se porte sur la deuxième partie de cette anse et sur l'origine du côlon flottant. L'ordre dans lequel ces trois faisceaux viennent d'être indiqués sera également celui de leur description ; il a, comme on le voit, l'avantage de rappeler la succession régulière des diverses parties de l'intestin, et partant le cours des aliments dans cette portion importante du canal digestif.

A. — ARTÈRES DU FAISCEAU GAUCHE (fig. 150, 2). — Ces artères, au nombre de quinze à vingt, sont désignées sous le nom d'**artères de l'intestin grêle**, en raison de leur destination. Toutes s'échappent à la fois de la grande mésentérique, soit isolément, soit plusieurs en commun, et se placent entre les deux lames du mésentère pour se porter sur l'intestin. Avant d'atteindre la petite courbure de ce viscère, chacune d'elles se partage en deux branches, qui vont à la rencontre des branches correspondantes des artères voisines, pour s'anastomoser avec elles par inosculation et à plein canal : disposition d'où résulte une suite d'arcades artérielles à convexité inférieure, arcades non interrompues qui règnent sur toute la longueur de l'intestin, à proximité et en regard de sa courbure concave. De la convexité de ces arcades émanent une multitude de rameaux qui arrivent sur l'intestin par la courbure précitée, et dont les divisions se portent sur l'une et l'autre face du viscère, pour se rejoindre et s'anastomoser du côté de la grande courbure. Ces divisions, placées sous le péritoine ou dans l'épaisseur de la membrane charnue, envoient la plus grande partie de leurs ramuscules au tissu de la tunique muqueuse, qui se distingue ainsi par une grande vascularité, vascularité commune, du reste, à tous les organes creux de la cavité abdominale.

Telle est la disposition générale des artères de l'intestin grêle. Il reste à indiquer quelques-uns de leurs caractères spéciaux. Voici ce qu'on remarque à cet égard : 1° Les artères de l'intestin grêle sont d'autant plus longues qu'elles sont plus postérieures, c'est-à-dire qu'elles suivent le développement du mésentère dans lequel elles se trouvent soutenues ; 2° les artères antérieures forment généralement deux séries d'arcades superposées avant d'envoyer leurs divisions sur l'intestin ; 3° la première gagne le duodénum et s'anastomose avec l'artère duodénale, rameau émis par le tronc cœliaque ; 4° la dernière communique avec l'artère iléo-cœcale, l'une des branches du faisceau droit.

B. — ARTÈRES DU FAISCEAU DROIT. — Le faisceau droit de la grande mésentérique constitue d'abord un tronc unique, long de quelques centimètres, qui se divise bientôt en quatre branches, savoir : l'*artère iléo-cœcale*, les *deux artères cœcales*, et la *colique droite* ou *directe*.

(1) Ce tronc de la grande mésentérique est ordinairement, chez les vieux chevaux abattus dans les amphithéâtres d'anatomie, le siége d'un anévrysme plus ou moins volumineux, qui est reporté quelquefois sur le tube artériel placé à l'origine des branches du faisceau droit, et qu'il n'est pas rare de rencontrer sur l'une et l'autre section de l'artère grande mésentérique.

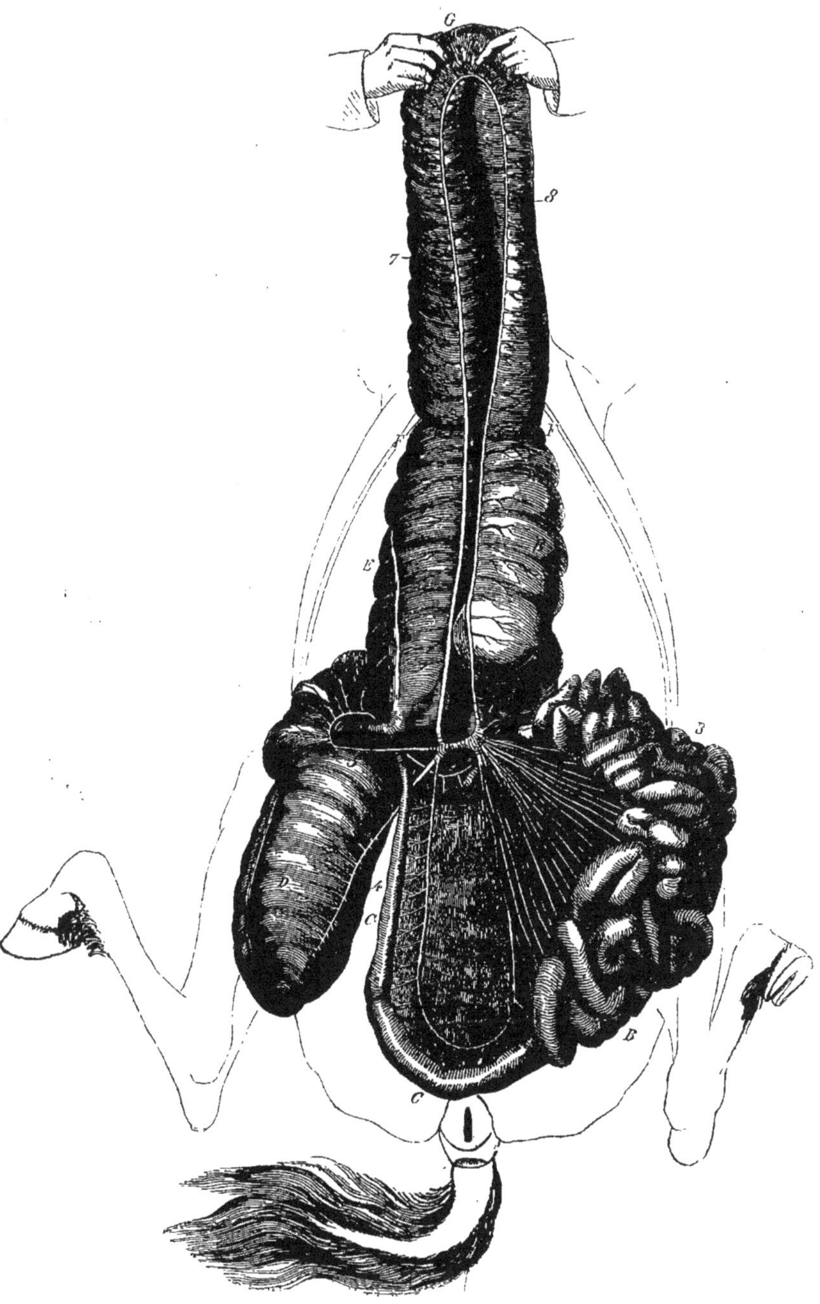

(*) Fig 150. — *Distribution de l'artère grande mésentérique.* — 1. Aorte abdominale. 2,2,2. Artères du faisceau gauche, destinées à l'intestin grêle. 3. Artère iléo-cœcale. 4. Artère cœcale supérieure. 5. Artère cœcale inférieure. 6. Artère de l'arc du cœcum. 7. Artère colique droite. 8. Artère colique gauche. 9. Première artère du côlon flottant.

Artère iléo-cœcale (fig. 150, 3). — Ce vaisseau naît souvent de la cœcale interne. Il se place entre les deux lames du mésentère, suit d'une manière rétrograde, et à une petite distance, la portion iléo-cœcale de l'intestin grêle, et s'anastomose à plein canal avec la dernière artère du faisceau gauche, après avoir émis une série de rameaux qui vont se distribuer aux membranes intestinales.

Artères cœcales. — Distinguées en *interne* ou *supérieure*, et en *externe* ou *inférieure*, ces deux artères se portent l'une et l'autre par en bas et un peu à droite, vers la concavité de la crosse du cœcum, en embrassant entre elles l'extrémité terminale de l'intestin grêle, pour s'accoler ensuite à la partie moyenne du sac cœcal, dont elles suivent la direction.

L'*artère cœcale supérieure* ou *interne* se loge dans l'une des scissures formées par les bandes longitudinales du cœcum, dans la plus antérieure, et s'étend sous la tunique séreuse jusqu'auprès de la pointe du viscère, où elle se termine en s'anastomosant avec la cœcale externe. Les rameaux fournis par cette artère sur son trajet s'échappent dans une direction perpendiculaire au vaisseau, et distribuent leurs ramuscules aux parois du cœcum (fig. 150, 4).

L'*artère cœcale inférieure* ou *externe* passe entre le cœcum et l'origine du côlon, pour descendre ensuite le long du premier réservoir en se plaçant dans l'une des scissures extérieures, scissure située en arrière et en dehors. Arrivée près de la pointe de l'organe, cette artère la contourne en arrière, pour aller s'anastomoser avec le vaisseau précédemment décrit (fig. 150, 5). Elle émet sur son trajet une série de rameaux transversaux semblables à ceux de cette dernière artère. Mais elle fournit de plus une branche remarquable qu'on pourrait appeler l'*artère de l'arc du cœcum* : cette branche se détache en effet du vaisseau principal près de l'origine du côlon et remonte sur la crosse cœcale, dont elle suit la concavité en dehors, pour se porter ensuite en avant et en bas sur la portion initiale du côlon replié, où elle se perd après avoir parcouru un certain trajet ; les nombreux rameaux collatéraux qui s'échappent de cette artère sont destinés aux parois de cette dernière portion intestinale et de l'arc du cœcum (fig. 150, 6).

Artère colique droite ou directe (fig. 150, 7). — Cette artère est la plus grosse des branches du faisceau droit de la grande mésentérique. Destinée à la portion droite de l'anse formée par le côlon replié, elle s'accole immédiatement à ce viscère, en se plaçant sous la membrane péritonéale, et le suit depuis son origine jusqu'à la courbure pelvienne, où l'artère s'anastomose en arcade et à plein canal avec la colique gauche ou rétrograde.

C. — Artères du faisceau antérieur. — On en compte deux seulement, l'*artère colique gauche* ou *rétrograde*, et la *première artère du côlon flottant*, réunies à leur origine sur un tronc extrêmement court.

Artère colique gauche ou rétrograde (fig. 150, 8). — Elle se porte sur la portion gauche de l'anse colique, qu'elle parcourt, au-dessous du péritoine, depuis l'extrémité terminale du viscère jusqu'à la courbure pelvienne, où elle rencontre l'artère droite, en suivant ainsi un trajet inverse à celui des aliments, d'où son nom d'*artère colique rétrograde.*

Considérées dans leur ensemble, les *deux artères coliques* représentent une anse exactement semblable à celle du côlon replié lui-même. Elles marchent donc parallèlement l'une à l'autre, et finissent, après s'être légèrement écartées, par se réunir en formant une courbe parabolique. Cette anse artérielle occupe une position profonde sur l'anse intestinale, c'est-à-dire qu'on la trouve sur la face inférieure des première et quatrième portions du gros côlon, dans la concavité du pli d'où résultent les courbures sus-sternale et diaphragmatique, et sur le plan supérieur des deuxième et troisième parties du viscère.

Une quantité considérable de rameaux collatéraux s'échappent perpendiculairement de cette anse artérielle, et se portent dans les membranes de l'intestin; il y en a quelques-uns qui établissent une communication transversale entre les deux vaisseaux.

Première artère du côlon flottant (fig. 150, 9 et 151, 4). — Cette branche, dont le calibre est souvent considérable, s'infléchit à gauche, en bas et en arrière, pour se placer dans l'épaisseur du mésentère colique, très près de la petite courbure du côlon flottant. Elle rencontre bientôt une branche de l'artère petite mésentérique, et s'anastomose avec cette branche à plein canal et par inosculation.

D. — Branches innominées de la grande mésentérique. — Ce sont des artérioles destinées aux ganglions lymphatiques, aux capsules surrénales, au mésentère, au pancréas, artérioles dont nous nous contenterons de signaler l'existence. Parmi celles qui vont au pancréas, il en est une cependant qui présente un volume assez considérable.

E. — Des anastomoses de la grande mésentérique. — La multiplicité et le calibre de ces anastomoses assure de la manière la plus heureuse la circulation du sang dans la masse intestinale, masse exposée justement par sa grande mobilité, à des déplacements capables d'amener des compressions plus ou moins étendues. Non-seulement ces anastomoses relient entre elles les diverses branches destinées à une même portion viscérale, soit à l'intestin grêle, soit au cœcum, soit au côlon replié; mais elles établissent encore, entre la grande mésentérique et les troncs artériels voisins, des voies de communication qui entretiendraient, au besoin, la circulation dans le cas d'obstruction complète des deux artères intestinales; le sang du tronc cœliaque passerait, en effet, de l'artère duodénale dans les branches du faisceau gauche de la grande mésentérique, puis, par l'artère iléo-cœcale, dans les branches du faisceau droit, et de là dans l'artère colique gauche, qui le transmettrait enfin à la première artère du côlon flottant ainsi qu'aux arcades de la petite mésentérique. La communication qui existe entre le tronc broncho-œsophagien et le tronc cœliaque, par les artères œsophagiennes et gastrique, permettrait même de comprendre une circulation collatérale capable de suppléer l'aorte postérieure, en supposant ce vaisseau lié en arrière du point d'émergence du tronc qui distribue le sang aux bronches et à l'œsophage.

4° Artère petite mésentérique (fig. 151).

Cette artère, qui porte le fluide sanguin au côlon flottant et au rectum, naît de la face inférieure de l'aorte abdominale, à angle droit, 12 ou 15 centimètres en arrière de la grande mésentérique. Elle descend entre les deux lames du mésentère colique, et s'infléchit bientôt en arrière, en décrivant une courbe à concavité supérieure, pour se placer au-dessus du rectum, dans les parois duquel se plongent ses divisions terminales, quand l'artère est arrivée près de l'anus.

La petite mésentérique laisse échapper sur son trajet treize à quatorze branches assez régulièrement espacées, qui ont d'autant plus de longueur et de volume qu'elles sont plus antérieures. Ces branches prennent leur origine sur la convexité de l'artère, c'est-à-dire par en bas, soit isolément, soit plusieurs ensemble (cette dernière disposition se rencontre fréquemment pour les quatre ou cinq premières). Elles descendent ensuite dans l'épaisseur du mésentère, et arrivent près de la cour-

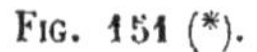
Fig. 151 (*).

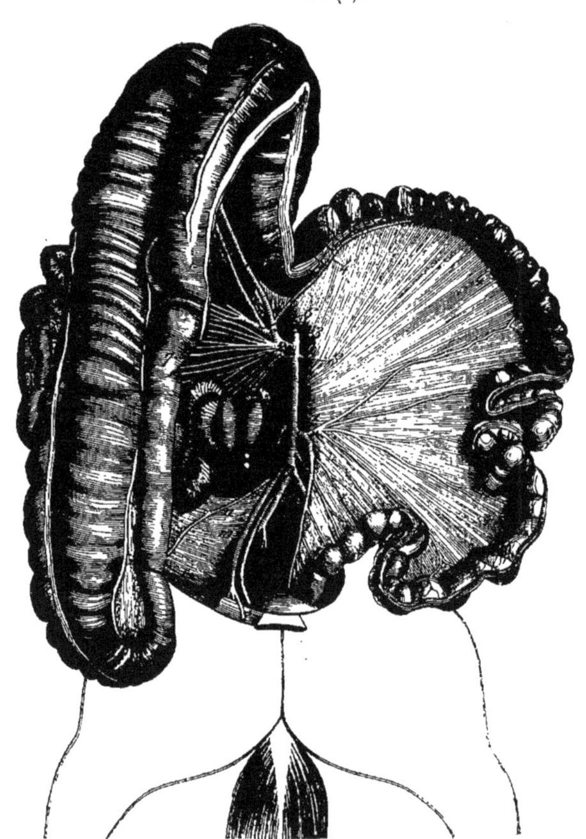

bure supérieure de l'intestin, où elles se comportent de la manière suivante. Les sept ou huit premières se bifurquent, et forment des arcades exactement semblables à celles des artères de l'intestin grêle, mais qui en diffèrent cependant en ce

(*) Fig. 151. — *Distribution de la petite artère mésentérique (le côlon flottant est étalé avec son mésentère, et l'intestin grêle refoulé à droite sous le côlon replié).* — 1. Tronc de l'artère petite mésentérique. 2. Artère grande mésentérique. 3. Son faisceau antérieur. 4. Première artère du côlon flottant, faisant partie de ce faisceau. 5. A. colique rétrograde. 6. Faisceau droit de la grande mésentérique. 7. Les branches du faisceau gauche. 8. A. rénale. 9. Extrémité terminale de l'aorte. 10. A. iliaque externe. 11. A. circonflexe iliaque. 12. A. iliaque interne.

qu'elles sont tout à fait rapprochées de la petite courbure du côlon ; les dernières, destinées à la partie terminale de ce viscère et au rectum, se ramifient dans les membranes intestinales sans former préalablement d'arcades.

Le rameau antérieur de la première branche s'anastomose à plein canal avec l'artère fournie au côlon flottant par la grande mésentérique, et de cette anastomose résulte la première arcade colique.

5° Artères rénales ou émulgentes (fig. 149, 17, et 153, 2.)

Au nombre de deux, une pour chaque rein, ces artères se détachent latéralement et à angle droit de l'aorte abdominale, au niveau, à peu près, de la grande mésentérique, pour se porter en dehors, vers le bord interne du rein, où on les voit se diviser en plusieurs branches, qui pénètrent dans l'organe, soit par l'échancrure du bord interne, soit par la face inférieure. Arrivées dans l'épaisseur du rein, ces branches se subdivisent et forment comme un lacis de gros vaisseaux placé sur la limite des substances corticale et médullaire, lacis d'où s'échappent une multitude de ramuscules qui se jettent presque exclusivement dans la couche cendrée.

L'artère rénale droite, plus longue que la gauche, passe, pour atteindre l'organe auquel elle est destinée, entre le petit psoas et la veine cave postérieure. Toutes deux sont en rapport avec l'extrémité postérieure des capsules surrénales.

Remarquables par leur volume relativement énorme quand on le compare à celui des glandes qui les reçoivent, ces artères ne donnent, avant de se plonger dans le tissu propre de ces glandes, que des ramuscules sans importance, dont les principaux vont aux capsules surrénales (fig. 153). D'autres artérioles, parties de la grande mésentérique ou de l'aorte elle-même, pénètrent encore dans ces petits corps.

6° Artères spermatiques.

Ces artères diffèrent dans le mâle et dans la femelle : chez le mâle, on les nomme encore *grandes testiculaires;* chez la femelle, elles sont exclusivement désignées sous le nom d'*artères utéro-ovariennes.*

Artère grande testiculaire (fig. 153, 3). — Elle prend naissance auprès de la petite mésentérique, soit en avant, soit en arrière, soit à côté, rarement au même niveau que l'artère du côté opposé; puis elle se dirige en arrière et en bas, soutenue avec sa veine satellite dans un repli particulier du péritoine, et arrive ainsi à l'entrée de la gaîne vaginale, dans laquelle on la voit s'engager avec les autres parties constituantes du cordon spermatique, pour descendre sur le testicule, en formant de remarquables flexuosités réunies en un paquet allongé. Arrivée en dedans de la tête de l'épididyme, cette artère s'insinue sous la tunique albuginée, s'incruste pour ainsi dire dans son épaisseur, et contourne successivement le bord supérieur, l'extrémité postérieure, le bord inférieur et l'extrémité antérieure du testicule. Elle décrit dans ce trajet des sinuosités, et laisse échapper à angle droit un grand nombre de rameaux également flexueux, qui rampent sur les faces de l'organe, en envoyant des ramuscules nombreux dans son épaisseur.

L'épididyme reçoit également le sang par cette artère grande testiculaire.

Artère utéro-ovarienne. — L'origine de ce vaisseau est conforme à celle de la grande testiculaire. Il se place entre les deux lames du ligament large, et se partage bientôt en deux branches, l'une *ovarienne*, l'autre *utérine* : la branche ovarienne décrit de nombreuses flexuosités comme l'artère correspondante du mâle, et se comporte sur l'ovaire de la même manière que cette dernière artère sur le testicule ; la branche *utérine* se rend sur la corne de la matrice, où ses divisions s'anastomosent avec l'artère utérine proprement dite.

7° Artères petites testiculaires (mâle), artères utérines (femelle).

Artère petite testiculaire. — Pair comme la grande testiculaire, ce vaisseau, d'un volume très exigu, prend naissance, soit sur l'aorte entre les artères iliaques interne et externe, soit sur celle-ci très près de son point de départ. Ce dernier cas étant le plus commun, on décrit ordinairement la petite testiculaire comme une branche collatérale du tronc crural. Nous l'avons regardée comme une des artères émanées directement de l'aorte postérieure, pour rapprocher sa description de celle de l'artère grande testiculaire et de l'utéro-ovarienne.

Quel que soit, du reste, son mode d'origine, la petite testiculaire gagne l'entrée de la gaîne vaginale, et s'y engage avec les vaisseaux spermatiques pour se distribuer aux diverses parties constituantes du cordon. Avant de pénétrer dans l'épaisseur de ce cordon, elle abandonne plusieurs ramuscules destinés au péritoine, aux ganglions iliaques, à l'uretère, au canal déférent.

Artère utérine. — Même point d'origine que la petite testiculaire, son analogue, dont elle diffère cependant par son volume beaucoup plus considérable. Elle se place entre les deux lames du ligament sous-lombaire, et se divise en deux branches en arrivant sur la petite courbure de la corne utérine : l'une antérieure, anastomosée par ses divisions avec l'artère utéro-ovarienne ; l'autre postérieure, qui se porte sur le corps de la matrice, où elle communique avec l'artère vaginale.

§ III. — De l'aorte postérieure et de ses branches collatérales chez les animaux domestiques autres que les solipèdes.

1° Aorte postérieure des ruminants.

L'artère accomplit son trajet en suivant la même marche que chez les animaux solipèdes, et se termine également par quatre branches, vers l'entrée de la cavité pelvienne.

Branches pariétales. — Les *artères intercostales* ne diffèrent que par le nombre de celles du cheval, car on n'en rencontre que douze en tout, dont huit ou neuf seulement fournies par l'aorte postérieure.

Quant aux *branches lombaires* et *diaphragmatiques*, leur disposition est absolument identique avec celle des artères analogues des Solipèdes.

Mais l'*artère sacrée moyenne* se présente avec un volume plus considérable, surtout chez le Mouton et la Chèvre. Nous nous en occuperons plus loin (voyez *artère iliaque interne des ruminants*).

BRANCHES VISCÉRALES. — *Tronc broncho-œsophagien.* — Rien de particulier.

Tronc cœliaque (fig. 152, 1). — Cette artère descend sur le rumen, un peu en arrière de l'insertion de l'œsophage, se dirige à droite et se divise près du feuillet en deux branches terminales, qui sont les *artères supérieure* et *inférieure du feuillet et de la caillette.*

Les branches collatérales qui s'échappent de ce tronc sont :

1° Plusieurs *artères diaphragmatiques.*

2° L'*artère splénique*, destinée presque exclusivement à la rate (fig. 152, 8).

3° L'*artère supérieure du rumen*, naissant toujours d'un tronc fort court qui lui est commun avec la précédente, et se portant en arrière sur la face supérieure du rumen, pour descendre ensuite entre les deux vessies coniques et s'anastomoser avec l'artère de la face inférieure du viscère (fig. 152, 2).

FIG. 152 (*).

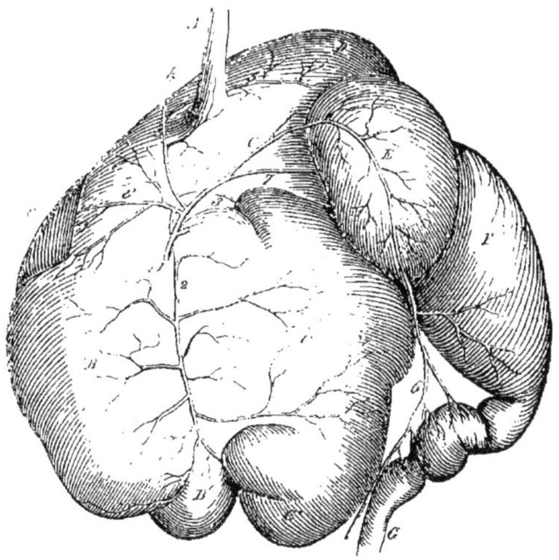

4° L'*artère inférieure du rumen*, qui s'insinue entre les deux culs-de-sac antérieurs, rampe ensuite sur la face inférieure de l'organe, en se portant vers l'échancrure qui sépare les deux vessies coniques, à la rencontre du vaisseau supérieur (fig. 152, 3).

5° L'*artère du réseau*, ayant ordinairement une origine commune avec l'artère inférieure du rumen, et se portant en avant sur la gauche de l'œsophage, pour se diviser près de l'insertion de ce conduit, en deux branches : l'une *supérieure*, se dirigeant à droite sur la petite courbure du viscère (fig. 152, 5) ; l'autre *inférieure*, occupant la scissure qui sépare la grande courbure du réseau du sac droit de la panse, et donnant à ce dernier organe un grand nombre de rameaux (fig. 117, 4).

6° L'*artère hépatique*, qui non-seulement se distribue au foie, mais fournit encore une branche pour la vésicule biliaire, et une artère duodénale divisée en deux rameaux : l'un postérieur, formant avec la première artère de l'intestin grêle une anastomose en arcade ; l'autre antérieur, communiquant avec l'artère supé-

(*) Fig. 152. — *Artères des estomacs des ruminants.* — 1. Tronc cœliaque. 2. Artère supérieure du rumen. 3. Artère inférieure du rumen. 4. Artère inférieure du réseau. 5 Artère supérieure du réseau. 6. Artère supérieure du feuillet et de la caillette. 7 Artère inférieure du feuillet et de la caillette. 8. Artère splénique. — *A.* OEsophage. — *B.* Sac gauche du rumen. — *B'.* Vessie conique gauche. — *C.* Sac droit du rumen. — *C'.* Vessie conique droite. — *D.* Réseau. — *E.* Feuillet. — *F.* Caillette. — *G.* Duodénum. — *R.* Rete.

rieure du feuillet et de la caillette. Cette artère hépatique présente toujours son point d'origine entre le tronc commun à l'artère splénique et au rameau supérieur du rumen, et celui qui donne naissance au rameau supérieur du même viscère et à l'artère du réseau.

Quant aux branches terminales du tronc cœliaque, voici comment elles se comportent :

1° L'*artère supérieure du feuillet et de la caillette* passe successivement sur la grande courbure du premier de ces réservoirs et sur la courbure concave du second, puis dépasse le pylore pour se joindre par inosculation avec la branche duodénale de l'artère hépatique (fig. 152, 6).

2° L'*artère inférieure du feuillet et de la caillette* franchit au contraire la petite courbure du feuillet d'abord, ensuite la grande courbure de la caillette, et se perd dans l'épiploon, auquel on la voit, du reste, fournir sur son trajet un grand nombre de rameaux (fig. 152, 7).

Chez les petits ruminants, la distribution des artères du tronc cœliaque présente quelques modifications. Nous citerons la principale, qui porte sur le mode d'origine des deux rameaux destinés au réseau : ces rameaux forment deux vaisseaux particuliers qui naissent isolément du tronc cœliaque, l'artère inférieure au même point que l'artère supérieure du rumen, la supérieure, vers la bifurcation terminale du tronc.

Artère grande mésentérique. — Son origine est tout à fait rapprochée de celle du tronc cœliaque. Après un trajet descendant de 15 à 20 centimètres, cette artère se partage, en deux branches, l'une antérieure, l'autre postérieure. La première, destinée à l'intestin grêle, rampe au-dessus de cet intestin, entre les deux feuillets du mésentère, et se porte en arrière en décrivant une courbe qui laisse échapper de sa convexité, c'est-à-dire par en bas, un grand nombre de rameaux, analogues dans leur mode de terminaison aux artères de l'intestin grêle du cheval. Quant à la branche postérieure, celle du gros intestin, on la voit se diviser elle-même en deux rameaux principaux : un qui se rend au côlon et dont les divisions croisent du côté droit, d'avant en arrière et de haut en bas, les circonvolutions décrites par ce viscère ; un autre, qui gagne la courbure concave du cœcum, et s'anastomose par arcade avec l'extrémité terminale de la branche-mère des artères destinées à l'intestin grêle.

Artère petite mésentérique — Très courte et très peu volumineuse.

Artères rénales, spermatiques, petites testiculaires. — Ne diffèrent point, dans leurs dispositions essentielles, des vaisseaux analogues des animaux solipèdes.

2° Aorte postérieure du porc.

A l'exception des vaisseaux mésentériques, dont la distribution rappelle, en principe, celle qui vient d'être indiquée pour les animaux ruminants, à l'exception encore de l'artère sacrée moyenne, sur le compte de laquelle nous reviendrons en décrivant les artères iliaques internes, toutes les branches émises par l'aorte postérieure se comportent à peu près comme dans le cheval.

3° Aorte postérieure chez les carnassiers.

On trouve également, dans la disposition des branches émanées de l'aorte postérieure chez les animaux carnassiers, les principaux caractères présentés par les mêmes vaisseaux dans les Solipèdes. Mais il existe pour quelques-unes d'entre elles, c'est-à-dire pour les artères cœliaque et mésentériques, quelques différences qui rapprochent ces artères de celles de l'homme. Quant à ce qui regarde la *grande mésentérique* en particulier, un coup d'œil jeté sur la figure 122 montrera cette artère se dirigeant en arrière, dans l'épaisseur du mésentère, émettant à gauche et en bas les *artères de l'intestin grêle* 2, à droite une *artère duodénale* 3, et une *branche cæco-colique* 4. On verra de plus, dans l'étude du tronc pelvien, que l'artère sacrée moyenne offre quelques particularités importantes.

Art. III. — Artères iliaques internes ou troncs pelviens (fig. 155, 2).

Les deux artères iliaques internes représentent les branches moyennes ou internes de la quadrifurcation formée par l'aorte postérieure à son extrémité terminale.

Étendues depuis le corps de la dernière vertèbre lombaire jusqu'auprès de l'insertion terminale du petit psoas, dans une direction oblique de haut en bas, de dedans en dehors et d'avant en arrière, ces artères répondent : en avant, aux troncs veineux pelvi-cruraux, qui les séparent des iliaques externes ; en dedans, au péritoine ; en haut et en dehors, à l'articulation sacro-iliaque et à l'ilium.

Sur son trajet, l'artère iliaque interne donne les branches suivantes : l'*artère ombilicale*, la *honteuse interne*, l'*iliaco-musculaire*, la *fessière* et la *sous-sacrée*. Elle se divise, à son extrémité terminale, en deux branches qui se mettent à cheval sur le bord supérieur du tendon du muscle petit psoas, en se plaçant l'une en dedans l'autre en dehors de ce tendon : la première est l'*artère obturatrice*, la seconde, l'*artère iliaco-fémorale*. Nous étudierons toutes ces branches dans l'ordre de leur indication.

Préparation de l'artère iliaque interne. — Placer le sujet en première position ; abattre l'un des membres postérieurs ; laisser le rectum et la vessie dans le bassin ; gonfler légèrement cette dernière par insufflation. Disséquer du côté du membre abattu les origines et les rameaux viscéraux des branches fournies par le tronc. Suivre du côté opposé les rameaux envoyés par ces branches dans les masses musculaires. Afin de pouvoir préparer convenablement les artères coccygiennes, il faudra, après avoir enlevé le grand ligament ischiatique et disséqué l'artère honteuse interne avec le tronc sous-sacré, soulever le rectum et la vessie au moyen d'érignes à chaînette.

1° Artère ombilicale (fig. 153, 5, et 155, 3).

Cette artère forme, pendant la vie intra-utérine, un vaisseau considérable qui porte le sang du petit sujet au placenta, et qui sera décrit avec détail dans l'anatomie du fœtus.

Chez l'adulte, ce vaisseau est presque entièrement oblitéré ; il ne constitue plus qu'une sorte de cordon fibreux, étendu de l'artère iliaque interne au fond de la vessie, et placé au bord libre du repli séreux latéral qui se détache du cul-de-sac

Fig. 153 (*).

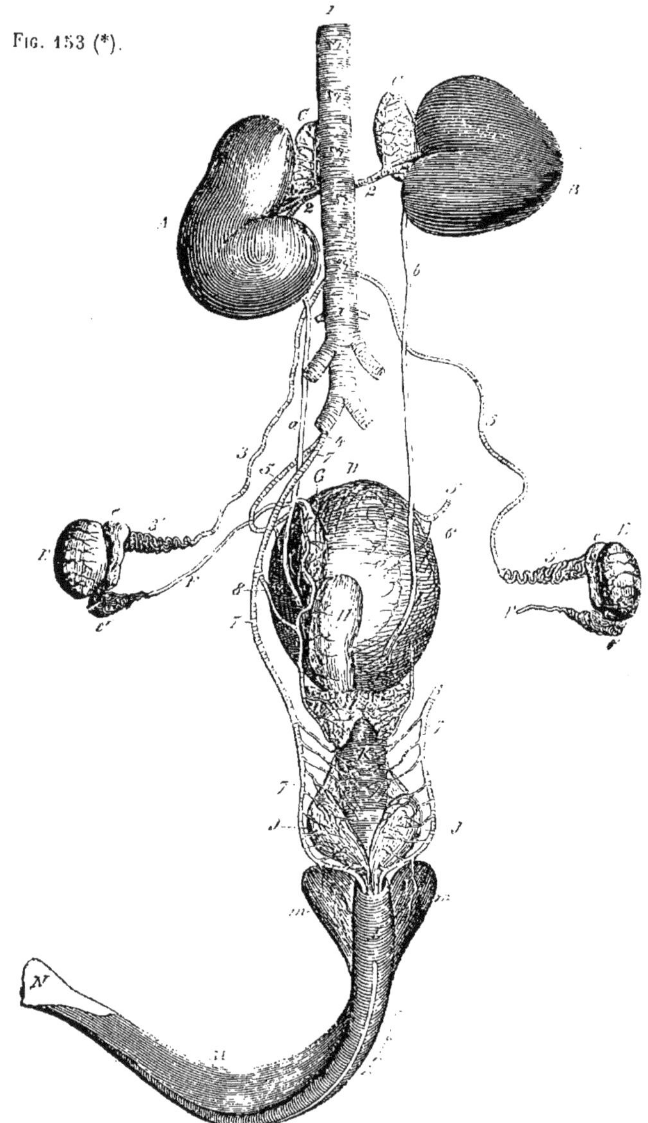

(*) Fig. 153. — *Vue générale et supérieure de l'appareil génito-urinaire du mâle avec les vaisseaux artériels.* — A. Rein gauche. B. Rein droit. *a, b.* Uretères. C, C. Capsules surrénales. D. Vessie urinaire. E, E. Testicules. *e.* Tête de l'épididyme. *e'.* Queue de l'épididyme. F. Canal déférent. G. Renflement pelvien du canal déférent. H. Vésicule séminale gauche (la droite a été enlevée avec le canal déférent du même côté pour montrer l'insertion de l'uretère dans la vessie). I. Prostate. J. Glandes de Cowper. K. Portion membraneuse ou intra-pelvienne du canal de l'urèthre. L. Portion bulbeuse du même. M. Corps caverneux du pénis. *n, n.* Ses racines. N. Tête du pénis. 1. Aorte abdominale. 2, 2. A. rénales donnant la principale artère capsulaire. 3. A. grande testiculaire ou spermatique. 4. Origine commune des artères honteuse interne et ombilicale. 5. A. ombilicale. 6. Branche vésicale de cette artère. 7. A. honteuse interne. 8. Sa branche vésico-prostatique.

antérieur de cet organe. Ce cordon donne sur son trajet une ou plusieurs *branches vésicales*, au delà desquelles la lumière du vaisseau a tout à fait disparu; branches vésicales qui peuvent venir de l'artère honteuse interne ; et dans ce dernier cas, rare à la vérité, l'oblitération de l'artère ombilicale est complète.

2° Artère honteuse interne ou bulbeuse (fig. 153, 7 ; 154, 16 ; 155, 4).

Ce vaisseau diffère dans sa distribution chez le mâle et chez la femelle.

Artère honteuse interne chez le mâle. — Elle procède de l'iliaque interne, près de l'origine de cette artère, par un tronc commun au vaisseau que nous décrivons et à l'artère ombilicale ; puis elle se dirige en arrière, en suivant le bord supérieur du muscle piriforme, placée soit en dehors, soit dans l'épaisseur du grand ligament ischiatique. Arrivée au niveau du col de la vessie, elle rentre dans la cavité pelvienne, s'accole à la prostate, aux glandes de Cowper, et s'infléchit enfin par en bas, en contournant l'arcade ischiale, pour se jeter dans le bulbe de l'urèthre.

Sur son parcours, l'artère honteuse interne fournit :

1° Des ramuscules insignifiants aux muscles qui sont en rapport avec le ligament ischiatique.

2° L'*artère vésico-prostatique* (fig. 153, 8; 154, 17), branche constante dans sa distribution, mais variable dans son origine : cette branche, destinée à la prostate, à la vésicule séminale, au renflement pelvien du canal déférent, à ce canal lui-même et à la vessie, naît ordinairement près de la prostate, et se porte d'arrière en avant, en décrivant des flexuosités, sur le côté de la vésicule séminale et du canal déférent.

3° De minces rameaux pour la portion intra-pelvienne du canal de l'urèthre, les glandes de Cowper, l'anus et le muscle ischio-caverneux.

Quant à l'extrémité terminale du vaisseau, elle s'insinue sous le muscle accélérateur, et se partage immédiatement en une multitude de ramuscules qui se plongent au milieu du tissu érectile du bulbe uréthral, où ils se comportent comme dans tous les tissus de cette nature.

Variétés. — Il n'est pas rare de voir la honteuse interne fournir, avant d'atteindre la glande de Cowper, l'*artère caverneuse*, qui contourne alors l'arcade ischiale avec le nerf pénien. Quelquefois la bulbeuse donne seulement la *dorsale postérieure de la verge*, rameau de la caverneuse.

Distribution de l'artère honteuse interne chez la femelle (fig. 155, 4). — Cette artère se termine sur le côté du vagin par des branches rectales, vulvaires, vaginales et bulbeuses : ces dernières destinées au bulbe du vagin. Comme chez le mâle, elle ne donne, sur son trajet, qu'un seul rameau important ; et ce rameau, analogue en tous points à l'artère vésico-prostatique, constitue l'*artère vaginale* (fig 155, 5), dont les divisions terminales se portent non-seulement sur la partie moyenne du vagin, mais encore sur le corps de l'utérus, où elles s'anastomosent largement avec les rameaux de l'artère utérine, et même sur la vessie et le rectum.

L'artère honteuse interne de la femelle est, comme celle du mâle, sujette à de nombreuses variétés. Elle peut donner la caverneuse, ou seulement la dorsale du clitoris. Nous avons vu l'artère vaginale provenir de l'ombilicale.

3° Artère sous-sacrée ou sacrée latérale (fig. 154, 12; 155, 6).

Né en dedans de l'artère iliaque interne, au niveau de l'articulation lombo-sacrée, ou un peu en arrière, placé au-dessus du péritoine, au-dessous des trous sacrés et des grosses branches nerveuses qui en sortent, ce vaisseau se dirige d'avant en arrière, et arrive près de l'extrémité postérieure du sacrum, où il se termine par deux branches, l'*artère ischiatique* et l'*artère coccygienne latérale*, branches auxquelles il faut ajouter l'*artère coccygienne médiane*, émise ordinairement par le vaisseau sous-sacré du côté droit.

Branches collatérales. — L'artère sacrée latérale fournit dans son trajet plusieurs ramuscules insignifiants destinés aux parties avoisinantes, et quatre rameaux spinaux qui entrent dans le canal rachidien par les trous sous-sacrés pour en sortir par les trous sus-sacrés, après avoir abandonné quelques divisions à l'extrémité postérieure de la moelle et aux nerfs de la queue de cheval; ces rameaux se ramifient dans les muscles appliqués sur le côté de l'épine sacrée.

Branches terminales. — 1° **Artère ischiatique.** — Elle traverse le ligament du même nom pour se placer sous l'extrémité supérieure de la portion antérieure du long vaste, se dirige en arrière et en bas, et se divise en plusieurs branches qui descendent dans l'épaisseur des muscles ischio-tibiaux, jusqu'au-dessous de la tubérosité ischiale; branches anastomosées par leur extrémité terminale avec les rameaux ascendants de l'artère fémoro-poplitée, ainsi qu'avec les divisions de l'obturatrice et de la fémorale profonde.

2° **Artère coccygienne latérale.** — Ce vaisseau représente, non pas par son volume, car il est beaucoup plus petit que l'artère ischiatique, mais par sa direction, la continuation de l'artère sacrée latérale. On le voit marcher d'avant en arrière, et parcourir toute la longueur du coccyx, entre les vertèbres rudimentaires de cette région et les muscles abaisseurs de la queue, en diminuant graduellement de volume, et en émettant sur son trajet une série de ramuscules collatéraux qui s'épuisent dans les muscles et les téguments de la queue.

On a décrit une artère coccygienne latérale supérieure, branche de la précédente, qui ramperait entre le muscle releveur de la queue et la face supérieure des vertèbres coccygiennes; cette artère n'existe jamais : le muscle sacro-coccygien supérieur reçoit le sang artériel par des rameaux analogues aux branches spinales des artères intercostales, lombaires et sous-sacrée, rameaux qui s'échappent de l'artère coccygienne latérale au niveau de chaque corps vertébral.

3° **Artère coccygienne médiane.** — L'origine de ce vaisseau est sujette à de nombreuses variétés. Ordinairement il se détache de l'artère sous-sacrée droite, en commun avec la coccygienne latérale du même côté. D'autres fois, il s'échappe de cette dernière à 12 ou 15 centimètres de son origine. Sur une pièce que nous avons sous les yeux au moment où nous écrivons ces lignes, il prend naissance vers le milieu à peu près du trajet de l'artère sous-sacrée. On peut la voir enfin procéder, soit de l'artère sacrée latérale gauche, soit de la coccygienne latérale correspondante.

Quel que soit, du reste, son point d'émergence, l'artère coccygienne médiane se place sous la face inférieure des vertèbres caudales, entre les deux muscles abaisseurs de la queue, traverse le ligament suspenseur du rectum, et se prolonge jusqu'à l'extrémité terminale du coccyx, en distribuant des ramuscules à droite et à gauche, et même par en bas.

4° Artère iliaco-musculaire ou iléo-lombaire (fig. 154, 14, et 155, 8).

Immédiatement après avoir franchi la face inférieure de l'angle latéral du sacrum, et souvent même avant, le tronc pelvien laisse échapper de son côté externe, et à angle droit, l'artère iliaco-musculaire, qui se porte immédiatement en dehors, passe derrière l'articulation sacro-iliaque, puis entre le psoas iliaque et la surface osseuse que ce muscle couvre de ses insertions supérieures, en fournissant des divisions destinées à l'articulation précitée, ainsi qu'aux muscles de la région sous-lombaire. Arrivée près de l'angle de la hanche, cette artère se termine par plusieurs rameaux, qui s'infléchissent de bas en haut sur le bord externe de l'ilium, pour se plonger dans le fessier principal, ou qui se jettent dans le muscle du fascia lata.

5o Artère fessière (fig. 154, 13, et 155, 7).

Cette artère, la plus volumineuse des branches émanées du tronc pelvien, naît à l'opposé de la précédente, à 2 ou 3 centimètres en arrière de la sous-sacrée. Elle se réfléchit immédiatement sur le bord interne de l'ilium, et sort du bassin par la grande échancrure sciatique avec les nerfs fessiers antérieurs, en se partageant en plusieurs branches qui vont se ramifier dans l'épaisseur des muscles grand et petit ilio-trochantériens.

6° Artère obturatrice (fig. 154, 19, et 155, 10).

Ce vaisseau, dont l'origine a déjà été indiquée, se dirige en arrière et en bas, accompagné d'un nerf et d'une veine satellites, passe entre le péritoine et l'ilium en suivant le bord inférieur du muscle piriforme, et s'insinue ensuite sous le muscle obturateur interne pour sortir du bassin en traversant l'ouverture ovalaire, après avoir fourni une artériole vésicale constante. Placé alors entre l'obturateur externe et la face inférieure de l'ischion, il se partage en plusieurs branches, qui descendent pour la plupart dans les muscles cruraux internes et ischio-tibiaux, en s'anastomosant avec les divisions ultimes de l'artère ischiatique et de la fémorale profonde.

Mais, parmi ces branches, il en est deux ou trois qui se portent sur les racines du pénis pour se plonger dans le tissu érectile du corps caverneux. L'une d'elles, beaucoup plus importante que les autres par son volume, est désignée sous le nom d'*artère caverneuse*.

Artère caverneuse (fig. 154, 20). — Ce vaisseau rampe sur la face inférieure de l'ischion, en arrière et en dedans, atteint la racine du corps caverneux, et s'y plonge par plusieurs rameaux, après avoir fourni quelques divisions musculaires et l'*artère dorsale postérieure de la verge*.

Celle-ci se place sur le bord dorsal du pénis, passe entre les deux ligaments qui

FIG. 154 (*).

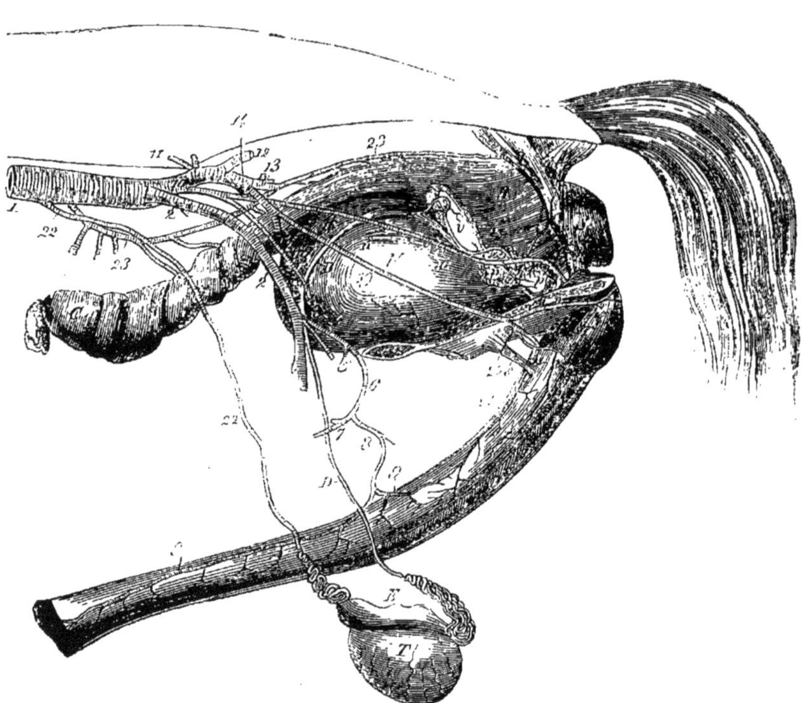

attachent cet organe à la symphyse pelvienne, en se dirigeant en avant, et va s'anastomoser avec le rameau postérieur de la dorsale antérieure (fig. 154, 21).

7° ARTÈRE ILIACO-FÉMORALE (fig. 154, 18, et 155, 9).

Signalée comme une des branches terminales du tronc pelvien, l'artère iliaco-fémorale n'existe avec un certain volume que dans les Solipèdes. Ce n'est chez les

(*) Fig. 154. — *Artères des organes génito-urinaires du mâle* (vue latérale). — 1. Aorte abdominale. 2. A. iliaque externe. 3. Origine commune de la prépubienne et de la grande musculaire postérieure de la cuisse. 4. A. prépubienne. 5. A. abdominale postérieure. 6. A. honteuse externe. 7. A. sous-cutanée abdominale. 8. A. dorsale antérieure de la verge. 9, 9. Rameaux antérieur et postérieur de cette artère. 10. A. iliaque interne. 11. Dernière artère lombaire. 12. A. sous-sacrée. 13. A. fessière. 14. A. ilio-musculaire. 15. A. ombilicale. 16. A. honteuse interne. 17. Sa branche vésico-prostatique. 18. A. iliaco-fémorale. 19. A. obturatrice. 20. A. caverneuse. 21. A. dorsale postérieure de la verge (branche de la caverneuse). 22. A. grande testiculaire. 23. A. mésentérique postérieure. — *C*. Terminaison du côlon flottant. — *R*. Rectum. — *S*. Sphincter de l'anus. — *l*. Ligament suspenseur de la verge. — *l'*. Ligament suspenseur du rectum. — *V*. Vessie. — *u*. Uretère. — *T*. Testicule. — *E*. Épididyme. — *D*. Canal déférent. — *v*. Vésicule séminale. — *P*. Prostate. — *p*. Glande de Cowper. — *r*. Racine du pénis. — *s*. Ligament du corps caverneux.

autres animaux, comme dans l'homme, qu'un rameau musculaire insignifiant et innominé de l'artère obturatrice.

Elle passe en dehors du tendon du petit psoas, entre l'iliaque et le col de l'ilium, qu'elle contourne obliquement, au-dessus de l'origine du droit antérieur de la cuisse, pour descendre ensuite sur le côté externe de ce muscle et se plonger dans la masse des muscles rotuliens, en pénétrant entre le droit antérieur et le vaste externe, après avoir donné quelques rameaux aux psoas, aux fessiers et au muscle du fascia lata.

8° Artères iliaques internes des ruminants.

L'extrémité terminale de l'aorte, en se bifurquant, après avoir fourni les artères iliaques externes, pour donner naissance aux troncs pelviens, laisse échapper, dans l'angle compris entre ces deux troncs, une très grosse *branche sacrée moyenne* d'où émanent les artères de la queue. Mais ce n'est point la seule particularité importante que nous ayons à faire connaître dans la disposition des artères du bassin.

En effet, l'artère iliaque interne émet, à son origine, un très court et très fort rameau, qui se divise pour former l'*artère ombilicale* et une énorme *artère utérine*, celle-ci suppléant en grande partie l'artère utéro-ovarienne, qui est rudimentaire; puis elle se dirige en arrière, sur la face interne du grand ligament ischiatique, en croisant la direction du plexus lombo-sacré, fournit sur son trajet des branches qui rappellent l'*iliaco-musculaire*, la *fessière* et l'*ischiatique*, et se continue, vers le milieu de la longueur du bassin, par l'*artère honteuse interne*, laquelle se termine elle-même en formant l'*artère dorsale du clitoris*, après avoir donné des rameaux au rectum et aux organes génito-urinaires logés dans la cavité pelvienne.

On voit d'après cette description (qui regarde les animaux femelles seulement et qu'on appliquera aisément aux mâles) que nous ne signalons ni *artère iliaco-fémorale*, ni *artère obturatrice* : c'est qu'en effet, ces deux vaisseaux manquent absolument chez le mouton, et le dernier, quoique existant chez les grands ruminants, ne s'y retrouve qu'à l'état rudimentaire, l'un et l'autre étant suppléés par la fémorale profonde, dont les dimensions sont considérables. L'*artère sacrée latérale* ou *sous-sacrée* n'est pas non plus indiquée, car elle manque également, sa *branche ischiatique* venant directement du tronc pelvien, et ses *divisions coccygiennes* étant fournies par l'artère sacrée moyenne.

9° Artères iliaques internes du porc.

Deux branches impaires, à origines superposées, naissent de l'extrémité terminale de l'aorte entre les deux artères iliaques internes : l'une se divise presque de suite en deux rameaux latéraux, qui se portent, l'un à droite, l'autre à gauche, sous le psoas iliaque, en représentant ainsi les *artères iliaco-musculaires* du cheval; l'autre, ou l'*artère sacrée moyenne*, placée sur la ligne médiane, rampe d'avant en arrière contre la face inférieure de l'os sacrum, et va former les *artères coc-*

cygiennes, après avoir émis, à 4 centimètres environ de son origine, deux rameaux latéraux, traces des *artères sacrées latérales*, lesquelles fournissent les artérioles spinales de la région sacrée.

Quant au *tronc iliaque interne*, il donne l'*artère ombilicale*, près de son origine, se dirige en arrière, vers la grande échancrure sciatique, fournit alors les rameaux fessiers, et se prolonge au delà de cette échancrure, à la surface externe du grand ligament sacro-sciatique, en formant l'*artère honteuse interne*.

Celle-ci émet, avant de sortir du bassin, une longue *artère hémorrhoïdale* qui rampe d'avant en arrière sur le côté du rectum, pour s'aller distribuer à l'extrémité postérieure de cet intestin et aux organes génito-urinaires avoisinants. En dehors de la cavité pelvienne, elle abandonne quelques rameaux fessiers, dont les plus postérieurs, très considérables, représentent les divisions de l'*artère ischiatique* des Solipèdes. Puis elle rentre dans le bassin, et se termine à la base du pénis en fournissant les *artères caverneuse* et *dorsale de la verge*.

10° Artères iliaques internes des carnassiers.

Le tronc pelvien du chien donne d'abord l'*artère ombilicale*, remarquable par son étroit calibre et les flexuosités qu'elle décrit pour arriver sur la vessie.

Puis l'artère iliaque interne décrit un trajet de 3 ou 4 centimètres, en arrière et en dedans du tronc veineux pelvi-crural, et se partage en deux branches vers l'entrée du bassin.

L'une de ces branches se place sur le côté des viscères contenus dans la cavité pelvienne : c'est l'*artère honteuse interne*. Elle se porte en arrière, contourne l'arcade ischiale, et se termine par les *artères caverneuse* et *dorsale de la verge*, après avoir fourni des rameaux vésicaux, hémorrhoïdaux et uréthraux, ainsi que l'*artère utérine* (dans la femelle). Celle-ci, très volumineuse, se place dans l'épaisseur du ligament large, au-dessus de la petite courbure de la corne utérine, et se dirige en avant, sur l'ovaire, où elle rencontre l'artère utéro-ovarienne, après avoir émis de nombreuses branches collatérales, remarquables par la richesse du réseau vasculaire qu'elles forment dans les parois de la matrice.

Quant à la seconde branche de l'artère iliaque interne, branche qui rappelle l'*artère sous-sacrée* des Solipèdes et son *rameau ischiatique*, on la voit sortir de la cavité pelvienne avec le nerf grand sciatique, et accompagner ce nerf jusque derrière la cuisse, où elle s'épuise, après avoir donné, chemin faisant, des branches spinales et des artérioles fessières. Ce n'est point cette branche qui fournit les *artères coccygiennes;* celles-ci viennent, comme dans le Porc et les Ruminants, de l'*artère sacrée moyenne*.

Art. IV. — Artères iliaques externes ou troncs cruraux (fig. 155, 11).

Branches externes de la quadrifurcation terminale de l'aorte postérieure, les troncs cruraux descendent sur les côtés de l'entrée de la cavité pelvienne, en décrivant une courbe à concavité antéro-inférieure, et en affectant une direction oblique de haut en bas, d'avant en arrière et de dedans en dehors. Appliqués en dedans du petit psoas et de l'iliaque par le péritoine, qui les recouvre, ils sont longés en arrière et du côté interne par la veine iliaque, qui les isole du tronc

Fig. 155 (*).

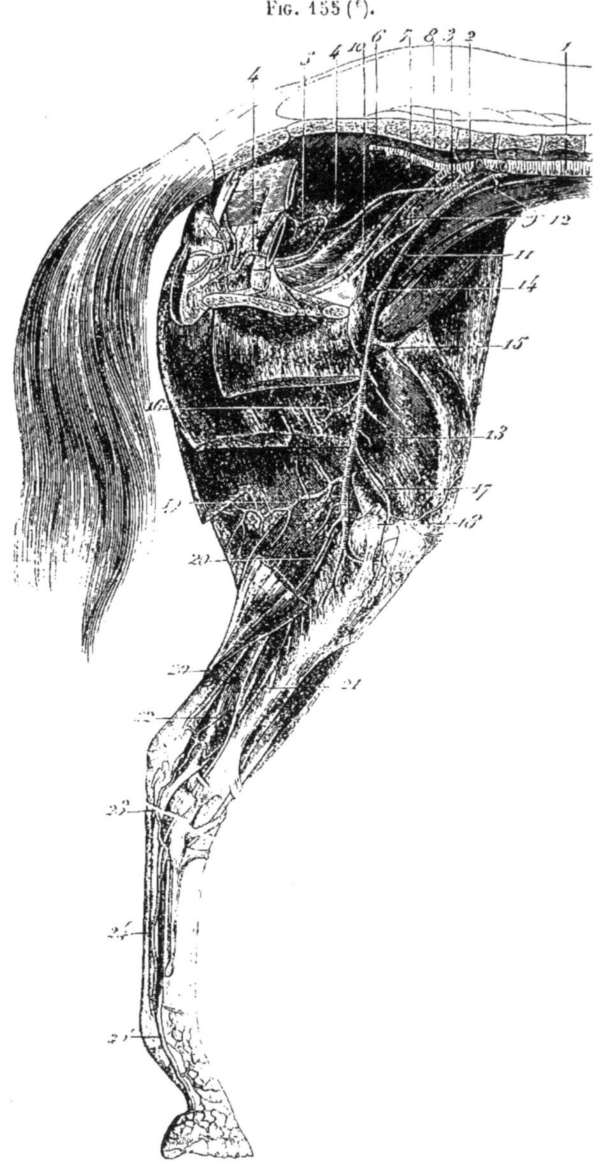

(*) Fig. 155. — *Distribution des artères iliaques interne et externe (chez la femelle).* — 1. Aorte abdominale. 2. A. iliaque interne. 3. Origine commune de la honteuse interne et de l'ombilicale (cette dernière coupée). 4. A. honteuse interne. 5. A. vaginale. 6. A. sacrée latérale. 7. Origine de la fessière, l'artère naissant ici de la sacrée latérale, disposition qui s'observe le plus souvent dans l'âne. 8. Origine de l'iliaco-musculaire. 9. Origine de l'iliaco-fémorale. 10. A. Obturatrice. 11. A. iliaque externe. 12. A. circonflexe iliaque (coupée). 13. A. fémorale. 14. Origine commune de la grande musculaire postérieure de la cuisse et de la prépubienne. 15. Origine de la grande musculaire antérieure. 16. Origine de la saphène (l'artère coupée). 18. A. poplitée. 19. A. fémoro-poplitée. 20. Artère satellite du nerf grand fémoro-poplité. 21. A. tibiale postérieure. 22. Son rameau de communication avec la saphène. 23. A. plantaire externe. 24. Artère satellite du nerf plantaire interne. 25. A. digitale.

pelvien. Quand ils arrivent au niveau du bord antérieur du pubis, dans l'interstice qui sépare du pectiné le long adducteur de la jambe, chacun d'eux se prolonge sur la cuisse en prenant le nom d'*artère fémorale*, et de là dans le pli de l'articulation fémoro-tibiale, où il reçoit la dénomination d'*artère poplitée.*

Avant de passer à la description de ces deux vaisseaux, continuation de l'artère iliaque externe, nous indiquerons les branches collatérales qui émanent directement de ce tronc lui-même. Ces branches sont au nombre de deux principales : la *petite testiculaire* ou l'*utérine*, et la *circonflexe iliaque*. L'étude de la première ayant déjà été faite (page 498), nous n'avons à nous occuper ici que de la seconde.

Artère circonflexe iliaque (fig. 151, 11). — Cette artère prend naissance à angle aigu près de l'origine et en avant de l'iliaque externe ; on la voit quelquefois émerger directement de l'aorte abdominale. Elle se dirige ensuite en dehors, marche entre le péritoine et l'aponévrose lombo-iliaque, puis, arrivée au niveau du bord externe du grand psoas ou même un peu plus loin, se divise en deux branches : l'une *antérieure*, dont les ramifications se jettent dans la portion charnue des muscles transverse et petit oblique de l'abdomen, où elles s'anastomosent avec les artérioles abdominales des branches lombaires et intercostales ; l'autre *postérieure*, qui, après avoir donné quelques rameaux aux mêmes muscles, traverse la paroi abdominale un peu au-dessous de l'angle externe de l'ilium, en passant entre le muscle petit oblique et le psoas iliaque, pour descendre en dedans du bord antérieur du muscle ilio-aponévrotique, et s'épuiser en avant de la cuisse par des divisions sous-cutanées.

§ I. — Artère fémorale (fig. 151, 11).

Prolongement de l'iliaque externe, qui change de nom à partir du bord antérieur du pubis, l'artère fémorale occupe d'abord sous l'arcade crurale, avec un paquet de ganglions lymphatiques, l'interstice compris entre les muscles pectiné, long adducteur de la jambe et psoas iliaque. Elle descend ensuite, accompagnée de sa veine satellite, qui lui est postérieure, et du nerf saphène interne, le long du pectiné et du vaste interne, accolée au bord postérieur du long adducteur de la jambe. Mais elle abandonne bientôt ce muscle pour traverser l'anneau formé par les deux branches du grand adducteur de la cuisse et par la coulisse oblique de la face postérieure du fémur, arrive ainsi au niveau de l'extrémité supérieure des jumeaux de la jambe, et se continue entre ces deux muscles en prenant le nom d'*artère poplitée*.

Sur son parcours, l'artère fémorale distribue aux parties avoisinantes un certain nombre de branches collatérales, qui sont : les *artères prépubienne*, *musculaire profonde*, *musculaire superficielle*, *petites musculaires* et *saphène*.

Préparation. — L'animal étant placé en première position, le membre fortement relevé, on enlèvera la peau avec précaution sur la face interne de la cuisse, sur les organes génitaux de la région inguinale et la paroi abdominale inférieure. On cherchera d'abord le long de la veine saphène et l'on disséquera les branches de l'artère de même nom ; puis on passera à l'artère prépubienne, qu'on ira chercher dans le trajet inguinal, et dont on préparera les diverses ramifications en allant de l'origine à la terminaison de ces branches. L'excision d'une partie des muscles adducteurs de la jambe et grand adducteur de la cuisse permettra ensuite de mettre à découvert dans tout son trajet le tronc de l'artère fémorale et ses autres branches collatérales.

1° Artère prépubienne (fig. 154, 4).

L'origine de cette artère est placée à la hauteur de la ligne de démarcation artificielle qui sépare l'artère iliaque externe de la fémorale, c'est-à-dire à l'extrémité supérieure de cette dernière. Elle émerge donc de ce vaisseau au niveau du bord antérieur du pubis; ce n'est jamais isolément, mais toujours avec la musculaire profonde, au moyen d'un tronc commun, généralement fort court, qui s'échappe à angle aigu du côté interne de la fémorale.

L'artère pré-pubienne traverse ensuite l'anneau crural, en regard duquel elle prend son origine, se place sur la face antérieure de l'arcade crurale, derrière le collet de la gaîne vaginale, et se partage alors, après un très court trajet, en deux branches, qui sont l'*artère abdominale postérieure* et la *honteuse externe.*

Artère abdominale postérieure (*épigastrique* dans l'homme) (fig. 154, 5).— Elle se sépare de la honteuse externe en formant avec elle un angle aigu, passe en dedans du collet de la gaîne vaginale, en croisant la direction du cordon spermatique, se place entre le petit oblique et le transverse de l'abdomen, longe d'arrière en avant le bord externe du grand droit, et se plonge enfin dans l'épaisseur de ce muscle, où ses divisions terminales s'anastomosent avec celles de l'artère abdominale antérieure. Les nombreux rameaux collatéraux que cette artère abandonne sur son trajet s'épuisent principalement, soit dans ce même muscle droit, soit dans les autres parties constituantes de la paroi abdominale inférieure, la peau y comprise; les supérieurs communiquent avec la circonflexe iliaque.

On remarquera la position qu'occupe l'artère abdominale postérieure, à son origine, au côté interne du collet de la gaîne vaginale; position qui indique assez que, dans le cas de hernie inguinale étranglée, le débridement de l'anneau doit se faire en dehors, pour éviter la blessure de ce vaisseau.

Artère honteuse externe (fig. 154, 6). — Cette artère descend d'abord sur la paroi postérieure du canal inguinal, en arrière et un peu en dedans du cordon testiculaire ; puis, après avoir franchi l'anneau inférieur du canal, elle se partage en deux branches : l'*artère sous-cutanée abdominale*, et la *dorsale antérieure de la verge.*

L'*artère sous-cutanée abdominale* se dirige en avant sur la face superficielle de la tunique abdominale, en longeant l'insertion du ligament suspenseur du fourreau. Arrivée au niveau de l'extrémité antérieure de ce ligament, elle se termine par plusieurs divisions sous-cutanées, dont une s'infléchit au-devant de l'ombilic, pour s'anastomoser en arcade avec une branche analogue de l'artère opposée. Elle donne sur son trajet des artérioles destinées aux bourses, au fourreau, aux ganglions inguinaux superficiels, à la peau, etc. (fig. 154, 7).

L'*artère dorsale antérieure de la verge* gagne le bord supérieur du pénis, après avoir fourni une ou deux branches scrotales, et se partage alors en deux rameaux : l'un, *postérieur*, rencontre la dorsale caverneuse de la verge, et s'anastomose avec elle ; l'autre, *antérieur*, plus long, plus volumineux, et très flexueux dans l'état de rétraction du pénis, suit le bord dorsal de cet organe jusqu'à son extrémité antérieure, et se plonge dans le tissu érectile qui forme cette extrémité. Des deux rameaux de cette artère dorsale antérieure du pénis s'échappent, comme de l'artère postérieure, des ramuscules qui pénètrent dans le corps caverneux et les parois du canal de l'urèthre; ils donnent de plus des artérioles préputiales (fig. 154, 8).

Chez la **femelle**, l'*artère honteuse externe* offre une disposition, sinon tout à fait semblable, du moins analogue à celle qui vient d'être indiquée. Comme dans le mâle, ce vaisseau parcourt le trajet inguinal, et se partage, après sa sortie de ce canal, en deux branches : l'une *antérieure* ou *sous-cutanée abdominale*, l'autre *postérieure* ou *mammaire*. Cette dernière, la plus volumineuse, représente la dorsale du pénis. Elle envoie plusieurs rameaux au tissu de la mamelle, et se prolonge dans l'entre-deux des cuisses par une branche périnéale, qui va se terminer dans la commissure inférieure de la vulve, après avoir fourni des branches glandulaires et des rameaux cutanés.

2° Artère musculaire profonde, ou grande musculaire postérieure de la cuisse, ou fémorale profonde (fig. 155, 14).

Née en commun avec la précédente, c'est-à-dire avec la pré-pubienne, l'artère musculaire profonde de la cuisse se dirige en arrière, pénètre entre le psoas iliaque et le pectiné, puis entre ce dernier muscle et l'obturateur externe. Elle arrive ainsi sous la face profonde des adducteurs de la cuisse, s'infléchit derrière le fémur, et se perd dans la substance des muscles cruraux internes et postérieurs, par des rameaux ascendants anastomosés avec l'artère ischiatique, par des rameaux descendants et des rameaux internes dont les ramifications terminales s'abouchent avec celles de l'artère obturatrice.

Les principales artérioles de l'articulation coxo-fémorale viennent de ce vaisseau.

3° Artère musculaire superficielle, ou grande musculaire antérieure (fig. 155, 15).

Plus petite que la précédente, et naissant à l'opposé de cette artère, mais un peu plus bas, la grande musculaire antérieure se dirige en bas, en dehors et en avant, passe entre le long adducteur de la jambe et le cône musculo-tendineux qui termine en commun le grand psoas et l'iliaque, fournit quelques ramuscules à ces muscles, se plonge dans l'interstice qui sépare le vaste interne du droit antérieur de la cuisse, et se perd dans la masse du triceps crural.

Ce vaisseau rappelle donc l'artère iliaco-fémorale, qu'on a vue se jeter dans ce triceps, en pénétrant dans l'interstice compris entre le droit antérieur et le vaste externe.

4° Artères musculaires innominées ou petites musculaires.

L'artère fémorale fournit sur son trajet de nombreuses artérioles destinées aux muscles environnants et trop petites pour mériter une description particulière : c'est de ces vaisseaux que nous voulons parler. L'un d'eux donne l'*artère nourricière du fémur*, la plus grosse peut-être de toutes les artères des os. Une autre (fig. 155, 17) envoie sur le grasset une longue branche articulaire analogue à la *grande anastomotique* de l'homme, laquelle branche descend le long du vaste interne, sous les adducteurs de la jambe, au niveau de l'interstice qui sépare ces deux muscles.

5° ARTÈRE SAPHÈNE (fig. 155, 16).

Cette artère, remarquable par son petit volume, la longueur de son trajet et ses connexions avec la veine dont elle porte le nom, est destinée à la peau de la face interne de la cuisse et de la jambe.

Elle prend son origine à angle aigu sur le milieu à peu près de l'artère fémorale, soit isolément, soit en commun avec l'une des principales musculaires innominées, et devient superficielle en passant dans l'interstice des deux adducteurs de la jambe, ou en traversant l'un de ces muscles, le court ordinairement, c'est-à-dire le muscle du plat de la cuisse. Elle se place alors à la surface de celui-ci, s'accole à la veine saphène, et se partage en deux branches, à la hauteur de l'angle de réunion des deux racines qui constituent ce vaisseau veineux. Une des branches accompagne la veine antérieure jusqu'auprès du tiers inférieur de la jambe; l'autre suit la veine postérieure, et s'anastomose ordinairement, dans le creux du jarret, au-dessus du calcanéum, avec un rameau de l'artère tibiale postérieure, rameau qui communique aussi avec une des branches de l'artère fémoro-poplitée.

§ II. — Artère poplitée (fig. 155, 18).

Préparation. — La préparation qui a servi à l'étude de l'artère fémorale étant à peu près disposée comme dans la figure 155, on enlèvera sur cette pièce le jumeau interne et le muscle poplité.

On donne ce nom à la continuation de l'artère fémorale. Ce vaisseau suit une direction descendante derrière l'articulation fémoro-tibiale, entre les deux jumeaux, s'insinue sous le muscle poplité, et se bifurque au niveau de l'arcade péronière, c'est-à-dire après un trajet de 15 à 20 centimètres, pour former les *artères tibiales postérieure* et *antérieure*.

L'artère poplitée émet dans son trajet : 1° l'*artère fémoro-poplitée;* 2° des rameaux articulaires; 3° des branches musculaires, principalement destinées aux jumeaux, et au nombre desquelles il faut citer particulièrement une longue division qui descend en dedans du perforé, en compagnie du nerf grand fémoro-poplité, pour se terminer superficiellement près de la corde du jarret, où cette division s'anastomose avec un rameau récurrent de l'artère tibiale postérieure (fig. 155, 20).

L'*artère fémoro-poplitée* est la seule de ces branches collatérales qui mérite une mention particulière. Son origine indique la limite des artères fémorale et poplitée, car elle se détache à angle droit, au-dessous de l'anneau du grand adducteur de la cuisse, c'est-à-dire du point intermédiaire aux deux vaisseaux indiqués. Placée entre le demi-membraneux et le demi-tendineux, d'une part, le long vaste, de l'autre, cette artère se dirige d'avant en arrière, et arrive jusqu'auprès du bord postérieur de la fesse, où elle se termine par des divisions sous-cutanées, après avoir émis des rameaux descendants et des rameaux ascendants : parmi les premiers, principalement destinés aux jumeaux, existent quelquefois la branche satellite du nerf sciatique, et une grêle artériole qui descend avec le nerf saphène externe dans le creux du jarret, où elle rencontre, comme la précédente, une branche de la tibiale postérieure ; quant aux rameaux ascendants, dont plusieurs remontent le long du nerf grand fémoro-poplité, ils s'anastomosent soit avec la fémorale profonde, soit avec l'ischiatique, dans l'épaisseur ou dans les interstices des muscles ischio-tibiaux (fig. 155, 19).

§ III. — Branches terminales de l'artère poplitée.

1° Artère tibiale postérieure (fig. 155, 21).

Préparation. — Suivre les indications fournies par la figure 155.

D'abord située profondément derrière le tibia, sous les muscles poplité, fléchisseur oblique et fléchisseur profond des phalanges, cette artère descend vers le creux du jarret, en devenant de plus en plus superficielle, et en se plaçant sous l'aponévrose jambière, derrière le tendon du fléchisseur oblique, avec sa veine satellite. Arrivée au niveau du sommet du calcanéum, elle traverse l'aponévrose précitée, décrit une courbure en S, s'accole au grand nerf sciatique, s'engage avec lui sous l'arcade tarsienne, puis se partage à la hauteur de l'astragale, en deux branches terminales, les *artères plantaires*.

Branches collatérales. — Nous citerons : 1° de nombreux rameaux destinés aux muscles tibiaux postérieurs de la couche profonde ; 2° l'artère médullaire du tibia ; 3° des artères articulaires tarsiennes, dont une principale passe, avec une grosse arcade veineuse, sous le tendon du muscle perforant, vers l'extrémité inférieure du tibia, pour se distribuer en dehors du tarse par des ramuscules descendants et des artérioles ascendantes qui remontent même le long de la corde du jarret ; 4° une branche superficielle, née ordinairement de la seconde inflexion de la courbure en S décrite par l'artère à son extrémité inférieure, branche ascendante placée dans le creux du jarret, anastomosée avec l'artère saphène, ainsi qu'avec le rameau poplité satellite du nerf grand sciatique, et dont les ramifications, presque toutes sous-cutanées, se répandent, en dedans et en dehors, sur les côtés du jarret et de l'extrémité inférieure de la jambe.

Branches terminales. — Les deux branches terminales de l'artère tibiale postérieure sont deux vaisseaux d'un très faible volume, traces des *artères plantaires* de l'homme. Appliquées sur la face externe de la synoviale tendineuse qui tapisse la coulisse tarsienne, ces branches se placent, l'une en dedans, l'autre en dehors du tendon perforant, et descendent avec les nerfs plantaires jusqu'au niveau de l'extrémité supérieure du métatarse, où elles abandonnent ces nerfs pour s'anastomoser l'une et l'autre avec la pédieuse perforante, en formant une sorte d'arcade profonde en travers de l'extrémité supérieure du ligament suspenseur du boulet, c'est-à-dire de cette lanière fibreuse post-métatarsienne qui représente les muscles interosseux plantaires des animaux tétradactyles ou pentadactyles.

Dans leur trajet, ces *artères plantaires* ne donnent que des ramuscules insignifiants destinés aux articulations tarsiennes.

De la convexité de l'arcade qu'elles forment par leur réunion avec la pédieuse perforante, s'échappent quatre longs rameaux descendants :

1° Deux artérioles superficielles innominées, fort grêles, accompagnant les nerfs plantaires, et rampant sur le côté des tendons fléchisseurs, jusqu'auprès de la coulisse sésamoïdienne, où ces vaisseaux se réunissent avec les collatérales du doigt (fig. 155, 24, — 156, 8).

2° Deux branches profondes constituant les *artères interosseuses plantaires*, distinguées en *externe* et *interne*. — La première n'est qu'un filet vasculaire extrêmement mince, d'une disposition fort variable, qui n'a d'autre importance que de représenter, à l'état rudimentaire, chez les Solipèdes, une artère considérable dans d'autres animaux. Placée en dedans du métatarsien rudimentaire externe, cette artère s'anastomose par son extrémité inférieure avec une branche de la pédieuse métatarsienne. — Quant à l'*interosseuse interne*, on pourrait la considérer, si l'on voulait négliger l'étude des analogies, comme la continuation de la pédieuse perforante, dont elle égale le volume. Elle descend au côté externe du métatarsien interne, sous le bord du ligament suspenseur du boulet, et se termine un peu au-dessus du bouton du métatarsien externe en se réunissant à angle très aigu avec la pédieuse métatarsienne. Cette artère interosseuse donne dans son trajet : la branche médullaire du métatarsien principal ; une artériole destinée à renforcer l'interosseuse externe ; plusieurs ramuscules qui croisent transversalement le bord postérieur du métatarsien interne, pour se répandre dans le tissu cellulaire, la peau et les tendons appliqués sur le métatarsien médian.

2° Artère tibiale antérieure (fig. 156, 1).

Préparation. — Découvrir l'artère en enlevant les muscles antérieurs de la jambe.

L'artère tibiale antérieure est la plus grosse des deux branches de terminaison du tronc poplité. Elle traverse l'arcade tibiale ou tibio-péronière, et se place, avec ses veines satellites, sur la face antérieure du tibia, qu'elle parcourt de haut en bas en suivant la face profonde du muscle fléchisseur du métatarse. Elle arrive ainsi au-devant de l'articulation tibio-tarsienne, où elle perd son nom pour prendre celui d'*artère pédieuse*.

Ce vaisseau laisse échapper un grand nombre de branches collatérales, principalement destinées aux muscles tibiaux. L'une d'elles, descendant le long du péroné sous le muscle extenseur latéral des phalanges, représente assez bien le vestige de l'*artère péronière* de l'homme.

3° Artère pédieuse (fig. 156, 1').

Suite de la tibiale antérieure, dont le nom change en arrivant dans la région du pied, l'artère pédieuse franchit de haut en bas la face antérieure de l'articulation tibio-tarsienne, en s'infléchissant légèrement en dehors et en passant sous la branche cuboïdienne du muscle fléchisseur du métatarse. Arrivée au niveau de la seconde rangée des os tarsiens, elle se partage en deux branches, que nous nommerons *pédieuse perforante* et *pédieuse métatarsienne* (1), celle-ci continuée inférieurement par les *artères digitales* ou *collatérales du doigt*.

Les branches collatérales émanées de ce vaisseau sont toutes articulaires ou cutanées, et sans importance (2).

Artère pédieuse perforante. — Elle traverse le tarse d'avant en arrière, en passant, avec une branche veineuse, dans le conduit pratiqué entre les os cuboïde, scaphoïde et grand cunéiforme, puis se réunit à l'arcade formée par l'anastomose des deux artères plantaires, divisions terminales de la tibiale postérieure (fig. 156, 2).

Fig. 156 (*).

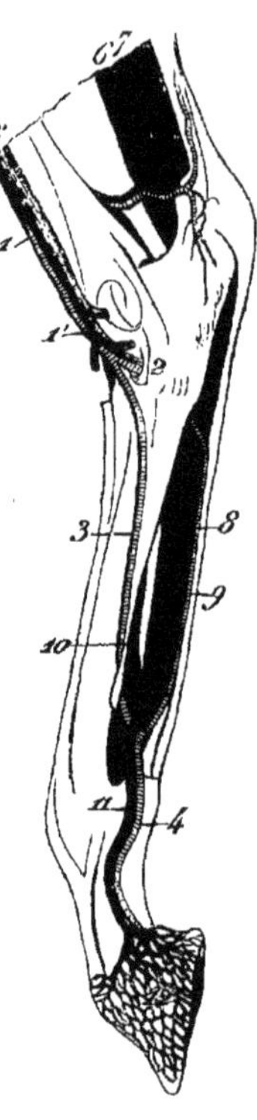

Artère pédieuse métatarsienne ou collatérale du canon (3). — Beaucoup plus grosse que la précédente, cette artère (fig. 156, 3) peut être considérée comme la continuation de la pédieuse primitive. Elle se loge d'abord dans la scissure située en dehors du métatarsien médian, en avant du métatarsien externe, passe ensuite entre ces deux os, au-dessus du bouton qui termine le dernier par en bas, et arrive ainsi sur la face postérieure du premier, entre les deux branches inférieures du ligament suspenseur du boulet, au-dessus de la coulisse sésamoïdienne, où cette artère se bifurque pour former les *collatérales du doigt*.

L'artère collatérale du canon reçoit, à quelques centimètres au-dessus de cette bifurcation terminale, l'artère interosseuse plantaire interne.

Elle donne dans son trajet : 1° de nombreux rameaux antérieurs pour le tissu cellulaire, les tendons, les ligaments, la peau de la face antérieure du métatarse et de l'articulation du boulet ; 2° quelques minces divisions postérieures, dont une remonte en dedans du métatarsien rudimentaire externe pour s'anastomoser avec l'interosseuse plantaire externe, après avoir fourni plusieurs ramuscules ligamenteux, tendineux et cutanés, dans la région métatarsienne postérieure.

(*) Fig. 156. — *Artères et veines principales du pied postérieur.* — 1. Artère tibiale antérieure. 1'. A. pédieuse. 2. A. pédieuse perforante. 3. A. pédieuse métatarsienne ou collatérale du canon. 4. A. Digitale. 5. Veine tibiale antérieure. 6. Racine postérieure de la veine saphène interne. 7. Origine de la saphène externe. 8, 9, 10. Veines métatarsiennes. 11. Veine digitale. 12. Réseau veineux du pied.

(1) Ce que nous appelons ici *pédieuse perforante* n'est autre chose que la terminaison même de l'artère pédieuse de l'homme. Quant à la *pédieuse métatarsienne*, on doit la regarder comme le représentant d'une des interosseuses dorsales, à cause de sa position dans l'interstice du métatarsien médian et du métatarsien latéral externe. L'interstice dorsal du côté interne loge également une interosseuse, fournie ordinairement par la plantaire externe ; mais le diamètre de ce vaisseau est tellement réduit que nous avons cru devoir en négliger l'indication dans la description didactique de l'artère tibiale postérieure, pour ne pas compliquer cette description d'un élément à peu près inutile.

(2) L'une d'elles peut être regardée comme l'analogue de la *dorsale du tarse* de l'homme.

(3) Rigot a nommé cette artère, nous ne savons trop pourquoi, *artère plantaire superficielle*. Ne valait-il pas mieux lui laisser le nom d'*artère latérale du canon* qui lui avait été

Artères digitales ou collatérales du doigt (fig. 155, 25 ; 156, 4 ; 158, 11). — Remarquables par leur volume, ces artères vont porter le sang à l'appareil kératogène qui enveloppe la phalange unguéale, et tirent de cette destination une véritable importance, qui nous engage à les étudier avec quelque détail.

Origine. — Les artères digitales succèdent à l'extrémité terminale de la collatérale du canon, et se séparent l'une de l'autre en formant un angle aigu, au-dessous de l'arcade veineuse sésamoïdienne, au-dessus de l'articulation du boulet, entre les deux branches du ligament suspenseur, en arrière de l'extrémité inférieure du métatarsien principal, en avant des tendons fléchisseurs des phalanges.

Trajet et rapports. — Ces vaisseaux descendent, l'un à droite, l'autre à gauche, des parties latérales de l'articulation métacarpo-phalangienne jusqu'à la face interne de l'apophyse basilaire, où ils se bifurquent pour former les *artères unguéales plantaire* et *pré-plantaire.*

« Dans tout ce trajet, elle (l'*artère digitale*) suit le parcourt des tendons fléchisseurs, sur le bord desquels elle est appuyée et maintenue par un tissu cellulaire lâche. Elle est flanquée en arrière par le nerf plantaire, qui recouvre une partie de sa surface, l'enlace de filets nombreux, et lui est assez intimement accolé pour être associé à toutes ses flexuosités et ne constituer avec elle qu'un seul cordon.

» En avant, elle est longée, mais à une petite distance, par sa veine satellite, qui repose dans tout son trajet sur les faces latérales des deux premières phalanges.

» A sa partie supérieure, près de son origine, sur les parties latérales de l'articulation métacarpo-phalangienne, l'artère digitale est croisée d'arrière en avant par la branche antérieure du nerf plantaire, et elle est recouverte dans toute son étendue par le fascia qui fait continuité à la tunique propre du coussinet plantaire, dont la bride ligamenteuse latérale coupe obliquement sa direction de haut en bas et d'arrière en avant, au niveau de la partie moyenne de la première phalange (1). »

Divisions collatérales. — Ce sont : 1° Au niveau du boulet, de nombreux et fins ramuscules destinés à l'articulation métacarpo-phalangienne, mais surtout à la gaîne sésamoïdienne et aux tendons qui s'y trouvent logés.

2° Aux environs de l'extrémité supérieure de la première phalange, une artériole légèrement ascendante, quelquefois volumineuse, pour le tissu de l'ergot.

3° Vers le milieu du même os, le vaisseau nommé par Percival *artère perpendiculaire*, et avec juste raison, car ce vaisseau naît à angle droit de l'artère digitale pour se diviser presque immédiatement en deux séries de rameaux : les uns antérieurs, les autres postérieurs. — Les rameaux antérieurs sont presque toujours au nombre de deux principaux : l'un ascendant, passant sous la bride d'assujettissement du tendon extenseur, et remontant sur le ligament capsulaire de l'articula-

donné par Girard. Ce n'est pas, du reste, dans cette seule circonstance que les tentatives de Rigot, pour réformer la nomenclature des artères d'après la nomenclature anthropotomique, ont été malheureuses, car il n'a pas toujours réussi à trouver chez le cheval les véritables représentants des artères de l'homme. La destination de cet ouvrage ne nous a point permis de discuter les déterminations et les dénominations vicieuses de Rigot toutes les fois que nous les avons rencontrées. Nous nous sommes contenté de les changer purement et simplement, laissant à la sagacité du lecteur, si ce point peut l'intéresser, le soin de décider si nous avons eu raison.

(1) H. Bouley, *Traité de l'organisation du pied du cheval.*

tion du boulet, à la rencontre des divisions artérielles fournies à ce ligament par la collatérale du canon directement; l'autre descendant, qui gagne le côté de la deuxième phalange, où ses ramuscules s'anastomosent avec le cercle coronaire et avec l'artère circonflexe du bourrelet. — Quant aux rameaux postérieurs, le plus souvent aussi au nombre de deux principaux, l'un ascendant, l'autre descendant, ils s'insinuent entre les tendons fléchisseurs et les ligaments sésamoïdiens, pour se distribuer à ces organes, mais surtout à la synoviale qui tapisse la grande gaîne sésamoïdienne. On les voit quelquefois naître isolément de l'artère digitale. — Il est à remarquer que les divisions fournies par les rameaux antérieurs de cette artère perpendiculaire communiquent avec celles du côté opposé en avant de la première phalange, soit au-dessous, soit au-dessus du tendon principal extenseur du doigt, et que les branches postérieures offrent une série d'anastomoses analogues; le corps de la première phalange se trouve donc enveloppé de tous côtés par un réseau artériel.

4° A différents points de la hauteur de la première et de la seconde phalange, plusieurs artérioles tendineuses et cutanées, qui sont sans aucune espèce d'importance.

5° L'*artère du coussinet plantaire*, qui prend naissance au niveau du bord supérieur du cartilage latéral, et qui se dirige obliquement en arrière et en bas, placée en dedans du bord postérieur de ce même cartilage, pour se distribuer à la partie moyenne de l'appareil complémentaire du troisième phalangien, ainsi qu'au tissu velouté et au bourrelet. La branche qui s'épuise dans ce dernier organe procède quelquefois directement de la digitale. C'est une artère fort remarquable qui s'infléchit d'arrière en avant, en croisant le bord postérieur de la plaque cartilagineuse du pied, rampe à la face interne ou dans l'épaisseur de la peau, un peu au-dessus de la cutidure, parallèlement à cette portion de l'appareil kératogène, et se termine en s'anastomosant avec une branche de l'artère que nous allons signaler maintenant.

6° Le *cercle coronaire* (1), constitué par deux rameaux transverses, l'un antérieur, l'autre postérieur, naissant à angle droit de l'artère digitale, sous la plaque cartilagineuse de l'os du pied, et se portant autour de l'os de la couronne, à la rencontre des rameaux analogues de l'artère opposée, pour s'anastomoser avec eux à plein canal et par inosculation. Le cercle coronaire présente donc deux parties distinctes : l'une postérieure, placée au-dessus du bord supérieur du petit sésamoïde, sous le tendon perforant; l'autre antérieure, plus étendue, plus volumineuse, couverte, sur les côtés, par le cartilage latéral du pied, en avant ou dans sa partie moyenne, par l'expansion du tendon extenseur antérieur des phalanges.

Les ramuscules collatéraux fournis par la partie postérieure du cercle sont peu nombreux, très minces et sans intérêt.

Parmi les branches nées de la partie antérieure, nous ne signalerons particulièrement qu'une seule artère paire, remarquable par son volume, son mode de distribution et son importance. Cette artère prend son origine vers le bord du tendon de l'extenseur, et se partage presque immédiatement en deux rameaux tout à fait divergents : l'un, interne, qui passe en travers sur le tendon précité pour

(1) Ainsi appelé parce qu'il entoure l'os de la couronne.

aller s'anastomoser avec le rameau homologue du côté opposé ; l'autre, externe, qui se porte en arrière, à la rencontre de la branche cutigérale fournie par l'artère du coussinet plantaire, et s'abouche avec ce vaisseau. De cette disposition résulte autour de la couronne une fort belle arcade vasculaire superficielle, qui serait très bien nommée *artère circonflexe du bourrelet*, arcade située un peu au-dessus de la cutidure, sous la peau de la couronne et comme incrustée dans cette membrane, appuyée par ses extrémités sur les artères du coussinet plantaire, alimentée par les deux branches principales du cercle coronaire, fournissant des ramuscules ascendants anastomosés avec les divisions inférieures de l'artère perpendiculaire, et de nombreux rameaux descendants qui se portent dans le bourrelet, puis dans le tissu feuilleté.

Telle est la disposition la plus habituelle du cercle coronaire et de son arcade superficielle, l'artère circonflexe du bourrelet ; disposition qui varie beaucoup avec les sujets, et, je dirai plus, dans les pieds différents d'un même sujet. Essayer de décrire les variétés que nous avons déjà observées serait ici un hors-d'œuvre. Bornons-nous à dire que ces variétés portent à peu près exclusivement sur l'origine des branches constituantes de ces deux vaisseaux circulaires et sur leur mode d'arrangement, sans modifier en rien la disposition générale des cercles (1).

Divisions terminales. — Ce sont, comme il a déjà été dit, les *artères unguéales plantaire* et *pré-plantaire* (2).

a. L'*artère unguéale pré-plantaire* est la moins considérable de ces deux branches terminales. Placée d'abord en dedans de l'apophyse basilaire du troisième phalangien, elle la contourne pour traverser l'échancrure qui sépare cette apophyse de l'éminence rétrossale, se loger, avec un nerf satellite, dans la scissure pré-plantaire, qu'elle parcourt d'arrière en avant, et se terminer vers l'extrémité antérieure de cette scissure par plusieurs divisions qui s'enfoncent dans l'os du pied. Dans son trajet, l'artère pré-plantaire fournit : 1° avant de traverser l'échancrure sous-basilaire, une branche rétrograde profonde destinée au bulbe du talon et au tissu velouté ; 2° immédiatement après sa sortie de cette échancrure, une seconde branche rétrograde dont les divisions se portent en arrière sur la face externe du cartilage latéral, et une artère descendante qui rejoint la grande artère circonflexe de l'os du pied ; 3° à son passage dans la scissure pré-plantaire, plusieurs rameaux ascendants et descendants, ramifiés dans les feuillets du tissu podophylleux : les premiers anastomosés avec les divisions descendantes du cercle coronaire et de l'artère circonflexe du bourrelet.

b. L'*artère unguéale plantaire* doit être regardée, à cause de son volume et de sa direction comme la continuation de l'artère digitale. Logée d'abord avec une fine branche nerveuse dans la scissure plantaire, elle s'engage ensuite dans

(1) Il est une de ces variétés que nous signalerons ici, parce qu'elle se reproduit assez habituellement au membre antérieur, où l'on voit le rameau descendant antérieur de l'artère perpendiculaire se réunir par son extrémité terminale avec l'artère circonflexe du bourrelet, qu'il concourt à former.

(2) Dans tous les traités d'anatomie ces vaisseaux sont désignés simplement sous les noms d'*artères plantaire* et *pré-plantaire*. Nous y avons ajouté l'épithète *unguéale* pour distinguer ces artères des branches *plantaires* proprement dites, divisions terminales de la tibiale postérieure.

le conduit de même nom et pénètre ainsi dans le sinus semi-lunaire de l'os du pied, où elle s'anastomose par inosculation avec l'artère opposée, en formant une arcade vasculaire profonde que nous désignerons sous le nom d'*arcade* ou de *cercle plantaire*, ou, d'après M. H. Bouley, sous celui d'*anastomose semi-lunaire* (fig. 158, 12).

Deux ordres de rameaux émanent de la convexité formée par cette anse anastomotique.

Les uns, *ascendants*, « s'irradient dans la trame spongieuse de la troisième phalange, et viennent, comme autant de racines chevelues, s'échapper par les nombreuses ouvertures de sa face antérieure où elles forment un réseau très intriqué, en s'anastomosant, dans la trame du tissu feuilleté, avec les divisions extrêmes de la branche antérieure de la digitale et du cercle coronaire... C'est à ces divisions que Spooner donne le nom d'*artères antérieures des feuillets* (*anterior laminal arteries*). » (H. Bouley.)

Les autres rameaux, *descendants*, beaucoup plus considérables, nommés par Spooner *artères inférieures communicantes* (*inferior communicating arteries*), naissent à angle droit de la circonférence antérieure de l'anastomose semi-lunaire, traversent en rayonnant le tissu de la phalange, et viennent sortir par les grands trous situés un peu au-dessus du bord inférieur de l'os, où ils fournissent une multitude de ramuscules ascendants qui vont concourir à former le réseau artériel du tissu feuilleté. « Puis ils s'anastomosent transversalement par une succession de petites arcades qu'ils se projettent de l'un à l'autre, et forment ainsi un grand canal circonflexe qui suit le contour de la courbe parabolique du bord tranchant de l'os du pied, du côté de sa face inférieure. » (H. Bouley). Cette arcade vasculaire, que nous proposerons d'appeler *artère circonflexe inférieure du pied*, pour la distinguer de la circonflexe du bourrelet, s'unit par ses extrémités à l'artère préplantaire, de même que cette dernière circonflexe se joint à l'artère du coussinet plantaire; elle laisse échapper de sa concavité quatorze ou quinze rameaux convergents destinés au tissu velouté de la sole.

§ IV. — Des artères iliaques externes chez les animaux non solipèdes.

1° Artères iliaques externes des ruminants.

Chez le bœuf, à part le volume considérable des artères grandes musculaires de la cuisse, le tronc crural, ainsi que les artères fémorale et poplitée, qui le continuent, se comporte à peu près comme chez le cheval. C'est seulement quand on arrive aux artères *tibiales postérieure* et *antérieure* qu'on trouve quelques particularités dignes de remarque.

Artère tibiale postérieure. — Beaucoup plus volumineuse que celle des Solipèdes, cette artère suit le même trajet et se termine d'une manière analogue, c'est-à-dire qu'elle forme à son extrémité inférieure deux branches plantaires anastomosées avec la pédieuse perforante en arrière de l'extrémité supérieure du métatarsien principal, sous les tendons fléchisseurs et le ligament suspenseur du boulet. Mais ces deux branches sont loin d'avoir le même volume; l'interne, incomparablement plus grosse que l'externe, semble être la continuation directe de l'artère tibiale postérieure.

De cette anastomose résultent, comme dans le cheval, deux séries de *branches métatarsiennes*, les unes *profondes*, les autres *superficielles*.

Les *branches profondes*, au nombre de deux ou trois, forment sur la face postérieure du métatarsien, en dessous du ligament suspenseur du boulet, des *interosseuses postérieures*, mêlées à deux ou trois rameaux veineux réticulés, et anastomosées, par leur extrémité inférieure, avec une branche perforante de la collatérale du canon.

Les *branches superficielles*, semblables à celles qui accompagnent les nerfs plantaires dans le cheval, sont de calibre fort inégal : l'externe est tellement rudimentaire, qu'elle échappe souvent à la dissection; l'interne continue réellement la plantaire du même côté. Toutes deux se réunissent à la branche perforante déjà signalée.

Artère tibiale antérieure. — Après avoir franchi de haut en bas toute la longueur de la jambe, placé, comme chez les Solipèdes, sur la face antéro-externe du tibia, ce vaisseau arrive sur le jarret où il prend le nom d'*artère pédieuse*, puis il fournit la *pédieuse perforante*, et se continue par la *pédieuse métatarsienne* ou *collatérale du canon*.

a. La *pédieuse perforante* ne diffère point de celle du cheval.

b. La *pédieuse métatarsienne* ou *collatérale du canon* descend, flanquée de deux veines satellites, dans la gouttière de la face antérieure du métatarsien, donne vers l'extrémité inférieure de cette gouttière la *branche perforante* dont il a déjà été parlé, et se continue dans la région digitée, en devenant *artère digitale commune.*

La *branche perforante* de la collatérale du canon passe dans le trou percé d'avant en arrière à travers l'extrémité inférieure du métatarsien, arrive sous le ligament suspenseur du boulet, et se partage alors en plusieurs rameaux les uns *ascendants*, les autres *descendants*. — Les premiers s'abouchent avec les artères métatarsiennes postérieures profondes et superficielles fournies par les artères plantaires et pédieuse perforante. — Parmi les seconds, nous signalerons trois artères digitales, *fac-simile* en miniature de celles qui seront signalées au membre antérieur : deux latérales descendant sur le côté excentrique des phalanges; une médiane contournant en dedans les tendons fléchisseurs pour se placer en arrière de ces tendons sur la ligne médiane de la région digitée, et se prolongeant dans l'espace interdigité, où ce vaisseau s'anastomose avec une branche de l'artère principale des doigts.

Quant à cette dernière artère, ou la *digitale commune*, elle descend dans l'intervalle des doigts, après avoir passé sous le ligament capsulaire des articulations métatarso-phalangiennes, dans l'échancrure comprise entre les deux surfaces articulaires de l'os métatarsien, et se termine au-dessus de l'extrémité inférieure de la première phalange par deux *artères unguéales* dont on trouvera la description à l'article des artères du membre antérieur. Dans le nombre des branches collatérales émanées de ce vaisseau, on remarquera particulièrement un gros rameau qui prend naissance un peu avant la séparation des deux artères unguéales, qui se dirige d'avant en arrière et se partage vers la partie postérieure de l'espace interdigité en plusieurs divisions, dont voici les principales : 1° deux branches transverses passant entre les tendons fléchisseurs et les phalanges pour s'adjoindre aux artères digitales latérales ; 2° une branche ascendante impaire, s'abouchant avec la digitale postérieure médiane ; 3° une branche descendante, également impaire, divisée en deux rameaux, qui gagnent les talons pour se distribuer au coussinet plantaire et au tissu velouté. Ces rameaux représentent les artères du coussinet plantaire du cheval ; on les signalera avec plus de détail dans la description des artères du pied antérieur, où l'on retrouve une disposition exactement semblable en principe.

2° Artères iliaques externes du porc.

La distribution des artères iliaques externes dans le porc rappelle d'une manière assez remarquable celle que nous venons de faire connaître pour les animaux ruminants, même dans la partie terminale des membres, malgré le développement complet des deux doigts latéraux. On remarquera cependant que l'artère tibiale postérieure est assez exiguë et qu'elle est singulièrement renforcée par son anastomose avec la saphène dont les dimensions sont relativement considérables (1).

3° Artères iliaques externes des carnassiers.

Le tronc crural se décompose chez les Carnassiers, comme dans les autres animaux, en trois sections : l'*artère iliaque proprement dite*, l'*artère fémorale*, et l'*artère poplitée* terminée par les *branches tibiales*.

Artère iliaque proprement dite. — Ce vaisseau ne donne naissance à aucune branche, car la *circonférence iliaque* provient directement de l'aorte abdominale.

Artère fémorale. — Elle donne, comme chez le cheval : 1° plusieurs *rameaux musculaires* innominés ; 2° deux *grandes artères musculaires*, dont une, la postérieure, fournit la *pré-pubienne ;* 3° une *branche saphène.*

Dans la chienne, l'*artère honteuse externe* émanée de la division *pré-pubienne* présente quelques particularités dans sa distribution : elle laisse d'abord échapper une longue branche, placée dans l'épaisseur des mamelles, et qui se porte en avant, à la rencontre du rameau mammaire fourni par la thoracique interne, pour s'aboucher avec lui ; puis elle se rend dans l'entre-deux des cuisses, et gagne, en décrivant des flexuosités, les lèvres de la vulve, dans lesquelles on la voit s'épuiser par de nombreux ramuscules anastomosés avec les divisions vulvaires de l'artère honteuse interne.

Quant à l'*artère saphène*, elle est aussi remarquable par son fort volume que par sa destination. Elle descend sur la face interne de la jambe, en fournissant de nombreuses divisions sous-cutanées, et se termine, à la hauteur du jarret, par plusieurs grêles *artérioles plantaires*, qui accompagnent les tendons fléchisseurs.

(1) Chez les petits ruminants, l'artère tibiale postérieure proprement dite est également rudimentaire, et c'est l'artère saphène qui constitue le vaisseau principal. D'après une note que nous avons recueillie depuis longtemps, le premier vaisseau manquerait même quelquefois, et les divisions plantaires viendraient exclusivement de la saphène, comme dans les Carnassiers.

Parmi les branches abandonnées par cette artère saphène sur son trajet, il faut en distinguer deux : une qui suit le rameau antérieur de la veine saphène, et descend ainsi en avant du jarret, où elle communique, par ses divisions terminales, avec l'artère tarsienne ; l'autre naissant un peu plus bas, s'engageant sous les muscles fléchisseurs des phalanges, et s'épuisant sur le jarret par des rameaux articulaires et malléolaires. On doit voir dans cette dernière branche la trace de l'*artère péronière* de l'homme. La saphène elle-même, considérée dans son ensemble, surtout dans sa moitié inférieure, supplée la tibiale postérieure.

Artère poplitée. — Cette artère donne une branche *fémoro-poplitée* importante, et s'engage dans l'arcade tibio-péronière pour constituer l'*artère tibiale antérieure*, après avoir fourni des ramuscules musculaires, rudiments de l'*artère tibiale postérieure* des autres animaux.

La *tibiale antérieure*, arrivée en avant du jarret, laisse échapper l'*artère tarsienne*, rameau assez volumineux, divisé presque à son origine en plusieurs branches superficielles supérieures et inférieures. Puis elle continue à descendre, traverse d'avant en arrière la partie supérieure du troisième espace inter-métatarsien, et se termine par une arcade artérielle, placée sous les tendons fléchisseurs ; arcade d'où émergent des divisions ascendantes anastomosées avec les artères plantaires, et trois forts rameaux descendants, *branches digitales* qui affectent la même disposition que les trois artères principales analogues, émanées de l'arcade palmaire superficielle au membre antérieur.

Art. V. — Artère aorte antérieure (fig. 157).

Cette artère, le plus petit des deux troncs qui succèdent à l'aorte primitive, est longue de 5 à 6 centimètres au plus. Elle sort du péricarde pour se placer dans une direction oblique de bas en haut et d'arrière en avant, entre les deux lames du médiastin antérieur, au-dessus de l'auricule droite, au-dessous de la trachée, à gauche de la veine cave antérieure. Après avoir fourni quelques artérioles insignifiantes au péricarde et au médiastin, elle se divise en deux branches qui constituent les *troncs brachiaux* ou les *artères axillaires*.

Dans les Pachydermes, les Carnassiers et les Rongeurs, l'aorte antérieure n'existe point, et les artères axillaires naissent directement du tronc aortique, vers le point d'où s'échappe l'aorte antérieure chez les autres animaux.

Art. VI. — Troncs brachiaux ou artères axillaires (fig. 157, 2, 3).

Les troncs brachiaux, branches de terminaison de l'aorte antérieure, sont distingués en gauche et en droit. Celui-ci est beaucoup plus gros que le premier, parce qu'il fournit les artères de la tête ; aussi s'appelle-t-il encore *tronc brachio-céphalique*.

Origine. — Ils se séparent l'un de l'autre à angle tout à fait aigu, le gauche sur un plan un peu plus élevé que le droit.

Trajet et direction. — Tous deux se dirigent en avant, entre les lames du médiastin antérieur, en dessous de la trachée, gagnent l'entrée de la poitrine, sortent de cette cavité en contournant le bord antérieur de la première côte, sous l'insertion du scalène, puis s'infléchissent en arrière et en bas, pour se placer, l'un à droite, l'autre à gauche, à la face interne du membre antérieur, au milieu des branches nerveuses du plexus brachial, et se continuer en dedans du bras en prenant le nom d'*artère humérale* à partir de l'interstice qui sépare le muscle sous-scapulaire de l'adducteur du bras.

Dans son trajet thoracique, le tronc gauche décrit une courbe à convexité supérieure, le droit affecte une direction sensiblement rectiligne.

Rapports. — On reconnaît aux troncs brachiaux, pour l'étude des connexions, deux portions principales : l'une thoracique, placée dans la poitrine; l'autre axillaire, située sous le membre.

Dans leur portion thoracique, les troncs brachiaux, d'abord accolés l'un à l'autre, s'écartent légèrement en avant, pour s'appliquer sur la face interne de chacune des deux premières côtes. Ils sont accompagnés par les nerfs cardiaques, pneumo-gastriques, laryngés inférieurs, diaphragmatiques, et compris, comme il a déjà été dit, entre les deux lames du médiastin antérieur. Le droit occupe presque la ligne médiane sous la face inférieure de la trachée, à gauche et au-dessus de la veine cave antérieure. Le gauche remonte légèrement sur le côté de la trachée, et répond généralement en dedans au canal thoracique.

Dans leur portion axillaire, les troncs brachiaux, accompagnés des troncs veineux correspondants, croisent le tendon terminal du sous-scapulaire en passant au-dessous de l'insertion humérale du muscle sterno-trochinien, parmi les branches du plexus brachial, mais embrassés plus particulièrement par les nerfs médian, huméral antérieur et cubital.

Distribution. — Les artères axillaires laissent échapper sur leur trajet huit branches collatérales.

Quatre naissent sur la portion thoracique : trois supérieures, les *artères dorsale*, *cervicale supérieure*, et *vertébrale;* une inférieure, la *thoracique interne*.

Deux se détachent au niveau de la première côte, l'une par en bas, l'autre en avant : ce sont la *thoracique externe* et la *cervicale supérieure*.

Deux prennent leur origine sur la portion axillaire du tronc, la *sus-scapulaire* et la *sous-scapulaire*, toutes deux se portant par en haut.

Après avoir fourni ce dernier vaisseau, le tronc brachial est continué par l'*artère humérale*.

Indépendamment de toutes ces branches, l'artère axillaire droite donne, près de son origine, le tronc commun des deux *artères carotides*, dont l'étude sera faite dans un article séparé.

Préparation. — Le sujet étant couché sur le côté droit, on enlèvera la peau, et l'on abattra le membre antérieur gauche pour faire ensuite la préparation en deux temps.

Premier temps. — Disséquer toute la portion intra-thoracique de l'artère axillaire gauche et les branches collatérales qui s'en échappent d'après le plan de la figure 157, en ayant soin de laisser l'artère cervicale inférieure (qui a été coupée ici pour rendre le dessin plus clair) attenante, par son extrémité supérieure, à la partie moyenne du mastoïdo-huméral conservée en place.

Deuxième temps. — Préparer sur le membre isolé la portion extra-thoracique du vaisseau et toutes les artères qu'elle fournit, en prenant pour guides les fig. 158, 186 et 187.

§ I. — Branches collatérales des artères axillaires.

1° ARTÈRE DORSALE, DORSO-MUSCULAIRE OU CERVICALE TRANSVERSE (fig. 157, 4).

Principalement destinée aux muscles du garrot, cette artère, la première fournie par le tronc brachial, se dirige en haut, croise en dehors la trachée, le canal thoracique, l'œsophage, le grand sympathique, le muscle long du cou, en cheminant sous le feuillet médiastin, atteint le deuxième espace intercostal, franchit cet espace, s'infléchit légèrement en arrière, et se place dans l'interstice qui sépare des muscles angulaire et grand dentelé la branche inférieure de l'ilio-spinal, où cette artère se partage en plusieurs branches divergentes. La plupart de ces branches montent vers le bord supérieur du garrot et de l'encolure, en rampant entre l'ilio-spinal, le splénius, le petit dentelé antérieur, d'une part, le grand dentelé, le rhomboïde, le releveur propre de l'épaule, d'autre part, pour se distribuer à ces muscles et aux téguments qui les recouvrent; l'une d'elles, la plus antérieure, marche entre le splénius et le grand complexus, parallèlement à l'artère cervicale supérieure qui lui est antérieure, et communique par ses ramuscules avec ce dernier vaisseau, ainsi qu'avec les artères vertébrale et occipito-musculaire ; cette dernière branche est quelquefois longue, volumineuse, et supplée en partie la cervicale supérieure, comme le cas s'est présenté sur la pièce qui a servi à dessiner la figure 157.

Avant de sortir du thorax, l'artère dorsale donne quelques ramuscules sans importance et l'*artère sous-costale* (*intercostale supérieure*, chez l'homme). Cette branche artérielle (fig. 157, 5) se recourbe en arrière, se place avec la chaîne sympathique sous les articulations vertébro-costales, contre le muscle long du cou, fournit les deuxième, troisième, quatrième artères intercostales, avec les rameaux spinaux correspondants, et se termine au niveau du cinquième espace intercostal, soit en formant l'artère qui descend dans cet espace, soit en s'anstomosant par inosculation avec une branche émanée de la première artère intercostale postérieure, soit en se plongeant dans les muscles spinaux. Souvent la deuxième intercostale et son rameau spinal proviennent directement de l'artère dorsale. Souvent encore, la cinquième vient de l'aorte postérieure. (*Voy. la page 486 pour la description de ces artères intercostales.*)

Du côté droit, l'artère dorsale procède toujours d'un tronc qui est commun à cette artère et à la cervicale supérieure, disposition qui se présente quelquefois à gauche. Ce tronc n'est point en rapport avec l'œsophage.

2° ARTÈRE CERVICALE SUPÉRIEURE, CERVICO-MUSCULAIRE, OU CERVICALE PROFONDE (fig. 157, 6).

Cette artère naît en avant de la précédente, affecte les mêmes rapports dans la cavité thoracique, sort de cette cavité en passant entre les deux premières côtes, derrière la dernière articulation transverso-costale (1), se dirige en haut et en

(1) Nous l'avons vue sortir par le deuxième espace intercostal, avec l'artère dorsale.

avant, en s'engageant sous la branche inférieure de l'ilio-spinal et sous le grand complexus, parcourt, en décrivant des flexuosités, l'espace compris entre ce

Fig. 157 (*).

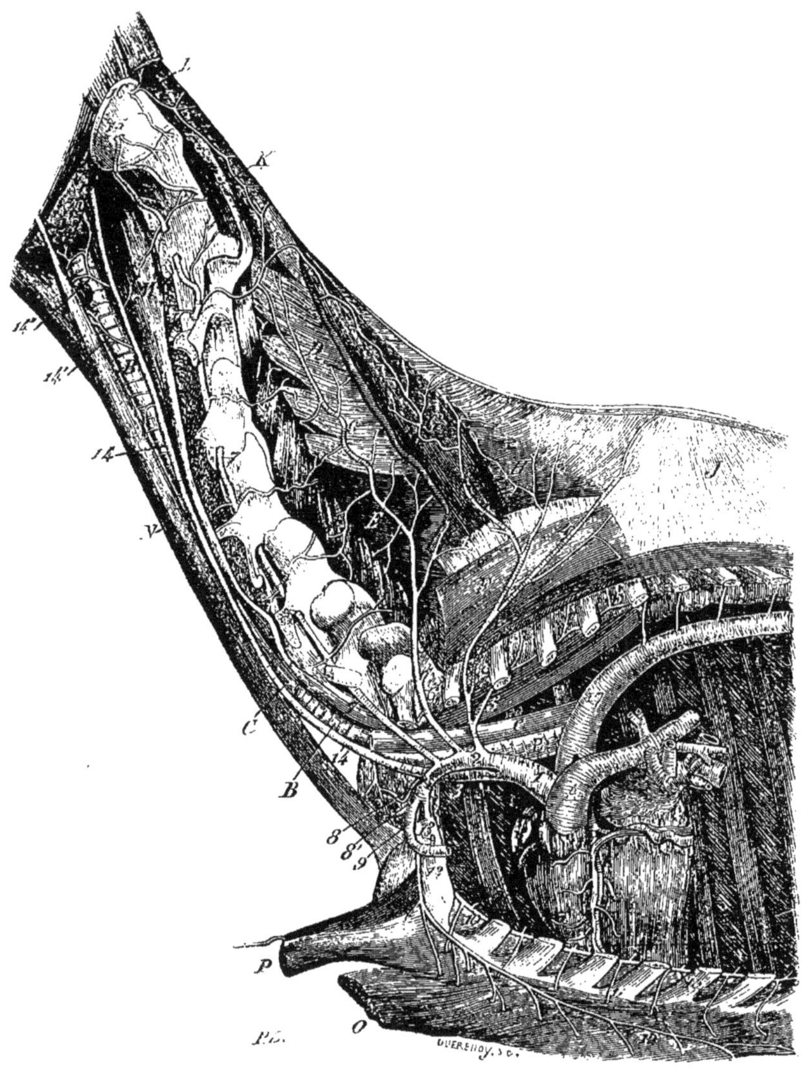

(*) Fig. 157. — *Distribution de l'aorte antérieure.* — 1. Aorte antérieure. 2. Artère axillaire gauche. 3. Artère axillaire droite. 4. Artère dorsale. 5. Artère sous-costale. 6. Artère cervicale supérieure. 7. Artère vertébrale. 8. 8'. Artère cervicale inférieure. 9. Origine de la thoracique interne. 10. Origine de l'un des rameaux externes ou intercostaux de cette artère. 11. L'un de ses rameaux inférieurs. 12. Artère thoracique externe. 13. Origine de la sus-scapulaire. 14. Artère carotide primitive. 15. Artère atloïdo-musculaire. 16. Artère occipito-musculaire. 17. Aorte postérieure. — *A.* Artère pulmonaire. — *B.* Trachée. — *C.* Œsophage. — *D.* Ligament cervical. — *E.* Branche supérieure de l'ilio-spinal. — *F.* Branche inférieure du même. — *G.* Grand complexus. — *H.* Splénius. — *I. J.* Aponévrose d'origine du splénius et du petit dentelé antérieur. — *K.* Coupe du grand oblique de la tête. — *L.* Grand droit postérieur de la tête. — *M.* Grand droit antérieur. — *N.* Sterno-maxillaire. — *O. P.* Sterno-trochinien et sterno-pré-scapulaire renversés par en bas.

dernier muscle d'une part, la branche supérieure de l'ilio-spinal et le ligament cervical d'autre part, et arrive au niveau de la deuxième vertèbre du cou, où ses divisions terminales s'anastomosent avec les rameaux de l'artère occipito-musculaire, de la vertébrale, et même avec ceux de l'artère dorsale.

L'artère cervicale supérieure fournit dans son trajet : 1° la première artère intercostale et le premier rameau spinal ; 2° des branches fort nombreuses qui s'épuisent dans les muscles et les téguments de la région cervicale, ainsi que dans le grand ligament qui occupe le plan médian de cette région ; parmi ces branches, il en est une plus longue que les autres qui traverse le grand complexus, pour se placer entre ce muscle et le splénius, et qui est quelquefois suppléée en grande partie par l'artère dorsale.

3° Artère vertébrale (fig. 157, 7).

Née à angle aigu de l'artère axillaire, au niveau du premier espace intercostal, et recouverte à son origine par le feuillet médiastin, l'artère vertébrale se porte en avant et en haut, en dedans de la première côte, en dehors de l'œsophage (1), de la trachée et du ganglion cervical inférieur, et se place au fond de l'interstice qui sépare les deux portions du scalène, avec le faisceau des branches d'origine du plexus brachial, lequel est un peu supérieur au vaisseau. Puis elle passe sous l'apophyse transverse de la septième vertèbre cervicale, et parcourt la série des trous trachéliens, cachée sous les muscles inter-transversaires, pour venir s'anastomoser à plein canal avec la branche rétrograde de l'artère occipitale, sur le côté de l'articulation axoïdo-atloïdienne, au-dessous du muscle grand oblique de la tête.

Dans son trajet, cette artère laisse échapper au niveau de chaque espace inter-vertébral de nombreux rameaux qu'on peut diviser en inférieurs, supérieurs, externes et internes. Les premiers se rendent principalement dans le scalène, le long du cou, le grand droit antérieur de la tête. Les seconds, incomparablement plus forts et plus nombreux que tous les autres, sont destinés aux deux muscles complexus, au transversaire épineux du cou et à l'ilio-spinal ; ils s'anastomosent avec les divisions des artères cervicale supérieure et occipito-musculaire. Les rameaux externes, fort petits, se plongent dans les inter-transversaires. Les branches internes pénètrent dans les trous de conjugaison pour aller renforcer l'artère spinale médiane.

4° Artère thoracique interne ou mammaire interne (fig. 157, 9).

L'artère thoracique interne émerge du tronc brachial au niveau de la première côte, et descend immédiatement le long de la face interne de cet os jusque sur le sternum en restant couverte par la plèvre. Elle s'infléchit alors en arrière, s'engage sous le muscle triangulaire, passe au-dessus des cartilages sternaux, qu'elle croise près des articulations chondro-sternales, et arrive ainsi à la base de l'appendice xiphoïde, où elle se termine par deux branches, l'une *abdominale*, l'autre *thoracique*, qu'on a nommées *artères abdominale antérieure et asternale.*

Dans son trajet, l'artère thoracique interne donne naissance à des rameaux col-

(1) A droite, les rapports avec l'œsophage manquent.

latéraux, qu'on peut distinguer en supérieurs, inférieurs et externes. — Les *rameaux supérieurs*, toujours fort minces, vont au péricarde et au médiastin. — Les *inférieurs* (fig. 157,11), très gros, traversent les espaces intercostaux pour se plonger dans les muscles pectoraux, où ils rencontrent les divisions de l'artère thoracique externe. — Les *rameaux externes* (fig. 157, 10) suivent les espaces intercostaux ; chacun d'eux se divise généralement en deux branches, anastomosées par inosculation avec les divisions terminales des sept premières artères intercostales.

Branches terminales de l'artère thoracique interne. — 1° *Artère abdominale antérieure.* — Ce vaisseau se sépare de l'artère asternale en formant avec elle un angle aigu, se dirige directement en arrière pour sortir de la poitrine en passant sous l'appendice xiphoïde, et se place sur la face supérieure du muscle droit de l'abdomen. Il se plonge ensuite dans ce muscle, après avoir donné des rameaux latéraux destinés aux parois du ventre, et s'anastomose par ses divisions terminales avec l'artère abdominale postérieure.

2° *Artère asternale.* — On voit cette artère ramper en dedans du cercle cartilagineux des fausses côtes, en croisant les dentelures du muscle transverse de l'abdomen, et se terminer au niveau du treizième espace intercostal, dans lequel elle remonte pour s'anastomoser avec l'artère intercostale correspondante. Elle fournit dans son trajet : des rameaux intercostaux, qui se comportent comme les branches analogues de l'artère thoracique interne ; de fines artérioles diaphragmatiques ; des divisions abdominales ramifiées surtout dans le muscle transverse.

5° Artère thoracique externe, mammaire externe, ou thoracique inférieure (fig. 157, 12).

Principalement destinée aux muscles pectoraux profonds, cette artère prend son origine à angle aigu, en avant et très près de la précédente, contourne le bord antérieur de la première côte, et se dirige ensuite en arrière, en se plaçant à la face interne du muscle sterno-pré-scapulaire et du muscle sterno-trochinien, dans lesquels s'épuisent les divisions collatérales et terminales du vaisseau. Elle donne un fin rameau qui accompagne la veine de l'éperon, et qui se ramifie dans le pannicule charnu.

Cette artère naît quelquefois de la sus-sternale ; son volume est sujet à de grandes variations ; nous l'avons vue manquer tout à fait.

6° Artère cervicale inférieure ou trachélo-musculaire (fig. 157, 8, 8').

Né à l'opposé des deux précédents, tantôt près de la thoracique externe, tantôt vers la mammaire interne, ce vaisseau, d'abord situé en dehors du golfe des jugulaires, en dedans du muscle sterno-pré-scapulaire, au-dessus des ganglions de l'entrée de la poitrine, se divise, après un court trajet, en deux branches qui se séparent à angle très aigu.

De ces deux branches, l'une *supérieure* (*cervicale ascendante*, chez l'homme) monte entre le mastoïdo-huméral et le sous-scapulo-hyoïdien, s'épuise dans ces deux muscles, dans les ganglions de la pointe de l'épaule, le sterno-pré-scapulaire, et l'angulaire de l'omoplate.

La *branche inférieure* (*artère acromio-thoracique, chez l'homme*) descend dans l'interstice compris entre le mastoïdo-huméral et le sterno-huméral, en accompagnant la veine de l'ars; elle se distribue aux deux muscles indiqués, au sterno-aponévrotique et au sterno-pré-scapulaire.

7° Artère sus-scapulaire, ou scapulaire supérieure (fig. 157, 13).

Petit vaisseau légèrement flexueux qui s'échappe de l'artère axillaire, un peu avant qu'elle n'atteigne le tendon du muscle sous-scapulaire. Il se dirige en haut pour se plonger dans l'interstice compris entre ce muscle et le sus-épineux, après avoir fourni quelques divisions au sterno-pré-scapulaire. Ses rameaux terminaux s'épuisent dans l'extrémité inférieure des muscles sus-épineux et sous-épineux, dans le tendon du coraco-radial, et dans l'articulation de l'épaule.

8° Artère sous-scapulaire, ou scapulaire inférieure (fig. 186).

Cette artère, remarquable par son volume considérable, naît à angle droit sur l'artère axillaire, au niveau de l'interstice qui sépare du muscle sous-scapulaire l'adducteur du bras. Son origine indique la limite qu'on établit artificiellement entre le tronc brachial et l'artère humérale.

On la voit parcourir de bas en haut et d'avant en arrière l'interstice précité, en dedans du gros extenseur de l'avant-bras, et se porter jusqu'auprès de l'angle dorsal du scapulum, où elle se termine.

Dans ce trajet, elle fournit :

1° Une *artère* qui monte à la face interne du muscle grand dorsal, en suivant son bord inférieur, et qui jette ses rameaux dans l'épaisseur de ce muscle ainsi que dans le pannicule charnu.

2° L'*artère scapulo-humérale* ou *circonflexe postérieure de l'épaule*, qui contourne de dedans en dehors l'articulation de l'épaule, en passant derrière cette articulation, sous le muscle gros entenseur, et qui, après avoir abandonné quelques rameaux collatéraux, arrive avec le nerf circonflexe, sous les abducteurs du bras, où elle se partage, de même que le rameau nerveux satellite, en plusieurs branches divergentes, destinées aux trois muscles déjà nommés, au fléchisseur oblique et au court extenseur de l'avant-bras, au mastoïdo-huméral et au pannicule charnu.

3° Des *rameaux musculaires* qui s'échappent de distance en distance sur le trajet du vaisseau, pour se diriger les uns en avant, les autres en arrière. — Les *rameaux antérieurs* se portent soit en dedans, soit en dehors du scapulum, soit encore des deux côtés de cet os, dont ils embrassent le bord postérieur dans leur bifurcation ; les divisions internes rampent dans les scissures de la face profonde de l'os, jettent leurs ramuscules dans le muscle sous-scapulaire, et gagnent même le sus-épineux, ainsi que l'insertion des muscles angulaire et grand dentelé ; les divisions externes traversent le gros extenseur de l'avant-bras pour se distribuer au sous-épineux, au sus-épineux et aux abducteurs du bras ; l'une d'elles fournit l'artère nourricière de l'omoplate. — Les *rameaux postérieurs* se plongent dans l'adducteur du bras et le gros extenseur de l'avant-bras.

§ II. — Branche terminale du tronc brachial, ou artère humérale (fig. 186, A).

Trajet. — Continuation de l'artère axillaire, qui change de nom après avoir fourni la sous-scapulaire, l'artère humérale décrit d'abord une légère courbe à concavité antérieure, pour descendre ensuite presque verticalement en dedans du membre thoracique, en croisant d'une manière oblique la direction de l'humérus, et finir au-dessus de l'extrémité inférieure de cet os par deux branches terminales qui constituent les *artères radiales antérieure* et *postérieure.*

Rapports. — Dans ce trajet, l'artère humérale répond : en avant, au nerf médian ou cubito-plantaire, et au bord postérieur du coraco-huméral, qu'elle longe exactement; en arrière, à la veine du bras et par son intermédiaire au nerf cubital; en dehors, au tendon commun des muscles grand dorsal et adducteur du bras, au moyen extenseur de l'avant-bras, et à l'humérus ; en dedans, à la gaîne du muscle coraco-radial, qui sépare du sterno-trochinien l'artère du bras, et dans laquelle ce vaisseau se trouve renfermé, en commun avec sa veine satellite, les ganglions et les canaux lymphatiques du bras, ainsi qu'avec les nerfs du membre antérieur.

Branches collatérales. — Parmi ces branches, on en distingue quatre qui méritent une mention particulière : ce sont les artères *pré-humérale, collatérale externe* et *collatérale interne du coude*, et l'*artère principale du coraco-radial.* Nous ne ferons qu'indiquer plusieurs ramuscules irréguliers qui se rendent à ce dernier muscle, au coraco-huméral, ou au moyen extenseur de l'avant-bras.

1° *Artère pré-humérale* ou *artère circonflexe antérieure de l'épaule.* — Elle naît à angle droit, se dirige en avant, passe entre les deux branches du coraco-huméral, contourne la face antérieure de l'humérus, sous la coulisse bicipitale, et se termine dans le mastoïdo-huméral. Elle donne, dans son trajet, aux muscles omo-brachial et biceps, et à l'articulation de l'épaule. Parmi les rameaux articulaires, il en est un qui remonte en dehors sur le tendon du sous-épineux, et dont les divisions s'anastomosent avec les ramuscules de la circonflexe postérieure.

2° *Artère collatérale externe du coude* ou *artère humérale profonde.* — Très grosse branche qui émerge du tronc huméral, en formant avec cette artère un angle presque droit, au niveau du tendon terminal commun au grand dorsal et à l'adducteur du bras. Après un trajet fort court, elle se divise en deux branches principales : l'une envoie ses rameaux dans la masse du gros extenseur; l'autre s'engage sous ce muscle, en contournant, avec le nerf radial, le fléchisseur oblique de l'avant-bras, et se porte ainsi en-dessous du court extenseur, pour descendre ensuite, toujours avec son nerf satellite, au-devant de l'articulation du coude, où cette branche s'anastomose avec la radiale antérieure ; elle donne à tous les muscles olécraniens, moins un, le long extenseur, ainsi qu'au fléchisseur oblique de l'avant-bras, et à l'extenseur antérieur du métacarpe.

3° *Artère collatérale interne du coude* ou *artère épicondylienne.* — Moins grosse que la collatérale externe, cette artère prend son origine au niveau du trou nourricier de l'humérus, et se porte en arrière sur la face interne de cet os, pour s'engager ensuite sous le muscle long extenseur de l'avant-bras, en suivant d'une manière plus ou moins flexueuse le bord inférieur du moyen extenseur; elle descend alors derrière l'épicondyle d'abord, puis sur l'avant-bras, qu'elle parcourt de haut en bas dans toute sa longueur, sous la gaîne aponévrotique de cette région, entre le fléchisseur oblique et le fléchisseur externe du métacarpe, accompagnée par la veine cubitale et le nerf de même nom, et par le tendon de la portion olécranienne du muscle perforant. Arrivée auprès du carpe, cette longue branche (1) s'anastomose par inosculation avec un rameau de l'artère radiale postérieure.

Dans son trajet anti-brachial, cette artère ne donne que des ramuscules fort ténus dont l'étude importe peu. Mais avant d'atteindre l'avant-bras, elle fournit : 1° l'artère nourricière de l'humérus ; 2° des rameaux articulaires ; 3° des branches musculaires plus ou moins volumineuses, pour le long extenseur de l'avant-bras surtout, pour le moyen extenseur et le sterno-aponévrotique : celles qui arrivent dans ce dernier muscle le traversent de part en part pour devenir sous-cutanées ; une d'entre elles accompagne la veine superficielle principale de l'avant-bras, et envoie des ramuscules dans le pli du coude. — Régulières dans leur distribution, ces différentes artères présentent de nombreuses variétés d'origine, parmi lesquelles il devient difficile de distinguer la disposition la plus constante. Le dernier vaisseau signalé et l'artère nourricière de l'humérus émanent souvent du tronc huméral directement.

4° *Artère principale du muscle biceps ou coraco-radial.* — Elle prend naissance un peu au-dessous ou au-dessus de la précédente, et à l'opposé, c'est-à-dire en avant, puis se divise ordinairement en deux branches, l'une ascendante, l'autre descendante, qui se plongent dans l'épaisseur du muscle.

1° Artère radiale antérieure (fig. 187, A).

L'artère radiale antérieure (2), la moins considérable des deux branches terminales de l'humérale, se sépare à angle aigu de l'artère postérieure, au-dessus du condyle articulaire de l'humérus. Elle descend ensuite sur la face antérieure de l'articulation du coude, en s'engageant sous l'extrémité inférieure des muscles fléchisseurs de l'avant-bras, et sous l'extrémité supérieure de l'extenseur principal du métacarpe où elle rencontre le nerf radial; puis elle se prolonge, en compagnie de ce nerf, sur la face antérieure du radius, en dessous du muscle extenseur antérieur des phalanges, jusqu'auprès du genou, où cette artère, devenue fort mince, se partage en plusieurs ramuscules qui se continuent sur le ligament capsulaire des articulations carpiennes, après s'être anastomosés, du côté interne, avec les divisions d'une branche fournie par la radiale postérieure, du côté externe, avec l'artère interosseuse de l'avant-bras.

Ces ramuscules terminaux de la radiale antérieure se distribuent aux articula-

(1) C'est l'*artère cubitale*, chez l'homme.

(2) Chez l'homme cette artère manque, ou plutôt elle a son représentant dans un ramuscule musculaire insignifiant.

tions carpiennes ou aux gaînes des tendons extenseurs, et communiquent avec les interosseuses métacarpiennes dorsales.

Quant aux branches collatérales données par cette artère, elles sont fort nombreuses, et la plupart se détachent de la partie supérieure du vaisseau, c'est-à-dire vers l'articulation du coude. Elles sont destinées en partie à cette articulation, mais surtout aux masses musculaires qui la recouvrent ou l'avoisinent.

Telle est la disposition la plus habituelle de l'artère radiale antérieure ; mais cette artère est sujette à de nombreuses variétés, principalement dans la manière dont elle se comporte avec l'interosseuse de l'avant-bras, qui peut même suppléer le premier vaisseau dans toute la partie moyenne et inférieure de son trajet. Nous reviendrons sur ce sujet en décrivant l'artère suivante.

2° Artère radiale postérieure (fig. 158, 1 et 186, B).

Ce vaisseau (1) représente par son volume et sa direction la suite de l'artère humérale. Il descend, avec le nerf cubito-plantaire qui l'accompagne, d'abord sur le ligament interne de l'articulation huméro-radiale, derrière l'extrémité terminale du coraco-radial, puis sous le fléchisseur interne du métacarpe, son muscle satellite ; il arrive ainsi vers l'extrémité inférieure du radius, où il se partage en deux branches terminales qui sont : le *tronc commun des interosseuses métacarpiennes*, et l'*artère collatérale du canon*.

Voici l'énumération des principales branches collatérales fournies par l'artère radiale postérieure :

1° Au niveau de l'extrémité supérieure du radius, des rameaux articulaires, anastomosés avec les branches analogues de l'artère épicondylienne.

2° Un peu plus bas, de grosses divisions destinées aux muscles de la région anti-brachiale postérieure, quelques-unes naissant de l'artère indiquée ci-après.

3° L'*artère interosseuse de l'avant-bras*, vaisseau assez considérable qui prend son origine au même point que les précédentes, c'est-à-dire au niveau de l'arcade radio-cubitale, et qui traverse cette arcade de dedans en dehors après avoir croisé la face postérieure du radius, sous le muscle perforant, pour descendre ensuite le long du muscle extenseur latéral des phalanges, dans la gouttière formée en dehors par la réunion des deux os de l'avant-bras. — Cette artère interosseuse fournit, immédiatement après sa sortie de l'arcade radio-cubitale, plusieurs branches à l'articulation du coude et aux muscles anti-brachiaux. A son extrémité terminale, elle se divise ordinairement en plusieurs rameaux qui se réunissent pour la plupart aux branches envoyées sur le carpe par l'artère radiale antérieure. — Il est rare qu'elle ne présente point quelques fines anastomoses avec l'une des divisions de cette dernière artère, en avant ou en dehors de l'articulation du coude ; quelquefois elle se jette à plein canal dans ce vaisseau ; je l'ai vue, par contre, recevoir la radiale antérieure, qu'elle était chargée de suppléer en partie.

4° Plusieurs ramuscules musculaires et musculo-cutanés, sans disposition fixe, nés sur différents points du trajet de l'artère-mère, au-dessous des précédentes divisions.

(1) C'est l'*artère radiale* de l'homme.

5° Un rameau profond, sujet aussi à de très nombreuses variétés, prenant son origine au niveau de l'insertion radiale du perforé, descendant sur la face postérieure du radius, principalement destiné au carpe, remarquable par les anastomoses que ses divisions internes contractent avec l'artère radiale antérieure, et par celles qui unissent parfois ses rameaux externes aux branches ultimes de l'interosseuse de l'avant-bras, ou à l'artère épicondylienne (fig. 158, 2).

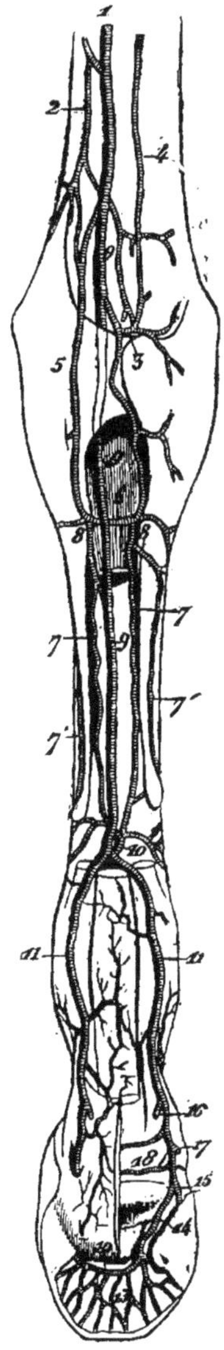

Fig. 158 (*).

1° Première branche terminale de l'artère radiale postérieure, ou tronc commun des interosseuses métacarpiennes (1) (fig. 158, 5).

Cette branche artérielle (fig. 158, 5) se sépare à angle très aigu de l'artère collatérale du canon. Elle descend en dedans et en arrière du carpe, accompagnée de la principale veine sous-cutanée du membre, comprise avec elle sous un fascia superficiel qui maintient ces deux vaisseaux dans une gouttière creusée sur la face extérieure de la gaîne fibreuse du carpe. Puis l'artère arrive en dedans de la tête du métacarpien interne, où on la voit s'infléchir du côté externe en passant transversalement sur l'extrémité supérieure du ligament suspenseur du boulet, entre ce ligament et la bride de renforcement qu'il fournit au tendon perforant; et elle va s'anastomoser par inosculation avec une branche descendante émanée de l'arcade superficielle qui unit, au-dessus du carpe, l'artère épicondylienne ou cubitale avec l'origine de la collatérale du canon (fig. 158, 6).

L'anastomose en anse, formée ainsi par l'artère radio-palmaire, répond exactement à l'*arcade palmaire profonde* des animaux pentadactyles, à celle de l'homme en particulier. Nous proposerons de l'appeler encore *arcade sous-carpienne*, en raison de la position qu'elle occupe relativement au carpe, réservant le nom d'*arcade sus-carpienne* à l'*arcade palmaire superficielle*, représentée par l'anastomose établie entre la collatérale du canon et l'artère épicondylienne.

Quatre branches principales émanent de cette arcade sous-

(*) Fig. 158. — *Artères du pied antérieur vues en arrière (on a enlevé les muscles et les tendons, en respectant seulement une partie du tendon perforant ; l'os du pied a été sculpté sur sa face plantaire pour mettre à nu l'anastomose semi-lunaire)*. — 1. Artère radiale postérieure. 2. Rameau carpien innominé. 3. Arcade sus-carpienne. 4. Artère épicondylienne (cubitale). 5. Artère radio-palmaire, ou tronc commun des interosseuses métacarpiennes. 6. Arcade sous-carpienne. 7,7. Artères interosseuses métacarpiennes postérieures. 7',7'. Artères interosseuses métacarpiennes antérieures. 8,8. Origine de ces interosseuses. 9. Artère collatérale du canon. 10. Sa branche de communication avec les artères interosseuses. 11. 11. Artères digitales. 12. Anastomose semi-lunaire (dans l'os du pied). 13. Rameaux émergents de cette anastomose. 14. Artère unguéale plantaire formant cette arcade anastomotique. 15. Origine de l'unguéale pré-plantaire. 16. Origine de l'artère du coussinet plantaire. 17. Origine du rameau antérieur du cercle coronaire. 18. Rameau postérieur du même.

(1) Ce vaisseau répond à l'*artère radio-palmaire* de l'homme, nom sous lequel nous le

carpienne : ce sont les *interosseuses métacarpiennes*, distinguées en *postérieures* ou *palmaires*, et en *antérieures* ou *dorsales*.

a. — Les *interosseuses postérieures* naissent, l'une à droite, l'autre à gauche, au niveau de la tête des métacarpiens latéraux, descendent, chacune de leur côté, en décrivant quelques flexuosités, le long de ces os rudimentaires, dans le sillon angulaire formé par leur face interne et la face postérieure du métacarpien médian, puis se terminent au niveau de l'extrémité inférieure des os latéraux en s'anastomosant à plein canal avec une branche de la collatérale du canon. Elles fournissent quelques rameaux au ligament suspenseur du boulet, qui les recouvre, avec plusieurs artérioles tendineuses et cellulo-cutanées ; l'une d'elles donne l'artère médullaire de l'os principal du canon (fig. 158, 7).

b. — Les *interosseuses antérieures* naissent à peu près du même point que les précédentes, l'une en dehors, l'autre en dedans, contournent en arrière la tête des métacarpiens latéraux, et viennent se placer dans le sillon qui sépare ces os du métacarpien médian, du côté de leur face externe ou dorsale, après avoir fourni plusieurs ramuscules anastomotiques, qui font communiquer les deux artères entre elles, en avant de l'extrémité supérieure du métacarpien médian, ou avec les branches terminales de l'artère radiale antérieure et de l'interosseuse de l'avant-bras. Par leur extrémité terminale, ces deux artères s'anastomosent avec une branche de la collatérale du canon, la même qui reçoit les interosseuses postérieures (fig. 158, 7, 8).

Les interosseuses dorsales, quoique beaucoup plus fines que les palmaires (ce sont chez les Solipèdes des artères tout à fait rudimentaires), ne fournissent pas moins de divisions collatérales, destinées aux tendons antérieurs du métacarpe, au périoste, au tissu cellulaire et à la peau. Elles communiquent souvent avec les artères postérieures par des branches profondes qui traversent les ligaments inter-métacarpiens.

Variétés. — L'existence des artères interosseuses métacarpiennes, leur position et leur anastomose avec l'extrémité inférieure de la collatérale du canon, sont constantes. Mais il n'en est pas ainsi de leur origine ou de la source dont elles proviennent. Dans la description type que nous venons d'en faire, nous les avons considérées comme étant fournies toutes quatre par l'artère radio-palmaire ; il faut bien dire cependant qu'une d'elles, la dorsale externe, provient souvent directement de la branche artérielle qui, de l'*arcade sus-carpienne*, descend le long du carpe pour venir concourir à former l'*arcade sous-carpienne*, en s'anastomosant avec la radio-palmaire, ou bien encore d'une branche de l'interosseuse de l'avant-bras ; il faut dire aussi que ces artères métacarpiennes naissent parfois toutes quatre d'une grosse branche fournie par la collatérale du canon au niveau de l'extrémité supérieure du métacarpe, branche qui reçoit la radio-palmaire devenue rudimentaire, et l'artère envoyée par l'arcade sus-carpienne. Nous avons même rencontré d'autres anomalies que nous ne signalerons point ici, parce qu'elles sont sans intérêt, et qu'on peut les rapporter aisément à cette dernière, en analysant convenablement leurs caractères.

désignerons quelquefois. C'est lui que Rigot a décrit sous la dénomination vicieuse d'*artère plantaire profonde*.

2° Deuxième branche terminale de la radiale postérieure, ou artère collatérale du canon (1) (fig. 158, 9).

L'artère collatérale du canon (fig. 158, 9) continue, par son volume et sa direction, la radiale postérieure. Elle s'engage avec les tendons fléchisseurs sous l'arcade carpienne, et descend ensuite, placée au côté interne des tendons précités, accompagnée par le nerf plantaire interne, jusqu'au-dessus du boulet, près des grands sésamoïdes, où elle se partage en deux branches qui constituent les *artères digitales*.

Branches collatérales. — Nous signalerons :

1° Près de l'origine de l'artère, et très souvent sur la radiale postérieure elle-même, un rameau qui s'anastomose au-dessus de l'os crochu avec l'artère épicondylienne, en formant une arcade à convexité inférieure (fig. 158, 3), déjà désignée sous le nom d'*arcade sus-carpienne* ou *palmaire superficielle*, par opposition à l'*arcade sous-carpienne* ou *palmaire profonde*, source des interosseuses du métacarpe. Ce rameau fournit une ou plusieurs artérioles musculaires, ordinairement anastomosées avec d'autres branches de la radiale postérieure, et une division inférieure (2) qui descend dans l'épaisseur de l'arcade carpienne, en dedans de l'os crochu, jusqu'à l'extrémité supérieure du métacarpe, où elle s'unit par inosculation avec la radio-palmaire, après avoir donné plusieurs rameaux carpiens, dont un principal contourne le bord inférieur de l'os sus-carpien.

2° Dans toute l'étendue du trajet, de nombreuses et fines divisions synoviales, tendineuses et cutanées.

3° Un tronc né de l'extrémité terminale du vaisseau, entre les deux artères digitales, quelquefois même sur une de celles-ci, lequel se trouve placé à la face postérieure du métacarpien principal, entre les deux branches du ligament suspenseur du boulet, et se dirige de bas en haut pour se diviser bientôt en deux branches, anastomosées par inosculation avec les interosseuses postérieures du métacarpe, après avoir donné par côté deux autres rameaux qui contournent les bords du métacarpien médian, reçoivent les interosseuses dorsales, et se ramifient en avant du boulet, sur la face antérieure de l'os du canon, et dans l'épaisseur du ligament capsulaire de l'articulation métacarpo-phalangienne (fig. 158, 10).

Branches terminales. — Ce sont, avons-nous dit, les *artères digitales*, dont la disposition répète à peu près exactement celle des mêmes vaisseaux dans le membre postérieur ; aussi renvoyons-nous à la description que nous avons faite de ces vaisseaux, page 517.

(1) Cette artère, la *plantaire superficielle* de Rigot, représente une des *branches palmaires métacarpiennes* fournies par l'arcade palmaire superficielle, chez l'homme et les autres animaux pentadactyles.

(2) Analogue à l'*artère cubito-radiale* de l'homme.

§ III. — Des artères axillaires dans les animaux non solipèdes.

1° Artères axillaires des ruminants.

Ces vaisseaux se comportent, dans leur origine, leur trajet, leurs rapports, comme dans les animaux solipèdes.

Voici les caractères spéciaux qu'ils présentent dans leur distribution :

1° *Artère dorsale.* — Elle naît d'un tronc qui lui est commun avec l'artère vertébrale, et sort du thorax en passant ordinairement au-devant de la première articulation costo-vertébrale. Son *rameau sous-costal* procède directement du tronc précité.

2° *A. cervicale supérieure.* — Manque, est suppléée par un rameau de la dorsale et surtout par les divisions musculaires supérieures de la vertébrale.

3° *A. vertébrale.* — Extrêmement volumineuse, se termine dans les muscles de la nuque, après avoir traversé le trou trachélien de l'axis ; remarquable par le volume considérable de ses rameaux spinaux.

4° *A. cervicale inférieure, thoracique interne, thoracique externe.* — Ne présentent pas de particularités essentielles à connaître, si ce n'est cependant que la dernière, très volumineuse dans le bœuf, très mince dans le mouton, fournit la branche artérielle satellite de la veine de l'ars, branche née, dans les Solipèdes, de la cervicale inférieure.

5° *A. sus-scapulaire.* — Ce vaisseau nous a paru manquer dans le mouton, et être remplacé par des divisions de la cervicale inférieure.

6° *A. sous-scapulaire.* — La branche *scapulo-humérale* donne la plus grande partie des rameaux destinés aux muscles brachiaux postérieurs.

7° *A. humérale.* — Les artères musculaires n'offrent qu'un faible volume, l'humérale profonde surtout, qui est remplacée en très grande partie par la branche scapulo-humérale.

8° *A. radiale antérieure.* — Elle se comporte à peu près comme celle du cheval, et est sujette aussi à de fréquentes anomalies.

9° *A. radiale postérieure.* — Cette artère accomplit le même trajet que chez les Solipèdes. Seulement, au lieu de fournir l'*artère radio-palmaire* près du carpe, au point où elle devient *artère collatérale du canon*, elle laisse échapper ce vaisseau beaucoup plus haut, c'est-à-dire vers le tiers supérieur ou le milieu de l'avant-bras. Sa *branche interosseuse*, logée dans la gouttière profonde qui est creusée en dehors des os de cette région sur le point de juxtaposition du radius et du cubitus, se partage en deux branches vers l'extrémité inférieure de cette scissure : l'une antérieure, ramifiée sur la face dorsale du carpe, et anastomosée avec les divisions de la radiale antérieure ; l'autre postérieure, traversant l'arcade radio-cubitale inférieure pour distribuer la plus grande partie de ses rameaux en arrière des articulations carpiennes.

10° *A. radio-palmaire.* — Née, comme on l'a vu plus haut, de l'artère radiale postérieure, vers le tiers supérieur de l'avant-bras, cette branche descend au niveau de l'extrémité supérieure du métacarpe, en suivant, comme dans le cheval, un trajet superficiel, et se termine en fournissant quatre artères *interosseuses métacarpiennes*, *trois postérieures* ou *palmaires*, *une antérieure* ou *dorsale*. — Les *interosseuses postérieures* affectent une disposition fort irrégulière et très inconstante ; elles communiquent entre elles par plusieurs branches, et s'anastomosent inférieurement, soit avec les digitales latérales, soit avec la collatérale du canon, soit enfin (cas le plus ordinaire) avec une branche de ce dernier vaisseau. On distingue ces artères interosseuses en externe, moyenne et interne : les deux premières comprises entre la face postérieure du métacarpien et le ligament suspenseur du boulet ; la troisième, placée au bord interne de ce ligament, plus considérable que les autres, et représentant par son volume et sa direction la suite de l'artère radio-palmaire. — Quant à l'*interosseuse antérieure*, elle traverse un trou de l'extrémité supérieure du métacarpien, arrive ainsi sur la face dorsale de l'os, et se partage en deux branches : l'une ascendante, remontant sur le ligament capsulaire des articulations carpiennes, où elle s'anastomose avec les divisions des artères radiale antérieure et interosseuse de l'avant-bras ; l'autre descendante, logée dans la scissure antérieure de l'os métacarpien, et s'abouchant avec un rameau perforant de l'artère collatérale du canon, rameau qui traverse l'ouverture percée vers l'extrémité inférieure de la diaphyse osseuse. — Si l'on cherche à se rendre compte de la signification de ces artères interosseuses par rapport aux éléments qui composent le pied des ruminants, on arrive à reconnaître aisément : dans l'artère postérieure médiane, l'interosseuse palmaire des deux grands doigts ; dans les artères postérieures latérales, les interosseuses palmaires intermédiaires à ces doigts médians et aux doigts latéraux rudimentaires représentés par les ergots ; dans l'artère unique antérieure, l'interosseuse dorsale des deux grands doigts. On prouverait même, à l'aide d'un examen plus minutieux, l'existence des interosseuses dorsales correspondant aux interosseuses palmaires latérales.

11° *A. collatérale du canon.* — Cette artère suit le même trajet que chez le cheval jusqu'au tiers ou au quart inférieur du métacarpe. Arrivée à ce point, elle abandonne, comme dans cet animal, une branche dont les divisions communiquent avec les interosseuses, et se continue par les artères digitales, au nombre de trois, une moyenne et deux latérales.

a. La *branche de communication avec les interosseuses métacarpiennes* naît fort souvent de la digitale interne. Elle s'insinue entre les divisions du ligament suspenseur du boulet, en remontant sur la face postérieure du métacarpien, et se partage en plusieurs rameaux, qui s'abouchent pour la plupart avec les artères précitées, ou même avec les digitales latérales, en affectant une disposition variable et compliquée qu'il est inutile de signaler ici. L'un de ces rameaux, véritable *artère perforante*, traverse l'extrémité inférieure de l'os du canon, et remonte dans la scissure antérieure de cet os, pour se joindre à l'interosseuse antérieure, après avoir envoyé des ramuscules sur le boulet.

b. L'*artère digitale moyenne* représente, par ses dimensions, la suite de l'artère collatérale du canon ; c'est donc un vaisseau très volumineux. Elle s'infléchit d'abord en arrière et en dehors pour se placer sur la face postérieure du tendon perforé, puis descend dans l'espace interdigité, en passant derrière la gaîne grande sésamoïdienne, sous la bride qui réunit les deux ergots. Arrivée au niveau de l'extrémité inférieure de la première phalange, elle se divise en deux *artères unguéales*, une pour chaque doigt, qui s'infléchissent en avant, passent sous le ligament interne commun aux deux articulations inter-phalangiennes, et se plongent, par le trou percé au côté interne de l'éminence pyramidale, dans le sinus intérieur de la troisième phalange, où chacun de ces vaisseaux se ramifie à la manière des artères plantaires unguéales du cheval.

Plusieurs branches collatérales, remarquables par la richesse de leurs arborisations, s'échappent de cette artère médiane des doigts et de ses divisions terminales; contentons-nous de citer les plus importantes, savoir : 1° au niveau du milieu de la première phalange, deux courtes branches transverses, l'une droite, l'autre gauche, passant sous les tendons fléchisseurs, et allant de l'artère digitale moyenne aux artères latérales des doigts; 2° presque au même point, une artère impaire qui traverse d'arrière en avant l'espace interdigité pour se porter entre les deux tendons de l'extenseur commun des phalanges, d'où elle se ramifie sur la face antérieure des doigts, en remontant le long de la veine médiane antérieure, et en s'anastomosant avec une branche descendante de l'artère perforante qui traverse l'extrémité inférieure du métacarpien; 3° une branche paire analogue à l'artère du coussinet plantaire du cheval, prenant son origine sur l'extrémité terminale de l'artère digitale, naissant souvent de l'artère unguéale, soit d'un seul côté, soit des deux côtés à la fois, communiquant par une branche transversale avec son homologue, se dirigeant en arrière et en bas sur le bulbe du talon, où elle forme une arcade anastomotique en s'abouchant avec la digitale latérale, arcade qui laisse échapper de sa convexité, tournée en bas, un grand nombre de rameaux réticulaires destinés à la membrane kératogène et au coussinet plantaire (1).

c. Les *artères digitales latérales* se distinguent en *interne* et en *externe*. La première prend son origine au niveau du coude formé par la collatérale du canon, quand ce vaisseau s'infléchit sur la face postérieure du tendon perforé pour devenir artère digitale médiane, le plus souvent en commun avec la branche dont les divisions s'abouchent avec les interosseuses métacarpiennes. La seconde s'échappe un peu plus loin, après avoir reçu soit un rameau de cette artère communicante, soit l'interosseuse palmaire externe; et il n'est pas rare de la voir entièrement formée par l'une de ces branches artérielles ou par toutes les deux à la fois. Quel que soit, du reste, leur point d'origine, les artères digitales latérales descendent sur le côté excentrique des doigts, en dehors des tendons fléchisseurs, et se terminent en s'anastomosant par inosculation avec l'artère du coussinet plantaire. Parmi les rameaux collatéraux émanés de ces artères, on doit distinguer celui qui se rend à l'ergot, et la branche transverse jetée entre chacune d'elles et la digitale médiane (2).

(1) On prouve aisément que les deux artères digitales des Solipèdes ne sont autre chose que cette artère médiane des doigts des Ruminants, lesquelles se sont séparées l'une de l'autre beaucoup plus haut que dans ces derniers animaux. On prouve encore que les artères digitales latérales de ceux-ci sont représentées dans le cheval par les rameaux antérieurs de l'artère perpendiculaire.

(2) Sur plusieurs pièces, nous avons vu les digitales latérales s'arrêter à cette anastomose transversale qui les recevait tout entières.

2° Artères axillaires du porc.

Toutes deux naissent isolément de la crosse de l'aorte ; il n'y a point par conséquent d'aorte antérieure. L'*artère droite*, ou le *tronc brachio-céphalique*, prend son origine la première ; la *gauche* vient immédiatement après.

a. Le *tronc brachio-céphalique* se dirige en avant, sous la face inférieure de la trachée, et sort du thorax pour gagner la face interne du membre antérieur en se comportant comme dans les autres animaux.

Il fournit successivement :

1° Au niveau de la première côte et par en bas, les deux *artères carotides*, naissant isolément presqu'au même point.

2° Directement à l'opposé de ces deux vaisseaux, un tronc remarquable par la complication de son mode de distribution : tronc qui se dirige en haut et en arrière, sur le côté de la trachée et du muscle long du cou, traverse l'intervalle des seconde et troisième côtes, puis s'élève dans les muscles profonds de la région spinale du cou, pour se terminer aux environs de la nuque. Cette artère représente évidemment la *cervicale profonde* ou *supérieure*. Presqu'à son origine, elle laisse échapper l'*artère vertébrale*, dont le mode de terminaison rappelle exactement celui qu'on observe dans le cheval. Plus loin, elle donne naissance à l'*artère dorsale*, qui monte dans les muscles du garrot, après avoir passé dans le premier espace intercostal. Enfin, elle émet, avant de sortir du thorax, l'*artère sous-costale* ou *intercostale supérieure*, placée en travers de l'extrémité supérieure des troisième, quatrième et cinquième côtes.

3° Toujours en dedans de la première côte, mais plus en avant, une volumineuse *artère cervicale inférieure*, divisée en plusieurs rameaux ascendants, et les *deux artères thoraciques*, sur le compte desquelles on ne trouve rien à dire de particulier.

4° En dehors du thorax, sur la face interne de l'articulation scapulo-humérale, les *artères humérale* et *sous-scapulaire* : la première, moins volumineuse que l'autre, présentant depuis son origine, jusqu'à la terminaison de ses rameaux dans le pied, une disposition qui se rapproche, dans ses points essentiels, de celle qu'on observe dans les Ruminants ; la seconde, parcourant de bas en haut l'interstice des muscles sous-scapulaire et adducteur du bras, se partageant bientôt en deux branches terminales, dont une continue le trajet primitif du vaisseau, pendant que l'autre passe sous le sous-scapulaire pour porter ses divisions dans les muscles antérieurs externes de l'épaule, fournissant dans son trajet : 1° l'artère du grand dorsal, jetant une partie de ses ramifications dans les muscles olécrâniens ; 2° un volumineux rameau qui fournit le plus grand nombre des divisions données chez le cheval par les artères humérale profonde et pré-humérale ; 3° deux rameaux articulaires, dont un représente assez bien l'artère sus-scapulaire.

b. Quant au *tronc brachial gauche*, il ne diffère du droit que par la disposition des *artères cervicale supérieure*, *dorsale* et *vertébrale*, qui ont des origines distinctes : les deux dernières tout à fait rapprochées l'une de l'autre, la première fournissant la *branche sous-costale*.

3° Artères axillaires des carnassiers.

Elles naissent isolément de la convexité de la crosse de l'aorte, comme dans le porc, et fournissent successivement, à part les carotides, branches spéciales du tronc brachio-céphalique :

1° Un tronc volumineux, origine commune des *artères dorsale*, *cervicale supérieure* et *sous-costale* ou *intercostale supérieure* : la première passant entre les deux premières côtes; la seconde en avant de la première ; la troisième en travers de la face interne des première, seconde et troisième, près de leurs cartilages de prolongement, d'où elle émet des rameaux intercostaux ascendants et descendants.

2° L'*artère vertébrale*, anastomosée, comme chez les Solipèdes, avec une branche rétrograde de l'occipitale ; elle supplée, en très grande partie, la cervicale supérieure, dont le volume est très faible et qui se distribue seulement à la partie postérieure du cou.

3° L'*artère cervicale inférieure*, donnant des rameaux pectoraux.

4° L'*artère thoracique interne*, remarquable par son fort volume, et par une division superficielle, principalement destinée aux mamelles, laquelle s'abouche avec une branche analogue de la honteuse externe.

5° Un rameau *thoracique externe*, dont l'origine rappelle plutôt l'*artère sus-scapulaire*, qui semble manquer.

6° L'*artère sous-scapulaire*. — Après avoir fourni ce dernier vaisseau, le tronc brachial se prolonge par l'artère humérale, que nous allons examiner dans sa disposition avec quelques détails.

Artère humérale. — Placé d'abord immédiatement en arrière du muscle coraco-radial ou biceps, ce vaisseau descend ensuite sous le rond pronateur, et se divise, au niveau de l'extrémité supérieure du radius, en deux branches terminales qui sont : les *artères cubitale* et *radiale*.

Il fournit dans son trajet des branches collatérales analogues à celles qui ont été signalées dans les Solipèdes, et au nombre desquelles existe un mince rameau, trace de l'artère *radiale antérieure*, lequel passe sous l'extrémité terminale du biceps pour se rendre dans les muscles qui recouvrent antérieurement l'articulation du coude.

Artère cubitale. — Beaucoup plus petite que la radiale, elle laisse échapper, très près de son origine, l'*artère interosseuse*, qui procède parfois directement de l'humérale, et dont le calibre l'emporte toujours dans les animaux sur celui de la cubitale.

Celle-ci se dirige obliquement en dehors et en bas, en passant sous le perforant, et gagne la face interne du cubital antérieur ou fléchisseur oblique du métacarpe, où l'artère s'accole au nerf cubital, pour descendre avec lui en dedans de l'os crochu et se réunir alors avec l'interosseuse postérieure ou l'une des branches terminales de ce dernier vaisseau ; elle fournit dans ce trajet plusieurs rameaux musculaires ou cutanés, dont plusieurs s'anastomosent avec la collatérale interne du coude ainsi qu'avec des divisions de l'artère radiale.

Artère interosseuse. — Quant à cette artère interosseuse, elle se place entre le cubitus et le radius, sous le carré pronateur, se prolonge ainsi jusqu'au tiers inférieur de l'avant-bras, et, se partage alors en deux branches, les *artères interosseuses antérieure* et *postérieure*, après avoir abandonné sur son parcours plusieurs rameaux, la plupart antérieurs, qui se jettent dans les muscles anti-brachiaux en traversant l'espace compris entre les deux os de l'avant-bras, les principaux s'échappant par l'arcade radio-cubitale.

L'*artère interosseuse antérieure*, après avoir passé entre le cubitus et le radius, descend sur la face antérieure du carpe, où ses divisions rencontrent, en dedans, des ramuscules collatéraux de la radio-palmaire, en dehors, les arborisations d'une branche de l'interosseuse postérieure, et forment avec ces vaisseaux un plexus à larges mailles, d'où procèdent, en définitive, plusieurs filets qui se réunissent aux artères interosseuses métacarpiennes dorsales.

L'*artère interosseuse postérieure* peut être regardée par son volume et sa direction comme la continuation du tronc interosseux. Après s'être dégagée de dessous le carré pronateur, elle fournit d'abord une branche interne flexueuse anastomotique avec la radio-palmaire, puis plusieurs rameaux musculo-cutanés externes, et se place alors en dedans de l'os crochu, où elle se divise en deux branches après avoir reçu l'artère cubitale : une de ces branches, la plus petite, s'anastomose par inosculation avec l'arcade palmaire superficielle; l'autre, plus grosse et profonde, se porte en avant des tendons fléchisseurs, sous l'aponévrose qui recouvre les muscles interosseux, en travers de l'extrémité supérieure de ces muscles, formant ainsi l'*arcade palmaire profonde*, qui s'abouche avec un grêle filet de l'artère radio-palmaire. Cette arcade fournit, avec quelques ramuscules destinés aux muscles de la main, *huit artères interosseuses métacarpiennes : quatre postérieures* ou *palmaires*, qui se réunissent, par leur extrémité inférieure, avec les collatérales des doigts, après avoir donné plusieurs divisions aux muscles de la main; *quatre antérieures* ou *dorsales*, traversant l'extrémité supérieure des espaces inter-métacarpiens à la manière des *perforantes* de l'homme, s'unissant aux branches de l'interosseuse antérieure de l'avant-bras, et descendant ensuite dans les espaces inter-métacarpiens pour se joindre, au niveau des articulations métacarpo-phalangiennes, aux artères collatérales des doigts.

Artère radiale (la *radiale postérieure* des autres animaux). — Accolée au long fléchisseur du pouce et au perforant, cette artère suit la face interne du muscle perforé, et forme, en se recourbant en dehors pour s'unir à un rameau de l'interosseuse anti-brachiale postérieure, renforcé par la cubitale, l'*arcade palmaire superficielle*, d'où s'échappent quatre branches *palmaires* ou *collatérales des doigts*. Celles-ci, placées d'abord entre les tendons perforés et perforants, gagnent l'extrémité supérieure des espaces interdigités, reçoivent à ce point les interosseuses métacarpiennes, et se comportent de la manière suivante : l'*interne* se porte sur le pouce; la *seconde* (en comptant de dedans en dehors) gagne le côté concentrique de l'index; la *troisième*, la plus grosse, se divise en deux branches qui s'accolent aux grands doigts; la *dernière* va au doigt externe.

Art. VII. — Artères carotides primitives (fig. 157, 14; 159, 1).

Ces deux vaisseaux naissent de l'artère axillaire droite, à peu de distance de son origine, par un tronc commun, le *tronc céphalique*, qui se détache à angle très aigu, et se dirige en avant sous la face inférieure de la trachée, au-dessus de la veine cave antérieure, pour se terminer, vers l'entrée de la poitrine, par une bifurcation qui commence les deux carotides primitives.

Chacune de ces artères monte ensuite, au milieu d'un tissu cellulaire abondant quoique dense, le long du tube trachéal, d'abord en-dessous de ce conduit, puis sur le côté, et enfin un peu en arrière de son plan latéral. La carotide arrive ainsi près du larynx et de la poche gutturale, où elle se divise en trois branches.

Dans ce trajet, ce vaisseau, indépendamment des connexions qu'il entretient avec la trachée, affecte encore les rapports suivants :

Sur toute son étendue, il est accompagné par le cordon qui résulte de la réunion du nerf pneumo-gastrique avec la portion cervicale de la chaîne sympathique, et par le nerf récurrent : celui-ci placé en-dessous ou en avant du vaisseau, dont il se trouve assez éloigné dans la partie inférieure de l'encolure ; le premier situé au-dessus ou en arrière, et directement accolé à l'artère.

La carotide primitive répond encore : en arrière, dans ses deux tiers supérieurs, aux muscles long du cou et grand droit antérieur de la tête ; en dehors, au scalène vers l'extrémité inférieure du cou, et au muscle omoplat-hyoïdien qui sépare l'artère de la jugulaire dans la partie moyenne et supérieure de l'encolure. Mais en bas, c'est-à-dire en arrivant près de l'entrée de la poitrine, ces deux vaisseaux se mettent en rapport direct, la veine en dessous, l'artère en dessus.

On notera encore que les ganglions de l'entrée de la poitrine sont aussi en contact avec les carotides, et que l'artère gauche répond de plus au canal œsophagien.

Branches collatérales. — Les artères fournies par la carotide primitive sur son trajet sont assez nombreuses, mais d'un diamètre trop peu considérable pour que leur émission successive fasse varier sensiblement le calibre de l'artère dont elles émanent ; aussi les carotides représentent-elles, à peu de chose près, depuis leur origine jusqu'à leur terminaison, deux tubes assez régulièrement cylindriques. Ces branches collatérales sont destinées soit aux muscles de la région cervicale, soit à l'œsophage et à la trachée. Deux d'entre elles vont nous occuper d'une manière toute spéciale. Ce sont les *artères thyro-laryngienne* et *thyroïdienne accessoire*.

Artère thyro-laryngienne (fig. 157, 14''). — Ce vaisseau, qui répond exactement à l'*artère thyroïdienne supérieure* de l'homme (1), naît de la carotide primitive à quelques centimètres de sa terminaison, c'est-à-dire un peu en arrière du larynx ou au-dessus du corps thyroïde, puis se porte sur ce dernier organe, dans lequel il se jette par deux branches principales qui contournent son extrémité supérieure et son bord antérieur, après avoir envoyé deux rameaux sur le larynx : un supérieur,

(1) Nous lui aurions même donné ce nom, si nous avions pu rencontrer le véritable représentant de la *thyroïdienne inférieure*.

destiné aussi aux parois pharyngiennes ; un inférieur, beaucoup plus considérable, se distribuant exclusivement à l'appareil laryngien.

Il arrive quelquefois que l'artère thyro-laryngienne se trouve divisée, dès son origine, en deux branches bien distinctes fournissant chacune une division laryngienne et une division thyroïdienne, comme dans la figure 159, 3 (1).

Nous avons déjà fait remarquer la disproportion qui existe entre le calibre considérable des branches envoyées par cette artère dans le corps thyroïde, et le volume exigu de cet organe, nous nous bornerons donc ici au rappel de cette particularité.

Artère thyroïdienne accessoire (157, 14'—159, 2). — L'origine de ce vaisseau précède celle du premier. Il est beaucoup plus petit et pénètre dans le corps thyroïdien par l'extrémité postérieure ou inférieure de ce lobe glandiforme.

Souvent cette artère n'envoie à la thyroïde que des ramuscules excessivement ténus, et s'épuise presqu'entièrement dans les muscles cervicaux (2).

BRANCHES TERMINALES. — Les trois branches qui terminent la carotide primitive sont les *artères occipitale*, *carotide interne* et *carotide externe*, celle-ci incomparablement plus grosse que les deux autres, lesquelles ne semblent être que des jets collatéraux du vaisseau principal. Ce sont ces branches qui répandent le sang dans les diverses parties de la tête. Nous allons consacrer à leur étude trois paragraphes spéciaux ; mais nous dirons auparavant quelques mots de leur préparation.

Préparation des artères de la tête. — Après avoir enlevé la peau avec précaution, on disséquera d'un côté les artères superficielles, c'est-à-dire la maxillaire externe, la maxillo-musculaire, le tronc temporal et l'auriculaire postérieure, en ayant soin d'exciser la glande parotide pour découvrir l'origine de ces trois derniers vaisseaux. Sur le côté opposé, on préparera les artères profondes, après avoir disposé la branche du maxillaire comme dans la figure 108 (voir la PRÉPARATION DES MUSCLES DE LA LANGUE) et fait sauter les apophyses orbitaire et zygomatique, au moyen de trois traits de scie, comme dans la figure 159, sur laquelle on se guidera, du reste, pour rechercher et suivre toutes ces artères.

§ I. — Artère occipitale (fig. 156, 6).

L'artère occipitale est un vaisseau légèrement flexueux, accolé au premier tiers de la carotide interne. Elle monte sous l'apophyse transverse de l'atlas, en passant derrière la poche gutturale, entre la glande maxillaire et les muscles droits antérieurs de la tête. Puis elle s'insinue entre le muscle petit droit latéral et l'arc inférieur de la vertèbre sus-indiquée, pour traverser le trou antérieur de cette vertèbre, et se terminer par deux branches, après avoir parcouru la courte scissure qui relie ce trou au supérieur. Dans ce trajet, l'artère occipitale est croisée en dehors par le nerf pneumo-gastrique, le spinal, le cordon cervical du grand sympa-

(1) C'est sans doute un cas de cette nature qui s'est présenté à Rigot quand il a voulu décrire le vaisseau qui nous occupe. Aussi en a-t-il fait deux artères, la *thyroïdienne* et la *laryngienne*. Mais ce cas, nous le répéterons, ne se rencontre que par exception ; et encore n'autoriserait-il pas, à supposer qu'il fût la règle, la création d'une *artère thyroïdienne* et d'une *artère laryngienne* distinctes, puisque chaque branche du vaisseau se distribue à la fois au larynx et au corps thyroïde.

(2) Nous la regardons comme l'analogue de la *thyroïdienne moyenne* de l'homme.

thique, et accompagnée par les divisions de la branche inférieure de la première paire nerveuse cervicale.

Les deux branches terminales du vaisseau que nous décrivons sont les *artères occipito-musculaire* et *cérébro-spinale*.

Les branches collatérales se présentent au nombre de trois, énumérées ci-après dans l'ordre de leur émission : 1° l'*artère pré-vertébrale*, 2° la *mastoïdienne*, 3° l'*atloïdo-musculaire*.

BRANCHES COLLATÉRALES. — 1° **Artère pré-vertébrale** (fig. 159, 9). — La plus petite de toutes les branches émanées de l'occipitale, cette artère se détache à angle très aigu, et se divise immédiatement en plusieurs filets, les uns *musculaires*, les autres *méningés* : les premiers passent pour la plupart entre l'articulation atloïdo-occipitale et le petit droit antérieur de la tête, et s'épuisent soit dans ce muscle, soit dans le grand droit; les seconds, au nombre de deux généralement, sont toujours fort grêles, et gagnent la dure-mère en pénétrant, l'un par le trou déchiré postérieur, l'autre par le trou condylien.

2° **Artère mastoïdienne** (fig. 159, 8). — Cette artère naît à angle aigu au-dessus de la précédente, et se porte vers le trou mastoïdien en rampant sur la surface externe de l'apophyse styloïde de l'occipital, sous le muscle petit oblique de la tête. Elle s'engage ensuite dans le conduit pariéto-temporal, par le trou sus-indiqué, pour s'anastomoser par inosculation avec l'artère sphéno-épineuse.

Dans son trajet, cette artère décrit une courbe à concavité inférieure, et laisse échapper un assez grand nombre de branches collatérales. Parmi ces branches, il en est qui prennent leur origine avant l'entrée de l'artère dans le conduit osseux qu'elle parcourt : celles-ci sont destinées aux muscles de la nuque. D'autres naissent à l'intérieur même de ce conduit, et en sortent par les orifices dont est criblée la fosse temporale, pour se plonger dans le muscle crotaphite. Quelques ramuscules s'épuisent dans la dure-mère.

Nous avons vu l'artère mastoïdienne naître directement de la carotide primitive, et fournir une branche parotidienne.

3° **Artère atloïdo-musculaire ou rétrograde** (fig. 159, 7). — Cette branche n'est pas constante, et quand elle existe, elle se présente avec un volume très variable. Elle se détache de l'occipitale sous l'apophyse transverse de l'atlas, en formant avec la branche-mère un angle droit ou même obtus. Puis elle se dirige en arrière, traverse le trou inférieur de l'apophyse susdite, se place sous le muscle axoïdo-atloïdien, et s'avance, en décrivant des flexuosités, à la rencontre de l'artère vertébrale, avec laquelle on la voit s'aboucher à plein canal, après avoir fourni quelques rameaux au grand oblique et aux muscles avoisinants. Cette anastomose établit donc une voie de communication collatérale entre la vertébrale et les divisions fournies par la carotide primitive; aussi ces deux artères peuvent-elles se suppléer mutuellement.

BRANCHES TERMINALES. — 1° **Artère occipito-musculaire** (fig. 159, 10). — Couverte à son origine par le muscle grand oblique, l'artère occipito-musculaire se dirige transversalement en dedans, à la surface des muscles droits postérieurs, et se partage bientôt en plusieurs rameaux, les uns ascendants, les autres descendants, mêlés aux divisions nerveuses de la première branche supérieure cervicale, tous destinés aux muscles et aux téguments de la région occipitale. Les rameaux descendants s'anastomosent avec les divisions terminales de l'artère cervicale supérieure.

2° **Artère cérébro-spinale**. — Cette artère pénètre dans le canal rachidien par le trou antérieur interne de l'atlas, traverse la dure-mère et se divise en deux branches sous la face inférieure de la moelle. De ces deux branches, l'une antérieure se réunit par convergence avec la branche analogue de l'artère opposée, en arrivant vers le milieu de la longueur du bulbe, et forme ainsi le *tronc basilaire ;* l'autre se porte en arrière, et constitue l'origine de l'*artère spinale médiane*, en s'anastomosant, après un court trajet, avec la branche correspondante de l'autre artère cérébro-spinale.

Tronc basilaire. — C'est un vaisseau impair qui rampe sur la face inférieure du bulbe rachidien, sous l'arachnoïde viscérale, en décrivant quelques flexuosités, et qui franchit la protubérance annulaire, pour se terminer au niveau du bord antérieur de cette partie de l'isthme encéphalique, en s'anastomosant avec les deux artères cérébrales postérieures.

Ce vaisseau fournit dans son trajet :

1° Une foule de ramuscules plexueux pénétrant dans la substance du bulbe et de la protubérance annulaire du mésocéphale, ou se distribuant aux racines des nerfs émanés du bulbe.

2° Les *artères cérébelleuses postérieures*, vaisseaux sujets à de nombreuses anomalies d'origine, lesquels naissent ordinairement du tronc basilaire à angle droit, en arrière du bord postérieur de la protubérance, puis se portent en dehors, l'un à droite, l'autre à gauche, en rampant sur la face inférieure du bulbe, arrivent ainsi près du bord externe de cet organe, et s'infléchissent alors en arrière pour se placer sous les plexus choroïdes cérébelleux, d'où ces artères répandent leurs ramifications sur les parties latérales et postérieure du cervelet.

3° Les *artères cérébelleuses antérieures*, au nombre de deux ou trois de chaque côté, dont une principale, seule constante : ces artères, très variables dans leur disposition, prennent leur origine sur l'extrémité terminale du tronc basilaire, c'est-à-dire en avant de la protubérance, et quelquefois même sur les artères cérébrales postérieures ; d'habitude réunies en faisceau, elles se dirigent en dehors et un peu en arrière, en contournant les pédoncules cérébraux, et se plongent dans la partie antérieure du cervelet.

4° Deux branches anastomosées avec l'artère carotide interne : ces branches, dont l'existence n'est pas constante, et qu'on rencontre surtout chez l'âne, partent du tronc basilaire, en avant du bord postérieur de la protubérance annulaire, puis traversent la dure-mère pour pénétrer dans le sinus caverneux, et se réunir aux artères carotides au niveau de leur deuxième courbure.

Artère spinale médiane. — Très long vaisseau logé dans le sillon inférieur de la moelle épinière, et mesurant toute l'étendue de cet organe, qu'il suit d'avant en arrière. C'est de cette artère que s'échappent les ramifications qui couvrent de leurs arborisations le tissu médullaire ou pénètrent dans l'épaisseur de ce tissu. Cette émission, qui devrait épuiser bien vite l'artère spinale médiane, ne diminue pas sensiblement le diamètre de ce vaisseau, parce qu'il reçoit sur son trajet, et des deux côtés, de nombreux filets de renforcement. On sait, en effet, que deux séries de rameaux émanés soit des artères vertébrales, soit des intercostales, soit des lombaires, soit des sacrées latérales, pénètrent dans le canal rachidien par les trous de conjugaison. Ce sont eux qui constituent les filets de renforcement dont nous parlons. Mais en général ils ne se jettent sur la moelle qu'après s'être anastomosés entre eux, en dehors de la dure-mère, de manière à former, sur le plancher du canal vertébral, deux canaux artériels latéraux, accolés aux sinus veineux, et réunis l'un à l'autre par des anastomoses transversales, disposition qui se montre de la manière la plus évidente dans la région cervicale du bœuf, et dont on pourra prendre une idée exacte en consultant la figure 161.

§ II. — Artère carotide interne (fig. 159, 5).

L'une des branches terminales de la carotide primitive, la carotide interne monte d'abord sous la base du crâne, en dehors des muscles droits antérieurs de la tête, et s'infléchit en avant pour gagner le trou déchiré. Dans cette première partie de son trajet, elle est soutenue dans un repli particulier de la poche gutturale, longée par le ganglion cervical supérieur, accompagnée du rameau caverneux du sympathique, et croisée de diverses manières par les nerfs qui forment le plexus guttural.

Arrivée vers le milieu de l'hiatus occipito-sphéno-temporal, elle pénètre dans le sinus caverneux, et décrit à l'intérieur de cette cavité, où elle est baignée par le sang veineux, deux courbures successives et opposées : une première, dont la convexité, tournée en avant, occupe la fossette carotidienne du sphénoïde ; une seconde, à convexité postérieure, au niveau de laquelle la carotide interne reçoit une branche anastomotique du tronc basilaire, branche volumineuse à peu près constante dans l'âne, rare et très grêle chez le cheval. Après cette dernière inflexion, les deux artères carotides internes communiquent ensemble par une très grosse branche transversale, toujours flexueuse, souvent réticulée, et sortent du sinus caverneux en traversant la dure-mère, pour pénétrer dans la cavité crânienne.

Ces artères se placent alors sur les côtés de la glande pituitaire, en dedans du nerf maxillaire supérieur, marchent d'arrière en avant et se terminent par deux branches avant d'atteindre le nerf optique : l'une constitue l'*artère cérébrale postérieure ;* l'autre se bifurque bientôt pour former les *artères cérébrales moyenne* et *antérieure*.

Artère cérébrale postérieure. — Ce vaisseau s'infléchit d'avant en arrière sur le côté de la glande pituitaire, et s'anastomose en arrière de cette glande avec celui du côté opposé, en formant sur les pédoncules cérébraux une arcade souvent réticulée, qui reçoit dans le milieu de sa convexité le tronc de l'artère basilaire.

Une multitude de ramuscules chevelus s'échappent de cette artère et pénètrent dans la substance des pédoncules. Mais les branches principales qu'elle émet se portent, flexueuses, en dehors et en arrière, vers la grande fente cérébrale, et se terminent, soit sur l'extrémité postérieure de l'hémisphère du cerveau, soit à l'intérieur de cet hémisphère, dans le plexus choroïde surtout, soit même sur le cervelet. La disposition et le nombre de ces branches sont fort variables ; il en est une cependant dont l'existence et la distribution peuvent être regardées comme constantes, c'est la plus grosse de toutes, celle qui mérite par excellence le nom d'artère cérébrale postérieure.

Artère cérébrale moyenne. — Cette artère se sépare de la cérébrale antérieure en dehors du chiasma des nerfs optiques, se loge dans la scissure de Sylvius, qu'elle parcourt en décrivant des flexuosités, et à l'extrémité de laquelle on la voit se partager en plusieurs branches, qui rampent et se ramifient sur les faces latérale et supérieure du cerveau, branches anastomosées par leurs divisions terminales avec les artères cérébrales postérieure et antérieure.

Artère cérébrale antérieure. — Elle s'engage immédiatement au-dessus de la commissure des nerfs optiques, en se portant de dehors en dedans, et s'unit sur la ligne médiane avec l'artère opposée pour constituer un vaisseau unique. Cette artère médiane se plonge dans la scissure longitudinale du cerveau, en contournant l'extrémité antérieure du corps calleux, et se divise, après un court trajet, en deux branches, lesquelles marchent d'avant en arrière, l'une à droite, l'autre à gauche, sur la face interne des hémisphères, à une petite distance du corps calleux, jusqu'auprès de l'extrémité postérieure de cette grande commissure. Les rameaux émis par ces artères, soit sur leur trajet, soit à leur terminaison, s'anastomosent avec ceux des artères cérébrales postérieures et moyennes, ainsi qu'avec la branche lobaire de l'artère ophthalmique.

Avant de se réunir en un tronc commun, les deux artères cérébrales antérieures reçoivent la branche méningienne de cette même artère ophthalmique, branche dont le calibre surpasse souvent celui des artères cérébrales antérieures elles-mêmes.

§ III. — Artère carotide externe (fig. 159, 12).

Cette artère doit être considérée, à cause de son volume et de sa direction, comme la continuation de la carotide primitive. Elle se dirige en avant, arrive sur le bord postérieur de la grande branche de l'hyoïde, passe entre cet os et le muscle grand kérato-hyoïdien, s'infléchit alors en formant un coude tourné en avant, et monte ensuite verticalement jusqu'auprès du col du condyle de l'os maxillaire, à la hauteur de l'angle postérieur de la branche hyoïdienne. Là on la voit se bifurquer pour donner naissance à l'*artère temporale superficielle* et à l'*artère maxillaire interne*.

Dans la première partie de son trajet, c'est-à-dire depuis son origine jusqu'à l'os hyoïde, la carotide externe répond : en dedans, à la poche gutturale, aux nerfs glosso-pharyngien et laryngé supérieur ; en dehors, au ventre supérieur du digastrique et au nerf hypo-glosse. Dans sa deuxième portion, elle est comprise entre la poche gutturale, la parotide, la grande branche de l'hyoïde, et le côté interne du bord postérieur de l'os maxillaire.

Les branches collatérales que cette artère fournit sont au nombre de trois principales : la *glosso-faciale*, la *maxillo-musculaire* et l'*auriculaire postérieure*. Mais elle en émet d'autres moins importantes qui se rendent à la glande maxillaire, à la poche gutturale, aux ganglions gutturaux et à la glande parotide.

1° Artère maxillaire externe, faciale ou glosso-faciale (fig. 159, 13).

Elle prend son origine sur la carotide externe, au point où celle-ci se trouve engagée sous le muscle grand kérato-hyoïdien ; puis elle s'infléchit immédiatement par en bas, pour descendre sur le côté du pharynx, entre le bord postérieur de la grande branche hyoïdienne et le muscle indiqué plus haut. Elle passe ensuite à proximité de l'extrémité antérieure de la glande maxillaire, en croisant en dehors le canal de Wharton, et se dégage un peu plus bas de la situation profonde qu'elle occupe d'abord, pour en prendre une plus superficielle dans le fond de l'auge, où on la voit ramper à la surface du muscle ptérygoïdien interne, en se dirigeant en avant vers la scissure maxillaire. L'artère contourne alors cette scissure, et monte sur la face en avant du masséter jusqu'au-dessus de l'épine maxillaire, où ce vaisseau se termine par deux petites branches.

Dans son trajet long et compliqué, la glosso-faciale décrit un demi-cercle ouvert par en haut, et se divise très naturellement, pour l'étude des rapports, en trois portions : une profonde, une intra-maxillaire et une faciale. — La première partie ou portion profonde, accompagnée dans sa moitié supérieure par le nerf glosso-pharyngien, répond en dehors au masséter interne ; en dedans, à la poche gutturale, au muscle hyo-pharyngien, au nerf hypo-glosse, au tendon moyen du digastrique, au basio-glosse, au canal de Wharton, au scapulo-hyoïdien. — La portion intra-maxillaire, ou partie moyenne, longée par la veine glosso-faciale, est appliquée sur le ptérygoïdien interne et en rapport avec les ganglions sous-maxillaires. — La portion faciale ou terminale se trouve logée à son début dans la scissure maxillaire, en avant de la veine glosso-faciale et du conduit parotidien. Elle monte ensuite avec ces deux canaux le long du bord antérieur du masséter, sur le maxillo-labial et le buccinateur, en dessous du peaucier, du zygomato-labial, et des ramifications du nerf facial, qui croisent perpendiculairement la direction de l'artère.

Branches terminales. — L'artère maxillaire externe se termine par deux petits rameaux qui se séparent l'un de l'autre en formant un angle obtus, et qui se dirigent l'un en haut, l'autre en bas. Le rameau *ascendant* passe à la surface du releveur de la lèvre supérieure, au-dessous du muscle lacrymal, et va s'anastomoser avec les divisions d'une branche palpébrale émanée de la sus-maxillo-dentaire (fig. 159, 19). Le rameau *descendant* se porte vers la fausse narine et l'entrée des cavités nasales en rampant sous le muscle sus-naso-labial (fig. 159, 20).

Branches collatérales. — Ces branches sont au nombre de cinq principales : 1° l'*artère pharyngienne*, 2° la *linguale*, 3° la *sublinguale*, qui prennent naissance sur la première partie de l'artère glosso-faciale ; 4° la *coronaire inférieure*, 5° la *coronaire supérieure*, émanées de la portion faciale. Il existe de plus un grand nombre de rameaux innominés, d'un intérêt secondaire, lesquels se portent aux parties environnantes, et principalement dans la glande maxillaire, les ganglions de l'auge, le masséter, les muscles et les téguments de la face : nous nous bornerons à signaler l'existence de ces dernières branches.

Fig. 159 (*).

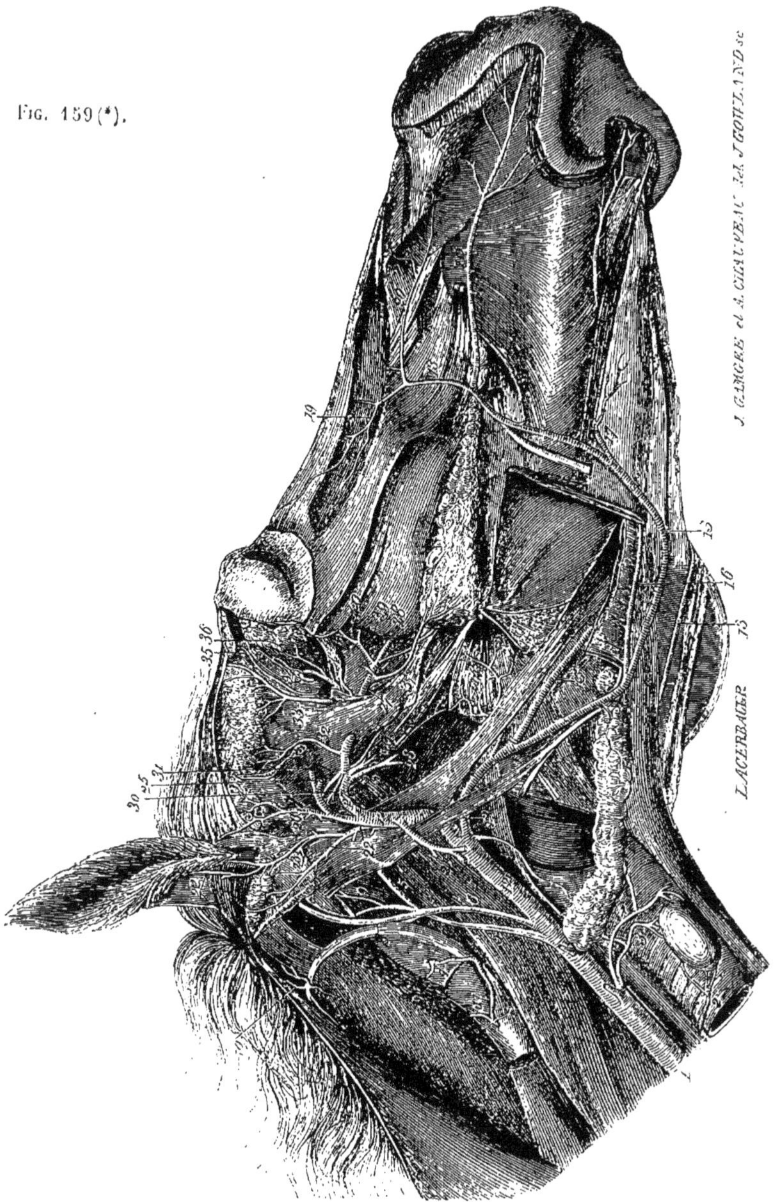

(*) Fig. 159. — *Artères de la tête.* — 1. Artère carotide primitive. 2. Artère thyroïdienne accessoire. 3, 4. Artère thyro-laryngienne (divisée en deux branches). 5. Artère carotide interne. 6. Artère occipitale. 7. Artère atloïdo-musculaire, à la sortie du trou inférieur de l'atlas. 8. Artère mastoïdienne. 9. Artère prévertébrale. 10. Artère occipito-musculaire. 11. Extrémité terminale de la vertébrale, anastomosée à plein canal avec l'atloïdo-musculaire. 12. Artère carotide externe. 13. Artère maxillaire externe. 14. Artère pharyngienne. 15. Artère linguale. 16. Artère sublinguale. 17. Artère coronaire ou labiale inférieure. 18. Artère coronaire ou labiale supérieure. 19. Branche terminale supérieure de la maxillaire externe. 20. Branche terminale inférieure de la même. 21. Artère maxillo-musculaire. 22, 23. Artère auriculaire postérieure. 24. Tronc temporal superficiel. 25. Artère sous-zygomatique. 26. Artère auriculaire inférieure. 27. Artère maxillaire interne. 28. Artère dentaire inférieure. 29. Faisceau d'artères ptérygoïdiennes. 30. Artère tympanique. 31. Artère sphéno-épineuse. 32. Artère temporale profonde postérieure. 33. Artère temporale profonde antérieure. 34. Artère ophthalmique. 35. Artère sourcilière. 36. Artère lacrymale. 37. Artère buccale. 38. Artère staphyline. 39. Artère dentaire supérieure. 40. Rameau orbitaire de ce vaisseau.

1° **Artère pharyngienne** (*Palatine ascendante*, chez l'homme) (fig. 159, 14). — Elle naît de la glosso-faciale, à une distance fort variable de l'origine de celle-ci, et quelquefois même dans l'angle compris entre cette artère et la carotide externe. Quel que soit, du reste, son point d'émergence, elle se dirige toujours en avant, passe entre le kérato-pharyngien et la grande branche hyoïdienne, puis se porte, en décrivant quelques flexuosités, vers l'apophyse ptérygoïde, sous la lame élastique qui recouvre le muscle ptérygo-pharyngien. Elle va se terminer dans le voile du palais, après avoir donné sur son trajet des rameaux ascendants et descendants qui s'épuisent dans les parois du pharynx.

2° **Artère linguale** (fig. 159, 15). — D'un volume aussi considérable que la branche-mère dont elle procède, cette artère s'en détache à angle aigu, à la hauteur de l'extrémité de la corne hyoïdienne. Elle pénètre ensuite, avec le nerf glosso-pharyngien, sous le muscle basio-glosse, en croisant la petite branche de l'hyoïde, et se prolonge jusqu'à l'extrémité de la langue, en rampant dans l'interstice compris entre le génio-glosse et le basio-glosse, où ce vaisseau rencontre les rameaux des nerfs lingual et hypo-glosse.

Flexueuse dans son trajet, pour se prêter à l'allongement de la langue, l'artère linguale émet un très grand nombre de rameaux collatéraux, qui s'échappent perpendiculairement de toute la périphérie du vaisseau, mais principalement en haut, en bas et du côté interne, pour se ramifier dans les muscles et les téguments de la langue.

Parallèles entre elles, les deux artères linguales communiquent par de fins ramuscules transversaux, et s'abouchent l'une dans l'autre à leur extrémité terminale devenue très mince.

3° **Artère sublinguale** (fig. 159,16). — Cette artère prend son origine au niveau de l'extrémité antérieure de la glande maxillaire, et parcourt d'arrière en avant la surface externe du muscle mylo-hyoïdien, qu'elle traverse ensuite vers l'extrémité postérieure de la glande sublinguale. Elle suit alors le bord inférieur de cette glande, envoie de nombreux rameaux dans son épaisseur, et se prolonge, après avoir donné quelques filets aux muscles génio-glosse et génio-hyoïdien, sur le côté du frein de la langue, où ce vaisseau s'épuise, par de fins ramuscules, dans la muqueuse buccale.

Parmi les branches que cette artère laisse échapper avant d'atteindre la glande sublinguale, il faut distinguer celles qui sont destinées au muscle mylo-hyoïdien : les unes descendantes, grêles et irégulières ; les autres ascendantes, fortes, longues et parallèles entre elles.

Parfois cette artère ne pénètre pas jusqu'à la glande sublinguale : elle reste alors dans toute son étendue en dehors du muscle mylo-hyoïdien, et va porter ses divisions terminales aux environs de la symphyse du menton. La glande reçoit dans ce cas une branche spéciale de l'artère linguale : c'est la disposition habituelle dans l'homme, chez qui le vaisseau que nous décrivons porte le nom d'*artère sous-mentale*.

4° **Artère coronaire ou labiale inférieure** (fig. 159, 17). — Née de la glosso-faciale à angle aigu, un peu avant l'arrivée de cette artère sur le muscle maxillo-labial, la coronaire inférieure s'engage sous ce muscle, et descend, en suivant sa direction, jusque dans le tissu de la lèvre inférieure, où elle se mêle aux ramifications du nerf mentonnier, et où elle se termine en formant une très fine arcade anastomotique avec le vaisseau du côté opposé.

Dans son trajet, elle donne des rameaux aux muscles buccinateur et maxillo-labial et aux tissus de la lèvre inférieure, à laquelle elle est principalement destinée.

A son passage près du trou mentonnier, elle reçoit l'artère dentaire inférieure à sa sortie de ce trou.

5° **Artère coronaire ou labiale supérieure** (fig. 159, 18). — Celle-ci, moins considérable que la précédente, souvent même tout à fait rudimentaire, se détache du tronc principal presqu'à angle droit, au-dessus du point d'origine du pyramidal du nez, et quelquefois au-dessous de ce muscle. Cette artère gagne ensuite la lèvre supérieure, avec les rameaux sous-orbitaires du nerf maxillaire supérieur, en passant sous le sus-naso-labial et le pyramidal du nez ; puis elle se termine en formant une arcade par inosculation avec l'artère palato-labiale.

Les rameaux qu'elle émet se rendent à l'aile externe du nez et aux tissus de la lèvre supérieure. Quelques-uns se perdent dans les deux muscles déjà cités et dans l'alvéolo-labial.

2° Artère maxillo-musculaire (fig. 159, 21).

L'artère maxillo-musculaire est un vaisseau qui ne semble point avoir de représentant chez l'homme. Elle émerge de la carotide externe, au-dessus du point où celle-ci se trouve comprise entre la grande branche de l'hyoïde et le muscle grand kérato-hyoïdien. Remarquable par l'angle très obtus qu'elle forme, à son origine, avec le vaisseau principal, cette artère descend d'abord derrière le bord postérieur du maxillaire, couverte par la parotide. Puis elle se divise en deux branches : l'une profonde, qui se rend dans le ptérygoïdien interne, après avoir fourni quelques ramuscules aux organes environnants; et une superficielle contournant le bord postérieur du maxillaire, en se dégageant de dessous la parotide, au-dessus de l'insertion du sterno-maxillaire, pour se plonger dans le masséter et s'épuiser au sein de ce muscle, par plusieurs rameaux anastomosés avec les divisions de l'artère sous-zygomatique.

3° Artère auriculaire postérieure (fig. 159, 22).

Troisième branche collatérale de la carotide externe, l'artère auriculaire postérieure naît à angle très aigu, au-dessus et un peu en arrière de la précédente. Elle monte ensuite sous la glande parotide derrière la base du pavillon de l'oreille, traverse les muscles cervico-auriculaires, et s'élève jusqu'à l'extrémité du cartilage conchinien, en rampant sous la peau qui recouvre le plan postérieur de ce cartilage.

Dans son trajet, elle émet plusieurs rameaux auriculaires ascendants, naissant à différentes hauteurs et couvrant la conque de leurs divisions. Parmi ces rameaux, on doit distinguer le premier (fig. 159, 23), qui prend son origine au niveau du tronc temporal, et qui se divise bientôt en deux branches : l'une, profonde, après avoir envoyé un très mince filet dans l'oreille moyenne par le trou stylo-mastoïdien, passe entre le conduit auditif externe et l'apophyse mastoïde, pour s'aller plonger dans le tissu adipeux sous-conchinien et dans le muscle scuto-auriculaire interne; l'autre, superficielle, englobée dans le tissu parotidien, se porte au côté externe de la conque et s'enfonce à l'intérieur de ce cartilage, avec le nerf auriculaire moyen, après avoir abandonné quelques ramuscules extérieurs.

De ces rameaux auriculaires, s'échappent en outre une multitude d'artérioles parotidiennes.

4° Artère temporale superficielle ou tronc temporal (fig. 159, 25).

C'est la plus petite des deux branches terminales de la carotide externe. Après un très court trajet ascendant entre la parotide, la poche gutturale et le col du condyle du maxillaire, en arrière duquel elle est située, cette artère se divise en deux branches : l'*auriculaire antérieure* et la *sous-zygomatique*.

Artère auriculaire antérieure (fig. 159, 26). — Ce vaisseau semble être, non pas par son volume, mais à cause de sa direction, la continuation du tronc temporal. Embrassé près de son origine par le nerf facial et la branche sous-zygomatique du nerf maxillaire inférieur, il monte derrière l'articulation temporo-maxillaire et l'apophyse sus-condylienne, en dessous de la parotide, jusque sur le muscle crotaphite, dans lequel il se jette, après avoir émis des artérioles parotidiennes, et des rameaux auriculaires, dont un pénètre à l'intérieur de la conque, pendant que les autres s'épuisent dans les muscles antérieurs de l'oreille et dans les téguments qui recouvrent ces muscles.

Artère sous-zygomatique (fig. 159, 25). — Plus considérable que l'auriculaire antérieure, cette artère se dégage de dessous la parotide en contournant le bord postérieur du maxillaire, avec l'anastomose nerveuse qui donne naissance au plexus sous-zygomatique, et se place au-dessus de cette anastomose, au-dessous du condyle de l'os précité, en dehors de ce condyle. Là elle se termine par deux branches d'égal volume, l'une supérieure ou superficielle, l'autre inférieure ou profonde, toutes deux ramifiées dans l'épaisseur du muscle masséter, et anastomosées avec les divisions de l'artère maxillo-musculaire, ou avec les branches massétérines de la maxillaire externe.

La *branche supérieure*, ou *l'artère transversale de la face*, se porte vers le bord antérieur du masséter en décrivant plusieurs flexuosités, et en marchant près de la crête zygomatique. Placée d'abord à la superficie du masséter, elle s'enfonce ensuite dans ce muscle.

La *branche inférieure*, ou l'*artère massétérine*, se plonge de suite parmi les faisceaux profonds du zygomato-maxillaire, et se distribue à ce muscle, en accompagnant le nerf massétérin. Près de son origine, elle communique avec la temporale profonde postérieure par un fin ramuscule qui passe dans l'échancrure sigmoïde. Chez l'homme et quelques animaux, cette artère vient de la maxillaire interne.

5° Artère maxillaire interne ou gutturo-maxillaire (fig. 159, 27).

Située d'abord immédiatement en dedans du condyle maxillaire, au-dessous de l'articulation de la mâchoire, cette artère se porte du côté interne, vers l'entrée du conduit sous-sphénoïdal, en décrivant deux courbures successives, une première à concavité postérieure, une seconde à concavité antérieure. Après s'être ainsi contournée en S, la maxillaire interne parcourt d'arrière en avant le conduit sous-sphénoïdal, arrive dans l'hiatus orbitaire, et gagne ensuite l'hiatus maxillaire, pour s'enfoncer dans le conduit palatin, où elle perd son nom pour prendre celui d'*artère palato-labiale.*

Pour l'étude des connexions, on peut diviser le trajet de cette artère en trois portions, une postérieure ou gutturale, une moyenne ou sphénoïdale, une antérieure ou sous-orbitaire. — La portion postérieure est appliquée sur la face interne du muscle ptérygoïdien externe, recouverte en dedans par la poche gutturale, et croisée en dehors par le nerf maxillaire inférieur et quelques-uns des rameaux de ce nerf. —La portion moyenne se trouve enveloppée par les parois osseuses du conduit sous-sphénoïdal. — La portion antérieure franchit avec le nerf maxillaire supérieur l'espace qui sépare l'hiatus orbitaire de l'hiatus maxillaire, en rampant sur l'os palatin, sous un amas considérable de tissu graisseux.

BRANCHES COLLATÉRALES. — Les artères fournies, sur son trajet, par la maxillaire interne sont au nombre de onze principales :

Cinq naissent sur la première partie du vaisseau : deux en bas, la *dentaire inférieure* et le groupe des *ptérygoïdiennes;* trois en haut, la *tympanique*, la *sphéno-épineuse*, la *temporale profonde postérieure.*

Deux s'échappent de la portion intra-osseuse ou sphénoïdale : ce sont la *temporale profonde antérieure* et l'*artère ophthalmique*, toutes deux supérieures.

Quatre prennent leur origine sur la troisième partie de l'artère : il y en a deux inférieures, la *buccale* et la *staphyline*, et deux supérieures, la *dentaire supérieure* et la *nasale.*

1° **Artère dentaire inférieure** (fig 159, 28). — Encore appelée *maxillo-dentaire*, cette artère se détache à angle droit vers le milieu de la première courbure décrite par la maxillaire interne. Elle se dirige ensuite en avant et en bas, passe entre les deux muscles ptérygoïdiens, puis entre l'interne et l'os maxillaire, s'engage avec le nerf maxillaire inférieur dans le conduit dentaire, et le parcourt dans toute son étendue. Arrivée vers le trou mentonnier, elle se partage en deux rameaux : l'un profond, qui continue le trajet intra-osseux du vaisseau pour aller se distribuer aux racines du crochet et des trois dents incisives ; l'autre superficiel, généralement très grêle et même presque capillaire, sortant par le trou mentonnier, avec les branches terminales du nerf maxillaire, et s'anastomosant avec la coronaire inférieure.

Avant de pénétrer dans l'os maxillaire, cette artère fournit des divisions aux muscles ptérygoïdien interne et mylo-hyoïdien.

Dans l'intérieur du conduit maxillo-dentaire, elle abandonne des rameaux diploïques, ainsi que les artérioles destinées aux racines des dents molaires et à la membrane des alvéoles.

2° **Artères ptérygoïdiennes** (fig. 159, 29). — On peut dire d'une manière générale que les deux muscles ptérygoïdiens empruntent leurs artères à tous les vaisseaux qui passent auprès d'eux, mais il existe deux branches et quelquefois trois, qui leur sont plus spécialement destinées. Ces branches, ou les *artères pté-*

rygoïdiennes proprement dites, naissent du milieu de la deuxième courbure de la maxillaire interne, soit à angle aigu, soit à angle droit, puis se plongent dans les muscles ptérygoïdiens, après un court trajet en avant et en bas sur le péristaphylin externe. Ce dernier muscle et son acolyte, le péristaphylin interne, en reçoivent aussi quelques rameaux.

3° **Artère tympanique** (fig. 159, 30). — Artériole très grêle et constante, rampant à la surface de la poche gutturale, en accompagnant le nerf tympano-lingual, et pénètrant dans la caisse du tympan par un trou situé à la base de l'apophyse styloïde du temporal. Cette artère abandonne des ramuscules à la paroi de la poche gutturale et au nerf trijumeau, ramuscules qui naissent souvent directement du tronc de la maxillaire interne, à côté de la tympanique.

4° **Artère sphéno-épineuse ou grande méningée** (159,31). — Née à angle obtus, à l'opposé des ptérygoïdiennes, cette artère, appliquée contre le sphénoïde près de l'insertion temporale des muscles péristaphylins, se dirige en arrière et en haut, pénètre dans le crâne par le trou déchiré antérieur, en dehors du nerf maxillaire inférieur, se place sous la dure-mère, et s'engage bientôt par un trou particulier dans le conduit pariéto-temporal, où elle s'anastomose par inosculation avec l'artère mastoïdienne. Avant de pénétrer dans ce conduit, l'artère sphéno-épineuse laisse échapper une branche méningée, dont les ramifications, destinées à la dure-mère, font saillie à la face interne de cette membrane, et rampent dans de petites scissures creusées à la face interne du crâne.

Le volume de ce vaisseau est sujet aux plus grandes variations, il est toujours en rapport inverse avec celui de l'artère mastoïdienne.

5° **Artère temporale profonde postérieure** (fig. 159, 32). — Elle naît à angle droit immédiatement avant l'entrée de l'artère maxillaire interne dans le conduit sous-sphénoïdal. Puis elle monte, appliquée contre l'os temporal, dans le muscle crotaphite, en passant devant l'articulation temporo-maxillaire, qu'elle contourne pour s'infléchir en arrière. Ce vaisseau communique avec l'artère massétérine par une fine division qui traverse l'échancrure sigmoïde de l'os maxillaire.

6° **Artère temporale profonde antérieure** (fig. 159, 33). — Née à angle droit, comme la précédente, dans l'intérieur du conduit sous-sphénoïdal, cette artère sort par la branche supérieure de ce conduit, s'élève contre la paroi osseuse de la fosse temporale, le long du bord antérieur du muscle crotaphite, dans lequel elle s'épuise presque entièrement. Elle donne quelques ramuscules au tissu adipeux de la fosse temporale. Son extrémité terminale, qui arrive sous le muscle pariéto-auriculaire interne, se ramifie dans ce muscle et dans la peau du front.

7° **Artère ophthalmique** (fig. 159, 34). — Ce vaisseau se présente avec une disposition assez singulière. Après s'être détaché de la maxillaire interne dans le conduit sous-sphénoïdal, en avant de l'artère temporale profonde antérieure avec laquelle il est parfois réuni, on le voit pénétrer, par l'hiatus orbitaire, dans le fond de la gaîne oculaire, puis entrer dans le crâne par le trou orbitaire, après avoir décrit une anse ouverte en arrière et en bas, laquelle passe entre les muscles de l'œil, au-dessous du droit supérieur, au-dessus du nerf optique et de la gaîne formée autour de ce nerf par le droit postérieur.

Une fois entrée dans le crâne, l'artère ophthalmique parcourt de dehors en dedans une gouttière de la fosse ethmoïdale, et se termine par deux branches : l'une *méningienne*, l'autre *nasale*.

Branches collatérales. — Dans son trajet orbitaire, l'artère ophthalmique émet de nombreuses branches collatérales qui toutes prennent naissance du côté convexe de l'anse décrite par le vaisseau. Ce sont : les *artères musculaires de l'œil*, *ciliaires*, *centrale de la rétine*, *sourcilière* et *lacrymale*.

Dans sa partie crânienne, elle fournit des *rameaux cérébraux*.

Les *artères musculaires de l'œil* ont une destination suffisamment indiquée par leur nom. Leur nombre et leur mode d'origine varient. On en trouve ordinairement deux principales qui naissent directement de l'artère ophthalmique et d'autres plus petites fournies par la lacrymale et la sourcilière.

Les *artères ciliaires*, destinées aux parties constituantes du globe de l'œil, principalement à la choroïde, aux procès ciliaires et à l'iris, représentent de longs rameaux très ténus, émanés pour la plupart des artères musculaires.

Nous nous bornons à indiquer ici l'*artère centrale* de la rétine. Elle sera décrite, de même que les artères ciliaires, quand nous nous occuperons de l'appareil de la vision.

L'*artère sourcilière* monte avec le nerf de même nom contre la paroi interne de la gaîne oculaire, pour gagner le trou sus-orbitaire, traverser cet orifice et se distribuer aux muscles fronto-sourcilier, orbiculaire des paupières, temporo-auriculaire externe, ainsi qu'au tégument de la région frontale (fig. 159, 35).

L'*artère lacrymale* rampe de bas en haut et d'arrière en avant entre les muscles du globe et la paroi supérieure de la gaîne oculaire, pour aller se terminer dans la glande lacrymale et la paupière supérieure (fig. 159, 36).

Les *rameaux cérébraux* de l'artère ophthalmique sont en nombre variable ; souvent on n'en compte qu'un seul d'un volume assez considérable. Ils se portent sur l'extrémité antérieure du lobe cérébral, et s'anastomosent avec les divisions de l'artère cérébrale antérieure.

Branches terminales. — La *branche méningienne*, après avoir donné des ramuscules à la dure-mère et particulièrement à la faux du cerveau, s'anastomose sur la ligne médiane, en bas de l'apophyse crista-galli, avec celle du côté opposé, et se réunit ensuite à l'artère cérébrale antérieure.

Quant à la *branche nasale*, elle traverse la lame criblée de l'ethmoïde, et se divise en plusieurs ramuscules qui descendent soit sur les volutes ethmoïdales, soit sur la cloison médiane du nez, où leurs ramifications figurent des pinceaux artériels d'un fort joli aspect.

8° **Artère buccale** (fig. 159, 37). — L'artère buccale émerge à angle aigu de la maxillaire interne, un ou deux centimètres en avant de l'hiatus orbitaire, puis descend obliquement entre l'os maxillaire et l'insertion supérieure du ptérygoïdien interne pour se terminer dans la partie postérieure des glandes molaires et des muscles alvéolo-labial et maxillo-labial.

Elle donne dans son trajet quelques ramuscules insignifiants aux muscles ptérygoïdiens ainsi qu'au masséter, et une longue branche adipeuse destinée au coussinet de la fosse temporale, branche qui vient quelquefois directement de l'artère maxillaire interne.

9° **Artère staphyline** (fig. 159, 38). — Très grêle filet qui accompagne le nerf staphylin ou palatin postérieur dans la scissure de même nom, et qui va se jeter dans le voile du palais.

10° **Artère dentaire supérieure** (fig. 159, 39). — Ce vaisseau, qui prend encore le nom d'artère *sus-maxillo-dentaire*, s'engage dans le conduit dentaire supérieur, arrive vers son orifice inférieur ou sous-orbitaire, et se partage alors en deux minces rameaux : l'un continue le trajet du vaisseau dans l'épaisseur des os sus-maxillaires pour porter le sang artériel aux alvéoles des avant-molaires, du crochet et des dents incisives ; l'autre sort du conduit osseux avec les divisions terminales du nerf maxillaire supérieur, et communique sur le chanfrein avec un ramuscule de l'artère maxillaire externe.

Sur son parcours, l'artère dentaire supérieure émet plusieurs rameaux collatéraux : la plupart naissent à l'intérieur du canal dentaire, et se portent soit aux alvéoles des arrière-molaires, soit au tissu des os, soit à la membrane des sinus ; — l'un d'eux (*rameau orbitaire*), le plus considérable de tous, s'échappe de l'artère principale avant son entrée dans le conduit sus-maxillaire, rampe sur le plancher de l'orbite, et se porte vers l'angle nasal de l'œil, d'où il descend sur le chanfrein, après avoir fourni quelques divisions à la caroncule de l'œil, au sac lacrymal et à la paupière inférieure.

11° **Artère nasale ou sphéno-palatine.** — Placée à son origine tout à fait au fond de l'hiatus maxillaire, cette artère prend naissance à angle droit, traverse le trou nasal et se partage en deux branches terminales, l'une externe, l'autre interne, qui rampent, en se ramifiant, sur les parois de la cavité du nez.

BRANCHE TERMINALE DE LA MAXILLAIRE INTERNE. — **Artère palato-labiale ou palatine** (fig. 91, 3). — Suite de la maxillaire interne, le vaisseau dont nous avons à nous occuper maintenant traverse d'abord le conduit palatin, suit la scissure palatine jusqu'auprès des incisives supérieures, s'infléchit alors en dedans, au-dessus d'une petite languette cartilagineuse (fig. 91, 4), et se réunit sur la ligne médiane avec l'artère du côté opposé, en formant une arcade à concavité postérieure, d'où procède un tronc impair qui s'engage dans le trou incisif, percé entre les deux os petits sus-maxillaires.

Les artères palatines fournissent dans leur trajet une série de rameaux destinés à la partie antérieure du voile du palais, aux membranes de la voûte palatine, et aux gencives des dents supérieures.

Le tronc impair qui résulte de leur anastomose se trouve, après sa sortie du trou incisif, placé immédiatement sous la muqueuse buccale. Il se divise presque aussitôt en deux branches principales : l'une droite, l'autre gauche, qui se logent dans le tissu de la lèvre supérieure, et se portent en arrière, à la rencontre des artères coronaires, avec lesquelles on les voit s'anastomoser par inosculation, après avoir fourni sur leur trajet un grand nombre de branches, destinées aux muscles ainsi qu'aux téguments de la lèvre et des naseaux.

§ IV. — Des artères carotides chez les animaux non solipèdes.

1° Artères carotides des carnassiers.

Chez le chien, les carotides naissent isolément du tronc brachio-céphalique et montent sous les apophyses transverses de l'atlas, le long de la trachée, en suivant un trajet exactement semblable à celui qu'elles décrivent dans le cheval.

Parmi les rameaux collatéraux que fournissent ces deux vaisseaux, on distinguera l'*artère thyro-laryngienne*, remarquable par son énorme calibre, son trajet descendant en avant du lobe latéral de la glande thyroïde, et sa terminaison dans l'isthme médian de cette glande.

Quant aux branches terminales de la carotide, ce sont, comme chez les Solipèdes : 1° l'*occipitale;* 2° la *carotide interne;* 3° la *carotide externe*, suite du vaisseau primitif.

Artère occipitale. — D'un volume peu considérable, ce vaisseau monte en avant du bord antérieur de l'apophyse transverse atloïdienne, passe dans l'échancrure pratiquée sur ce bord et se divise en deux branches : l'*artère occipito-musculaire* et l'*artère cérébro-spinale*.

Dans son trajet, elle émet des rameaux musculaires analogues à ceux qui émanent de la *pré-vertébrale* chez le cheval. Elle donne encore une *artère mastoïdienne*, qui n'envoie qu'une fort petite branche dans le conduit pariéto-temporal, destinée qu'elle est à peu près exclusivement aux muscles profonds de la nuque. De plus, l'occipitale laisse échapper une *artère rétrograde*, anastomosée à plein canal avec la vertébrale.

On retrouve donc, dans l'artère occipitale des Carnassiers, une disposition à peu près identique avec celle qui a été décrite chez les Solipèdes.

Artère carotide interne. — Ce vaisseau gagne l'ouverture postérieure du canal carotidien, parcourt ce conduit d'arrière en avant, décrit ensuite une anse fort curieuse qui sort du crâne par le trou carotidien (voir page 42), puis rentre dans cette cavité après avoir reçu une branche particulière de la carotide externe. On la voit alors s'anastomoser, sur le côté de la fossette pituitaire, avec les divisions de l'artère sphéno-épineuse et les branches rentrantes de l'artère ophthalmique, en formant une sorte de plexus, trace du *réseau admirable* des Ruminants et des Pachydermes, plexus d'où procèdent les artères cérébrales.

Artère carotide externe. — Cette branche artérielle se termine, comme dans les Solipèdes, par l'*artère temporale superficielle* et la *maxillaire interne.*

Dans son trajet, elle fournit :

1° Une artère qui représente le rameau méningé de la *pré-vertébrale* du cheval, et qui s'élève, en décrivant des flexuosités, sur le côté du pharynx, pour aller se joindre à l'anse carotidienne.

2° Une *artère laryngienne* entrant dans le larynx avec le nerf supérieur de cet organe, après avoir donné des ramuscules à la glande maxillaire.

3° L'*artère linguale*, très grosse branche flexueuse dont le trajet rappelle celui du même vaisseau chez le cheval.

4° Une *artère faciale* ou *maxillaire externe*, divisée en deux branches au-dessus de l'insertion inférieure du digastrique : l'une de ces branches, analogue peut-être à la *sous-mentale* de l'homme, passe en dedans de cette insertion et se prolonge jusqu'à la houppe du menton, après avoir fourni des ramuscules aux parties logées dans l'espace intra-maxillaire ; l'autre branche contourne le bord inférieur du maxillaire, en avant du masséter, et s'épuise sur la face par des rameaux ascendants et descendants, au nombre desquels on retrouve aisément les *deux artères coronaires*, et les deux artérioles que nous avons signalées dans les Solipèdes comme rameaux terminaux du vaisseau.

5° L'*artère auriculaire postérieure :* celle-ci, après avoir donné des vaisseaux parotidiens et musculo-cutanés, se place sur le milieu de la face externe de la conque, et se dirige vers l'extrémité terminale du cartilage, où elle se divise en deux branches, qui s'infléchissent en arcade et reviennent, en suivant les bords de la conque, vers la base de celle-ci, où elles s'anastomosent avec d'autres rameaux, soit de l'auriculaire postérieure, soit de l'antérieure, venus à leur rencontre.

Artère temporale superficielle. — Après un court trajet derrière l'articulation temporo-maxillaire, ce vaisseau se partage en deux branches :

L'une, postérieure ou *auriculaire*, s'anastomose avec une division de l'auriculaire postérieure, après avoir envoyé des rameaux à l'intérieur du cartilage conchinien et fourni quelques artérioles musculo-cutanées ;

L'autre, antérieure ou *temporale*, se glisse sous l'aponévrose du muscle crotaphite, au-dessus du bord supérieur de l'arcade zygomatique, et vient contourner, en haut et en dedans, le pourtour de l'orbite, pour se terminer sur la face par des ramuscules anastomosés soit avec la branche sous-orbitaire de l'artère dentaire supérieure, soit avec la faciale. Dans son trajet sous-aponévrotique, cette branche donne des divisions au muscle temporal. Au-dessus de l'arcade orbitaire, elle émet plusieurs artérioles superficielles ascendantes et internes, dont une principale communique, par des ramuscules, avec l'auriculaire postérieure, avec la branche auriculaire de l'artère temporale superficielle, et avec les ramuscules homologues du côté opposé.

Artère maxillaire interne. — Le trajet parcouru par ce vaisseau rappelle tout à fait celui qu'il accomplit dans le cheval. Après avoir décrit une courbure en S entre le condyle de l'os maxillaire et le muscle ptérygoïdien externe, il traverse le conduit sous-sphénoïdal et se dirige ensuite, en dehors du ptérygoïdien interne, vers l'hiatus maxillaire, où il est continué par l'*artère dentaire supérieure.*

a. Voici les principales branches collatérales émises par ce vaisseau :

1° L'*artère dentaire inférieure.*

2° L'*artère temporale profonde postérieure*, fournissant une *branche massétérine*, qui traverse l'échancrure sigmoïde du maxillaire pour se plonger dans le muscle masséter.

3° Une très fine *artériole tympanique.*

4° L'*artère sphéno-épineuse*, presque entièrement destinée à la formation du plexus des artères cérébrales.

5° Plusieurs *artères ptérygoïdiennes.*

6° L'*artère ophthalmique*, qui, avant d'entrer dans la fosse ethmoïdale par le trou orbitaire, donne, indépendamment des rameaux signalés dans les Solipèdes (moins la *sourcilière*, qui nous a paru manquer), un faisceau de branches particulières. Celles-ci pénètrent dans le crâne par la grande fente sphénoïdale, en accompagnant les nerfs moteurs et sensitifs de l'œil, pour aller se joindre à la carotide interne et à l'artère sphéno-épineuse.

7° L'*artère temporale profonde antérieure.*

8° Une *staphyline*, plus volumineuse que dans le cheval.

9° L'*artère palatine.*

10° Une *artère buccale* et une *artère alvéolaire*, dont les divisions principales se jettent dans la glande de Duvernoy.

b. Quant à la *dentaire supérieure*, qui termine la maxillaire interne, elle fournit, comme dans les Solipèdes, un *rameau orbitaire* et une *branche sous-orbitaire*. Celle-ci, remarquable par son volume, sort du conduit sus-maxillaire avec les nerfs sous-orbitaires, pour se joindre, sur la face et dans le tissu de la lèvre supérieure, aux divisions de l'artère maxillaire externe.

2° Artères carotides du porc.

Rien de particulier sur le trajet de ces vaisseaux, qu'on sait déjà naître isolément du tronc brachio-céphalique.

Artère occipitale. — Elle se rapproche beaucoup, dans sa distribution, de celle du cheval ou du chien. Voici ses branches les plus importantes : 1° une très petite *artère rétrograde*, anastomosée avec la vertébrale ; 2° un rameau qui monte dans les muscles de la nuque, représentant de l'*artère mastoïdienne ;* 3° plusieurs artérioles occipitales, qui passent avec l'artère principale par le trou antérieur de l'atlas. Cette artère s'épuise enfin d'une manière complète dans les muscles de la nuque, sans envoyer de branche cérébro-spinale à l'intérieur du canal rachidien.

Artère carotide interne. — Ce vaisseau, après avoir fourni une grosse artère méningée, pénètre par le trou déchiré postérieur dans la cavité crânienne, et s'y divise en formant un *réseau admirable*, tout à fait analogue à celui des Ruminants, réseau dont on trouvera la description plus loin. Les artères cérébrales qui émergent de ce réseau ne diffèrent pas beaucoup de celles des Solipèdes ; ce sont les cérébrales postérieures qui donnent naissance au tronc basilaire et à l'origine de l'artère spinale médiane.

Artère carotide externe. — On voit cette artère passer entre les muscles ptérygoïdiens et la branche du maxillaire, en décrivant plusieurs inflexions, puis arriver dans l'hiatus maxillaire, sans présenter sur son trajet les signes d'une distinction sensible entre la carotide externe proprement dite et la branche qui succède à celle-ci, c'est-à-dire la maxillaire interne.

Parmi les branches qu'elle fournit, nous signalerons :

1° L'*artère linguale*, plus volumineuse peut-être que dans les autres animaux.

2° Une branche analogue, par son origine du moins, à la glosso-faciale du cheval, distribuant ses rameaux dans l'espace intra-maxillaire, surtout aux glandes salivaires et aux ganglions lymphatiques.

3° L'*artère auriculaire postérieure*, que distinguent sa grande longueur et son volume considérable.

4° L'*artère transversale de la face* et l'*artère auriculaire antérieure*, naissant isolément l'une à côté de l'autre, avec des dimensions extrêmement exiguës.

5° Plusieurs *artères temporales profondes et massétérines*.

6° Des *rameaux ptérygoïdiens*.

7° Une volumineuse *branche buccale*.

8° L'*artère ophthalmique*, concourant à la formation du réseau admirable.

9° Une petite branche *orbitaire*, provenant de la dentaire supérieure chez les Solipèdes et les Carnassiers.

10° Les *artères nasale*, *palatine* et *dentaire supérieure*.

3° Artères carotides des ruminants.

A. Dans le **Mouton**, qui va nous servir de type pour cette description, les artères carotides naissent par un tronc commun de l'axillaire droite, ainsi que dans les Solipèdes. Arrivées dans la région céphalique, elles fournissent, vers la partie supérieure du cou, une *branche thyroïdienne* et une *branche laryngienne*, puis laissent échapper une très mince *artère occipitale*, et sont prolongées à partir de ce point par la *carotide externe*.

La *carotide interne* proprement dite manque ; nous verrons plus loin comment elle se trouve remplacée.

Artère occipitale. — Après avoir donné quelques ramuscules aux muscles droits antérieurs de la tête et une petite branche méningée pénétrant dans le crâne par le trou déchiré postérieur, cette artère s'engage dans le trou condylien qui livre passage au nerf hypo-glosse, se place sous la dure-mère et s'infléchit en arrière pour venir s'aboucher, au niveau du trou supérieur de l'atlas, avec l'extrémité antérieure du canal artériel collatéral du rachis ; la branche qui résulte de cette anastomose à plein canal sort par le trou précité pour se distribuer dans les muscles de la nuque, où ses divisions rappellent exactement celles des artères occipito-musculaire et atloïdo-musculaire du cheval.

En traversant le trou condylien, l'artère occipitale envoie dans le conduit pariéto-temporal, par un canal osseux particulier (voir page 31), un fort petit filet qui se distribue à la dure-mère en s'anastomosant avec une branche de l'auriculaire postérieure.

Elle communique, après son entrée dans la cavité crânienne, avec le réseau admirable.

Artère carotide externe. — Terminé comme dans le cheval par les *artères temporale superficielle* et *maxillaire interne*, ce vaisseau émet sur son parcours :

1° Une *artère pharyngienne*, dont l'origine est presque confondue avec celle de l'artère occipitale.

2° L'*artère linguale*, fournissant un rameau collatéral qui représente exactement la *sous-mentale* de l'homme, et se divisant en deux branches, qui rappellent elles-mêmes la *sublinguale* et la *ranine*.

3° Une grosse division pour la glande maxillaire.

4° L'*artère auriculaire postérieure*, d'où procèdent : 1° l'artériole *stylo-mastoïdienne*, qui pénètre dans l'aqueduc de Fallope; 2° des branches *musculo-conchiniennes*; 3° un gros rameau rappellant l'*artère mastoïdienne* du cheval : ce rameau pénètre par un petit trou percé entre l'occipital et le rocher, dans le conduit pariéto-temporal, et s'y divise en deux branches : l'une externe, sortant de ce conduit par le grand orifice ouvert dans la fosse temporale, et s'épuisant dans le muscle crotaphite après s'être anostomosée avec les deux temporales profondes; l'autre interne, artère méningée considérable, destinée principalement à la faux du cerveau et à la tente du cervelet.

5° Une petite artère *maxillo-musculaire*, se ramifiant entièrement dans le ptérygoïdien interne et le peaucier.

Artère temporale superficielle. — Ce vaisseau se partage, presque à son origine, en trois rameaux :

1° Un postérieur, fournissant les *artères antérieures* de l'oreille.

2° Un antérieur, formant la transversale de la face, et se terminant par les *artères coronaires* ou *labiales*, après avoir donné quelques ramuscules au masséter et aux muscles du chanfrein.

3° Un médian, représentant la *temporale moyenne* de l'homme : ce vaisseau abandonne quelques divisions au crotaphite, émet l'*artère lacrymale*, ainsi qu'une *branche palpébrale* naissant du même point que cette dernière, et se termine vers la base du crâne par deux artères particulières, qui se développent autour de la base de la corne en figurant un véritable cercle artériel, cercle d'où s'échappent des divisions inférieures et des divisions supérieures ; celles-ci, beaucoup plus considérables, rampant sur la cheville osseuse de l'appendice frontal, se distribuant à peu près exclusivement à la membrane génératrice du tissu corné, jetant cependant quelques filets dans les sinus.

Artère maxillaire interne. — Elle n'a point à traverser le conduit sous-sphénoïdal, puisque ce canal osseux n'existe point.

Voici ses principales branches de distribution :

1° L'*artère dentaire inférieure*, qui émet quelques ramuscules ptérygoïdiens.

2° L'*artère sphéno-épineuse*, naissant du même point que la précédente, souvent en commun avec elle, donnant également quelques *branches ptérygoïdiennes* et pénétrant dans le crâne par le trou ovale pour aller concourir à la formation du *réseau admirable* de la manière qui sera indiquée ci-après.

3° La *temporale profonde postérieure*, d'où se détache une *massétérine*.

4° La *temporale profonde antérieure*.

5° La *buccale*, destinée principalement au masséter.

6° L'*artère ophthalmique*, plus longue que dans les autres animaux, décrivant une anse avant de traverser le trou orbitaire, donnant une *branche sourcilière* et un faisceau d'*artères musculaires* et *ciliaires*. Vers le point où se détache le tronc d'origine de ce faisceau, l'artère ophthalmique présente sur son trajet la disposition fort curieuse, non encore signalée, croyons-nous, d'un véritable plexus artériel, à forme ganglionnaire, exactement disposé en principe comme celui que nous allons décrire immédiatement (fig. 160,19).

7° Les *artères génératrices du réseau admirable*, au nombre de deux principales le plus ordinairement, naissant au même niveau que l'ophthalmique, traversant d'avant en arrière le conduit sus-sphénoïdal, en se ramifiant d'une manière toute spéciale pour former l'amas d'artérioles réticulaires, désigné sous le nom de *réseau admirable* (fig. 160,16).

Ce réseau représente une petite masse ovoïde allongée dans le sens antéro-postérieur,

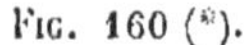
FIG. 160 (*).

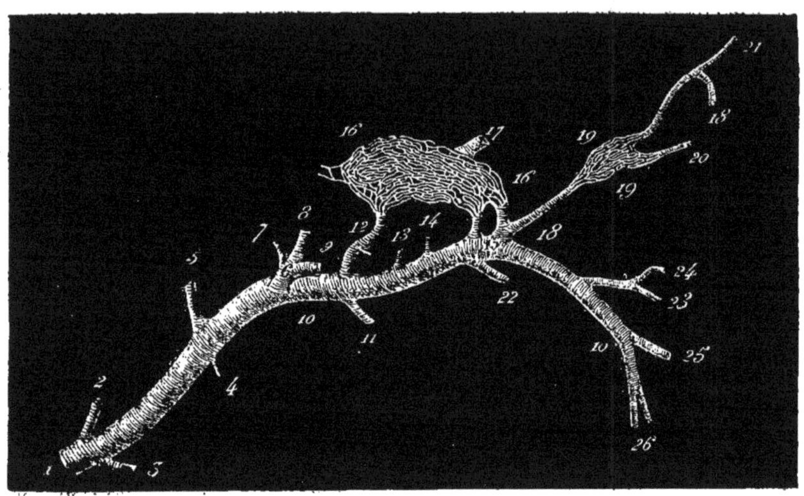

térieur, placée sous la dure-mère, sur le côté de la selle turcique, en dedans du nerf maxillaire supérieur, masse composée d'une multitude de fines divisions artérielles, anastomosées entre elles d'une manière extrêmement compliquée. Son extrémité inférieure, engagée dans le conduit sus-sphénoïdal, reçoit les artères génératrices. L'extrémité postérieure, couverte par l'apophyse clinoïde, est en communication avec l'artère sphéno-épineuse, qui s'y épuise. Vers sa partie moyenne et en haut, les artérioles qui le forment se reconstituent en un tronc unique tout à fait analogue à la portion intra-crânienne de la *carotide interne* des Solipèdes (fig. 160,17), tronc qui traverse la dure-mère et se partage en trois branches : les *artères cérébrales antérieure*, *moyenne* et *postérieure*, celle-ci s'anastomosant par convergence avec l'artère homologue du côté opposé, en arrière de la glande pituitaire, pour former le tronc basilaire et l'artère spinale médiane qui fait suite à ce tronc.

Cette disposition singulière des artères de l'encéphale mérite bien le nom de *réseau admirable*, sous lequel on l'a fait connaître. Si nous voulions donner de

(*) Fig. 160. — *Réseaux admirables du mouton vus de profil.* — 1. Artère carotide. 2. A. occipitale. 3. A. linguale. 4. A. maxillo-musculaire. 5. A. auriculaire postérieure. 6. A. temporale superficielle. 7. A. auriculaire antérieure. 8. A. temporale moyenne. 9. A. transversale de la face. 10. A. maxillaire interne. 11. A. dentaire inférieure. 12. A. sphéno-épineuse. 13. A. temporale profonde postérieure. 14. A. temporale profonde antérieure. 15. Origine des artères génératrices du réseau admirable. 16. Réseau admirable encéphalique. 17. Tronc des artères de l'encéphale, naissant de ce réseau admirable. 18. A. ophthalmique. 19. Réseau admirable ophthalmique. 20. Origine commune des artères de l'œil. 21. A. sourcilière. 22. A. buccale. 23. A. dentaire supérieure. 24. Rameau orbitaire de cette dernière. 25. A. palatine. 26. A. nasale.

ce réseau une idée sommaire aussi exacte que facile à saisir, nous le comparerions volontiers à un ganglion lymphatique, dont les vaisseaux afférents seraient représentés par les *artères génératrices* avec la *sphéno-épineuse*, et les efférents par le tronc d'origine des artères encéphaliques.

8° Puis vient la *dentaire supérieure*, dont la *branche orbitaire* présente un volume considérable et se termine sur la face antérieure de la tête par de longues divisions superficielles : les unes, ascendantes, anastomosées avec les rameaux inférieurs du cercle artériel situé autour de la base de la corne ; les autres, descendantes, communiquant avec la *branche sous-orbitaire* du même vaisseau et avec l'artère coronaire supérieure.

9° Enfin s'échappent les *artères nasale* et *palatine*, qui terminent la maxillaire interne : l'*artère nasale*, disposée comme dans le cheval ; la *palatine*, s'épuisant tout entière dans le palais.

B. Dans le **Bœuf**, on retrouve toutes les particularités que nous venons de faire connaître, sauf les différences ci-après signalées.

1° Un peu au-dessus de l'origine de l'artère linguale, la carotide externe donne naissance à une artère *maxillaire externe*, qui contourne le bord inférieur de l'os maxillaire, en compagnie de sa veine satellite, et se termine sur le chanfrein, comme dans le cheval, après avoir fourni les artères coronaires.

Fig. 161 (*).

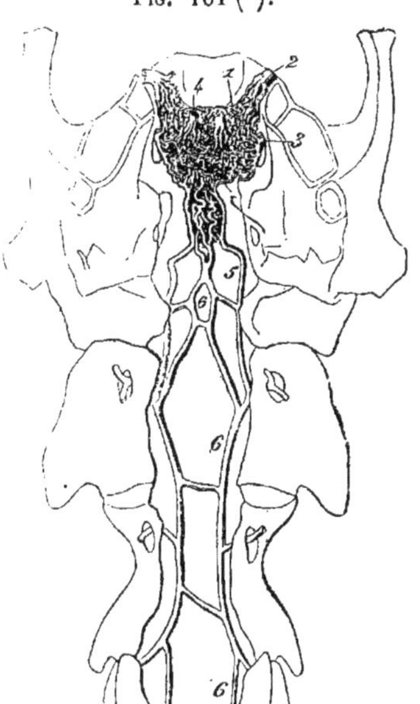

2° La *maxillo-musculaire* se distribue aux deux masséters, à l'externe aussi bien qu'à l'interne.

3° La *transversale de la face* ne forme point les coronaires, qui viennent de la maxillaire externe ; elle s'épuise entièrement dans le masséter.

4° L'*auriculaire antérieure* envoie un rameau énorme dans le conduit pariéto-temporal, par l'orifice situé derrière l'apophyse sus-condylienne.

5° L'*artère ophthalmique* et les *artères génératrices* du *réseau admirable* procèdent d'un tronc commun.

6° Quant à la disposition présentée par ce *réseau* lui-même, elle offre également quelques variantes. D'abord, en considérant l'ensemble qu'il représente avec celui du côté opposé, on ne trouve pas, comme dans le mouton, deux lobes latéraux allongés, à peu près indépendants l'un de l'autre, mais une masse circulaire entourant la selle turcique. De plus, les artères occipitales concourent à sa formation en se rendant dans sa partie postérieure (fig. 161).

(*) Fig. 161. — *Réseau admirable du bœuf (vue supérieure)*. — 1. Réseau admirable. 2. Tronc des artères génératrices du réseau admirable. 3. Artère sphéno-épineuse. 4. Tronc des artères encéphaliques ou carotide interne. 5. Branches de l'occipitale se rendant au réseau admirable. 6. Canal artériel intra-rachidien formé par les rameaux spinaux intervertébraux.

SECTION TROISIÈME.

DES VEINES.

CHAPITRE PREMIER.

CONSIDÉRATIONS GÉNÉRALES.

Définition. — Les veines sont les vaisseaux centripètes du système circulatoire. Elles ramènent au cœur le sang qui a été porté du cœur aux organes.

Les unes reviennent du poumon, charrient du sang rouge et convergent vers l'oreillette gauche : ce sont les *veines pulmonaires ou de la petite circulation.*

Les autres sortent du sein de tous les organes, transportent du sang noir et s'ouvrent dans l'oreillette droite : ce sont les *veines de la circulation générale.*

Conformation extérieure. — Les veines succèdent au réseau qui termine les artères, ou commencent par des cellules communicantes dans lesquelles l'extrémité libre des capillaires artériels verse le fluide sanguin (*tissus érectiles*) ; puis elles forment une série de ramifications convergentes qui répètent d'une manière générale, mais en sens inverse, les ramifications artérielles dont elles suivent le trajet pour la plupart. Un certain nombre, cependant, sont reléguées loin des troncs artériels, sous la membrane tégumentaire externe, où elles sont disposées en un vaste réseau qui constitue les *veines superficielles* du corps. A part cette particularité, nous n'aurions rien à dire sur la situation, la direction, les rapports et les anastomoses des veines que nous n'ayions déjà fait connaître dans l'étude des artères. On remarquera cependant que les anastomoses du système veineux sont encore plus nombreuses, plus larges et plus compliquées que celles du système artériel, qu'elles font communiquer aussi des troncs plus volumineux, et qu'elles relient fort souvent les veines profondes aux veines superficielles.

Sous le rapport de la forme, on trouve encore la plus grande analogie entre les veines et les artères. En effet, les premières, du moins le plus grand nombre, représentent, comme les secondes, des tubes cylindriques légèrement noueux, il est vrai, sur les points de leur trajet qui répondent aux valvules ; il n'y a d'exception que pour les espaces veineux de la dure-mère, espaces polyédriques désignés sous le nom de sinus. D'un autre côté, les veines offrent la même forme d'ensemble que les artères, c'est-à-dire que le volume général des ramifications veineuses étant d'autant plus développé que ces ramifications sont plus éloignées du cœur, toutes ces branches, ramenées par la pensée à un canal unique, formeraient un cône creux dont le sommet répondrait aux oreillettes.

Ce n'est qu'en comparant les deux ordres de vaisseaux du système sanguin au point de vue de leur nombre et de leur capacité, qu'on arrive à constater de sensibles différences. Les veines sont plus nombreuses que les artères; car un grand nombre de celles-ci sont accompagnées par deux veines, et le plan des veines sous-cutanées n'a point de représentant dans le système artériel. Toutes les veines étant, d'un autre côté, beaucoup plus volumineuses que les artères correspondantes, il s'ensuit que la capacité totale du système veineux dépasse de beaucoup celle des arbres artériels, et qu'on peut hardiment considérer le rapport 2 : 1 comme étant l'expression approximative de cette différence.

Conformation intérieure. — L'intérieur des veines est remarquable par la présence de replis valvuleux, dont la disposition rappelle en principe celle des soupapes sigmoïdes du cœur. Les valvules des veines présentent : un bord adhérent attaché sur les parois du vaisseau ; un bord libre semi-lunaire; une face concave tournée du côté du cœur quand les valvules sont tendues; une face convexe qui regarde, au contraire, vers les racines des veines.

Ces valvules sont le plus souvent isolées, quelquefois réunies par deux ou par trois; on les trouverait même, d'après quelques auteurs, rassemblées circulairement au nombre de quatre ou cinq.

Toutes les veines n'en sont point pourvues, et dans les vaisseaux où elles existent, elles peuvent être plus ou moins nombreuses. C'est ainsi qu'elles sont nulles dans le système pulmonaire et le tronc des veines caves ; nulles ou tout à fait rudimentaires dans toute l'étendue de la veine porte ; rares et fort peu développées dans l'azygos, les veines du testicule, de l'utérus et de l'ovaire; très nombreuses, très larges, très complètes dans les veines des membres.

Ces valvules ont pour usage de favoriser le cours du sang, en s'opposant au reflux de ce liquide du cœur vers les organes. Appliquées, en effet, sur les parois des vaisseaux veineux, par leur face concave, pendant la circulation normale et régulière, elles se disposent à la manière d'une soupape transversale pour soutenir la colonne sanguine, quand un effort ou une pression quelconque vient imprimer à cette colonne un mouvement rétrograde.

Structure. — Les parois des veines sont minces, semi-transparentes, élastiques et s'affaissent sur elles-mêmes dans l'état de vacuité des vaisseaux. Elles comprennent, comme celles des artères, trois tuniques : une *interne*, séreuse ; une *externe*, de nature celluleuse ; une *moyenne*, formée de fibres élastiques, et incomparablement plus mince que la membrane correspondante du système artériel. Ces parois reçoivent aussi des nerfs et des *vasa vasorum ;* elles ne semblent donner naissance à aucun réseau lymphatique.

Injection des veines. — Si l'on veut rendre facile la dissection et l'étude des veines, il importe de les remplir de suif ou d'une autre substance solidifiable, comme pour les vaisseaux artériels. Mais on ne peut employer, dans le but d'arriver à ce résultat, des procédés tout à fait analogues à ceux qui ont été recommandés pour l'injection de ces derniers vaisseaux ; au lieu de faire refluer la matière mise en usage du tronc vers les branches, il faut, en effet, la pousser des branches vers les troncs, à cause de la présence des valvules, en fixant la canule sur plusieurs rameaux veineux successivement.

Quatre injections suffiront, en général, pour remplir tout le système veineux d'une manière satisfaisante : la première poussée par la veine alvéolaire sous le muscle masséter ; la seconde, par une veine digitale d'un ou des deux membres antérieurs, soit du côté du pied, après avoir détruit avec un stylet les quelques valvules qui se trouvent quelquefois vers le point de réunion des racines de cette veine, soit du côté du cœur ; la troisième, par les veines digitales postérieures, dans les mêmes conditions ; la quatrième, par une veine intestinale. Si quelques veines importantes sont encore vides après ces quatre opérations (ce qui arrive constamment), on les injectera directement.

CHAPITRE II.

VEINES DE LA PETITE CIRCULATION, VEINES DU SYSTÈME VASCULAIRE A SANG ROUGE, OU VEINES PULMONAIRES (fig. 147, *f*.—148, *g*).

Les veines pulmonaires se comportent d'une manière analogue aux artères correspondantes. Elles sont logées dans l'épaisseur du poumon et se rassemblent en quatre à huit troncs, qui s'ouvrent sur le plafond de l'oreille gauche, après être sorties de l'organe pulmonaire immédiatement au-dessus de l'origine des bronches. Comme elles sont dépourvues de valvules, elles permettent aisément au sang de refluer vers leurs racines. Ce sont elles qui rapportent au cœur gauche le fluide lancé dans le poumon par le ventricule droit, pour y subir l'action révivifiante de l'air atmosphérique.

CHAPITRE III.

VEINES DE LA CIRCULATION GÉNÉRALE, OU VEINES DU SYSTÈME VASCULAIRE A SANG NOIR.

Ces vaisseaux ramènent à l'oreillette droite le sang qui a été dispersé au sein des organes par les ramifications de l'arbre aortique.

Ils aboutissent à l'oreillette en formant trois groupes : le groupe des *veines coronaires* ou *cardiaques*, la *veine cave antérieure*, la *veine cave postérieure*.

ART. I. — VEINES CARDIAQUES OU CORONAIRES.

Il y a plusieurs *petites veines cardiaques* et une *grande*.

Petites veines cardiaques. — Ce sont des vaisseaux presque insignifiants, en nombre indéterminé, qui reviennent des parois du ventricule droit et se jettent directement dans l'oreillette correspondante, au niveau du sillon coronaire du cœur.

Grande veine coronaire (fig. 147, 5. — 148, *o*, *p*). — Cette veine est formée par deux racines : l'une est logée dans le sillon ventriculaire droit et accompagne l'artère cardiaque du même côté ; l'autre suit d'abord la scissure ventriculaire gauche, remonte jusque auprès de l'artère pulmonaire, et s'infléchit alors en arrière, en se plaçant dans le sillon coronaire du cœur avec la branche horizontale de l'artère cardiaque gauche ; elle contourne ainsi la base du ventricule postérieur, et vient se réunir à la racine droite, vers l'extrémité supérieure du sillon qui loge cette racine. Le tronc commun résultant de cet abouchement s'ouvre, après un fort court trajet, dans l'oreillette droite, au-dessous et en dedans de l'embouchure de la veine cave postérieure.

Dans leur trajet, les deux branches de la veine coronaire reçoivent des rameaux qui s'échappent des parois auriculaires et ventriculaires.

Les *veines bronchiques*, ramifiées sur les bronches à la manière des artères dont elles sont satellites, s'ouvrent aussi dans la grande veine coronaire, très près de son embouchure, après s'être réunies en un seul vaisseau, qui se jette quelquefois directement dans la cavité auriculaire.

Art. II. — Veine cave antérieure (fig. 147, *r*. — 148, *d*).

Tronc volumineux qui doit être considéré comme la veine correspondante de l'aorte antérieure.

Cette veine cave s'étend depuis l'entrée de la poitrine jusqu'à l'oreillette droite, sur le plafond de laquelle elle s'insère. Elle est comprise entre les deux lames du médiastin antérieur, en dessous de la trachée, à droite de l'aorte antérieure.

Quatre grosses veines, les *deux jugulaires* et les *deux veines axillaires*, s'abouchant en commun dans l'espace compris entre les deux premières côtes, constituent les racines de ce vaisseau.

Affluents collatéraux. — Quant aux vaisseaux affluents que la veine cave antérieure reçoit sur son parcours, ce sont : les *veines thoraciques internes*, *vertébrales*, *cervicales supérieures*, *dorsales*, et la *grande veine azygos*.

Veine mammaire interne. — Satellite de l'artère de même nom, elle vient s'ouvrir dans la veine cave antérieure, à l'origine même de cette dernière (fig. 147).

Veine vertébrale. — Elle accompagne, dans le canal formé par les trous trachéliens, l'artère correspondante, et s'insère sur la veine cave, au niveau de l'origine de cette artère.

Veine cervicale supérieure. — Représente exactement l'artère dont elle porte le nom.

Veine dorsale. — Ce vaisseau suit l'artère dorso-musculaire, et présente comme elle un rameau *sous-costal*. Du côté gauche, ce rameau, désigné sous la dénomination de *petite veine azygos*, se prolonge souvent jusqu'au niveau de la onzième ou de la douzième côte ; il reçoit les veines intercostales des espaces qu'il croise.

Il est à remarquer que les veines vertébrale, cervicale supérieure et dorsale du côté droit se jettent presque toujours isolément dans la veine cave, tandis qu'à gauche elles se réunissent constamment en un tronc commun (fig. 147, *u*).

Grande veine azygos (fig. 147, *x*. — 148, *e*). — C'est une longue veine impaire, qui commence au niveau des premières vertèbres lombaires et s'étend d'arrière en avant, à droite de l'aorte thoracique, sous le corps des vertèbres dorsales, jusqu'à la sixième environ, à partir de laquelle on voit cette veine s'infléchir par en bas, pour former une espèce de crosse, qui se termine dans la veine cave antérieure, très près de l'embouchure de ce vaisseau, ou qui parfois s'ouvre directement dans l'oreillette droite.

Dans ce trajet, la grande veine azygos est maintenue appliquée contre le corps des vertèbres dorsales au moyen de la plèvre pariétale, et se trouve longée en dedans par le canal thoracique, qui sépare cette veine de l'artère aorte (1). L'extrémité terminale de la crosse du vaisseau croise à droite l'œsophage, ainsi que la trachée, et se trouve comprise entre ces deux conduits d'une part, le feuillet droit du médiastin d'autre part.

La grande veine azygos a pour racines quelques rameaux sortant des muscles spinaux et psoas, rameaux qu'on ne trouve point ordinairement en communication directe avec la veine cave postérieure, comme dans l'homme et d'autres animaux.

Sur son parcours, elle reçoit les premières veines lombaires et les veines satellites de toutes les artères intercostales aortiques gauches et droites. Mais quand la petite azygos se prolonge en arrière au-delà de l'extrémité postérieure de l'artère sous-costale, cette veine, comme on l'a vu déjà, forme le confluent d'un certain nombre des intercostales postérieures gauches.

§ I. — Veines jugulaires.

La jugulaire est la veine satellite de l'artère carotide.

Origine. — Elle commence derrière le maxillaire inférieur, en dessous de l'articulation de la mâchoire par deux grosses racines, le *tronc temporal superficiel* et la *veine maxillaire interne*, qui répondent aux deux branches terminales de la carotide externe.

Situation. Direction. — Cette veine se dirige en bas et en arrière, logée d'abord dans l'épaisseur de la parotide, puis dans l'interstice musculaire désigné sous le nom de *gouttière jugulaire*, interstice compris entre les bords adjacents des muscles mastoïdo-huméral et sterno-maxillaire. Elle gagne ainsi l'extrémité inférieure de l'encolure, et se termine de la manière suivante.

Terminaison. — En arrivant près de l'entrée de la poitrine, les deux jugulaires se réunissent en formant un confluent désigné sous le nom de *golfe des jugulaires.* Ce confluent, dans lequel aboutissent par côté les deux veines axillaires, est compris entre les deux premières côtes et situé sous la trachée, au milieu des ganglions lymphatiques de l'entrée de la poitrine. Fixées par des tractus fibreux aux parties environnantes, et surtout aux deux premières côtes, les parois du golfe des jugulaires ne s'affaissent point sur elles-mêmes dans l'état de vacuité du système vei-

(1) Quelquefois l'azygos est au contraire placée entre l'aorte et le canal thoracique. Quand ce dernier est reporté du côté gauche, elle touche encore directement l'aorte postérieure.

neux, particularité anatomique qu'il importe de connaître pour s'expliquer l'entrée de l'air dans le système circulatoire, quand les veines jugulaires ou axillaires sont ouvertes, et pour prévenir ce funeste accident.

Rapports. — A son extrémité supérieure, la jugulaire est englobée dans le tissu parotidien.

Dans le reste de son étendue, elle est couverte en dehors par le peaucier du cou et par les rameaux du plexus cervical qui rampent à la surface externe de ce muscle. En dedans, ses rapports varient suivant qu'on la considère en haut ou en bas : en haut, elle répond au muscle scapulo-hyoïdien, qui la sépare de la carotide primitive et des nerfs satellites de cette artère ; dans sa moitié inférieure, elle est en rapport direct avec ce vaisseau, qui lui est supérieur, ainsi qu'avec la trachée, et même (du côté gauche seulement) avec l'œsophage.

VAISSEAUX AFFLUENTS COLLATÉRAUX. — Les veines collatérales qui se rendent dans la jugulaire depuis son origine jusqu'à sa terminaison, sont : 1° les *veines maxillo-musculaires*, 2° la *veine auriculaire postérieure*, 3° la *veine occipitale*, 4° la *veine maxillaire externe*, ou *glosso-faciale*, 5° la *veine thyroïdienne*, 6° la *veine de l'ars*, 7° des *rameaux parotidiens* et *musculaires innominés*.

A. **Veines maxillo-musculaires**. — Au nombre de deux, correspondant aux branches de l'artère de même nom, et se jetant dans la jugulaire, très près de son origine, soit isolément, soit après s'être réunies en un tronc commun.

B. **Veine auriculaire postérieure**. — Vaisseau volumineux qui commence sur la conque, et qui descend sur la face externe de la parotide, près du bord postérieur de cette glande, où elle est renforcée par de nombreuses divisions venues des lobules parotidiens. Elle s'ouvre dans la jugulaire généralement un peu au-dessous et à l'opposé des veines maxillo-musculaires, quelquefois beaucoup plus bas, souvent même après la veine occipitale.

C. **Veine occipitale.** — La veine occipitale répond de tous points à l'artère homonyme. Elle offre deux racines : une antérieure, qui a pour origine l'extrémité postérieure du confluent sous-sphénoïdal ; une autre postérieure, commençant sous l'apophyse transverse de l'atlas, et formée de trois branches principales.

Parmi les branches de cette dernière racine, l'une passe avec l'artère rétrograde par le trou postérieur de l'atlas, et constitue comme l'origine de la veine vertébrale ; la seconde communique avec les sinus atloïdo-occipitaux en traversant l'atlas vers son milieu ; la troisième, satellite de l'artère cérébro-spinale, vient de ces mêmes sinus, et reçoit les veinules qui accompagnent les ramifications de l'artère occipito-musculaire.

D. **Veine maxillaire externe** ou **glosso-faciale.** — Satellite de l'artère de même nom, cette veine commence sur le chanfrein par deux racines, l'une supérieure, l'autre inférieure, tout à fait analogues aux rameaux terminaux du vaisseau artériel. Elle descend le long du bord antérieur du masséter, gagne la scissure maxillaire, s'infléchit dans cette scissure, en se plaçant entre l'artère et le canal de Sténon, marche ensuite d'avant en arrière et de bas en haut sur le ptérygoïdien interne, toujours accompagnée par l'artère glosso-faciale, et abandonne cette artère près de l'extrémité antérieure de la glande maxillaire, pour suivre le bord inférieur de cette glande et s'aller jeter dans la jugulaire, après avoir croisé en dehors le muscle sterno-maxillaire, et en formant avec cette dernière veine un angle rentrant occupé par l'extrémité inférieure de la glande parotide.

Branches d'origine. — Des deux branches qui constituent, par leur réunion, l'origine de la veine maxillaire externe, l'inférieure, satellite du rameau nasal de l'artère correspondante, ne présente aucun intérêt. — La supérieure, ou la *veine angulaire de l'œil*, mérite une mention particulière, parce qu'on y pratique quelquefois la saignée ; elle prend naissance vers l'angle nasal de l'œil, et rampe à la surface externe du releveur de la lèvre supérieure au-dessous du muscle lacrymal.

Branches collatérales. — Sur son parcours, la veine maxillaire externe reçoit un grand nombre d'affluents, dont voici les principaux : la *veine alvéolaire*, les *veines labiales* ou *coronaires*, la *veine buccale*, la *veine sublinguale*.

a. Veine alvéolaire. — C'est un vaisseau considérable logé sous le masséter, et appliqué contre l'os grand sus-maxillaire entre la crête zygomatique et la ligne des dents molaires.

La disposition de ce vaisseau est des plus singulières : son extrémité antérieure s'ouvre dans la veine maxillaire externe ; quant à l'extrémité postérieure, elle traverse la gaîne oculaire, reçoit les veines de l'œil, et s'engage avec le nerf ophthalmique de la cinquième paire dans un des conduits sus-sphénoïdaux, pour s'aboucher avec le sinus caverneux à l'intérieur du crâne (1).

Avant de traverser la gaîne oculaire, c'est-à-dire vers l'hiatus maxillaire, cette veine reçoit la *dentaire supérieure* et le confluent des *veines nasales*, vaisseaux qui sortent des trous osseux traversés par les artères de même nom, c'est-à-dire du conduit sus-maxillo-dentaire et du trou nasal. Elle reçoit encore le confluent des *veines palatines*, lequel passe dans la scissure staphyline, au lieu de parcourir le conduit palatin avec l'artère correspondante. En général, ces trois branches veineuses ne s'embranchent point isolément sur l'alvéolaire ; elles l'abordent plutôt par un tronc commun.

La veine alvéolaire ne présente point un volume uniforme. Elle augmente d'avant en arrière jusqu'au niveau de la protubérance maxillaire, où elle forme comme un large réservoir sanguin. On la voit ensuite se rétrécir brusquement en traversant la gaîne oculaire, et conserver un petit diamètre jusqu'à son embouchure dans le sinus caverneux.

Cette veine pourrait être considérée comme un affluent des sinus de la dure-mère, tout aussi bien que de la maxillaire externe.

b. Veines labiales ou *coronaires.* — Satellites des artères labiales. — La *supérieure* est souvent rudimentaire. — L'*inférieure*, toujours volumineuse, se trouve constituée par la réunion de plusieurs branches anastomotiques appliquées sur la face externe de la muqueuse de la joue.

c. Veine buccale. — Nous la citons parmi les affluents de la maxillaire externe, parce qu'elle s'ouvre, à son extrémité antérieure, dans cette dernière, en regard de la coronaire inférieure, avec laquelle on la voit communiquer quelquefois par une

(1) Nous l'avons vue aussi envoyer dans le conduit sous-sphénoïdal, en dedans de l'artère maxillaire interne, un mince rameau qui se jetait dans l'extrémité antérieure du confluent sous-sphénoïdal. Nous ne saurions dire si cette disposition est constante.

branche particulière. Mais la buccale constitue, à proprement parler, la racine de la maxillaire interne, et nous la décrirons comme telle.

d. Veine sublinguale. — Gros vaisseau formé de deux branches, qui prennent naissance dans l'épaisseur de la langue, et se jettent parfois isolément dans la veine maxillaire externe. Cette veine sublinguale perce de dedans en dehors le muscle mylo-hyoïdien, et se réunit au vaisseau principal à la hauteur des ganglions lymphatiques logés dans l'auge.

E. **Veine thyroïdienne**. — C'est un tronc volumineux, résultant de la réunion des divisions veineuses qui accompagnent les rameaux laryngiens et thyroïdiens de l'artère thyroïdienne ou thyro-laryngienne. Il se jette dans la jugulaire à côté de la maxillaire externe, et le plus souvent au-dessus de cette dernière.

F. **Veine de l'ars**, ou **veine céphalique**. — Vaisseau superficiel qui représente l'une des branches terminales de la principale sous-cutanée de l'avant-bras. Il est logé dans l'interstice du mastoïdo-huméral et du sterno-huméral, et aborde à l'extrémité inférieure de la jugulaire. C'est la veine satellite de la branche pectorale de l'artère cervicale inférieure.

G. **Veines innominées**. — Un certain nombre viennent de la parotide. Mais les principales prennent naissance dans les muscles de l'encolure. Une de ces dernières accompagne la branche supérieure de l'artère trachélo-musculaire.

§ II. — Racines de la jugulaire.

Ces racines sont constituées par les *veines temporale superficielle* et *maxillaire interne*, alimentées principalement par les *sinus* de la dure-mère encéphalique.

1° Veine temporale superficielle.

Correspondant de la manière la plus exacte au tronc temporal, ce vaisseau est logé derrière le bord postérieur du maxillaire, près de l'articulation de la mâchoire, sous la parotide, et comme incrusté dans le tissu de cette glande.

Il résulte de la réunion de deux racines :

1° La *veine auriculaire antérieure*, très grosse branche souvent multiple, réticulée, et anastomosée avec les rameaux ptérygoïdiens de la maxillaire interne ; cette veine sort du conduit pariéto-temporal, derrière l'éminence sus-condylienne ; elle reçoit une ou deux branches qui s'échappent de ce même conduit par les trous de la fosse temporale, traversent le crotaphite, et se chargent de veinules nées à l'intérieur de ce muscle, ainsi que dans les tissus de l'oreille externe.

2° La *veine sous-zygomatique*, satellite de l'artère homonyme, et divisée comme ce vaisseau en deux rameaux : l'un accompagnant l'artère transversale de la face ; l'autre, l'artère massétérine. — Ce dernier communique par son extrémité inférieure avec la maxillo-musculaire externe ; il s'abouche, à son extrémité opposée, avec une branche énorme qui vient du muscle crotaphite, et qui passe dans l'échancrure corono-condylienne, après s'être largement anastomosée avec les rameaux temporaux profonds de la maxillaire interne.

2° Veine maxillaire interne.

Remarquable par son énorme volume, cette veine rampe entre le muscle masséter interne et l'os maxillaire, dans une direction oblique de bas en haut et d'avant en arrière. Elle arrive ainsi en dedans de l'articulation de la mâchoire, un peu au-dessous du condyle maxillaire et du muscle ptérygoïdien externe; puis elle se réunit au tronc temporal superficiel après s'être infléchie légèrement par en bas. Comme on le voit, elle accomplit son trajet à une certaine distance de l'artère correspondante.

La maxillaire interne a pour racine la *veine buccale*, à laquelle elle succède vers l'extrémité supérieure du muscle alvéolo-labial.

Satellite de l'artère et du nerf de même nom, cette *artère buccale*, remarquable par son énorme volume, est située sous le masséter, près du bord inférieur du muscle alvéolo-labial; par son extrémité antérieure elle communique à plein canal avec la maxillaire externe, vers le point opposé à l'embouchure de la veine coronaire inférieure; son extrémité postérieure se continue directement avec la maxillaire interne; les rameaux collatéraux qui la renforcent sur son parcours viennent du masséter et des parois de la joue.

Dans son trajet, la veine maxillaire interne reçoit un grand nombre d'affluents; ce sont :

1° Une grosse *veine linguale*, accompagnant le nerf petit hypoglosse.

2° La *veine dentaire inférieure*.

3° Le *tronc des veines temporales profondes*, gros vaisseau situé en avant et en dedans de l'articulation temporo-maxillaire, où il communique avec la massétérine. Ce vaisseau prend naissance dans l'épaisseur du crotaphite, mais surtout dans le confluent pariéto-temporal, avec lequel il s'abouche par les trous ouverts dans la fosse temporale.

4° Les *veines ptérygoïdiennes*, branches nombreuses, dont une partie seulement revient des muscles ptérygoïdiens. Les autres, nées du confluent sous-sphénoïdal des sinus de la dure-mère, forment, sur la face superficielle du ptérygoïdien externe ou dans l'épaisseur de ce muscle, une sorte de réseau à larges mailles, qui communique, en arrière, avec le tronc temporal superficiel, en avant, avec le confluent des veines temporales profondes. Or, comme ces deux vaisseaux sont reliés entre eux, en dehors de l'articulation temporo-maxillaire, au moyen de l'artère massétérine, il en résulte que cette articulation est enlacée de tous côtés par un des plus riches lacis veineux de toute l'économie.

3° Des sinus de la dure-mère.

Nous décrirons ici non-seulement les sinus de la dure-mère encéphalique, qui alimentent les racines de la jugulaire, mais encore ceux de la dure-mère rachidienne, quoique ceux-ci se dégorgent dans d'autres veines. C'est afin de pouvoir considérer dans leur ensemble tous les vaisseaux à sang noir des centres nerveux.

Des sinus de la dure-mère en général. — Ce sont des espaces vasculaires compris dans l'épaisseur de la méninge externe, ou situés entre cette membrane et les os qui forment les parois de la gaîne cérébro-spinale, ou même creusés dans l'épaisseur de ces os. Ces espaces diffèrent des autres veines surtout par leur forme généralement prismatique, par leur état constamment béant, par l'absence de valvules à leur intérieur, et la présence, dans plusieurs d'entre eux, de lamelles ou de filaments entrecroisés qui hérissent leur surface interne en la rendant comme réticulée.

C'est dans ces sinus que se dégorgent les veines de l'encéphale et de la moelle.

Des sinus de la dure-mère cranienne en particulier. — Nous en décrirons quatre principaux : le *sinus de la faux du cerveau* ou *sinus médian*, les *deux sinus caverneux* ou *sinus sphénoïdaux*, et le groupe des *sinus occipito-atloïdiens*.

1° **Sinus de la faux du cerveau** ou **sinus médian**. — Creusé dans l'épaisseur de la faux du cerveau, et d'autant plus large qu'il est plus postérieur, ce sinus commence près de l'apophyse crista-galli, et se termine sur la protubérance pariétale interne en se bifurquant. Les deux branches qui résultent de cette division forment l'origine du confluent pariéto-temporal.

2° **Sinus caverneux** ou **sus-sphénoïdaux**. — Les sinus caverneux sont au nombre de deux, un droit et un gauche. Ils occupent sur la face intérieure du sphénoïde, de chaque côté de la selle turcique, les scissures dites caverneuses. Longés en dehors par le nerf maxillaire supérieur, ils reçoivent à leur extrémité antérieure l'insertion de la veine alvéolaire. En arrière, ils se réunissent l'un à l'autre, et décrivent ainsi une espèce d'arcade, ouverte en avant, autour de la glande pituitaire. Chacun d'eux s'ouvre largement, au niveau du trou déchiré, dans le confluent sous-sphénoïdal.

3° **Sinus occipito-atloïdiens**. — Nous signalerons sous ce nom un réseau de grosses veines irrégulières situées sous la face externe de la dure-mère, sur les côtés du trou occipital, et sur toute la surface interne de l'anneau atloïdien. Antérieurement ces réservoirs veineux communiquent, à travers le trou condylien, avec l'extrémité postérieure du confluent sous-sphénoïdal. Postérieurement ils se continuent avec les sinus rachidiens, dont ils peuvent être considérés comme l'origine.

4° **Des sinus rudimentaires de la dure-mère crânienne**. — Indépendamment des réservoirs décrits ci-dessus, il existe sur la paroi interne du crâne quelques sinus veineux rudimentaires que nous ne ferons qu'indiquer, à savoir : — 1° une ou deux veines logées dans l'épaisseur de la tente du cervelet, désignées sous le nom de *sinus pétreux* ou *transverses*, communiquant par en bas avec le sinus caverneux, et s'allant jeter par en haut dans le confluent pariéto-temporal (1); — 2° de petites cavités irrégulières et réticulées, à disposition très variable, situées sous la dure-mère, sur les côtés de la cavité cérébelleuse, se dégorgeant en général dans le confluent sous-sphénoïdal, en traversant la partie postérieure du trou déchiré, et s'ouvrant aussi quelquefois dans les sinus pétreux ; on peut regarder ces cavités comme les représentants des *sinus latéraux* de l'homme.

Des sinus rachidiens en particulier. — On désigne ainsi avec juste raison,

(1) Le plus souvent peut-être ces veines s'élèvent directement de la substance de l'encéphale, et ne communiquent point par en bas avec les sinus caverneux.

en anatomie vétérinaire, deux séries de réservoirs veineux qui règnent dans toute l'étendue de la colonne vertébrale, sur les côtés du plancher du canal rachidien. Logés dans les dépressions latérales de la face supérieure du corps des vertèbres, à côté du ligament vertébral commun supérieur, et couverts par la dure-mère, ces réservoirs, continus d'une vertèbre à l'autre, forment dans leur ensemble comme deux grosses veines irrégulières, parallèles, qui commencent au niveau de l'articulation axoïdo-atloïdienne, se terminent sur les premières vertèbres coccygiennes, où on les retrouve encore assez bien marquées, et communiquent l'une avec l'autre sur leur trajet par des anastomoses transversales.

Des veines affluentes qui alimentent les sinus de la dure-mère. — Ce sont des vaisseaux qui rapportent le sang, soit de la dure-mère elle-même, soit de la substance des centres nerveux : ceux de la première catégorie sont assez rares ; les seconds sont au contraire en nombre considérable. Quoique nous ne voulions point faire une étude détaillée de ces derniers, nous devons cependant signaler ce qu'ils présentent de plus remarquable dans leur disposition.

a. Sur l'encéphale, les veines forment un réseau beaucoup plus riche et plus serré que celui des ramifications artérielles, réseau d'où procèdent un certain nombre de branches principales qui se déversent dans les sinus de la dure-mère crânienne. Les veines du cerveau gagnent, pour la plupart, les sinus médian et transverses ; quelques-unes seulement se rendent dans les sinus caverneux. Celles de l'isthme et du cervelet vont aux sinus pétreux et occipito-atloïdiens.

Quant aux veines intérieures du cerveau, celles qui constituent par leur entrelacement la toile choroïdienne, on les voit se réunir en un gros tronc désigné sous le nom de *grande veine du cerveau*, lequel tronc contourne l'extrémité supérieure du corps calleux, se place dans la scissure interlobaire, et se jette dans le sinus falciforme ou médian très près de l'extrémité postérieure de ce sinus, après avoir reçu les veines superficielles de la face interne des hémisphères.

b. Les veinules qui naissent de la moelle épinière sont également très remarquables par le beau réseau qu'elles dessinent à la surface de l'organe. Elles se rassemblent en un tronc commun, la *veine spinale médiane*, qui parcourt d'avant en arrière et dans toute sa longueur le sillon supérieur de la moelle, occupant ainsi la position analogue, mais opposée, à l'artère de même nom. De cette veine s'échappent de distance en distance des branches émergentes qui aboutissent dans les réservoirs rachidiens.

Canaux d'écoulement ou voies de décharge des sinus de la dure-mère. — Nous avons à envisager sous ce titre les veines qui transportent le sang hors des sinus, et nous considérerons successivement celles qui partent des réservoirs encéphaliques et celles qui émergent des canaux intra-rachidiens.

a. Pour sortir des sinus encéphaliques, le sang se dégorge dans deux espèces de golfes pairs, que nous désignerons sous les noms de *confluents pariéto-temporal* et *sous-sphénoïdal*.

Les *confluents pariétaux-temporaux* sont logés dans les conduits de même nom avec l'artère mastoïdienne. Chacun d'eux commence à la base de la protubérance pariétale interne et se termine derrière l'éminence sus-condylienne. Les sinus médian et transverse se confondent avec l'extrémité supérieure de ces réservoirs, et y versent le sang qui revient de la masse encéphalique. Ce fluide est ensuite entraîné par les veines temporales superficielle et profonde, dont les racines principales partent de ces confluents.

Les *confluents sous-sphénoïdaux* s'étendent sur les côtés du corps du sphénoïde et de l'apophyse basilaire, depuis la base de l'apophyse sous-sphénoïdale jusque dans la fossette condyloïdienne, en concourant à l'obturation de l'hiatus occipito-sphéno-temporal. Ils s'abouchent dans leur partie moyenne avec le sinus caverneux correspondant, par une ouverture ovalaire que traverse l'artère carotide interne en pénétrant dans le crâne. L'extrémité antérieure se termine en cul-de-sac. A leur extrémité postérieure, ils communiquent à travers les trous condyliens avec les sinus occipito-altoïdiens. Quant aux veines qui transportent le sang hors de ces confluents, ce sont les veines ptérygoïdiennes et la racine antérieure de la veine occipitale. On sait que la branche postérieure de ce dernier vaisseau puise le sang directement dans les sinus occipito-atloïdiens.

b. Les veines émergentes des sinus rachidiens présentent une disposition plus simple. Au niveau de chaque espace intervertébral naissent plusieurs branches qui s'échappent surtout par les trous de conjugaison, pour se jeter dans les veines avoisinantes : dans la région cervicale, ce sont les veines vertébrales qui servent ainsi de réceptacle aux rameaux veineux émanés des sinus rachidiens; ce sont, dans la région dorsale, les branches spinales des intercostales; aux lombes, les branches analogues des veines lombaires; dans la région sacrée, la veine sacrée latérale.

§ III. — Veines axillaires.

Confluent général de toutes les veines du membre thoracique et de quelques veines du tronc, la veine axillaire commence sous l'articulation scapulo-humérale, vers l'extrémité terminale du tronc artériel correspondant, accompagne ce tronc jusqu'à l'entrée de la poitrine, et se jette alors dans le golfe des jugulaires pour constituer avec ces deux vaisseaux la veine cave antérieure.

En étudiant de leur origine à leur embouchure les nombreuses branches qui concourent à la formation de ce tronc veineux, on reconnaît : 1° qu'elles forment dans le pied un très riche réseau d'où procèdent les *veines digitales*, vaisseaux satellites des artères homonymes.

2° Qu'à ces veines digitales, réunies en arcade au-dessus des grands sésamoïdes, succèdent trois *branches métacarpiennes* ou *collatérales du canon*, deux *superficielles*, placées de chaque côté des tendons fléchisseurs, une *profonde*, située sous le ligament suspenseur du boulet avec les artères interosseuses.

3° Que les métacarpiennes s'abouchent également ensemble dans la région supérieure et postérieure du carpe, pour former, en se séparant de nouveau, deux groupes de *veines antibrachiales* : l'un comprenant la *cubitale* et les *radiales postérieures* ou *internes*, qui accompagnent les artères de même nom ; l'autre constitué par une seule branche sous-cutanée, la *veine médiane*, qui reçoit à son extrémité supérieure la *radiale antérieure superficielle*.

4° Qu'au niveau de l'articulation du coude, ces deux groupes de veines antibrachiales se réunissent au vaisseau satellite de l'artère *radiale antérieure*, et communiquent par un système très compliqué d'anastomoses, d'où résulte un tronc principal, la *veine humérale*.

5° Que la *veine humérale*, après avoir reçu sur son trajet plusieurs rameaux musculaires et la veine *sous-cutanée thoracique*, se joint, vers l'articulation de l'épaule, avec le tronc *sous-scapulaire* pour former la veine axillaire.

Nous allons étudier toutes ces branches dans un ordre inverse à celui de leur énumération.

1° Veine sous-scapulaire.

Vaisseau très considérable dont la disposition rappelle celle de l'artère sous-scapulaire, avec quelques particularités spéciales néanmoins, dont l'étude ne mérite pas de nous arrêter un seul instant ; par exemple, c'est elle qui reçoit le plus souvent la veine satellite de l'artère préhumérale.

2° Veine humérale.

Placé en arrière et en dedans de l'artère humérale, ce vaisseau commence au-dessus de l'articulation du coude, formé à ce point par le système d'anastomoses des veines de l'avant-bras, et se termine au-dessous de l'articulation de l'épaule en se réunissant à la veine sous-scapulaire.

Indépendamment de la veine sous-cutanée thoracique, que nous allons étudier d'une manière spéciale, le vaisseau dont nous nous occupons reçoit sur son trajet plusieurs collatérales satellites des branches émanées de l'artère humérale. L'une d'elles, l'épicondylienne, n'est que la suite de la veine cubitale.

Très souvent on trouve une seconde veine humérale dans la région profonde du bras. C'est un vaisseau accessoire, parallèle au précédent, et situé à l'opposé, c'est-à-dire en avant de l'artère.

3° Veine de l'éperon ou sous-cutanée thoracique.

Cette veine, importante à connaître parce qu'on y pratique quelquefois la saignée, commence sur le flanc et le ventre par de nombreuses divisions superficielles réunies en deux racines principales, puis en un tronc unique qui, placé dans l'épaisseur du pannicule charnu ou à la surface externe de ce muscle, se dirige en avant, en suivant le bord supérieur du sterno-trochinien, accompagné dans son trajet par un ramuscule artériel et un fort cordon nerveux ; il s'insinue sous la masse des muscles olécrâniens, et se termine dans la veine humérale en s'abouchant avec la branche qui suit l'artère musculaire profonde.

4° Veines profondes de l'avant-bras.

A. **Veine radiale antérieure.** — Elle affecte le même trajet et les mêmes variantes que l'artère correspondante.

B. **Veines radiales postérieures.** — L'artère radiale postérieure est toujours accompagnée et comme enveloppée d'un faisceau de branches veineuses, au nombre de trois à quatre, souvent anastomosées entre elles, renforcées par des rameaux collatéraux, parmi lesquels il faut citer la *veine interosseuse*.

Ces branches radiales commencent au-dessus du carpe en continuant les métacarpiennes. Elles concourent à former la veine humérale, en se réunissant vers l'extrémité inférieure du bras avec les autres veines antibrachiales.

C. **Veine cubitale.** — Ce vaisseau se trouve logé avec le nerf et l'artériole de même nom dans l'interstice des fléchisseurs oblique et interne du métacarpe. Plusieurs rameaux musculaires et sous-cutanés viennent se jeter dans cette veine.

Elle a la même origine que les veines radiales postérieures. Son extrémité supérieure ou terminale s'infléchit en avant en s'accolant au tronc de l'artère épicondylienne, et se rend à l'extrémité inférieure de la veine humérale. Très souvent la veine cubitale est double dans cette dernière partie de son trajet, c'est-à-dire partagée en deux branches, entre lesquelles se trouve le tronc de l'artère épicondylienne. Toujours elle communique dans ce même point, par une ou plusieurs branches, avec la veine musculaire profonde.

5° Veines superficielles de l'avant-bras.

Placées en dehors de la gaîne fibreuse formée par l'aponévrose antibrachiale, ces veines, au nombre de deux principales, se trouvent appliquées sur la face externe de cette aponévrose par un mince fascia qui les sépare de la peau.

A. **Veine sous-cutanée médiane ou interne.** — C'est encore un des vaisseaux d'élection pour l'opération de la phlébotomie. Elle vient à la suite de la veine métacarpienne interne, monte de la face interne du carpe à l'extrémité supérieure de l'avant-bras, en croisant très obliquement le radius, et se termine par deux très grosses branches, l'une postérieure, ou la *veine basilique*, l'autre antérieure, ou la *veine céphalique*.

La *veine basilique* traverse le muscle sterno-aponévrotique pour aller concourir à former le tronc huméral.

La *veine céphalique* ou la *veine de l'ars* croise la bride superficielle du muscle biceps ou coraco-radial, se loge dans l'interstice compris entre les muscles mastoïdo-huméral et sterno-huméral, et va se rendre ensuite dans la veine jugulaire.

B. **Veine sous-cutanée radiale ou antérieure.** — Moins considérable que la précédente, cette veine naît de la région carpienne, occupe dans son trajet la face antérieure de l'avant-bras, et se termine en se réunissant, par son extrémité supérieure, soit à la veine sous-cutanée médiane, soit à la veine céphalique; ce dernier cas est le plus commun.

6° Veines métacarpiennes.

Au nombre de trois, comme on sait, ces veines se distinguent en *collatérale interne du canon*, *collatérale externe*, et *collatérale profonde* ou *inter-osseuse*.

A. **Collatérale interne du canon.** — Plus volumineuse que les autres, cette veine se porte des environs du boulet le long des tendons fléchisseurs, accompaguée de l'artère principale du canon et du nerf plantaire externe, puis se place dans la gaîne spéciale qui enveloppe le tronc commun des artères inter-osseuses en dedans et en arrière du carpe, pour se continuer dans la région antibrachiale, par la veine sous-cutanée médiane, après avoir communiqué avec les autres veines métacarpiennes.

B. **Collatérale externe du canon.** — Située à l'opposé de la précédente, c'est-à-dire au côté externe des tendons fléchisseurs, en compagnie du nerf plantaire correspondant, la collatérale externe du canon suit ce nerf jusqu'au-dessus de l'os crochu, se partage alors en plusieurs branches réticulées qui s'anastomosent avec la collatérale interne, et d'où procèdent les veines cubitales et radiales internes ou postérieures.

C. **Inter-osseuse.** — Vaisseau flexueux, irrégulier, quelquefois multiple, logé avec les artères interosseuses plantaires entre le ligament suspenseur du boulet et la face postérieure du métacarpien principal. Arrivé vers l'extrémité supérieure de cet os, il s'unit largement à droite et à gauche, avec les collatérales externe et interne, puis envoie par en haut une ou deux petites branches qui traversent la gaîne carpienne, avec l'artère collatérale du canon, et se réunissent au-dessus du genou aux branches radiales postérieures.

7° Veines digitales.

Ces veines occupent sur les côtés de la région digitée la même position que les artères de même nom, en avant desquelles elles se trouvent situées. Elles naissent du réseau formé sur les cartilages latéraux par les veines du pied, et se terminent en se réunissant au-dessus du boulet, entre les tendons fléchisseurs des phalanges et le ligament sésamoïdien supérieur, de manière à former une arcade d'où s'échappent les trois veines métacarpiennes.

8° Veines du pied ou de la région ongulée.

L'importance de la région à laquelle appartiennent ces vaisseaux nous engage à les décrire avec plus d'abondance que les autres veines, comme nous avons fait des artères de la même région. Nous empruntons donc la description exacte et minutieuse qu'en a faite M. H. Bouley dans son très remarquable *Traité de l'organisation du pied du cheval* (1).

Cet appareil veineux peut être divisé en *appareil veineux externe* et *appareil veineux interne* ou *intra-osseux*.

a. De l'appareil veineux externe.

« L'appareil veineux externe de la région digitale est très remarquable par le nombre, le développement, la distribution superficielle et la disposition réticulée des canaux qui le composent.

» On ne saurait mieux en donner une idée qu'en le comparant dans sa forme

(1) Page 65.

générale à un filet à mailles irrégulières, tendu et moulé sur les deux dernières phalanges et les contenant dans son réseau.

» Cette intrication réticulaire de l'appareil veineux du pied se dessine merveilleusement sur les pièces injectées après macération et desséchées ensuite.

» Pour faciliter sa description, nous y reconnaîtrons trois parties distinctes par leur situation, bien que ne formant qu'un tout continu, à savoir :

1° Le *réseau solaire ;*

2° Le *réseau podophylleux ;*

3° Le *réseau coronaire.*

A. Du réseau solaire. — » Les veines du réseau solaire sont remarquables par l'égalité de leur calibre dans toute l'étendue de la surface plantaire, et par l'absence presque absolue de communications anastomotiques avec les parties profondes.

» Soutenues dans un canevas fibreux spécial (réticulum plantaire) qui remplace le périoste à la surface inférieure de la phalange et fait continuité au chorion du tissu velouté, ces veines paraissent, en effet, n'avoir de communication qu'avec elles-mêmes, au point qu'il est possible de détacher le *réticulum plantaire* de la face supérieure de la troisième phalange sans les intéresser.

» La disposition générale des canaux veineux dans l'épaisseur du réticulum qui les supporte, rappelle assez bien celle des nervures secondaires dans le *limbe* de certaines feuilles asymétriques. Ils suivent dans leur parcours une ligne irrégulièrement brisée, et interceptent entre eux, en s'abouchant à des intervalles très rapprochés, des espaces inégaux, sortes de mailles à formes polygonales irrégulières.

» Ces canaux veineux ont un double canal de décharge : l'un *central*, le moins considérable et le moins constant ; l'autre *périphérique* ou *circonflexe*, qui répond à l'artère du même nom (1) dont il forme la veine satellite.

Canal central. — » Le canal central est formé par les anastomoses simultanées d'une foule de ramifications veineuses, convergentes vers le centre du doigt ; il est de forme parabolique, et embrasse dans la concavité de sa courbe la pointe du corps pyramidal, d'où il projette ses deux branches parallèlement sur les côtés de ce corps dans le fond des lacunes latérales, jusqu'aux bulbes cartilagineux, points où il se déverse dans le plexus coronaire externe. Cette disposition n'est cependant point constante ; on rencontre assez souvent des pièces où le canal central, que nous venons d'indiquer, est remplacé par des canaux multiples plus considérables que les veines qui forment l'ensemble du réseau, et qui leur servent de déversoirs vers le plexus coronaire superficiel.

Canal veineux périphérique ou *veine circonflexe.* — » Cette veine, d'un gros calibre, formée par les ramifications divergentes du réseau solaire et par les veines descendantes du plexus podophylleux, longe, en suivant une ligne légèrement ondulée, le limbe extérieur du tissu velouté, en dedans de l'artère circonflexe dont elle est le satellite ; elle est quelquefois décomposée, dans certains points de son trajet, en plusieurs canaux plus petits qui font continuité à ses tronçons.

» Elle reçoit, dans son parcours circulaire, la décharge de toutes les veines solaires

(1) *L'artère circonflexe inférieure du pied.*

divergentes et des veines podophylleuses descendantes, et se termine, aux extrémités du croissant de la troisième phalange, en plusieurs gros rameaux qui rampent, sous la membrane podophylleuse, jusqu'à la plaque du cartilage où ils concourent à former le plexus coronaire superficiel.

B. Du plexus ou réseau veineux podophylleux. — » Les veines du réseau podophylleux présentent une disposition analogue à celles du réseau solaire; elles sont, comme ces dernières, soutenues dans les mailles d'un canevas fibreux (*reticulum processigerum* de Bracy-Clark, réticulum sous-podophylleux) étalé sur la face antérieure de l'os en manière de périoste, et continu au chorion du tissu feuilleté. Communiquant largement entre elles par des anastomoses multiples, elles paraissent, comme dans le réseau solaire, presque complétement isolées des parties profondes, dont on pourrait croire communément qu'elles émanent.

» Sinueuses, brisées et rameuses dans leur cours, les veines podophylleuses serpentent dans le sens de la longueur des lames feuilletées qui les revêtent, très rapprochées les unes des autres, et interceptant entre elles des mailles allongées étroites. Leur confluence est telle, dans quelques points, qu'elles paraissent comme accolées par leurs parois externes.

» Le calibre de ces vaisseaux est assez uniformément égal dans toute l'étendue du réseau podophylleux, si ce n'est vers les parties postérieures où existent les canaux principaux de décharge du plexus podophylleux dans le réseau coronaire.

Fig. 162 (*).

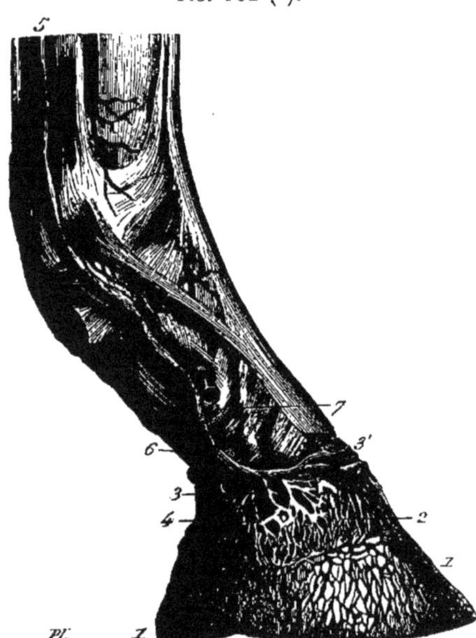

» Les veines podophylleuses sont en communication anastomotique, en bas, avec la veine circonflexe du réseau solaire qu'elles concourent à former, et en haut, avec le plexus coronaire, qui n'en est que la continuité.

C. Du plexus veineux coronaire. — » Le plexus veineux coronaire (fig. 162, 2, 4) est disposé, comme une guirlande rameuse, autour de la deuxième phalange, à l'origine de la troisième, et sur la circonférence de l'appareil fibro-cartilagineux qui complète cette dernière.

» Il est supporté, comme les autres réseaux veineux du doigt, par un canevas fibreux immédiatement sous-jacent et continu au chorion du bourrelet, et il est juxtaposé, en y adhérant, à l'épanouissement du ten-

(*) Fig. 162. — *Vaisseaux veineux du pied.* (Empruntée à M. H. Bouley.)

don extenseur, aux plaques cartilagineuses et aux bulbes renflés du coussinet plantaire.

» Ce plexus procède des réseaux podophylleux solaire et intra-osseux.

» Nous y reconnaîtrons, pour la facilité de sa description, trois parties : l'une *centrale et antérieure*, située entre les deux plaques des cartilages, et *deux latérales* correspondant à ces cartilages eux-mêmes.

Partie centrale du plexus coronaire. — » La partie centrale du plexus coronaire (fig. 162, 2) immédiatement sous-jacente au bourrelet, constitue un réseau très serré formé par d'innombrables veines radiculaires, qui s'élèvent, en serpentant, du plexus podophylleux auquel elles font continuité, jusqu'à une grosse veine anastomotique jetée en écharpe d'un plexus cartilagineux à l'autre, et dans laquelle elles s'ouvrent par dix à douze bouches principales (fig. 162, 3').

» Ces veines de la partie centrale du plexus coronaire augmentent graduellement de calibre en diminuant de nombre, depuis le plexus podophylleux, où elles prennent leur origine, jusqu'à leur canal supérieur de décharge, qui ne paraît être lui-même que la résultante de leurs anastomoses successives.

Des parties latérales du plexus coronaire, ou plexus cartilagineux. — » La plaque des cartilages sert de support, par ses deux faces et par les foramens canaliculés dont elle est traversée, à un massif de veines convergentes très serrées et très anastomotiques, que l'on peut distinguer, d'après son siége, sous le nom de *plexus cartilagineux*.

» Ce plexus cartilagineux est formé par deux couches de vaisseaux, l'une *superficielle*, l'autre *profonde*.

Couche superficielle du plexus cartilagineux, ou plexus cartilagineux superficiel. — » La couche superficielle (fig. 162, 3, 4), étendue sur la surface externe des plaques et des bulbes cartilagineux, prend son origine, par des racines innombrables, aux veines de la partie du réseau podophylleux correspondante à la superficie qu'elle occupe. Ces racines, massées en réseau très dense, convergent vers les parties supérieures en diminuant de nombre et en augmentant de volume, et finissent par se fondre, à l'aide d'anastomoses successives, en dix ou douze rameaux principaux, lesquels se réunissent eux-mêmes à deux branches considérables (fig. 162, 6) situées sur la limite supérieure du plexus. Ces branches enfin, par leur fusion dernière au niveau de l'extrémité inférieure de la première phalange, constituent la veine digitale satellite de l'artère du même nom (fig. 162, 5).

» Considérée de bas en haut et sur un pied préalablement préparé par injection, la veine digitale divisée en deux branches, subdivisée elle-même en rameaux et en ramuscules divergents et épanouis à la surface convexe du cartilage et du bourrelet, rappelle bien la disposition des arbres taillés en espaliers, dont les branches étalées sont fixées aux murailles sur lesquelles elles se ramifient.

» Les deux branches périphériques du plexus cartilagineux superficiel établissent, l'une et l'autre, des voies de communication avec le plexus cartilagineux opposé, en contractant des anastomoses à plein canal avec les branches de ce plexus qui leur sont symétriques.

» Les voies anastomotiques antérieures sont doubles et superposées l'une à l'autre.

» La plus inférieure et la plus superficielle est constituée par cette grosse veine (fig. 162, 3') jetée en écharpe d'un plexus à l'autre, dans le plan médian, à la surface externe du tendon extenseur, et qui sert de canal de décharge à une multitude considérable de ramuscules veineux émergeant de la partie antérieure du plexus podophylleux.

» Cette première veine *communiquante* réunit l'une à l'autre les branches antérieures du plexus cartilagineux.

» La seconde veine *communiquante*, située à 2 centimètres au-dessus de la première et au-dessous du tendon, est jetée transversalement d'une branche antérieure du plexus à l'autre. Elle s'abouche avec l'une et l'autre de chaque côté, au point même où vient aboutir la première veine communiquante.

» Sinueux dans tout son trajet, quelquefois double, quelquefois formé de plusieurs veines confluentes, comme dans la figure 162, ce canal anastomotique sert de déversoir à quelques veines profondes.

» L'anastomose entre les branches périphériques postérieures du plexus cartilagineux est constituée par une longue veine de gros calibre irrégulièrement courbe, sinueuse ou brisée dans son parcours, mais toujours d'une longueur beaucoup plus considérable que la distance mesurée entre les deux plaques cartilagineuses entre lesquelles elle est étendue.

» Cette veine *communiquante postérieure* sert de confluent à des canaux émergents des bulbes cartilagineux, et à la partie postérieure du plexus solaire qui s'y dégage par cinq ou six veines afférentes assez développées.

Couche profonde du plexus cartilagineux, ou plexus cartilagineux profond. — » La couche profonde du plexus cartilagineux est formée :

1° Par d'assez forts rameaux ascendants de la partie postérieure des plexus podophylleux et solaire ;

2° Par l'appareil veineux intérieur de la troisième phalange ;

Et 3° par les veines profondes qui proviennent de l'os de la couronne, des ligaments et des tendons qui l'entourent.

» Les rameaux ascendants du tissu podophylleux s'introduisent par les nombreux foramens dont est traversée la base de la plaque cartilagineuse et la coque fibreuse inférieure du coussinet plantaire, suivent les canaux qui continuent ces foramens dans l'épaisseur du cartilage, et viennent à sa face interne, de concert avec les rameaux qui procèdent du système veineux intra-osseux, et ceux qui viennent des tendons et des ligaments, former un faisceau de cinq à six grosses veines convergentes, qui se réunissent en deux fortes branches ascendantes, lesquelles s'anastomosent elles-mêmes, avant leur réunion définitive aux deux branches périphériques, résultantes du plexus cartilagineux superficiel, et concourent avec elles à constituer la veine digitale.

b. Appareil veineux interne ou intra-osseux.

» Girard fils et Rigot ont nié que l'artère plantaire eût, dans l'intérieur de la phalange, un système veineux satellite. C'est une erreur échappée à ces deux savants anatomistes.

» La disposition de l'appareil veineux dans l'intérieur de la phalange est absolument identique avec celle de l'appareil artériel.

» Les veinules radiculaires satellites des artérioles terminales convergent, en formant des anastomoses successives, vers le sinus semi-lunaire, dans lequel elles se rendent par les canaux osseux antérieurs, ascendants et descendants, que parcourent les artères émergentes de l'anastomose semi-lunaire. Là, elles se déversent dans un canal veineux demi-circulaire, satellite de cette anastomose, lequel se continue en arrière par deux veines efférentes qui suivent les canaux postérieurs du sinus semi-lunaire, sortent par les foramens plantaires, s'engagent dans la scissure de même nom, montent en dedans de l'apophyse basilaire, s'appliquent à la face interne de la plaque cartilagineuse dans une des anfractuosités dont elle est sculptée, et concourent à la formation de la couche profonde du plexus cartilagineux.

» En outre de ces veines convergentes vers le plexus cartilagineux, il en est d'autres divergentes, en très petit nombre, qui suivent le trajet des artères, et vont se rendre dans le plexus podophylleux, à travers les porosités antérieures de la phalange.

» La dissection des pièces injectées par les veines met hors de doute cette disposition de l'appareil veineux dans l'intérieur de l'os du pied.

» Mais est-ce à ce groupe de vaisseaux satellites des artères que se borne ce système veineux intérieur, ou bien n'est-il pas étendu sur une plus vaste surface, et toutes les aréoles du tissu spongieux de l'os ne peuvent-elles pas en être considérées comme une dépendance ?

» Cette manière de voir semble être appuyée par le résultat de certaines injections, où l'on voit la matière introduite par les voies veineuses remplir toutes les spongioles intérieures du tissu osseux ; mais ce n'est probablement là qu'un accident de l'opération elle même, et il est présumable que le passage direct de l'injection veineuse dans les aréoles du tissu spongieux tient à la rupture des parois vasculaires, car si le tissu de la phalange formait une sorte de diverticulum du système veineux, comme l'admet l'opinion que nous exposons, les opérations faites sur le vif, où le tissu de l'os est profondément intéressé, devraient être suivies d'hémorrhagies par les orifices béants des aréoles, fait qui ne se produit pas.

» Il ne nous paraît donc pas qu'il y ait, à cet égard, dans la structure de la troisième phalange, dérogation au plan général sur lequel les os sont construits, et nous pensons que son système veineux intérieur est borné à l'ensemble des vaisseaux, du reste très nombreux, qui accompagnent les divisions artérielles. »

ART. III. — VEINE CAVE POSTÉRIEURE (fig. 147, *v*; 148, *f*).

Cette veine, dont le volume n'est égalé par celui d'aucun autre vaisseau de l'économie, commence à l'entrée du bassin par deux grosses racines, les *troncs pelvi-cruraux*. De ce point, elle se dirige en avant, sous le corps des vertèbres des lombes, atteint bientôt le bord supérieur du foie, abandonne alors la région sous-lombaire pour se loger dans la scissure creusée sur la face antérieure de la glande précitée, puis traverse le centre aponévrotique du diaphragme, et va s'ouvrir dans la partie postérieure et externe de l'oreillette droite du cœur.

Dans ce trajet, la veine cave postérieure se décompose naturellement en trois portions, une *sous-lombaire*, une *hépatique*, une *thoracique*.

La *portion sous-lombaire*, placée à droite de l'aorte abdominale, à gauche de la capsule surrénale et du rein droits, est maintenue contre le ligament vertébral commun inférieur et le petit psoas gauche par le péritoine et le pancréas; elle répond de plus à l'artère rénale droite, qui croise perpendiculairement sa face supérieure, ainsi que le nerf grand splanchnique correspondant, et aux divisions nerveuses des plexus rénal droit et lombo-aortique. (fig. 149, G).

Dans sa *portion hépatique*, la veine cave postérieure n'a de rapports qu'avec le foie et le diaphragme, qui l'enveloppent d'un canal complet.

Quant à la *portion thoracique*, logée entre le poumon droit et son lobule accessoire interne, elle est enveloppée par un repli séreux particulier, dont nous avons déjà parlé (page 431), dépendance de la plèvre du côté droit.

Afférents collatéraux. — Les vaisseaux aussi considérables que nombreux qui viennent se dégorger dans la veine cave postérieure sont, en les énumérant d'avant en arrière :

1° Les *veines diaphragmatiques ;*

2° La *veine porte*, tronc sur lequel se rassemblent la plus grande partie des veines viscérales de l'abdomen, et qui, au lieu de s'aboucher directement avec la veine cave, se divise dans le foie à la manière d'une artère, puis se trouve reconstitué en un certain nombre de grosses branches, les *vaisseaux sus-hépatiques*, qui se jettent dans la veine cave à son passage dans la scissure antérieure du foie;

3° Les *veines rénales ;*

4° Les *veines spermatiques ;*

5° Plusieurs *veines lombaires.*

Tous ces vaisseaux seront étudiés dans l'ordre indiqué ci-dessus, avant les racines de la veine, c'est-à-dire les *troncs pelvi-cruraux.*

§ I. — Veines diaphragmatiques.

Ce sont deux, quelquefois trois énormes vaisseaux logés dans l'épaisseur du centre aponévrotique, commençant par plusieurs branches dans la portion charnue du muscle, et se jetant dans la veine cave au moment où cette veine traverse le diaphragme.

§ II. — Veine porte (fig. 149, P ; 103).

La manière dont ce vaisseau se comporte lui donne une physionomie toute particulière, qui l'a fait considérer comme un système vasculaire à part : on n'ignore point, en effet, d'après ce qui a été dit à propos de la structure du foie, que la veine porte se divise dans cette glande exactement comme une artère.

La veine porte prend naissance à la région sous-lombaire, au niveau de l'artère grande mésentérique, par la réunion de trois grosses racines ; puis elle se dirige en avant et un peu à droite, en traversant l'anneau du pancréas, au-dessous de la veine cave, et se loge ensuite dans la grande scissure postérieure du foie, où elle se ramifie en formant les *veines sous-hépatiques*, dont les divisions capillaires donnent elles-mêmes naissance aux *vaisseaux sus-hépatiques*.

Veines sus-hépatiques et *sous-hépatiques* (fig. 126, VP, V*h*). — L'étude de ces vaisseaux ayant déjà été faite dans la description du foie, page 391, nous n'avons point à nous en occuper de nouveau. Nous reviendrons seulement sur une particularité incomplétement signalée dans notre première description, et relative aux veines sus-hépatiques.

On sait que ces vaisseaux se divisent en deux catégories, relativement à la disposition de leur embouchure : le plus grand nombre se jetant dans la veine cave en formant un seul confluent placé à l'extrémité antérieure de la scissure du foie, au niveau des veines diaphragmatiques ; les autres s'ouvrant isolément sur toute l'étendue de la portion hépatique du tronc veineux. — En examinant avec soin le confluent vers lequel viennent converger toutes les veines du premier groupe, on y reconnaît les embouchures de trois veines principales venant chacune d'un des lobes hépatiques, embouchures couvertes par trois valvules incomplètes très épaisses. — Quant aux vaisseaux du deuxième groupe, M. Cl. Bernard (1) les a considérés, pour la plupart, comme provenant directement des veines sous-hépatiques, et non pas comme succédant au réseau capillaire formé par l'arborisation de ces veines dans les lobules du foie. Il est vrai que les injections pénètrent très facilement de la veine porte dans la veine cave, mais en prenant tout aussi bien la voie des gros vaisseaux sus-hépatiques que celle des canaux dont nous parlons; et de plus, si la matière poussée dans la veine porte est chargée d'une substance colorante qui ne soit pas parfaitement porphyrisée, cette matière arrive incolore ou très peu colorée dans les vaisseaux sus-hépatiques et la veine cave. Ces faits, comme on le voit, ne militent point en faveur de l'opinion de M. Bernard. On a donc tout lieu de croire que le système de la veine porte et celui de la veine cave ne communiquent point, chez l'adulte, autrement que par le réseau capillaire qui est intermédiaire aux vaisseaux sous-hépatiques et sus-hépatiques. S'il existe d'autres voies de communication, elles doivent être aussi extrêmement étroites.

Vaisseaux constituants de la veine porte. — Les trois racines de cette veine sont les *veines grande et petite mésentériques* et la *veine splénique*.

Les affluents collatéraux qu'elle reçoit sur son parcours se trouvent au nombre de deux principaux seulement : la *veine gastro-épiploïque droite* et la *gastrique antérieure*.

Nous allons faire une revue rapide de tous ces vaiseeaux.

1° Racines de la veine porte.

A. **Veine grande mésentérique** ou **mésaraïque antérieure** (fig. 163, 2, 7). — C'est un énorme canal veineux dans lequel afflue le sang qui a passé à travers les parois de l'intestin grêle, du cæcum, du côlon replié, de l'origine du côlon flottant, et dont les divisions correspondent exactement aux différentes branches fournies par l'artère grande mésentérique.

(1) *Leçons de physiologie expérimentale*. Paris, 1856.

Quand on suit ce vaisseau de son embouchure à sa source, c'est-à-dire en sens inverse du cours du sang, on le voit s'accoler aux deux artères coliques entre lesquelles il se trouve placé, et marcher ainsi jusqu'au delà du pli qui forme les courbures sus-sternale et diaphragmatique du côlon, se diviser alors en deux branches satellites des artères coliques, lesquelles branches s'anastomosent en arcade vers la courbure pelvienne, comme les artères qu'elles accompagnent.

Fig. 163 (*).

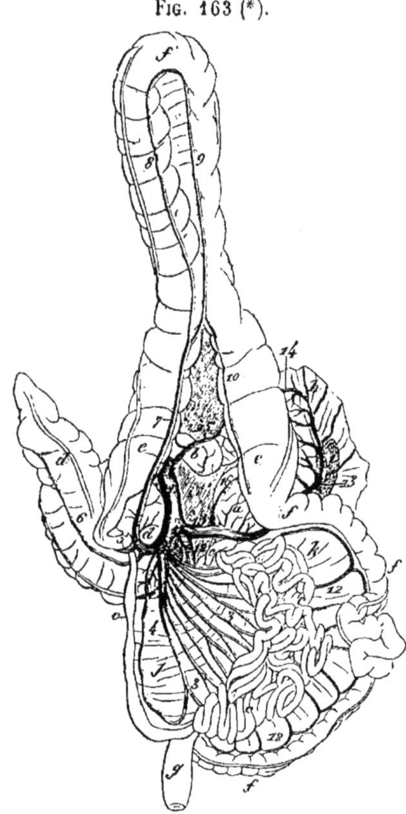

Ce sont donc deux *veines coliques* (fig. 163, 8, 9) qui constituent par leur réunion la grande mésaraïque, à la formation de laquelle concourent de nombreux affluents collatéraux, au nombre desquels il faut signaler les deux *veines cæcales* (fig. 163, 5, 6), la *veine iléo-cæcale* (fig. 163, 4), une branche venue de l'origine du côlon flottant, et les *veines de l'intestin grêle :* vaisseaux exactement disposés comme les artères correspondantes, ce qui nous dispense de nous appesantir davantage sur leur description.

B. **Veine petite mésentérique** ou **mésaraïque postérieure** (fig. 163, 12). — Ce vaisseau commence au-dessus du rectum, près de l'anus, par de grosses branches *hémorrhoïdales* qui communiquent avec les ramuscules homonymes de la honteuse interne. Il se dirige ensuite en avant entre les deux lames du second mésentère, le long de l'artère petite mésentérique, qu'il dépasse en se prolongeant jusqu'à la grande, sur le côté gauche de laquelle on le voit arriver et se réunir à la veine splénique, avant de s'aboucher avec la mésaraïque antérieure pour former la veine porte. Dans son trajet, il reçoit toutes les branches veineuses satellites des divisions de l'artère de même nom, branches veineuses dont la disposition rappelle tout à fait celle des rameaux artériels.

C. **Veine splénique** (fig. 163, 13). — C'est un énorme canal qui suit l'artère splénique et se comporte exactement comme elle. Elle commence donc par une *veine gastro-épiploïque gauche* (fig. 163, 14) anastomosée en arcade avec la veine

(*) Fig. 163. — *Ensemble de la veine porte et de ses racines* (*figure en partie théorique*). — 1. Tronc de la veine porte. 2. Son origine. 3. Veines de l'intestin grêle. 4. Veine iléo-cæcale. 5. Veine cæcale externe. 6. Veine cæcale interne. 7. Grande veine mésaraïque. 8, 9. Veines coliques formant les racines de ce vaisseau. 10. Veine collatérale continuant parfois la colique gauche, et venant se joindre à la grande mésaraïque près de l'origine de celle-ci. 11. Confluent commun de la petite mésaraïque et de la splénique. 12. Petite veine mésaraïque et ses branches collatérales. 13. Veine splénique. 14. Veine gastro-épiploïque gauche. 15. Veine gastro-épiploïque droite. 16. Veine gastrique postérieure. — *A.* Estomac. — *B.* Duodénum. — *C.* Intestin grêle. — *D.* Cæcum. — *E.* Côlon replié. — *F.* Côlon flottant. — *G.* Rectum. — *H.* Portion du grand épiploon. — *I.* Rate. — *J.* Mésentère. — *K.* Mésentère colique.

gastro-épiploïque droite, reçoit sur son trajet des *rameaux gastriques*, *spléniques* et *épiploïques*, et s'unit à la petite mésaraïque, après avoir passé au-dessus de l'extrémité gauche du pancréas, et avoir reçu la *veine gastrique postérieure* (fig. 163, 16).

2° Affluents collatéraux de la veine porte.

A. **Veine gastro-épiploïque droite** (fig. 163, 15). — On sait que l'artère hépatique, avant d'entrer dans le foie, abandonne des rameaux pancréatiques, une branche pylorique et une division gastro-épiploïque droite laissant elle-même échapper une artériole duodénale : le vaisseau que nous décrivons sous le nom de *veine gastro-épiploïque droite* correspond exactement à toutes ces ramification collatérales de l'artère hépatique.

Cette veine prend donc son origine autour de la grande courbure de l'estomac, sur un point indéterminé puisqu'elle forme une arcade anastomotique avec la veine gastro-épiploïque gauche. Elle croise en arrière le renflement placé à l'origine du duodénum, reçoit les *veines pylorique*, *duodénale* et *pancréatiques*, et s'ouvre dans la veine porte après avoir traversé le pancréas.

B. **Veine gastrique antérieure.** — Satellite de l'artère homonyme, cette veine se jette isolément dans la veine porte, après l'entrée de ce vaisseau dans la grande scissure postérieure du foie, et même tout près de l'extrémité terminale de cette scissure.

§ III. — Veines rénales.

Au nombre de deux, comme les artères qu'elles accompagnent, ces veines se distinguent par leur énorme volume et la minceur de leurs parois. La gauche, obligée de croiser l'aorte abdominale avant de se jeter dans la veine cave, est plus longue que la droite. Elles reçoivent la plupart des veines qui reviennent des capsules surrénales.

§ IV. — Veines spermatiques.

Ces vaisseaux correspondent aux artères grandes testiculaires du mâle, et aux artères utéro-ovariennes de la femelle.

Veine testiculaire. — Les radicules qui constituent cette veine présentent, à leur sortie du bord supérieur du testicule, une disposition plexiforme très compliquée. Ces branches s'enlacent, en effet, en se contournant et en s'infléchissant de mille manières, autour des circonvolutions de l'artère grande testiculaire, et remontent ainsi vers le collet de la gaîne vaginale, qu'elles franchissent après s'être généralement réunies en deux troncs. Ceux-ci s'élèvent vers la région sous-lombaire, en dessous du péritoine, dans un repli duquel ils sont d'abord compris, communiquent l'un avec l'autre, dans leur trajet, par des branches anastomotiques, et se confondent généralement en une seule veine testiculaire qui s'ouvre dans la veine cave près de la veine rénale.

En anatomie humaine, on a donné le nom de *plexus spermatique* à l'enlacement des branches de la veine testiculaire autour des circonvolutions de l'artère; et l'on a appelé *plexus pampiniforme* le corps réticulaire formé par ces mêmes branches après leur entrée dans la cavité abdominale.

Veine utéro-ovarienne. — Cette veine, qui est très volumineuse, s'insère sur la veine cave au même point que le vaisseau correspondant du mâle, et procède, comme son nom l'indique, de l'ovaire et de l'utérus, par des branches flexueuses et réticulaires dont la fusion en un seul tronc ne s'opère qu'auprès de la veine cave.

§ V. — Veines lombaires.

Satellites des artères de même nom, ces veines se jettent isolément dans la veine cave. Les plus antérieures aboutissent souvent à la veine azygos.

§ VI. — Troncs pelvi-cruraux, ou veines iliaques primitives.

On appelle ainsi deux énormes vaisseaux sur lesquels se rassemblent toutes les veines du membre abdominal et de la partie postérieure du tronc, vaisseaux très courts qui forment, en se fusionnant, la veine cave postérieure.

La veine iliaque primitive se trouve logée dans l'angle de séparation compris entre les artères iliaques externe et interne ; elle fait suite aux deux veines satellites de ces canaux artériels. La droite, plus courte que l'autre, passe au-dessus de l'artère iliaque externe pour rejoindre l'origine de la veine cave. La gauche, plus longue, s'insinue, pour aller s'aboucher avec la première entre le corps de l'avant-dernière vertèbre lombaire et l'extrémité terminale de l'aorte postérieure.

Si l'on suit, comme nous l'avons fait pour les veines du membre antérieur, depuis la région unguéale jusqu'au bassin, toutes les branches qui viennent concourir à la formation de ces deux troncs, on reconnaît d'abord comme point de départ primitif de chacun d'eux un riche *réseau sous-unguéal*, d'où s'élèvent deux *veines digitales*. A celles-ci succèdent trois *veines métatarsiennes*, origine commune de tous les vaisseaux veineux de la jambe. Ces derniers, distingués en *superficiels* et en *profonds*, et au nombre de quatre, les deux *veines saphènes* dans le premier groupe, les deux *veines tibiales* dans le second, se continuent par la *veine poplitée*. Ce vaisseau est lui-même suivi de la *fémorale* et de la *veine iliaque externe*, qui forme enfin le tronc pelvi-crural en s'abouchant avec la *veine iliaque interne*.

Tous ces vaisseaux vont être étudiés dans un ordre inverse à celui de leur énumération, c'est-à-dire que nous verrons successivement :

1° La *veine iliaque interne ;*
2° La *veine iliaque externe ;*
3° La *veine fémorale ;*
4° La *veine poplitée ;*
5° Les *veines profondes de la jambe ;*
6° Les *veines superficielles de la jambe ;*
7° Les *veines métatarsiennes ;*
8° Les *veines de la région digitée ;*

1° Veine iliaque interne.

Ce vaisseau est formé par les veines satellites des branches fournies par l'artère homonyme, c'est-à-dire les veines *iliaco-fémorale*, *obutratrice*, *iliaco-musculaire*, *fessière*, *sacrée latérale* et *honteuse interne*, dont la distribution ne diffère point de celle des divisions artérielles correspondantes.

Le tronc qui résulte de la réunion de ces différentes branches est ordinairement fort court ; il peut même manquer tout-à-fait, et l'on voit alors ses veines constituantes s'aboucher avec la veine iliaque primitive en formant deux ou trois groupes isolés, mais très rapprochés les uns des autres.

2° Veine iliaque externe.

Cette veine constitue la principale racine du tronc pelvi-crural, qui n'en est que la suite, le vaisseau interne n'étant, à proprement parler, qu'un affluent collatéral du canal unique représenté par les veines iliaque externe et primitive.

Située en arrière du tronc artériel crural, cette veine iliaque externe commence au niveau du bord antérieur du pubis, où elle est continuée directement et sans aucune ligne de démarcation par la veine fémorale.

Le seul vaisseau important qu'elle reçoit sur son trajet est la *veine circonflexe iliaque*, dont l'embouchure se trouve plutôt sur l'iliaque primitive que sur l'iliaque externe.

3° Veine fémorale.

Continue par son extrémité supérieure avec la veine iliaque externe, et par son extrémité inférieure avec la poplitée, cette veine fémorale, remarquable par son gros volume, suit exactement l'artère de même nom dans toute son étendue.

Les affluents collatéraux qu'elle reçoit sur son trajet se distinguent par leur nombre et leur volume considérable ; sont :

1° Les *veines satellites des artères musculaires.*

2° La *veine saphène interne*, sur laquelle nous reviendrons dans la description des veines superficielles de la jambe.

3° La *veine pré-pubienne*, formée par l'*abdominale postérieure* et les branches *honteuses externes*. Celles-ci, fort nombreuses, fort grosses, anastomotiques entre elles, forment dans l'entre-deux des cuisses et dans l'épaisseur des bourses et du fourreau, au-dessus du pénis, un très riche réseau qui communique en arrière avec les veines caverneuses. Ce réseau n'envoie qu'un assez faible tronc dans l'anneau inguinal, le long de l'artère honteuse externe ; il s'abouche, dans sa partie moyenne, avec une énorme branche qui traverse l'anneau du muscle du plat de la cuisse, et qui se loge dans la gouttière inférieure du pubis pour aller se jeter dans la fémorale.

L'une de ces veines honteuses externes représente la sous-cutanée abdominale, communiquant avec la sous-cutanée thoracique.

Toutes ces branches offrent dans la femelle une disposition analogue.

4° Veine poplitée.

Satellite de l'artère poplitée, cette veine est formée par la réunion des veines tibiales antérieure et postérieure.

Parmi les branches qu'elle reçoit sur son parcours, on remarquera particulièrement la *veine fémoro-poplitée*, qui accompagne l'artère de même nom et qui s'abouche elle-même, un peu avant de se jeter dans la poplitée, avec la veine saphène externe.

5° Veines profondes de la jambe.

Elles sont au nombre de deux : la *tibiale antérieure* et la *tibiale postérieure*.

A. **Veine tibiale antérieure** (fig. 156, 5). — Accolée à l'artère homonyme, souvent double, toujours très ample, cette veine prend son origine sur la face antérieure des articulations tarsiennes, au moyen de plusieurs racines anastomotiques entre elles, dont une principale est formée par la veine métatarsienne profonde, qui parcourt d'arrière en avant le conduit cuboïdo-cunéo-scaphoïdien. Après avoir traversé l'arcade péronière avec l'artère, elle s'unit à la tibiale postérieure pour constituer la veine poplitée.

B. **Veine tibiale postérieure.** — Elle commence vers le creux du jarret, en dedans du calcanéum, par des rameaux radiculaires qui viennent principalement des deux veines saphènes. Puis elle monte le long de son artère satellite pour aller s'aboucher sous le muscle poplité avec la veine antérieure.

6° Veines superficielles de la jambe.

Ce sont la *saphène interne* et la *saphène externe*.

A. **Veine saphène interne.** — Ce vaisseau offre deux racines : l'une antérieure, l'autre postérieure.

La première procède de la veine métatarsienne interne, la seconde de la métatarsienne externe. Toutes deux montent, en convergeant l'une vers l'autre, sur la face interne du tibia, et se réunissent en une seule branche avant d'atteindre la cuisse.

Cette branche unique, toujours très volumineuse, rampe de bas en haut sur le muscle du plat de la cuisse, et se termine d'une manière variable en arrivant vers le pli de l'aine : tantôt, en effet, elle s'insinue dans l'interstice des deux adducteurs de la jambe pour se réunir à la veine fémorale ; tantôt elle monte jusqu'à l'anneau du court adducteur et s'abouche alors avec les veines honteuses externes.

B. **Veine saphène externe.** — Elle naît par une courte branche en dehors du calcanéum, communique, à son origine même, avec la racine postérieure de la saphène interne, à l'aide d'une grosse anastomose réticulaire jetée transversalement en avant du sommet du calcanéum, et avec la tibiale postérieure, au moyen d'une forte branche qui passe entre le tibia et le muscle perforant ; puis elle suit le nerf saphène externe en dehors de la corde du jarret, derrière le jumeau externe, et va se jeter dans la veine poplitée, après s'être abouchée avec la fémoro-poplitée.

7° Veines métatarsiennes.

Ces veines, au nombre de trois, distinguées en *interne*, *externe* et *profonde*, procèdent de l'arcade sésamoïdienne, formée par l'anastomose des deux veines digitales.

A. **Veine métatarsienne interne** (fig. 156,9). — Ce vaisseau, le plus considérable des trois, semble continuer plus particulièrement la veine digitale du même côté. Il se trouve placé, dans la plus grande partie de son étendue, avec le nerf plantaire interne, le long des tendons fléchisseurs, un peu en avant. Arrivé près du tarse, il se dévie légèrement pour se mettre sur la face antérieure des articulations tarsiennes, communique alors, par une énorme branche transversale, avec l'origine de la tibiale antérieure, et remonte ensuite sur la face interne de la jambe, où il constitue la racine antérieure de la veine saphène interne.

B. **Veine métatarsienne externe** (fig. 156,8). — Elle occupe, en dehors des tendons fléchisseurs, une position analogue à la précédente. Vers l'extrémité supérieure du métatarse, elle communique par une forte et courte branche, avec la veine profonde. Puis elle continue son trajet ascendant en passant avec les artères plantaires dans la gaîne tarsienne, et se prolonge enfin dans le creux du jarret, le long du nerf grand fémoro-poplité, en constituant la racine postérieure de la saphène interne.

C. **Veine métatarsienne profonde** (fig. 156,10). — Celle-ci se trouve placée sous le ligament suspenseur du boulet, au côté interne de l'artère interosseuse plantaire principale. Près du tarse, elle reçoit une très grosse branche de la veine externe, et traverse alors le conduit cuboïdo-cunéo-scaphoïdien pour aller former la plus forte racine de la veine tibiale antérieure.

8° Veines de la région digitée.

Comme elles rappellent exactement celles du membre antérieur, nous renverrons à la description que nous avons faite de ces dernières (voy. page 578).

Art. IV. — Des veines chez les animaux autres que les solipèdes.

Il n'entre point dans notre plan d'exposer l'histoire complète du système veineux de ces animaux, à cause du peu d'utilité d'une semblable étude. Pour rester fidèle au but que nous nous sommes proposé, nous nous bornerons à indiquer les caractères spéciaux des veines sur lesquelles on pratique ordinairement la saignée, et de celles dont la connaissance peut intéresser au point de vue chirurgical, comme les veines du pied chez les Ruminants.

A. **Veine angulaire de l'œil**. — Ce vaisseau est remarquable par son gros volume dans le mouton ; et comme il se dessine très bien, du reste, sous la peau, à cause de la finesse de cette membrane, on le choisit plus souvent que chez les autres animaux pour y pratiquer la phlébotomie.

B. **Veine jugulaire**. — Très grosse dans tous les animaux, surtout chez le bœuf, cette veine mérite bien la préférence qu'on lui accorde lorsqu'on se propose d'ouvrir le système veineux pour en retirer une certaine quantité de sang.

Chez tous les animaux non solipèdes, on trouve une jugulaire accessoire qui existe parfois chez le cheval, mais avec un développement beaucoup moins considérable, à côté de l'artère carotide primitive,. Elle provient de la veine occipitale et mesure ainsi toute la longueur du cou. Quelquefois son diamètre est fort exigu ; mais souvent aussi elle est assez grosse pour recevoir une très notable quantité du sang de la jugulaire principale, quand on établit une compression sur ce dernier vaisseau pour favoriser l'écoulement du sang après l'ouverture de la veine, circonstance qui explique la difficulté qu'on éprouve quelquefois à obtenir un jet de sang volumineux.

C. **Veine sous-cutanée abdominale.** — Dans l'espèce bovine, ce vaisseau se présente avec un énorme volume, surtout chez la vache laitière, en opposition avec la veine sous-cutanée thoracique, qui est toujours fort étroite. Cette veine abdominale se prolonge en avant jusqu'auprès de l'appendice xiphoïde, sur la paroi du ventre, qu'elle traverse alors d'outre en outre pour aller se réunir à la veine thoracique interne (1). En arrière elle est formée de branches multiples anastomosées entre elles ou avec celles de la veine opposée, branches qui sont en communication avec les veines honteuses externes proprement dites.

D. **Veine saphène interne.** — Elle est toujours beaucoup plus grêle que dans les Solipèdes ; aussi la choisit-on rarement pour la saignée.

E. **Veine saphène externe.** — Cette veine est au contraire plus volumineuse que chez le cheval, et en même temps plus superficielle, favorablement disposée, en conséquence, pour la phlébotomie, aussi bien chez les Ruminants que chez le Porc et les Carnassiers. Elle résulte de la réunion, dans le creux du jarret, de deux racines principales fournies par les veines métatarsiennes.

F. **Veines du pied postérieur chez le bœuf.** — Comme chez le cheval, elles ont pour point de départ le *réseau sous-unguéal* de la région digitée, réseau double comme cette région elle-même.

a. Trois *veines digitales* partent de ce réticulum : 1° une *médiane* et *antérieure*, naissant par deux racines de la partie antérieure de chaque réseau, se plaçant entre les deux doigts, et se réunissant au-dessus du boulet à la veine métatarsienne superficielle antérieure ; 2° deux *latérales*, communiquant l'une avec l'autre en arrière, par une anastomose transverse qui reçoit plusieurs des veinules du réseau unguéal, et avec la veine antérieure par une branche interdigitée, réunies en arcade en avant des tendons fléchisseurs, au-dessus de la coulisse sésamoïdienne.

b. Ces veines digitales sont continuées par cinq *veines métatarsiennes*, deux *antérieures profondes*, une *antérieure superficielle*, deux *postérieures*.

Les deux *veines antérieures profondes* sont deux petits vaisseaux qui accompagnent l'artère collatérale du canon, placée entre eux. Ils naissent dans l'espace interdigité, de la veine digitale antérieure, communiquent par le trou inférieur du métatarsien avec l'arcade sésamoïdienne, s'envoient dans leur trajet des anasto-

(1) On appelle communément *portes* ou *fontaines du lait* les trous de la paroi du ventre qui livrent ainsi passage aux veines sous-cutanées abdominales.

moses transverses et se continuent au-dessus du tarse avec les deux veines tibiales antérieures, dont ils constituent les racines.

La veine *antérieure superficielle* est très volumineuse. Elle procède de l'arcade sésamoïdienne, reçoit près de son origine la veine digitale médiane, s'élève au-devant et un peu en dehors du tarse, communique à ce point avec les veines tibiales antérieures, et se divise, au-dessus de l'articulation tibio tarsienne, en deux branches : l'une, postérieure, formant la racine antérieure de la saphène externe; l'autre, antérieure, réunie à la veine tibiale antérieure du côté externe.

Les deux *veines postérieures* naissent de l'arcade sésamoïdienne. Situées d'abord entre le ligament suspenseur du boulet et la face postérieure du métatarsien, et communiquant là par plusieurs anastomoses, ces deux veines se continuent le long du tarse, l'une en dedans, l'autre en dehors. L'*interne* suit l'artère plantaire correspondante et est prolongée dans la région tibiale par les veines tibiale postérieure et saphène interne. L'*externe* monte en dehors du calcanéum, et s'unit à une branche de la métatarsienne antérieure superficielle pour former la veine saphène externe. Avant de se dégager de la position profonde qu'ils occupent sous le ligament suspenseur du boulet, ces deux vaisseaux concourent l'un et l'autre, mais surtout l'interne, à former une branche perforante qui traverse le conduit cuboïdo-scaphoïdien pour venir se joindre aux veines tibiales antérieures.

G. **Veines du pied antérieur chez le bœuf.** — Quatre *veines digitales* s'échappent des deux réseaux sous-unguéaux : une *antérieure*, une *postérieure* et deux *latérales*.

a. La *veine digitale antérieure*, qui est très faible, se trouve logée superficiellement entre les deux doigts, et se comporte à son origine comme la veine analogue du membre postérieur, c'est-à-dire qu'elle prend naissance par deux racines. En se prolongeant au-dessus du boulet, elle constitue une branche sous-cutanée métacarpienne qui occupe le plan antérieur et interne du canon, et qui se réunit au-dessus du genou avec la sous-cutanée principale de l'avant-bras.

b. La *veine digitale postérieure*, souvent doublée d'une petite branche accessoire, accompagne l'artère digitale commune, et se prolonge le long de l'artère collatérale du canon pour aller constituer l'une des veines radiales postérieures.

c. La *veine digitale interne*, après avoir dépassé la région digitée, se loge entre l'os du canon et le bord interne du ligament suspenseur du boulet, passe ensuite en dehors de la gaîne carpienne avec l'artère radio-palmaire, et se divise, au-dessus du genou, en deux branches : l'une antérieure, origine de la sous-cutanée interne de l'avant-bras; l'autre postérieure, formant une des veines radiales postérieures.

d. La *veine digitale externe* occupe en dehors du doigt externe et du canon une position analogue à la veine interne. Elle donne naissance à plusieurs branches métacarpiennes profondes, anastomosées entre elles et mêlées aux artères interosseuses palmaires : veine principale et branches accessoires se réunissant au-dessous du carpe avec la veine interne.

Il est à remarquer que ces quatre veines digitales communiquent ensemble, dans l'espace interdigité, par des anastomoses qui rappellent celles du membre postérieur.

Il est à remarquer encore que les trois dernières, c'est-à-dire les trois principales, s'anastomosent au-dessus du boulet, en formant une arcade sésamoïdienne d'une disposition variable et compliquée, à partir de laquelle ces veines digitales deviennent vaisseaux métacarpiens.

SECTION QUATRIÈME.

DES LYMPHATIQUES.

CHAPITRE PREMIER.

CONSIDÉRATIONS GÉNÉRALES.

Préposés à l'absorption et au transport du chyle et de la lymphe, les *vaisseaux lymphatiques* ou *absorbants* sont des canaux à direction convergente, à parois transparentes et minces, qui prennent naissance dans le sein des organes par de fines radicules réticulées, et qui, après avoir traversé un ou plusieurs *ganglions*, corps glandiformes placés sur leur trajet, se jettent dans le système veineux par deux troncs : le *canal thoracique* et la *grande veine lymphatique*.

Ces canaux se rapprochent des veines par beaucoup de points; aussi méritent-ils le nom de *veines à sang blanc*. Comme les veines, les lymphatiques se dirigent de la périphérie au centre de l'appareil circulatoire; comme les veines, ils affectent la forme de tubes noueux et cylindriques; comme les veines, ils offrent à leur intérieur, au niveau des étranglements visibles en dehors, de nombreuses valvules dirigées vers le cœur; comme les veines, ils se partagent en deux ordres de canaux : les uns profonds, logés dans les gaînes vasculo-nerveuses inter-musculaires; les autres superficiels, situés à la surface des aponévroses de contention; comme les veines, les lymphatiques se terminent par deux troncs principaux, rappelant les deux veines caves; comme pour les veines, enfin, les parois de ces vaisseaux blancs se composent de trois tuniques, qui ne diffèrent de celles des parois veineuses que par leur extrême minceur.

En poussant ce parallèle plus loin, on trouverait même d'autres analogies à peine soupçonnées jusqu'à présent : les ganglions, ces organes d'apparence glanduleuse qui semblent tout à fait propres au système lymphatique, ne sont-ils pas représentés dans le système veineux par le foie, cette glande énorme placée sur le trajet des veines abdominales à la manière des ganglions sur le parcours des lymphatiques.

Ajoutons que si l'on passe dans le domaine de la physiologie, il est facile encore de saisir plusieurs caractères communs dans les deux systèmes anatomiques que nous comparons : ils se partagent, en effet, avec part égale à peu près, la fonction absorbante, fonction qui s'accomplit dans le réseau radiculaire propre à chacun d'eux; et le procédé dynamique qui imprime l'impulsion aux fluides qu'ils charrient, s'il n'est pas tout à fait identique, se rapproche du moins dans beaucoup de points.

On peut constater cependant de nombreuses différences entre les veines et les lymphatiques, différences qui portent principalement sur la forme, le nombre et la capacité.

La *forme* des canaux lymphatiques est, avons-nous dit, noueuse et cylindrique; mais les nodosités extérieures de ces vaisseaux sont beaucoup mieux marquées et plus rapprochées que dans les veines, ce qui tient au nombre plus considérable et au plus grand développement des valvules. De plus, comme ces canaux parcourent d'assez longs espaces en conservant leur forme régulièrement cylindrique, c'est-à-dire avec la même capacité, si l'on ramène par la pensée toutes les divisions du système lymphatique à un conduit unique, on n'obtiendra plus un cône creux dont le sommet répondrait au cœur, quoique la capacité des vaisseaux lymphatiques augmente du tronc vers les branches, mais ce conduit représentera une série de cylindres ajoutés bout à bout et successivement décroissants depuis son origine jusqu'à sa terminaison.

Quant au *nombre* des vaisseaux lymphatiques, considérés dans une région déterminée, il est toujours beaucoup plus élevé que celui des veines de la même région.

Mais comme les lymphatiques sont bien plus petits que les veines, il n'y a pas, comme on pourrait le croire au premier abord, une augmentation proportionnelle de la capacité totale de ceux-là. L'observation démontre, en effet, que le rapport entre la capacité des lymphatiques d'une région et celle des veines correspondantes ne dépasse pas 1 : 2.

Nous terminerons là ce court parallèle pour insister avec quelques détails sur plusieurs points de l'histoire générale des lymphatiques, points qui méritent une attention particulière; nous voulons parler de l'*origine*, du *trajet* et de la *terminaison* de ces vaisseaux.

Origine des vaisseaux lymphatiques. — « L'origine des vaisseaux lymphatiques a été longtemps inconnue, dit M. Sappey, celui de tous les anatomistes de notre époque qui a peut-être étudié avec le plus de patience et de soin le système lymphatique (1), et comme cette origine pouvait seule servir de base à la théorie de l'absorption, elle devint, par le fait même de son importance, le point de départ d'un grand nombre d'hypothèses. Deux difficultés se dressaient comme des obstacles en apparence insurmontables devant les anatomistes qui dirigeaient vers cette partie de la science leurs investigations : d'une part, ces vaisseaux sont doués d'une si parfaite transparence qu'on ne peut les apercevoir qu'après une injection préalable; de l'autre, leurs valvules sont si multipliées qu'elles ne permettent pas au liquide injecté de passer de leurs troncs dans leurs radicules. Pour étudier ces

(1) SAPPEY, *Traité d'anatomie descriptive.*

radicules, il importait donc de trouver une méthode qui permît de les distendre par une liqueur colorante et les soumît à l'exploration de nos sens. Cette méthode, qui avait été entrevue en 1780 par Hunter et par son élève Cruikshank, mais qui demeura inconnue à Mascagni et à ses premiers successeurs, nous a été révélée de nouveau en 1830 par les travaux à peu près simultanés de Fohmann, de Panizza et de M. le professeur Cruveilhier. Les seules notions positives que nous possédons sur l'origine des vaisseaux absorbants datent de cette dernière époque. Le fait général qui ressort de ces notions est celui-ci : *tout lymphatique a pour point de départ un réseau.* Les réseaux eux-mêmes ont pour éléments des capillaires d'une extrême ténuité, anastomosés et entrecroisés de mille manières, plus superficiels que les artères et les veines, et constituant, par les surfaces qu'ils occupent, la dernière limite des organes.

D'après quelques auteurs, les réseaux lymphatiques superposés aux capillaires sanguins communiqueraient avec ceux-ci ; mais le plus grand nombre des anatomistes les regardent comme étant tout à fait indépendants.

« Si, poursuit M. Sappey, les capillaires lymphatiques ne communiquent point avec les capillaires sanguins, comment se comportent-ils à leur extrémité ? Ce problème est l'un de ceux qui ont été le plus agités parmi les physiologistes depuis la découverte des chylifères par Azelli ; il renferme toute la doctrine de l'absorption. Hunter et ses disciples crurent reconnaître, à l'extrémité de ces vaisseaux, des orifices qu'ils comparèrent aux points lacrymaux et dont ils firent des bouches absorbantes.

» Cette opinion invoquait en sa faveur les raisons suivantes :

» 1° Les lymphatiques qui occupent une surface libre étant remplis de mercure, on voit le métal s'échapper en fines gouttelettes par cette surface, lorsque à l'aide d'une compression rétrograde on le fait refluer vers les radicules ; Haase dit avoir constaté cette transsudation mercurielle à la surface de la peau ; Mascagni sur la surface convexe du foie, à travers l'enveloppe péritonéale de cet organe ; et Hewson sur la muqueuse de l'intestin des poissons.

» 2° L'examen microscopique des villosités intestinales démontre au sommet de ces prolongements des orifices qui plongent dans le chyle répandu à la surface de la muqueuse, comme les points lacrymaux dans le sinus des larmes.

» De ces deux faits, le premier doit être attribué à une rupture et le second à une illusion. En effet, l'injection des capillaires lymphatiques, que Haase, Mascagni et Hewson obtenaient mécaniquement en forçant les valvules, nous l'opérons aujourd'hui d'une manière bien autrement complète et satisfaisante ; non-seulement nous injectons les capillaires, mais nous les soumettons à la pression de une, deux et même trois atmosphères ; et cependant nous ne voyons jamais le mercure pleuvoir à la surface de la peau, des séreuses ou des muqueuses ; bien plus, nous enlevons l'épiderme ou l'épithélium, et, par conséquent, nous ouvrons largement toutes les bouches absorbantes si elles existent. Eh bien ! même après cette ablation, toute transsudation est impossible. Haase et Mascagni se sont certainement trompés.

» Quant aux orifices signalés au sommet des villosités, s'ils ont été admis par quelques anatomistes éminents que des préoccupations théoriques portaient à en rechercher et à en désirer vivement l'existence, il est digne de remarque que la plupart de ceux qui ont vécu en dehors de semblables préoccupations ne les ont jamais nettement aperçus. Les auteurs anciens, ignorant le mode d'origine des lymphatiques, les faisaient naître par des extrémités libres, et l'idée d'un orifice sur les extrémités devait naturellement se présenter à leur esprit. Mais cette idée, très rationnelle autrefois, est devenue inadmissible depuis la découverte des réseaux. Nulle part on ne trouve d'extrémités libres; à ces extrémités théoriquement admises, l'observation a substitué des anses, des anastomoses, des plexus, une trame réticulaire enfin, dans laquelle on n'aperçoit partout que des arcades et des polygones. Dès lors, comme le fait observer Fohmann, ce n'est plus à l'origine d'un vaisseau unique qu'il faudrait placer ces prétendus orifices, mais sur les parois des radicules; or, l'impossibilité si bien constatée de faire sourdre le mercure à la surface des réseaux, même après la desquamation épidermique et sous l'influence des plus hautes pressions, est un argument qui renverse et détruit radicalement l'ancienne théorie des bouches absorbantes. Ainsi les réseaux lymphatiques superposés aux artères et aux veines seraient non-seulement sans communication avec ces vaisseaux, mais aussi sans communication directe avec les liquides qui humectent les surfaces libres. »

Les réseaux lymphatiques existent-ils dans tous les tissus proprement dits? Voilà une autre question d'une importance incontestée, et dont la solution préoccupe encore actuellement les anatomistes. En se bornant à consulter les analogies, on est tenté tout d'abord de répondre par l'affirmative : pourquoi, en effet, les lymphatiques ne seraient-ils point répandus dans tout l'organisme, puisque les capillaires sanguins sont parties constituantes de la trame de chaque tissu? Il est vrai qu'on peut se demander si l'absorption lymphatique joue le rôle d'un acte nécessaire dans le mouvement vital; et quoique la science soit loin d'être fixée sur ce point, on connaît quelques faits qui autorisent le doute tout au moins. D'un autre côté, l'observation directe n'a pas encore révélé les réseaux lymphatiques dans tous les organes; il est même des tissus dans lesquels on a absolument nié l'existence de ces réseaux, prématurément, il faut bien le dire, puisqu'on peut toujours accuser de l'insuccès d'une injection lymphatique soit l'imperfection des instruments employés pour la pratiquer, soit l'insuffisance des procédés mis en usage, soit encore certaines conditions particulières, et encore inconnues, des espèces animales sur lesquelles on cherche à mettre en évidence les réseaux lymphatiques d'une région. A l'appui de cette dernière assertion, nous ferons observer que M. Sappey n'est point encore parvenu à injecter les réseaux de la pituitaire chez l'homme et le veau, et qu'il regarde leur existence comme étant tout au moins douteuse, tandis que, chez le cheval, cet appareil lymphatique est aussi remarquable par sa richesse que par la facilité avec laquelle on peut le remplir de mercure.

Voici, du reste, les notions les mieux acquises sur le sujet qui nous occupe actuellement.

Les vaisseaux lymphatiques de la peau sont très nombreux et forment deux réseaux : l'un, à mailles extrêmement fixes, occupe l'épaisseur de la couche la plus superficielle du derme; l'autre, placé sous la face profonde du tégument, comprend des vaisseaux plus volumineux que le premier, et communique avec lui par des ramuscules multipliés. Ces réseaux lymphatiques sont loin d'être également développés dans toutes les régions; on est cependant d'accord pour reconnaître qu'aucune ne s'en trouve dépourvue.

Sur le tégument interne ou les membranes muqueuses, on rencontre une disposition analogue des vaisseaux lymphatiques. Il est plus que probable qu'ils existent dans toute l'étendue de ce tégument; mais leur démonstration positive reste encore à faire pour quelques régions, comme, par exemple, la muqueuse pulmonaire, la membrane interne des canaux excréteurs des glandes et la conjonctive. Sur d'autres régions, l'injection de ces réseaux est, au contraire, très facile et donne les plus magnifiques résultats; nous citerons particulièrement les muqueuses linguale, intestinale et pituitaire. Les lymphatiques qui appartiennent à cette dernière membrane se présentent avec un si bel aspect chez le cheval, que nous conseillerons toujours de choisir cet animal aux anatomistes qui voudront les injecter. L'opération est simple et réussit constamment; aussi serions-nous étonné qu'elle eût échoué entre les mains de quelqu'un; elle permet de remplir non-seulement les deux réseaux de la membrane, mais encore les troncs nés de ces réseaux, troncs qui se dirigent vers l'entrée des cavités nasales, se rassemblent en plusieurs grosses branches au pourtour de la narine, et s'infléchissent ensuite sur le chanfrein, pour gagner la cavité sous-maxillaire, où ils se jettent dans les ganglions logés à droite et à gauche de cette cavité.

La plupart des anatomistes admettent les réseaux lymphatiques dans les séreuses splanchniques ou synoviales. M. Sappey les nie. Il considère les vaisseaux qu'on injecte si facilement en piquant la surface extérieure d'un viscère comme appartenant au tissu propre de celui-ci, et non pas à la membrane séreuse qui le recouvre. Ceux qu'on arrive quelquefois à remplir de mercure sur la face interne des parois des cavités splanchniques ou synoviales ne lui semblent pas davantage provenir de la tunique séreuse, mais bien des tissus sous-jacents.

M. Sappey nie également l'existence des réseaux lymphatiques dans le feuillet interne de l'appareil circulatoire, quoiqu'elle soit admise par la plupart des anatomistes modernes.

Le même auteur s'élève encore contre l'opinion de ceux, moins nombreux, qui prétendent trouver ces réseaux dans le tissu cellulaire.

Il doute qu'ils soient jamais associés à l'élément nerveux.

Dans les tissus fibreux, on en démontre quelques-uns, peut-être aussi dans le tissu osseux, sur la membrane médullaire.

On en trouve davantage dans les muscles de la vie animale, et surtout dans les muscles viscéraux.

Mais ce sont les glandes et les organes glandiformes de l'économie qui fournissent les plus beaux réseaux, les plus riches et les plus faciles à mettre en évidence.

Trajet des vaisseaux lymphatiques. — Les lymphatiques suivent le trajet des veines, et se divisent exactement comme celles-ci en vaisseaux superficiels et en vaisseaux profonds. Ces derniers, parallèles entre eux, se groupent immédiatement autour des veines correspondantes, auxquelles on les trouve en général superposés. Les premiers, quoique placés à proximité des vaisseaux veineux superficiels, s'étalent à leurs côtés dans une assez grande étendue, à la surface des aponévroses superficielles, en formant comme les lymphatiques profonds des faisceaux parallèles.

La direction suivie par les lymphatiques dans leur parcours est presque toujours rectiligne ou à peu près; jamais ces vaisseaux n'offrent les flexuosités qui sont si développées sur le trajet de certaines artères et même de quelques veines. Ils ne communiquent point non plus de l'un à l'autre par des anastomoses en arcade ou transversales semblables à celles qu'on rencontre si communément dans les deux autres ordres de canaux de l'appareil circulatoire. Cependant, dans leur marche parallèle, ils s'abouchent assez fréquemment avec les vaisseaux voisins après s'être bifurqués.

Mais de toutes les considérations relatives au trajet des vaisseaux lymphatiques, les plus intéressantes sont celles qui se rapportent aux corps glandiformes échelonnés sur le parcours de ces vaisseaux et dont nous allons faire ci-après l'histoire abrégée.

Ganglions lymphatiques. — Les ganglions lymphatiques sont des renflements ovoïdes, sphériques ou discoïdes, médiocrement consistants, gris, roses ou rougeâtres et quelquefois tout à fait noirs, qui interceptent dans plusieurs points les vaisseaux à sang blanc.

Leur nombre est considérable. Mais on les trouve rarement isolés ; le plus souvent ils sont rassemblés par groupes le long des vaisseaux sanguins.

Toujours ils sont plus gros dans le jeune âge que dans la vieillesse.

Tous les canaux du système lymphatique sont pourvus d'un ganglion au moins sur leur trajet, et quelques-uns même en traversent deux ou trois avant de se jeter dans le canal thoracique ou la grande veine lymphatique.

En arrivant sur ces ganglions, ils se plongent dans leur épaisseur, en se ramifiant, et reparaissent sur le point opposé, après s'être reconstitués en plusieurs canaux principaux, généralement plus gros et moins nombreux que les vaisseaux primitifs. Ceux-ci prennent le nom d'*afférents;* on nomme les autres *efférents*, parce qu'ils s'échappent, en effet, des ganglions pour se rapprocher du canal central.

Les injections mercurielles démontrent de la manière la plus évidente que ces ganglions sont entièrement constitués par des capillaires lymphatiques roulés sur eux-mêmes, peletonnés et anastomosés en réseaux. Ces capillaires proviennent de l'arborisation divergente des vaisseaux afférents, et se continuent d'autre part avec les branches convergentes qui forment, par leur réunion, les lymphatiques efférents.

A l'appui de l'observation directe qui a permis de constater ce mode d'organisation des ganglions lymphatiques, on a fait observer avec raison « qu'en descendant la série animale, on voit les ganglions se simplifier de plus en plus, et se transformer sur un grand nombre de points en un lacis de vaisseaux. Chez les oiseaux, ils occupent seulement la base du cou et l'entrée du thorax, et forment, dans toutes les autres régions, de simples plexus; dans les reptiles et les poissons, les glandes lymphatiques disparaissent tout à fait, et les plexus destinés à les remplacer sont eux-mêmes très peu compliqués (Sappey). »

Il y a de nombreux capillaires sanguins mêlés aux pelotons de vaisseaux blancs dans les ganglions lymphatiques ; mais ces deux ordres de réseaux ne communiquent point l'un avec l'autre. Très probablement qu'il entre aussi des filets nerveux dans la structure de ces renflements glandiformes, mais on ne les a point encore clairement démontrés. Quant au tissu cellulaire, on le trouve interposé aux capillaires lymphatiques, qu'il unit de la manière la plus intime, et répandu en une couche résistante, quoique mince, à la surface de chaque ganglion.

Terminaison des vaisseaux lymphatiques. — Nous avons déjà signalé le canal thoracique et la grande veine lymphatique droite comme étant les aboutissants de tous les vaisseaux absorbants du corps ; et nous avons dit que ces deux troncs se jettent dans le système veineux général : c'est à l'origine de la veine cave antérieure que s'accomplit cette réunion du système sanguin et du système lymphatique, et cette veine peut être considérée comme le confluent général de tous les absorbants du corps. Ce sont les recherches de Haller, Cruikshank et Mascagni qui ont mis ce fait important en lumière ; et c'est à celles de Fohmann, Panizza, Rossi, etc., qu'on doit la consécration de cette découverte.

Préparation des vaisseaux lymphatiques. — Les réseaux lymphatiques ne peuvent être étudiés qu'après avoir été remplis de mercure au moyen d'une injection, dont nous traccrons le manuel en quelques mots seulement, cette opération n'étant pas habituellement pratiquée par les élèves auxquels s'adresse ce livre.

L'appareil qu'on met en usage consiste en un tube de verre continué par un tube flexible qui porte, à son extrémité inférieure, un robinet de fer et une fine canule de fer également ou bien de verre. Pour faire fonctionner cet appareil, on remplit de mercure le tube après l'avoir suspendu ; on saisit ensuite la canule avec la main droite, en la tenant parallèlement à la membrane que l'on veut injecter, et on l'enfonce dans la couche la plus superficielle de cette membrane, en labourant la surface sur laquelle elle agit. L'extrémité de la canule est ainsi introduite au milieu des mailles du réseau lymphatique, et blesse nécessairement quelques-uns des capillaires qui composent ce réseau. En ouvrant alors le robinet, on permet au mercure de couler dans les capillaires par les solutions de continuité qu'ils présentent, et de les remplir de la manière la plus parfaite. Les réseaux lymphatiques étant toujours superposés aux réseaux sanguins, on sera toujours sûr de les injecter exclusivement en prenant la précaution de piquer les membranes aussi superficiellement que possible. Si la pointe de la canule pénètre trop profondément, le mercure passe dans les veines, et l'opération est manquée; il faut alors recommencer.

On se bornera pour l'étude des branches et des troncs lymphatiques à les insuffler de leur origine vers leur terminaison. Bien employé, ce procédé, mis presque exclusivement en usage par les anciens anatomistes, donne les résultats les plus satisfaisants; il suffit même pour démontrer la texture des ganglions.

Ceux-ci ne demandent pour leur préparation aucune précaution particulière.

CHAPITRE II.

DES LYMPHATIQUES EN PARTICULIER.

Nous commencerons par voir le *canal thoracique* et tous ses affluents, pour terminer par l'étude de la *grande veine lymphatique*.

Art. I. — Du canal thoracique.

Préparation. — Lier les jugulaires et les veines axillaires près de leur terminaison, ainsi que la veine cave antérieure vers le milieu de sa longueur ; mettre le canal thoracique à découvert, en abattant les côtes droites; ouvrir ce conduit près des piliers du diaphragme, et pousser à son intérieur deux injections au suif, l'une en avant, l'autre en arrière de l'incision. La première injection remplira le canal avec le réservoir veineux qui est intercepté entre les ligatures appliquées sur les vaisseaux sus-indiqués; la seconde, quoique dirigée en sens inverse des valvules, surmontera la résistance opposée par ces soupapes membraneuses, et se répandra dans la citerne de Pecquet et les principales branches qui viennent aboutir à ce confluent.

On pourra encore choisir une de ces branches dans la cavité abdominale, par exemple une de celles qui sont accolées aux artères coliques, près de l'origine de ces artères, et injecter le canal thoracique tout entier, de son origine à sa terminaison. Mais ce procédé exige plus d'habileté pratique que le premier, pour rechercher le vaisseau qui doit recevoir la canule; il ne convient pas surtout quand on opère sur des animaux très gras.

Le canal thoracique est le confluent général de tous les lymphatiques du corps, à l'exception de ceux qui reviennent du membre antérieur droit et de la moitié droite de la tête, du cou et du thorax.

Étendue. — Il s'étend sous la colonne vertébrale depuis la première vertèbre lombaire jusqu'en dehors de l'entrée du thorax.

Origine. — Son origine est marquée par un renflement très irrégulier décrit sous le nom de *réservoir sous-lombaire* ou de *citerne de Pecquet*, et dans lequel viennent aboutir les principaux affluents du canal.

Ce réservoir, divisé à l'intérieur, par des lamelles, en plusieurs compartiments incomplets, peut être plus ou moins volumineux, plus ou moins bien circonscrit et présenter des formes très variables. Il est placé au dessus de l'aorte abdominale et de la veine cave postérieure, au niveau de l'artère grande mésentérique, souvent même un peu en arrière. Chez le chien, il est énorme, de forme ovoïde, et se prolonge entre les piliers du diaphragme jusque dans la cavité thoracique.

Trajet. — A ce réservoir succède un tube dont le calibre est fort irrégulier, et paraît singulièrement exigu quand on le compare au diamètre de la dilatation initiale ou à celui des vaisseaux affluents qui le constituent : c'est le canal thoracique lui-même. On voit ce conduit s'engager entre les deux piliers du diaphragme avec l'artère aorte, se dévier plus ou moins sur le côté droit de ce vaisseau, et le suivre ainsi jusqu'au niveau de la sixième vertèbre dorsale environ, en passant en dehors des artères intercostales droites, qu'il croise, et sous la grande veine azygos, qui lui est accolée. Quelquefois cependant on le trouve reporté, dans cette première partie de son parcours, directement au-dessus de l'aorte thoracique, entre la double série des artères intercostales, sur la gauche de la veine azygos, laquelle se trouve alors immédiatement en contact avec le côté droit de l'aorte; ou bien encore il rampe sur la droite de cette veine, dont il dérobe à la vue la plus grande partie. A partir de la vertèbre dorsale indiquée, le canal thoracique abandonne l'aorte et croise à gauche la crosse de la veine azygos, pour se prolonger en avant sur le côté gauche de la trachée, mais souvent aussi sur le côté droit. Il se place ensuite entre les deux artères axillaires, franchit l'intervalle compris entre les ganglions pré-pectoraux, sort de la poitrine et se termine alors de la manière indiquée ci-après.

Terminaison. — L'extrémité terminale du canal thoracique est toujours pourvue d'une ampoule analogue à celle qui existe à l'origine du conduit, mais beaucoup plus petite, mieux circonscrite et moins irrégulière, ampoule qui s'ouvre

Fig. 164 (*).

a.

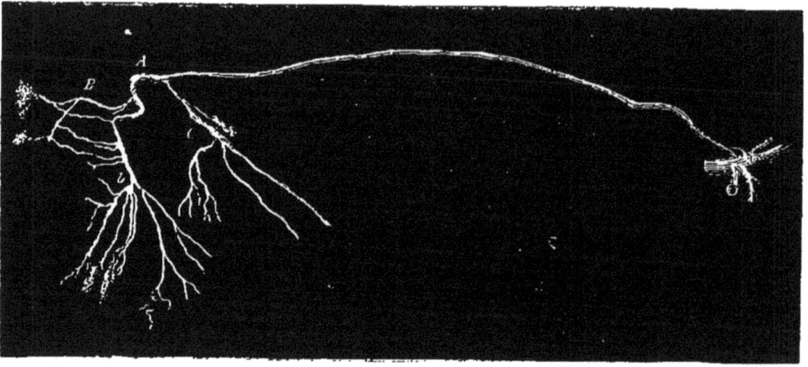

b.

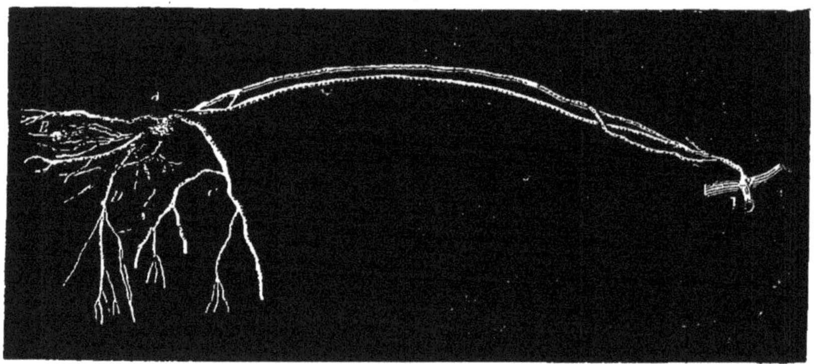

c.

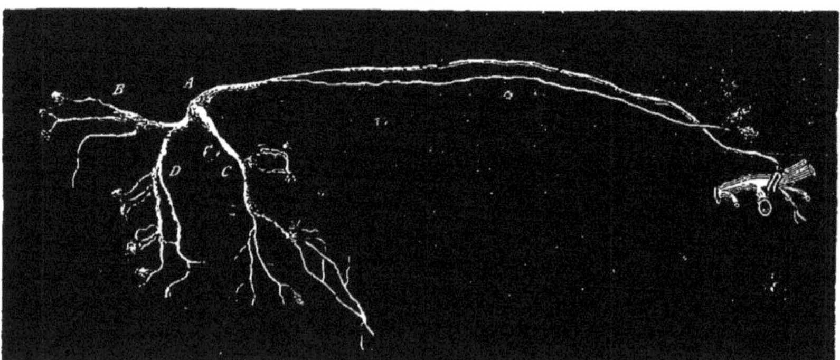

(*) Fig. 164. — *Différentes variétés du canal thoracique chez le cheval.* — *A.* Le réservoir du chyle. *B.* Les branches sous-lombaires. *C.* La branche mésentérique antérieure. *D.* La branche mésentérique postérieure. — Dans la figure *a* le canal est simple, disposition la plus ordinaire, et il s'insère par deux courtes branches au sommet de la veine cave antérieure. On le trouve double dans la figure *b*. Il offre dans la figure *c* une longue branche, qui part de l'entrée du thorax et va rejoindre le canal thoracique, par un trajet rétrograde, près des piliers du diaphragme. (Empruntée au *Traité de physiologie comparée des animaux domestiques* par M. Colin. Paris, 1856, t. II, p. 75 et suiv.)

dans la veine cave antérieure, tantôt par un seul orifice garni de valvules, tantôt par deux branches très courtes, dont nous ne pouvons estimer la longueur à plus de 5 millimètres, et qui sont également valvuleuses à leur embouchure. Le lieu où se fait cette insertion est presque toujours le sommet de la veine cave, et précisément le point de jonction des deux jugulaires. Le canal thoracique s'ouvre rarement ailleurs ; cela se rencontre quelquefois cependant, car il existe, dans le cabinet des collections de l'école de Lyon, une pièce sur laquelle l'embouchure de ce conduit se trouve placée entre la terminaison de la jugulaire gauche et celle de la veine axillaire correspondante.

Variétés dans les Solipèdes. — « Le canal thoracique est loin de se montrer toujours chez les Solipèdes tel que je viens de le décrire ; il y présente, sur son trajet et à son insertion, un grand nombre de variétés que nous devons passer en revue.

» Le canal simple se sépare quelquefois, sur un point de sa longueur, en deux branches qui, après avoir marché parallèlement l'une à l'autre, se réunissent bientôt pour reconstituer le canal unique. Cette division s'opère habituellement au niveau de la base du cœur, c'est-à-dire à l'endroit où s'abouchent les lymphatiques des ganglions bronchiques et œsophagiens ; elle forme un anneau dont l'ouverture n'a souvent pas plus de 1 centimètre de diamètre, ou une ellipse dont le grand axe a de 1 à 2 décimètres d'étendue. On la voit se produire une, deux et même trois fois sur la moitié antérieure du canal, qui redevient simple à son insertion comme il l'était à son origine. Les espaces circonscrits par les bifurcations constituent ce qu'on appelait autrefois les *insula.*

» Le canal, au lieu de demeurer simple, devient fort souvent double dès son point de départ (fig. 164, *b*). Alors les deux canaux sont sensiblement égaux, ou l'un est plus grand que l'autre. S'ils sont inégaux, c'est ordinairement le droit qui l'emporte sur l'autre ; cependant le contraire a lieu quelquefois. Dans tous les cas, les deux canaux sont isolés, l'un à droite, l'autre à gauche de l'aorte. En s'avançant vers l'entrée du thorax, ils restent complètement séparés, ou ils communiquent entre eux par une ou deux branches anastomotiques transversales plus ou moins volumineuses. Parvenus à 25, 20 et même quelquefois à 3 à 4 centimètres de leur abouchement au golfe des jugulaires, les deux canaux se rapprochent et se confondent en un seul. C'est généralement au niveau de la base du cœur que leur fusion s'opère. Jamais je n'ai vu les deux canaux rester distincts dans toute leur étendue et venir s'insérer isolément dans la veine cave.

» Quelquefois (fig. 164, *c*) il émane des ganglions de l'entrée du thorax un long canal qui marche parallèlement au premier avec lequel il va se joindre par un cours rétrograde vers les piliers du diaphragme.

» Le canal thoracique, double dans la plus grande partie de son étendue et à partir du réservoir sous-lombaire, finit parfois par devenir triple. Dans ce cas le plus grand des deux canaux se divise en deux branches ; puis les trois canaux, après avoir parcouru un certain trajet, se joignent ensemble au même endroit, ou bien deux d'entre eux se réunissent d'abord en un seul, auquel le troisième va s'aboucher à une distance variable du confluent des premiers (1). »

(1) *Traité de physiologie comparée des animaux domestiques*, par G. Colin, t. II.

Variétés chez les autres animaux domestiques. — « Le canal thoracique des grands ruminants, une fois parvenu dans le thorax par une ouverture spéciale du diaphragme presque distincte de l'arcade aortique, se place au-dessus et à droite de l'aorte, entre elle et la colonne vertébrale. Là, quoique en dehors des artères

Fig. 165 (*).

A.

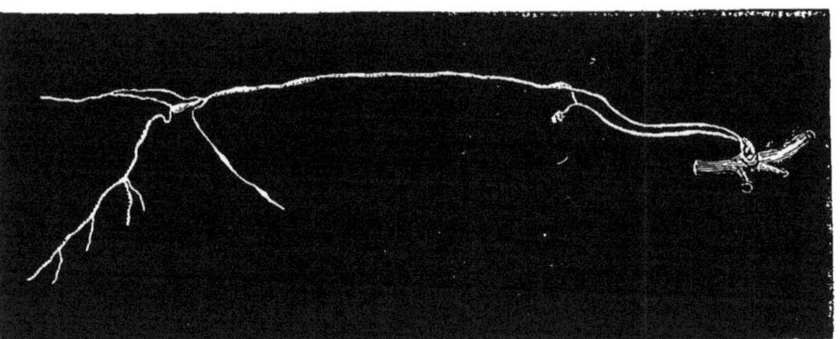

B.

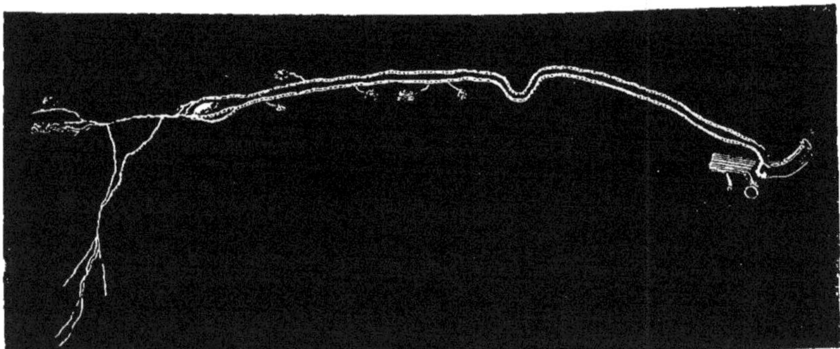

C.

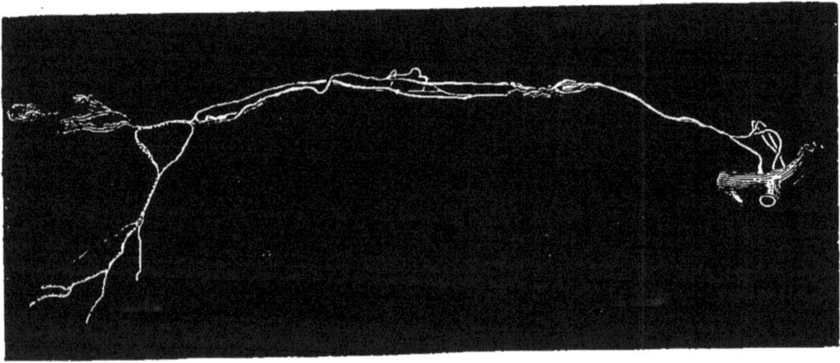

(*) Fig. 165. — *Variétés du canal thoracique chez le bœuf.* (Empruntée au *Traité de physiologie comparée des animaux domestiques* par M. Colin. Paris, 1856, t. II, p. 77 et 78.)

intercostales correspondantes, il est complétement caché par une couche épaisse de tissu graisseux, dans laquelle sont enveloppés les nombreux ganglions sous-dorsaux. Vers la cinquième vertèbre dorsale, il reçoit un gros vaisseau lymphatique provenant des ganglions énormes qui existent sur le trajet de l'œsophage, dans le médiastin postérieur, puis il croise la direction de l'aorte et de l'œsophage, passe à gauche, gagne l'entrée du thorax et s'ouvre en avant de la première côte, au-dessus du point de jonction de la jugulaire gauche avec la veine cave antérieure.

» Les variétés qu'il présente chez le bœuf sont nombreuses et fort communes. La disposition la plus rare est celle du canal simple dans toute sa longueur, telle que je viens de l'indiquer et telle qu'elle existe le plus ordinairement chez les petits ruminants (fig. 167). Ce canal (fig. 165, A), simple à son origine et dans la plus grande partie de son étendue, se bifurque souvent vers la base du cœur, ou seulement à 1 ou 2 décimètres de son insertion. De ces deux branches, l'une passe à droite de l'œsophage et de la trachée, l'autre se porte à gauche de ces parties, en suivant la direction ordinaire, et, à l'entrée du thorax, elles se terminent soit séparément, chacune dans l'angle de réunion de la jugulaire et de l'axillaire correspondante, soit ensemble au même point, au golfe des deux veines jugulaires.

Fig. 166 (*).

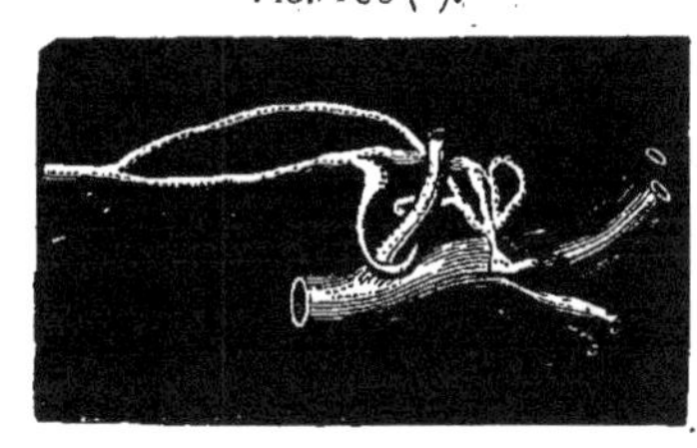

» Il arrive que l'une des branches du canal bifurqué se subdivise à son tour en deux branches plus petites, et que l'autre éprouve en même temps une semblable subdivision, de telle sorte que le tronc du canal, d'abord unique, devient double, puis quadruple, et s'abouche conséquemment par quatre orifices distincts dans le système veineux. Si les branches du canal, au lieu de rester isolées s'envoient des anastomoses transversales, il en résulte une complication dont les Solipèdes n'offrent pas d'exemples (fig. 166).

» Le canal thoracique est souvent double dans toute son étendue. Les deux canaux se détachent alors isolément de la citerne, suivent l'un le côté droit, l'autre le côté gauche de l'aorte, décrivent une arcade à convexité inférieure, au niveau de la base du cœur, sur les parties latérales de la trachée, et viennent se terminer soit très près l'un de l'autre et sur la même ligne transversale à la jonction des deux jugulaires, soit l'un à droite, l'autre à gauche, sur chacune de ces deux veines et non loin de leur jonction avec les axillaires (fig. 165, B).

» Lorsqu'il naît deux canaux au réservoir sous-lombaire, ils s'anastomosent quelquefois entre eux à plusieurs reprises par des branches sinueuses et contournées en différents sens, comme le montre la figure 165, C. Puis toutes ces branches se rassemblent dans le médiastin antérieur et reconstituent un canal simple qui, vers son insertion, se subdivise de nouveau en quatre branches venant s'ouvrir isolément, deux à droite, deux à gauche, au lieu ordinaire. Cette variété est la plus remarquable et la plus compliquée de toutes celles qui s'observent chez les animaux domestiques.

(*) Fig. 166.—*Insertion du canal thoracique chez le bœuf.* (Empruntée au *Traité de physiologie comparée des animaux domestiques* par M. G. Colin. Paris, 1856, t. II, p. 77.)

» Le canal thoracique du porc, habituellement simple dans toute son étendue, se divise quelquefois à 3 à 4 centimètres de son insertion en deux branches, qui ne tardent pas à se réunir en une ampoule ovoïde ; celle-ci, après avoir reçu les vaisseaux de la tête, de l'encolure et des membres, s'ouvre vers l'extrémité de la jugulaire gauche.

» Celui du chien ressemble généralement beaucoup à ce qu'il est chez le porc. Cependant il offre parfois dans son trajet et à son insertion de très nombreuses variétés ; Rudbecky a signalé une bifurcation au-dessus du cœur, une autre bifurcation dont les branches s'anastomosent plusieurs fois entre elles. Swammerdam et Sténon ont figuré des divisions anastomotiques nombreuses et irrégulières vers le milieu d'un canal simple à son point de départ. Ces anciens auteurs ont indiqué et représenté des insertions doubles et triples de différentes formes. Enfin Bilsius a fait voir une arcade, ou plutôt un anneau très remarquable, à l'insertion du conduit et à sa jonction avec les vaisseaux lymphatiques du cou et des membres antérieurs, anneau plus ou moins analogue à celui que j'ai observé plusieurs fois sur le cheval, le porc et le chat (1). »

Des affluents du canal thoracique. — Les branches lymphatiques qui viennent se jeter dans le canal thoracique sont aussi remarquables par leur nombre que par leur volume. Les unes aboutissent au réservoir sous-lombaire ; quelques rameaux s'ouvrent sur le trajet même de la grande veine blanche du thorax ; et les autres branches s'abouchent avec ce conduit près de son insertion dans le système veineux.

Les premières, variables dans leur nombre et les plus grosses de toutes, sont plus spécialement considérées comme les racines du canal thoracique. Ordinairement on en distingue trois principales avec une certaine quantité de petits troncs

Fig. 167 (*).

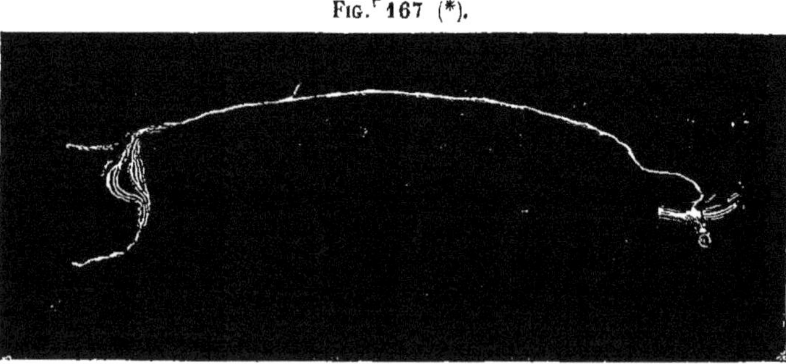

accessoires. L'une des grosses branches se jette dans la partie postérieure de la citerne ; assez souvent double et même multiple, elle provient d'un groupe énorme de ganglions placés à la région sous-lombaire, autour de l'extrémité postérieure de l'aorte et de la veine cave abdominales, groupe ganglionnaire sur lequel se rassemblent tous les vaisseaux des membres postérieurs, du bassin, des parois

(*) Fig. 167. — *Canal thoracique des petits ruminants.* (Empruntée au *Traité de physiologie comparée des animaux domestiques* par M. G. Colin. Paris, 1856, t. II.)

(1) G. Colin, *loc. cit.*

abdominales et des viscères pelvi-inguinaux. Les deux autres troncs gagnent le côté gauche de la citerne et résultent de la réunion des lymphatiques qui ont leur source dans les organes digestifs abdominaux ; parmi ces lymphatiques cependant, il en est quelques-uns, appartenant aux parois de l'estomac et au parenchyme du foie et de la rate, qui abordent du côté droit la citerne sous-lombaire, et s'abouchent isolément avec ce réservoir.

Quant aux affluents que le canal thoracique reçoit sur son trajet, ils viennent des viscères contenus dans la cavité thoracique et des parois de cette cavité.

Ceux qui se terminent à l'extrémité antérieure du canal sont formés par les lymphatiques du membre antérieur gauche et de la moitié gauche du thorax, du diaphragme, du cou et de la tête.

Livrons-nous à un rapide examen de toutes les branches radiculaires de ces affluents.

Art. II. — Des lymphatiques qui forment les affluents du canal thoracique.

Nous diviserons en cinq groupes ces vaisseaux lymphatiques : 1° ceux du membre abdominal, du bassin, des parois abdominales et des organes pelvi-inguinaux ; 2° ceux des viscères digestifs abdominaux ; 3° ceux des organes contenus dans la poitrine ; 4° ceux du thorax ; 5° ceux de la tête, du cou et du membre antérieur.

§ I. — Lymphatiques du membre abdominal, du bassin, des parois abdominales et des organes pelvi-inguinaux.

Ces vaisseaux viennent tous converger vers un groupe énorme de ganglions désignés en masse sous le nom de *ganglions sous-lombaires.* De plus, ils présentent, sur différents points de leur trajet, d'autres groupes qui constituent les *ganglions inguinaux profonds*, *inguinaux superficiels*, *poplités*, *iliaques* et *pré-cruraux.* La description successive de ces ganglions et de leurs vaisseaux afférents et efférents fera convenablement connaître l'appareil lymphatique dont nous avons l'étude en vue dans ce paragraphe.

1° Ganglions sous-lombaires.

Ce groupe, qui occupe, ainsi que son nom l'indique, la région sous-lombaire, comprend : 1° une petite masse impaire située dans le sinus de l'angle compris entre les deux artères iliaques internes, masse formée le plus souvent d'un seul gros ganglion ; 2° une autre masse logée entre les deux artères iliaques, et une troisième placée en dehors et en avant du tronc crural : ces deux dernières paires ; 3° une agglomération impaire de lobules ganglionnaires dispersés autour de l'origine de l'artère petite mésentérique et des artères spermatiques : ceux-ci isolés les uns des autres.

Ces différentes masses reçoivent les lymphatiques du bassin, les branches émergentes des ganglions inguinaux profonds, celles qui reviennent des ganglions iliaques, quelques ramuscules du rectum et du côlon replié, et ceux du cordon testiculaire.

Elles sont reliées entre elles par des branches de communication, et donnent naissance à plusieurs séries de branches émergentes qui se rassemblent bientôt en un ou plusieurs troncs. Ceux-ci se jettent dans la citerne de Pecquet.

2° Ganglions inguinaux profonds.

On désigne ainsi un amas considérable de lobules ganglionnaires logés sous l'aponévrose et l'arcade crurales, dans l'interstice des muscles adducteurs de la jambe, avec les vaisseaux cruraux, en dedans desquels ces ganglions se trouvent situés.

La forme de ce groupe est allongée : il peut avoir 15 à 20 centimètres de longueur, et même plus ; son extrémité supérieure remonte jusqu'au niveau du bord antérieur du pubis. Il se compose de quinze à vingt lobules qui présentent rarement une couleur uniforme, les uns étant gris clair et les autres brunâtres ou presque noirs.

Les afférents sont formés par les lymphatiques superficiels qui accompagnent la veine saphène interne, lymphatiques dont on peut suivre les racines au delà du boulet, sur la région digitée, et par les vaisseaux profonds satellites de l'artère et de la veine crurales. Les efférents se rendent aux ganglions sous-lombaires, en montant dans l'abdomen le long de l'artère et de la veine iliaques externes.

3° Ganglions inguinaux superficiels.

Ils sont placés en avant de l'anneau inguinal, à côté du fourreau, sur le trajet de l'artère sous-cutanée abdominale, où ils figurent une petite masse allongée, longue de 7 à 8 centimètres, et composée d'une douzaine de lobules principaux.

Leurs afférents, qui sont très nombreux, viennent de la face interne des cuisses, du fourreau, des bourses, et de la paroi abdominale inférieure. Les vaisseaux efférents, beaucoup plus gros, mais moins nombreux (il n'en existe que cinq à six), remontent dans le canal inguinal en accompagnant l'artère honteuse externe et les branches nerveuses inguinales ; ils se jettent dans les ganglions inguinaux profonds, après avoir traversé l'anneau crural en compagnie de l'artère prépubienne.

4° Ganglions poplités.

Ces ganglions représentent une très petite masse composée de trois à cinq lobules indépendants, situés en arrière du grand nerf sciatique et des jumeaux de la jambe, entre le long vaste et le demi-tendineux, près de l'artère fémoro-poplitée.

Ils reçoivent quelques-uns des lymphatiques qui s'élèvent des environs du jarret et ceux qui viennent de la partie postérieure et inférieure de la fesse. Leurs efférents rejoignent les ganglions inguinaux profonds, en suivant les interstices musculaires de la cuisse.

5° Ganglions iliaques.

Légèrement jaunâtres et d'une consistance molle, ces ganglions, au nombre de cinq ou six, forment un groupe situé dans l'intervalle triangulaire compris entre les deux branches de l'artère circonflexe iliaque.

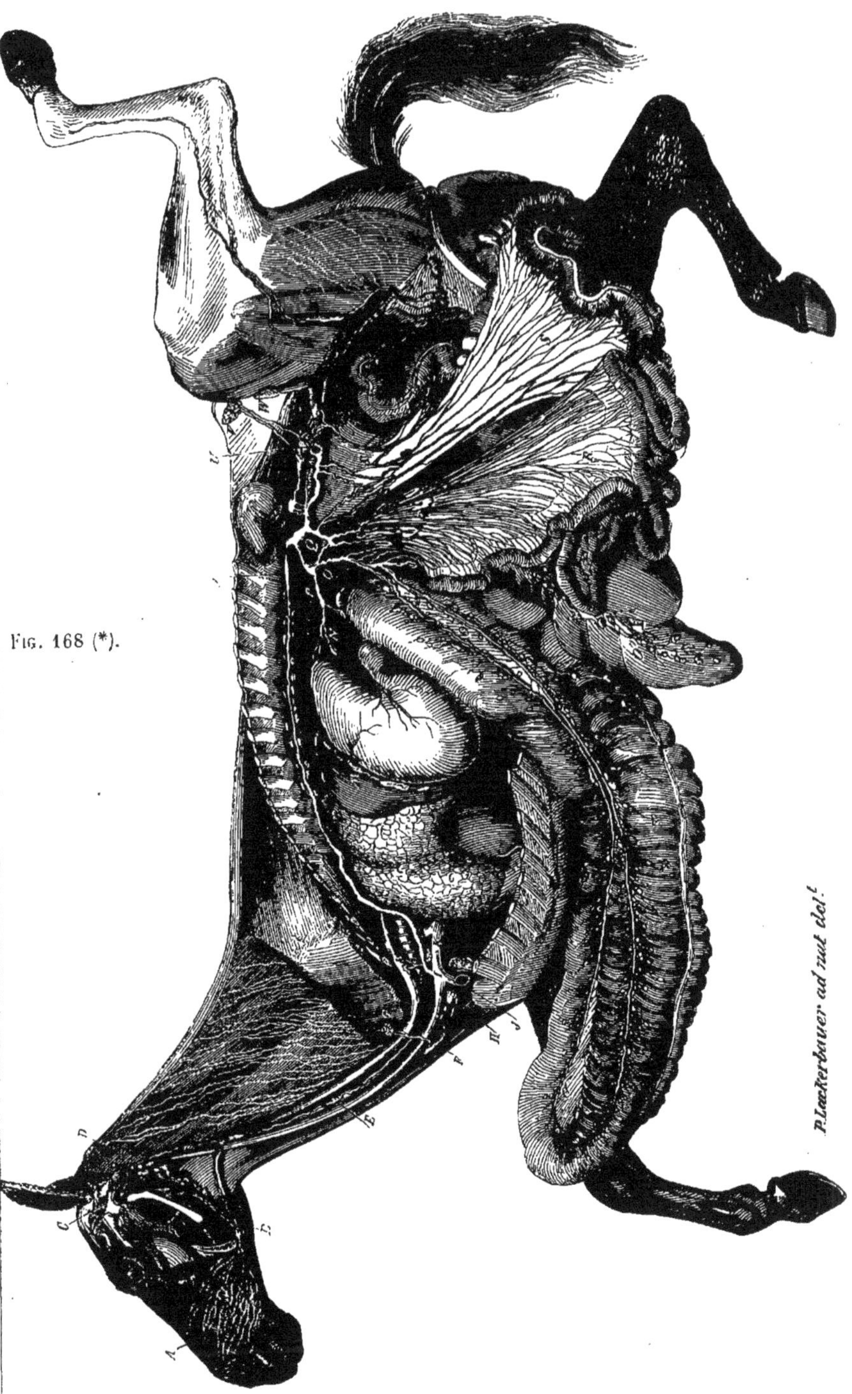

Fig. 168 (*).

(*) Fig. 168. — *Ensemble du système lymphatique chez le cheval.* (Empruntée au *Traite de physiologie comparée des animaux domestiques* par M. G. Colin. Paris, 1856, t. II, p. 83, fig. 86.)

Ils reçoivent les branches émergentes des ganglions cruraux antérieurs et un grand nombre des lymphatiques profonds de la paroi abdominale. Leurs rameaux efférents, au nombre de quatre ou cinq, suivent l'artère circonflexe iliaque pour se rendre aux ganglions sous-lombaires.

6° Ganglions pré-cruraux.

Placés en dedans du bord antérieur du fascia lata, sur le trajet de l'artère circonflexe iliaque, ces ganglions forment une petite masse allongée, composée d'une douzaine de lobules, serrés les uns contre les autres. A ce groupe arrivent des vaisseaux afférents venus de la partie antérieure et interne de la cuisse. Il donne naissance à trois ou quatre gros vaisseaux efférents, qui remontent à la face interne du muscle du fascia lata, en accompagnant l'artère circonflexe iliaque, et qui entrent dans la cavité abdominale, près de l'angle de la hanche, pour aller se réunir aux ganglions iliaques.

§ II. — Lymphatiques des viscères abdominaux.

1° Ganglions et vaisseaux lymphatiques du rectum et du côlon flottant.

Les ganglions affectés à cette portion du tube intestinal sont : d'abord, deux ou trois lobules placés à la base de la queue et de chaque côté du sphincter ; en second lieu, une série très nombreuse de petits corps ganglionnaires situés le long de la petite courbure du viscère ; troisièmement quelques lobes arrondis compris entre les deux lames du mésentère et placés sur le trajet des divisions artérielles et veineuses.

Nées dans l'épaisseur des tuniques muqueuse et charnue, les radicules lymphatiques gagnent les ganglions de la petite courbure du côlon, puis s'en échappent à l'état de rameaux efférents qui rampent en grand nombre dans le mésentère. Ces efférents traversent (quelques-uns du moins) les glandes lymphatiques placées sur le trajet des vaisseaux sanguins, et se rassemblent, près de l'origine de l'artère mésentérique postérieure, en plusieurs branches assez volumineuses, qui s'unissent aux divisions des ganglions sous-lombaires ou à celles du côlon replié.

2° Ganglions et vaisseaux lymphatiques du côlon replié.

On distingue sur cet énorme viscère une double chaîne de ganglions accolés aux artères coliques, et de nombreux petits lobules, disséminés, à une petite distance des ganglions principaux, sur le trajet des branches collatérales fournies par ces deux vaisseaux.

Reçus d'abord, pour la plupart, par ces grains lobulaires, les lymphatiques émanés des tuniques du viscère rejoignent ensuite les ganglions principaux, d'où ils émergent en formant plusieurs grosses branches satellites des vaisseaux coliques. Au nombre de deux ou trois seulement vers la courbure pelvienne, ces branches atteignent le chiffre de dix ou douze en arrivant près de l'origine des artères coliques. C'est de la réunion de ces vaisseaux avec ceux de l'intestin grêle que résultent les deux gros troncs mésentériques (fig. 164, A, C), qui forment la citerne de Pecquet avec les branches émanées des ganglions sous-lombaires (fig. 164, B).

3° Ganglions et vaisseaux lymphatiques du cæcum.

Il existe sur le trajet de chaque artère cæcale une série moniliforme de ganglions moins rapprochés les uns des autres que ceux de la double chaîne colique, ganglions auxquels abordent les vaisseaux émanés des membranes du cæcum, et d'où partent plusieurs longues branches satellites des vaisseaux sanguins, lesquelles se rendent au même tronc que ceux de l'intestin grêle.

4° Ganglions et vaisseaux lymphatiques de l'intestin grêle.

Les glandes lymphatiques qui reçoivent les vaisseaux blancs de l'intestin sont très gros et très abondants. Au nombre d'une trentaine environ, de couleur grisâtre, très compactes, fusiformes, souvent bifurqués à leur extrémité supérieure, ces ganglions sont placés dans l'épaisseur du mésentère, près de l'origine de l'artère grande mésentérique, dont ils sont d'autant plus éloignés qu'ils appartiennent à une portion intestinale plus rapprochée de la fin du viscère. Celle-ci possède en outre une quinzaine de petits lobules ganglionnaires spéciaux dispersés sur le trajet de l'artère iléo-cæcale.

On a déjà signalé la richesse de l'appareil vasculaire qui, des parois de l'intestin grêle, s'élève vers les ganglions mésentériques. Il faut ajouter que ces ganglions donnent naissance, par leur extrémité supérieure, à de grosses branches émergentes, deux ou trois pour chacun d'eux, lesquelles se réunissent bientôt en branches plus volumineuses qui vont concourir à la formation des deux racines intestinales de la citerne de Pecquet.

5° Ganglions et vaisseaux lymphatiques de l'estomac.

Il y a pour l'estomac deux catégories de glandes lymphatiques : 1° plusieurs gros ganglions situés sur la petite courbure de l'organe ; 2° une série de petits lobules disséminés le long de la grande courbure à l'attache du grand épiploon.

Les vaisseaux qui s'en échappent « se rassemblent sur le trajet des artères et des veines gastriques, remontent au niveau de la grosse tubérosité, vers le tronc de la cœliaque ; là ils s'anastomosent avec les lymphatiques dérivés de la rate et du foie, et se réunissent en plusieurs branches flexueuses, qui s'ouvrent les unes directement dans le canal thoracique, les autres après s'être confondues avec le tronc antérieur des lymphatiques intestinaux. » (Colin.)

6° Ganglions et vaisseaux lymphatiques de la rate et du foie.

« Les vaisseaux lymphatiques de la rate, nés les uns dans la profondeur du viscère, les autres à sa surface, se dirigent vers l'artère et la veine spléniques : ils traversent plusieurs groupes de ganglions disposés sur le trajet de ces vaisseaux, à partir du milieu de la longueur de la scissure, remontent, au nombre de cinq ou six, vers l'origine de l'artère en formant un peloton sinueux dont les divisions, anastomosées avec celles de l'estomac et du foie, s'abouchent d'une part avec celles-ci dans le tronc antérieur des lymphatiques de l'intestin, et d'autre part dans un magnifique plexus communiquant directement avec le canal thoracique.

» Enfin les lymphatiques du foie forment un réseau très serré à la surface et un lacis dans l'intérieur du parenchyme. Ils se rassemblent vers la scissure postérieure, et se plongent d'abord dans un premier groupe ganglionnaire fort petit, puis dans un second groupe de ganglions volumineux, arrondis et cachés entre le tronc de la veine porte et le pancréas. Leur abouchement est commun à celui des vaisseaux de l'estomac et de la rate. » (Colin, tome II, page 70.)

§ III. — Ganglions et vaisseaux lymphatiques des organes contenus dans la cavité thoracique.

On trouve annexés à ces organes trois groupes de ganglions lymphatiques : 1° une série de petites granulations placées dans le médiastin postérieur sur le trajet de l'œsophage ; 2° les *ganglions bronchiques*, situés dans l'angle de bifurcation de la trachée autour de l'origine des bronches, qu'ils suivent, à une petite distance, dans l'épaisseur du parenchyme pulmonaire ; 3° deux longues traînées de lobules s'étendant sur les côtés de la face inférieure de la trachée, depuis la base du cœur jusqu'auprès de la première côte.

Le premier groupe reçoit les lymphatiques postérieurs de l'œsophage, le second ceux du poumon, le troisième ceux du péricarde, du cœur, d'une portion de la trachée et de l'œsophage. Leurs efférents, réunis en quelques gros troncs, se jettent à différentes distances dans le canal thoracique.

§ IV. — Ganglions et vaisseaux lymphatiques des parois du thorax.

Ces ganglions forment trois séries : 1° une double chaîne de petits grains arrondis, situés de chaque côté de la colonne dorsale, en haut des espaces inter-costaux, sous la plèvre costale ; 2° une masse souvent volumineuse, logée à la base de l'appendice xiphoïde, derrière le cœur, en avant de la partie inférieure du diaphragme ; 3° quelques granulations rudimentaires accolées aux vaisseaux thoraciques internes.

Les lymphatiques du diaphragme, après avoir reçu, dit-on, ceux de la face convexe du foie, se rendent aux ganglions placés à la base du muscle, d'où ils s'échappent sous forme de plusieurs canaux, qui accompagnent les vaisseaux thoraciques internes, et s'abouchent avec l'extrémité antérieure du canal thoracique ou avec la grande veine lymphatique, la plupart par l'intermédiaire des ganglions pré-pectoraux. Ces vaisseaux reçoivent sur leur trajet ceux qui sont amenés de la partie inférieure des espaces inter-costaux dans les granulations sus-sternales.

Quant aux autres vaisseaux lymphatiques de la paroi costale, ils montent entre les deux muscles qui closent ces espaces, et se rendent aux ganglions sous-dorsaux, qui les déversent ensuite près de l'origine du canal thoracique, au moyen d'un ou deux longs canaux marchant en sens rétrograde de chaque côté de la colonne dorsale.

§ V. — Vaisseaux lymphatiques de la tête, du cou et du membre antérieur.

Ces vaisseaux se dirigent tous vers l'entrée de la poitrine, et se rassemblent sur un groupe de *ganglions* dits *pré-pectoraux*, qui jouent ainsi, à l'égard des lymphatiques de la partie antérieure du corps, le rôle rempli par les ganglions sous-lombaires envers les vaisseaux de la partie postérieure.

Avant d'arriver à ce point commun de convergence, ils sont interceptés sur leur trajet par d'autres glandes qui forment quatre groupes principaux : 1° les *ganglions gutturaux* ou *pharyngiens ;* 2° les *ganglions sous-maxillaires ;* 3° les *ganglions pré-scapulaires ;* 4° les *ganglions brachiaux.*

En étudiant l'un après l'autre ces différents groupes ganglionnaires avec leurs vaisseaux afférents et efférents, nous donnerons une idée suffisante de l'ensemble de l'appareil lymphatique dans la région qu'il nous reste à examiner.

1° Ganglions pré-pectoraux (1).

Ils forment de chaque côté de l'extrémité terminale de la jugulaire, en dedans du bord inférieur du scalène, une très grosse masse qui se prolonge dans la poitrine, en passant sous les vaisseaux axillaires, et qui remonte à la face interne de la première côte.

On voit aboutir à ces ganglions les vaisseaux lymphatiques émergents des ganglions pré-scapulaires et axillaires, ceux qui descendent le long de la trachée avec l'artère carotide primitive et qui viennent des ganglions pharyngiens, enfin la plupart de ceux qui suivent les vaisseaux thoraciques internes.

Ils donnent naissance à plusieurs branches courtes et volumineuses : celles des ganglions du côté droit forment par leur réunion la grande veine lymphatique ; celles du côté gauche se réunissent au canal thoracique ou s'insèrent isolément à côté de celui-ci sur le sommet de la veine cave antérieure.

2° Ganglions pharyngiens.

Très nombreux, très mous, lâchement unis les uns aux autres, ces ganglions sont disposés en une masse allongée qui occupe le plan latéral du pharynx, en dessous de la poche gutturale, et qui se prolonge en arrière au delà même du corps thyroïde.

Ils reçoivent tous les lymphatiques de la tête : les uns venus directement de la base de la langue, du voile du palais, des parois pharyngiennes, du larynx ; les autres, envoyés par les ganglions sous-maxillaires et par un lobule logé dans l'épaisseur de la parotide.

(1) Ce sont ceux, croyons-nous, qu'on doit regarder comme les représentants des ganglions axillaires de l'homme.

Les rameaux efférents qui en partent sont au nombre de quatre ou cinq. Toujours volumineux, ces rameaux descendent le long de la trachée, quelques-uns isolément, la plupart réunis en un faisceau qui suit l'artère carotide, pourvus sur leur trajet de plusieurs ganglions allongés, auxquels se rendent les radicules lymphatiques nées de la portion cervicale de la trachée et de l'œsophage. Ils arrivent ainsi vers l'entrée de la poitrine et se perdent alors dans les ganglions pré-pectoraux. Mais quelques-uns traversent ces ganglions sans s'y diviser, et se jettent directement, à gauche, dans le canal thoracique, à droite, dans la grande veine lymphatique; aussi nous a-t-il été possible d'injecter cette dernière par l'un de ces vaisseaux mis à découvert du côté droit.

3° Ganglions sous-maxillaires ou sous-glossiens.

Ils représentent une masse fusiforme située au fond de l'auge, dans l'angle rentrant compris entre le digastrique d'une part, le mylo-hyoïdien et le scapulo-hyoïdien d'autre part, auprès et au-dessus de l'artère maxillaire externe.

On voit aboutir à ces ganglions les lymphatiques de la langue et ceux des joues, des lèvres, des naseaux, des cavités nasales. Leurs efférents gagnent les ganglions pharyngiens ou gutturaux.

4° Ganglions pré-scapulaires.

Ils forment par leur réunion une espèce de chaîne, longue de 30 centimètres au moins, placée sur le trajet de la branche ascendante de l'artère cervicale inférieure, sous la face interne du muscle mastoïdo-huméral, et descendant jusques auprès de l'insertion fixe du muscle sterno-maxillaire.

Le plus grand nombre des lymphatiques du cou, les vaisseaux du poitrail et une partie de ceux de l'épaule aboutissent à ces ganglions. Leurs efférents, courts et volumineux, se jettent dans les glandes pré-pectorales.

5° Ganglions brachiaux.

Situés sous le membre antérieur, en dedans du bras, ces ganglions se divisent en deux groupes : l'un placé près de l'articulation du coude, en dedans de l'extrémité inférieure de l'humérus; l'autre disposé en une masse discoïde derrière les vaisseaux brachiaux, près de l'insertion commune au muscle adducteur du bras et au grand dorsal.

Le premier groupe reçoit les vaisseaux du pied et de l'avant-bras, vaisseaux qui accompagnent les veines superficielles, ou qui rampent dans les interstices musculaires avec les artères et les veines profondes. Il envoie neuf ou dix branches flexueuses au deuxième groupe, auquel aboutissent directement les lymphatiques du bras et de l'épaule, et d'où émergent un certain nombre d'efférents qui vont, en accompagnant les vaisseaux axillaires, se rendre aux ganglions pré-pectoraux.

ART. III. — GRANDE VEINE LYMPHATIQUE.

Deuxième gros tronc de réception des vaisseaux blancs du corps, la grande veine lymphatique part des ganglions pré-pectoraux du côté droit : elle se trouve être ainsi le confluent général des lymphatiques du membre antérieur droit, des régions axillaire et costale superficielle droites et de la moitié droite de la tête, du cou, du diaphragme. Ce tronc est long de 2 à 5 centimètres seulement. « Il s'ouvre habituellement à la jonction des jugulaires, à côté du canal, par un orifice muni d'une double valvule semi-lunaire. Quelquefois une ou deux des branches qui concourent à le former décrivent des circonvolutions autour du tronc brachial correspondant ou de quelques-unes de ses divisions, avant de rejoindre les autres. Enfin il n'est pas rare de voir ce tronc lymphatique s'anastomoser avec le canal thoracique par des collatérales volumineuses, puis se réunir avec lui de manière à s'insérer ensemble par un orifice simple au-dessus du golfe des jugulaires. » (Colin, tome II, page 82.)

FIG. 169 (*).

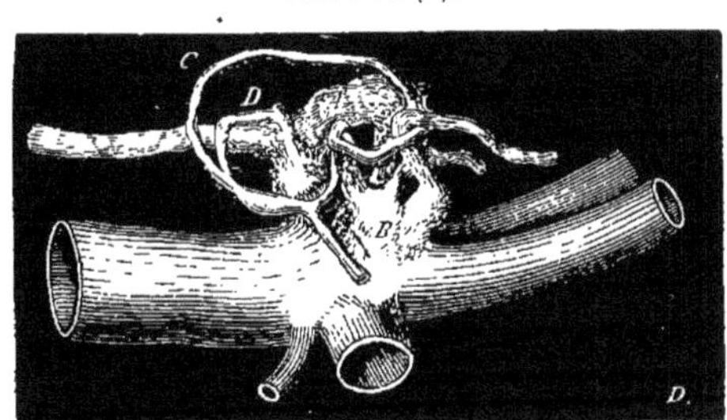

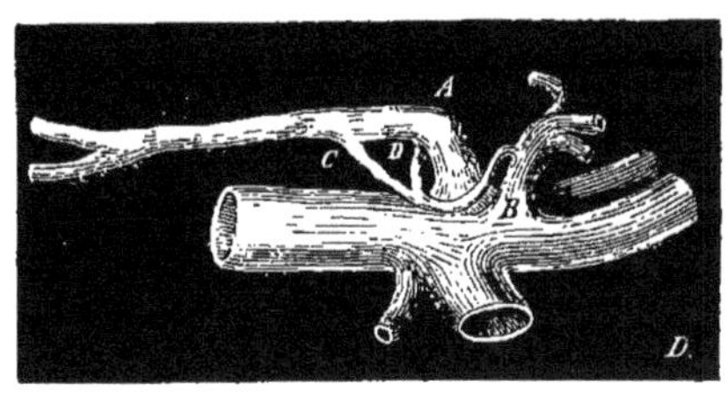

(*) Fig. 169. — *La grande lymphatique et l'insertion du canal thoracique.* — *A.* Canal thoracique. — *B.* Grande veine lymphatique ou tronc lymphatique droit. — *C. D.* Anastomoses établies entre eux près de leur insertion. (Empruntée au *Traité de physiologie comparée des animaux domestiques* par M. Colin. Paris, 1856, t. II, fig. 70 et 71, p. 116.)

LIVRE SIXIÈME.

APPAREIL DE L'INNERVATION.

SECTION PREMIÈRE.

DU SYSTÈME NERVEUX EN GÉNÉRAL.

Les fonctions dont nous venons de faire connaître les instruments suffisent à elles seules pour entretenir la *nutrition*, ce mouvement moléculaire et mystérieux but ultime du jeu des organes et l'essence même de la vie : actes locomoteurs qui permettent à l'animal de rechercher sa nourriture et de l'introduire dans son organisme, élaboration et absorption des matériaux assimilables de la masse alimentaire au sein de la cavité digestive, circulation des fluides réparateurs de l'économie, dépuration et revivification de ces fluides par l'action des poumons et des reins : en faut-il, en effet, davantage pour constituer les conditions nécessaires à la manifestation des phénomènes nutritifs ?

Et cependant que l'anatomiste conçoive dans son esprit un vertébré exclusivement doué des appareils chargés d'exécuter ces fonctions, qu'il suppose à ces appareils le souffle de la vie et les propriétés dépendant de ce principe animateur, il ne réussira point à créer dans son imagination un être capable de se mouvoir, de digérer, de mettre en circulation les fluides nutritifs, de révivifier ces fluides par la respiration et la dépuration urinaire, d'exécuter en un mot tous les actes dont le concours est indispensable à l'entretien de la nutrition, l'acte vital par excellence. C'est que les tissus de cet animal, quoique possédant les propriétés organiques inhérentes à leur structure, manquent d'un excitant capable de mettre en jeu ces propriétés : de là leur inertie, car tout mouvement, de quelque nature qu'il soit, exige, pour sa réalisation, non-seulement la faculté motrice dans l'organe qui l'exécute, mais encore une cause excitatrice.

Mais donnons à cet organisme mutilé, enfanté par notre fantaisie, des cordons blancs, ramifiés en divisions extrêmement ténues dans la profondeur des instruments de la vie, et partant d'un axe central logé dans le crâne et le canal rachidien, c'est-à-dire ajoutons à notre animal incomplet un **Appareil de l'innervation** ; et nous verrons apparaître comme par enchantement les premiers signes de la vie. Grâce aux propriétés particulières qui distinguent les tissus de cet appareil, et sur lesquelles nous nous étendrons plus loin, il jouera, à l'égard des propriétés des autres tissus, le rôle d'excitateur et de régulateur. Provoquées par le système nerveux, ces propriétés ne resteront plus à l'état latent, et se manifesteront par leurs résultats habituels, comme la contraction dans les muscles, l'exhalation et la sécrétion dans les membranes et les glandes; alors l'être avorté, qui tout à l'heure méritait à peine le nom de *cadavre vivant*, digérera, respirera, etc., vivra, en un mot, et sera digne de prendre rang dans le monde animé.

Là ne se borneront point les effets de cette transformation radicale. L'animal ainsi rendu apte au mouvement nutritif acquerra, en sus de cette *vie végétative*, apanage commun de tous les êtres organisés, toutes les attributions de ce qu'on est convenu d'appeler avec Bichat, la *vie animale*, c'est-à-dire la sensibilité, la volonté, l'instinct, l'intelligence.

Centre perceptif qui reçoit les excitations développées à la périphérie des organes ou dans l'épaisseur de leur substance, centre excitateur qui porte le mouvement à tous les autres tissus, siége des facultés instinctives et intellectuelles, préposé ainsi à la plus grandiose finalité physiologique, l'appareil de l'innervation ne se présente-t-il pas à l'étude sous l'aspect le plus attrayant? Nous commencerons par donner succinctement une idée générale de sa conformation, de sa structure, de ses propriétés et de ses fonctions, avant d'entreprendre la description spéciale des différentes parties qui le composent.

§ I. — Conformation générale du système nerveux.

L'appareil de l'innervation comprend une partie centrale et une partie périphérique.

La première représente une tige très allongée, logée dans le canal rachidien, renflée à son extrémité antérieure qui occupe la cavité crânienne. On lui donne le nom d'*axe cérébro-spinal* ou *encéphalo-rachidien*.

La seconde comprend une double série de branches ramescentes qui s'échappent latéralement de la tige centrale, et vont se distribuer dans toutes les parties du corps ; ces branches constituent les *nerfs*.

De l'axe cérébro-spinal ou encéphalo-rachidien. — L'axe proprement dit ou la tige logée dans le canal rachidien forme la *moelle épinière*. C'est un gros cordon blanc terminé en pointe à son extrémité postérieure, donnant naissance, au niveau de chaque trou de conjugaison, à une des branches nerveuses dont l'ensemble représente la partie périphérique de l'appareil de l'innervation.

Quant à l'extrémité renflée renfermée dans la boîte crânienne, elle prend le nom d'*encéphale*. D'une conformation plus compliquée que la moelle épinière, ce renflement se décompose, comme on le verra, en quatre parties : 1° un pédoncule blanc, continuation de la moelle épinière ; 2° trois masses ovoïdes de couleur grise, une postérieure impaire, deux antérieures placées symétriquement côte à côte. Le prolongement médullaire émet, comme la moelle elle-même, à droite et à gauche, des branches nerveuses destinées presque exclusivement à la tête.

Des nerfs. — Les nerfs ont la forme de cordons fasciculés qui sortent des orifices percés à la base du crâne ou des trous intervertébraux, et se portent au sein de tous les organes, en se ramifiant à la manière des artères, qu'ils accompagnent généralement.

Tous les nerfs prennent leur origine sur l'axe médullaire, ou sur son prolongement encéphalique, par des radicules plus ou moins apparentes, qui se divisent en deux grandes catégories relativement à la position de leur point d'émergence : les unes *supérieures*, partant de la face correspondante de l'axe spinal ; les autres, *inférieures*, s'échappant de l'autre face : distinction parfaitement appréciable sur la moelle proprement dite, mais qu'il est plus difficile de constater sur le pédoncule encéphalique où elle existe également.

A leur sortie du conduit osseux qui leur livre passage, les radicules de chaque nerf sont toujours réunies en un tronc commun.

Dans le plus grand nombre des cas, il entre dans la composition de ce tronc des fibres des deux ordres. Quelques nerfs seulement ne comprennent que des fibres d'une seule espèce, et ces nerfs appartiennent tous à l'encéphale.

A l'origine du tronc sur lequel se rassemblent les radicules nerveuses, existe un renflement grisâtre, appelé *ganglion*, comme les glandes lymphatiques ; mais ce renflement appartient exclusivement aux fibres supérieures.

Après un trajet plus ou moins long, fort court en général, ce tronc se divise en branches, point de départ de tous les rameaux nerveux de l'économie.

Parmi ces rameaux, ceux qui s'épuisent dans les appareils de la vie de relation sont pairs et parfaitement semblables des deux côtés. Quant à ceux des organes de la vie de nutrition, ils composent d'abord une double chaîne à peu près symétrique, placée sous la colonne rachidienne, et dont les éléments sont empruntés à presque tous les troncs nerveux émanés de l'axe cérébro-spinal ; puis ils se rendent à leur destination, en affectant dans leur distribution la complication la plus irrégulière. Comme ces nerfs offrent sur leur trajet un grand nombre de ganglions semblables à ceux dont nous avons parlé déjà, on les appelle *nerfs ganglionnaires*. Ils prennent encore le nom de *nerfs de la vie organique* ou *végétative*, et les autres celui de *nerfs de la vie animale ou de relation*.

Arrivés dans la profondeur des organes, à l'état de fibriles microscopiques, ces cordons nerveux, quels qu'ils soient, ne se perdent point au milieu des tissus en se fusionnant avec eux. D'après les recherches les plus accréditées, ces fibrilles s'anastomoseraient entre elles en formant des anses.

§ II. — Structure du système nerveux.

Deux substances particulières, l'une *grise*, l'autre *blanche*, entrent comme éléments fondamentaux dans l'organisation des appareils nerveux.

La *substance blanche*, essentiellement fibreuse, se compose de tubes microscopiques, remplis d'une matière médullaire, sur les caractères de laquelle les micrographes ne sont pas encore tout à fait d'accord, tubes paraissant former, eu égard à leur volume, deux groupes principaux : celui des *tubes minces* et celui des *tubes larges* : les premiers, presque de moitié moins volumineux que les seconds, laissant voir difficilement l'épaisseur de leurs parois, qui semblent confondues avec le contenu médullaire ; les seconds, permettant presque toujours la distinction entre ce contenu et les parois propres des tubes.

La *substance grise* présente également la texture fibreuse ; mais cette texture est difficile à mettre en évidence. On y retrouve les mêmes fibres que dans la substance blanche, avec de la matière amorphe, et une grande quantité de cellules à noyau dites *corpuscules nerveux*, cellules qui sont attachées sur le trajet des fibres tubuleuses, dont elles paraissent souvent n'être qu'une sorte de renflement.

A ces deux éléments s'ajoutent une grande quantité de *vaisseaux sanguins*, lesquels sont incomparablement plus abondants dans la substance grise que dans la substance blanche.

Dans les *cordons nerveux* on ne rencontre absolument que cette dernière substance, disposée en longs faisceaux, dans lesquels les tubes élémentaires sont rassemblés en fascicules successivement croissants. Une enveloppe cellulo-vasculaire, le *névrilème*, rassemble tous ces fascicules en un seul cordon, et fournit une gaîne spéciale autour de chacun d'eux.

On admet que les nerfs ganglionnaires ou de la vie organique possèdent une plus grande quantité de tubes minces que les autres; aussi ces tubes sont-ils communément désignés sous le nom de *fibres nerveuses organiques*.

Dans les *ganglions*, la substance grise se trouve jointe aux tubes blancs des cordons nerveux. On démontre, du moins pour les renflements placés à l'origine des troncs, par la dissection à l'œil nu et par l'observation micrographique, que les corpuscules qui composent cette substance sont tous annexés aux fibres supérieures. Les autres tubes en sont tout à fait dépourvus.

Dans l'*axe cérébro-spinal*, les deux substances sont également associées l'une à l'autre, mais d'une manière variable, suivant les régions. C'est ainsi que dans la moelle et le prolongement que cette tige envoie à l'encéphale, la substance grise occupe la profondeur de l'organe, tandis qu'elle se trouve répandue à la superficie des lobes encéphaliques, où elle enveloppe la substance blanche. Il est difficile de dire si les corpuscules qui composent la première se trouvent, comme dans les ganglions, exclusivement en rapport de continuité avec les tubes à origine supérieure.

III. — Propriétés et fonctions du système nerveux.

Il y aurait un fort long chapitre à faire sur ce sujet, mais nous ne pourrions l'entreprendre ici sans sortir de notre domaine ; aussi nous bornerons-nous à donner sur les propriétés et les fonctions du système nerveux les notions strictement nécessaires pour l'intelligence des faits anatomiques.

Cherchons d'abord les propriétés des nerfs.

Nous supposerons le canal rachidien ouvert dans la région lombaire, et la moelle mise à nu sur un animal vivant. Si l'on coupe en travers les racines inférieures d'un des nerfs spinaux, et qu'on excite, en les comprimant entre les mors d'une pince anatomique, une ou plusieurs de ces racines par le bout qui tient à la moelle, ou le bout central pour dire plus brièvement, on ne fait naître aucun phénomène de nature à dénoter que cette excitation a eu une influence quelconque dans l'organisme. Mais si, au lieu d'agir sur le bout central de ces racines coupées, j'excite le bout périphérique, c'est-à-dire celui qui est continué par le tronc du nerf, je provoquerai une contraction des muscles du membre qui reçoivent des fibres provenant des racines excitées. Cette expérience me montre donc l'excitation mécanique déterminée par les mors de ma pince conduite jusqu'à l'agent musculaire par les fibres nerveuses en question, et j'en conclus que ces fibres possèdent une propriété de conduction particulière, qui leur permet de transporter au loin les excitations qu'elles reçoivent sur un point de leur trajet ; j'en conclus encore que cette propriété de conduction ne peut opérer que dans une certaine direction, c'est-à-dire de l'origine des nerfs vers leur extrémité périphérique, et je la nomme pour cette raison *conductibilité centrifuge.*

Je pratique ensuite la même expérience sur les racines supérieures du nerf, en commençant à exciter ces racines, après leur section, par le bout périphérique. Cette excitation ne donne aucun résultat. Je la transporte sur le bout central, et aussitôt l'animal témoigne par ses cris et ses mouvements qu'il a senti l'attouchement des mors de la pince. Or, comme je vais le dire dans un moment, l'impression résultant de cet attouchement n'a pu être perçue que par l'encéphale ; elle a donc été conduite jusqu'à la moelle par les fibres nerveuses excitées, jusqu'au cerveau par les fibres de cet axe médullaire. En laissant de côté, pour le moment, la part prise par celles-ci dans le phénomène que nous analysons, on voit que les fibres supérieures des nerfs spinaux jouissent aussi d'une faculté de conduction, mais tout à fait opposée à celle que possèdent les fibres supérieures, puisqu'elle agit en sens inverse, c'est-à-dire de la périphérie au centre, et je l'appelle en conséquence *conductibilité centripète.*

On démontre par une série d'expériences tout aussi simples et aussi précises, que cette double propriété de conduction appartient à toutes les fibres nerveuses nées de l'axe cérébro-spinal, la *conductibilité centripète* aux fibres supérieures, la *conductibilité centrifuge* aux fibres inférieures. On démontre aussi que la conduction s'opère, soit dans un sens, soit dans l'autre, quel que soit le point du trajet de ces fibres qui reçoive l'excitation, c'est-à-dire que les tubes nerveux possèdent dans toute leur longueur leur conductibilité respective.

Passons à la moelle.

Sur le même animal et dans la même région, en avant des racines mises en expérience tout à l'heure, nous couperons en travers l'axe spinal ; nous en exciserons même une petite rondelle, pour avoir parfaitement à découvert les deux surfaces de section, celle du bout central ou céphalique et celle du tronçon périphérique ou caudal. Sur ces surfaces apparaîtront les traces d'une séparation de l'organe en deux cordons latéraux, et d'une division de chaquecordon en trois faisceaux, l'un supérieur, l'autre inférieur, le troisième intermédiaire ou latéral. Avec la pointe d'une aiguille nous exciterons tour à tour chacun de ces faisceaux sur la surface de section encéphalique, et voici ce qui arrivera : l'excitation des faisceaux supérieurs déterminera constamment des cris et des mouvements ; celle des autres points n'amènera rien du tout.

Les cordons supérieurs de la moelle se comportent donc, au point de vue dynamique, comme les fibres nerveuses qui s'en échappent, c'est-à-dire qu'ils possèdent la *conductibilité centripète.* Quant aux faisceaux inféro-latéraux, l'excitation de leur bout central n'amenant que des résultats négatifs, comme pour les nerfs nés de ces faisceaux, on est autorisé à penser qu'ils partagent avec ces nerfs la *conductibilité centrifuge*, ce dont on obtient la preuve directe en portant la pointe de l'instrument excitateur sur le tronçon caudal de la moelle, excitation qui développe immédiatement des contractions dans les muscles du train postérieur.

La double conductibilité nerveuse est donc une propriété commune aux nerfs et à l'axe spinal. Mais cette dernière partie ne posséderait-elle pas quelque autre propriété qui lui serait spéciale? Voici une expérience qui permet de répondre par l'affirmative : J'excite, en la pinçant, une des racines supérieures restées intactes sur le tronçon caudal de la moelle épinière. L'excitation ne peut plus être conduite au cerveau, puisque ce tronçon s'en trouve isolé; et cependant des mouvements surviennent dans les muscles des membres postérieurs. Serait-ce qu'après la section de la moelle la propriété conductrice des fibres nerveuses à origine supérieure s'est intervertie et changée en conductibilité centrifuge ? Non, car après la section transversale de ces racines, l'attouchement de leur bout central amène exactement les mêmes effets. Il faut donc que l'excitation ait gagné d'abord la moelle, puis ait été transmise par cet organe aux muscles, au moyen des fibres à courant centrifuge; et c'est effectivement ce qui a lieu, la section de toutes ces fibres sur le tronçon de la moelle empêchant la manifestation de tout mouvement dans les muscles, à la suite de l'attouchement des racines supérieures. Il y a, comme on dit, *réflexion* dans l'épaisseur de la moelle, sur les racines inférieures, de l'excitation résultant de cet attouchement, et la propriété qui permet à l'axe médullaire d'agir de cette manière prend le nom de *pouvoir réflexe*. On remarquera qu'à supposer, pour un moment, les racines nerveuses supérieures et inférieures réunies en arcade dans l'épaisseur de la moelle spinale, cette propriété réflexe ne serait pas autre chose que la conductibilité nerveuse elle-même opérant précisément dans la direction spéciale à chaque espèce de nerfs.

Poursuivons notre étude pour fixer, avec le même procédé expérimental, les attributions de l'encéphale, en nous servant toujours du même sujet.

Après la section transversale de la tige médullaire est survenu un remarquable phénomène, dont nous avons négligé de tenir compte dans les considérations précédentes; nous voulons parler de la *paralysie* des membres abdominaux. Ces membres ont perdu subitement, en effet, et la *sensibilité*, c'est-à-dire la propriété d'être impressionnés par les excitations physiques, et la *motricité spontanée*, c'est-à-dire le pouvoir d'exécuter, au moyen des muscles, des mouvements commandés par la *volonté*. Le siége de ces deux nouvelles propriétés n'est donc ni dans les nerfs, ni dans la moelle; la chose est démontrée du moins pour le tronçon caudal de celle-ci; et la preuve va en être faite pour toute l'étendue de cette longue tige : nous la coupons en travers à son point de continuité avec l'encéphale, c'est-à-dire au niveau de l'articulation atloïdo-occipitale; et tout aussitôt la paralysie, qui était bornée au train postérieur, envahit le reste du corps, moins la tête. La *sensibilité* et la *motricité spontanée* n'appartiennent donc point à la moelle épinière; ce sont deux propriétés de l'encéphale.

Voici, du reste, un ensemble de phénomènes dont le spectacle est bien propre, s'il en était besoin, à faire naître la certitude sur ce point de physiologie. Sur notre animal paralysé par la section atloïdo-occipitale de la moelle, nous prévenons l'asphyxie et la mort en pratiquant l'insufflation pulmonaire pour entretenir artificiellement la respiration. L'observation démontre alors, comme nous le disions il n'y a qu'un instant, que la *sensibilité* et la *motricité spontanée* sont conservées dans la tête, dont les nerfs sont en communication directe avec l'encéphale. On pince la lèvre supérieure, et le patient témoigne par les mouvements de cet organe qu'il a ressenti de la douleur. On approche le doigt de la surface de l'œil, et les paupières se ferment et papillotent : preuve que l'animal voit les objets, apprécie la distance qui les sépare de lui et cherche à soustraire le globe oculaire à leur contact. Bien plus, cet animal avait été soumis avant l'expérience à une diète prolongée; après l'expérience, il sent encore la faim; il cherche à la satisfaire en saisissant les aliments qui se trouvent à sa portée (je l'ai vu !), il mâche, il avale! Est-il besoin d'ajouter des traits à ce tableau, pour qu'on y découvre la démonstration que nous voulions donner? Peut-on douter encore que l'encéphale soit réellement le siége unique de l'impressionnabilité qui perçoit la sensation des excitations périphériques, et celui de cette motricité spontanée sous l'influence de laquelle se développent les mouvements volontaires?

Ainsi donc, si l'animal *sent*, c'est par l'encéphale; s'il *veut*, c'est encore par l'encéphale. Nous devons nous arrêter là, nous qui n'avons pas mission pour aller plus loin dans l'initiation des néophytes aux secrets de la physiologie du système nerveux, tout en prévenant que la *sensibilité* et la *volonté* ne constituent pas les seules attributions du tissu de la masse encéphalique, mais que cette masse est encore le siége d'autres manifestations non moins intéressantes, celles des *instincts* et de l'*intelligence;* tout en prévenant encore que, si l'encéphale doit être considéré comme l'instrument immédiat de tous ces phénomènes, il serait impossible d'en attribuer la cause proprement dite à l'activité de sa matière physique; au-dessus de cette activité plane une puissance mystérieuse, qu'on démontre par l'analyse méthodique des manifestations provoquées par cette activité. Mais nous ne dirons pas même notre premier mot sur la nature de cette puissance; ce premier mot serait parfaitement inutile sans le dernier, et celui-ci nous mènerait beaucoup trop loin.

En résumé, les nerfs possèdent une seule propriété vitale, la *conductibilité: conductibilité centripète* dans les nerfs à racines supérieures, *conductibilité centrifuge* dans les nerfs à racines inférieures.

La moelle épinière partage avec les cordons nerveux cette double *conductibilité;* elle est pourvue en plus du *pouvoir* ou de la *propriété réflexe.*

L'encéphale a pour apanage une activité spéciale d'où découlent la *sensibilité*, la *volonté* et les manifestations de l'*instinct* et de l'*intelligence.*

Il nous resterait à faire connaître la nature de l'influence qu'exerce sur les autres appareils le système nerveux, par les propriétés que nous venons de lui reconnaître. Mais encore ici nous devons nous borner à poser des principes.

Depuis Bichat, on s'accorde à diviser en deux grandes catégories les fonctions dont le jeu entretient la vie propre de l'individu : *celles de la vie animale* ou *de relation*, et *celles de la vie organique* ou *végétative.*

Les premières, qui s'exercent avec conscience, comprennent les *fonctions sensorielles* et les *mouvements volontaires;* ceux-ci provoqués par l'excitation spontanée qui prend naissance dans l'encéphale, et est transmise jusqu'aux muscles par les fibres nerveuses à conductibilité centrifuge; celles-là ayant pour but l'appréciation par l'encéphale des sensations tactiles, de la chaleur, de la lumière, des odeurs, des saveurs, pour moyens ou pour instruments les fibres nerveuses à conductibilité centripète, qui transportent jusqu'à la masse encéphalique les excitations développées à leur extrémité terminale par ces divers agents physiques.

Quant aux fonctions de la vie végétative, c'est-à-dire celles qui s'exécutent, pour ainsi dire, à l'insu des animaux, ceux de leurs actes qui ne sont point le résultat des forces physico-chimiques se trouvent placés sous l'influence du pouvoir réflexe de la moelle. Par exemple, l'estomac est vide : ses membranes muqueuse et charnue restent tout à fait passives, c'est-à-dire qu'il n'y a ni contractions dans la première, ni sécrétion de suc gastrique par la seconde ; des aliments arrivent à l'intérieur du sac : et aussitôt son activité se développe, la tunique musculeuse exécute des mouvements qui opèrent le mélange des aliments, et les chassent vers l'ouverture pylorique, pendant que la surface libre de la membrane interne laisse exhaler en abondance le suc dissolvant : c'est que l'excitation exercée par la présence des particules alimentaires sur l'extrémité des fibres nerveuses à conductibilité centripète a été transmise par ces fibres à l'axe médullaire, puis réfléchie sur les fibres à conductibilité centrifuge, et ramenée par elles dans les tuniques de l'estomac, dont elle met en jeu les propriétés spéciales.

Il est digne de remarque que les propriétés du système nerveux, qui agissent d'une manière si importante sur les organes de la vie végétative, n'ont aucune action directe sur la nutrition elle-même. L'anéantissement des nerfs d'une région trouble certainement le mouvement nutritif dans les tissus de cette région à cause de la paralysie des vaisseaux, mais elle ne l'anéantit point. Il est, du reste, une catégorie immensément nombreuse d'êtres organisés, les végétaux, chez lesquels la nutrition est très active et qui n'ont pas de système nerveux. La propriété qui détermine les phénomènes essentiels du mouvement nutritif est donc indépendante des actions nerveuses : c'est une émanation directe de la force vitale.

SECTION DEUXIÈME.

DE L'AXE CENTRAL DU SYSTÈME NERVEUX.

L'axe *cérébro-spinal* ou *encéphalo-rachidien* se décompose, avons-nous dit, en deux sections principales : la *moelle épinière* et l'*encéphale*. Nous étudierons successivement ces deux parties, la première d'abord, pour faciliter notre description, quoique cet organe ne tienne que la seconde place au point de vue de l'importance physiologique ; mais nous verrons auparavant les *parties protectrices* de ces deux appareils.

CHAPITRE PREMIER.

DES PARTIES ENVELOPPANTES ET PROTECTRICES DE L'AXE CÉRÉBRO-SPINAL.

L'appareil encéphalo-rachidien se trouve logé, comme on le sait, dans un *étui osseux*, le *canal rachidien*, étui prolongé en avant par la *boîte crânienne ;* mais il est protégé d'une manière plus immédiate par trois *enveloppes* qui ont reçu les noms de *dure-mère*, *arachnoïde*, et *pie-mère*.

§ I. — De l'étui osseux qui loge l'axe encéphalo-rachidien.

La connaissance des os qui entrent dans la composition de cet étui protecteur ne peut s'acquérir sans qu'on le connaisse également lui-même ; aussi pourrions-nous nous dispenser d'en faire ici une étude spéciale. Nous rapporterons cependant les termes succincts dont nous nous sommes déjà servi pour faire connaître le *canal rachidien*, et nous exposerons avec le même esprit de concision la description non encore faite de la *boîte crânienne*.

1° Du canal rachidien.

Ce canal communique en avant avec la cavité crânienne. Très large au niveau de l'atlas, pour recevoir l'apophyse odontoïde, et permettre les mouvements de rotation de la tête sans que la moelle fût exposée à être blessée, le canal rachidien se rétrécit subitement dans l'axis ; il se dilate ensuite à la fin de la région cervicale et au commencement de la région du dos : là, en effet, la moelle présente un plus grand volume, et les mouvements du rachis sont très étendus. C'est vers la partie moyenne du dos que le canal rachidien présente son plus petit diamètre ; il s'agrandit ensuite à partir de ce point jusqu'au niveau de l'articulation lombo-sacrée ; après quoi il se rétrécit rapidement pour disparaître tout à fait vers la quatrième ou la cinquième vertèbre coccygienne. La dilatation lombo-sacrée coïncide avec le renflement que la moelle présente à cet endroit et avec le volume énorme des cordons nerveux qui sont accolés à cette dernière.

2° De la cavité cranienne (fig. 22. 24. 109).

C'est une boîte très irrégulièrement ovoïde, dont les parois sont formées par le frontal, le pariétal, l'occipital, l'ethmoïde et les temporaux.

Elle présente à considérer quatre plans et deux extrémités.

Le *plan supérieur* offre, sur la ligne médiane et vers le tiers postérieur, la protubérance pariétale, dont les deux crêtes latérales concourent avec cette éminence à diviser la cavité crânienne en deux compartiments : l'un postérieur, destiné à contenir le cervelet ; l'autre antérieur, incomparablement [plus grand, logeant les hémisphères cérébraux, partagé, par la crête rudimentaire impaire qui part de l'éminence falciforme pour aller rejoindre l'apophyse crista-galli, en deux sections latérales, une pour chaque hémisphère. On verra plus loin des replis de la dure-mère s'attacher sur cette protubérance pariétale et sur les crêtes qui s'en détachent, et rendre ainsi beaucoup plus parfait ce cloisonnement de la cavité crânienne.

Sur les *plans latéraux* se montre également la division en un compartiment cérébelleux et un compartiment cérébral, grâce aux crêtes latérales de l'apophyse falciforme, lesquelles se prolongent obliquement jusqu'auprès du sphénoïde : la première section formée par l'occipital et la face interne du rocher ; la seconde par la portion écailleuse du temporal, le frontal et la grande aile du sphénoïde ; toutes deux concaves et parsemées d'impressions digitales, comme elles sont, du reste, également sur le plan supérieur.

Le *plan inférieur*, fort irrégulier, offre d'arrière en avant : 1° sur la ligne médiane, la gouttière basilaire, dans laquelle est reçue la plus grande partie de l'isthme encéphalique ; la fossette pituitaire, rendue plus profonde par un repli circulaire de la dure-mère, logeant la glande de même nom ; la fossette optique, où se place le chiasma des nerfs oculaires ; 2° sur les côtés, les trous déchirés, bouchés en partie par de la substance cartilagineuse et par la dure-mère ; les scissures caverneuses et les scissures maxillaires, en dehors desquelles on remarque l'impression digitale, large et profonde, qui reçoit le lobule mastoïde ou le lobe inférieur du cerveau.

L'*extrémité postérieure* de la cavité crânienne présente le trou occipital, au moyen duquel cette cavité communique avec le canal rachidien.

L'*extrémité antérieure* offre, dans le plan médian, l'apophyse crista-galli, c'est-à-dire le bord supérieur de la lame perpendiculaire de l'ethmoïde, sur les côtés, les deux fosses ethmoïdales, dépressions profondes, destinées à contenir les lobes olfactifs, et au fond desquelles se remarque le crible représenté par la lame transverse de l'os sus-indiqué.

§ II. — Des enveloppes de l'axe encéphalo-rachidien.

On nomme ainsi les trois membranes qui recouvrent l'axe cérébro-spinal et le séparent des parois de la cavité osseuse dans laquelle il se trouve renfermé. Désignées d'une manière générale par le nom de *méninges*, et distinguées en *méninge externe*, *méninge moyenne* et *méninge interne*, ces membranes sont plus connues sous les noms de *dure-mère*, *arachnoïde* et *pie-mère*, dont nous nous servirons pour les décrire.

La *dure-mère*, ou la *méninge externe*, est une forte membrane fibreuse en rapport avec les parois du crâne et du canal rachidien.

L'*arachnoïde*, ou la *méninge moyenne*, représente une tunique de nature séreuse, décomposée en deux feuillets : l'un externe, appliqué sur la face interne de la dure-mère, l'autre interne, étalé, par l'intermédiaire de la pie-mère, sur l'axe cérébro-spinal, dont le sépare encore, dans un grand nombre de points, un liquide spécial, le *fluide céphalo-rachidien*.

Quant à la *pie-mère*, ou la *méninge interne*, c'est l'enveloppe propre de la tige nerveuse centrale : enveloppe cellulo-vasculaire, très adhérente à la surface extérieure de cette tige, unie au feuillet viscéral de l'arachnoïde par du tissu cellulaire plus ou moins serré, entre les mailles duquel se trouve déposé le fluide sous-arachnoïdien.

Cette disposition des enveloppes encéphalo-rachidiennes permet d'assimiler, jusqu'à un certain point, l'axe cérébro-spinal à un viscère, et la gaîne osseuse qui le contient à une cavité splanchnique, dont la membrane séreuse, c'est-à-dire l'*arachnoïde*, serait doublée en dehors de son feuillet pariétal par une expansion fibreuse, la *dure-mère*, en dedans de son feuillet viscéral par une tunique cellulo-vasculaire, la *pie-mère* ou la *méninge interne*.

Cette vue d'ensemble des enveloppes des centres nerveux va être suivie d'une description spéciale de chacune d'elles, description dans laquelle nous considérerons successivement leur partie spinale ou rachidienne et leur partie crânienne ou encéphalique, après les avoir envisagées d'une manière générale.

1° De la dure-mère.

Cette membrane, la plus externe et la plus forte des enveloppes encéphalo-rachidiennes, tapisse les parois de l'étui cérébro-spinal, dont elle répète exactement la forme ; c'est donc un deuxième étui protecteur, dilaté à son extrémité antérieure en une cavité ovoïde qui loge l'encéphale, terminé postérieurement par une pointe prolongée sur les vertèbres coccygiennes.

Elle offre deux faces : l'une externe, en rapport avec les parois de l'étui osseux ; l'autre interne, adhérant de la manière la plus intime au feuillet externe de l'arachnoïde.

Dans plusieurs points de son étendue, elle est traversée par les nerfs qui s'échappent de l'axe encéphalo-rachidien et par les vaisseaux destinés à cette portion de l'appareil de l'innervation.

La dure-mère possède la texture de toutes les membranes fibreuses blanches. Les faisceaux de tissu inextensible qui la constituent se superposent et s'intriquent de la manière la plus serrée. Bourgelat pensait qu'ils forment deux lames distinctes : l'une interne, l'autre externe ; mais nulle part il n'est possible de mettre ces deux feuillets en évidence. Ce tissu reçoit des vaisseaux sanguins. On a vu des nerfs s'y rendre, du moins dans la portion crânienne, nerfs fournis par le ganglion de Gasser. Personne encore n'a pu y démontrer sérieusement l'existence des vaisseaux lymphatiques.

Dure-mère rachidienne ou spinale. — La dure-mère rachidienne représente une gaîne fort allongée, continuée au niveau du trou occipital avec la dure-mère encéphalique, terminée en arrière par une pointe effilée logée dans l'étroite gouttière qui représente, sur les vertèbres coccygiennes moyennes, les traces du canal rachidien. Comme elle possède exactement la forme de ce dernier, elle offre son plus grand diamètre au niveau de l'atlas et des renflements brachial et lombo-sacré de la moelle épinière. Sa capacité l'emporte de beaucoup sur le volume de cette dernière ; aussi cette gaîne peut-elle se prêter à l'accumulation, dans quelques-unes de ses parties, du fluide céphalo-rachidien, accumulation qui est impossible dans la plus grande étendue de la région crânienne.

La *face externe* de la dure-mère spinale n'adhère que faiblement, surtout par en haut, aux parois du canal rachidien. Elle s'en trouve même séparée, au niveau des espaces intervertébraux, par une certaine quantité de tissu adipeux qui ne manque jamais, même chez les animaux les plus maigres. Cette face recouvre par en bas le ligament vertébral commun supérieur, et les veines que nous avons décrites sous le nom de sinus rachidiens.

La *face interne* donne attache entre chaque paire nerveuse aux festons du ligament dentelé, dépendance de la pie-mère. Elle est rendue lisse et polie par le feuillet externe de l'arachnoïde, lequel s'unit à la dure-mère d'une manière si étroite qu'il est inutile d'essayer la dissociation des deux membranes.

L'épaisseur de cette méninge est traversée d'outre en outre, sur les deux côtés, par une double série d'orifices destinés au passage des racines des nerfs spinaux, autour desquels la dure-mère envoie de petites gaînes spéciales, accompagnant ces nerfs, dit-on, jusqu'aux trous de conjugaison.

Dure-mère crânienne ou encéphalique. — Cette membrane forme un sac exactement moulé, par sa face externe sur les parois du crâne, par sa face interne sur la surface superficielle de l'encéphale. Celui-ci remplit donc parfaitement la boîte crânienne ; et c'est ce qui explique pourquoi l'accumulation du fluide céphalo-rachidien est impossible dans cette région.

Surface externe. — Elle adhère fortement, par des tractus cellulo-vasculaires, aux parois du crâne, dont elle suit toutes les ondulations. Mais cette adhérence n'est pas également prononcée dans tous les points ; c'est sur les côtés de la voûte du compartiment cérébral qu'elle est le moins intime ; elle se montre très forte au contraire sur cette même voûte, dans le plan médian, sur l'apophyse crista-galli, autour de la protubérance pariétale, sur les crêtes de cette éminence, et vers les faces latérales du compartiment cérébelleux au niveau des rochers, où la membrane est, du reste, fort mince.

Cette face externe donne naissance à autant de prolongements engaînants qu'il s'échappe de nerfs par la base du crâne ; les principaux existent autour des filets ethmoïdaux, des nerfs optiques, et des deux grosses branches fournies par le ganglion de Gasser.

Surface interne. — La surface interne de la dure-mère crânienne est recouverte par le feuillet pariétal de l'arachnoïde, qui lui adhère aussi énergiquement que dans la région rachidienne. Elle envoie dans la cavité du crâne trois prolongements distingués par les noms de *faulx du cerveau*, *tente du cervelet* et *repli pituitaire*, prolongements chargés de compléter le cloisonnement de la cavité crânienne, d'isoler les divers renflements extérieurs de la masse encéphalique, et de les protéger contre les compressions qu'ils pourraient exercer les uns sur les autres.

a. La *faulx du cerveau* est une lame verticale comprise entre les deux hémisphères cérébraux, devant son nom à la forme qu'elle présente.

Son bord antéro-supérieur, adhérent, fortement convexe, répond à l'apophyse crista-galli, ainsi qu'à la crête médiane de la face interne du frontal et du pariétal.

Ce bord est très épais et creusé intérieurement d'un canal veineux, prismatique et triangulaire, qui constitue le sinus médian.

Vers son bord inférieur, bord libre et concave, répondant au corps calleux, la lame falciforme est extrêmement mince et criblée comme une dentelle.

L'extrémité postérieure, ou la base de la faulx, s'appuie sur la protubérance pariétale.

L'extrémité antérieure s'avance en se recourbant jusqu'auprès de la fossette optique.

b. La *tente du cervelet* se compose de deux lames latérales formant une cloison transverse entre le cervelet et l'extrémité postérieure des lobes cérébraux.

Chaque lame, parcourue intérieurement par un des sinus transverses, offre: un bord adhérent, convexe, attaché sur la crête temporo-pariétale; un bord libre, concave, tourné en dedans et un peu en avant, remarquable par son épaisseur et sa solidité, circonscrivant avec celui de la seconde lame une ouverture ovalaire qui livre passage à l'isthme encéphalique; une extrémité supérieure attachée sur la protubérance pariétale; une extrémité inférieure venant mourir au-dessus du ganglion de Gasser, près du repli qui entoure la glande pituitaire. Des deux faces de ces lames, l'antérieure répond aux lobes cérébraux, la postérieure au cervelet.

c. Le *repli pituitaire* ou *sus-sphénoïdal* représente un épais bourrelet, peu saillant, creusé intérieurement par le sinus caverneux; bourrelet presque circulaire, qui circonscrit la selle turcique en enveloppant la glande pituitaire en arrière et sur les côtés.

2° De l'arachnoïde.

L'*arachnoïde* présente la disposition commune à toutes les séreuses splanchniques, c'est-à-dire qu'elle se décompose en deux feuillets, l'un *pariétal*, l'autre *viscéral*, constituant dans leur ensemble un sac parfaitement clos, en dehors duquel se trouve contenu l'axe cérébro-spinal. La cavité de ce sac est traversée par les racines des nerfs, les vaisseaux de l'encéphale et de la moelle, des filaments et des lamelles cellulaires qui de la pie-mère se rendent à la dure-mère; nerfs, vaisseaux, lamelles et filaments autour desquels les feuillets arachnoïdiens se replient en gaînes en se continuant l'un avec l'autre.

Chacun de ces feuillets offre une face adhérente et une face libre. — La *face adhérente* du feuillet pariétal est soudée, comme on le sait déjà, avec la dure-mère. Celle du feuillet viscéral recouvre l'axe nerveux en s'étalant sur la pie-mère, sans pénétrer avec elle dans les anfractuosités de la masse centrale; c'est sous cette face du feuillet viscéral que se trouve confiné le liquide céphalo-rachidien, dans des espaces dont nous étudierons plus loin la disposition. — Par leur *face libre*, face lisse et humide comme celle de toutes les séreuses, les lames arachnoïdiennes se mettent en contact l'une avec l'autre.

La structure de cette membrane rappelle celle des autres membranes de même nature. On n'a pu encore mettre réellement en évidence ses vaisseaux et ses nerfs propres.

Arachnoïde rachidienne ou spinale. — Le *feuillet pariétal* ne présente point d'intérêt particulier.

Mais il n'en est plus de même de la *lame viscérale.* Celle-ci se trouve, sur toute l'étendue de la moelle, éloignée de cet organe par un espace assez considérable dans lequel est accumulé le fluide céphalo-rachidien, espace surtout développé en arrière autour de l'extrémité terminale de la moelle et autour des nerfs de la queue de cheval. La face adhérente de ce feuillet arachnoïdien ne tient à la surface extérieure de la moelle spinale que par de minces tractus celluleux, dépendances de la pie-mère.

Arachnoïde crânienne ou encéphalique. — Rien de spécial à dire sur la *lame pariétale.*

Si l'on suit le *feuillet viscéral*, du trou occipital, où il se continue avec l'arachnoïde rachidienne, à l'extrémité antérieure des lobes cérébraux, on le voit se prolonger par en bas sur la face inférieure de l'isthme jusqu'à la tige pituitaire, à laquelle il fournit une gaîne (la glande pituitaire elle-même n'est point tapissée par l'arachnoïde, si ce n'est sur sa face supérieure ou profonde, dont une partie se trouve couverte par le feuillet pariétal), puis de l'isthme se porter en avant et par côté sur le cervelet et les lobes cérébraux. Par en haut, ce feuillet interne s'étend sur la surface du cervelet, se replie ensuite, du fond du sillon intermédiaire à cet organe et aux hémisphères cérébraux, sur l'extrémité postérieure de ces derniers, qu'il enveloppe isolément en descendant dans la scissure interlobaire, auprès du corps calleux. Arrivé à l'extrémité antérieure du cerveau, il gagne les lobes olfactifs, se prolonge principalement sur la face supéro-postérieure de ces organes, et se replie autour du ganglion de substance grise qu'ils portent à leur face inférieure pour se continuer avec le feuillet pariétal.

Dans le trajet qu'elle accomplit ainsi pour recouvrir la surface extérieure de l'encéphale, l'arachnoïde crânienne n'adhère pas par tous ses points à la substance nerveuse; elle n'a de rapports un peu intimes avec cette substance, par l'intermédiaire de la pie-mère, qu'au niveau des parties saillantes, comme le sommet des circonvolutions cérébrales; mais elle ne se déprime point pour pénétrer dans les sillons qui existent entre ces parties; elle passe de l'une à l'autre en franchissant l'intervalle qui les sépare, et forme ainsi une grande quantité d'espaces sous-arachnoïdiens analogues à celui qui se développe sur toute l'étendue de la moelle épinière.

Ces espaces, remplis par le fluide céphalo-rachidien, offrent des formes et des dimensions très variées. On en a décrit chez l'homme trois principaux, qui se retrouvent également dans les animaux, et auxquels Magendie a donné le nom générique de *confluents du liquide céphalo-rachidien.* De ces trois confluents, l'un, *antérieur*, se trouve situé en avant du chiasma des nerfs optiques, entre les deux lobes cérébraux; un autre, *inférieur*, le plus vaste de tous, est compris entre la tige pituitaire et la protubérance annulaire à la surface des pédoncules du cerveau; le troisième, ou *confluent postérieur*, existe au niveau du calamus scriptorius, derrière le cervelet.

Aucun de ces espaces n'est en communication avec les cavités intérieures de l'encéphale, et par conséquent le fluide céphalo-rachidien ne peut pénétrer dans ces cavités. Magendie avait décrit cependant une communication entre le confluent postérieur et le ventricule du cervelet; mais l'ouverture qu'il a signalée vers le calamus scriptorius n'a pas été retrouvée chez le cheval par M. Renault; et nous croyons pouvoir affirmer avec M. Lavocat qu'elle n'existe pas davantage dans les autres animaux.

Du fluide céphalo-rachidien. — Le fluide renfermé dans les espaces sous-arachnoïdiens est incolore ou très légèrement citrin, parfaitement limpide et transparent. Les uns admettent qu'il est sécrété par le feuillet viscéral de l'arachnoïde, les autres par la pie-mère. Selon la remarque de M. Cruveilhier, les centres nerveux sont plongés dans son intérieur comme le fœtus dans les eaux de l'amnios; et cette remarque, applicable à la moelle surtout, donne la clef du rôle attribué au fluide sous-arachnoïdien, qui tient cet organe éloigné des parois du canal rachidien, lui fait perdre la plus grande partie de son poids (M. Foltz), et amortit ainsi les secousses de toute nature auxquelles il se trouve exposé.

3° De la pie-mère.

La *pie-mère*, enveloppe propre de l'axe cérébro-spinal, est une mince membrane dont la trame, essentiellement celluleuse, soutient sur sa face externe un lacis très abondant de vaisseaux sanguins, et semble privée de nerfs ainsi que de lymphatiques.

Immédiatement appliquée sur la surface de l'encéphale et de la moelle, elle adhère fortement à cette surface et en suit toutes les ondulations; elle pénètre donc entre les circonvolutions cérébrales ou cérébelleuses, en formant dans chaque sillon intermédiaire deux lames adossées l'une contre l'autre.

La *face externe* de la pie-mère, baignée dans une partie de son étendue par le fluide céphalo-rachidien, adhère au feuillet viscéral de l'arachnoïde au moyen d'un tissu cellulaire filamenteux plus ou moins dense, plus ou moins serré. C'est d'elle que naissent les manchons celluleux qui constituent le névrilème des cordons nerveux. Elle envoie sur la face interne de la dure-mère une multitude de prolongements filamenteux ou lamelleux, qui traversent ainsi la cavité de l'arachnoïde à la manière des nerfs et des vaisseaux, en s'enveloppant comme eux d'une gaîne fournie par la membrane arachnoïdienne ; toujours fort courts, ces prolongements simulent des adhérences établies entre les deux feuillets de cette dernière membrane.

La *face interne* est unie à la substance nerveuse par une grande quantité de radicules artérielles et veineuses ou de filaments cellulaires, qui abandonnent la pie-mère pour se plonger dans cette substance.

Pie-mère rachidienne ou spinale. — Moins vasculaire que la pie-mère crânienne avec laquelle elle se continue vers le bulbe rachidien, cette membrane est remarquable par la disposition des prolongements qui s'échappent de ses deux faces.

Les *prolongements internes* forment, au niveau des sillons de la moelle, des ames longitudinales qui s'enfoncent dans ces sillons.

Les *prolongements externes* sont destinés, comme nous venons de le dire, à rattacher la pie-mère à la méninge externe. — Les uns, extrêmement multipliés, offrent la forme filamenteuse, et sont dispersés sur les faces supérieure et inférieure de la moelle. — Les autres constituent, sur les côtés de cet organe, deux rubans festonnés, qui prennent le nom de *ligaments dentelés*. Ces ligaments règnent sur toute la longueur de l'axe médullaire, entre les racines nerveuses supérieures et inférieures ; leur bord interne se confond dans toute son étendue avec la pie-mère ; leur bord externe, découpé en festons, s'attache sur la dure-mère par le sommet des angles qui séparent ces festons.

Signalons pour compléter cette description de la pie-mère spinale un *prolongement postérieur* ou *coccygien*, très étroit cordon formé par cette membrane à l'extrémité postérieure de la moelle, situé au milieu des nerfs de la queue de cheval, et attaché dans le fond du cul-de-sac conique de l'extrémité postérieure de la dure-mère.

Pie-mère crânienne ou encéphalique. — C'est l'élément vasculaire qui prédomine dans cette partie de la méninge interne.

Cette membrane n'envoie guère de prolongements à la dure-mère que sur le bulbe rachidien ; mais elle en projette, à l'intérieur de la masse cérébrale, ou sur le côté du cervelet, qui sont remarquables par leur développement : nous voulons parler de la *toile choroïdienne*, et des *plexus choroïdes cérébraux* et *cérébelleux*, dont la description se rattache à celle de l'encéphale.

CHAPITRE II.

DE LA MOELLE ÉPINIÈRE.

Préparation. — Isoler le crâne et la colonne vertébrale de toutes les autres parties du corps ; puis ouvrir le canal rachidien, avec la cavité encéphalique, par leur surface supérieure, comme dans la fig. 170, en faisant sauter, à l'aide du rogne-pied et du marteau, la voûte crânienne et la portion annulaire de toutes les vertèbres. On pourra étudier d'abord l'organe ainsi mis à nu, couché dans son tube osseux et enveloppé dans ses membranes, puis extraire en entier l'axe cérébro-spinal compris dans la dure-mère, et inciser cette dernière sur le trajet de la moelle pour mettre celle-ci entièrement à découvert.

§ I. — Conformation extérieure de la moelle épinière.

Idée générale. — La *moelle épinière* est cette portion des centres nerveux qui occupe le canal rachidien ; c'est un gros cordon blanc irrégulièrement cylindrique, commençant au niveau du trou occipital, où il fait suite au bulbe rachidien, se terminant en pointe vers le tiers supérieur du canal sacré ou un peu plus en arrière, donnant naissance sur son trajet, et de chaque côté, aux racines supérieures et inférieures des nerfs du tronc.

Poids. — Sur des animaux de taille moyenne, le poids de la moelle est représenté par les chiffres approximatifs qui suivent : 300 grammes pour le cheval, 150 pour l'âne, 220 pour la vache, 50 pour le mouton et la chèvre, 70 pour le porc, 35 pour le chien, 8 pour le chat, 5 pour le lapin.

Forme et volume. — Le cordon médullaire est légèrement déprimé de dessus en dessous dans toute son étendue ; aussi, sur quelque point qu'on examine sa

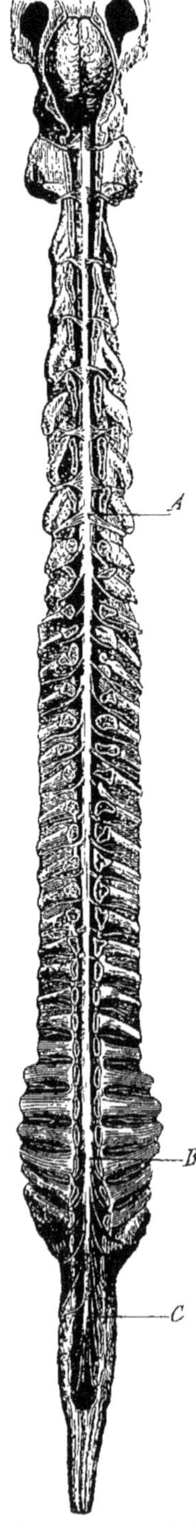

coupe transversale, on verra toujours son diamètre latéral plus grand que le vertical, et cette coupe apparaîtra régulièrement elliptique.

Son volume est loin, du reste, d'être uniforme. En suivant l'organe d'avant en arrière, on remarque d'abord qu'il présente les mêmes dimensions jusqu'à la cinquième vertèbre cervicale, et qu'entre ce point et la deuxième vertèbre du dos il forme un renflement oblong désigné sous le nom de *renflement* ou *bulbe brachial*. Au delà la moelle reprend son volume primitif en diminuant peu à peu, et devient même un peu moins grosse que dans la région cervicale. Puis vers le milieu des lombes, elle augmente de nouveau pour constituer le *renflement* ou *bulbe crural*, qui s'étend jusqu'à l'entrée du canal sacré. Enfin, à la suite de cette dilatation, vient un prolongement conique dont la pointe représente l'extrémité terminale de la moelle.

Si l'on compare le diamètre de cet axe médullaire à celui du canal rachidien, on reconnaît, comme on l'a déjà dit, que la capacité du contenant est généralement en rapport avec le volume du contenu, et que celui-là présente les plus grandes dimensions au niveau des renflements cervical et lombaire. On peut même remarquer que la dilatation offerte à ces deux points par le canal spinal est relativement plus considérable que ne le comporte l'excès de volume de la moelle. C'est que la mobilité du rachis, justement très grande dans ces deux régions, commande cette différence pour assurer l'axe spinal contre toute espèce de contusions pendant les mouvements exécutés par la colonne vertébrale. Cette combinaison protectrice se retrouve même ailleurs, par exemple au niveau de l'atlas, où la mobilité est, comme on le sait, considérable, et dans toute l'étendue de la région cervicale, qui l'emporte, sous ce rapport, de beaucoup sur la région dorsale.

Surface extérieure de la moelle. — Cette surface, recouverte par la pie-mère, présente une disposition extrêmement simple. On y remarque sur son plan supérieur et son plan inférieur, de chaque côté, la double série des racines sensitives et des racines motrices des nerfs rachidiens, racines implantées sur une même ligne longitudinale, à droite et à gauche du plan médian, et rassemblées en faisceaux en regard des trous de conjugaison du rachis.

Sur la ligne médiane règnent, dans toute la longueur de l'organe, deux sillons profonds et très étroits, l'un *supérieur*, l'autre *inférieur*, dans lesquels s'enfonce la pie-mère.

Fig. 170. — *Vue générale de la moelle épinière.* — A. Renflement cervical. B. Renflement lombaire.

Quatre autres sillons ont été décrits au niveau du point d'émergence des racines nerveuses, sous les noms de *sillons collatéraux, supérieur* et *inférieur;* mais les deux *supérieurs* existent seuls, et même ils sont le plus souvent à peine sensibles.

§ II. — Conformation intérieure et structure de la moelle épinière.

En coupant une moelle en travers, dans n'importe quelle partie de son étendue, on peut se convaincre que c'est un organe plein, n'offrant aucune trace de cavité intérieure. Cette coupe montre seulement les deux sillons médians dont nous venons de parler dans la description de la surface externe de l'organe.

Ces deux sillons s'avancent l'un au-devant de l'autre, mais ne se rejoignent pas de manière à diviser complétement la moelle en deux moitiés latérales; ils restent séparés par deux minces rubans horizontaux et superposés de matière nerveuse, régnant dans toute la longueur de

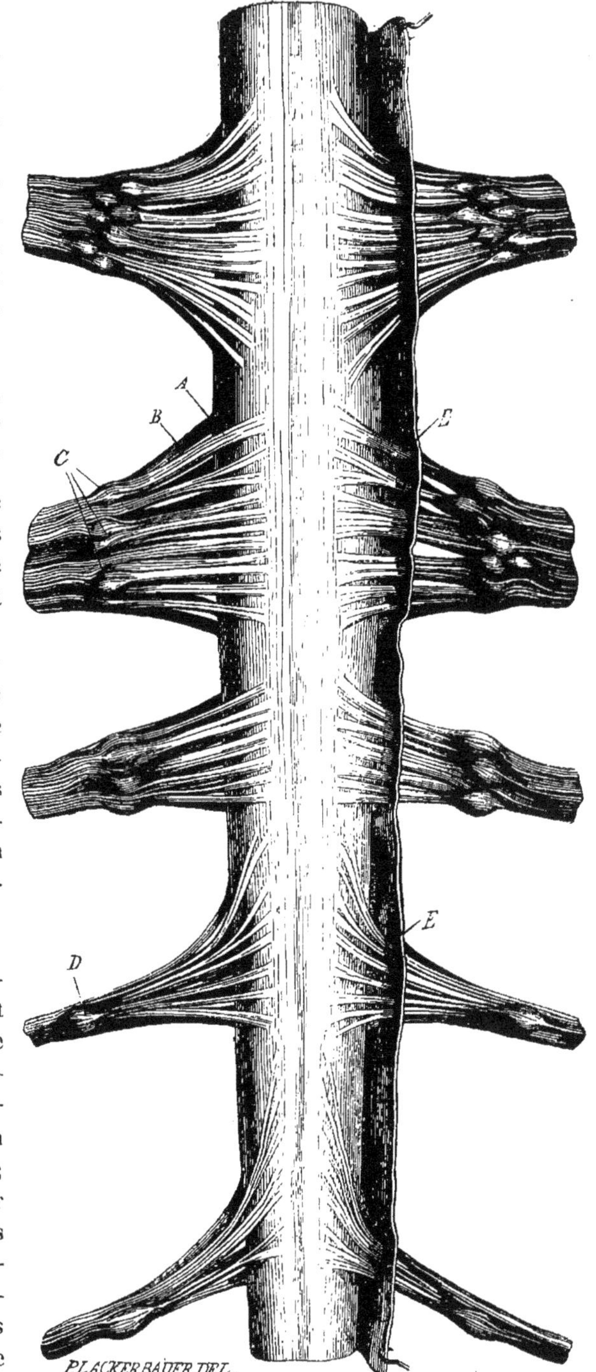

(*) Fig. 171. — *Segment de la moelle épinière pris au niveau du renflement cervical (face supérieure avec les racines des nerfs rachidiens).*

l'axe médullaire : l'un, inférieur, formé de substance blanche, répondant au fond du sillon inférieur ; l'autre, supérieur, constitué par de la substance grise, sur laquelle arrive le sillon supérieur. On donne à ces rubans les noms de *commissure blanche* et de *commissure grise* de la moelle épinière.

Mais, malgré la présence de ces deux commissures jetées entre les deux moitiés latérales de l'axe spinal, celles-ci n'en constituent pas moins deux systèmes symétriques, dont nous allons étudier le mode de constitution.

Chaque cordon médullaire représente un demi-cylindre de substance blanche, au centre duquel existe un amas de substance grise.

Celle-ci varie un peu en quantité dans les différentes régions de la moelle ; mais elle affecte une disposition qui est partout la même. Ainsi elle s'unit en dedans avec la commissure grise. En haut, elle envoie un mince prolongement qui traverse toute l'épaisseur du cordon médullaire pour arriver au fond du sillon collatéral supérieur. Par en bas, elle donne naissance à un prolongement analogue, mais plus épais, plus irrégulier, qui se dirige bien au-devant des racines nerveuses inférieures, mais sans atteindre la surface de la moelle.

Quant à la substance blanche, il résulte de cette disposition de la matière grise qu'elle se divise, dans chaque moitié latérale de l'axe spinal, en trois *cordons* ou *faisceaux secondaires* : un *supérieur*, parfaitement isolé, compris entre le sillon médian supérieur et l'insertion des racines sensitives ; un autre *inférieur*, uni à celui du côté opposé par la commissure blanche, limité en dedans par le sillon médian inférieur, en dehors par la ligne d'insertion des racines nerveuses motrices ; un troisième, *latéral* ou *intermédiaire*, plus épais que les autres, confondu superficiellement avec l'inférieur, et formé par toute la portion de la moelle qui se trouve située entre les lignes d'insertion des racines supérieures et inférieures. De ces trois faisceaux de l'axe médullaire, le premier est sensible ; les deux autres, qui n'en forment qu'un à proprement parler, sont moteurs.

Chez les *Oiseaux*, les deux faisceaux supérieurs sont écartés l'un de l'autre vers le renflement lombaire par un espace elliptique. De plus, la moelle, prolongée jusque dans les vertèbres coccygiennes, offre à son centre un canal longitudinal.

CHAPITRE III.

DE L'ENCÉPHALE.

ART. I. — DE L'ENCÉPHALE DANS SON ENSEMBLE.

L'*encéphale* est cette portion de l'appareil nerveux central qui se trouve logée dans la boîte crânienne. Il succède, sans ligne de démarcation, à la moelle épinière, dont il peut être considéré, au figuré, comme une sorte d'efflorescence.

Forme générale et constitution. — Il représente une masse ovoïde allongée d'avant en arrière et très légèrement déprimée de dessus en dessous.

Quand on le considère par sa face supérieure (fig. 172), on découvre d'abord, en arrière, un pédicule blanc, prolongement de la moelle épinière, et un lobe impair de couleur grise, désigné sous le nom de *cervelet*. En avant de celui-ci, se remarquent deux autres lobes séparés du premier par une profonde scissure transversale dans laquelle s'enfonce la tente du cervelet; isolés l'un de l'autre sur la ligne médiane par une autre scissure non moins profonde, ces deux lobes constituent le *cerveau*, et sont appelés communément les *hémisphères cérébraux*.

Fig. 172 (*).

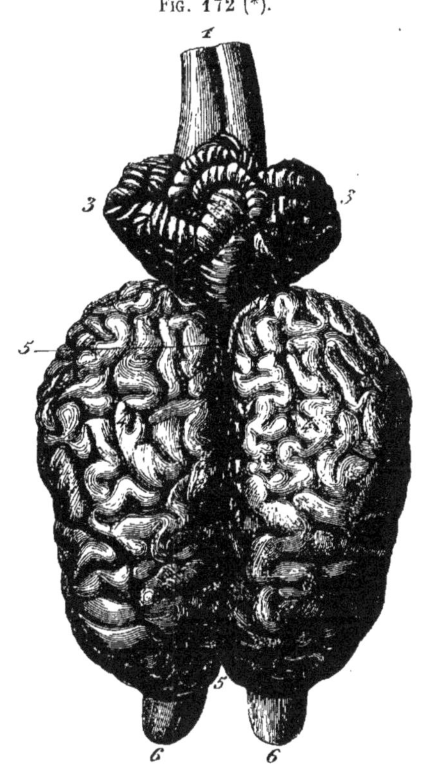

En retournant l'encéphale pour en examiner la face inférieure, on voit que le pédoncule postérieur de l'organe, suite de la moelle spinale, se prolonge en dessous du cervelet, qui est soudé sur les parties latérales de sa face supérieure, et se plonge ensuite dans les hémisphères cérébraux, en pénétrant par leur face inférieure, derrière deux gros cordons blancs, les nerfs optiques, lesquel marquent la limite antérieure de ce prolongement (fig. 173): on lui a donné le nom d'*isthme encéphalique* parce qu'il représente, en effet, un lien intermédiaire aux trois renflements qui forment la masse principale de l'encéphale.

La partie crânienne de la masse nerveuse centrale se compose donc de trois appareils : l'*isthme de l'encéphale*, prolongation de la moelle épinière, le *cervelet* et le *cerveau*, lobes renflés, greffés sur la face supérieure et l'extrémité antérieure de ce pédoncule. Ces trois appareils se montrent fort bien dans leur ensemble et dans leurs rapports réciproques sur la figure 178. Nous les étudierons séparément les uns après les autres.

Volume de l'encéphale. — Contrairement à ce qui existe pour la moelle, les dimensions de l'encéphale représentent à peu près celles de la cavité qui le contient; en effet, le feuillet viscéral de l'arachnoïde se trouve immédiatement appliqué sur l'enveloppe propre de la masse nerveuse, c'est-à-dire la pie-mère, partout où i n'existe point d'espaces sous-arachnoïdiens; d'un autre côté, la cavité arachnoïdienne est pour ainsi dire nulle, et la dure-mère est comme collée sur les parois du crâne dont elle constitue, à proprement parler, le périoste interne. L'encéphale n'a donc point de place pour se mouvoir dans sa cavité de réception ; et il en résulte

(*) Fig. 172. — *Vue générale de l'encéphale (face supérieure).* — 1. Bulbe rachidien. 2. Lobe moyen du cervelet. 3, 3. Lobes latéraux du même. 4,4. Hémisphères cérébraux. 5. Scissure interlobaire. 6, 6. Lobules ethmoïdaux.

pour lui une immobilité presque absolue, qui coïncide justement avec celle des sutures ou des articulations crâniennes.

Poids. — On peut représenter par les chiffres suivants le poids total de l'encéphale chez les animaux de taille ordinaire : dans le cheval 650 grammes, dans l'âne 360, dans la vache 480, dans le mouton et la chèvre 130, dans le porc 160, dans le chien 180, dans le chat 30, dans le lapin 10 grammes.

En comparant ces chiffres à ceux donnés pour la moelle, on reconnaît que le rapport du poids de l'axe médullaire à celui de la masse encéphalique diffère notablement dans les différents animaux ; c'est chez le chien qu'il est le plus élevé, et dans le lapin qu'on le trouve le plus faible. Voici du reste ce rapport indiqué pour chaque espèce : chien, 1 : 5,14 ; chat, 1 : 3,75 ; mouton et chèvre, 1 : 2,60 ; âne, 1 : 2,40 ; porc, 1 : 2,30 ; cheval, 1 : 2,27 ; vache, 1 : 2,18 ; lapin, 1 : 2. Nous indiquons ces nombres, parce qu'on a cherché de tout temps à trouver dans la prédominance de l'encéphale la cause du développement de l'intelligence, et que la meilleure mesure de cette prédominance est justement le rapport de l'axe spinal à la masse encéphalique. On a voulu aussi mesurer cette prédominance de l'encéphale en comparant le poids de cet organe à celui du corps tout entier ; mais il suffit de jeter les yeux sur les tables dressées, dans cette vue, dans plusieurs ouvrages d'anatomie et de physiologie pour se convaincre que cette base n'a point toute la valeur désirable.

Préparation de l'encéphale. — Pour étudier l'encéphale, il faut d'abord l'extraire de la boîte crânienne, et l'on arrive à ce résultat par deux procédés.

Le premier procédé consiste à ouvrir le crâne par sa voûte, à l'aide du rogne-pied et du marteau, après avoir débarrassé cette voûte de toutes les parties qui la recouvrent ou qui l'avoisinent. On excise ensuite la dure-mère avec des ciseaux, et l'on arrive ainsi directement sur l'encéphale, qu'on isole complétement en soulevant son extrémité postérieure, et en coupant d'arrière en avant tous les nerfs engagés dans les trous de la base du crâne, avec la tige pituitaire, ainsi que l'extrémité des lobes olfactifs. Ce procédé est très expéditif ; mais il ne permet point de conserver la glande pituitaire, qui reste forcément incrustée dans la selle turcique, inconvénient qu'on évitera en employant le deuxième procédé.

Pour appliquer celui-ci, on ouvre le crâne par sa base ou son plancher, après avoir séparé la tête du tronc, enlevé la mâchoire supérieure, la langue, l'hyoïde, et mis à nu les surfaces osseuses en excisant toutes les parties molles. La tête, ainsi préparée, est tenue par un aide, la voûte crânienne appuyée sur une table ou un billot. Armé du rogne-pied et du marteau, l'opérateur fait sauter d'abord les arcades zygomatiques et les apophyses styloïdes de l'occipital ; puis il entame progressivement les condyles du même os, l'apophyse basilaire, le sphénoïde, les palatins, l'ethmoïde ; et il revient alors sur les parties latérales qu'il abat successivement de l'occipital à l'ethmoïde. L'encéphale étant suffisamment découvert, on le débarrasse de la dure-mère comme dans le premier procédé, et on le soulève avec la main gauche pour rompre, à l'aide des ciseaux tenus dans la main droite, les adhérences qui le tiennent encore fixé à la voûte du crâne, adhérences établies principalement par les veines de l'encéphale, lesquelles vont se dégorger dans les sinus de la dure-mère. En fouillant ensuite avec la pointe d'un scalpel dans les fosses ethmoïdales, on en détache les lobes olfactifs ; et la masse nerveuse est rendue tout à fait libre. Ce procédé est une application plus difficile que le premier, mais il a sur lui plusieurs avantages : non-seulement on conserve, en l'employant, la glande pituitaire, mais on obtient encore les lobes ethmoïdaux plus intacts, et l'on peut avoir, si on le désire, les ganglions des nerfs crâniens, avec une étendue plus ou moins considérable de ces nerfs eux-mêmes.

Après avoir indiqué les moyens d'extraire l'encéphale de sa cavité osseuse, nous devons dire quelques mots de la marche à suivre pour procéder fructueusement à son étude.

Il sera bon d'avoir pour cette étude deux encéphales, dont un durci par un séjour de quelques semaines dans l'alcool ou dans l'eau additionnée d'un dixième d'acide azotique, durcissement qui a pour résultat de contracter la substance nerveuse, et de faire apparaître ainsi d'une manière plus manifeste les reliefs et les cavités.

On commencera par examiner rapidement l'ensemble de l'appareil, et l'on passera immédiatement à l'étude de l'isthme, dont il importe de prendre tout d'abord une idée bien nettement arrêtée. On isolera donc, sur la pièce durcie, cette partie de l'encéphale, telle qu'elle se trouve représentée dans la figure 174 ; et pour cela, il suffira de pratiquer la section des pédoncules du cervelet, et d'exciser les hémisphères cérébraux en procédant de bas en haut et d'arrière en avant ; les débris de ces hémisphères et le cervelet seront conservés pour en analyser la structure. L'isthme, ainsi isolé, se prête parfaitement à l'examen de sa conformation extérieure et de ses cavités intérieures, c'est-à-dire le ventricule des couches optiques et l'aqueduc de Sylvius, dans lesquels on pénétrera par une incision longitudinale et supérieure.

Après l'isthme on étudiera le cervelet : dans sa conformation extérieure, sur la pièce intacte ; dans sa conformation intérieure et sa structure, sur la pièce entamée.

On terminera par le cerveau, qui sera bientôt examiné à sa superficie, et dont l'étude intérieure devra être faite de la manière suivante : Il faudra commencer par s'assurer de l'existence des ventricules des lobes olfactifs, et de la communication de ces cavités avec tous les autres compartiments intérieurs du cerveau, ce qui sera facile à l'aide de l'insufflation pratiquée sur l'un de ces organes avec un chalumeau de paille, insufflation qui soulèvera la glande pituitaire, les lobes cérébraux et le cervelet. On passera ensuite au corps calleux, qui sera découvert comme dans la figure 179, par une coupe horizontale des hémisphères, passant à travers le centre ovale. Puis on excisera le corps calleux de chaque côté de la ligne médiane, pour arriver dans l'intérieur des ventricules latéraux ; et cette grande commissure du cerveau devra, après l'étude du septum lucidum, être coupée en travers sur la ligne médiane et renversée comme dans la figure 180, afin de mettre en évidence le trigone cérébral. On s'occupera alors du trou de Monro, du corps strié, de l'hippocampe, de la bandelette demi-circulaire, du plexus choroïde et de la toile choroïdienne, qu'on découvrira par l'ablation des hippocampes et du trigone. Enfin on reviendra au trou de Monro pour étudier sa communication avec le ventricule des couches optiques ; il sera bon de revoir celui-ci ainsi que l'aqueduc de Sylvius et le ventricule du cervelet, dans lequel on arrivera en fendant l'organe sur son milieu et en écartant les deux moitiés.

Deux coupes longitudinales et verticales de l'encéphale, l'une médiane (fig. 177), l'autre pratiquée de côté (fig. 178), ne seront pas sans utilité pour l'étude de ces particularités. On les exécutera au moyen de la scie, l'organe restant renfermé dans la cavité crânienne.

Art. II. — De l'isthme.

Nous allons étudier successivement la conformation extérieure de cet organe, sa conformation intérieure et sa structure.

§ I. — Conformation extérieure de l'isthme.

L'*isthme* est un prolongement prismatique de la moelle épinière, supportant le cervelet, se terminant dans les hémisphères cérébraux, augmentant d'épaisseur d'arrière en avant. On peut y considérer quatre *faces* et deux *extrémités*.

La *face inférieure* (fig. 173), sur laquelle s'aperçoivent nettement et sans aucune préparation les limites naturelles de l'isthme, se trouve croisée à peu près dans son milieu par un épais faisceau de fibres arciformes constituant la *protubérance annulaire*, le *pont de Varole* ou le *mésocéphale*. Tout ce qui est en arrière de ce faisceau appartient au *bulbe rachidien*. Ce qui existe en avant forme les *pédoncules cérébraux*.

La *face supérieure* (fig. 174), couverte par le cervelet et par l'extrémité postérieure des lobes cérébraux, est plus mamelonnée que la précédente. On y remarque d'arrière en avant la face supérieure du bulbe rachidien, la coupe des *pédoncules du cervelet*, la *valvule de Vieussens*, les *tubercules quadrijumeaux* et les *couches optiques*.

Les *faces latérales* (fig. 175), cachées dans leur partie antérieure sous les hémisphères du cerveau, montrent le profil du bulbe rachidien, de la protubérance, des pédoncules du cervelet, des pédoncules cérébraux, des tubercules quadrijumeaux et des couches optiques.

L'*extrémité postérieure* de l'isthme appartient au bulbe rachidien et fait suite à la moelle, dont on ne la distingue qu'artificiellement.

Quant à l'*extrémité antérieure*, elle est enveloppée, en bas et par côté, par les faisceaux obliques qui forment les deux nerfs optiques, faisceaux sous lesquels s'insinuent les fibres de l'isthme pour se plonger dans la partie des hémisphères cérébraux qui portent le nom de *corps striés*.

Après cette énumération de tous les organes dont l'assemblage constitue l'isthme de l'encéphale, nous allons les examiner avec détail en procédant dans l'ordre suivant : 1° le *bulbe rachidien*, 2° la *protubérance annulaire*, 3° les *pédoncules cérébraux*, 4° les *pédoncules cérébelleux*, 5° la *valvule de Vieussens*, 6° les *tubercules quadrijumeaux*, 7° les *couches optiques*, à la suite desquelles nous signalerons les *glandes pinéale* et *pituitaire*, petits lobes appendiculaires placés, l'un sur la face supérieure, l'autre sur la face inférieure de l'isthme (1).

1° Du bulbe rachidien (fig. 173, 174, 175).

Le *bulbe rachidien* constitue la partie postérieure de l'isthme encéphalique; il fait suite à la moelle épinière, et s'étend en avant jusqu'à la protubérance annulaire.

C'est un épais pédoncule, de couleur blanche, plus large en avant qu'en arrière, et déprimé de dessus en dessous, auquel on peut reconnaître quatre *faces:* une *inférieure*, une *supérieure* et deux *latérales*.

Face inférieure (fig. 173). — Cette face repose dans la gouttière de l'apophyse basilaire. Convexe d'un côté à l'autre, et limitée antérieurement par une scissure transversale qui la sépare de la protubérance, elle n'offre en arrière, de même que les autres, rien qui la distingue de l'axe médullaire.

On y remarque, sur la ligne médiane, un sillon bien marqué, prolongation de celui qui règne sur la face inférieure de la moelle, sillon creusé entre deux saillies très allongées, quelquefois fort peu apparentes, qui doivent à leur forme le nom de *pyramides du bulbe* (fig. 173 et 184, 2). La base de ces pyramides touche la protubérance, et leur sommet se perd insensiblement en arrière, en arrivant vers la moelle.

En dehors existe une surface presque plane (fig. 173, 3), bordée antérieurement

(1) On est loin d'être d'accord sur le nombre des parties qui doivent composer l'isthme de l'encéphale : les uns en mettent plus, les autres en mettent moins. Les limites de ce petit appareil se montrent cependant parfaitement circonscrites, si on les cherche sur les animaux, et particulièrement chez le cheval. Une coupe antéro-postérieure de l'encéphale, pratiquée sur le côté du plan médian, nous semble tout à fait propre à fixer définitivement l'esprit sur cet objet. Cette coupe, représentée par la figure 178, fait voir de la manière la plus nette que le prolongement encéphalique de l'axe spinal s'étend jusqu'aux corps striés, et qu'il comprend le bulbe rachidien, la protubérance annulaire, les pédoncules cérébraux, les pédoncules cérébelleux, les tubercules quadrijumeaux et les couches optiques. Tous ces organes appartiennent donc à un seul et même système, c'est-à-dire au pédoncule médullaire qui sert de trait d'union entre les trois masses principales de l'encéphale, et qu'on désigne sous le nom d'*isthme*. Ajoutons que cette manière de considérer l'isthme encéphalique s'accorde parfaitement avec les renseignements fournis par la physiologie.

par une bandelette transversale (fig. 173, 4 et 184, 5) qui se trouve placée immédiatement derrière la protubérance ; couverte quelquefois, dans la plus grande partie de son étendue, d'une très mince expansion de fibres arciformes (fig. 184, 4) ; laissant voir, sur les pièces durcies par leur séjour dans l'alcool ou l'eau acidulée, entre le bord antérieur de cette expansion et la bandelette transversale signalée ci-dessus, une légère saillie oblongue qui répond à ce qu'on a désigné chez l'homme sous le nom d'*olive* (1) ; isolée de la pyramide par un sillon longitudinal, d'où émergent, en avant les racines de la sixième paire crânienne, en arrière celles de la douzième ; limitée en dehors et séparée du corps restiforme par l'origine de la plus grande partie des racines du glosso-pharyngien et du pneumo-gastrique.

Fig. 173 (*).

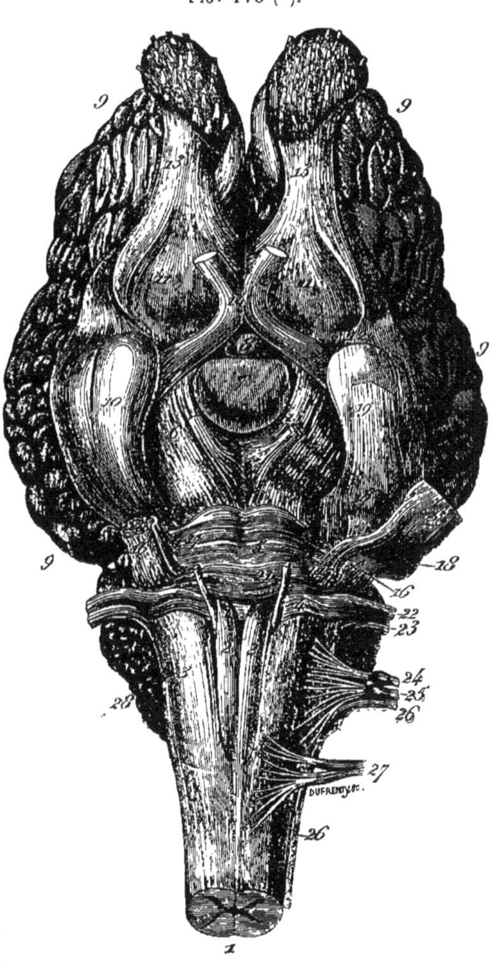

Face supérieure. — Couverte par le cervelet, elle est creusée dans son milieu d'une excavation (fig. 174, 5) qui constitue le plancher du quatrième ventricule. Cette excavation, prolongée en avant au-dessus de la protubérance, entre les pédoncules cérébelleux, présente en arrière un angle taillé en forme de bec de plume, et nommé pour cette raison *calamus scriptorius*.

Deux épais cordons, prolongements des faisceaux supérieurs de la moelle, bordent de chaque côté le calamus scriptorius. On les désigne sous le nom de

(*) Fig. 173. — *Vue générale de l'encéphale* (*face inférieure*). — 1. Extrémité postérieure du bulbe rachidien. 2, 2. Pyramide du bulbe. 3, 3. Faisceau latéral ou intermédiaire du bulbe. 4, 4. Bandelette transverse qui borne ce faisceau en avant. 5. Protubérance annulaire. 6, 6. Pédoncules cérébraux. 7. Glande pituitaire. 8. Tubercule cendré. 9. Hémisphères cérébraux. 10. Lobule mastoïde. 11. Noyau extra-ventriculaire du corps strié, compris entre les deux racines du lobe olfactif. 12. Scissure de Sylvius. 13, 13. Lobules olfactifs. 14. Commissure des nerfs optiques. 15. Troisième paire crânienne. 16. Racine sensitive de la cinquième. 17. Racine motrice de la même. 18. Ganglion de Gasser. 19. Tronc commun au nerf maxillaire supérieur et au nerf ophthalmique. 20. Origine du nerf maxillaire inférieur. 21. Sixième paire. 22. Septième paire. 23. Huitième paire. 24. Neuvième paire. 25. Dixième paire. 26. Onzième paire. 27. Douzième paire. 28. Plexus choroïde du cervelet.

(1) Cette saillie répond à l'*olive* de l'homme par sa position seulement, car elle n'en possède pas la structure.

corps restiformes. Accolés l'un à l'autre sur la ligne médiane à leur extrémité postérieure, ils s'écartent par leur extrémité antérieure, de manière à représenter les branches d'un V (fig. 174, 1).

Faces latérales. — Beaucoup plus étroites que les deux autres et représentant, en quelque sorte, deux bords épais, ces faces montrent le profil du corps restiforme (fig. 175, 2), de la pyramide (4) et du faisceau intermédiaire à celle-ci et au corps restiforme (3).

2° De la protubérance annulaire (fig. 173, 5. 175, 5).

La *protubérance annulaire*, encore appelée *pont de Varole* ou *mésocéphale*, est cette partie de l'encéphale qui se dessine en saillie transversale sur la face inférieure de l'isthme entre le bulbe rachidien et les pédoncules cérébraux, saillie logée dans la dépression antérieure de l'apophyse basilaire.

La protubérance représente une bande demi-circulaire de fibres blanches transverses, jetées, comme un pont, d'un côté à l'autre du cervelet. Elle est convexe dans tous les sens, plus large dans son milieu que sur ses parties latérales, et parcourue d'arrière en avant par un sillon médian peu profond, dans lequel rampe le tronc basilaire. Elle offre à considérer, avec la surface libre dont nous venons d'indiquer les principaux caractères, deux *bords* et deux *extrémités.*

Le *bord postérieur*, légèrement convexe, est séparé du bulbe par un léger sillon.

Le *bord antérieur*, également convexe, mais échancré dans son milieu, surplombe de beaucoup les pédoncules cérébraux, qui se trouvent limités de ce côté par une scissure très prononcée.

Les *extrémités* se recourbent par en haut, pour se plonger dans l'épaisseur du cervelet, sous forme de deux gros cordons constituant les pédoncules cérébelleux moyens (fig. 175, 6). Elles présentent l'origine apparente des nerfs trijumeaux.

La protubérance n'existe point chez les oiseaux.

3° Des pédoncules cérébraux (fig. 173, 6. 175, 7).

On nomme ainsi deux énormes faisceaux blancs, visibles à la surface inférieure et sur les côtés de l'isthme, couverts supérieurement par les tubercules quadrijumeaux et les couches optiques, lesquels faisceaux font suite, au-dessus de la protubérance, aux fibres du bulbe rachidien, et se plongent, par leur extrémité antérieure, dans les hémisphères du cerveau.

Ces pédoncules sont séparés l'un de l'autre par une scissure médiane dite *interpédonculaire*, qui se bifurque en avant pour circonscrire l'*éminence mamillaire* encore appelée *tubercule pisiforme* (fig. 177, 18), petite saillie impaire, arrondie, de couleur blanche comme les pédoncules eux-mêmes, couverte par la glande pituitaire dont le point d'implantation, représenté par le tubercule cendré, se trouve situé en avant de cette saillie. (*Voir plus loin la description de la glande pituitaire*).

En arrière les pédoncules cérébraux sont limités par le bord antérieur de la protubérance. — En avant, ils se trouvent circonscrits par les nerfs optiques, qui se développent obliquement autour de l'extrémité antérieure de ces pédoncules, et viennent se réunir sur la ligne médiane en avant du tubercule cendré, en formant une commissure appelée *chiasma des nerfs optiques* (fig. 173, 14). — Sur les côtés, leur tissu se confond avec celui des tubercules quadrijumeaux et des couches optiques, qu'on sait être superposés aux pédoncules du cerveau. Il est à remarquer que la partie de leur face latérale située au-dessous des tubercules testes forme une surface triangulaire assez bien circonscrite, désignée par les noms de *ruban de Reil*, *faisceau triangulaire latéral, faisceau latéral oblique de l'isthme*.

4° Des pédoncules cérébelleux.

Le cervelet se trouve attaché sur la face supérieure de l'isthme par deux gros et courts funicules latéraux de substance blanche, entre lesquels est compris le ventricule postérieur : ce sont eux qui constituent les *pédoncules cérébelleux*.

Fig. 174 (*).

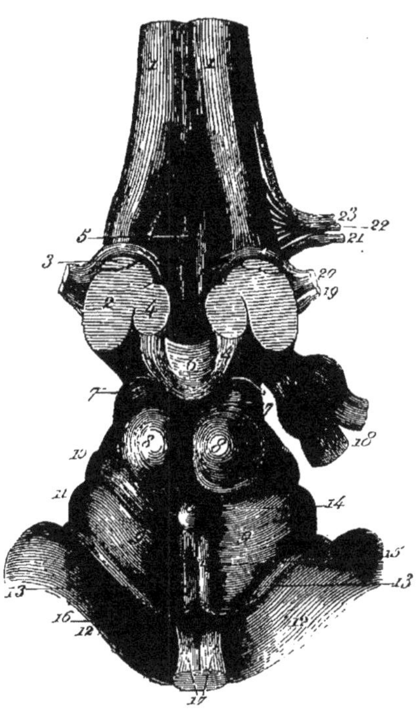

Trois faisceaux entrent distinctement dans la composition de chacun de ces funicules : un *antérieur*, un *postérieur*, un *moyen*.

Celui-ci, ou le *pédoncule cérébelleux moyen*, est le plus gros des trois; il est formé par le prolongement des extrémités de la protubérance (fig. 174, 4. 175, 6).

Le *pédoncule cérébelleux postérieur*, le plus mince de tous, est formé par le corps restiforme, dont une portion se réfléchit sous la racine postérieure du nerf acoustique pour gagner la substance du cervelet. Il s'unit de la manière la plus intime avec le précédent, dont on a beaucoup de peine à le distinguer (fig. 174, 3).

Quant au *pédoncule cérébelleux antérieur*, il représente un faisceau bien distinct des deux autres, faisceau accolé, en dedans, au pédoncule moyen, qu'il croise obliquement, se perdant dans le cervelet par son extrémité postéro-supérieure, arrivant derrière les tubercules testes et pénétrant sous ces petits organes par son extrémité antéro-infé-

(*) Fig. 174. — *Vue supérieure de l'isthme encéphalique.* — 1. Corps restiforme. 2. Coupe du pédoncule cérébelleux moyen. 3. Coupe du pédoncule cérébelleux postérieur. 4. Pédoncule cérébelleux antérieur. 5. Plancher du ventricule postérieur. 6. Valvule de Vieussens. 7, 7. Tubercules testes. 8, 8. Tubercules nates. 9, 9. Couches optiques. 10. Corps genouillé interne. 11. Corps genouillé externe. 12. Corps strié. 13. Bandelette demi-circulaire. 14. Glande pinéale. 15. Pédoncule de cette glande. 16. Ouverture commune antérieure. 17, 17. Piliers antérieurs du trigone. 18. Nerf trijumeau. 19. Nerf facial. 20. Nerf auditif. 21. Nerf glosso-pharyngien. 22. Nerf pneumo-gastrique. 23. Nerf spinal.

rieure, en compagnie du ruban de Reil, ou faisceau supéro-latéral des pédoncules cérébraux.

On verra, dans l'étude de la structure du cervelet, comment ces pédoncules se comportent à l'intérieur de cet organe.

5° De la valvule de Vieussens (fig. 174,6).

On appelle ainsi une fort mince lamelle blanche qui réunit l'un à l'autre les deux pédoncules cérébelleux antérieurs.

Elle présente à peu près la forme d'un parallélogramme. Sa *face supérieure* est couverte par le cervelet; l'*inférieure* concourt à former le plafond du ventricule cérébelleux. Les deux *bords latéraux* sont soudés aux pédoncules que cette valvule unit; l'*antérieur* s'attache en arrière des éminences testes; le *postérieur* adhère à l'éminence vermiforme antérieure du cervelet.

Gall a considéré cette lame comme une commissure des pédoncules cérébelleux antérieurs; et nous croyons qu'il a eu raison, car on la voit formée presque exclusivement de fibres transversales qui se portent d'un de ces pédoncules à l'autre. Ces fibres sont surtout apparentes en avant, où la membrane est beaucoup plus épaisse. En arrière, elles se mêlent à quelques faisceaux longitudinaux.

6° Des tubercules quadrijumeaux ou bigéminés (fig. 174,7, 8).

Ce sont quatre éminences arrondies, accolées deux à deux, qui surmontent en arrière les pédoncules cérébraux. Les deux postérieures, plus petites, portent encore le nom d'*éminences testes*, et les deux antérieures celui d'*éminences nates*.

Les *tubercules quadrijumeaux postérieurs*, ou *éminences testes*, sont en rapport en avant avec les antérieurs, en arrière avec les pédoncules cérébelleux antérieurs et la valvule de Vieussens, dont ils se trouvent séparés par un sillon transversal, dans le fond duquel naissent les nerfs pathétiques. Une bandelette oblique les unit en dehors à la partie de la couche optique qu'on désigne sous le nom de *corps genouillé interne*.

Les *tubercules quadrijumeaux antérieurs*, ou *éminences nates*, se distinguent des précédents, non-seulement par leur plus gros volume, mais encore par leur couleur, qui est grise, celle des tubercules testes étant blanche. Ils sont aussi mieux arrondis, plus près l'un de l'autre, et couverts par les hémisphères cérébraux, tandis que les postérieurs le sont plutôt par le cervelet. Un sillon courbe les isole en avant des couches optiques.

Chez les *Oiseaux*, il existe deux tubercules seulement, creux à l'intérieur.

7° Des couches optiques (fig. 174,9).

Le nom de *couches optiques* est donné à la région de la face supérieure de l'isthme qui se trouve située en avant des tubercules quadrijumeaux. Ces couches optiques sont donc placées au-dessus de la partie antérieure des pédoncules cérébraux.

Plus larges, dans leur ensemble, que les tubercules quadrijumeaux, et plus encore en avant qu'en arrière, elles représentent l'une et l'autre une surface de couleur grise, légèrement convexe, très irrégulièrement quadrilatère, couverte par la toile choroïdienne, qui sépare cette surface de la corne d'Ammon et des piliers postérieurs du trigone cérébral.

En *dedans*, elles s'inclinent l'une vers l'autre, en formant sur la ligne médiane une gouttière assez profonde, dans laquelle courent d'avant en arrière deux tractus blancs longitudinaux, que nous signalerons plus loin sous le nom de *pédoncules*

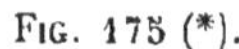

FIG. 175 (*).

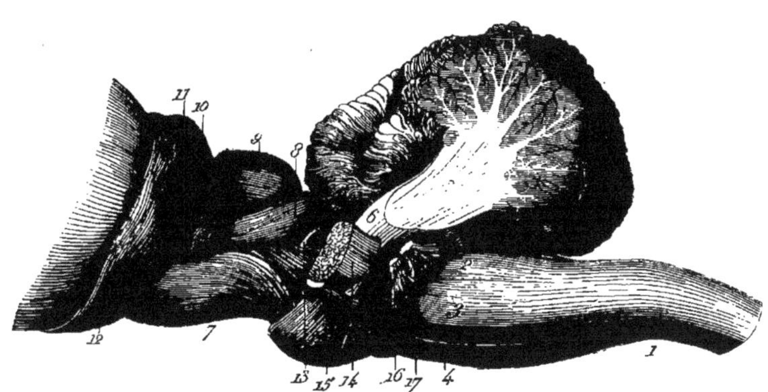

antérieurs de la glande pinéale. Cette gouttière aboutit en arrière à l'*ouverture commune postérieure*, en avant à l'*ouverture commune antérieure*, orifices que nous ne faisons qu'indiquer ici, car leur étude doit être faite avec celle de la conformation intérieure de l'isthme.

En *dehors*, la couche optique offre deux saillies dites *corps genouillés*, d'où naissent les nerfs de la deuxième paire : placées l'une au-devant de l'autre, la postérieure plus près de la ligne médiane que l'antérieure, ces deux saillies se distinguent en *externe* et en *interne*. — Le *corps genouillé externe* est toujours plus volumineux, mieux circonscrit et situé sur un plan plus élevé que l'*interne*. Celui-ci est uni aux tubercules quadrijumeaux postérieurs par une bandelette oblique (fig. 174 et 175, 10, 11).

En *arrière*, les deux couches optiques sont comme échancrées pour recevoir les éminences nates, qu'elles enclavent légèrement.

En *avant*, elles se trouvent séparées du corps strié par un sillon dans le fond duquel nous retrouverons plus loin une étroite lanière désignée sous le nom de *bandelette demi-circulaire*.

8° DE LA GLANDE PINÉALE OU CONARIUM (fig. 174, 14).

Ce nom a été donné à un petit tubercule de couleur rouge brun, en forme de pomme de pin, enveloppé par la toile choroïdienne, ayant son sommet tourné en

(*) Fig. 175. — *Vue latérale de l'isthme.* — 1. Bulbe rachidien. 2. Corps restiforme. 3. Faisceau latéral du bulbe. 4. Pyramide ou faisceau inférieur du bulbe. 5. Protubérance annulaire. 6. Pédoncule moyen du cervelet. 7. Pédoncule cérébral. 8. Tubercule testis. 9. Tubercule natis. 10. Corps genouillé interne. 11. Corps genouillé externe. 12. Nerf optique. 13. Nerf pathétique appliqué sur le ruban de Reil. 14. Racine sensitive du trijumeau. 15. Racine motrice du même. 16. Nerf facial. 17. Nerf auditif.

haut, reposant, par sa base, sur l'ouverture commune postérieure, qu'il bouche, et au pourtour de laquelle il se trouve attaché par une lamelle circulaire.

De cette lamelle se détachent en avant deux tractus fibreux désignés sous le nom de *pédoncules antérieurs* du conarium.

Ces *pédoncules antérieurs* (fig. 174,15) représentent deux étroites bandelettes blanches, qui partent de la base de la glande pinéale et se dirigent en avant, parallèlement l'une à l'autre, dans le fond de la gouttière des couches optiques, auxquelles elles adhèrent fortement. Elles arrivent ainsi vers l'ouverture commune antérieure où elles se réunissent, dit-on, aux piliers antérieurs du trigone cérébral. Quelquefois ces pédoncules sont fort étroits et séparés par un intervalle. Le plus souvent ils sont relativement larges et immédiatement en contact sur la ligne médiane.

Le conarium est loin d'offrir toujours le même volume. On l'a représenté dans la figure 174 avec ses dimensions les plus ordinaires. Dans la figure 177, il se montre incomparablement plus gros.

La structure de la glande pinéale paraît fort simple. Elle ne comprend qu'une seule substance d'un gris brunâtre, d'apparence amorphe, parsemée quelquefois de granulations calcaires, sans cavités au centre de l'organe.

Cet organe et celui dont la description va suivre n'appartiennent point, à proprement parler, au système de l'isthme encéphalique. Ce sont plutôt, comme nous l'avons déjà dit, des ganglions appendiculaires qui mériteraient d'être décrits à part, au même titre que les trois énormes ganglions cérébelleux et cérébraux. On n'oubliera pas que si nous avons fait entrer leur description dans l'étude de l'isthme, c'est comme moyen de simplification.

9° De la glande pituitaire (fig. 173, 7, et 177, 19).

Encore appelée *hypophyse* et *appendice sus-sphénoïdal*, la *glande pituitaire* représente un petit tubercule discoïde, fixé à l'extrémité antérieure de la scissure interpédonculaire par l'intermédiaire de la *tige pituitaire* et du *tubercule cendré*.

a. Le *tubercule cendré*, ou *tuber cinereum*, est une petite éminence de couleur grise, située sur la ligne médiane, entre le tubercule mamillaire et le chiasma des nerfs optiques, c'est-à-dire tout à fait sur la limite antérieure de l'isthme encéphalique. Cette éminence est creuse intérieurement; sa cavité n'est qu'un diverticulum du ventricule moyen.

b. La *tige pituitaire* n'est autre chose qu'un très court prolongement conique, implanté par sa base sur le tubercule cendré, et par son sommet sur la face supérieure de l'appendice sus-sphénoïdal. La cavité du tubercule cendré se continue dans la tige pituitaire, et se termine en cul-de-sac vers le sommet de celle-ci. Ce prolongement, formé aussi de substance grise, se distingue par sa grande fragilité; aussi faut-il prendre quelques précautions, quand on veut l'obtenir intact en ouvrant le crâne par sa base.

c. La *glande pituitaire*, logée dans la selle turcique, où elle est enveloppée par le repli sus-sphénoïdal de la dure-mère, a la forme d'un petit corps arrondi, presque circulaire, déprimé de dessus en dessous, et plus ou moins épais suivant les sujets.

Sa *face inférieure* repose sur le corps du sphénoïde, par l'intermédiaire de la dure-mère, à laquelle cette face adhère fortement ; la *supérieure* recouvre l'éminence mamillaire, avec une portion des pédoncules cérébraux, et reçoit, tout à fait en avant, l'insertion de la tige pituitaire. Quant à la *circonférence*, elle répond de tous côtés au repli sus-sphénoïdal, dans lequel se trouvent creusés les sinus caverneux.

Il n'existe point de cavité à l'intérieur de la glande pituitaire.

La substance qui constitue cette glande semble être à peu près amorphe ; elle est jaune dans la moitié antérieure de l'organe, et brune dans la moitié postérieure.

§ II. — **Conformation intérieure de l'isthme** (fig. 177).

L'isthme encéphalique se trouve creusé, au niveau des couches optiques, d'une cavité centrale appelée *ventricule moyen*, cavité prolongée en arrière, sous les tubercules quadrijumeaux, par un conduit nommé *aqueduc de Sylvius*, qui aboutit, sous la valvule de Vieussens, dans le *ventricule postérieur*, autre cavité comprise entre le cervelet et le bulbe rachidien. Nous allons étudier successivement ces trois diverticules.

1° Du ventricule moyen ou ventricule des couches optiques (fig. 177, 13).

Le *ventricule moyen* est une cavité irrégulière, allongée d'arrière en avant, déprimée d'un côté à l'autre, offrant à étudier deux *parois*, un *plancher*, une *voûte* et deux *extrémités*.

Les deux *parois* sont lisses, presque planes ou très légèrement concaves de haut en bas.

Le *plancher*, extrêmement étroit, ne forme qu'une gouttière dont le fond répond à la scissure inter-pédonculaire, qui s'en trouve beaucoup plus éloignée en arrière qu'en avant, à l'éminence mamillaire et au tubercule cendré. La cavité intérieure de celui-ci (fig. 177,20), cavité prolongée dans la tige pituitaire, communique, ainsi qu'on l'a déjà vu, avec le ventricule moyen, et concourt à sa formation.

La *voûte*, non moins étroite que le plancher, et disposée comme lui en gouttière, est constituée par les deux couches optiques, qui se soudent l'une avec l'autre au-dessus du ventricule, en formant une épaisse *commissure grise* (fig. 177,16). Elle se termine, près des extrémités, à deux orifices signalés déjà sous les noms d'*ouvertures communes*, *postérieure* et *antérieure*. — L'*ouverture commune postérieure* (fig. 177,15) s'élève derrière la commissure grise, et se termine à la base de la glande pinéale par un cul-de-sac irrégulièrement renflé. Elle est limitée en arrière par la *commissure blanche postérieure*, mince faisceau de fibres transversales placé en avant des tubercules quadrijumeaux, au-dessus de l'entrée de l'aqueduc de Sylvius, se perdant par ses extrémités dans l'épaisseur des couches optiques (fig. 176,9). — L'*ouverture commune antérieure*, encore appelée *trou de Monro* (fig. 177,14), fait commniquer le ventricule moyen avec les ventricules latéraux, et livre passage au cordon vasculaire qui réunit les deux plexus choroïdes. Elle est percée en avant de la commissure grise, sous le sommet du trigone cérébral, qui concourt à la circonscrire au moyen de ses deux piliers, entre lesquels on aperçoit la *commissure blanche antérieure*. Celle-ci est un petit ruban de fibres transversales analogue à celui qui constitue la commissure postérieure, mais plus fort, passant en avant des piliers antérieurs du trigone pour s'aller plonger, par ses extrémités, dans l'épaisseur des corps striés, où il se perd.

Fig. 176 (*).

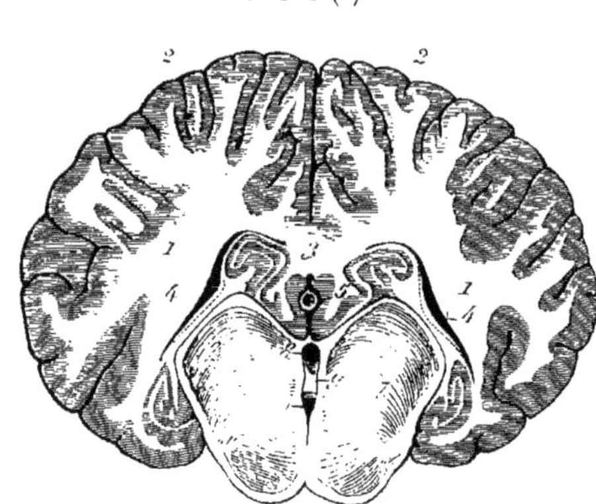

L'*extrémité postérieure* du ventricule moyen, plus étroite que l'antérieure et placée sur un plan plus élevé, se continue avec l'aqueduc de Sylvius, dont l'entrée (fig. 176,10), se trouve percée au-dessous de la commissure postérieure, vers l'ouverture commune.

L'*extrémité antérieure*, plus dilatée que la postérieure, est placée immédiatement au-dessus du chiasma des nerfs optiques, et ne se trouve séparée du fond de la grande scissure interlobaire du cerveau que par une petite lame grise fort mince attachée sur ce chiasma, et appelée par les auteurs, pour cette raison, *racine grise des nerfs optiques*. Cette lame s'aperçoit fort bien quand on rabat la commissure optique sur la glande pituitaire ; il suffit de la traverser pour pénétrer dans le ventricule moyen.

Une *couche séreuse*, d'une extrême minceur, tapisse les parois de cette cavité ; elle se prolonge, par l'aqueduc de Sylvius dans le ventricule postérieur, par l'ouverture commune antérieure dans les ventricules latéraux, et de là dans les cavités creusées au sein des lobes olfactifs.

2° De l'aqueduc de Sylvius (fig. 177, 6).

C'est un conduit longitudinal et médian creusé sous les tubercules quadrijumeaux au-dessus des pédoncules du cerveau.

Son extrémité antérieure communique avec le ventricule moyen. La postérieure s'ouvre au-dessous de la valvule de Vieussens dans le ventricule cérébelleux.

Il se prolonge dans les deux tubercules bigéminés chez les Oiseaux.

(*) Fig. 176. — *Coupe transversale de l'encéphale, pratiquée au niveau de l'ouverture commune postérieure*. — 1. Substance blanche de l'hémisphère, ou centre ovale de Vieussens. 2, 2, 2, 2. Substance grise formant la couche extérieure des circonvolutions. 3. Coupe du corps calleux. 4, 4. Intérieur des ventricules latéraux. 5. Coupe de la grande veine de Galien. 6, 6. Pédoncules cérébraux. 7, 7. Coupe de l'isthme. 8. Ouverture commune postérieure. 9. Commissure blanche postérieure. 10. Entrée de l'aqueduc de Sylvius.

3° Du ventricule postérieur ou cérébelleux (fig. 177, 5).

Ce ventricule (1), situé sous le cervelet, entre les pédoncules de cet organe, au-dessus du bulbe rachidien et de la protubérance annulaire, représente une cavité allongée d'avant en arrière, qui est presque entièrement remplie par les éminences vermiformes.

Sa *paroi supérieure* est formée par ces deux éminences, la valvule de Vieussens et celle de M. Renault. L'*inférieure*, ou le *plancher* de la cavité, est représentée par l'excavation de la face supérieure du bulbe rachidien, excavation prolongée, en avant, au-dessus de la protubérance annulaire, jusqu'auprès des tubercules testes. L'*extrémité antérieure* communique avec l'aqueduc de Sylvius. La *postérieure* occupe le sommet du calamus scriptorius.

§ III. — Structure de l'isthme.

L'isthme encéphalique n'étant qu'un prolongement de la moelle, doit se rapprocher de celle-ci par sa structure, et c'est effectivement ce qui s'observe, surtout dans la partie postérieure de l'organe, les caractères communs d'organisation s'effaçant au fur et à mesure qu'on se rapproche de l'extrémité antérieure.

En se reportant à ce qui a été dit sur la conformation extérieure du bulbe rachidien, on sait déjà que cet organe présente, sur chacune de ses moitiés latérales, les traces d'une division en trois faisceaux principaux : l'un supérieur, formé par le *corps restiforme*; l'autre inférieur, représenté par la *pyramide du bulbe;* le troisième, *intermédiaire* aux deux premiers. Ces trois faisceaux ne sont autre chose que la continuation de ceux que nous avons reconnus dans la moelle, et ils en partagent toutes les propriétés, c'est-à-dire que le premier est sensible et les autres moteurs.

Le *faisceau supérieur* ou le *corps restiforme*, accolé, par son extrémité postérieure, à celui du côté opposé, s'en trouve séparé, dans la plus grande partie de son étendue, par l'excavation qui constitue le plancher du ventricule postérieur. Il repose sur la partie externe du faisceau latéral. Au niveau de l'extrémité de la protubérance, il abandonne une petite branche qui constitue le pédoncule cérébelleux postérieur; puis il continue son chemin sur le côté du ventricule postérieur, se réunit bientôt au pédoncule cérébelleux antérieur qui lui est superposé, et va s'engager avec lui sous les tubercules quadrijumeaux.

Le *faisceau inférieur*, le plus mince des trois, comprend, avons-nous dit, toute la portion du bulbe qui constitue la *pyramide.* Mais quand cette éminence est nulle ou peu marquée, on doit reconnaître les limites qui le séparent du faisceau latéral dans la ligne d'insertion des racines du grand hypoglosse, prolongée par la pensée jusqu'à la protubérance, auprès du point d'émergence du nerf oculaire moteur externe. Ses fibres s'entrecroisent en partie avec celles du faisceau opposé,

(1) Le cervelet concourant à la formation de cette cavité, on fera bien d'en aborder l'étude après celle du cervelet lui-même.

dans le fond du sillon médian. Elles passent toutes au-dessus des faisceaux transverses de la protubérance ou à travers ces faisceaux, pour aller constituer le plan inférieur des fibres des pédoncules cérébraux.

Quant au *faisceau latéral* ou *intermédiaire* du bulbe, faisceau compris entre la ligne d'insertion des racines de l'hypoglosse et celles des racines motrices propres aux nerfs glosso-pharyngien, pneumogastrique et spinal, il se distingue peu, profondément, du cordon inférieur. C'est lui qui forme, par une partie de sa face supérieure, le plancher du quatrième ventricule. Après avoir franchi la protubérance à la manière du faisceau pyramidal, il va concourir à la constitution des pédoncules cérébraux, et particulièrement de leur faisceau triangulaire oblique.

En prenant dans leur ensemble, au niveau de ces pédoncules, les faisceaux médullaires prolongés dans l'isthme, on reconnaît encore à peu près le même ordre de superposition que dans le bulbe ; mais il n'est plus possible de les distinguer nettement les uns des autres ; ils se confondent même avec ceux du côté opposé. On voit donc leurs fibres se prolonger en masse sous les tubercules quadrijumeaux, à travers la substance propre des couches optiques, et s'épanouir de chaque côté, en une belle gerbe rayonnée, au sein des hémisphères cérébraux, en passant d'abord dans les corps striés.

A cet important système de *fibres blanches longitudinales*, prolongation de celles de la moelle, se trouvent annexés, comme éléments complémentaires de l'organisation de l'isthme encéphalique, plusieurs systèmes de fibres transversales, également blanches, et des amas de substance grise. Voici une exposition sommaire de la disposition présentée par ces nouveaux éléments.

En procédant d'arrière en avant, on trouve à signaler, parmi les *fibres blanches transversales :*

1° L'expansion de fibres arciformes qui couvrent quelquefois la face inférieure du bulbe (fig. 184, 4) : leur extrémité supérieure se perd sur le corps restiforme; l'inférieure s'enfonce dans le sillon intermédiaire à la pyramide et au faisceau latéral.

2° Les fibres propres de la protubérance : elles constituent un très épais faisceau semi-annulaire, dont les extrémités forment les pédoncules cérébelleux moyens et se plongent dans le cervelet ; ce faisceau enveloppe, par en bas et sur les côtés, les fibres longitudinales de l'isthme ; il est traversé par quelques-unes.

3° Les fibres transversales de la valvule de Vieussens et celles des commissures blanches, qui ont déjà été signalées.

La *substance grise* de l'isthme, dont il nous reste à parler maintenant, est loin d'être aussi abondante que la substance blanche, et, comme dans la moelle, elle se trouve reléguée profondément dans l'épaisseur de l'organe, du moins sur le plus grand nombre des points.

Dans le bulbe, on n'en trouve point sur le trajet des fibres des faisceaux supérieurs et inférieurs ; mais les faisceaux latéraux en sont pénétrés, et il en existe une couche sur le plancher du ventricule postérieur.

On en trouve également dans les pédoncules cérébraux, surtout sur le prolongement des faisceaux latéraux du bulbe.

C'est une petite masse de cette substance grise qui constitue chacun des tubercules quadrijumeaux ; masse recouverte d'une légère pellicule de substance blanche à peine sensible dans les éminences antérieures.

La couche optique n'est autre chose qu'une masse semblable, beaucoup plus volumineuse, plus foncée en couleur, et dépourvue, sur sa face superficielle, d'un revêtement de substance blanche.

Art. III. — Du cervelet.

Le *cervelet* ou le renflement postérieur de l'encéphale, est cette masse impaire supportée par l'isthme, séparée du cerveau par la cloison transverse constituant la tente du cervelet, logée dans le compartiment postérieur de la cavité crânienne, qui donne à peu près exactement la mesure de son volume.

1° Conformation extérieure du cervelet.

Le cervelet, isolé par la section de ses pédoncules latéraux du prolongement médullaire, sur lequel il se trouve fixé, se présente sous la forme d'une masse presque globuleuse, légèrement ellipsoïde, allongée transversalement, parcourue à sa surface extérieure par un grand nombre de sillons, dont deux principaux règnent circulairement, de chaque côté de la ligne médiane, tout autour de l'organe qu'ils partagent en trois *lobes*, un *médian* et deux *latéraux*.

Les *trois lobes* du cervelet ne se distinguent pas toujours très nettement les uns des autres, à cause du peu de profondeur et de l'irrégularité des deux sillons qui les séparent. Nous les étudierons cependant l'un après l'autre pour revenir ensuite d'une manière générale sur les sillons qui rampent à leur superficie.

Lobe moyen (fig. 172, 2). — On l'a comparé à un ver à soie enroulé circulairement autour de la partie moyenne du cervelet, et dont les deux extrémités viendraient se rejoindre, sans se confondre, sous la face inférieure de l'organe. Cette disposition vermiculaire se distingue mal dans la partie moyenne et supérieure du cervelet, où le lobe moyen se montre presque toujours plus ou moins subdivisé en gros lobules multiples irréguliers ; mais on l'observe mieux en avant et en arrière, c'est-à-dire dans les points qui répondraient aux deux extrémités de l'animal signalé comme terme de comparaison. Là, en effet, se remarquent deux saillies longitudinales, annelées transversalement à leur surface, et recourbées sous le cervelet de manière à venir se mettre en contact l'une avec l'antre. Ces saillies constituent les *éminences vermiformes* ou *vermiculaires antérieure* et *postérieure*. Leur extrémité, logée dans le ventricule postérieur, concourt à former le plafond de cette cavité.

Sur l'*éminence vermiforme antérieure* vient s'insérer le bord postérieur de la valvule de Vieussens.

L'*éminence vermiculaire postérieure* reçoit aussi l'insertion d'une valvule déjà signalée, sur laquelle nous devons revenir en quelques mots. Cette valvule, signalée pour la première fois par M. Renault, forme une lame d'une certaine épaisseur tendue au-dessus du calamus scriptorius. Elle a exactement la forme triangulaire de cet espace, et présente : une face supérieure, recouverte par l'éminence vermiculaire postérieure; une face inférieure, hérissée de petites houppes vasculaires dans quelques points de son étendue ; une base, fixée au *vermis*, près de l'extrémité libre de cette saillie et sur ses parties latérales ; deux bords latéraux, attachés sur les corps restiformes de chaque côté du calamus scriptorius ; un sommet qui répond à l'angle rentrant de cette excavation. Cette lame n'est sans doute pas autre chose qu'une cloison formée par la pie-mère extérieure, et sur laquelle s'étend la membrane intérieure appliquée contre les parois du ventricule cérébelleux. Elle est, du reste, en continuité directe, vers sa base, avec une dépendance évidente de la pie-mère, c'est-à-dire avec les *plexus choroïdes* (1).

Lobes latéraux. (fig. 172, 3, 3). — Ils ont la forme de deux segments irréguliers de sphère. Leur surface, sillonnée et lobulée en tous sens, ne présente rien d'intéressant en dehors, en haut, en avant, en arrière. C'est par leur partie inférieure que les pédoncules pénètrent dans l'épaisseur du cervelet. En arrière de ce point d'insertion, se trouvent appliqués, sous leurs parties latérales, les *plexus choroïdes cérébelleux*. — Ces lobes manquent chez les Oiseaux.

Fig. 177 (*).

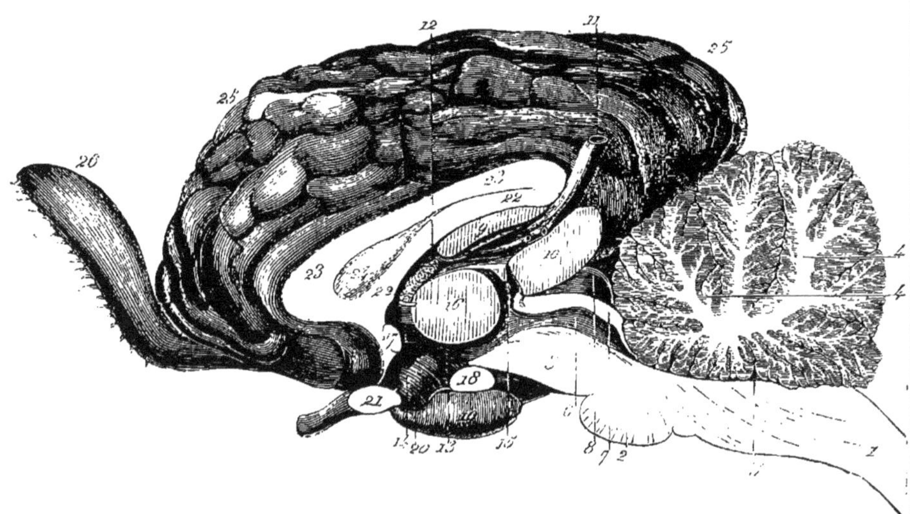

Des plexus choroïdes cérébelleux (fig. 173, 28). — On nomme ainsi deux

(*) Fig. 177. — *Coupe médiane et verticale de l'encéphale.* — 1. Coupe du bulbe rachidien. 2. Coupe de la protubérance annulaire. 3. Coupe des pédoncules cérébraux. 4. Coupe du cervelet montrant l'arbre de vie. 5. Ventricule postérieur couvert par le cervelet. 6. Aqueduc de Sylvius. 7. Coupe de la valvule de Vieussens (sur la figure le trait de renvoi de ce numéro n'est pas assez postérieur). 8. Tubercule natis. 9. Extrémité interne de l'hippocampe. 10. Coupe de la glande pinéale (représentée volumineuse, comme elle était sur la pièce qui a servi à l'exécution de cette figure). 11. Grande veine de Galien venant de la toile choroïdienne et du plexus choroïde (12). 13. Ventricule moyen. 14. Ouverture commune antérieure ou trou de Monro. 15. Ouverture commune postérieure. 16. Commissure grise. 17. Commissure blanche antérieure. 18. Coupe du tubercule mamillaire. 19. Coupe de la glande pituitaire. 20. Intérieur de la tige pituitaire communiquant avec le ventricule moyen. 21. Coupe du chiasma des nerfs optiques. 22. Coupe du trigone cérébral. 23. Coupe du corps calleux. 24. Septum lucidum. 25. Circonvolutions cérébrales. 26. Lobule olfactif.

(1) Cette cloison est représentée chez l'homme, à l'état rudimentaire, par les *valvules de Tarin*.

petites masses grenues et rougeâtres, formées de houppes vasculaires, allongées d'avant en arrière, déprimées de dessus en dessous, comprises par leur bord interne, entre les corps restiformes et la face inférieure des lobes latéraux du cervelet, à laquelle ils adhèrent fortement par leur face supérieure. Ces deux plexus sont réunis l'un à l'autre, au moyen de la valvule de Renault, qui se trouve soudée avec eux vers sa base.

Sillons et lobules du cervelet. — En considérant dans leur ensemble tous les sillons qui entament la surface extérieure du cervelet, on reconnaît qu'ils pénètrent à des profondeurs très inégales dans l'épaisseur de l'organe, et qu'ils le découpent en segments successivement décroissants, dont on peut prendre une idée suffisante sur les figures 175 et 177.

On trouve donc d'abord un certain nombre de lobules principaux, divisés eux-mêmes en lobules secondaires ; et ceux-ci se partagent à leur tour en courtes lamelles représentant les termes extrêmes de la lobulation du cervelet.

2° Conformation intérieure et structure du cervelet.

Le cervelet concourt, par son plan inférieur et la face interne de ses pédoncules, à former la cavité déjà décrite sous le nom de *ventricule postérieur* ou *cérébelleux*, mais dans la masse elle-même de l'organe on ne rencontre aucune trace d'excavation ni, du reste, aucune autre particularité de conformation intérieure. C'est ce que démontrent, de la manière la plus évidente, les coupes pratiquées à travers la substance du cervelet, soit dans le sens antéro-postérieur, soit dans la direction latérale. Sur ces coupes se dessinent seulement les sillons auxquels est due la division de l'organe en lobules.

Ces coupes sont aussi parfaitement propres à mettre en évidence la structure du cervelet, et elles le montrent formé, comme toutes les autres parties de l'axe encéphalo-rachidien, de *substance blanche* et de *substance grise.*

Celle-ci, répandue sur toute la surface de l'organe, constitue la couche corticale des différents segments dont il se compose. Elle apparaît avec des caractères particuliers rappelant exactement ceux qui appartiennent à la couche corticale des circonvolutions du cerveau. (*Voir plus loin.*)

Quant à la *substance blanche*, enveloppée de tous côtés par la première, elle forme deux épais noyaux occupant le centre des lobes latéraux, noyaux réunis et confondus sur la ligne médiane, dans l'épaisseur du lobe moyen.

Ces deux noyaux, en continuité de chaque côté avec les pédoncules du cervelet, ne sont autre chose que le prolongement ou la partie intra-cérébelleuse de ces pédoncules. Ils envoient, au sein de chaque lobule principal, une épaisse et longue branche ramifiée dans les lobules secondaires en divisions moins fortes, d'où s'échappe une nouvelle série de ramuscules qui s'enfoncent dans les plus petits segments : ce qui constitue pour l'ensemble du cervelet une fort belle arborisation, désignée justement sous le nom d'*arbre de vie* par les anciens anatomistes. (*Voir les figures* 175, 177 et 178 *pour l'étude de l'arbre de vie.*)

A l'intérieur de ces noyaux, et un peu en avant, existe parfois une petite tache légèrement grisâtre : c'est la trace du *corps rhomboïdal* (de l'homme).

ART. IV. — DU CERVEAU.

Le *cerveau*, partie principale de l'encéphale, comprend les deux lobes antérieurs de cet appareil, c'est-à-dire les *hémisphères cérébraux*, renflements allongés dans le sens du grand diamètre de la tête et de la cavité crânienne, accolés sur la ligne médiane, réunis l'un à l'autre, dans leur partie centrale, par une commissure transversale et par l'isthme encéphalique, dont l'extrémité antérieure pénètre par en bas dans la profondeur de leur substance. (*Voir surtout la figure* 178, *pour prendre une bonne idée de cette pénétration.*)

FIG. 178 (*).

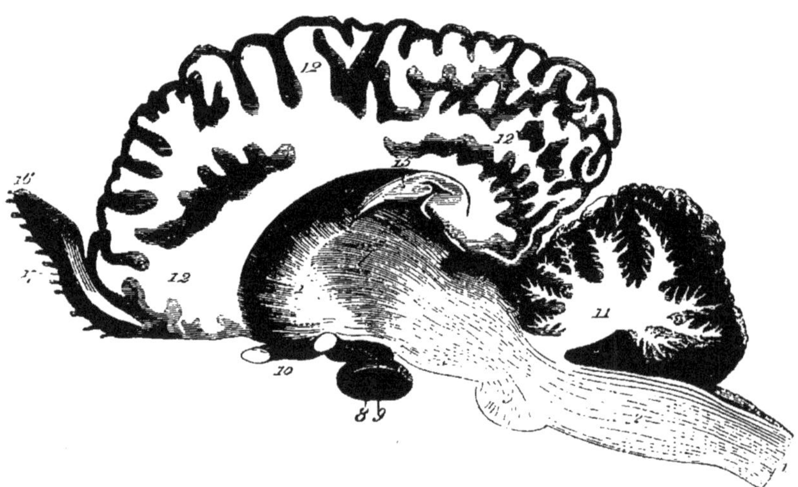

L'ensemble de ces deux lobes représente une masse ovoïde, ayant sa grosse extrémité adjacente au cervelet, masse déprimée de dessus en dessous, profondément divisée en haut, en avant, en arrière par une scissure médiane antéro-postérieure, recevant, dans le milieu de sa face inférieure, l'insertion des pédoncules cérébraux.

Cette masse, sept à neuf fois plus volumineuse que le cervelet, remplit le compartiment antérieur de la cavité crânienne ; elle occupe ainsi la plus grande partie de cette cavité.

Elle offre à étudier sa *conformation extérieure*, sa *conformation intérieure*, et sa *structure*.

(*) Fig. 178. — *Coupe antéro-postérieure et verticale de l'encephale, pratiquée sur le côté de la ligne médiane.* — 1, 1. Isthme de l'encéphale. 2. Bulbe rachidien. 3. Protubérance annulaire. 4. Pédoncule cérébral. 5, 6. Tubercules bigéminés. 7. Couche optique. 8. Glande pituitaire. 9. Tige pituitaire. 10. Nerf optique. 11. Cervelet. 12, 12. Hémisphère cérébral. 13. Ventricule de l'hémisphère. 14. Corps strié. 15. Corne d'Ammon. 16. Lobe olfactif. 17. Ventricule du lobe olfactif.

§ I. — Conformation extérieure du cerveau.

Au lieu d'examiner l'organe en masse sous le rapport de sa conformation extérieure, nous considérerons d'abord la grande *scissure interlobaire* qui le divise dans sa longueur, et nous étudierons ensuite ses deux moitiés latérales ou les *hémisphères cérébraux*, ces deux moitiés constituant réellement deux organes symétriques.

1° De la scissure interlobaire (fig. 172, 5).

Cette scissure règne sur toute la circonférence verticale et antéro-postérieure du cerveau, mais elle n'offre pas partout la même disposition.

Du côté de la face supérieure de l'organe elle est très profonde, et quand on écarte les deux hémisphères pour en découvrir toute l'étendue, on voit qu'elle arrive sur la face supérieure de la grande commissure dont il a déjà été parlé, c'est-à-dire le corps calleux. En arrière, elle se contourne entre les lobes postérieurs des hémisphères, mais sans répondre directement, par son fond, au bourrelet postérieur du corps calleux, au-dessus duquel une adhérence établie entre les deux moitiés du cerveau forme une espèce de pont. Mais elle s'enfonce en avant jusqu'au bourrelet antérieur de cette commissure, en se prolongeant dans l'intervalle des lobes antérieurs des hémisphères pour gagner la face inférieure du cerveau.

Examinée du côté de cette face inférieure, la scissure interlobaire se distingue très nettement en avant, où on la voit atteindre, venons-nous de dire, le bord antérieur du corps calleux ; mais en arrière, à partir du chiasma des nerfs optiques, qui marque la limite antérieure de l'isthme, cette scissure semble s'arrêter brusquement. C'est qu'elle s'élargit considérablement et se change en une vaste échancrure qui admet l'extrémité antérieure de l'isthme, ou plutôt elle se bifurque pour courir de chaque côté entre l'hémisphère et l'extrémité antérieure du prolongement médullaire, en croisant d'abord le nerf optique, puis en contournant les pédoncules cérébraux et les tubercules bigéminés, au-dessus desquels ses branches se réunissent et se confondent avec la partie indivise de la scissure qui sépare les lobes postérieurs des hémisphères.

Il existe donc tout autour du point d'immergence de l'isthme dans le cerveau une ligne de démarcation bien tranchée : cette ligne de démarcation constitue, sur les côtés et en haut, une fente très profonde dans laquelle s'enfonce l'expansion vasculaire connue sous le nom de *toile choroïdienne* ; on l'appelle *fente de Bichat*, ou *grande fente cérébrale*.

La scissure interlobaire reçoit la cloison longitudinale de la dure-mère ou la faulx du cerveau. Elle loge encore des vaisseaux artériels et veineux, parmi lesquels il faut distinguer la *grande veine de Galien*, qui s'élève du fond même de la scissure, après avoir contourné le bord postérieur du corps calleux.

2° Des hémisphères cérébraux.

Chaque hémisphère ou chaque moitié latérale du cerveau représente un segment d'ovoïde, dans lequel on peut considérer quatre *faces* et deux *extrémités*.

La *face supérieure*, convexe, est couverte par la voûte du crâne, que forment le frontal et le pariétal. — L'*externe*, également convexe, insensiblement confondue avec les faces adjacentes, répond aux parois latérales de cette même cavité, c'est-à-dire à la portion écailleuse du temporal, au pariétal, au frontal et à l'aile du sphénoïde. — L'*inférieure*, irrégulièrement mamelonnée, repose sur le sphénoïde. — L'*interne*, plane, se met en rapport, dans la plus grande partie de son étendue, avec l'autre hémisphère, par l'intermédiaire de la faulx du cerveau ; c'est dans sa portion centrale et inférieure que s'opère la réunion des deux moitiés du cerveau, au moyen de la grande commissure cérébrale et de l'extrémité antérieure de l'isthme.

L'*extrémité postérieure* de l'hémisphère répond au cervelet, qui la déprime légèrement et dont elle est séparée par la cloison transverse de la dure-mère. — L'*extrémité* ou le *lobe antérieur* se loge dans la fosse formée de chaque côté de l'apophyse crista-galli par le frontal et le sphénoïde.

En recherchant les particularités anatomiques qui se dessinent sur ces différentes régions de la surface extérieure de l'hémisphère, on reconnaît : 1° sur la face inférieure, et d'avant en arrière, un appendice détaché constituant le *lobule olfactif* ou *ethmoïdal*, un sillon transverse nommé *scissure de Sylvius*, une éminence allongée appelée *lobule mastoïde ;* 2° sur tous les autres points, les *circonvolutions cérébrales*, saillies déprimées, contournées de mille manières, et séparées par des interstices plus ou moins profonds.

Nous allons procéder à l'étude de ces particularités dans un ordre inverse à celui de leur énumération.

1° **Circonvolutions cérébrales** (fig. 172. 173. 177). — Les circonvolutions cérébrales sont constituées par des plis de la surface extérieure du cerveau, ayant pour destination apparente d'augmenter considérablement l'étendue de cette surface. Ces plis, qui sont très profonds, présentent une extrême irrégularité ; leur ensemble figure à la surface des hémisphères un dessin qui rappelle la disposition des circonvolutions de la masse intestinale, d'où le nom sous lequel on les désigne. Leur nombre est considérable chez les Solipèdes, qui ne le cèdent en rien, sous ce rapport, à l'espèce humaine ; on en trouve un peu moins dans les Ruminants, moins encore chez les Pachydermes, les Carnassiers et les Rongeurs ; ils disparaissent tout à fait dans les Oiseaux.

Les circonvolutions cérébrales, malgré leur grande irrégularité, offrent une disposition assez constante, aussi est-il possible de les décrire une à une pour ainsi dire. C'est un travail qui a été fait en anatomie humaine ; mais nous ne le répéterons pas pour nos animaux domestiques, à cause du peu d'utilité d'une pareille description.

2° **Lobule mastoïde** (fig. 173,10). — C'est une forte éminence piriforme (1) occupant la partie postérieure de la face inférieure de l'hémisphère. Cette éminence, incurvée sur elle-même, présente sa convexité en dehors. Son bord interne, qui répond au pédoncule cérébral, concourt à la formation de la grande fente cérébrale. Sa grosse extrémité est tournée en avant et bordée par la scissure de Syl-

(1) Elle répond à ce qu'on a voulu décrire chez l'homme sous le nom de *lobe inférieur de l'hémisphère*.

vius. L'extrémité postérieure se perd insensiblement sur le côté interne du lobe postérieur de l'hémisphère.

Cette éminence doit être considérée comme une forte circonvolution en saillie. Elle est creusée intérieurement d'une cavité en cul-de-sac, qui constitue le fond de la partie postérieure ou réfléchie des ventricules latéraux.

3° **Scissure de Sylvius** (fig. 173, 12). — On appelle ainsi une dépression transversale située en avant du nerf optique et du lobule mastoïde, dépression dans laquelle se trouve logée l'artère cérébrale moyenne.

4° **Lobule olfactif ou ethmoïdal** (fig. 172, 6. — 173, 13. — 177, 26. — 178, 16). — L'appendice désigné sous ce nom se détache de la face inférieure de l'hémisphère où il prend naissance par deux racines de couleur blanche, l'une *externe*, continue avec une longue circonvolution qui borde le lobule mastoïde en dehors; l'autre *interne*, plus courte, prenant naissance sur la face interne de l'hémisphère, en avant du chiasma des nerfs optiques: racines entre lesquelles apparaît une surface en saillie, de forme triangulaire, constituant le *noyau extra-ventriculaire du corps strié* (fig. 173, 11). Cet appendice, ainsi formé, se dirige en avant, et se termine par un renflement ovalaire, qui dépasse de beaucoup l'extrémité antérieure du cerveau pour se loger dans la fosse ethmoïdale.

Le lobe olfactif est creusé à l'intérieur d'une cavité, diverticulum du ventricule latéral.

On le regarde comme la première paire nerveuse crânienne; aussi devons-nous revenir sur sa description quand nous nous occuperons des nerfs encéphaliques.

§ II. — Conformation intérieure du cerveau.

En écartant l'un de l'autre les hémisphères cérébraux par leur face supérieure, on découvre, comme on sait, la grande commissure désignée sous le nom de *corps calleux*. Cette commissure s'offre donc la première à l'étude parmi les particularités de la conformation intérieure du cerveau.

Si l'on enlève ensuite, avec l'instrument tranchant, et au moyen d'une coupe horizontale, toute la portion des hémisphères qui recouvre cette commissure; si de plus on excise celle-ci dans une certaine étendue à droite et à gauche de la ligne médiane, on pénètre dans deux cavités symétriquement disposées au centre de chaque hémisphère. Ces cavités portent le nom de *ventricules latéraux* ou *cérébraux*.

Elles sont séparées, dans le plan médian, par une mince cloison, le *septum lucidum*, attachée au corps calleux par son bord supérieur, implantée par son bord inférieur sur le *trigone cérébral*, sorte d'arcade impaire et médiane, sous laquelle existe le *trou de Monro*, c'est-à-dire l'orifice qu'on sait déjà être chargé d'établir une communication entre les deux ventricules.

Sur le plancher de ces cavités s'observent deux grosses éminences, le *corps strié* et l'*hippocampe*, avec un cordon vasculaire, d'apparence grenue, formant le *plexus choroïde cérébral*, dépendance de la *toile choroïdienne.*

Il nous reste à signaler avec quelques détails les caractères anatomiques de toutes ces parties.

1° Du corps calleux (fig. 179 et 177).

Le *corps calleux* représente une espèce de voûte jetée au-dessus des deux ventricules latéraux, en même temps qu'une commissure chargée d'unir les deux hémisphères. C'est un organe exclusivement propre aux mammifères.

Cette voûte, entièrement constituée par de la substance blanche, affecte la forme d'un quadrilatère allongé dans le sens antéro-postérieur, et présente ainsi à étudier deux *faces*, deux *bords* et deux *extrémités*.

La *face supérieure*, libre dans son milieu, qui répond au fond de la scissure interlobaire, se trouve couverte à droite et à gauche par la substance des hémisphères. Elle est parcourue d'avant en arrière par deux cordons blancs, généralement fort délicats, désignés sous le nom de *tractus longitudinaux* du corps calleux, cordons accolés l'un à l'autre sur la ligne médiane. — La *face inférieure* est divisée par l'insertion du septum lucidum en deux moitiés latérales qui forment chacune le plafond d'un des ventricules cérébraux.

Fig. 179.

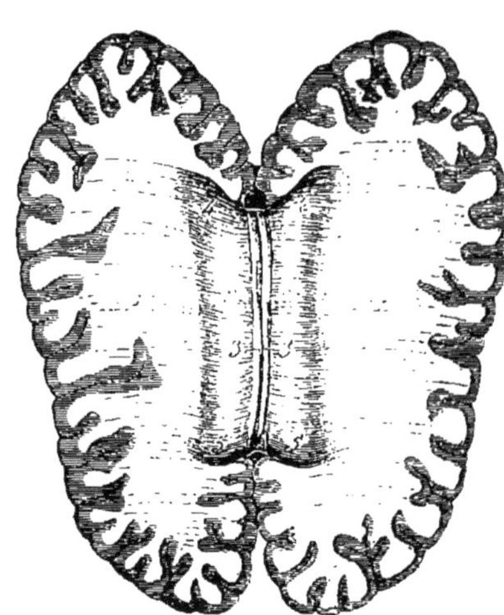

Les deux *bords latéraux* du corps calleux sont comme perdus dans la substance centrale des hémisphères, où il est à peu près impossible de distinguer leurs limites.

L'*extrémité postérieure* apparaît dans le fond de la scissure interlobaire, après la destruction de l'adhérence généralement établie au-dessus d'elle entre les deux hémisphères, sous forme d'un *bourrelet* arrondi, se repliant *en genou*, par en bas, pour se confondre avec la partie médiane du trigone. Elle se prolonge latéralement au-dessus des cavités ventriculaires, en formant deux *angles* qui se perdent bientôt dans la substance blanche centrale du cerveau. — L'*extrémité antérieure* se comporte d'une manière analogue entre les lobes antérieurs des hémisphères.

2° Des ventricules latéraux ou cérébraux (fig. 176 et 180).

Les *ventricules latéraux* sont deux grandes cavités allongées, creusées dans les hémisphères, adossées l'une contre l'autre dans leur moitié antérieure,

(*) Fig. 179. — *Le corps calleux* (*on a enlevé la partie supérieure des hémisphères cérébraux*). — 1. Centre ovale de Vieussens. 2, 2. Fibres transverses du corps calleux. 3, 3 Tractus longitudinaux. 4, 4. Cornes ou angles de l'extrémité postérieure. 5, 5, Celles de l'extrémité antérieure.

divergentes dans leur partie postérieure, qui se recourbe fortement en arrière, en dehors et en bas, pour venir aboutir dans l'épaisseur du lobule mastoïde.

Cette disposition permet de diviser les ventricules cérébraux en deux régions : l'une *antérieure*, l'autre *postérieure* ou *réfléchie*.

La *région antérieure* est séparée, dans le plan médian, du ventricule opposé par le septum lucidum et le sommet du trigone, sous lequel existe le trou de Monro, c'est-à-dire l'orifice de communication du ventricule moyen avec les deux ventricules latéraux et de ces deux dernières cavités entre elles. — En haut, elle offre une paroi lisse constituée par le corps calleux. — En bas ou sur son plancher, on remarque, en avant, le corps strié, en arrière, la partie interne de l'hippocampe, dans le milieu, un sillon oblique d'arrière en avant et de dehors en dedans au fond duquel flotte le plexus choroïde. — L'extrémité antérieure de cette région, occupée par la base du corps strié, se continue par une étroite ouverture dans l'intérieur du lobule olfactif. — La postérieure est prolongée, sans ligne de démarcation, par la *portion réfléchie* de la cavité ventriculaire.

Quant à cette dernière région, elle occupe la partie la plus déclive du lobe postérieur de l'hémisphère et représente un canal fortement recourbé, dont la concavité regarde en avant ; canal terminé en cul-de-sac dans l'épaisseur du lobule mastoïde. Sur le plancher de ce canal se dessine la partie postérieure de l'hippocampe et du plexus choroïde (1).

Une très fine membrane, l'*arachnoïde ventriculaire*, remplissant le rôle d'une séreuse, tapisse les parois de ces cavités ; membrane étendue partout sur une couche de substance blanche, prolongée dans le diverticulum ethmoïdal, et continue, par le trou de Monro, avec celle du ventricule moyen. Cette membrane sécrète une humeur limpide et transparente analogue au fluide céphalo-rachidien ; mais cette humeur, dans l'état normal, est toujours fort peu abondante.

3° Du septum lucidum, ou cloison transparente (fig. 177, 24).

On désigne ainsi une mince lamelle médiane, dressée verticalement entre les deux ventricules cérébraux, allongée d'avant en arrière, élargie en spatule à son extrémité antérieure, terminée en pointe à son extrémité postérieure, insérée en haut sur le corps calleux, en bas sur le dos du trigone.

Sur les faces de cette lamelle, qui est formée de substance blanche, s'étend la membrane propre des ventricules latéraux.

On a décrit dans son épaisseur, chez l'espèce humaine, une étroite cavité ventriculaire; mais cette cavité ne paraît pas exister dans nos animaux domestiques.

4° Du trigone cérébral (fig. 180, 3).

Encore appelé *voûte à trois* ou *à quatre piliers*, le trigone cérébral représente une pièce impaire et médiane de la charpente intérieure du cerveau, concourant à séparer les deux ventricules et servant de support à la cloison transparente.

(1) Chez l'homme, les ventricules présentent une troisième région, la *cavité digitale* oc-

Cette pièce, déprimée de dessous en dessus, affecte la forme d'un triangle isocèle regardant en avant et en bas par son sommet; pièce jetée, dans le plan médian, au-dessus du trou de Monro et des couches optiques, séparée de ces dernières par la toile choroïdienne et les hippocampes, recevant sur sa face supérieure l'insertion du septum lucidum.

En arrière, c'est-à-dire du côté de sa base, le trigone se confond dans le plan médian avec le corps calleux, qu'il supporte; et il se prolonge de chaque côté par une lame répandue à la surface de l'hippocampe, formant ainsi la couche corticale de cette circonvolution profonde du cerveau, lame constituant, avec sa congénère, les *piliers postérieurs* du trigone.

En avant, c'est-à-dire à son sommet, le trigone se soude également avec le corps calleux, puis se divise en deux cordons ou *piliers antérieurs* (fig. 174, 17) qui passent en avant de la commissure cérébrale antérieure, et s'infléchissent en bas et en arrière en traversant l'épaisseur de la couche optique, sur les côtés du ventricule moyen, pour aller se confondre, par leur extrémité, avec le tubercule mamillaire. Ces deux piliers bornent en avant l'*ouverture commune antérieure* ou *trou de Monro*, au-dessus duquel le sommet lui-même du trigone se trouve jeté à la manière d'une arcade.

Le trigone offre la couleur blanche dans toute son étendue, couleur qui reflète une teinte grisâtre vers le sommet de l'organe.

5° Des hippocampes (fig. 180, 4).

L'*hippocampe* ou la *corne d'Ammon* (1) est une saillie allongée, véritable circonvolution intérieure du cerveau, laquelle occupe en arrière le plancher de la région antérieure du ventricule latéral, et se prolonge dans toute l'étendue de sa portion réfléchie, dont elle suit exactement la courbure.

Considérés dans leur ensemble, les deux hippocampes rappellent assez bien la disposition des cornes utérines de la vache.

Par leur extrémité interne, ils se mettent en contact l'un avec l'autre en dessous de la partie moyenne du trigone, au-dessus de la couche optique, qui s'en trouve séparée par la toile choroïdienne (fig. 177, 9).

Leur extrémité externe occupe, dans le lobule mastoïde, le cul-de-sac de la portion réfléchie du ventricule cérébral.

C'est un noyau de substance grise qui forme la masse centrale de cette saillie; mais elle est recouverte à sa superficie d'une couche corticale de substance blanche, prolongement des piliers postérieurs du trigone. Vers le bord concave de l'hippocampe, cette lame blanche présente une espèce de large ourlet, de dessous lequel s'échappe le plexus choroïde; ourlet constituant une petite bandelette courbe

ancyroïde, mais elle n'existe pas même à l'état de vestige chez le cheval. Le chien et quelques autres animaux en offrent parfois un rudiment. Il paraît, du reste, que ce diverticule n'est pas même constant dans l'espèce humaine.

(1) On l'a encore appelé *grand hippocampe*, en anatomie humaine, pour le distinguer du *petit hippocampe* ou *ergot de Morand*, logé dans la cavité ancyroïde; mais cette dernière saillie n'existe pas chez nos animaux.

comme la corne d'Ammon, plus large dans sa partie moyenne qu'à ses extrémités, et nommée la *bandelette* ou le *tænia de l'hippocampe* (1).

6° Des corps striés (fig. 180, 7).

Le *corps strié* est une autre saillie du plancher du ventricule cérébral, occupant la région antérieure de cette cavité.

Cette saillie est piriforme, allongée obliquement d'arrière en avant et de dehors en dedans. Sa surface est lisse et régulièrement convexe. Sa base ou son extrémité antérieure répond au cul-de-sac antérieur du ventricule. Le sommet ou l'extrémité postérieure disparaît à l'entrée de la portion réfléchie de la cavité ventriculaire. En dehors, le corps strié est limité par un sillon formant l'angle de réunion du plancher et du plafond du ventricule. En dedans, il est séparé de la couche optique et de la corne d'Ammon par un autre sillon dans lequel flotte le plexus choroïde, sillon oblique en dedans et en avant, au fond duquel on découvre la *bandelette demi-circulaire* (fig. 174, 13); celle-ci est un cordon blanc aplati, qui se perd en dedans vers le trou de Monro, et qui se contourne en dehors le long du nerf optique jusqu'à 1 centimètre environ du chiasma, en formant ainsi une espèce de lien circulaire autour de l'extrémité antérieure de l'isthme, lien sous lequel passent toutes les fibres de celui-ci pour gagner les hémisphères cérébraux.

Fig. 180 (*).

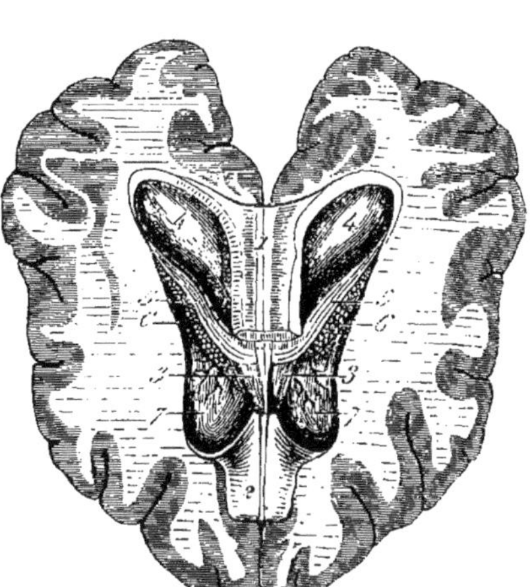

Le corps strié doit son nom à sa structure. Il est constitué, en effet, par un épais noyau de substance grise que traversent les fibres longitudinales de l'isthme encéphalique, en allant s'épanouir dans les hémisphères, fibres qui apparaissent, dans plusieurs points de l'épaisseur de ce noyau, sous forme de stries blanches très nettement accusées.

Ce noyau profond, intermédiaire à l'extrémité supérieure de l'isthme et à la masse principale de l'hémisphère, comprend toute l'épaisseur du plancher du ventricule latéral, et il vient faire saillie au dehors, sous la face inférieure de l'hémi-

(*) Fig. 180. — *Partie antérieure des ventricules latéraux, ouverte par l'ablation du plafond (chez le chien).* — 1. Corps calleux. 2. Partie antérieure de ce corps calleux renversée en avant après la destruction du septum lucidum pour découvrir le trigone (3,3). 4. Hippocampe. 5. Bandelette de l'hippocampe. 6. Plexus choroïde. 7. Corps strié.

(1) Chez l'homme, la bandelette de l'hippocampe est continue elle-même avec une lame grise et festonnée, désignée sous le nom de *corps godronné* : cette lame ne se retrouve point dans les animaux domestiques.

sphère, entre les deux racines du lobe olfactif, où il constitue le *noyau extra-ventriculaire du corps strié*, ainsi appelé par opposition à l'éminence oblongue de l'intérieur du ventricule, que l'on désigne le plus souvent sous le nom de *noyau intra-ventriculaire du corps strié*.

7° Des plexus choroïdes cérébraux et de la toile choroïdienne (fig. 180, 6).

La *toile choroïdienne* est une expansion vasculaire dépendante de la pie-mère; expansion qui pénètre dans le cerveau par la grande fente cérébrale, en s'insinuant entre la couche optique et la circonvolution de la corne d'Ammon.

Cette toile, arrivée sous la bandelette de l'hippocampe, se termine par le *plexus choroïde*, cordon grenu, rouge, qui est suspendu à son bord antéro-externe et fait saillie à l'intérieur du ventricule latéral.

Les *plexus choroïdes du cerveau* s'étendent depuis l'extrémité antérieure du corps strié jusqu'au fond du cul-de-sac de l'éminence mastoïde. Dans la région antérieure du ventricule, ils occupent la scissure oblique que traverse cette région en dedans du corps strié. Dans la région postérieure, ils flottent en avant de la corne d'Ammon.

Leur extrémité antérieure ou interne, plus volumineuse que l'externe, forme toujours un petit appendice tout à fait libre. Ils s'unissent l'un à l'autre, près de cette extrémité, par un cordon intermédiaire qui traverse le trou de Monro, en passant sous le trigone cérébral.

Les plexus choroïdes sont formés, comme la toile choroïdienne, par un réseau de vaisseaux artériels et veineux. Ils sont souvent incrustés de substance calcaire et peuvent être le siége de kystes plus ou moins volumineux.

Les veines qui s'échappent de cet appareil vasculaire sont très volumineuses. En se réunissant, elles constituent la grande *veine de Galien*, qui contourne le bourrelet postérieur du corps calleux, pour gagner la scissure interlobaire et s'élever vers le sinus de la faulx du cerveau.

§ III. — Structure du cerveau.

La structure du cerveau est certainement l'un des points les plus intéressants de l'étude des centres nerveux, car de sa connaissance approfondie dépend la solution des problèmes les plus difficiles de la physiologie du système nerveux. Aussi a-t-on cherché par de nombreux travaux à élucider cette organisation intime. Mais nous négligerons ici la multitude des détails secondaires révélés par ces recherches, pour nous borner à exposer les faits essentiels et fondamentaux.

Les *deux substances* entrent dans la texture des hémisphères cérébraux, et toutes les deux sont exactement disposées comme dans le cervelet.

La *substance grise* s'étend donc sur toute la surface extérieure du cerveau, en se prolongeant dans les plis qui augmentent l'étendue de cette surface, et elle forme ainsi la couche corticale des circonvolutions cérébrales. Cette couche, il faut le remarquer, parfaitement analogue à celle des lobules cérébelleux, n'est pas homogène dans toute son épaisseur. On démontre qu'elle se décompose en plusieurs couches secondaires, stratifiées, entre lesquelles existent des lamelles extrêmement minces de substance blanche; c'est même une de ces lamelles qui forme presque partout la pellicule la plus superficielle des circonvolutions.

La *substance blanche* constitue, dans la profondeur de chaque hémisphère, un noyau considérable, qui doit à sa forme le nom de *centre ovale de Vieussens* (fig. 176 et 177,1), noyau réuni à celui du côté opposé par la grande commissure cérébrale ou le corps calleux, envoyant un prolongement dans chaque circonvolution, présentant ainsi l'exacte disposition des masses blanches latérales du cervelet, avec lesquelles les noyaux des hémisphères ont encore cet autre point de ressemblance, qu'ils se rattachent aux pédoncules cérébraux comme les premières aux pédoncules cérébelleux. Mais cette dernière particularité, moins évidente que les autres, qui se saisissent au premier coup d'œil sur les coupes horizontales et transversales du cerveau, ne peut être bien clairement démontrée que par les manipulations nécessaires pour démêler la texture intime de la substance blanche.

En étudiant cette texture sur des cerveaux durcis, par l'action de l'acide azotique surtout, puis lavés à l'eau pure et exposés à l'air sec pendant un jour ou deux, on reconnaît que la substance blanche cérébrale est entièrement formée de fines lamelles fibreuses, divergentes dans tous les sens, répondant par leur extrémité concentrique au centre de l'hémisphère, et aboutissant par leur extrémité périphérique à la face interne de l'écorce grise des circonvolutions.

Si l'on cherche comment ces fibres de la substance blanche des hémisphères se rattachent à celles de l'isthme encéphalique, on voit celles-ci se prolonger dans l'épaisseur du corps strié, où elles apparaissent soit sous forme de stries, soit sous forme d'un noyau allongé, connu sous le nom de *double centre demi-circulaire de Vieussens*, puis passer en dehors de la cavité ventriculaire et se plonger dans le *centre ovale* de l'hémisphère, où elles se continuent manifestement avec une partie des fibres qui le constituent. On a dit que ces fibres, au lieu de se perdre ainsi dans l'hémisphère, remontent d'abord sur le côté externe du ventricule latéral, à droite et à gauche, et s'infléchissent ensuite en dedans, au-dessus de cette cavité, pour se réunir sur la ligne médiane, en formant ainsi le corps calleux. J'ai cherché cette disposition dans nos animaux domestiques, et en particulier chez le chien, dont le cerveau se prête fort bien à l'étude du corps calleux, mais sans avoir pu la rencontrer. Il m'a toujours semblé que les fibres transversales dont est formée cette grande commissure se perdent, par leurs extrémités, dans la substance blanche des hémisphères, en se portant les unes en haut, les autres en bas; et j'ai cru voir aussi quelques-unes des fibres pédonculaires irradiées dans le centre ovale s'insinuer entre les extrémités des faisceaux du corps calleux, pour gagner la partie supérieure de l'hémisphère, sans se continuer en aucune façon avec ces faisceaux.

SECTION TROISIÈME.

DES NERFS.

Les *nerfs* représentent la partie périphérique de l'appareil de l'innervation. Ce sont des cordons ramifiés dans toutes les parties du corps, ayant leur origine sur l'axe médullaire ou son prolongement encéphalique. Avant d'aborder leur étude spéciale, il faut prendre une idée sommaire des principales distinctions dont ils sont susceptibles, de leur naissance, de leur distribution, de leur terminaison.

Ces nerfs se divisent, eu égard à leur destination, en deux groupes principaux : 1° les *nerfs cérébro-spinaux* ou *de la vie animale* ; 2° les *nerfs ganglionnaires* ou *de la vie organique.*

Nerfs cérébro-spinaux, ou de la vie animale. — Ils émanent directement de l'axe encéphalo-rachidien, et se partagent en deux groupes secondaires : 1° les *nerfs crâniens* ou *encéphaliques*, qui naissent de l'encéphale, et s'échappent par les trous de la base du crâne pour se distribuer presque exclusivement dans la tête ; 2° les *nerfs spinaux* ou *rachidiens*, prenant leur origine sur la moelle épinière, et se rendant aux parties musculeuses ou tégumentaires du tronc et des membres, à travers les trous de conjugaison.

On sait, d'après ce qui a été dit dans les généralités sur l'appareil de l'innervation, que les fibres qui constituent ces cordons se distinguent, par leur point d'origine et leurs propriétés, en *fibres à origine supérieure* ou *à conductibilité centripète*, et en *fibres à origine inférieure* ou *à conductibilité centrifuge.*

Les nerfs cérébro-spinaux exclusivement formés de la première espèce de fibres prennent le nom de *nerfs sensitifs*, parce qu'ils conduisent les excitations qui mettent en jeu la sensibilité du cerveau. On les distingue en *nerfs de sensibilité générale* et en *nerfs des sensations spéciales ;* les premiers, préposés à la conduction de toutes les excitations autres que celles qui sont déterminées par la lumière, les ondes sonores, les particules odorantes ; les seconds, ayant pour fonction de conduire exclusivement ces dernières.

Les nerfs qui ne comprennent que des fibres de la deuxième sorte s'appellent *nerfs moteurs*, parce que ce sont eux qui transportent dans les muscles l'excitation motrice spontanée née de la volonté.

Ceux qui se composent à la fois de fibres motrices et de fibres de sensibilité générale constituent les *nerfs mixtes :* c'est la catégorie la plus nombreuse.

Nerfs ganglionnaires, ou de la vie organique. — Ces nerfs, qui représentent par leur ensemble le système du *grand sympathique*, forment, sur les côtés et en dessous du rachis, deux longs cordons rendus moniliformes par la présence de renflements ganglionnaires, cordons à la constitution desquels concourent presque tous les nerfs cérébro-spinaux, et dont les ramifications, très souvent ganglionnaires elles-mêmes, sont destinées aux viscères du cou, de la poitrine et de l'abdomen.

Dans ces nerfs de la vie organique, se trouvent les deux espèces de tubes nerveux, c'est-à-dire les fibres à conductibilité centripète, et les fibres à conductibilité centrifuge. Mais ces tubes ne paraissent avoir que des rapports fort indirects avec le cerveau, car la volonté n'a point d'influence sur les organes qui reçoivent du grand sympathique leurs fibres nerveuses ; de plus, dans l'état de santé, les excitations développées au sein de ces organes sont toutes réfléchies par la moelle, et ne provoquent en aucune façon l'activité spéciale de l'encéphale, c'est-à-dire qu'elles ne sont point senties.

Comme les nerfs du grand sympathique sont principalement formés de tubes minces, on doit peut-être chercher dans cette condition anatomique la cause des propriétés spéciales de ces nerfs ; ce qui tendrait encore à le faire croire, c'est que les nerfs cérébro-spinaux contiennent quelques-uns de ces tubes au nombre de leurs éléments, et qu'ils partagent avec les rameaux ganglionnaires la faculté de mettre en jeu le pouvoir réflexe de la moelle. Mais ce n'est là qu'une probabilité qui n'est appuyée par aucune preuve directe.

Quoi qu'il en soit, il est à remarquer que les caractères anatomiques et physiologiques spéciaux des nerfs sympathiques ne doivent pas les faire considérer comme un système indépendant du premier, c'est-à-dire des nerfs cérébro-spinaux. Les fibres constituantes des uns et des autres ont, en effet, une origine commune sur l'axe médullaire, ou plutôt celles des nerfs ganglionnaires émanent des cordons de la vie animale. Aussi, dans les considérations qui vont suivre, négligerons-nous cette distinction des nerfs en deux groupes.

Origine des nerfs. — On doit distinguer dans ces cordons leur *origine réelle* ou *profonde*, et leur *origine superficielle* ou *apparente.*

Celle-ci est représentée par le point d'émergence des racines des nerfs, racines ordinairement étalées en éventail, puis réunies, après un trajet généralement assez court, en un tronc unique, qui présente à sa naissance un renflement ganglionnaire si des fibres de sensibilité générale entrent dans sa constitution.

Quant à l'*origine réelle*, c'est le point de départ de ces racines dans la profondeur même de l'axe cérébro-spinal. Elle n'est peut-être bien connue pour aucun nerf, même pour ceux dont les radicules se suivent assez facilement dans l'épaisseur des centres nerveux.

Distribution des nerfs. — Les troncs nerveux, formés par les radicules dont nous venons de parler, sortent par paires des trous percés à la base du crâne ou sur les parois du rachis, pour se distribuer dans toutes les parties du corps, en se divisant en branches successivement décroissantes.

Celles qui, parmi ces branches, se ramifient dans les organes de la vie animale, suivent, en général, le trajet des vaisseaux profonds ou des veines sous-cutanées, et se trouvent toujours plus superficielles. Leur ramescence s'effectue d'une manière très simple, par émission successive des fascicules qui composent les troncs principaux jusqu'à épuisement complet de ces troncs. Presque constamment, ces branches accomplissent leur trajet en ligne directe ; quelques-unes seulement, comme les rameaux des deux principaux nerfs de la langue, décrivent des flexuosités très prononcées, dans le même but protecteur que les artères de cet organe. Des *anastomoses* joignent quelquefois ces branches les unes aux autres; anastomoses assez souvent compliquées, unissant alors plusieurs nerfs entre eux, et formant ainsi ce qu'on appelle des *plexus* ; mais dans ces anastomoses, quelle que soit leur complication, il n'y a jamais fusion des rameaux nerveux qui se réunissent, mais simple accolement de fibres ; celles-ci gardent toujours leur indépendance, leurs caractères et leurs propriétés spéciales. Ces anastomoses diffèrent donc essentiellement de celles des artères ; elles ne permettent point, comme on le remarque pour celles-ci, à deux troncs de se suppléer mutuellement, dans le cas d'interruption du trajet de l'un d'eux.

Les branches nerveuses destinées aux organes de la vie végétative, nées de ces deux chaînes sous-rachidiennes à la formation desquelles concourent presque toutes les paires de nerfs, se comportent, dans leur distribution, d'une manière un peu différente. Elles s'enlacent autour des artères, en formant sur ces vaisseaux des lacis plexiformes d'une disposition fort compliquée, et où cependant les fibres nerveuses constituantes se retrouvent absolument aussi indépendantes que dans les anastomoses ci-dessus indiquées.

Terminaison des nerfs. — Deux opinions principales ont été émises sur le mode de terminaison des nerfs. D'après l'une, les fibrilles élémentaires de ces cordons se termineraient par des extrémités papillaires. D'après l'autre, elles formeraient des anses réticulaires en s'anastomosant en arcade. Nous avons déjà dit que cette dernière opinion compte pour elle les faits les plus probants. Nous ajouterons qu'il existe cependant des exceptions bien avérées : entre autres celle des *corpuscules de Pacini*, petits corps globuleux placés sur le trajet de quelques nerfs, principalement dans le mésentère du chat, corpuscules gros comme un grain de millet, formés de plusieurs coques emboîtées les unes dans les autres, présentant une cavité centrale en forme de canal, dans laquelle pénètre et se termine, par un ou plusieurs renflements, une fibrille détachée du tronc nerveux.

Les membranes tégumentaires, les glandes et les muscles sont les tissus dans lesquels se terminent le plus grand nombre de nerfs. Il en existe très peu dans les tissus séreux et fibreux.

C'est dans la peau et dans les membranes muqueuses que se rendent la plus grande partie des fibres sensitives. Presque toutes les fibres motrices s'épuisent dans les muscles.

CHAPITRE PREMIER.

DES NERFS CRANIENS OU ENCÉPHALIQUES.

Les *nerfs crâniens* s'échappent de l'encéphale par paires, régulièrement disposées à droite et à gauche, et désignées par les épithètes numériques de première, seconde, etc., en les comptant d'avant en arrière.

Willis, se basant sur le nombre des pertuis crâniens qui livrent passage à ces nerfs, les divisait en neuf paires, avec lesquelles il décrivait la première paire rachidienne, qui faisait alors la dixième des nerfs encéphaliques.

Cette division était passible de quelques reproches ; on voulut la perfectionner. Haller commença par reporter la première paire rachidienne, ou les nerfs sous-occipitaux, dans sa véritable région; puis vinrent Sœmmerring et Vicq d'Azyr, qui dédoublèrent la septième paire de Willis et décomposèrent sa huitième en trois paires distinctes, d'après des considérations tirées des usages et de la destination de ces nerfs. Le nombre des paires crâniennes, leur ordre de succession et leur nomenclature se trouvèrent alors établis de la manière suivante :

1re paire ou nerfs olfactifs.	répondant à la 1re paire de Willis.	
2e paire ou nerfs optiques.	2e paire	—
3e paire ou nerfs moteurs oculaires communs.	3e paire	—
4e paire ou nerfs pathétiques..	4e paire	—
5e paire ou nerfs trijumeaux.	5e paire	—
6e paire ou nerfs moteursoculaires externes.	6e paire	—
7e paire ou nerfs faciaux.	7e paire	—
8e paire ou nerfs acoustiques.		
9e paire ou nerfs glosso-pharyngiens.	8e paire	—
10e paire ou nerfs pneumo-gastriques.		
11e paire ou nerfs accessoires ou spinaux.		
12e paire ou nerfs grands hypoglosses.	9e paire	—

Dans le tableau ci-dessous, ces nerfs se trouvent classés d'après leurs propriétés.

1° Nerfs des sensations spéciales. .	nerfs olfactifs.	ou 1re paire.
	nerfs optiques..	2e paire.
	nerfs acoustiques..	8e paire.
2° Nerfs mixtes à double racine . .	nerfs trijumeaux..	5e paire.
	nerfs glosso-pharyngiens..	9 paire.
	nerfs pneumo-gastriques..	10e paire.
3° Nerfs moteurs à racine simple. . .	nerfs oculo-moteurs communs..	3e paire.
	nerfs pathétiques.	4e paire.
	nerfs oculo-moteurs externes..	6e paire.
	nerfs faciaux.	7e paire.
	nerfs accessoires ou spinaux.	11e paire.
	nerfs grands hypoglosses.	12e paire.

Un des caractères des nerfs crâniens étant la diversité, ils ne se prêtent point à une étude générale qui permette de les considérer dans leur ensemble. Ce n'est guère que par leur *origine* qu'ils se rapprochent en quelques points. Aussi nous bornerons-nous ici aux considérations communes qui touchent à cette partie seulement de leur description.

Les nerfs crâniens procèdent-ils des trois principaux appareils qui composent l'encéphale, ou sont-ils fournis par deux ou même un seul de ces appareils ? Telle est la question que nous devons résoudre tout d'abord. S'il est évident pour tout le monde que l'isthme donne naissance au plus grand nombre des nerfs encéphaliques, et que le cervelet ne participe en rien à l'émission de ces nerfs, il n'y a pas accord, parmi les anatomistes, sur la part que prend à cette émission le cerveau proprement dit. Deux des paires crâniennes sont effectivement considérées par plusieurs auteurs comme émanant de ce dernier organe, pendant que d'autres les regardent comme des dépendances de l'isthme. D'après les premiers, dix seulement des paires encéphaliques appartiendraient à ce prolongement de la moelle ; les deux autres, c'est-à-dire les nerfs optiques et olfactifs, proviendraient du cerveau. D'après les seconds, tous les nerfs crâniens sans exception naîtraient de la moelle allongée. Tâchons de démêler la vérité.

Il est certain que cette dissidence d'opinion, sur un point si facile à résoudre en apparence, a sa source dans un malentendu et ne porte point réellement sur les faits : ces faits restent les mêmes pour tout le monde ; il n'y a que leur appréciation qui varie. Rien n'est plus facile à prouver. Voyons en premier lieu ce qui regarde le nerf optique. Ce nerf, disent les uns, procède des tubercules quadrijumeaux et des couches optiques ; il a donc son point de départ au cerveau. Sans doute, si vous considérez ces deux parties de l'encéphale comme une dépendance des hémisphères, ce qui est loin d'être prouvé, ce qui n'est pas, ni au point de vue de l'anatomie, ni à celui de la physiologie. Les tubercules quadrijumeaux et les couches optiques faisant partie de l'isthme, il est tout naturel de regarder celui-ci comme le lieu d'origine de la deuxième paire encéphalique. Quant à la première paire, ses fibres se rattachent également à celles de l'isthme, à travers les corps striés, comme nous le prouvons plus loin. Mais nous sommes loin de nier ses connexions avec les hémisphères (*voir la description de la première paire*), connexions très intimes, en effet, qui ne sauraient néanmoins rien prouver contre notre opinion. Ainsi donc, tout en reconnaissant dans la disposition des racines du nerf olfactif des conditions toutes spéciales, nous admettons que l'isthme de l'encéphale est le point de départ commun de toutes les paires crâniennes, fait important et capital, constituant, pour la grande catégorie des nerfs encéphaliques, un véritable caractère de famille.

Parmi les autres points relatifs à l'origine de ces paires nerveuses, nous signalerons encore les suivants :

Tous les nerfs encéphaliques semblent en connexion à leur origine avec les faisceaux de l'isthme dont ils partagent les propriétés.

Tous sont également en connexion avec un foyer de substance grise placé dans l'épaisseur de l'isthme.

La plupart naissent par des filets convergents : les uns, antérieurs, venant du côté du cerveau ; les autres, postérieurs, venant du côté de la moelle.

Préparation des nerfs craniens. — Quatre préparations sont nécessaires pour l'étude des nerfs crâniens :

1° Un encéphale extrait après ouverture du crâne par sa base, et durci au moyen d'un séjour plus ou moins prolongé dans l'alcool ou l'acide azotique très étendu. Cette pièce permettra l'étude de l'origine des nerfs (fig. 173).

2° Les nerfs superficiels de la tête, c'est-à-dire les nerfs auriculaires et les divisions du plexus sous-zygomatique, avec les rameaux sous-orbitaires et mentonniers, ainsi que les ramuscules superficiels des trois nerfs de la branche ophthalmique de la cinquième paire (fig. 183).

3° Une pièce disposée comme dans la figure 182 pour l'étude des nerfs maxillaires. Pour préparer cette pièce, on enlèvera la plus grande partie du masséter en disséquant le nerf massétérin; le globe de l'œil sera extirpé, les apophyses orbitaires et zygomatiques excisées, les deux sinus maxillaires ouverts et la branche de l'os maxillaire inférieur sculptée comme dans la figure; on disséquera enfin l'anastomose du nerf facial avec le nerf sous-zygomatique en faisant disparaître la glande parotide.

4° Les nerfs profonds, y compris ceux du globe de l'œil, préparation qui sera faite en suivant exactement les indications données pour les artères de la tête. (Se guider pour les détails sur les figures 185 et 181.)

Les nerfs pneumo-gastrique et spinal, qui ne sont pas compris dans ces considérations, seront préparés et étudiés en même temps que le grand sympathique. Nous reviendrons sur leur compte à propos de ce dernier.

1° Première paire, ou nerfs olfactifs (fig. 172. 173. 177. 178).

La première paire crânienne est constituée par les lobes olfactifs, dont l'extrémité antérieure laisse échapper un grand nombre de filets nerveux, traversant les trous de la lame criblée, pour se ramifier dans la partie de la membrane pituitaire qui tapisse le fond des fosses nasales.

Chaque lobe olfactif est rattaché à l'encéphale par deux racines, l'une externe, l'autre interne, toutes deux formées par de la substance blanche (fig. 173). L'externe commence par une circonvolution de couleur grise qui borde en dehors le lobule mastoïde ou lobe inférieur de l'hémisphère. L'interne, suivie d'avant en arrière, se contourne dans la scissure interlobulaire, en avant du chiasma des nerfs optiques, pour se confondre avec les circonvolutions cérébrales. Ces deux racines circonscrivent un espace triangulaire occupé par le noyau extra-ventriculaire du corps strié, qu'elles embrassent. Il est facile de voir leurs fibres sur des cerveaux qui ont macéré longtemps dans l'alcool, se continuer en très grande partie avec celles du corps strié, et partant avec les faisceaux de l'isthme qui s'irradient et se tamisent à travers la substance grise des corps striés.

Après la réunion de ses deux racines, le lobe olfactif est constitué par une large bandelette blanche qui se dirige en avant, en rampant sur la face inférieure de l'hémisphère, et qui se termine bientôt par un renflement ovalaire très allongé, logé dans la fosse ethmoïdale. Ce renflement est formé de substance grise sur sa face inférieure, et de substance blanche sur la supérieure. On dirait un ganglion aplati, appliqué sur la bandelette blanche qui représente d'abord à elle seule le lobe olfactif.

On a déjà vu que ce lobe est creux à son intérieur, et qu'il communique avec les ventricules latéraux du cerveau. Cette particularité, jointe aux traits spéciaux de sa physionomie extérieure, pourrait, ce nous semble, faire naître des doutes sur la véritable nature des lobes en question. Il est évident que ce ne sont point des nerfs, mais bien des dépendances de l'encéphale. C'est pour nous conformer à l'usage que nous les décrivons ici comme la première paire encéphalique.

Les véritables nerfs olfactifs sont les filets qui naissent de la face inférieure du ganglion ou bulbe ethmoïdal, et qui traversent la lame criblée pour gagner la muqueuse du nez. Leur nombre est en rapport avec celui des trous ethmoïdaux. Très mous d'abord, très délicats, très faciles à déchirer, ils s'enveloppent, à leur passage dans ces trous, d'un névrilème extrêmement résistant qui leur donne une grande solidité. Les uns descendent, en se ramifiant, sur la cloison médiane du nez; les autres, et ce sont les plus nombreux, se divisent sur les volutes ethmoïdales, où ils forment de fort jolis pinceaux plus ou moins plexueux, entremêlés aux divisions non moins intéressantes de la branche ethmoïdale de l'artère ophthalmique. Leurs extrémités terminales ne descendent point au-dessous du tiers supérieur des fosses nasales ; ils restent ainsi confinés dans le fond de ces cavités.

Les nerfs de la première paire encéphalique sont préposés à l'olfaction. Ce sont donc les nerfs de l'odorat. Ils reçoivent l'impression des odeurs et la transmettent à l'encéphale. Ce rôle qu'on leur a tour à tour, et à plusieurs reprises, accordé ou refusé, a été décidément mis en lumière depuis une trentaine d'années seulement.

2° Deuxième paire, ou nerfs optiques (fig. 173. 175 et 192).

Les nerfs de la vision présentent à considérer dans leur intéressante étude : leur *origine*, leur *trajet*, leur *terminaison* et leurs *propriétés*.

On a beaucoup discuté, et certainement l'on discutera beaucoup encore sur l'*origine* des nerfs de la deuxième paire. Sans nous arrêter à l'appréciation des opinions qui ont cours dans la science sur cette matière, nous décrirons ce que nous avons été à même d'observer chez nos animaux domestiques.

Quand on examine par côté l'isthme de l'encéphale isolé du cerveau (fig. 175), on reconnaît sur la limite antérieure de cet appareil la bandelette blanche qui constitue le nerf optique. Étudiée à son origine, cette bandelette se continue de la manière la plus évidente avec le côté externe de la couche optique, où elle forme les deux renflements connus sous le nom de *corps genouillés*. Cette couche doit donc être regardée comme le point de départ du nerf de même nom. Mais comme le corps genouillé externe touche le tubercule natis, et que l'interne est uni au tubercule testis par une bandelette de fibres blanches, il est à peu près certain, ainsi que le prétendent plusieurs auteurs, que les corps quadrijumeaux concourent à fournir les fibres constituantes des nerfs optiques.

D'abord large et mince, la bandelette optique s'enroule de haut en bas et d'arrière en avant autour du pédoncule cérébral, en se rétrécissant graduellement. Arrivée sur la face inférieure de l'encéphale, elle se change en un cordon funiculaire qui s'unit avec celui du côté opposé, en formant la *commissure* ou le *chiasma des nerfs optiques*, fusion temporaire au delà de laquelle reparaissent les deux nerfs. Ceux-ci s'engagent ensuite dans le conduit optique pour gagner l'intérieur de la gaîne oculaire et le fond du globe de l'œil.

Revenons avec quelques détails sur les rapports qu'affectent les nerfs optiques dans les différents points du *trajet* que nous venons d'indiquer.

Dans leur portion aplatie, c'est-à-dire vers leur origine, ils sont compris entre les pédoncules cérébraux et les hémisphères.

Depuis le point où ils arrivent librement à la face inférieure de l'encéphale jusqu'au chiasma, ils sont recouverts par la pie-mère, et ils adhèrent, par leur face profonde, à l'extrémité supérieure des pédoncules.

Le *chiasma* est logé dans la fossette optique, et reçoit sur sa face profonde l'insertion de la petite lame grise qui cloisonne en avant le troisième ventricule. Aussi cette lame est-elle généralement décrite sous le nom de *racine grise* des nerfs optiques. Mais, de toutes les connexions propres au chiasma, les plus importantes sont certainement celles que chaque nerf entretient avec son congénère, au niveau de la soudure. Que deviennent les fibres de chaque cordon dans cette anastomose? Se croisent-elles avec celles de l'autre nerf, pour se rendre à l'œil du côté opposé? ou bien s'accolent-elles simplement à ce nerf, et s'en séparent-elles ensuite pour gagner l'œil de leur côté? L'anatomie démontre que les fibres du chiasma n'affectent point exclusivement l'une ou l'autre de ces dispositions. En les étudiant sur une pièce soumise à la macération depuis quelques jours, on constate effectivement que le plus grand nombre s'entrecroisent d'une manière très évidente, mais qu'une partie regagne le cordon optique correspondant au côté d'où elles proviennent. On voit, en résumé, que les nerfs de la deuxième paire sont composés d'une seule espèce de fibres en deçà du chiasma, tandis qu'au delà ils en présentent de deux sortes, c'est-à-dire des fibres provenant à la fois du côté gauche et du côté droit. C'est le plus grand nombre, avons-nous dit, qui s'entrecroise. On en trouve encore la preuve dans certains faits d'anatomie pathologique assez intéressants pour que nous en parlions ici. Dans le cas si fréquent de perte d'un œil, à la suite de la fluxion périodique chez le cheval, l'atrophie consécutive du nerf optique s'arrête le plus souvent au chiasma; mais il arrive quelquefois qu'elle remonte au-dessus de l'entrecroisement. On constate alors que c'est ordinairement le cordon opposé à l'œil malade qui a le plus souffert. Du reste, la disposition que nous venons de faire connaître n'est qu'un degré moins avancé de celle qu'on remarque dans certaines espèces: chez les poissons osseux, les nerfs optiques s'entrecroisent entièrement, même sans confondre ou mélanger leurs fibres.

Au delà de leur commissure, les nerfs de la deuxième paire répondent aux parois du conduit optique, puis au muscle droit postérieur de l'œil, qui enveloppe chaque cordon comme dans une gaîne. Ils sont en outre en rapport, dans l'orbite, avec quelques autres nerfs et des vaisseaux.

Considéré à sa *terminaison*, le nerf optique pénètre dans le globe de l'œil en traversant, vers la partie la plus déclive de son fond, la sclérotique et la choroïde, pour s'épanouir à la face interne de cette dernière, sous la forme d'une membrane que nous décrirons, dans l'appareil de la vision, sous le nom de *rétine*. Avant de traverser le fond de l'œil, ce nerf offre toujours un rétrécissement bien prononcé.

L'étude de la *structure* du nerf optique révèle quelques faits particuliers qu'il est bon de connaître, quoiqu'ils soient plus curieux qu'intéressants. On remarque, en effet, que la partie supérieure est entièrement dépourvue d'enveloppe, pendant que l'inférieure, c'est-à-dire celle qui dépasse le chiasma, offre un double névrilème. Le feuillet externe de ce névrilème n'est qu'une dépendance de la dure-mère, sorte de manchon fibreux, attaché d'une part sur le contour du trou optique, d'autre part sur la sclérotique. L'interne, analogue au névrilème des autres nerfs, émane de la pie-mère et présente une multitude de cloisons qui séparent les unes des autres les fibres constituantes du nerf.

Pour rendre cette organisation très manifeste, on fait tremper celui-ci dans une solution alcaline pendant quelques jours, et on le malaxe sous un filet d'eau, pour chasser la substance nerveuse ramollie; le nerf est ensuite lié à l'une de ses extrémités, puis insufflé, lié au bout opposé, et exposé à la dessiccation. On peut alors, au moyen de quelques coupes, montrer tous les canaux intérieurs qui logent les faisceaux de tubes nerveux, et qui dépendent du névrilème interne.

Quant aux *propriétés* du nerf optique, nous n'en dirons rien, sinon qu'elles sont analogues à celles des autres nerfs des sensations spéciales. Il est donc exclusivement apte à transmettre à l'encéphale les impressions fournies par le sens de la vue. Les excitations mécaniques portées sur ce nerf ne déterminent aucune douleur.

3° Troisième paire, ou nerfs oculaires moteurs communs (fig. 173, 181).

Les nerfs de la troisième paire émanent des pédoncules cérébraux, près de la scissure inter-pédonculaire, à égale distance à peu près du tubercule mamillaire et de la protubérance. Leurs racines, au nombre de sept à huit pour chacun, pénètrent dans l'épaisseur de ces pédoncules et peuvent être suivies jusqu'à la substance brune du *locus niger*.

De la réunion de ces racines résulte un tronc aplati qui se porte d'abord en dehors, et s'infléchit presque immédiatement en avant pour s'engager, avec la sixième paire et la branche ophthalmique du nerf trijumeau, dans le plus petit des grands conduits sus-sphénoïdaux. Le nerf oculo-moteur commun arrive ensuite, par l'hiatus orbitaire, dans le fond de la gaîne oculaire, où il se partage en plusieurs branches destinées aux muscles de l'œil énumérés ci-après : le releveur de la paupière supérieure, le droit supérieur, le droit interne, le droit inférieur, le droit postérieur, moins son faisceau externe, et enfin le petit oblique. Le rameau de ce dernier muscle est remarquable par sa grande longueur ; il gagne le lieu de sa destination en passant en dehors, puis en dessous du droit inférieur.

Fig. 181 (*).

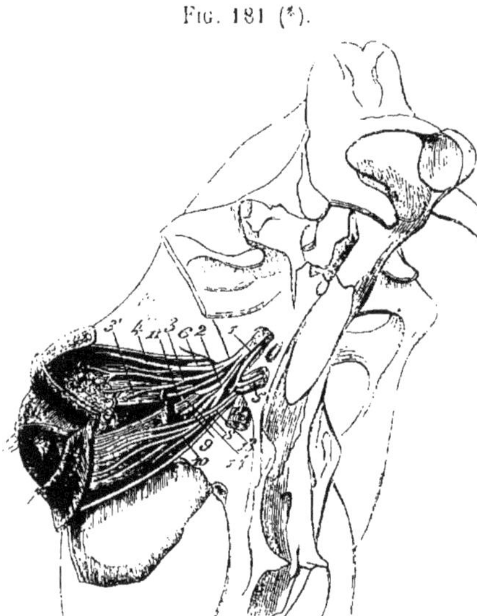

Les racines motrices du ganglion ophthalmique, fournies par le nerf oculo-moteur commun, partent du point où ce nerf laisse échapper ce rameau du petit oblique.

Les nerfs de la troisième paire sont exclusivement moteurs, comme l'indiquent et leurs connexions avec le plan inférieur des pédoncules cérébraux, et leur distribution exclusive à des organes contractiles. Ils animent tous les muscles logés

(*) Fig. 181. — *Nerfs de l'œil.* — 1. Branche ophthalmique de la cinquième paire. 2. Nerf palpébro-nasal. 3. N. lacrymal. 3'. Branche temporale de ce nerf. 4. N. sourcilier. 5. N. oculo-moteur externe. 6. N. pathétique. 8, 9, 10, 11. Branches de l'oculo-moteur commun. 12. N. maxillaire supérieur. 13. Branches orbitaires de ce nerf.

dans la gaîne oculaire, moins le droit externe, le grand oblique, et le faisceau externe du droit postérieur.

4° Quatrième paire, ou nerfs pathétiques (fig. 181, 6).

Le nerf *pathétique* ou *oculo-moteur interne* est le plus petit de tous les nerfs crâniens. Sa description offre la plus grande simplicité.

On le voit naître du ruban de Reil, immédiatement en arrière des tubercules quadrijumeaux, par deux courtes racines, qu'il m'a été impossible de suivre profondément dans la substance de l'isthme.

Il se dirige en dehors, en bas et en avant, pour se dégager de la situation profonde qu'il occupe d'abord et s'accoler à la branche supérieure du trijumeau ; il suit cette branche jusqu'à l'entrée des conduits sus-sphénoïdaux, et s'introduit alors dans le plus petit de ces conduits. Ce pertuis, qui lui est exclusivement destiné, l'amène dans le fond de la gaîne oculaire, d'où il gagne la face profonde du grand oblique, dans lequel il se ramifie, et auquel il porte le principe excitateur de la contractilité musculaire.

L'étude physiologique de ce nerf donne lieu à des remarques fort intéressantes que nous résumerons ici en quelques mots. Les deux muscles obliques de l'œil ont pour usage de faire pivoter le globe oculaire dans l'orbite, sans provoquer la moindre déviation, ni en haut, ni en bas, etc., de l'ouverture pupillaire. Or ce mouvement rotatoire est tout à fait involontaire, et il ne s'accomplit que dans certaines conditions déterminées. C'est ainsi que « MM. J. Guérin, Szokalski, Hueck et Hélie ont fait remarquer que, lorsqu'on incline alternativement la tête à droite et à gauche pendant qu'on fixe du regard un objet quelconque, les globes oculaires décrivent autour de leur axe antéro-postérieur un mouvement de rotation inverse, qui a pour effet de conserver entre l'objet d'où partent les rayons lumineux et les deux rétines un rapport constant. Dans ce mouvement rotatoire, le grand oblique d'un côté a pour congénère le petit oblique du côté opposé : ainsi, lorsque la tête se penche sur l'épaule droite, l'œil droit tourne autour de son axe de dehors en dedans et de haut en bas, sous l'influence de l'oblique supérieur, tandis que l'œil gauche tourne sur lui-même de dedans en dehors et de haut en bas, sous l'influence de l'oblique inférieur ; lorsque la tête s'incline sur l'épaule gauche, un mouvement inverse se passe dans les deux yeux. Cette rotation simultanée des globes oculaires autour de leur diamètre antéro-postérieur, pendant que nous inclinons la tête d'un ou de l'autre côté, est nécessaire pour l'unité de perception des images visuelles ; si l'un des deux yeux reste immobile pendant que l'autre tourne autour de son axe, nous apercevons deux images, une supérieure qui correspond à l'œil sain, et une inférieure qui correspond à l'œil malade ; ces deux images sont visibles lorsque la tête est verticale, et surtout lorsqu'elle s'incline du côté affecté ; elles se confondent en une seule lorsque la tête se porte du côté sain. » (Sappey, *Anatomie descriptive.*)

L'action involontaire des muscles obliques de l'œil dans ce mouvement rotatoire appelle donc fortement l'attention sur les nerfs que reçoivent ces muscles, et engage à rechercher les conditions particulières qui leur permettent d'agir, comme moteurs excitants, à l'insu de la volonté, quoiqu'ils appartiennent à la vie animale, ainsi que les muscles auxquels ils sont destinés. Dans l'état actuel de la science, on ne peut rien affirmer de positif sur un sujet aussi délicat. Il y a cependant deux remarques intéressantes à faire : c'est que le nerf pathétique est *exclusivement* destiné au muscle oblique supérieur, et que la longue branche émise par l'oculo-moteur commun pour l'oblique inférieur ne donne sur son passage aucun filet aux parties voisines. Cette branche est donc aussi le nerf *exclusif* de l'oblique inférieur, et peut être considérée comme un *second pathétique.*

5° Cinquième paire, ou nerfs trijumeaux (fig. 173. 181. 182. 183. 184. 185).

Le nerf dont nous allons nous occuper maintenant a encore été appelé par Chaussier *nerf trifacial.* Il se distingue entre tous les nerfs crâniens par son énorme volume, la multiplicité de ses branches, la variété de ses usages et ses connexions avec le système du grand sympathique. Aussi exige-t-il une description aussi complète que possible, dans laquelle nous ferons entrer l'étude des ganglions céphaliques du grand sympathique, ganglions qu'on doit regarder comme des annexes de la cinquième paire.

Origine. — Le trijumeau appartient à la catégorie des nerfs mixtes, car il possède deux racines : l'une sensitive, l'autre motrice.

Racine sensitive (fig. 173, 16 ; 184, 7). — C'est la plus grosse. Elle émane de la protubérance annulaire, tout à fait en dehors, près du pédoncule cérébelleux moyen, et se dirige en avant et en bas pour gagner la portion antérieure du trou déchiré, où elle se termine à un énorme renflement semi-lunaire qui constitue le *ganglion de Gasser.* Aplatie de dessus en dessous, et plus large en avant qu'en arrière, cette racine est longue de 1 centimètre environ du côté externe ; sa longueur est double du côté interne, à cause de la position oblique du ganglion qui la continue.

Si on la poursuit dans l'épaisseur de la protubérance, on voit les fibres de celle-ci s'écarter pour lui livrer passage et lui permettre de se dégager du plan profond qu'elle occupe d'abord. La manière dont elle se comporte dans ce plan profond a été jusqu'ici incomplétement étudiée. Voici à ce sujet des détails dont nous pouvons garantir l'exactitude. Cette racine se partage en deux ordres de fibres, les unes postérieures, les autres antérieures : les premières passent sous les faisceaux arciformes de la protubérance pour se continuer avec le corps restiforme; les secondes s'infléchissent en avant, et se confondent bientôt avec la substance grise amassée à l'intérieur de l'isthme, au niveau des pédoncules cérébelleux antérieurs, et au-dessus du faisceau intermédiaire du bulbe. Les fibres sensitives du trijumeau affectent donc la disposition convergente, comme celles de la plupart des nerfs encéphaliques.

Ganglion semi-lunaire ou de Gasser (fig. 173, 18). — Ce ganglion, qui reçoit la racine sensitive du trijumeau, présente la forme d'un croissant dont la concavité est tournée en arrière et en dedans. Il est, pour ainsi dire, noyé dans la substance fibro-cartilagineuse qui obture en partie l'hiatus occipito-sphéno-temporal, et qui partage cet hiatus en plusieurs trous particuliers. Sa face supérieure, recouverte par la dure-mère, envoie à cette membrane plusieurs filets.

Le ganglion de Gasser n'est pas continué par un tronc unique. Il donne naissance immédiatement à deux grosses branches, dont l'une sort du crâne en passant par le trou ovale, pertuis formé par l'hiatus sus-indiqué, pendant que l'autre se loge dans la scissure externe de la face intra-crânienne du sphénoïde, et se bifurque après avoir parcouru cette scissure jusqu'à l'entrée des conduits sus-sphénoïdaux ; d'où il résulte que le trijumeau est partagé, à sa naissance même, en trois branches : deux supérieures, la *branche ophthalmique de Willis* et le *nerf maxillaire supérieur*, commençant par un même tronc, et une inférieure qui constitue le *nerf maxillaire inférieur*.

Racine motrice, ou petite racine (fig. 137, 17. 184, 8). — C'est une bandelette aplatie qui émerge de la protubérance au côté interne de la racine principale. Ses fibres composantes peuvent être suivies à l'intérieur du pont de Varole avec assez de facilité ; elles s'y comportent, quant à la direction, comme celles de la grosse racine, en se confondant avec la substance du faisceau antéro-latéral du bulbe. Partie de la protubérance, cette racine se dirige en avant sur la face inférieure du ganglion de Gasser, qu'il croise en diagonale de dedans en dehors, et au delà duquel elle s'unit avec les fibres du nerf maxillaire inférieur de la manière la plus intime. Le nerf maxillaire supérieur et la branche ophthalmique ne reçoivent rien de cette racine. Il n'y a donc, dans la cinquième paire, que les nerfs maxillaires inférieurs qui possèdent à la fois la sensibilité et le mouvement, et qui représentent ainsi de véritables nerfs mixtes.

A. Branche ophthalmique (fig. 181, 1). — Elle est la plus petite des trois divisions fournies par le ganglion de Gasser. Nous répéterons qu'elle en procède par un tronc qui lui est commun avec le nerf maxillaire, et sur lequel nous reviendrons en décrivant ce dernier. Cette branche s'engage dans le plus petit des grands conduits sus-sphénoïdaux avec les nerfs oculo-moteurs commun et externe, et se partage, à l'intérieur même de ce conduit osseux, en trois rameaux qui gagnent le fond de la gaîne oculaire par l'hiatus orbitaire.

Ces rameaux sont :

1° Le *nerf frontal* ou *sourcilier ;*

2° Le *nerf lacrymal ;*

3° Le *nerf nasal* ou mieux *palpébro nasal.*

1° **Nerf frontal ou sourcilier** (fig. 181, 4). — C'est une branche volumineuse et aplatie qui se place sur la paroi interne de la gaîne oculaire, et marche presque parallèlement au muscle grand oblique de l'œil, jusqu'au trou sourcilier, dans lequel elle s'engage avec l'artère de même nom. Indivise avant son entrée dans cet orifice, elle se sépare, immédiatement après en être sortie, en plusieurs rameaux qui rencontrent le nerf auriculaire antérieur et qui s'épuisent dans la peau de la paupière supérieure et du front.

2° **Nerf lacrymal** (fig. 181, 3). — Il se compose de plusieurs filets qui montent entre la gaîne oculaire et les muscles releveur de la paupière et droit supérieur, pour s'aller jeter dans la glande lacrymale. L'un d'eux (fig. 181, 3', et 194, D) traverse la gaîne oculaire, derrière l'apophyse orbitaire, et se place d'avant en arrière sur la surface externe de l'apophyse zygomatique, où il se divise en plusieurs rameaux, dont les uns se mêlent avec ceux du nerf auriculaire antérieur pour former le plexus de ce nom, tandis que les autres se jettent directement dans les muscles et les téguments antérieurs de l'oreille.

3° **Nerf palpébro-nasal** (fig. 181, 2). — On le voit décrire une courbe, comme l'artère ophthalmique, pour rentrer avec elle dans le crâne par le trou orbitaire. Après avoir parcouru la scissure ethmoïdale qui loge cette artère, il traverse la lame criblée et se divise en deux filets, l'un externe, l'autre interne, lesquels se ramifient sur les deux parois de la fosse nasale, dans la membrane pituitaire. Avant de pénétrer dans le trou orbitaire, ce nerf fournit une longue branche, qui rampe sur le plancher de l'orbite pour gagner l'angle nasal de l'œil, où elle se distribue au petit appareil lacrymal logé dans cet angle, ainsi qu'à la paupière inférieure (fig. 194, E); il donne encore un long filet au corps clignotant, et les racines sensitives du ganglion ophthalmique, dont il sera question plus loin.

B. Nerf maxillaire supérieur (fig. 173, 19. 182, 15). — Ce nerf est la véritable continuation du tronc supérieur fourni par le ganglion de Gasser. Aussi le prendrons-nous à ce ganglion même pour le suivre jusqu'à sa terminaison, regardant un moment la branche ophthalmique déjà décrite comme une division collatérale du nerf maxillaire supérieur.

Remarquable par son volume, sa forme funiculaire et prismatique, ce nerf s'échappe de la section interne et supérieure du ganglion semi-lunaire, et occupe d'abord la scissure creusée sur la face interne du sphénoïde, en dehors de la gouttière caverneuse, recouvert à ce point par la dure-mère. Après avoir envoyé la branche ophthalmique dans le plus petit des grands conduits sus-sphénoïdaux (*grande fente sphénoïdale*), il s'engage lui-même à l'intérieur du plus spacieux (*trou grand rond*), arrive dans l'hiatus orbitaire, sous la gaîne de l'œil, franchit, avec l'artère maxillaire interne, l'espace, rempli de graisse, qui sépare cet hiatus de l'origine du conduit sus-maxillo-dentaire, et parcourt ce canal osseux jusqu'à l'orifice extérieur placé sur le chanfrein. Là, il se termine par un ensemble de branches qu'on désigne, chez l'homme, sous le nom de *rameaux sous-orbitaires*.

Dans son trajet, ce nerf fournit un assez grand nombre de divisions collatérales, parmi lesquelles nous désignerons plus particulièrement :

1° Un *rameau orbitaire ;*

2° Le *grand nerf palatin* ou *palatin antérieur ;*

3° Le *nerf staphylin* ou *palatin postérieur ;*

4° Le *nerf nasal* ou *sphéno-palatin ;*

5° Les *nerfs dentaires ;*

A la suite desquels nous décrirons :

6° Les *rameaux sous-orbitaires*, ou *branches terminales* du nerf maxillaire supérieur.

1° **Rameau orbitaire** (fig. 181,13). — Ce rameau prend naissance à l'intérieur même du conduit sus-sphénoïdal, et pénètre dans la gaîne oculaire, avec les divisions de la branche ophthalmique. Il se partage presque aussitôt en deux ou trois filets très grêles, qui montent vers l'angle temporal de l'œil, en passant entre le cornet fibreux de l'orbite et le côté externe de la masse des muscles moteurs de l'œil. Ces filets sont destinés aux paupières et aux téguments environnants.

2° **Grand nerf palatin, ou palatin antérieur** (fig. 91,3). — Il naît du nerf maxillaire supérieur au niveau de l'hiatus orbitaire, par un tronc qui lui est commun avec les branches nasale et staphyline (1) ; puis il s'enfonce dans le conduit palatin avec l'artère palato-labiale, et suit cette artère jusqu'auprès du trou incisif, où il s'arrête.

A son passage dans le conduit palatin, ce nerf donne naissance à deux ou trois petits filets, qui s'échappent par des trous particuliers pour aller s'épuiser dans la partie antérieure du voile du palais (2).

Dans le reste de son étendue, c'est-à-dire sur la voûte du palais, le grand nerf palatin forme autour de l'artère qu'il accompagne comme satellite un lacis plexiforme, dont la disposition rappelle celle des nerfs ganglionnaires. Les filets qui s'échappent latéralement de ce lacis sont destinés aux parties molles du palais, ainsi qu'aux gencives.

3° **Nerf staphylin, ou palatin postérieur** (fig. 91,8). — Les filets qui composent ce nerf sont très faciles à dissocier, et s'anastomosent fréquemment avec ceux du nerf précédent. Ils accompagnent l'artère staphyline dans la scissure de même nom, puis se contournent en avant de l'apophyse ptérygoïde, pour pénétrer dans le voile du palais, entre la couche glanduleuse et la membrane albuginée. On les voit ensuite s'infléchir en arrière et se ramifier soit dans les tissus muqueux et glanduleux du voile, soit dans les muscles pharyngo-staphylin et palato-staphylin. Cette destination indique donc dans ce nerf la présence de fibres motrices ; nous verrons plus loin d'où proviennent ces fibres.

4° **Nerf nasal, ou sphéno-palatin.** — Né du même tronc que les deux nerfs précédents, plus gros que le staphylin, de même volume à peu près que le palatin antérieur, le nerf nasal passe avec l'artère homonyme dans le trou nasal ou sphéno-palatin, pour pénétrer dans la cavité du nez, où il se partage en deux branches destinées à la membrane pituitaire : l'une externe, l'autre interne.

5° **Rameaux dentaires.** — Ces rameaux, destinés aux racines des dents supérieures, s'échappent du nerf maxillaire supérieur, dans son trajet intra-maxillaire ; il en est même qui prennent naissance avant l'entrée du nerf dans le conduit osseux qu'il traverse pour arriver sur le chanfrein. Ceux-ci, analogues au *nerf dentaire postérieur* de l'homme, pénètrent dans ce conduit avec la branche-mère, et vont porter leurs divisions aux racines de la dernière molaire, quelquefois aussi de l'avant-dernière. Une partie d'entre eux se plongent directement dans la protubérance maxillaire, pour se perdre dans la muqueuse du sinus dont cette protubérance est creusée, après avoir fourni quelques filets périostiques.

Parmi les nerfs dentaires, qui naissent dans le trajet intra-osseux du nerf maxillaire, les uns vont aux molaires, les autres aux crochets et aux incisives.

Les premiers, ou les *nerfs dentaires moyens*, se séparent par groupes du tronc maxillaire à son passage au-dessus des racines des dents mâchelières; ils pénètrent

(1) Chez l'homme, ces trois nerfs procèdent du ganglion sphéno-palatin.

(2) Ces filets, indiqués dans la figure 91, représentent le *nerf palatin moyen* de l'homme. Souvent ils naissent d'un tronc commun avant l'entrée du grand nerf palatin dans son conduit osseux, et se rendent à leur destination par un pertuis particulier. Leur analogie avec le nerf correspondant de l'homme est alors complète.

dans ces racines après un court trajet en avant, et donnent quelques minces filets à la membrane des sinus maxillaires.

Les seconds ne constituent d'abord qu'une seule branche, le *nerf dentaire antérieur*, né du cordon maxillaire un peu avant sa sortie de son conduit osseux. Cette branche, après un assez long trajet dans l'épaisseur des os sus-maxillaires, s'épuise en fournissant les rameaux de la dent canine et des incisives. Elle est toujours accompagnée d'un très mince filet artériel.

6° **Rameaux sous-orbitaires, ou branches terminales du nerf maxillaire supérieur**. — Ces rameaux s'épanouissent sur le côté du chanfrein en un magnifique pinceau, qu'on doit regarder comme l'un des plus riches appareils nerveux de l'économie animale. Recouvert à sa sortie du conduit sus-maxillo-dentaire par le muscle sus-maxillo-labial, ce faisceau nerveux descend sous le muscle sus-naso-labial et le pyramidal du nez, vers les naseaux et la lèvre supérieure, qui reçoivent l'extrémité terminale de ses branches constituantes dans l'épaisseur de leurs tissus tégumentaires et musculeux, branches légèrement divergentes et flexueuses, anastomosées pour la plupart avec un gros cordon moteur fourni par le facial (fig. 182, 15'—183,5).

C. Nerf maxillaire inférieur (fig. 182, 11. 185, 1). — A sa sortie du crâne,

Fig. 182 (*).

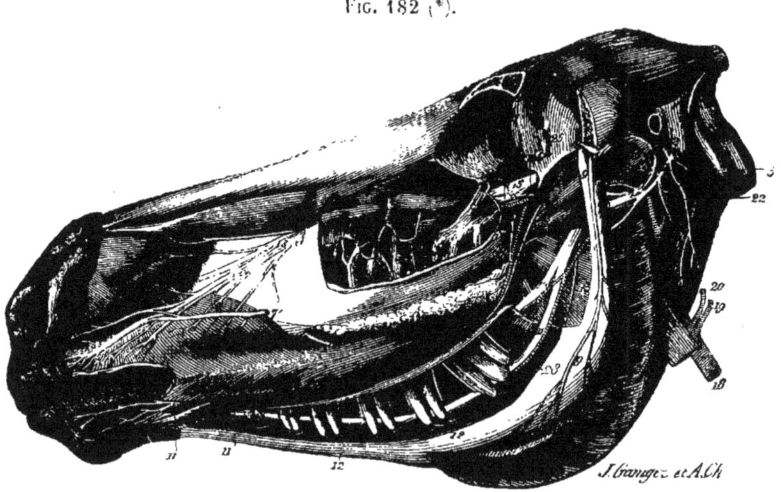

cette branche nerveuse se trouve placée immédiatement en dedans de l'articulation

(*) Fig. 182. — *Vue générale des nerfs maxillaires supérieur et inférieur. (On a enlevé l'œil après avoir fait sauter, au moyen de trois traits de scie, les apophyses orbitaire et zygomatique. Les sinus maxillaires ont été ouverts à l'aide de la gouge ou du rogne-pied, le masséter excisé, et l'os maxillaire sculpté pour découvrir le nerf de même nom dans son trajet intra-osseux.)* — 1. *Nerf facial.* 2. Origine du nerf auriculaire postérieur. 3. Filet du muscle stylo-hyoïdien. 4. Rameau du digastrique. 5. Tronc du nerf auriculaire antérieur. 6. Origine du filet cervical. 7. Plexus formé par la réunion du facial et du nerf sous-zygomatique. 7'. Branche de ce plexus unie aux nerfs sous-orbitaires, 15'. — 11. *Nerf maxillaire inférieur.* 8. N. sous-zygomatique ou temporal superficiel. 9. N. massétérin. 10. N. lingual. 12, 12. Rameaux dentaires. 13. N. mylo-hyoïdien. 14. N. buccal. — 15. *Nerf maxillaire supérieur.* 16. Ganglion sphéno-palatin. 17. N. staphylin. — 18. *Artère carotide primitive.* 19. Tronc de l'occipitale. 20. Tronc de la carotide interne. 21. Carotide externe. 22. Tronc de l'auriculaire postérieure embrassé par une anse du facial. 23. Tronc de la temporale superficielle. 24. Artère maxillaire interne. 25. Tronc de la temporale profonde antérieure. 26. Rameau orbitaire de la dentaire supérieure. 27. Artère buccale. 28. Artère dentaire inférieure.

temporo-maxillaire. Elle se dirige, de là, en avant et en bas, passe d'abord entre les deux muscles ptérygoïdiens, puis entre l'interne et la face profonde du maxillaire, pour arriver à l'entrée du conduit maxillo-dentaire, dans lequel elle s'engage; elle en parcourt toute l'étendue, et en sort ensuite par le trou mentonnier, pour constituer une expansion de branches terminales, tout à fait analogues à celles du nerf maxillaire supérieur et désignées sous le nom de *nerfs mentonniers*.

Dans le premier tiers de son étendue, le nerf maxillaire inférieur est aplati en bandelette. Il s'épaissit plus loin pour acquérir la forme funiculaire.

A son origine même, ce nerf donne naissance à quatre branches :

1° Le *nerf massétérin ;*

2° Le *nerf buccal ;*

3° Le *nerf du muscle ptérygoïdien interne ;*

4° Le *nerf temporal superficiel* ou *sous-zygomatique.*

Après sa sortie d'entre les deux muscles ptérygoïdiens, il fournit :

5° Le *nerf lingual ;*

6° Le *nerf mylo-hyoïdien.*

Dans son trajet intra-maxillaire, il abandonne :

7° Les *rameaux dentaires.*

Triple série de nerfs collatéraux, que nous étudierons avant de décrire les branches terminales, c'est-à-dire :

8° Les *nerfs mentonniers.*

Le tronc de la division inférieure de la cinquième paire représente un nerf mixte, puisqu'il est formé de fibres sensitives et de fibres motrices. En est-il de même pour chacune des branches que nous venons d'énumérer? ou, en d'autres termes, toutes contiennent-elles des fibres des deux ordres? C'est une question sur laquelle la dissection des deux racines du nerf n'apprend pas grand'chose, car leurs fibres se confondent bientôt d'une manière si intime, qu'il nous a toujours été impossible de les suivre isolément dans chaque nerf. Mais l'étude de la distribution de ces branches, corroborée par les expériences physiologiques, éclaire cette question des plus vives lumières. Nous verrons, en effet, parmi ces branches, des nerfs destinés à des muscles, d'autres à des parties glanduleuses ou tégumentaires ; les premiers sont donc principalement composés de fibres motrices comme tous les nerfs musculaires ; et les seconds contiennent exclusivement des fibres sensibles ; ils sont privés du moins de fibres motrices soumises à l'influence de la volonté. C'est en décrivant chaque branche en particulier que nous signalerons ses propriétés spéciales.

1° **Nerf massétérin** (fig. 182, 9. 185, 2). — Il se détache du tronc principal, en avant et tout près de la base du crâne, contourne la face antérieure de l'articulation temporo-maxillaire, et s'engage dans l'échancrure sigmoïde de l'os maxillaire pour descendre dans l'épaisseur du masséter et s'y ramifier.

A son origine même, ce nerf fournit deux filets qui procèdent souvent d'un même tronc fort court, et qui montent dans le muscle crotaphite pour s'y épuiser : ce tronc n'est autre chose que le *nerf temporal profond postérieur.*

Avant de traverser l'échancrure corono-condylienne, il abandonne à ce même muscle crotaphite un petit rameau qui représente le *nerf temporal profond moyen*.

La destination de toutes ces branches prouve assez qu'elles sont motrices.

2° **Nerf buccal** (fig. 182, 14 et 185, 4). — Ce nerf, une fois plus gros que le précédent, naît du même point, un peu au-dessous. Il se dirige en avant, traverse le muscle ptérygoïdien externe, et gagne l'extrémité postérieure de la glande molaire supérieure, à partir de laquelle il se place sous la muqueuse de la joue, pour descendre jusqu'à la commissure des lèvres, en longeant la glande molaire inférieure et le bord inférieur du muscle alvéolo-labial.

Il donne des filets très grêles au ptérygoïdien externe, à son passage à travers la substance de ce muscle.

Plus loin, il fournit à la portion orbitaire du crotaphite un très mince rameau, l'analogue du *temporal profond antérieur* de l'homme.

Sur la glande molaire supérieure, il émet un faisceau de branches destinées à cette glande et au muscle alvéolo-labial.

Dans son trajet sous-muqueux, il laisse échapper, à diverses distances, des rameaux plus ou moins gros, pour la glande molaire inférieure et la muqueuse buccale.

Ses filets terminaux s'épuisent dans la membrane interne et les glandules des lèvres, près de la commissure.

Les filets envoyés par ce nerf dans les muscles ptérygoïdien externe et temporal sont sans doute moteurs pour la plupart. Mais les autres rameaux sont sensitifs ; ceux mêmes qui rampent sur l'alvéolo-labial ne font pas exception, car la portion sous-massétérine de ce muscle est animée par le facial tout aussi bien que la portion superficielle ou antérieure.

3° **Nerf du muscle ptérygoïdien interne** (fig. 185, 9). — Il forme, avec les précédents, un même faisceau qui part de la partie antérieure du nerf maxillaire inférieur. Après avoir croisé en dehors l'artère maxillaire interne, il descend entre le tronc nerveux d'où il émane et le muscle péristaphylin externe, pour se rendre en dedans du masséter interne et s'épuiser dans l'épaisseur de ce muscle.

Ce nerf, la plus petite branche du tronc maxillaire inférieur après le mylo-hyoïdien, excite les contractions du muscle qui le reçoit.

4° **Nerf temporal superficiel ou sous-zygomatique** (fig. 182, 8. 185, 3). — Il naît du nerf maxillaire inférieur, à l'opposé du faisceau formé par les trois branches précédentes, c'est-à-dire en arrière. Placé d'abord au côté interne de l'articulation temporo-maxillaire, entre celle-ci et la poche gutturale, il se dirige ensuite en bas et en dehors, passe entre la parotide et le bord postérieur du maxillaire, sous le condyle, puis contourne le col de cette éminence osseuse pour arriver en dessous et en dehors de l'articulation précitée, où il se termine par anastomose avec le facial.

Dans son trajet, il abandonne de nombreux et minces filets à la poche gutturale, à la glande parotide et aux téguments de la région temporale. Parmi ceux qui ont cette dernière destination, il faut citer particulièrement celui qui accompagne l'artère sous-zygomatique.

Le nerf temporal superficiel semble exclusivement sensitif. Sa section, avant son anastomose avec le facial, n'apporte effectivement aucun obstacle à la contraction des muscles qui reçoivent les divisions du plexus formé par cette anastomose.

5° **Nerf lingual, ou petit hypoglosse** (fig. 182, 10. 185, 5). — Le nerf lingual, principale branche du nerf maxillaire inférieur, qu'il égale presque en volume, se détache à angle aigu du bord antérieur de celui-ci un peu après sa sortie de l'interstice des muscles ptérygoïdiens. Pour effectuer son trajet, qu'il accomplit en décrivant une légère courbe à concavité antéro-supérieure, il se dirige en avant et en bas, passe entre le masséter interne et la branche de l'os maxillaire, et gagne la base de la langue, où il se place sous la muqueuse buccale. Il descend ensuite plus profondément, entre le mylo-hyoïdien et le kérato-glosse, et contourne le bord inférieur de ce dernier muscle, en embrassant aussi le canal de Wharton, pour se plonger dans l'interstice qui sépare le génio-glosse des muscles kérato-glosse et basio-glosse. A partir de ce point, il se continue jusqu'auprès de l'extrémité libre de la langue, en décrivant des flexuosités, et en émettant sur son trajet des divisions également flexueuses qui traversent toute l'épaisseur de l'organe, sans donner de ramuscules aux muscles qui le constituent, ces divisions se terminant dans les papilles linguales moyennes et antérieures, et dans la couche charnue sous-jacente à la muqueuse, c'est-à-dire le muscle lingual supérieur.

Avant de pénétrer dans la masse de la langue, le petit hypoglosse fournit : 1° au niveau des piliers postérieurs de cet organe et en avant, de petits rameaux, parfois plexiformes, pour la muqueuse de la base de la langue ; 2° plus bas et en arrière, un ou deux minces filets qui se portent sur le canal de Wharton et remontent, en suivant son trajet, jusqu'à la glande maxillaire ; 3° une branche *sublinguale*, dont les divisions se jettent dans la glande de même nom et dans la muqueuse qui revêt les faces latérales de la langue.

Le lingual reçoit, près de son origine, le filet *tympano-lingual* ou *corde du tympan*, branche du facial dont nous ferons bientôt la description. Ses divisions terminales se mêlent et s'anastomosent même avec celles du grand hypoglosse, dans l'interstice musculaire profond qui loge les unes et les autres.

La physiologie enseigne que le petit hypoglosse donne aux deux tiers antérieurs de la muqueuse linguale la sensibilité proprement dite d'abord, et de plus la sensibilité toute spéciale en vertu de laquelle cette membrane jouit de la propriété d'apprécier les saveurs. C'est là son rôle exclusif. Quant au filet moteur venu du facial et adjoint au nerf lingual, il participerait, d'après M. Bernard, à l'exercice du sens du goût. Ses fibres iraient se porter à la couche charnue sous-muqueuse dont nous avons parlé, sur laquelle repose la base des papilles, et lui communiqueraient la propriété d'agir sur ces papilles, en les adaptant, pour ainsi dire, aux substances sapides mises en contact avec elles.

6° **Nerf mylo-hyoïdien** (fig. 182, 13). — La manière dont ce nerf est désigné indique sa destination et ses usages : il va au muscle dont il porte le nom et en excite la contractilité. Il prend naissance à l'opposé du précédent, et descend comme lui entre le muscle ptérygoïdien interne et l'os maxillaire, en adhérant assez intimement à ce dernier. Mais arrivé vers le bord postérieur du mylo-hyoïdien, il passe en dehors de ce muscle et se ramifie sur sa face externe, avec l'artère sublinguale, qu'il rencontre.

7° **Rameaux dentaires** (fig. 182, 12). — Il y en a de deux ordres : les uns, pour les molaires, les autres pour le crochet et les incisives. Leur description ne comporte aucune indication spéciale.

Nerfs mentonniers ou branches terminales du nerf maxillaire inférieur. — Tout à fait analogues aux rameaux sous-orbitaires, ces nerfs forment un faisceau à ramifications divergentes et flexueuses, qui sortent du trou mentonnier pour se jeter dans le tissu de la lèvre inférieure, après avoir reçu une branche du facial (fig. 182, 11'. 183, 6).

D. DES GANGLIONS SYMPATHIQUES ANNEXÉS A LA CINQUIÈME PAIRE. — Ces ganglions, reliés par des filets de communication à l'extrémité antérieure de la chaîne du grand sympathique, appartiennent réellement au système spécial formé par cette chaîne nerveuse, car ils possèdent et le mode de constitution et les propriétés des autres ganglions qui la constituent. Il faut donc que nous ayons un motif bien puissant pour les distraire de leur catégorie naturelle, et pour confondre leur description avec un nerf si différent d'eux-mêmes par sa nature et ses fonctions. C'est qu'en effet ces ganglions présentent d'intimes rapports avec les branches du trijumeau, rapports de continuité, rapports de contiguïté. C'est qu'on les trouve quelquefois soudés à ces branches et mêlés profondément à leurs fibres. C'est qu'enfin, dans certains cas, ils semblent même disparaître complétement, et que leurs filets d'émission ou de réception sont alors reçus ou émis directement par la cinquième paire.

L'étude que nous allons entreprendre sur chacun de ces ganglions justifiera pleinement ce que nous avançons. Nous la ferons précéder de quelques mots d'introduction relatifs aux faits généraux qui concernent tous ces petits organes.

Le nombre des ganglions sympathiques annexés à la cinquième paire est susceptible de varier, non-seulement avec les espèces, mais encore avec les individus de même espèce. Chez nos mammifères domestiques, on en trouve assez constamment, mais non pas toujours, trois principaux placés sur le trajet des branches émanées du ganglion de Gasser. Ce sont : 1° le *ganglion ophthalmique*, dépendant du nerf de même nom ; 2° le *ganglion sphéno-palatin*, annexé à la branche maxillaire supérieure; 3° le *ganglion otique*, qui s'accole au nerf maxillaire inférieur. Les anatomistes en décrivent encore deux autres, le *ganglion sous-maxillaire*, et celui qu'on a désigné sous le nom de *ganglion naso-palatin*. Ces derniers n'existent pas à coup sûr chez les Solipèdes, et leur existence est tout au moins problématique chez les autres animaux domestiques.

Ces petits corps ont des caractères communs qui ont été fort bien indiqués par M. Longet, et que nous exposerons brièvement. Tous sont en communication avec le ganglion cervical supérieur par un ou plusieurs filets généralement fort menus. Tous reçoivent un ou plusieurs ramuscules d'un nerf sensitif et d'un nerf moteur; ces ramuscules, *branches afférentes* des ganglions, sont considérés comme leurs *racines*. Tous enfin émettent de leur périphérie un nombre plus ou moins considérable de *branches émergentes* ou *de ramifications*, qui partagent les propriétés plus ou moins modifiées des deux ordres de racines. La description de chaque ganglion comporte donc, indépendamment des notions de forme, de situation, etc., l'indication de tous ces rameaux : *rameaux de communication* avec le ganglion cervical supérieur ; *rameaux afférents* ou *racines ; rameaux émergents*. C'est un cadre qui s'applique à tous, et qui en rend l'étude tout à fait méthodique.

1° **Ganglion ophthalmique**. — La recherche de ce ganglion est facile, car il est constamment appliqué contre le nerf oculo-moteur commun, et soudé avec lui, pour ainsi dire, vers le point où prend naissance la branche du muscle oblique inférieur. Il dépasse rarement le volume d'un grain de millet, et est quelquefois si petit, qu'il échapperait aux investigations les plus minutieuses sans le point de repère que nous venons de signaler.

Sa *racine motrice* est généralement formée de deux ramuscules fort courts, venant de la troisième paire. Sa *racine sensitive*, beaucoup plus longue, procède du nerf palpébro-nasal ; c'est ordinairement par l'intermédiaire de cette racine que le ganglion ophthalmique communique avec le ganglion cervical supérieur, au moyen d'un mince filet qu'elle reçoit du plexus caverneux.

Les *filets émergents* partent de la partie antérieure du ganglion, et se placent autour du nerf optique pour gagner la sclérotique en décrivant des flexuosités. Ils portent le nom de *nerfs ciliaires*. Quelques-uns émanent directement du nerf palpébro-nasal, surtout quand le ganglion est rudimentaire. Leur nombre est indéterminé ; on en compte ordinairement de 5 à 8.

Arrivés sur la sclérotique vers le fond de l'œil, ils traversent cette membrane et rampent entre sa face interne et la choroïde jusqu'au cercle ciliaire, où chacun se divise en deux ou trois rameaux qui s'anastomosent avec les rameaux des nerfs ciliaires voisins, en formant ainsi un plexus circulaire. De la concavité de ce cercle nerveux partent une série de divisions plexueuses elles-mêmes, qui se répandent dans l'iris, dont la propriété contractile est soumise à leur influence.

2° **Ganglion sphéno-palatin ou de Meckel**. — Rien de plus variable que la disposition de ce petit organe, le plus gros des ganglions céphaliques. Voici celle qui nous a paru la plus constante :

En soulevant le nerf maxillaire supérieur à son passage dans l'espace qui sépare l'hiatus orbitaire de l'hiatus maxillaire, on découvre, accolé au bord supérieur du nerf sphéno-palatin, un long renflement grisâtre qui constitue le ganglion dont la description va nous occuper.

Ce ganglion, mince et allongé, irrégulièrement fusiforme, étranglé sur différents points de son étendue, renflé dans d'autres, ne tient pas au nerf sphéno-palatin par de simples adhérences celluleuses, ou seulement par quelques branches jetées d'un cordon à l'autre ; cette union doit être considérée comme une véritable soudure s'opérant au moyen d'une intrication de fibres difficiles à démêler ; en sorte que le ganglion sphéno-palatin fait réellement partie du nerf de même nom.

Branches afférentes. — Il reçoit en arrière le *nerf vidien*, rameau composé qui constitue sa *racine motrice* et qui le rattache au ganglion cervical supérieur. Ce nerf sera décrit avec le facial qui en fournit la partie principale. Ses *racines sensitives* viennent naturellement du nerf sphéno-palatin ; elles sont aussi remarquables par leur nombre que par leur volume, et se jettent également dans la partie postérieure du ganglion.

Branches émergentes. — On en reconnaît quatre séries :

1° Une série fort nombreuse de ramuscules qui se détachent à angle droit du bord supérieur du ganglion pour se porter vers la gaîne oculaire. La plupart semblent se perdre dans cette membrane fibreuse ; mais nous avons pu en voir quelques-uns la traverser d'outre en outre, ramper sur la paroi inférieure et interne de l'orbite, et arriver au pourtour du trou orbitaire. Là ces ramuscules s'unissent manifestement à d'autres filets venus du nerf palpébro-nasal, et forment un petit plexus dont les divisions semblent destinées aux vaisseaux ophthalmiques, et même à quelques muscles de l'œil, les obliques surtout ; parmi ces divisions, nous en avons reconnu qui vont s'unir au nerf du corps clignotant.

2° Une deuxième série venant du bord opposé. Ceux-ci établissent l'union du ganglion avec le nerf sphéno-palatin, ou bien se portent sur les nerfs palatins pour les renforcer en affectant une disposition plexiforme plus ou moins compliquée.

3° Un groupe naissant de l'extrémité antérieure et s'accolant immédiatement au nerf sphéno-palatin.

4° Un dernier faisceau se détachant de l'extrémité postérieure pour s'engager dans les deux grands conduits sus-sphénoïdaux.

Telle est la disposition la plus ordinaire qu'affecte le ganglion sphéno-palatin. Il nous est arrivé de rencontrer ce ganglion morcellé en trois petites masses reliées entre elles par de nombreux filets d'une couleur grise très foncée, et libres de toute adhérence avec le nerf sphéno-palatin. C'était la masse postérieure qui recevait le nerf vidien et les racines sensitives venues de la cinquième paire. La distribution des branches émergentes n'était, du reste, pas changée.

On remarquera, parmi les faits anatomo-physiologiques appartenant à l'étude de ce ganglion, que le nerf staphylin ou palatin postérieur tire de lui la propriété motrice qui lui permet d'exciter les contractions des muscles du voile du palais.

3° **Ganglion otique.** — L'existence de ce ganglion n'est pas constante, à ce qu'il nous a paru, car nous l'avons vu quelquefois remplacé par un petit plexus pourvu de quelques grains ganglionnaires presque microscopiques.

Quand il existe, il se présente sous l'aspect d'un petit renflement fusiforme placé en dedans de l'origine du nerf maxillaire inférieur, sous l'insertion de la trompe d'Eustache. Pour le trouver, on n'a qu'à rechercher le point de départ du nerf buccal, auquel il est joint par des filets si gros et si courts, qu'on pourrait le croire soudé à ce nerf.

Ses *racines sensitives* sont représentées par les filets précédents. Le nerf petit pétreux superficiel, venu du facial, en constitue la *racine motrice*. C'est du rameau sympathique satellite de l'artère maxillaire interne qu'il reçoit son *filet de communication* avec le ganglion cervical supérieur.

Parmi ses *rameaux émergents*, il faut citer un filet supérieur qui entre dans la portion tubéreuse du temporal, pour se perdre dans le muscle interne du marteau, et deux filets inférieurs d'un volume beaucoup plus considérable que le premier : ceux-ci se divisent en ramuscules nombreux destinés aux muscles ptérygoïdiens, à la trompe d'Eustache, et aux deux péristaphylins.

Résumé physiologique sur la cinquième paire. — Le trijumeau porte la sensibilité dans la peau qui recouvre la tête, dans les paupières, le voile du palais, le palais, les fosses nasales, les sinus, les naseaux, dans la plus grande partie de la langue, dans les glandes salivaires, les joues, la lèvre inférieure et la lèvre supérieure.

L'énorme pinceau, formé par les branches terminales du nerf maxillaire supérieur, donne à cette dernière les attributions d'un organe de tact très exquis.

La branche linguale, ou le nerf petit hypoglosse, représente pour les deux tiers antérieurs de la langue l'instrument essentiel du sens du goût.

Par sa racine motrice, le nerf maxillaire inférieur provoque les contractions des muscles rapprocheurs des mâchoires, c'est-à-dire tous ceux qui composent la région massétérine, moins le digastrique. Aussi cette racine est-elle souvent désignée sous le nom de *nerf masticateur*.

La cinquième paire influence encore, comme le démontrent les vivisections et l'observation des faits pathologiques, la sécrétion des muqueuses et des glandes qui reçoivent des filets de ce nerf; indubitablement par une action réflexe qui procède de l'isthme, et peut-être du ganglion de Gasser.

On admet enfin que la nutrition des tissus, dans lesquels se ramifie le trijumeau, dépend de ce nerf. Mais il y a là une exagération ; car si le mouvement nutritif se modifie au sein de ces tissus à la suite de la section de la cinquième paire, cet effet est dû certainement à la paralysie des vaisseaux capillaires, dont la contractilité est probablement animée par les fibres motrices organiques mêlées aux filets sensitifs de la cinquième paire.

Les ramuscules envoyés par la chaîne sympathique au ganglion de Gasser ne sont peut-être pas étrangers au rôle que semble jouer la cinquième paire dans les actes sécrétoires et nutritifs.

6° Sixième paire, ou nerfs oculaires moteurs externes (fig. 181, 5).

Le *nerf oculo-moteur externe* prend naissance sur le bulbe rachidien, immédiatement en arrière de la protubérance, par cinq à huit petites racines convergentes, qui semblent s'échapper d'entre la pyramide inférieure et le faisceau latéral du bulbe (fig. 184, 9).

Il se dirige immédiatement en avant, franchit le pont de Varole, s'accole intimement au côté interne du nerf maxillaire supérieur, et traverse le conduit sphénoïdal qui loge déjà la branche ophthalmique de la cinquième paire et le nerf oculaire moteur commun, pour pénétrer dans le fond de l'orbite. On le voit s'épuiser entièrement dans le muscle droit externe de l'œil, après avoir fourni un petit ramuscule destiné à la portion externe du droit postérieur.

7° Septième paire, ou nerfs faciaux (fig. 182. 183. 184).

Le *facial* est un nerf exclusivement moteur à son origine (1), lequel devient mixte dans son trajet par l'addition de plusieurs branches sensitives.

Origine. — Il émane du bulbe rachidien, immédiatement en arrière de la protubérance, et semble naître sur l'extrémité externe de la bandelette transversale

(1) Voyez plus loin la description du grand nerf pétreux pour la discussion relative à la constitution du facial.

qui longe le bord postérieur de cette protubérance. Mais si l'on cherche à poursuivre son origine dans l'épaisseur du bulbe, on voit le faisceau unique qu'il constitue à son point d'émergence s'enfoncer dans le sillon de séparation creusé entre le pont de Varole et la bandelette sus-indiquée, puis traverser presque toute l'épaisseur du bulbe, en passant entre le cordon latéral et la portion du corps restiforme qui se continue avec la grosse racine de la cinquième paire. Arrivé près du fond du quatrième ventricule, le facial se partage en plusieurs racines, les unes antérieures, les autres postérieures, lesquelles se perdent bientôt dans la substance de l'isthme. Il en est, parmi ces racines, quelques-unes qui restent isolées du faisceau principal dans toute l'étendue de leur trajet intra-bulbaire, et qui rejoignent ce faisceau vers son point d'émergence seulement, après s'être tamisées à travers les fibres mêmes du corps restiforme (fig. 184).

Trajet. — A peine séparé du bulbe, le facial se dirige en dehors pour s'engager, avec l'acoustique, qui lui est immédiatement accolé en arrière, dans l'hiatus auditif interne. Il s'enfonce ensuite à l'intérieur de l'aqueduc de Fallope, dont il parcourt toute l'étendue, en en suivant les inflexions, d'où résulte pour le facial un coude dirigé en avant, situé à quelques millimètres seulement de l'ouverture interne du conduit, et une courbe à concavité antérieure, décrite par le nerf à son passage derrière la caisse du tympan. Au sortir de l'aqueduc de Fallope par le trou stylo-mastoïdien, le facial, caché sous la face profonde de la parotide, continue à s'infléchir en avant, passe entre cette glande et la poche gutturale, et gagne le bord postérieur du maxillaire, où il sort de dessous le bord antérieur de la parotide, pour devenir superficiel, en se plaçant sur le masséter, immédiatement en dessous de l'articulation temporo-maxillaire. Là il se termine par deux ou trois branches anastomosées avec celles du nerf temporal superficiel (de la cinquième paire), formant ainsi le *plexus sous-zygomatique.*

Distribution.— a. Dans son trajet intra-osseux, le facial fournit successivement :

1° Le *grand nerf pétreux superficiel ;*

2° Le *petit nerf pétreux superficiel ;*

3° Le *filet du muscle de l'étrier ;*

4° La *corde du tympan ;*

De plus il communique avec le pneumogastrique, au moyen d'un filet volumineux que nous étudierons sous le nom de :

5° *Rameau anastomotique du pneumo-gastrique.*

b. Les branches que le facial émet à son passage sous la parotide partent, soit de son bord supérieur, soit de son bord inférieur ; celles-ci sont :

6° Le *nerf du stylo-hyoïdien;*

7° Le *nerf du digastrique ;*

8° Le *nerf du grand kérato-hyoïdien ;*

9° Le *rameau cervical ;*

10° Des *filets pour la poche gutturale et la parotide.*

Quant aux branches supérieures, elles comprennent :

11° Le *nerf auriculaire postérieur ;*

12° Le *nerf auriculaire moyen ;*

13° Le *nerf auriculaire antérieur.*

c. A cet ensemble de rameaux collatéraux se joignent les branches terminales, formant par leur anastomose avec le nerf temporal superficiel :

14° Le *plexus sous-zygomatique.*

A. BRANCHES COLLATÉRALES. — 1° **Grand nerf pétreux superficiel.** — C'est un rameau fort remarquable qui se détache du coude du facial pour se porter au ganglion de Meckel. L'importance des particularités qui se rattachent à l'étude de ce nerf nous engage à porter une attention toute spéciale sur son origine, son trajet et sa terminaison, en avertissant toutefois que les détails dans lesquels nous allons entrer peuvent être négligés par l'élève.

Origine. Ganglion géniculé. — La manière dont le nerf grand pétreux superficiel se comporte à son origine est encore un fait obscur et controversé, sur lequel cependant la lumière commence à se répandre. Voici là-dessus l'opinion la plus en vogue : ce nerf naîtrait d'un petit renflement grisâtre, le *ganglion géniculé*, placé sur le trajet du facial, au sommet du coude que décrit le tronc nerveux après son entrée dans l'aqueduc de Fallope ; et la présence de ce petit ganglion sur la septième paire assimilerait le facial à un nerf mixte, dont la racine sensitive serait représentée par le *nerf intermédiaire de Wrisberg*, mince filet compris entre la septième et la huitième paire, émanant directement du bulbe pour se jeter dans la partie postérieure du ganglion géniculé.

Nous avons constamment trouvé ce ganglion chez nos animaux domestiques. Il existe, en effet, sur le coude du facial une très légère saillie conique, grisâtre, formée de corpuscules ganglionnaires que l'examen microscopique met facilement en évidence, et donnant naissance par son sommet au grand nerf pétreux superficiel. Cette saillie, fort petite, répéterons-nous, fait corps avec le facial, dont elle ne représente qu'une sorte d'intumescence. Nous n'avons jamais vu la délimitation nette et précise figurée à sa base dans la plupart des iconographies d'anatomie humaine.

D'une autre part, quand nous avons étudié, sur des pièces trempées pendant plusieurs semaines dans l'eau acidulée par l'acide azotique, la constitution du grand nerf pétreux, à son origine même, nous l'avons vu formé de deux faisceaux très faciles à dissocier, l'un interne, l'autre externe : celui-ci se continue seul avec le ganglion géniculé ; l'autre traverse le facial d'avant en arrière, puis s'infléchit brusquement en dedans pour remonter du côté de l'origine du nerf et se mêler à ses fibres ; mais ce faisceau conserve très souvent son indépendance jusqu'au bulbe, dans lequel ses fibres pénètrent isolément ; il représente alors un petit tronc particulier simplement accolé à celui du nerf principal, et compris entre ce nerf et l'acoustique. Le grand nerf pétreux ne procède donc point exclusivement du ganglion géniculé, puisqu'une bonne portion de ses fibres composantes, entièrement dépourvues de corpuscules ganglionnaires, émergent directement du facial. Quant au faisceau externe, la dissociation de ses fibres par l'action de l'acide montre très bien que la substance grise du ganglion géniculé se trouve située sur leur trajet presque exclusivement ; et si l'on cherche à poursuivre ces fibres, comme celles du précédent faisceau, dans l'épaisseur même du facial, on reconnaît qu'au lieu de se porter du côté de l'origine du nerf, elles semblent se diriger du côté de sa terminaison, circonstance remarquable que nous croyons pouvoir expliquer en admettant qu'elles proviennent du rameau anastomotique du pneumo-gastrique, dont nous parlerons plus loin.

Il résulte de cette disposition que le nerf grand pétreux naît du facial par deux racines réelles, intimement accolées : l'interne est évidemment motrice ; l'externe possède les corpuscules ganglionnaires d'une racine sensitive ; et le tronc qu'elles forment à elles deux peut être regardé comme un nerf mixte.

Comme on le voit, notre manière d'envisager le ganglion géniculé diffère des idées généralement admises, puisque nous le faisons appartenir exclusivement au grand nerf pétreux, et non pas à la totalité des faisceaux du facial. D'un autre côté, le *rameau intermédiaire de Wrisberg* n'est plus pour nous la racine sensitive du facial, aux fibres duquel nous ne reconnaissons que la faculté motrice ; ce n'est même pas celui du grand nerf pétreux superficiel, dont il pourrait tout au plus être considéré comme un filet accessoire. Chez le cheval, ce rameau, extrêmement ténu, ne se distingue point, ou se distingue mal, à son origine, des filets de la racine latérale du nerf acoustique ; on le voit pénétrer dans l'aqueduc de Fallope, et se diviser sur le coude du facial en plusieurs filets excessivement déliés, qui se confondent avec les fibres propres de ce nerf ou avec le ganglion géniculé. Qu'il y a loin de cette disposition à celles qu'affectent les véritables racines sensitives vis-à-vis des ganglions placés sur leur trajet !

Pourquoi répugnerait-il d'admettre que ce *nerf de Wrisberg* n'est qu'une anastomose allant de l'acoustique au facial ? Voudrait-on donner pour raison la différence si radicale qui existe entre les propriétés des deux nerfs ? Mais la nature, en les rapprochant l'un de l'autre d'une manière si intime, ne semble pas avoir tenu compte elle-même de cette différence ; et le pourquoi de cette anastomose pourrait s'expliquer par les connexions que la septième paire entretient avec les parties actives de l'appareil de l'ouïe. N'est-ce pas le facial qui anime le muscle de l'étrier et, d'une manière indirecte, celui du marteau ? N'est-ce pas lui qui tient sous sa dépendance tous les muscles de l'oreille externe ? Dans l'état actuel de la science, il serait difficile de trouver le rapport fonctionnel qui peut exister entre les connexions de l'oreille avec le facial, et celles de ce dernier nerf avec l'acoustique ; mais l'esprit comprend ce rapport, et cela doit suffire.

L'opinion qui regarde le rameau de Wrisberg comme la racine sensitive du facial a été, croyons-nous, surtout accréditée par l'impossibilité apparente d'expliquer autrement la sensibilité que possède ce nerf à sa sortie même du trou stylo-mastoïdien, c'est-à-dire avant de contracter aucune anastomose avec la cinquième paire ; or cette sensibilité appartient exclusivement aux fibres du rameau de communication envoyé par le pneumo-gastrique, et non pas aux faisceaux de constitution du facial, comme on le prouve en excitant ce dernier nerf hors de l'aqueduc de Fallope, après avoir détruit le pneumo-gastrique à son origine. Que si l'on veut absolument regarder le nerf intermédiaire comme un rameau distinct des filets originels du nerf acoustique ; que si l'on tient à en faire un nerf sensitif, on sera forcé, du moins, de reconnaître qu'il ne porte point sa sensibilité au delà du trou stylo-mastoïdien, et que ses filets se perdent tous dans les rameaux fournis par le facial dans son trajet intra-osseux. On sait, du reste, que M. Longet regarde ce nerf comme formant le petit pétreux superficiel et le filet nerveux du muscle de l'étrier; mais il en fait une branche motrice destinée à animer le petit appareil musculaire de l'oreille moyenne. Son idée, fort ingénieuse, serait assurément soutenable s'il était possible de suivre le nerf intermédiaire à son origine jusqu'au cordon latéral du bulbe ; mais il n'en est pas ainsi malheureusement, car ce petit ramuscule n'apparaît que comme une dépendance des fibres propres au nerf acoustique.

En résumé, le grand nerf pétreux superficiel procède du facial par deux racines, l'une motrice, l'autre sensitive, assimilables jusqu'à un certain point aux racines rachidiennes. La première est fournie par les filets de la septième paire. La seconde vient probablement du pneumo-gastrique et porte sur son trajet, comme annexe, le ganglion géniculé. Quant au nerf de Wrisberg, peut-être concourt-il à la formation de ce ganglion, mais il n'en est pas à coup sûr la source principale.

Trajet et terminaison. — Le grand pétreux, après s'être détaché du facial, en formant avec lui un angle obtus ouvert en dehors, s'engage dans l'hiatus de Fallope, petit pertuis creusé d'arrière en avant dans l'épaisseur du rocher au-dessus de la fenêtre ronde et du limaçon. Il arrive ensuite à l'intérieur du sinus caverneux, qu'il traverse, reçoit une branche du plexus ganglionnaire baigné par le sang de cette cavité veineuse, se loge dans la scissure vidienne, puis dans le conduit vidien, et pénètre ainsi dans l'hiatus orbitaire, où il se partage en plusieurs branches, deux le plus souvent, qui se jettent dans la partie postérieure du ganglion de Meckel. Il constitue la racine motrice et le filet sympathique de ce ganglion.

2° **Petit nerf pétreux superficiel.** — Très mince filet se détachant du facial en dehors du précédent, et traversant aussi le rocher d'arrière en avant pour aller se jeter dans le ganglion otique, dont il représente la racine motrice.

3° **Filet du muscle de l'étrier.**—Le facial, à son passage au-dessus et en avant du muscle de l'étrier, adhère intimement à ce muscle et lui abandonne un filet extrêmement court, peut-être même plusieurs.

4° **Corde du tympan** (fig. 185, 6). — Ce filet, encore appelé *nerf tympano-lingual*, naît à angle très obtus du facial près de l'orifice externe de l'aqueduc de Fallope. Il pénètre dans la caisse du tympan par un orifice particulier, et se porte de la paroi postérieure de cette cavité à sa paroi antérieure, en décrivant une courbe à convexité tournée en haut, et en passant au milieu de la chaîne des osselets de l'ouïe, entre le manche du marteau et la grande branche de l'enclume. Puis il s'échappe de l'oreille moyenne par un conduit pratiqué sur la limite des portions mastoïdienne et pétrée de l'os temporal, se dirige en bas et en avant, et se jette enfin dans le nerf lingual, après un court trajet accompli sous le muscle ptérygoïdien externe en dehors de la poche gutturale.

5° **Rameau anastomotique du pneumo-gastrique.** — (*Voyez la description de la dixième paire.*)

6° **Nerf du stylo-hyoïdien** (fig. 182, 3). — 7° **Nerf du grand kérato-hyoïdien.** — 8° **Nerf du digastrique** (fig. 182, 4). — Ces trois nerfs naissent par un faisceau commun, au niveau même du trou stylo-mastoïdien, pour se ramifier dans les muscles auxquels ils sont destinés, après un trajet descendant plus ou moins long sous la glande parotide.

9° **Rameau cervical** (fig. 182, 6. 183, 11). — Ce nerf prend son origine sur le milieu environ de la portion sous-parotidienne du facial, près d'une anse particulière jetée par ce nerf autour de l'artère auriculaire postérieure, et souvent sur cette anse elle-même.

Il traverse ensuite la parotide de dedans en dehors et de haut en bas, pour descendre sur la face externe de cette glande d'abord, en dessous du muscle parotido-auriculaire, puis dans la gouttière jugulaire, logé alors sous la face profonde du peaucier du cou ou dans l'épaisseur de ce muscle, qui reçoit ses divisions terminales près de l'appendice antérieur du sternum.

Dans son trajet, ce nerf communique avec les branches inférieures des deuxième, troisième, quatrième, cinquième et sixième paires cervicales par des rameaux qui le renforcent; il envoie de nombrenx filets collatéraux dans la substance du peaucier.

10° **Filets de la poche gutturale et de la parotide.** — Remarquables par leur nombre et leur ténuité, ces filets ne méritent, sous les autres rapports, aucune mention particulière.

11° **Nerf auriculaire postérieur** (fig. 182, 2). — Il prend naissance au niveau du trou stylo-mastoïdien, se dirige par en haut, sous la parotide, en accompagnant l'artère auriculaire postérieure, pour s'aller jeter dans les muscles postérieurs de l'oreille externe.

Ce nerf présente quelquefois à son origine une anse analogue à celle qui embrasse l'artère auriculaire postérieure.

12° **Nerf auriculaire moyen.** — Le plus souvent, il naît du même point que le précédent, en commun avec lui, pour ainsi dire, monte ensuite, en traversant la parotide, vers la base de la conque, et perce ce cornet cartilagineux, pour se distribuer dans le tégument intra-conchinien et dans les fibres contractiles qui tapissent en quelques points la face adhérente de ce tégument.

13° **Nerf auriculaire antérieur** (fig. 182, 5. 183, 4). — C'est le plus gros des trois nerfs auriculaires. Après s'être détaché du facial à l'opposé du rameau cervical, et après avoir traversé de bas en haut le tissu parotidien, il gagne la face externe de l'apophyse zygomatique, où il rencontre les divisions superficielles du nerf lacrymal; puis il se continue en avant sous le muscle pariéto-auriculaire externe, arrive sur la base de l'apophyse orbitaire, au niveau du trou sourcilier, croise à ce point les branches terminales du nerf de même nom, puis descend verticalement en dedans de l'orbite jusqu'au-dessous de l'angle nasal de l'œil, où il se mêle aux divisions superficielles du nerf palpébro-nasal, et se termine enfin sur le chanfrein dans les muscles lacrymal et sus-naso-labial.

Il abandonne dans son trajet de nombreux ramuscules aux muscles antérieurs de l'oreille, au fronto-sourcilier et à l'orbiculaire des paupières, dont il anime la contractilité.

Ce nerf est remarquable par les relations qu'il entretient avec les rameaux terminaux des trois branches du nerf ophthalmique (cinquième paire). Quoiqu'il n'existe point de véritables anastomoses entre le nerf auriculaire antérieur et ces divers rameaux, on est convenu d'appeler l'ensemble réticulaire qu'ils forment en avant de l'oreille et sur le côté du front, *plexus auriculaire antérieur*.

Branches terminales du nerf facial, ou plexus sous-zygomatique (fig. 183, 1, 1, 1). — Le facial, on l'a vu, se termine par plusieurs branches, deux ordinairement, en arrivant sous l'articulation temporo-maxillaire ; lesquelles branches reçoivent alors le temporal superficiel. Après être devenues ainsi sensitivo-

Fig. 183 (*).

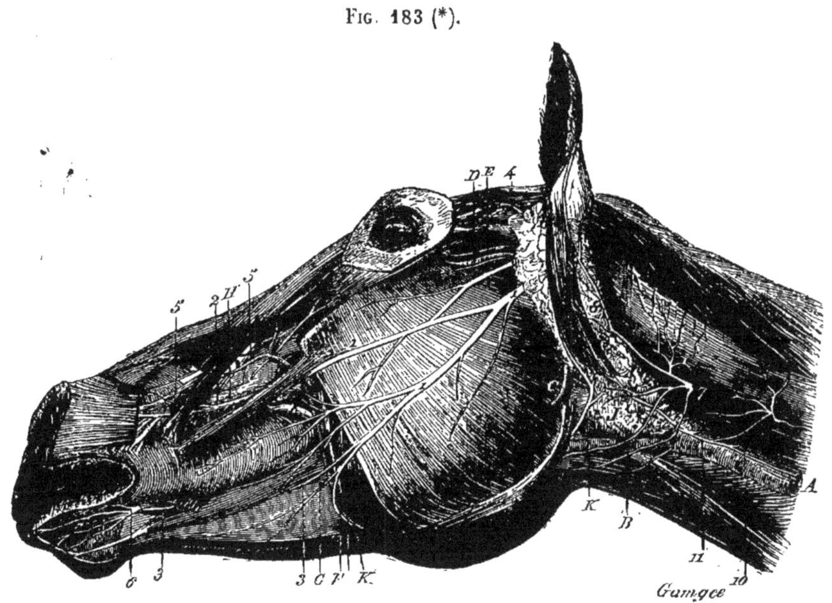

motrices, elles se continuent sur la face externe du masséter, couvertes par le peaucier de la tête, auquel elles donnent quelques rameaux, et reliées entre elles par des branches anastomotiques d'une disposition variée, sur laquelle nous ne devons pas nous arrêter. Quelle que soit cette disposition, du reste, on observe toujours le même mode de distribution, c'est-à-dire que les branches du plexus sous-zygomatique, en arrivant près du bord antérieur du masséter, se partagent en une série de rameaux divergents, qui passent à la surface des canaux vasculaires ou glandulaires situés en avant du masséter, pour aller se jeter dans le tissu des joues, des lèvres et des naseaux.

Parmi ces rameaux, l'un, supérieur, remarquable par son énorme volume, passe sous le muscle zygomato-labial, s'accole au bord inférieur du pyramidal du nez avec l'artère coronaire supérieure, et s'engage ensuite sous le sus-naso-labial, où il se joint aux rameaux terminaux du nerf maxillaire supérieur, avec lesquels il se distribue aux tissus de la lèvre supérieure et des ailes du nez (fig. 182, 7'.—183, 2).

(*) Fig. 183. *Nerfs superficiels de la tête.* — 1. Branches principales du plexus sous-zygomatique. 2. Le rameau de ce plexus qui s'anastomose avec les divisions terminales du nerf maxillaire supérieur. 3. Celui qui se joint aux divisions analogues du nerf maxillaire inférieur. 4. Nerf auriculaire antérieur. 5. Nerfs sous-orbitaires, ou branches terminales du nerf maxillaire supérieur. 6. Nerfs mentonniers, ou branches terminales du nerf maxillaire inférieur. 7. Rameaux superficiels de la branche inférieure de la deuxième paire cervicale. 8. Anse atloïdienne. 9. Rameaux superficiels de la branche inférieure de la troisième paire cervicale. 10. Filet qui se rend au rameau cervical du facial. 11. Rameau cervical du facial. — *A.* Veine jugulaire. *B.* Veine glosso-faciale. *C.* Vaisseaux maxillo-musculaires. *D.* Artère transversale de la face. *E.* Veine satellite de ce vaisseau. *F.* Artère glosso-faciale, ou maxillaire externe. *G.* Artère coronaire inférieure. *H.* Artère coronaire supérieure. *J.* Glande parotide. *K.* Canal parotidien.

Un second rameau, inférieur, plus faible que le précédent, suit la face interne du muscle maxillo-labial, pour aller se fondre, par son extrémité antérieure, avec le faisceau terminal du nerf maxillaire inférieur, et se ramifier, avec les filets propres de ce faisceau, dans le tissu de la lèvre inférieure (fig. 183, 3).

Entre ces deux branches principales existent une série de ramifications plus petites destinées au muscle alvéolo-labial. Au nombre de ces ramifications, il en est quelques-unes qui s'infléchissent sous la face interne du masséter, et gagnent la portion profonde du buccinateur, où elles s'anastomosent avec des filets du nerf buccal.

D'autres ramuscules, situés sous la branche principale inférieure, s'épuisent dans le peaucier de la face, l'un d'eux après avoir contourné le bord inférieur du maxillaire pour gagner le fond de l'auge.

FONCTIONS DU FACIAL. — C'est le facial qui excite les contractions des muscles de l'oreille moyenne, de l'oreille externe, des joues, des lèvres, des naseaux, celles de l'orbiculaire des paupières et du peaucier cervico-facial. Par son filet grand pétreux superficiel, il porte aussi le mouvement dans la couche musculeuse du voile du palais, et l'on admet, comme nous l'avons déjà dit page 679, que son rameau tympano-lingual agit comme excitateur sur la couche charnue sous-muqueuse de la langue. Le facial exerce encore, sans aucun doute, son action sur la glande parotide; mais cette action est encore mal déterminée; peut-être se borne-t-il à provoquer les contractions des canalicules excréteurs qui s'échappent des lobules de la glande.

Il est à remarquer que le facial ne possède aucune influence sur le masséter; malgré ses rapports intimes avec ce muscle, il n'envoie pas le moindre filet dans son épaisseur.

Avons-nous besoin de dire que son anastomose avec diverses branches du trijumeau et avec le pneumogastrique, tout en donnant à ses rameaux de distribution une grande sensibilité, ne modifie en rien son mode d'action et ses propriétés, puisque, malgré ces anastomoses, ses fibres propres conservent leur parfaite indépendance?

8° HUITIÈME PAIRE, OU NERFS AUDITIFS, OU NERFS ACOUSTIQUES (fig. 175. 184).

Préposé à l'exercice de l'ouïe, le nerf de la huitième paire affecte une disposition fort simple, que nous allons résumer en peu de mots.

Origine. — Le nerf auditif procède du bulbe par deux racines, une antérieure ou latérale, et une postérieure. Celle-ci (fig. 174, 20) commence sur le plancher du quatrième ventricule, par quelques stries convergentes, à ce qu'on admet dans la plupart des traités d'anatomie humaine, stries qu'il nous a toujours été impossible de mettre en évidence chez nos animaux domestiques; elle se dirige ensuite en dehors en contournant le pédoncule cérébelleux postérieur, et se joint à la racine latérale sur le côté du bulbe. Quant à cette dernière (fig. 184, 11), elle représente un faisceau unique accolé à celui du facial, lequel faisceau s'échappe d'entre les fibres du corps restiforme.

Trajet et terminaison. — Ces deux racines se réunissent immédiatement en un seul cordon peu consistant placé derrière celui de la septième paire, avec lequel il se dirige en dehors pour gagner l'hiatus auditif interne. Là, le nerf se divise en deux branches, l'une antérieure, l'autre postérieure, dont les faisceaux traversent les trous percés au fond de cet hiatus, pour pénétrer, ceux du premier faisceau dans l'axe du limaçon, ceux du second dans le vestibule et les canaux demi-circulaires. La description de ces deux branches sera mieux placée dans l'étude du sens de l'ouïe.

9° Neuvième paire, ou nerfs glosso-pharyngiens (fig. 184, 12.—185, 10).

Le glosso-pharyngien est un nerf mixte qui porte la sensibilité générale avec la sensibilité gustative dans le tiers postérieur de la langue, et qui excite les contractions des muscles du pharynx.

Origine. — Ce nerf prend son origine sur le côté du bulbe, en arrière de la huitième paire, par huit ou dix fines racines, dont les unes sont implantées sur le corps restiforme, pendant que les autres, moins nombreuses, s'échappent, comme les filets du nerf facial, de l'interstice compris entre ce même corps restiforme et le faisceau latéral du bulbe rachidien (1). Ces racines se réunissent bientôt en un cordon unique, qui sort du crâne par un orifice particulier du trou déchiré postérieur, et qui présente à ce point un renflement grisâtre ovalaire, le *ganglion pétreux* ou d'*Andersch*, dans lequel il est assez difficile de distinguer les filets moteurs du nerf, c'est-à-dire ceux qui prennent naissance entre le cordon latéral et le cordon supérieur du bulbe (fig. 184, 12).

Trajet et terminaison. — A peine sorti de la cavité crânienne, le glosso-pharyngien descend, en décrivant une courbe à concavité antérieure, derrière la grande branche de l'hyoïde, compris d'abord dans un repli de la poche gutturale, puis entre celle-ci et le muscle masséter interne. Accolé, dans cette dernière partie de son parcours, à l'artère maxillaire externe, il longe avec celle-ci le bord postérieur de la grande branche hyoïdienne, et gagne la base de la langue avec l'artère linguale, en s'engageant sous le muscle basioglosse. Ce sont les papilles de la partie postérieure de la muqueuse linguale qui reçoivent les ramuscules terminaux de ce nerf.

Branches collatérales. — Il fournit dans son trajet :

1° Le *rameau de Jacobson*, très mince filet né du ganglion d'Andersch, se dirigeant par en haut, s'engageant dans un trou particulier de la portion tubéreuse du temporal, se distribuant surtout à la membrane de la caisse du tympan, et envoyant sur les nerfs pétreux superficiels deux rameaux de renforcement désignés sous les noms de *grand* et *petit nerfs pétreux profonds*.

(1) Cette disposition, très facile à mettre en évidence chez le cheval, nous semble propre à lever tous les doutes qui existent dans l'esprit d'un grand nombre d'anatomistes sur la nature du nerf glosso-pharyngien. Il possède évidemment dès son origine des filets moteurs, ceux qui naissent au même niveau que le facial, et des filets sensitifs, ceux qui procèdent du corps restiforme. On peut, du reste, objecter aux personnes qui seraient encore tentées d'attribuer la propriété motrice du glosso-pharyngien aux branches anastomotiques jetées entre ce nerf et la septième paire, que ces anastomoses sont loin d'être constantes, et qu'elles manquent même toujours dans plusieurs espèces.

2° Des *filets de communication avec le ganglion cervical supérieur*, au nombre de deux ou trois, remplacés quelquefois par un rameau unique.

3° Une *branche destinée au plexus carotidien*, branche qui se dirige en arrière sur la poche gutturale, pour gagner l'extrémité terminale de la carotide primitive, d'où ses filets se portent, avec ceux du sympathique, soit sur la carotide externe, soit sur l'occipitale, soit enfin sur la carotide primitive elle-même; cette branche communique par plusieurs anastomoses avec les nombreux rameaux sympathiques qui, du ganglion cervical supérieur, se portent à la surface de la poche gutturale, pour s'épuiser dans cette membrane ou aller rejoindre le bord postérieur du nerf grand hypoglosse.

4° Un *rameau pharyngien* (fig. 185, 11), qui se détache généralement au niveau de l'artère pharyngienne et qui forme, avec les filets pharyngiens du pneumogastrique, sur la paroi supérieure de l'arrière-bouche, en dessous de la poche gutturale, un plexus remarquable par son intrication.

10° Dixième paire, nerfs vagues, nerfs pneumogastriques (fig. 184. 185. 191).

Le nerf pneumogastrique est aussi remarquable par son étendue que par la multiplicité des usages physiologiques qui lui sont dévolus. Il se prolonge, en effet, jusqu'au delà de l'estomac, après avoir envoyé dans ce viscère, dans l'œsophage, le pharynx, le poumon, les bronches, la trachée, le larynx, une multitude de filets, qui tiennent sous leur dépendance les mouvements, les sécrétions et les phénomènes de pure sensibilité dont ces organes sont le siége.

Origine. — Le pneumogastrique est un nerf mixte, naissant en conséquence par deux ordres de racines que nous allons faire connaître successivement avant de passer à l'étude de la distribution du nerf.

Racines sensitives. — Elles sont constituées par huit à dix filets insérés sur le côté du faisceau supérieur du bulbe, c'est-à-dire sur le corps restiforme, dans l'épaisseur duquel il est fort difficile, pour ne pas dire impossible, de les suivre. Ces filets, placés immédiatement en arrière des racines du glosso-pharyngien, se dirigent en dehors, sortent du crâne par un orifice particulier du trou déchiré postérieur, et se réunissent, à leur passage dans cette ouverture, sur un ganglion assez volumineux désigné chez l'homme sous le nom de *ganglion jugulaire*.

Racines motrices. — Un peu moins nombreuses que les premières et situées plus en arrière, ces racines s'échappent du bulbe rachidien sur la même ligne horizontale que le nerf facial et que les filets moteurs du glosso-pharyngien, c'est-à-dire sur la limite des faisceaux latéral et supérieur du bulbe rachidien. Il n'est pas possible de les suivre dans l'épaisseur de celui-ci mieux que les précédentes. D'autant plus longs qu'ils sont plus postérieurs, souvent anastomotiques entre eux, les filets qui forment ces racines motrices gagnent, en convergeant, le trou déchiré postérieur, qu'ils traversent par une ou deux ouvertures spéciales pour aller rejoindre le ganglion jugulaire, en dessous et en arrière duquel on les trouve appliqués, en compagnie du nerf spinal, qui en reçoit lui-même un certain nombre, soit à l'intérieur, soit en dehors du crâne. Nous reviendrons sur cette disposition dans la description du nerf accessoire de Willis.

Trajet et rapports. — Au delà du ganglion jugulaire, le tronc du pneumogastrique reste intimement accolé au spinal dans l'étendue de 2 centimètres environ (1), puis les deux nerfs se séparent pour laisser passer entre eux le grand hypoglosse, après quoi le pneumogastrique descend isolément derrière la poche gutturale, à proximité du ganglion cervical supérieur. Arrivé vers l'origine de l'artère occipitale, il croise ce vaisseau en dedans, s'unit plus loin de la manière la plus intime à la portion cervicale de la chaîne sympathique, et le cordon unique qui résulte de cette fusion suit l'artère carotide primitive, au-dessus de laquelle il se trouve situé, jusqu'auprès de l'entrée de la poitrine. Les deux nerfs reprenant alors leur indépendance réciproque, le pneumogastrique pénètre dans le thorax un peu au-dessous du sympathique, en passant parmi les ganglions lymphatiques qui existent entre les deux premières côtes.

Fig. 184 (*).

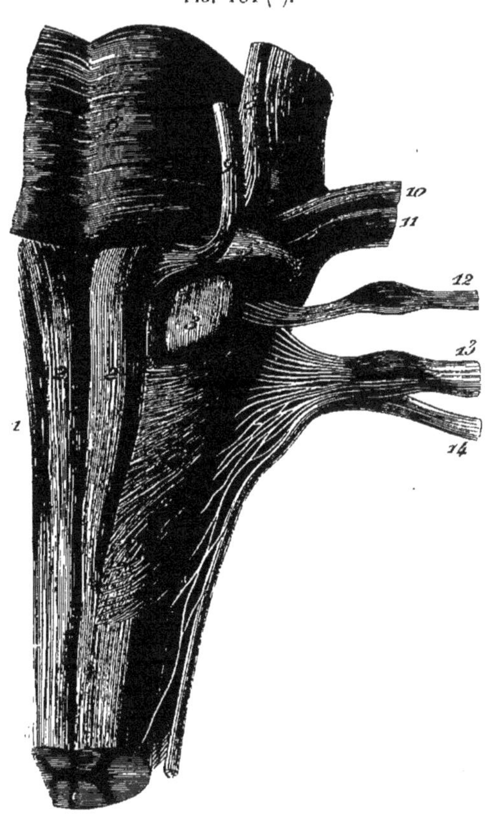

Dans ce trajet, les deux pneumogastriques affectent à peu près les mêmes rapports ; il y a cependant quelque chose de spécial pour le gauche, qui répond à l'œsophage vers la partie inférieure du cou.

Mais une fois entrés dans la poitrine, ces deux nerfs se comportent d'une manière un peu différente. Le droit contourne très obliquement l'artère axillaire de dessous en dehors et d'avant en arrière, pour suivre ensuite, sous la plèvre médiastine, la face externe de la trachée jusqu'au-dessus de l'origine des bronches, où le nerf se termine. Quant au gauche, il passe bien aussi sous le tronc brachial ; mais, au lieu de le contourner pour s'appliquer sur la trachée, il reste accolé à ce vaisseau et gagne la racine du poumon, après avoir croisé en dehors l'origine des deux aortes.

(*) Fig. 184. — *Origine des nerfs qui naissent du bulbe rachidien, et en particulier celle du pneumogastrique et du spinal.* — 1. Bulbe rachidien. 2, 2. Pyramide du bulbe. 3. Extrémité antérieure du faisceau latéral formant un léger renflement. 4. Fibres superficielles arciformes couvrant ce faisceau. 5. Bandelette transverse qui couvre son extrémité antérieure. 6. Protubérance annulaire. 7. Racine sensitive du trijumeau. 8. Racine motrice du même. 9. Nerf oculaire moteur externe. 10. N. facial. 11. N. auditif. 12. N. glosso-pharyngien. 13. N. pneumogastrique. 14. N. spinal. Ces deux derniers ont été séparés l'un de l'autre au delà du pneumogastrique.

(1) On ne trouve pas vers ce point le *plexus gangliforme* décrit chez l'homme. Il existerait dans le lapin d'après M. Bernard.

Lorsque les pneumogastriques sont arrivés au-dessus de la bifurcation de la trachée, ils se terminent en formant le *plexus bronchique* et les *cordons œsophagiens*, ceux-ci prolongés jusqu'à l'estomac et jusqu'au plexus solaire.

Distribution. — Les branches fournies par le pneumogastrique sur son parcours sont :

1° Un *rameau anastomotique avec le facial ;*

2° Des *filets de communication avec le ganglion cervical supérieur ;*

3° Un *rameau pharyngien ;*

4° Le *nerf laryngé supérieur ;*

5° Des *filets de communication avec le ganglion cervical inférieur ;*

6° Le *nerf laryngé inférieur.*

Nous passerons en revue ces divisions collatérales avant d'étudier les rameaux terminaux, c'est-à-dire :

1° Ceux qui forment le *plexus bronchique ;*

2° Ceux qui constituent les *cordons œsophagiens.*

BRANCHES COLLATÉRALES DU PNEUMOGASTRIQUE. — 1° **Rameau anastomotique étendu du pneumogastrique au facial**. — Ce rameau, qui présente un volume assez considérable, part du ganglion jugulaire. Parfois même il nous a semblé qu'au nombre de ses radicules d'origine il s'en trouve quelques-unes en continuité directe avec les racines sensitives du pneumogastrique. Ce rameau se dirige ensuite en avant, traverse la portion tubéreuse du temporal et arrive dans l'aqueduc de Fallope, où il aborde le nerf facial, près du point où celui-ci donne naissance à la corde du tympan. On voit alors un petit nombre de ses fibres s'accoler au nerf de la septième paire, en remontant du côté de l'origine de ce nerf, où elles iraient constituer, selon nous, une partie du grand nerf pétreux, celle qui présente à son origine le ganglion géniculé. D'autres fibres descendent au contraire en suivant le trajet des fibres propres du facial et se perdent au milieu d'elles ; mais le plus grand nombre croisent ce nerf et continuent leur trajet dans l'épaisseur du temporal, pour aller se distribuer principalement à la membrane qui tapisse le conduit auditif interne.

2° **Filets du ganglion cervical inférieur**. — Toujours très grêles, ils viennent quelquefois du rameau pharyngien.

3° **Nerf pharyngien** (fig. 185, 15). — Né du pneumogastrique au niveau de la partie moyenne du ganglion cervical supérieur, le nerf pharyngien se dirige en avant et en bas, rampe sur le côté de la poche gutturale et gagne la face supérieure du pharynx, où il se termine en formant un plexus avec la branche pharyngienne de la neuvième paire. C'est un rameau sensitivo-moteur.

4° **Nerf laryngé supérieur**. — Plus volumineux que le précédent et né un peu plus bas, ce nerf suit un trajet et une direction analogues pour gagner le côté du larynx, où on le voit s'enfoncer dans le trou pratiqué sous l'appendice du bord supérieur du cartilage thyroïde, pour aller s'épuiser en presque totalité dans la muqueuse laryngienne, à laquelle il communique une très grande sensibilité.

Avant de pénétrer dans le larynx, et même très près de son origine, il fournit un mince filet moteur aux muscles crico-pharyngien et crico-thyroïdien, filet qui peut provenir, soit du pneumogastrique directement, soit plus souvent du rameau pharyngien ; c'est le *nerf laryngé externe* des anthropotomistes. On le voit quelquefois envoyer quelques divisions excessivement ténues au plexus carotidien.

5° **Filets de communication avec le ganglion cervical inférieur.** — Ils ne se jettent point toujours directement dans ce ganglion ; quand le ganglion cervical moyen existe, c'est lui qui les reçoit. Ces filets ne présentent pas, du reste, la même disposition des deux côtés. Ceux du pneumogastrique droit, au nombre de deux ou trois, sont extrêmement courts, mais volumineux. Quant au pneumogastrique gauche, il ne fournit ordinairement qu'un seul rameau long et grêle, qui se détache dans la région du cou, vers le point où le pneumogastrique commence à se séparer du cordon cervical du sympathique, et qui gagne le ganglion cervical inférieur en restant accolé, dans son trajet, au nerf principal.

6° **Nerf laryngé inférieur** (fig. 191, 27, 28). — Encore appelé *récurrent* ou *trachéal récurrent* à cause de la disposition que nous allons faire connaître, ce nerf prend naissance dans la cavité thoracique pour remonter le long de la trachée jusqu'au larynx, dont il anime les muscles intrinsèques, moins un, le crico-thyroïdien.

Les deux nerfs récurrents ne sont pas parfaitement symétriques à leur origine.

Celui du côté droit se détache du pneumogastrique en dessous de l'artère axillaire, au niveau à peu près du tronc artériel dorso-cervical. Il se réfléchit immédiatement d'arrière en avant en embrassant l'origine de ce tronc, qu'il croise en dedans pour se placer contre la trachée, au milieu des principaux nerfs cardiaques, avec quelques-uns desquels il contracte d'intimes adhérences.

Du côté gauche, c'est seulement quand le pneumogastrique arrive près de la racine du poumon qu'il laisse échapper le récurrent. Pour se réfléchir en avant, celui-ci se contourne de gauche à droite derrière la crosse de l'aorte, et arrive sous la face inférieure de la trachée parmi les nerfs cardiaques, avec lesquels il communique comme celui du côté droit.

Les nerfs laryngés inférieurs se trouvent donc, à une distance plus ou moins prolongée de leur point de départ, mélangés aux cordons nerveux sympathiques qui constituent, par leur ensemble, le plexus trachéal (*Voir la description du grand sympathique*). Ils s'en dégagent bientôt pour sortir de la poitrine, toujours en rampant sur la face inférieure de la trachée, puis montent sur les côtés de ce tube cartilagineux, en dessous des carotides, dont ils se rapprochent peu à peu. Ces nerfs atteignent enfin le larynx, en pénétrant sous le muscle crico-pharyngien.

Leurs divisions terminales s'épuisent dans les muscles crico-aryténoïdiens postérieurs et latéraux, aryténoïdien et thyro-aryténoïdiens.

Sur leur long trajet, ils émettent des ramuscules collatéraux, ascendants comme eux, lesquels sont destinés à la muqueuse et à la couche charnue de la trachée, ainsi qu'à l'œsophage.

BRANCHES TERMINALES DES PNEUMOGASTRIQUES. — 1° **Plexus bronchique** (fig. 191, 29). — Le plexus bronchique est formé par plusieurs rameaux qui s'échappent des pneumogastriques à l'arrivée de ce nerf au-dessus des racines des poumons, rameaux entrelacés en réseau et ramifiés autour des divisions bronchiques, qu'ils suivent dans l'intérieur de l'organe pulmonaire. Ce sont ces rameaux qui donnent à la muqueuse des bronches sa grande sensibilité et qui provoquent les contractions évidentes dont elle est le siége.

2° **Cordons œsophagiens** (fig. 191, 30, 31). — Après avoir émis les rameaux du plexus bronchique, chaque pneumogastrique se continue le long de l'œsophage par deux branches, l'une supérieure, l'autre inférieure ; ce qui fait quatre branches pour les deux nerfs. Les deux supérieures s'accolent et se confondent en un seul rameau, soit immédiatement, soit après avoir accompli un certain trajet ; les deux inférieures se comportent de la même manière l'une avec l'autre : double anastomose d'où résultent les deux cordons que nous avons à décrire, cordons dits *œsophagiens*, à cause de leur situation.

Ces deux nerfs, placés entre les lames du médiastin postérieur, suivent l'œsophage, à une certaine distance, l'un au-dessus, l'autre au-dessous, abandonnent quelques ramuscules à ce conduit musculeux, s'envoient une ou deux branches de communication, et traversent l'ouverture du pilier droit du diaphragme pour pénétrer dans la cavité abdominale.

L'*inférieur* se termine dans les parois de l'estomac, en formant sur la petite courbure, à droite du cardia, un plexus très riche, qui jette le plus grand nombre de ses ramuscules sur le sac droit du viscère.

Le *supérieur* passe à gauche de l'insertion de l'œsophage avec l'artère gastro-pulmonaire, et se perd dans le plexus solaire, après avoir envoyé sur le sac gauche de l'estomac de nombreuses divisions, mêlées aux rameaux sympathiques qui entourent l'artère gastrique, et anastomosées autour du cardia avec celles du cordon inférieur. Il est fort difficile de suivre les filets de ce cordon des pneumogastriques après leur arrivée au plexus solaire ; on en voit cependant quelques-uns se rendre au foie, d'autres s'accoler aux branches sympathiques qui vont du plexus solaire au plexus de la mésentérique postérieure en suivant la petite veine mésaraïque ; sans doute que les autres se retrouveraient au milieu des filets du trisplanchnique qui accompagnent les branches de l'artère mésentérique antérieure.

FONCTIONS DU PNEUMOGASTRIQUE. — Formé de fibres des deux ordres, le pneumogastrique est un nerf sensitivo-moteur, siége de courants réflexes qui lui font jouer un rôle important dans plusieurs actes de la vie végétative, et qui le rapprochent ainsi du nerf grand sympathique, avec lequel on a vu du reste que la dixième paire entretient des connexions anastomotiques sur plusieurs points de son trajet.

C'est le pneumogastrique qui donne à la muqueuse du larynx l'exquise sensibilité dont elle jouit.

C'est lui qui met en jeu les muscles moteurs du même appareil.

C'est à lui qu'est due aussi la sensibilité de la muqueuse broncho-pulmonaire.

C'est lui qui excite les contractions des fibres charnues de l'arbre trachéo-bronchique, contractions involontaires placées sous la dépendance du pouvoir réflexe.

C'est lui encore qui provoque les mouvements de l'œsophage et de l'estomac, mouvements également involontaires dus aux courants réflexes.

Peut-être agit-il d'une manière analogue, c'est-à-dire par actions réflexes, sur la sécrétion du suc gastrique et sur les fonctions du foie ; mais ce sont là des points sur lesquels la science n'est point fixée.

Il paraît prouvé qu'il n'exerce aucune influence directe sur les phénomènes essentiels de la respiration.

Il paraît prouvé aussi qu'il agit sur le cœur d'une manière énergique, mais assez mal déterminée. On sait seulement qu'après sa section, dans la région du cou, les mouvements du cœur deviennent très précipités, et qu'on peut diminuer l'énergie de ces mouvements, ou même les arrêter complétement, en galvanisant le bout périphérique du nerf.

11° Onzième paire, ou nerfs spinaux, ou nerfs accessoires des pneumogastriques (fig. 184. 191).

Le spinal est un nerf exclusivement moteur qui entretient, à sa sortie du crâne, des connexions si intimes avec le pneumo gastrique qu'on devrait peut-être, à l'exemple de Müller, décrire ces deux nerfs comme formant une seule et même paire.

Origine. — Ce nerf présente cette disposition singulière, qu'il naît de toute l'étendue de la moelle cervicale, et qu'il remonte dans le canal rachidien jusqu'auprès du pneumo gastrique, avec lequel il sort de la cavité crânienne, par le trou déchiré postérieur. Aussi le décrit-on comme nerf encéphalique à cause de cette dernière particularité, car il est plutôt nerf rachidien par son origine, ce qui, du reste, est suffisamment indiqué par le nom sous lequel on le désigne généralement.

Dans l'intérieur du canal rachidien, le spinal représente un cordon long de 70 à 80 centimètres, chez les animaux de taille moyenne (1). Ce cordon commence par une pointe très effilée sur le bulbe ou renflement cervical de la moelle épinière, suit cet organe par un trajet ascendant, en s'accolant immédiatement à son faisceau latéral et en passant entre les deux ordres de racines des nerfs cervicaux, arrive ainsi sur le bulbe rachidien et s'infléchit en dehors, au niveau du trou déchiré postérieur, dans lequel il s'engage pour sortir du crâne.

Dans ce trajet ascendant, le spinal augmente graduellement de volume, car il reçoit de distance en distance des filets de renforcement nés du faisceau latéral de la moelle, comme l'extrémité radiculaire du nerf elle-même. Avant de sortir du crâne, il reçoit de plus quelques-unes des racines postérieures ou motrices du pneumo gastrique. Dans le trou déchiré, on le voit s'accoler au ganglion de ce dernier nerf, à la manière des fibres motrices des nerfs mixtes, et lui abandonner même quelques-uns de ses filets propres. (Voir la fig. 184.)

Distribution. — Le spinal, au delà du ganglion du pneumo gastrique, reste accolé au tronc de ce nerf dans l'étendue de 2 centimètres environ. Il s'en sépare en formant avec lui un angle aigu dont le sinus est occupé par le nerf grand hypoglosse, puis il se dirige en arrière, passe sous l'extrémité supérieure de la glande maxillaire et du mastoïdo-huméral, gagne le bord postéro-supérieur de ce muscle, et le suit jusqu'en avant de l'épaule. Il remonte alors légèrement, croise cette dernière région sous la face interne du trapèze cervical et va se perdre dans le trapèze dorsal.

Il émet sur son passage : 1° un ou deux filets pour le ganglion cervical supérieur, filets toujours forts, procédant du spinal, par un petit lacis plexiforme, au point où ce nerf se sépare du pneumo gastrique ; 2° vers la glande maxillaire, une grosse branche pour le muscle sterno-maxillaire ; 3° un peu plus loin, un autre rameau

(1) Toutes proportions gardées, ce cordon est beaucoup plus court chez les autres animaux que dans les Solipèdes.

destiné à la portion antérieure du mastoïdo-huméral ; 4° une série de ramuscules qui se jettent dans le trapèze cervical.

Dans son trajet, le spinal traverse la partie antérieure du plexus cervical superficiel, et reçoit des rameaux de renforcement des première, deuxième, troisième, quatrième, cinquième et quelquefois même sixième paires cervicales.

12° DOUZIÈME PAIRE, OU NERFS GRANDS HYPOGLOSSES (fig. 185).

Le nerf *grand hypoglosse*, ou simplement l'*hypoglosse*, est un nerf exclusivement moteur qui anime les muscles de la langue.

Il prend son origine sur la face inférieure du bulbe rachidien, sur le prolonge-

FIG. 185 (*).

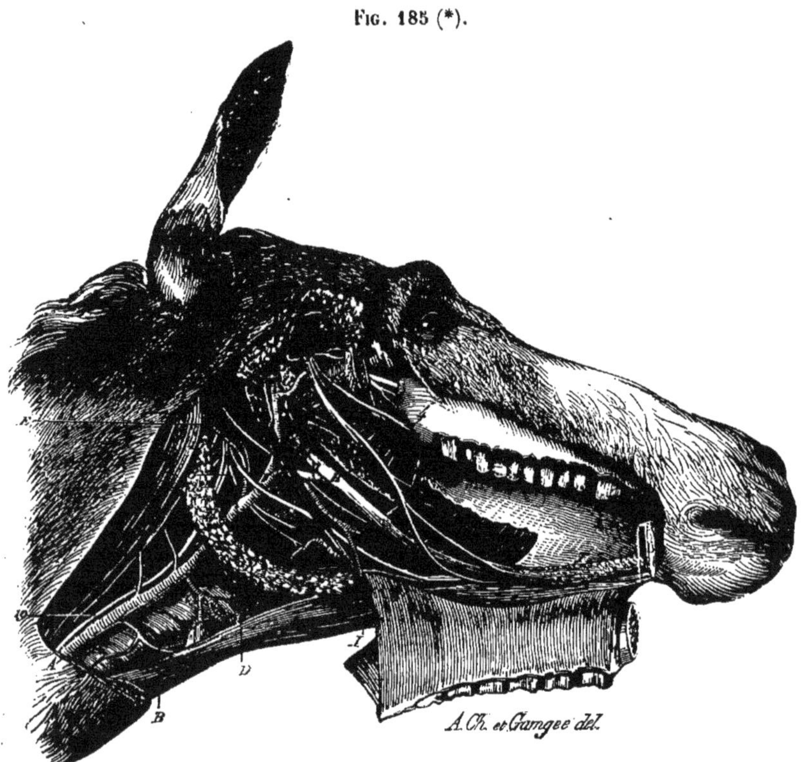

(*) Fig. 185. — *Nerfs profonds de la tête.* — 1. Nerf maxillaire supérieur à sa sortie du trou déchiré. 2. Tronc du nerf massétérin. 3. Tronc du nerf sous-zygomatique. 4. Nerf buccal. 5. Nerf lingual. 6. Corde du tympan. 7. Le nerf maxillaire inférieur coupé vers le point où il entre dans le conduit maxillo-dentaire. 8. Tronc du nerf mylo-hyoïdien. 9. Nerf ptérygoïdien. 10. Nerf glosso-pharyngien. 11. Branche pharyngienne de ce nerf. 12. Branche linguale du même. 13. Nerf pneumo gastrique. 14. Rameau laryngé supérieur de ce nerf. 15. Rameau pharyngien du même. 16. Nerf accessoire de Willis ou spinal. 17. Nerf grand hypoglosse. 18. Origine du cordon cervical du grand sympathique. 19. Le même après sa réunion avec le pneumo-gastrique. — *A*. Artère carotide primitive. *B*. A. thyroïdienne accessoire. *C*. A. thyro-laryngienne. *D*. Point d'origine de la carotide interne (vaisseau caché par la poche gutturale). *E*. A. occipitale. *F*. A. carotide externe. *G*. Artère maxillaire interne. *H*. A. pharyngienne (représentée infiniment trop volumineuse). *I*. A. maxillaire externe. *J*. A. linguale. *K*. Origine de la maxillo-musculaire. *L*. A. auriculaire postérieure. *M*. Tronc ou origine de l'artère temporale superficielle. *O*. A. dentaire inférieure. *P*. A. temporale profonde postérieure. *Q*. A. Temporale profonde antérieure. *R*. Glande maxillaire. S. Canal de Wharton. *T*. Glande sublinguale. — La lettre *N* placée à l'extrémité supérieure de la grande branche hyoïdienne ne se rapporte à rien; on ne doit point en tenir compte.

ment de la ligne d'insertion des racines spinales inférieures, par une douzaine de filets convergents. Ceux-ci traversent la dure-mère en deux ou trois faisceaux, qui s'engagent dans le trou condylien de l'occipital, où ils se réunissent en un seul cordon.

L'hypoglosse ainsi constitué communique, immédiatement après sa sortie du trou condylien, avec la première paire cervicale au moyen d'un rameau transversal qui a été représenté dans la figure 191, puis il passe entre le spinal et le pneumo-gastrique, descend sur la face externe de la poche gutturale, et se met alors en relation avec le ganglion cervical supérieur du grand sympathique, par de nombreux filets qui forment en grande partie le lacis plexiforme désigné sous le nom de plexus guttural. Le grand hypoglosse croise ensuite en dehors l'artère carotide externe, en se portant en avant et en bas sur le côté du pharynx et du larynx, reçoit à ce point un grêle ramuscule de la première paire cervicale, passe en dedans de l'extrémité inférieure du muscle grand kérato-hyoïdien et de l'artère glosso-faciale, qu'il croise très obliquement, se prolonge entre les muscles mylo-hyoïdien et basio-glosse, envoie de nombreux petits filets sur celui-ci, avec un rameau au génio-hyoïdien, et se termine enfin par une série de branches analogues à celles du nerf lingual et mêlées avec elles. Ces branches se réfléchissent donc par en haut, en contournant le bord postérieur du basio-glosse, et rampent dans l'interstice compris entre ce dernier muscle et le génio-glosse. Elles se terminent toutes dans les muscles de la langue.

CHAPITRE II.

NERFS RACHIDIENS.

On appelle *nerfs rachidiens*, ou encore *nerfs vertébraux* ou *spinaux*, ceux qui émanent de la moelle épinière, et qui sortent du canal vertébral par les trous de conjugaison pour se porter aux organes.

On en compte 42 ou 43 paires réparties comme il suit dans les cinq régions du rachis : 8 *paires cervicales*, 17 *paires dorsales*, 6 *paires lombaires*, 5 *paires sacrées*, et 6 à 7 *paires coccygiennes*.

Ils diffèrent des nerfs encéphaliques en ce qu'ils présentent entre eux la plus grande analogie dans les points fondamentaux de leur constitution. Ainsi tous prennent naissance sur les côtés de la moelle par deux ordres de racines, les unes motrices, les autres sensitives. Dans tous, ces deux ordres de racines se réunissent en traversant le trou de conjugaison pour former un tronc commun fort court. Dans tous, ce tronc se divise presque immédiatement en deux branches terminales : l'une supérieure, destinée aux muscles spinaux et aux téguments qui les recouvrent; l'autre inférieure, se rendant dans les parties latérales et inférieures du tronc, ou dans les colonnes de soutien qui constituent les membres. Tous enfin envoient de leur branche inférieure un ou plusieurs rameaux pour la formation du grand sympathique.

Les racines des nerfs spinaux offrent partout la même disposition ; elles sont constituées, pour chaque nerf, par deux faisceaux de filets convergents, les uns supérieurs, les autres inférieurs, naturellement plus nombreux et plus forts quand ils appartiennent à des troncs volumineux, comme on le remarque pour ceux qui naissent des deux renflements de la moelle. L'axe commun de ces deux faisceaux affecte une direction transversale dans la plus grande partie des paires rachidiennes; mais celui des nerfs postérieurs s'incline en arrière, et d'autant plus, qu'on se rapproche davantage de l'extrémité terminale de la moelle.

Les filets des faisceaux supérieurs, ou les *racines sensitives*, plus forts que les autres, émergent du sillon collatéral de la tige médullaire.

Les filets des faisceaux inférieurs, ou les *racines motrices*, naissent à l'opposé, c'est-à-dire sur la face inférieure de la moelle, à une petite distance de la ligne médiane, sur la limite du cordon inférieur et du cordon latéral.

Ces filets ne se réunissent en un tronc commun qu'après avoir traversé la dure-mère, tronc extrêmement court qui occupe le trou intervertébral correspondant, et qui présente, sur sa face supérieure, un renflement ganglionnaire exclusivement placé sur le trajet des fibres sensitives, les fibres motrices lui étant simplement accolées et se trouvant mélangées aux premières seulement au delà du ganglion.

Après leur sortie de la gaîne méningienne, les faisceaux radiculaires des nerfs fournis par l'extrémité terminale de la moelle épinière parcourent un assez long trajet, dans le canal sacré, avant de se réunir définitivement et de s'échapper dans les tissus. C'est au faisceau commun qu'ils forment, par leur ensemble, à l'extrémité postérieure du canal rachidien qu'on donne le nom de *queue de cheval*.

Quant aux branches de distribution des nerfs spinaux, elles ne se prêtent point à des considérations générales à cause de la diversité qu'elles présentent. Nous allons les étudier successivement dans chacune des régions du rachis.

Art. I. — Nerfs cervicaux (8 paires).

Branches supérieures. — La *première* passe par le trou supérieur de l'atlas en compagnie de l'artère cérébro-spinale. Elle arrive dans l'interstice qui sépare le petit oblique de la tête des droits postérieurs, et se divise immédiatement en plusieurs branches divergentes qui se distribuent dans les trois muscles sus-nommés dans l'extrémité antérieure du grand complexus, et dans les muscles cervico et temporo-auriculaires. Le rameau qui se porte à ces derniers organes monte en dedans de la conque, et s'épuise par plusieurs filets dans la peau de l'oreille externe.

La *deuxième* fournit immédiatement quelques ramuscules au grand oblique, sous lequel elle se trouve située, ainsi qu'au petit oblique. Elle se dirige ensuite en arrière, en se comportant comme les suivantes.

Celles-ci diminuent de volume de la troisième à la huitième. Toutes perforent les intertransversaires du cou, et se divisent en plusieurs rameaux destinés aux muscles et aux téguments de la région cervicale supérieure. Parmi ces rameaux, les uns superficiels, presque rudimentaires dans les deux dernières paires, gagnent la face interne du splénius. Les autres, profonds et plus volumineux, croisent le transversaire épineux, et montent, en se divisant, entre le grand complexus et le ligament cervical, jusqu'auprès du bord supérieur de cette grande lame élastique. Ils communiquent généralement ensemble par plusieurs filets, d'où le nom de *plexus cervical profond* donné par Girard au réseau qu'ils forment à la face interne du grand complexus.

Branches inférieures. — Ces branches nerveuses, dont le volume augmente de la première à la dernière, se divisent en deux groupes parfaitement distincts. Les six premières couvrent de leurs divisions les parties latérale et antérieure du cou, ainsi que les muscles du poitrail. Ordinairement anastomosées entre elles au moyen de longs rameaux de communication, elles forment ainsi un vaste réseau nerveux traversé par deux nerfs importants, le spinal et le filet cervical du facial, réseau qu'on a désigné sous le nom de *plexus cervical superficiel*. Les deux autres s'unissent avec les précédentes par un filet jeté entre la sixième et la septième ; bientôt confondues entre elles, ainsi qu'avec les deux premières branches de la région dorsale, elles constituent en commun avec celles-ci le *plexus brachial*.

Sans nous arrêter davantage sur la disposition de ce double ensemble plexiforme, nous passerons à la description de chaque paire cervicale en particulier.

Première. — Située profondément sous l'apophyse transverse de l'atlas, elle sort du trou antérieur de cette vertèbre, et accompagne l'artère et la veine occipitales, pour se placer immédiatement entre le petit droit antérieur et le droit latéral de la tête. Puis elle croise le grand droit antérieur et le nerf spinal, qu'elle sépare l'un de l'autre, arrive, en décrivant une légère courbe à concavité antérieure, près de la glande thyroïde, et se jette dans l'extrémité supérieure du sous-scapulo-hyoïdien, par plusieurs divisions terminales.

Près de son origine, cette branche inférieure du premier nerf cervical fournit des rameaux collatéraux aux trois muscles droits. Plus bas, elle s'unit par un ou plusieurs filets de communication avec le ganglion cervical supérieur et le nerf spinal. Au niveau de la carotide, elle envoie en avant, sur le côté du larynx, un filet très grêle, divisé bientôt en deux ramuscules, l'un qui s'unit au grand hypoglosse, l'autre qui va se perdre dans le muscle hyo-thyroïdien. Puis elle laisse échapper, du côté de sa convexité, plusieurs petits nerfs à trajet descendant, tous destinés au sous-scapulo-hyoïdien, ainsi qu'aux muscles sterno-hyoïdien et thyroïdien. L'un de ces filets, renforcé par un rameau de la deuxième paire, se distingue par sa grande longueur ; on peut le suivre effectivement jusqu'auprès du sternum, où il s'épuise dans la masse charnue commune aux quatre muscles qui s'étendent de cet os au larynx et à l'hyoïde ; sa disposition constante pourrait lui mériter le nom de nerf pré-trachélien.

Deuxième. — Elle descend sous le grand oblique, en croisant la direction du grand droit antérieur et en se ramifiant par de nombreuses branches. Nous indiquerons spécialement : 1° celles qui s'épuisent dans le grand droit antérieur, les plus courtes et les plus profondes ; 2° l'*anse atloïdienne*, long et fort rameau superficiel, qui perce la portion antérieure du mastoïdo-huméral, pour se diriger en avant et en haut, sur la parotide, en contournant l'apophyse transverse de l'atlas : ce rameau abandonne des filets au muscle parotido-auriculaire, ainsi qu'au peaucier de la face, et se termine par deux branches principales d'inégal volume : la plus forte remonte sur le côté externe de la conque; l'autre, située en arrière, gagne les muscles cervico-auriculaires; 3° une autre branche superficielle, qui passe sur la jugulaire, vers l'embouchure de la glosso-faciale, et qui se divise aussitôt en deux rameaux : ceux-ci se dirigent en avant et accompagnent la veine glosso-faciale jusque dans l'auge, où ils s'épuisent dans la peau et le peaucier; 4° des filets anastomotiques qui s'unissent aux deux branches du spinal; 5° des ramuscules de renforcement pour le filet cervical du facial; 6° deux branches de communication qui se rendent, l'une à la première, l'autre à la troisième paire, en rampant sur le muscle trachélo-sous-occipital; 7° un rameau profond, allant se réunir au filet pré-trachélien de la première paire et donnant directement quelques fines divisions au muscle omoplat-hyoïdien; 8° une dernière branche qui prend naissance au niveau du trou de conjugaison et qui s'engage, avec l'artère vertébrale, dans le trou trachélien de la deuxième vertèbre d'abord, puis des vertèbres suivantes, pour aller s'insérer sur le ganglion cervical inférieur du grand sympathique, après avoir reçu sur son passage des filets de renforcement émanés des troisième, quatrième, cinquième, sixième et septième paires.

Troisième, quatrième, cinquième, sixième. — Chacune d'elles traverse les intertransversaires du cou par un interstice différent de celui qui livre passage à la branche supérieure correspondante. Elles gagnent ensuite la face interne du mastoïdo-huméral, où elles se divisent en rameaux profonds et en rameaux superficiels.

Les premiers se distribuent aux muscles profonds des côtés et de la partie antérieure de l'encolure. On doit distinguer parmi eux ceux qui font communiquer les quatre paires entre elles et la troisième avec la seconde. Très longs et très grêles, ces filets sont couchés sur le côté de la forte colonne musculeuse formée en avant de la tige cervicale par le droit antérieur, le long du cou et le scalène, où ils forment tantôt des arcades, tantôt des anastomoses par convergence. Ceux de la cinquième et de la sixième paires, en se réunissant sur le bord antérieur du scalène avec une branche du plexus brachial, constituent le *nerf diaphragmatique*, dont il sera question plus loin.

Quant aux rameaux superficiels, ils gagnent la surface externe du mastoïdo-huméral, en traversant la substance de ce muscle ou en passant entre ses deux portions. Beaucoup plus nombreux et plus forts que les précédents, ils se distribuent soit en avant dans le peaucier du cou, soit en arrière dans le trapèze, soit en bas dans le mastoïdo-huméral et le pectoral superficiel. Ceux qui vont à ces deux derniers muscles sont très longs et très volumineux ; ils représentent les branches *sus-acromienne* et *sus-claviculaire* du *plexus cervical* de l'homme. On remarquera que les filets postérieurs communiquent généralement avec le spinal, tandis que les antérieurs, en rencontrant sur la jugulaire le rameau trachélien du facial, lui abandonnent souvent quelques fibres anastomotiques.

Septième. — Branche énorme qui sort de l'interstice pratiqué entre les deux portions du scalène pour se jeter tout entière dans le plexus brachial. Elle reçoit communément un rameau anastomotique du filet diaphragmatique fourni par la sixième paire.

Huitième. — Plus grosse que la précédente, et se comportant comme elle. Elle fournit directement au ganglion cervical inférieur son rameau anastomotique.

ART. II. — NERFS DORSAUX (17 paires).

Ces nerfs, au nombre de dix-sept paires, se comportent d'une manière extrêmement simple, et à peu près identique pour tous; aussi leur description est-elle loin de présenter la complication des nerfs de la région cervicale.

Branches inférieures. — Elles présentent deux rameaux principaux destinés aux muscles spinaux et à la peau de la région dorso-lombaire. L'un monte vers le sommet des apophyses épineuses des vertèbres dorsales, en passant entre le transversaire épineux et l'ilio-spinal; l'autre se dirige en dehors, en traversant la substance de ce dernier muscle.

Branches inférieures. — Celles-ci sont plus considérables que les précédentes, et descendent dans les espaces des côtes, entre la plèvre et les intercostaux internes, ou dans l'épaisseur même de ces muscles. A l'exception de la première, dont la disposition est différente, on les voit passer d'abord sur la tête de la côte postérieure, pour gagner le bord convexe de la côte antérieure, et le suivre jusqu'à l'extrémité de l'espace intercostal. Elles se terminent alors de la manière suivante : celles des côtes sternales traversent les muscles pectoraux, leur donnent des filets et vont s'épuiser dans la peau de la région sous-thoracique. Celles des côtes asternales se plongent dans les muscles abdominaux, en passant entre le transverse et le grand droit; elles fournissent également des filets cutanés pour la peau du ventre.

Près de leur origine, les branches inférieures communiquent avec le grand sympathique, par plusieurs filets pour la plupart.

Dans leur trajet, elles fournissent de nombreux et minces ramuscules aux muscles intercostaux. Elles donnent de plus, vers le milieu de leur longueur, un très gros rameau, la *branche perforante intercostale*, qui traverse les muscles costaux et descend sous le pannicule charnu, en se ramifiant, partie dans ce muscle, partie dans la peau. Les perforantes les plus antérieures s'anastomosent généralement avec la branche sous-cutanée thoracique du plexus brachial.

Quant à la première paire dorsale, sa branche inférieure se jette dans ce dernier plexus. Elle fournit néanmoins un rameau intercostal, toujours extrêmement grêle, qui se porte sur le muscle intercostal externe pour s'épuiser dans sa substance bien avant d'arriver sur le sternum.

La deuxième paire concourt également à la formation du plexus brachial; mais seulement par un rameau peu volumineux.

ART. III. — NERFS LOMBAIRES (6 paires).

Branches supérieures. — Destinées aux muscles spinaux et aux téguments des lombes et de la croupe, elles sont plus fortes que les branches correspondantes de la région dorsale, et présentent une disposition analogue. Ainsi elles offrent des rameaux supérieurs pour les muscles de l'épine, et des rameaux externes fort longs, qui traversent ces muscles pour se distribuer à la peau de la croupe.

Branches inférieures. — La *première*, comprise d'abord dans l'intervalle qui sépare la dernière côte de la première apophyse transverse lombaire, entre le carré lombaire et le grand psoas, se porte en bas et en arrière, entre le transverse et le petit oblique de l'abdomen, auxquels elle donne des filets, pour aller se perdre dans le grand droit. Elle fournit, au-dessus du bord supérieur du muscle petit oblique, une branche perforante pour la peau du flanc et la partie postérieure du pannicule charnu.

La *deuxième*, disposée de la même manière que la précédente, suit un trajet analogue, et se perd surtout dans la substance du petit oblique, par plusieurs rameaux. De l'un de ces rameaux émane quelquefois un grêle filet qui va s'unir à l'un des nerfs inguinaux de la troisième paire. On ne doit point oublier, dans l'indication des branches émises par cette deuxième paire lombaire, deux nerfs perforants, qui descendent en avant et en dedans de la cuisse pour se distribuer à la peau du flanc et de la région crurale interne.

La *troisième* (1) marche également en dehors, au-dessus des psoas, qui reçoivent d'elle plusieurs divisions, et va se ramifier dans les muscles du flanc. Elle a aussi des nerfs perforants. Mais ces nerfs, destinés à la région inguinale, se comportent d'une manière assez intéressante pour mériter une mention particulière. Ils sont ordinairement au nombre de trois : un *nerf inguinal interne* et deux *nerfs inguinaux externes*. Tous trois s'engagent d'abord sous le péritoine, et se dirigent en arrière, en bas et en dehors, vers le canal inguinal, dans lequel ils entrent, en se plaçant l'un en dedans, les deux autres en dehors du cordon testiculaire. Ils abandonnent quelques filets au crémaster et aux muscles abdominaux, et vont enfin se ramifier dans les enveloppes testiculaires, le fourreau et la peau de la région inguinale. Souvent les deux nerfs externes se confondent en un seul tronc à leur arrivée sur le muscle crémaster. Quant à la disposition qu'ils affectent les uns et les autres à leur origine, elle est extrêmement variable : tantôt, en effet, ils ont chacun une origine distincte et traversent isolément, soit le petit, soit le grand psoas, soit l'interstice compris entre ces deux muscles. D'autres fois, le nerf inguinal interne et l'un des nerfs externes procèdent d'un tronc commun, au niveau du trou de conjugaison, le second nerf externe naissant alors isolément vers le bord externe du grand psoas. Le plus souvent, le nerf interne reçoit de la quatrième paire une branche de renforcement; il est même quelquefois entièrement formé par cette dernière branche. Cette variété de disposition n'est point, du reste, l'apanage exclusif des nerfs inguinaux : nous avons pu voir la troisième paire fournir seulement ces trois nerfs et les filets des psoas, sans se prolonger dans les muscles du flanc.

La *quatrième* (*branche fémoro-cutanée du plexus lombaire de l'homme*) perce le petit psoas ou s'engage dans l'interstice qui sépare ce muscle de son congénère, le grand psoas. Après avoir rampé entre le péritoine et l'aponévrose lombo-iliaque, elle arrive sous l'angle de la hanche et sort alors de l'abdomen; puis elle descend

(1) Représente les *branches abdomino-génitales* et *fémoro-génitale* de l'homme.

en dedans et en avant du muscle fascia lata et se prolonge, accompagné par les divisions de l'artère circonflexe iliaque, jusque sur la rotule, où elle s'épuise dans la peau. A son origine, elle abandonne : 1° un gros et court rameau pour le grand psoas; 2° une forte branche anastomotique qui va concourir à la formation du plexus lombo-sacré; 3° un filet qui se joint au nerf inguinal interne fourni par la troisième paire : nous avons déjà dit que ce nerf émane quelquefois tout entier de la quatrième paire.

La *cinquième* et la *sixième*, beaucoup plus volumineuses que les précédentes, s'unissent ensemble et avec les trois premières paires sacrées pour former le plexus nerveux du membre abdominal.

Toutes les branches lombaires inférieures communiquent avec le grand sympathique, par plusieurs filets qui passent à travers les faisceaux du petit psoas. Toutes communiquent entre elles, les deux dernières par une véritable fusion, les cinq premières au moyen de branches anastomotiques plus ou moins volumineuses qui sont loin d'être constantes.

Art. IV. — Nerfs sacrés (5 paires).

Nous décrivons comme *nerfs sacrés* non-seulement les quatre doubles cordons qui sortent par les trous latéraux de l'os sacrum, mais encore le nerf qui s'échappe du trou de conjugaison percé entre cet os et la dernière vertèbre lombaire.

Branches supérieures. — Ce sont de petits rameaux engagés d'abord dans les trous sus-sacrés, gagnant les muscles logés sur les côtés de l'épine sacrée, et se terminant à la peau de la croupe.

Branches inférieures. — Gros troncs nerveux qui diminuent de volume du premier au cinquième, et qui sortent du canal sacré pour se porter en bas et en arrière sur les côtés de la cavité pelvienne.

La *première*, la *seconde* et la *troisième* se dirigent vers la grande ouverture sciatique, et se soudent en une large bande nerveuse qui constitue la partie pelvienne du plexus lombo-sacré, dont il sera question ci-après.

La *quatrième* et la *cinquième* cheminent sur le côté de la cavité pelvienne dans l'épaisseur du ligament ischiatique, ou même en dedans de ce ligament. Réunies entre elles, à leur base, par un filet anastomotique, elles ne communiquent point ordinairement, du moins d'une manière directe, avec le faisceau formé par les trois premières paires.

La *quatrième* constitue le nerf *honteux interne*, qui passe entre les deux racines du corps caverneux en contournant l'arcade ischiale, où il se trouve presque accolé à celui du côté opposé. Ce nerf descend ensuite sur le bord dorsal de la verge, mêlé aux mailles du magnifique plexus veineux sus-pénien, et en décrivant des flexuosités qui lui permettent de se prêter à l'allongement du pénis. Arrivé à l'extrémité de cet organe, il se termine par de nombreuses divisions, dans le tissu érectile propre à cette extrémité, ou dans la muqueuse qui la revêt. Chemin faisant il émet de très longues branches également flexueuses, dont les ramifications ultimes pénètrent dans le corps caverneux ou se rendent au canal de l'urèthre; bien avant sa sortie du bassin, il laisse échapper en arrière deux minces rameaux destinés aux muscles et à la peau de la région périnéo-anale. Ces rameaux, de même que le nerf principal, reçoivent des filets anastomotiques d'une des branches ischio-musculaires du plexus lombo-sacré.

La *cinquième* constitue le nerf *anal* ou *hémorrhoïdal*. Ce nerf se porte en arrière au-dessus du précédent, et s'épuise dans le muscle sphincter et les téguments environnants. Avant de sortir du bassin, il donne un rameau au releveur de l'anus.

Les cinq branches sacrées inférieures émettent, près de leur origine, un filet plus ou moins grêle qui se porte dans le plexus pelvien ou hypogastrique. Les rameaux anastomotiques au moyen desquels elles communiquent avec la chaîne sympathique sont généralement gros, courts et multiples.

Art. V. — Nerfs coccygiens (6 à 7 paires).

On trouve dans la région coccygienne deux paires de cordons nerveux, placés, l'un sous le muscle abaisseur de la queue, l'autre sous le sacro-coccygien latéral. Ces deux cordons s'étendent jusqu'à l'extrémité de la queue, en émettant sur leur trajet des filets musculaires et cutanés. Ils sont formés par les branches supérieures et inférieures des paires coccygiennes, qui se réunissent de proche en proche, de manière à former deux nerfs.

Ces branches coccygiennes sont au nombre de six à sept bien distinctes. Elles diminuent de volume de la première à la dernière. La première ne donne qu'un mince filet pour la formation de chaque cordon coccygien ; elle s'épuise surtout dans les téguments et les muscles de la base de la queue.

Art. VI. — Nerfs composés formés par les branches inférieures des paires rachidiennes.

Nous savons déjà que ces nerfs représentent trois groupes : 1° le *nerf diaphragmatique ;* 2° le *plexus brachial ;* 3° le *plexus lombo-sacré.* Nous les étudierons dans cet ordre.

§ I. — Nerf diaphragmatique.

Le *nerf diaphragmatique* est constitué par deux branches principales et par un petit rameau accessoire dont l'existence n'est pas constante. Celui-ci vient de la cinquième paire cervicale ; les deux autres procèdent, l'un de la paire suivante, l'autre du plexus brachial. Le rameau de la sixième paire perce le scalène inférieur de dedans en dehors, fournit un filet au plexus brachial, et descend obliquement en arrière, à la surface du muscle qu'il a traversé, pour se réunir vers l'entrée de la poitrine au rameau du plexus précité. Cette dernière branche, plus courte et généralement plus forte, provient exclusivement de la septième paire cervicale.

Le tronc du nerf diaphragmatique, ainsi formé, s'engage dans la cavité thoracique, après avoir reçu le ramuscule de la cinquième paire (quand il existe), passe en dedans de l'artère axillaire, avec le nerf pneumogastrique, et reçoit, à ce point, souvent sinon toujours, un filet du grand sympathique. Puis il gagne le côté de la base du cœur, en rampant sous la plèvre, et atteint enfin le centre phrénique, après un trajet de 2 décimètres au moins entre les deux lames du médiastin postérieur, le nerf gauche dans le médiastin proprement dit, celui du côté droit dans la cloison séreuse affectée spécialement à la veine cave postérieure.

Même avant son arrivée sur le centre aponévrotique, le nerf qui nous occupe se divise en plusieurs branches, dont les ramifications se portent à la périphérie du muscle diaphragme.

§ II. — Plexus brachial. (fig. 186).

Ce plexus comprend un énorme faisceau de nerfs situé entre la paroi thoracique et la face interne du membre antérieur, faisceau fourni par les branches inférieures des sixième, septième, huitième paires cervicales, et des deux premières dorsales, et principalement destiné aux muscles et aux téguments du membre de devant.

Mode de constitution. — La sixième paire cervicale ne concourt à la formation de ce plexus que par le mince filet qui provient de son rameau diaphragmatique. Les deux suivantes s'y épuisent tout entières. De même la première paire dorsale, sauf le très petit ramuscule qui constitue le premier nerf intercostal. Quant à la racine fournie par la deuxième paire dorsale, elle ne représente qu'une assez faible partie de sa branche inférieure, l'autre partie servant à former un nerf intercostal assez volumineux.

On voit ces diverses branches converger l'une vers l'autre et gagner l'interstice compris entre les deux scalènes. Là, elles se réunissent en un seul faisceau, et se confondent en s'envoyant réciproquement des fibres et des rameaux, qui se séparent bientôt en un certain nombre de divisions, dont nous exposerons la disposition ci-après. On remarquera que l'entrecroisement des branches composantes du plexus brachial ne se fait point d'une manière confuse et irrégulière. Si le chevauchement des rameaux qu'elles reçoivent les unes des autres n'a pas lieu suivant un mode constant, il est loin, du moins, d'être inextricable. Aussi peut-on suivre facilement jusqu'à une certaine distance, dans les divisions émises par le plexus brachial, les filets nerveux qui proviennent de telle ou telle paire rachidienne.

Ce faisceau d'origine du plexus brachial est très large et très court. Il se trouve d'abord compris entre le scalène supérieur et le long du cou. A son passage entre les deux scalènes, il contourne la première côte par son bord postérieur et répond en dedans à l'artère et à la veine vertébrales, ainsi qu'au filet nerveux qui accompagne ces deux vaisseaux, c'est-à-dire le rameau vertébral destiné au sympathique.

Mode de distribution. — Immédiatement après sa sortie de l'interstice des scalènes, le plexus brachial arrive sous l'épaule, près de l'angle scapulo-huméral. Là, il se partage en un certain nombre de branches, parmi lesquelles nous regardons comme impossible de distinguer des divisions terminales et des rameaux collatéraux. Aussi les décrirons-nous les unes après les autres, sans nous préoccuper de cette distinction, en commençant par celles qui vont au tronc, pour continuer par les branches destinées au membre. Ces dernières seront examinées dans l'ordre suivant : les plus courtes d'abord, c'est-à-dire celles qui se rendent aux rayons supérieurs du membre, et, en dernier lieu, les plus longues, ou celles qui gagnent le pied.

Toutes ces divisions sont nommées et classées dans l'énumération qui va suivre : 1° *Branches diaphragmatiques*; 2° *Branche de l'anguloire et du rhomboïde*; 3° *Branche du grand dentelé ou thoracique supérieure*; 4° *Branches des pectoraux ou thoraciques inférieures*; 5° *Branche sous-cutanée thoracique*; 6° *Branche du grand dorsal*; 7° *Nerf axillaire*; 8° *Branches de l'adducteur du bras ou du grand rond*; 9° *Branches du sous-scapulaire*; 10° *Nerf sus-scapulaire*; 11° *Nerf brachial antérieur ou musculo-cutané*; 12° *Nerf radial*; 13° *Nerf cubito-cutané ou cubital*; 14° *Nerf cubito-plantaire ou médian.*

PRÉPARATION DU PLEXUS BRACHIAL. — On placera l'animal en première position, et on l'inclinera légèrement par côté en abandonnant l'un des membres antérieurs à son propre poids; puis on incisera les muscles pectoraux très près de leur insertion, sur ce membre non fixé, et on les renversera par en haut, en les maintenant dans cette position par des érignes à chaînettes, attachées supérieurement à une longe qui réunira l'extrémité des deux barres de suspension placées en diagonale. On aura soin dans cette opération de séparer le sterno-trochinien du pannicule charnu, en laissant ce dernier muscle se rabattre sur la table avec le membre antérieur. En déchirant ensuite la masse considérable de tissu cellulaire dans laquelle se trouvent noyés les nerfs du plexus brachial, ces nerfs apparaissent bientôt, et peuvent être isolés avec la plus grande facilité. Il est bon, dans cette dissection, de conserver les vaisseaux artériels. Il importe aussi de conserver les branches perforantes intercostales pour observer l'anastomose de ces nerfs avec la division sous-cutanée thoracique.

Dans cette opération, on écarte considérablement du tronc le membre antérieur, et les rapports des nerfs se trouvent nécessairement plus ou moins changés; mais elle permet d'observer l'ensemble du plexus de la manière la plus parfaite.

Pour suivre les divisions des principaux nerfs de ce plexus, on se servira d'un membre isolé du tronc et, s'il est possible, avec les artères injectées. Les nerfs se présentent alors dans leurs rapports naturels, et peuvent être disséqués beaucoup plus aisément. Les figures 186 et 187 guideront l'élève dans la recherche de ces divisions nerveuses.

1° BRANCHES DIAPHRAGMATIQUES. (Voir plus haut la description du nerf diaphragmatique.)

2° BRANCHE DE L'ANGULAIRE ET DU RHOMBOÏDE (fig. 186, 7).

Entièrement fournie par la sixième paire cervicale, cette branche se dirige en haut, à la surface de l'angulaire. Elle se divise bientôt en plusieurs filets qui s'épuisent entièrement dans la substance de ce muscle, et dans le grand dentelé et le rhomboïde. Le filet destiné à ce dernier muscle est grêle et très long; il traverse, pour gagner sa destination, la substance de l'angulaire.

3° BRANCHE DU GRAND DENTELÉ, OU THORACIQUE SUPÉRIEURE (fig. 186, 8).

Cette branche, extrêmement remarquable, procède, par deux rameaux principaux, du faisceau commun à toutes les divisions du plexus brachial : l'un émanant de la sixième paire cervicale; l'autre de la septième; celui-ci traversant constamment le dernier faisceau du scalène supérieur avant de se réunir au premier. La branche unique qui résulte de l'union de ces deux racines est mince et fort large. Elle se dirige en arrière, à la surface du grand dentelé, en croisant la direction des fibres de ce muscle, et s'épuise dans sa substance, en envoyant par en haut et par en bas des ramifications assez régulièrement disposées (*N. respirateur de Ch. Bell*).

4° BRANCHES DES MUSCLES PECTORAUX, OU THORACIQUES INFÉRIEURES.

On en distingue cinq principales :

1° Une qui émane de la septième et de la sixième paires cervicales, de cette dernière surtout, et qui se porte à la face interne du sterno-pré-scapulaire, pour se ramifier exclusivement parmi les fibres de ce muscle, après s'être divisée en deux branches : l'une antérieure, courte et forte, l'autre postérieure, grêle et longue (fig. 186, 10).

2° Une seconde branche, provenant des nerfs brachial antérieur et cubito-plantaire, par deux racines réunies en arcade sous l'artère axillaire. Elle passe entre les deux portions du pectoral profond, et se termine dans le pectoral superficiel, après avoir fourni quelques ramuscules au sterno-trochinien, par un filet mince et long qui se porte en arrière à la surface externe de ce muscle (fig. 186, 11).

3° Les trois autres, destinées au sterno-trochinien, naissent généralement du tronc qui constitue la branche sous-cutanée thoracique. Comprises entre le grand dentelé et le sterno-trochinien, elles se dirigent en bas et en arrière, et se jettent dans ce dernier muscle. L'une d'elles, plus longue et plus forte que les autres, suit le trajet de la veine de l'éperon.

5° BRANCHE SOUS-CUTANÉE THORACIQUE. (Représentée chez l'homme par l'accessoire du brachial cutané interne) (fig. 186, 9).

C'est un nerf fort remarquable, né du plexus brachial par un tronc qui lui est commun avec le cubital. Placé d'abord en dedans de ce nerf, il le quitte bientôt pour se porter en arrière, à la face interne du muscle long extenseur de l'avant-bras et du pannicule charnu. Dans son long trajet, il sert de satellite à la veine de l'éperon, au-dessus de laquelle il se trouve situé. On peut le suivre jusqu'au flanc, où ses divisions terminales se perdent dans la substance du peaucier. Celles qu'il émet sur son passage sont également destinées à ce muscle ; elles s'anastomosent avec la plupart des perforantes intercostales, en formant à la face interne du pannicule charnu un riche appareil nerveux. L'une de ses branches se contourne, avec un nerf perforant volumineux, sur le bord inférieur du grand dorsal, et se dirige en avant pour se jeter dans la portion scapulo-humérale du peaucier.

6° BRANCHE DU GRAND DORSAL (fig. 186, 6).

Formée par des fibres qui proviennent en majeure partie de la huitième paire cervicale, cette branche se porte, en arrière et en haut, sur la face interne du grand dorsal, et s'épuise bientôt dans ce muscle. Elle est longue et forte.

7° NERF AXILLAIRE, OU CIRCONFLEXE (fig. 186, 13).

Ce nerf, d'un volume assez considérable, est fourni directement par la huitième paire cervicale. Il se dirige en arrière et en bas, en rampant sur la face interne du sous-scapulaire, pour aller s'enfoncer dans l'interstice pratiqué entre ce dernier muscle et l'adducteur du bras, où il croise l'artère sous-scapulaire. On le voit passer derrière l'articulation scapulo-humérale, avec l'artère cir-

Fig. 186 (*).

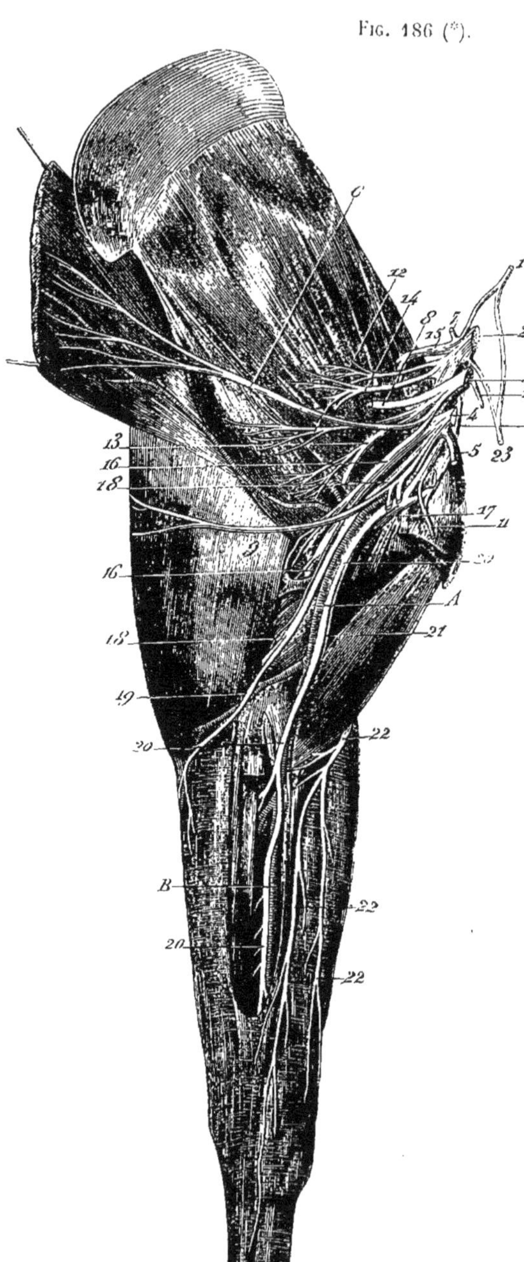

(*) Fig. 186. — *Nerfs du plexus brachial.* — 1. Rameau diaphragmatique de la sixième paire cervicale, fournissant une branche au plexus brachial. 2. Septième paire cervicale. 3. Huitième paire cervicale. 4. Première paire dorsale. 5. Deuxième paire dorsale. 6. Branche du muscle grand dorsal. 7. Branche de l'angulaire et du rhomboïde. 8. Branche thoracique supérieure ou du grand dentelé. 9. Branche sous-cutanée thoracique, donnant naissance, près de son origine, à trois branches thoraciques inférieures. 10. 11. Deux autres branches thoraciques inférieures. 12. Nerf de l'adducteur du bras. 13. Nerf axillaire. 14. Nerfs sous-scapulaires. 15. Nerf sus-scapulaire. 16. Nerf radial. 17. Nerf brachial antérieur. 18. Nerf cubital. 19. Sa branche cutanée interne. 20. Nerf médian. 21. Sa branche antibrachiale musculo-cutanée. 22, 22, 22. Rameaux superficiels de cette branche. — *A.* Artère humérale. *B.* Artère radiale postérieure.

conflexe, s'engager entre le court abducteur du bras, le gros et le court extenseurs de l'avant-bras, arriver sous le long abducteur ou grand scapulo-huméral, et se diviser alors en plusieurs branches divergentes, destinées aux deux abducteurs, au mastoïdo-huméral, et même aux téguments qui recouvrent la région antérieure du bras.

Avant de s'engager dans l'interstice qui loge l'artère sous-scapulaire, il envoie des filets au muscle sous-scapulo-huméral.

8° Nerf de l'adducteur du bras (Nerf du grand rond chez l'homme) (fig. 186, 12).

Il naît de la huitième paire cervicale, comme le précédent, par un même tronc, et se porte en arrière, sur le sous-scapulaire d'abord, puis sur l'adducteur, dans la substance duquel il se perd par de nombreux filets.

9° Branches du sous-scapulaire (fig. 186, 14).

Ces branches, au nombre de deux, proviennent généralement du tronc de la septième paire. Après un court trajet en arrière, elles se divisent en plusieurs ramuscules qui se plongent entre les fibres du muscle sous-scapulaire.

10° Nerf sus-scapulaire (fig. 186, 15).

Très gros et très court, ce nerf est formé par la sixième et la septième paires cervicales. Après un court trajet en arrière, entre l'angulaire d'une part, le sterno-pré-scapulaire et le sus-épineux d'autre part, il gagne l'interstice qui existe entre ce dernier muscle et le sous-scapulaire, et s'y plonge un peu au-dessus de l'artère pré-scapulaire. Il se porte alors à la face externe de l'omoplate après avoir contourné le bord antérieur de cet os ; puis il passe en travers de l'épine acromienne, et remonte dans la fosse sous-épineuse, pour se perdre dans le muscle qui la remplit. A son passage sous le sus-épineux, il donne à ce muscle plusieurs rameaux.

11° Nerf brachial antérieur (fig. 186, 17). (Nerf musculo-cutané chez l'homme.)

Ce nerf procède de la septième et de la huitième paires cervicales, descend à la face interne de l'articulation scapulo-humérale, et rencontre bientôt l'artère axillaire, qu'il croise en dehors, à angle aigu. Il s'unit alors au nerf médian par une large et courte branche, qui passe sous l'artère précitée, et l'embrasse en formant une anse; puis il descend, en avant du nerf médian, jusqu'au niveau de la bifurcation du coraco-huméral, s'insinue entre les deux branches de ce muscle, et va se plonger par plusieurs rameaux, les uns ascendants, les autres descendants, dans l'épaisseur du coraco-radial. On le voit fournir aussi des filets au coraco-huméral, avant son passage entre les deux branches de ce muscle. De plus, il concourt, par un petit rameau, à la formation d'une des thoraciques antérieures.

12° Nerf radial (fig. 186, 16.—187, 3).

C'est à coup sûr le plus gros des nerfs fournis par le plexus brachial. Il naît de

Fig. 187 (*).

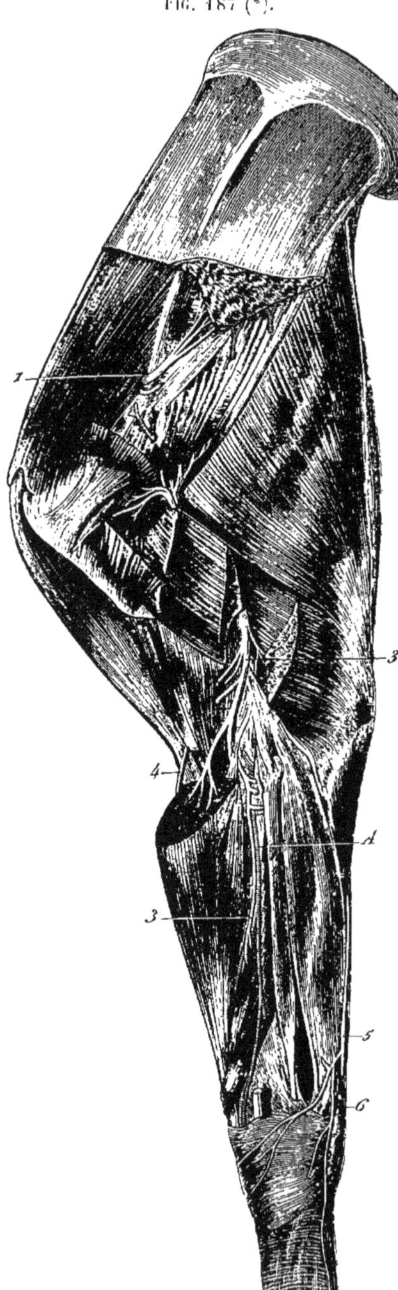

la première paire dorsale principalement, et se dirige en arrière et en bas, sur la face interne des muscles sous-scapulaire et adducteur du bras, dont il croise la direction. Dans cette première partie de son trajet, il marche parallèlement à l'artère humérale et est séparé de ce vaisseau par le nerf cubital. Arrivé au niveau de l'artère humérale profonde, il la laisse en dehors, et passe derrière l'humérus, avec les divisions de cette artère, en s'engageant entre le gros extenseur et le court fléchisseur de l'avant-bras. Après avoir longé le bord postérieur de ce dernier muscle, il gagne la face antérieure de l'articulation du coude et celle du radius, où il se trouve recouvert par les deux principaux extenseurs du métacarpe et des phalanges, et où il rencontre l'artère radiale, qu'il accompagne jusque sur l'extenseur oblique du métacarpe. Là, il se termine par deux branches qui se plongent dans l'épaisseur de ce muscle.

Dans son trajet, ce nerf fournit successivement :

1° Avant de quitter la face interne du membre pour passer sous la masse des extenseurs de l'avant-bras, un très gros faisceau composé de plusieurs branches, les unes descendantes, les autres ascendantes : celles-ci contournent le tendon terminal commun au grand dorsal et au sous-scapulo-huméral, pour aller se perdre dans la masse du gros extenseur ; les autres gagnent, soit le long et le moyen extenseurs, soit la partie inférieure du muscle principal, c'est-à-dire le gros extenseur.

2° En arrière du bras, des filets pour le court et le petit extenseurs de

(*) Fig. 187. — *Nerfs externes du membre antérieur.* — 1. Nerf sus-scapulaire. 2. Nerf axillaire. 3. Nerf radial. 4. Rameau superficiel du nerf musculo-cutané. 5. Nerf cubital. 6. Sa branche cutanée terminale. — *A*. Artère radiale antérieure.

l'avant-bras, et plusieurs rameaux cutanés qui se dégagent de dessous le court extenseur, pour descendre sous la peau de la face antérieure de l'avant-bras.

3° Dans la région antibrachiale des rameaux pour l'extenseur antérieur et le fléchisseur externe du métacarpe, et pour les deux extenseurs du doigt.

En résumé, on voit que le nerf radial anime la masse des extenseurs de l'avant-bras et du pied, plus un fléchisseur de cette dernière région, et qu'il porte la sensibilité dans le tégument de la région antibrachiale antérieure.

13° Nerf cubito-cutané ou cubital (fig. 186, 18.—187, 5).

Formé principalement par des fibres des paires dorsales, ce nerf, d'un volume moins considérable que le précédent, se porte en arrière et en bas, et se place derrière l'artère humérale, qu'il accompagne jusqu'au-dessous de l'origine de l'humérale profonde. Après avoir croisé ce dernier vaisseau, il s'engage entre le long et le moyen extenseurs de l'avant-bras, et gagne le côté interne du coude, en passant sur l'épicondyle et sous la bandelette cubitale du fléchisseur oblique du métacarpe. Il longe ensuite le bord postérieur de ce dernier muscle, jusqu'auprès de l'os sus-carpien, où il se termine par deux branches. En accomplissant cette dernière partie de son parcours, il est placé sous l'aponévrose antibrachiale, et accompagné par une division de l'artère épicondylienne.

Des deux branches terminales de ce nerf, l'une *cutanée* (fig. 187, 6) traverse l'espace compris entre les tendons terminaux des muscles fléchisseurs externe et oblique du métacarpe, ainsi que l'aponévrose antibrachiale, pour se répandre par plusieurs filets, les uns ascendants, les autres horizontaux ou descendants, sous la peau de l'avant-bras, de la face antérieure du genou et du côté externe du canon. L'autre branche constitue, avec un rameau du nerf médian, le *nerf plantaire externe*.

Dans son trajet, le nerf cubital fournit deux faisceaux de branches collatérales.

Le premier (fig. 186, 19) se détache du tronc principal un peu au-dessus du niveau de l'artère épicondylienne. Il se porte en arrière et en bas, entre le long extenseur de l'avant-bras et le sterno-aponévrotique, fournit quelques filets à ce dernier muscle, et le traverse bientôt pour devenir sous-cutané et se distribuer à la peau de l'avant-bras, en dessous du coude (*Brachial cutané interne chez l'homme*).

Le second naît au niveau de l'épicondyle, et est destiné aux muscles de la région antibrachiale postérieure, moins les fléchisseurs externe et interne du métacarpe.

14° Nerf cubito-plantaire ou médian (fig. 186, 20).

Le cubito-plantaire est composé de fibres qui viennent des paires dorsales et de la huitième cervicale. Il se détache de la partie postérieure du tronc du plexus pour se porter sur l'artère axillaire. Là, il contracte une anastomose avec le nerf brachial antérieur, au moyen de l'anse nerveuse dont nous avons déjà parlé en décrivant ce dernier nerf, anse nerveuse formée par des filets qui se portent réciproquement de l'un à l'autre cordon. A partir de ce point, il se place en avant de l'artère humérale et l'accompagne jusqu'à sa bifurcation terminale ; puis il continue à descendre sur la face interne du membre avec la branche principale de cette artère, c'est-à-dire la radiale postérieure. Il gagne ainsi l'articulation du coude, où il répond au ligament interne de cette jointure, et où il croise à angle très aigu la direction de son vaisseau satellite pour devenir postérieur ; position qu'il intervertit sous l'articulation, qu'il reprend ensuite et conserve dans la plus grande étendue de son trajet antibrachial, en restant toujours un peu plus superficiel que l'artère. Arrivé au-dessus du tiers inférieur de l'avant-bras, il se bifurque pour former les *nerfs plantaires.*

Dans son trajet, ce nerf fournit successivement :

1° Avant son arrivée sur l'artère axillaire, l'une des branches d'origine du nerf thoracique destiné au muscle pectoral superficiel.

2° Au niveau du milieu de l'humérus, une longue branche représentée, chez l'homme, par la portion du *nerf musculo-cutané* qui se rend au muscle brachial antérieur et à la peau de l'avant-bras. Cette branche s'engage sous le coraco-radial ou biceps, et se divise bientôt en deux rameaux : l'un qui s'épuise dans le court fléchisseur de l'avant-bras ; l'autre qui passe entre ce dernier muscle et son congénère, le long fléchisseur, pour devenir superficiel et gagner la face interne du membre, rameau se partageant alors en deux filets principaux, qui rampent à la face externe de l'aponévrose antibrachiale, et qui accompagnent de leurs divisions les deux veines sous-cutanées de l'avant-bras, jusqu'au-dessous de la région carpienne (fig. 186, 21, 22).

3° Dans la région antibrachiale, et à diverses hauteurs, mais surtout sous l'articulation du coude, des ramifications pour le fléchisseur interne du métacarpe et les deux fléchisseurs des phalanges.

Nerfs plantaires. — Ces nerfs, au nombre de deux, sont distingués en *interne* et en *externe.*

Le *nerf plantaire interne*, l'une des branches terminales du nerf médian, s'accole à l'artère collatérale du canon, et suit ce vaisseau, le long du tendon perforant, jusqu'auprès du boulet, où il se termine par plusieurs branches digitales. Il fournit dans ce trajet plusieurs ramuscules métacarpiens cutanés, et une branche anastomotique qui, après s'être détachée du tronc principal, vers le milieu à peu près de la région du canon, contourne obliquement en arrière les tendons fléchisseurs pour venir se joindre au *nerf plantaire externe.*

Celui-ci est formé par la réunion de deux branches : l'une venant du nerf cubital, l'autre émanée du médian, et rejoignant la première au niveau du bord supérieur de l'os crochu, après avoir passé sous l'extrémité inférieure du fléchisseur oblique du métacarpe. Ce nerf, qui accompagne la veine collatérale externe du canon dans toute sa longueur, descend avec ce vaisseau et une artériole qui concourt à former l'arcade sous-carpienne, en dehors des tendons fléchisseurs, dans un canal fibreux particulier de la gaîne carpienne. Arrivé vers l'extrémité supérieure du canon, en dedans de la tête du métacarpien externe, il envoie sur la face postérieure du ligament suspenseur du boulet une branche *plantaire profonde*, principalement destinée à la portion charnue des muscles interosseux (1). Puis il continue son trajet descendant le long du tendon perforant, en émettant quelques

(1) C'est l'analogue de la *branche palmaire profonde* du nerf cubital chez l'homme.

ramuscules métacarpiens superficiels, reçoit le rameau de renforcement qui lui est fourni par le nerf interne, et se termine comme ce dernier, en arrivant sur le boulet, par plusieurs branches digitales dont il nous reste à examiner la disposition.

Les *branches digitales*, ou les branches de terminaison des nerfs plantaires, sont au nombre de trois de chaque côté, accompagnant l'artère et la veine digitale, qu'elles couvrent de leurs divisions dans quelques points. Elles se séparent les unes des autres à peu près à la hauteur de l'insertion du ligament suspenseur du boulet sur les grands sésamoïdes. Une d'elles descend en avant de la veine; une autre s'engage entre les deux vaisseaux; la troisième suit l'artère en arrière. On peut donc les distinguer, eu égard à leur position, en *antérieure*, *moyenne* et *postérieure*.

La *branche antérieure* disperse ses divisions collatérales dans la peau de la face antérieure du doigt, et ses ramuscules terminaux dans la cutidure.

La *branche moyenne*, fréquemment anastomosée avec les deux autres, surtout avec l'antérieure, au point d'être quelquefois fort peu distincte de celle-ci, se jette dans le bourrelet et le tissu podophylleux.

La *branche postérieure*, beaucoup plus considérable que les précédentes, et véritable continuation du nerf plantaire, est d'abord superposée à l'artère digitale, puis placée immédiatement derrière ce vaisseau. Elle descend avec lui jusqu'auprès de l'apophyse basilaire du troisième phalangien, suit alors, dans la scissure latérale de cet os, l'artère onguéale pré-plantaire, et s'épuise comme elle au sein du tissu podophylleux, ainsi que dans la substance osseuse. Cette branche nerveuse laisse échapper de nombreux rameaux sur son parcours. On remarquera plus particulièrement : 1° quelques divisions postérieures, se distribuant en arrière des tendons fléchisseurs, surtout au niveau de l'articulation du boulet; 2° une branche satellite de l'artère du coussinet plantaire; 3° un filet né sous la plaque cartilagineuse, se portant en avant, à proximité de la branche antérieure du cercle coronaire artériel, et se perdant dans les mailles du réseau veineux profond du cartilage latéral; 4° une petite division podophylleuse, dont le point d'origine est placé au même niveau que le filet précédent, mais à l'opposé, et qui descend sur l'apophyse rétrossale, où elle traverse le tissu cartilagineux, pour se rendre dans le réticulum podophylleux, après avoir envoyé des ramuscules postérieurs dans le coussinet plantaire; 5° plusieurs filets extrêmement grêles enlacés autour de l'artère onguéale plantaire, et pénétrant avec elle dans l'intérieur de l'os du pied.

§ III. — Plexus lombo-sacré.

Les deux dernières paires lombaires et les trois premières sacrées, en se fusionnant, forment le *plexus lombo-sacré*, qui répond de tous points, et par son mode de constitution et par sa distribution, au plexus du membre thoracique.

On est dans l'habitude, en anatomie humaine, de décrire un *plexus lombaire* et un *plexus sacré*, formés chacun par les branches inférieures de toutes les paires rachidiennes dont ils portent le nom. Ce procédé a, selon nous, deux inconvénients : d'abord, il sépare en deux faisceaux les nerfs du membre abdominal. De plus, en rattachant à la description de ces nerfs les premières paires lombaires et les dernières paires sacrées, il mêle à cette description des éléments qui lui sont tout à fait étrangers. On remarquera, en effet, que les quatre premières paires

Fig. 188 (*).

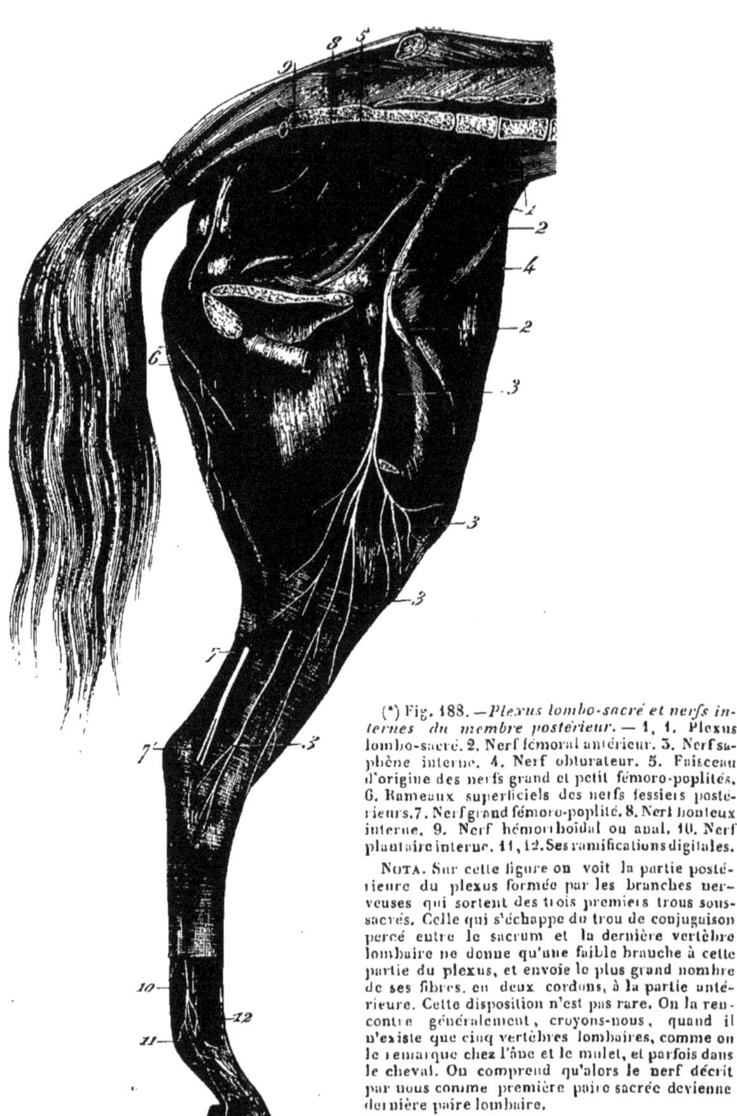

(*) Fig. 188. — *Plexus lombo-sacré et nerfs internes du membre postérieur.* — 1, 1. Plexus lombo-sacré. 2. Nerf fémoral antérieur. 3. Nerf saphène interne. 4. Nerf obturateur. 5. Faisceau d'origine des nerfs grand et petit fémoro-poplités. 6. Rameaux superficiels des nerfs fessiers postérieurs. 7. Nerf grand fémoro-poplité. 8. Nerf honteux interne. 9. Nerf hémorrhoïdal ou anal. 10. Nerf plantaire interne. 11, 12. Ses ramifications digitales.

Nota. Sur cette figure on voit la partie postérieure du plexus formée par les branches nerveuses qui sortent des trois premiers trous sous-sacrés. Celle qui s'échappe du trou de conjugaison percé entre le sacrum et la dernière vertèbre lombaire ne donne qu'une faible branche à cette partie du plexus, et envoie le plus grand nombre de ses fibres, en deux cordons, à la partie antérieure. Cette disposition n'est pas rare. On la rencontre généralement, croyons-nous, quand il n'existe que cinq vertèbres lombaires, comme on le remarque chez l'âne et le mulet, et parfois dans le cheval. On comprend qu'alors le nerf décrit par nous comme première paire sacrée devienne dernière paire lombaire.

lombaires ne s'anastomosent entre elles (quand elles s'anastomosent) que par de fort maigres filets ; qu'elles n'envoient sur le membre postérieur que des rameaux sous-cutanés ; que les deux dernières branches sacrées, destinées principalement aux organes génito-urinaires et à l'extrémité postérieure du tube digestif, sont ordinairement sans communication directe avec les autres; que les deux dernières paires lombaires et les trois premières sacrées *se fusionnent seules à la manière du plexus brachial, et se comportent comme ce plexus dans la distribution de leurs branches.*

C'est donc avec raison que nous avons décrit d'une manière spéciale les branches inférieures des quatre premières paires lombaires et des deux dernières sacrées, réservant le faisceau formé par les cinq paires intermédiaires pour en faire une description commune sous le nom de *plexus lombo-sacré.*

Mode de constitution. — En jetant les yeux sur ce plexus, on peut voir qu'il se divise en deux portions, l'une antérieure, l'autre postérieure, ayant chacune un gros tronc pour centre.

Le premier de ces troncs est constitué par les deux paires lombaires sus-indiquées, qui se fondent ensemble, après un court trajet en arrière, et après avoir reçu un rameau de renforcement venu de la quatrième paire. Le second, plus large et plus mince que le précédent, comprend les fibres des trois paires sacrées, qu'on voit sortir de dessous les vaisseaux sous-sacrés et se souder en un seul faisceau. Ces deux troncs sont réunis par un ou deux rameaux, allant de la première paire sacrée au nerf obturateur, l'une des branches de distribution du premier.

Rapports. — La *portion antérieure* du plexus lombo-sacré est cachée sous le muscle petit psoas, et séparée par l'artère iliaque interne de la *portion postérieure.* Celle-ci, placée en haut et sur le côté du bassin, au niveau de la grande ouverture sciatique, répond en dedans aux vaisseaux sous-sacrés, en dehors et en avant aux vaisseaux fessiers.

Mode de distribution. — La *portion antérieure* du plexus fournit d'abord plusieurs petits rameaux aux psoas, à l'iliaque surtout, rameaux désignés par Girard sous le nom de *nerfs iliaco-musculaires*; puis elle se termine par deux grosses branches : les nerfs *crural* et *obturateur.* — La *portion postérieure* se continue par deux troncs importants, les *nerfs grand et petit fémoro-poplités.* Elle émet à la base de ceux-ci les *nerfs fessiers antérieurs* et les *fessiers postérieurs.* — Nous étudierons successivement tous ces cordons et leurs ramifications.

Préparation du plexus lombo-sacré. — Après avoir enlevé la peau sur le sujet, et extrait la masse de viscères contenue dans l'abdomen, on isolera le train postérieur, en sciant la colonne vertébrale en arrière de la dernière côte; puis, au moyen d'une section presque médiane du bassin, on retranchera l'un des membres; et la pièce, disposée comme dans la figure 188, sera maintenue en première position, c'est-à-dire que, la croupe reposant sur une table de dissection, près d'une des barres, le membre, dressé verticalement, le pied par en haut, sera fixé à l'anneau de cette barre au moyen d'une corde.

On exécutera ensuite en deux temps la préparation proprement dite. Dans le premier temps, on disséquera, après l'excision des organes pelviens et du muscle petit psoas, l'ensemble du plexus et de ses branches de formation, en prenant pour guide la figure 188. Dans le deuxième temps, on découvrira, du côté externe, la partie postérieure du plexus avec les nerfs qu'elle émet, en excisant la plus grande partie du muscle fessier principal et la portion antérieure du long vaste, comme dans la figure 189.

Pour suivre jusqu'à leur terminaison les diverses divisions des nerfs émanés du plexus, on fera bien d'employer l'autre membre, qui, n'étant point fixé, pourra être étendu sur une table, et se prêtera ainsi mieux que le premier à cette partie de l'opération.

1° Nerfs iliaco-musculaires.

Ces nerfs sont assez peu importants. Nous signalerons cependant particulièrement le principal, qui accompagne l'artère iliaco-musculaire, à travers la substance du psoas iliaque.

2° Nerf crural ou fémoral antérieur (fig. 188, 2).

C'est la plus grosse des branches de la portion antérieure du plexus. Ce nerf descend entre le petit et le grand psoas, jusque sur l'extrémité conique commune à ce dernier muscle et à l'iliaque, où il se trouve recouvert par le long adducteur de la jambe ; puis il se termine par un large pinceau de rameaux destinés à la masse du triceps crural.

Sous l'adducteur, il laisse échapper successivement deux longues branches qui méritent une description particulière.

La première représente le faisceau nerveux qui comprend, chez l'homme, les branches *musculo-cutanées* du crural. Nous la nommerons *branche accessoire du saphène interne*. Elle gagne l'interstice creusé entre les deux adducteurs, en croisant très obliquement, par devant, les vaisseaux cruraux. Puis elle sort de cet interstice vers le milieu de la cuisse, pour devenir sous-cutanée, en formant de nombreuses divisions qui entourent l'artère et la veine saphènes.

La deuxième, ou le *nerf saphène interne*, rampe d'abord entre le long adducteur de la jambe et le vaste interne, en marchant parallèlement à la première, qui se trouve située plus en dedans et plus en arrière. Arrivée vers l'extrémité inférieure de l'interstice qui sépare les deux adducteurs de la jambe, elle s'en échappe pour devenir sous-cutanée, et se divise alors en plusieurs filets qui rencontrent ceux du nerf accessoire.

Ces deux branches nerveuses communiquent ensemble par des anses anastomotiques profondes ou superficielles. Avant leur sortie de l'interstice des adducteurs, elles donnent quelques minces filets à ces deux muscles, à l'antérieur surtout. Près de leur origine, elles en donnent même au psoas iliaque. Devenues sous-cutanées, elles couvrent de leurs rameaux la face interne de la cuisse et de la jambe ; les plus longs accompagnent la veine saphène jusque sur la face antérieure du jarret.

Il peut arriver, et c'est peut-être la disposition la plus fréquente, que le saphène interne et son nerf accessoire ne forment qu'une branche unique, dont les divisions musculaires ou cutanées se comportent du reste exactement comme ci-dessus. C'est ce qui s'est rencontré sur la pièce qui a été représentée dans la fig. 188.

3° Nerf obturateur (fig. 188, 4).

Situé sous le péritoine, en dedans des vaisseaux iliaques, qu'il accompagne jusqu'à l'origine de l'artère obturatrice, le nerf obturateur suit cette artère sur la face supérieure du pubis, et passe avec elle sous le muscle obturateur interne, pour traverser l'ouverture ovalaire. Il arrive ainsi en dehors du bassin, où il reste néanmoins profondément caché par les masses musculaires de la face interne de la cuisse. Ses ramifications terminales s'épuisent dans l'obturateur externe, les adducteurs de la cuisse, le pectiné, et le court adducteur de la jambe. La branche destinée à ce dernier muscle est la plus longue ; elle sort de l'interstice pratiqué entre le pectiné et le petit adducteur de la cuisse, et descend en arrière sur la face interne du muscle auquel elle est destinée.

4° Nerfs fessiers antérieurs, ou ilio-musculaires (fig. 189, 2, 3, 4, 5).

Ces nerfs, au nombre de quatre à cinq, naissent soit isolément, soit par groupes, de la portion postérieure du plexus lombo-sacré. Ils semblent fournis surtout par les deux premières branches sacrées. Tous sortent du bassin par la grande ouverture sciatique, avec les vaisseaux fessiers antérieurs. Les principaux se perdent dans la substance du fessier moyen. L'un d'eux (fig. 189, 4) croise le col de l'ilium au-dessus du petit fessier, et se dirige en dehors pour aller se distribuer au muscle du fascia lata. Le dernier, qui est le plus grêle, descend à la surface externe du petit fessier et s'épuise dans sa substance (fig. 189, 5).

5° Nerfs fessiers postérieurs, ou ischio-musculaires (fig. 189, 6, 6', 8). (Petit sciatique chez l'homme).

On en compte ordinairement deux : l'un supérieur, l'autre inférieur.

Le premier sort par la grande échancrure sciatique avec les nerfs fémoro-poplités, et se place à la surface externe du ligament ischiatique. Puis il se dirige en arrière, entre ce ligament et le fessier moyen, jusque sous la portion antérieure ou croupienne du long vaste, dans laquelle il se perd par plusieurs rameaux. Il donne en plus : 1° en passant sous le fessier moyen, un filet grêle, mais constant, pour la portion postérieure de ce muscle (1) ; 2° un autre rameau, plus considérable, qui contourne le bord postérieur du fessier précité, pour se porter en avant et en dehors, dans le fessier superficiel.

Le second nerf, situé en dessous du précédent, se détache du bord postérieur du nerf grand fémoro-poplité, dont il pourrait être décrit comme une dépendance, s'il ne formait avec le premier cordon un seul et même système, qui représente dans son ensemble le *nerf petit sciatique* de l'homme. Il se place à la surface ex-

(1) Ce filet représente le rameau du pyramidal de l'homme. Aussi reconnaissons-nous avec franchise que nous nous sommes trompé dans la détermination du muscle pyramidal. L'organe auquel nous avons attribué ce nom (voir à la page 288) est bien évidemment une portion de l'obturateur interne, comme l'a dit M. Gourdon dans l'analyse qu'il a faite de la première partie de notre livre (*Recueil de médecine vétérinaire*, année 1855). Nous admettons maintenant avec Meckel que la portion du fessier moyen qui, chez le cheval, s'attache derrière le trochanter doit être regardée comme l'analogue du pyramidal. D'autres considérations, et principalement l'étude des rapports du grand nerf sciatique avec les muscles environnants, mènent également à cette conclusion.

Nous regrettons de ne pouvoir nous entendre aussi aisément avec notre bienveillant critique sur les autres déterminations litigieuses dont il parle dans son analyse. Nos récentes études nous confirment dans notre manière de voir. Nous espérons pouvoir développer un jour avec détail les preuves sur lesquelles nous nous appuyons.

terne du ligament ischiatique, se dirige en arrière en rampant sous la portion croupienne du long vaste, traverse ce muscle au-dessus de la tubérosité ischiale, et descend sous la portion sacrée du demi-tendineux, pour abandonner bientôt son trajet profond et devenir superficiel. Il s'échappe en effet entre ce dernier muscle

Fig. 189 (*).

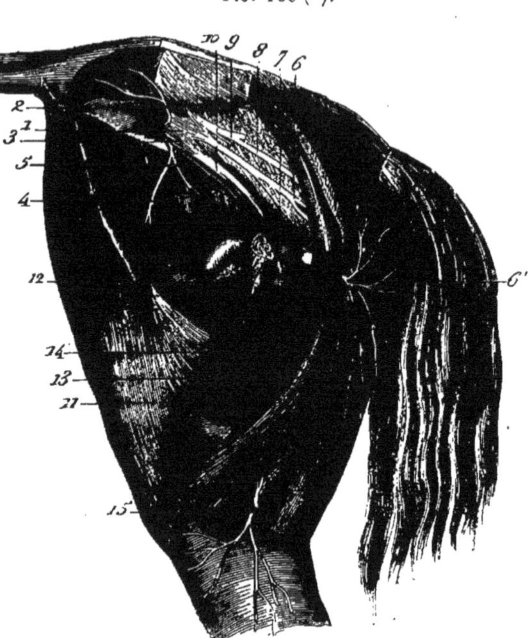

et le long vaste, et se perd sous la peau de la partie postérieure de la cuisse. Sa partie profonde émet des rameaux collatéraux qui renforcent les divisions du nerf honteux interne, ainsi que des filets pour la longue branche du muscle demi-tendineux.

6° Nerf petit fémoro-poplité, ou sciatique poplité externe (fig. 189, 14.—190, 4).

Le petit fémoro-poplité, placé en avant du grand nerf de même nom, sort avec lui par l'échancrure sciatique antérieure, et accompagne ce cordon jusque auprès des umeaux du bassin (voir plus loin le trajet parcouru par le grand fémoro-poplité). Il se dirige ensuite en avant et en bas, passe entre le long vaste et le bifémoro-calcanéen, et arrive en dehors de l'extrémité supérieure de la jambe, derrière le ligament latéral de l'articulation fémoro-tibiale, où il se termine par deux branches : le *nerf musculo-cutané* et le *tibial antérieur*.

(*) Fig. 189. — *Portion postérieure du plexus lombo-sacré.* — 1. Faisceau de réunion des trois premières paires sacrées. 2, 3, 4, 5. Nerfs fessiers antérieurs. 6, 6', 8. Nerfs fessiers postérieurs. 7, 9. Rameaux qui traversent le grand ligament ischiatique, et qui font communiquer les branches fessières postérieures avec les divisions du nerf honteux interne. 10, 11, 12, 13. Nerf grand fémoro-poplité et ses branches crurales. 14. Nerf petit fémoro-poplité. 15. Son rameau cutané ou la branche cutanée péronière.

Dans le long trajet qu'il parcourt depuis son origine jusqu'à sa bifurcation, le sciatique poplité externe ne fournit qu'un seul rameau collatéral : c'est un nerf cutané qui se détache de la branche-mère au-dessus des jumeaux de la jambe, et qui traverse l'extrémité inférieure du long vaste, pour se terminer par des rameaux divergents destinés à la peau de la jambe. Avant de devenir superficiel, ce nerf cutané donne un petit filet descendant qui va renforcer le nerf saphène externe, après avoir rampé sur le feuillet aponévrotique du jumeau externe. On voit donc que cette division nerveuse représente de la manière la plus parfaite la *branche cutanée péronière* de l'homme et le *nerf accessoire du saphène externe*. Ce dernier rameau procède quelquefois directement du sciatique comme on peut le remarquer dans la figure 190.

Branches terminales. — Ces deux branches animent la contractilité des muscles de la région jambière antérieure, et portent la sensibilité à la peau de la face antérieure du pied.

Le *nerf musculo-cutané* se place sous l'aponévrose jambière, envoie d'abord un paquet de rameaux dans l'extenseur latéral des phalanges, et continue à descendre entre ce muscle et son congénère, l'extenseur antérieur, jusqu'au milieu du tibia. Il traverse alors l'enveloppe fibreuse des muscles de la jambe, devient sous-cutané et gagne la face antérieure du métatarse, où il se perd dans la peau. Quelques-uns de ses filets terminaux peuvent être suivis jusqu'au boulet et même au delà (fig. 190, 6).

Le *nerf tibial antérieur* passe en avant du précédent sur le côté de l'extrémité supérieure de la jambe, et se plonge alors sous l'extenseur antérieur des phalanges, en donnant à ce muscle et au fléchisseur du métatarse de forts et courts rameaux. Puis il descend jusqu'au devant du tarse, toujours couvert par l'extenseur antérieur des phalanges, et placé au côté externe des vaisseaux tibiaux antérieurs. Quand il arrive en bas du tibia, il s'accole immédiatement à l'artère pédieuse, et la suit dans sa portion métatarsienne jusqu'au-dessus du boulet. Il quitte alors son vaisseau satellite et se porte sur le côté du doigt, où il s'épuise par émission de filets cutanés (fig. 190, 5).

Parmi les ramuscules que ce nerf abandonne dans son trajet, nous citerons ceux qui portent l'influence nerveuse au muscle pédieux (1).

7° GRAND NERF FÉMORO-POPLITÉ, OU GRAND SCIATIQUE (fig. 189, 10.—190, 1, 2).

Cet énorme tronc nerveux sort par la grande ouverture sciatique, sous forme d'une large bandelette qui s'applique à la face externe du ligament ischiatique. Compris d'abord entre ce ligament et le fessier moyen, il se dirige en arrière, en passant sur l'insertion fixe du petit fessier, et arrive en arrière des muscles ju-

(1) Chez l'homme, le grand nerf sciatique se divise vers le pli du jarret en deux branches terminales, qui ont été nommées *nerfs sciatiques poplités interne* et *externe*. Le nerf que nous venons de décrire est exactement semblable, sauf son mode d'origine, à cette dernière branche. Quant à la branche interne, elle est représentée, chez le cheval, par toute la portion du grand sciatique qui commence au-dessus des jumeaux de la jambe. On comprend que la division presque immédiate du plexus sacré en deux branches ne nous ait point permis de suivre absolument le mode de description adopté par les anthropotomistes.

meaux pelviens et carré crural. A partir de ce point, il s'infléchit pour descendre derrière la cuisse, où il se trouve logé dans la gaîne musculeuse que lui forment le long vaste, le demi-tendineux, le demi-membraneux et le grand adducteur de la cuisse. Arrivé vers l'extrémité supérieure de la jambe, il s'engage entre les deux ventres du bi-fémoro-calcanéen, longe en arrière le muscle perforé, et descend dans le creux du jarret, sous l'aponévrose jambière, en suivant le bord interne de la lanière fibreuse qui renforce la corde du jarret. Il se termine enfin au niveau du calcanéum, par deux branches : les *nerfs plantaires externe* et *interne*.

Fig. 190 (*).

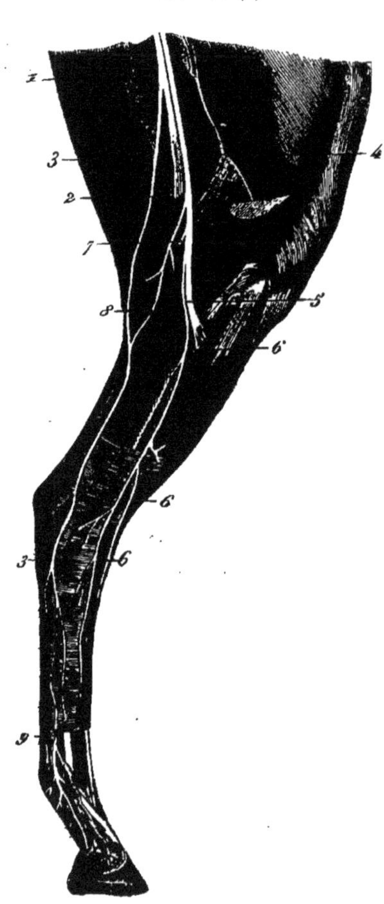

Dans son long trajet, ce nerf émet successivement : 1° une branche pour les muscles de la région pelvi-crurale profonde ; 2° une autre pour les muscles ischio-tibiaux ou cruraux postérieurs ; 3° le nerf saphène externe ; 4° un faisceau volumineux pour les muscles de la région jambière postérieure. Nous étudierons toutes ces branches collatérales du grand sciatique avant d'entamer la description des rameaux terminaux.

Branches collatérales. — 1° *Branches des muscles de la région pelvi-crurale profonde.* — On sait que cette région comprend l'obturateur interne, le piriforme, les jumeaux et le carré crural. La branche nerveuse qui leur est destinée se trouve mince et assez longue. Elle se détache du tronc sciatique au niveau du milieu de la crête sus-cotyloïdienne, et descend avec ce tronc derrière l'articulation coxo-fémorale, pour distribuer ses divisions terminales aux muscles sus-nommés. La plus longue et la plus forte va au carré crural. Celle de l'obturateur interne rentre dans le bassin par la petite échancrure sciatique et remonte jusque sur le piriforme.

2° *Branche des muscles ischio-tibiaux ou cruraux postérieurs.* — Cette branche est grosse et courte ; elle naît du coude formé par le grand fémoro-poplité au niveau des jumeaux pelviens, et se partage bientôt en plusieurs ramifications qui se jettent dans la courte portion du long vaste, la partie moyenne et inférieure du

(*) Fig. 190. — *Nerfs externes du membre postérieur.* — 1, 2. Nerf grand fémoro-poplité. 3. Nerf saphène externe. 4. Nerf petit fémoro-poplité. 5. Nerf tibial antérieur. 6. Nerf musculo-cutané. 7. Origine de la branche cutanée péronière. 8. Branche accessoire du nerf saphène externe. 9. Nerf plantaire externe avec ses divisions qui couvrent l'artère et la veine digitales.

demi-tendineux et dans le demi-membraneux. Quelques-uns des filets destinés à ce dernier muscle rampent entre sa substance et celle du grand adducteur de la cuisse, dans lequel ils se terminent en partie (fig. 189, 12).

3° *Nerf saphène externe.* — Ce nerf commence à 5 ou 15 centimètres environ du point où le grand sciatique se plonge entre les jumeaux de la jambe. Il se place sur le jumeau externe, et descend, en dessous de la lame aponévrotique spéciale qui recouvre ce muscle, jusqu'à l'origine de la corde du jarret. Il reçoit alors son *nerf accessoire*, c'est-à-dire le filet de renforcement qui provient de la branche cutanée du petit fémoro-poplité, et se prolonge alors sous l'aponévrose jambière, dans le creux du jarret, en accompagnant la veine saphène externe, et en suivant le bord externe de la lanière fibreuse destinée au renforcement du tendon d'Achille. Il présente ainsi, en dehors du jarret, la situation que le grand sciatique occupe au côté interne. On le voit ensuite passer sur la région tarsienne et s'épuiser en dehors du métatarse par plusieurs filets, dont quelques-uns descendent jusque sur le côté externe du doigt (fig. 189, 13 et 190, 3).

4° *Faisceaux des muscles jambiers postérieurs.* — Ce faisceau est constitué par de nombreuses branches qui s'échappent toutes à la fois du sciatique, à son passage entre les jumeaux, en formant un tronc gros et court. Les muscles de la couche superficielle, c'est-à-dire le bi-fémoro-calcanéen, le perforé et le petit ruban charnu, improprement nommé plantaire grêle par les vétérinaires, reçoivent des rameaux qui se distinguent par leur grand nombre et leur brièveté. Ceux de la couche profonde sont animés par les filets d'une branche unique, forte et longue, qui descend entre le perforé et le jumeau interne. On remarquera que le filet du prétendu plantaire grêle passe sous le jumeau externe en dehors du perforé, et qu'il représente exactement, par sa position, le rameau du soléaire de l'homme. Nous avons donc eu raison, avec Vicq-d'Azyr, Cuvier et d'autres auteurs, de nommer ce petit muscle soléaire, au lieu de lui conserver son nom de plantaire grêle qui s'applique à un autre élément musculaire.

5° Dans son trajet le long de la corde du jarret, le sciatique émet quelques minces filets cutanés que nous ne croyons pas devoir signaler plus amplement.

Branches terminales. — *Nerfs plantaires* (fig. 188, 10). — Ces nerfs s'engagent tous deux dans la gaîne tarsienne, en arrière du tendon perforant, avec les artères plantaires. Vers l'extrémité supérieure du canon, ils se séparent définitivement l'un de l'autre ; l'externe se porte en dehors entre le tendon précité et le métacarpien rudimentaire ; l'interne se place en dedans de ce tendon, et suit le bord postérieur du métacarpien interne. Tous deux descendent ensuite sur le boulet, où ils se comportent comme les nerfs analogues du membre antérieur.

CHAPITRE III.

DU GRAND SYMPATHIQUE.

Préparation du grand sympathique (on doit exécuter sur la même pièce celle des nerfs pneumogastrique et spinal). — Après avoir placé le sujet en première position, on enlèvera la masse des intestins, puis on procédera à la dissection de toute la portion abdomino-pelvienne du système, et à celle des branches terminales du pneumogastrique, après avoir avoir abattu l'un des membres postérieurs, et avoir fait sauter la plus grande partie du coxal en sciant la symphyse du bassin avec le col de l'ilium. Le membre antérieur du même côté sera ensuite détaché, l'épaule étant sciée préalablement en travers de sa partie moyenne, et la poitrine sera ouverte par l'ablation de toute la paroi costale, ablation pratiquée au moyen de deux traits de scie, l'un opérant la section des cartilages sternaux, l'autre celle des côtes près de leur extrémité supérieure. On peut alors préparer toute la portion thoracique de l'appareil nerveux ganglionnaire et des nerfs pneumogastriques. Il ne reste plus à effectuer que la dissection du sympathique et du nerf vague dans la région cervico-céphalique, avec celle du nerf spinal, opération qui n'offre aucune difficulté, et qui sera précédée de l'extirpation de la branche du maxillaire inférieur.

Le *grand sympathique*, encore appelé *trisplanchnique*, à cause de sa position et de sa destination, est l'appareil nerveux des organes de la vie végétative.

Comme l'ont déjà appris les considérations générales sur les nerfs et sur l'ensemble du système nerveux, cet appareil a pour base deux longs cordons étendus de la tête à la queue, sous la colonne vertébrale, à droite et à gauche de la ligne médiane.

Chaque cordon présente sur son trajet de nombreux ganglions, et doit à leur présence l'aspect d'une véritable chaîne.

A cette chaîne arrivent des *rameaux afférents*, qui la constituent par leur réunion ; rameaux fournis par les nerfs du bulbe rachidien et par les branches spinales inférieures, moins celles de la région coccygienne. Ceux qui s'en échappent pour se jeter dans les viscères prennent le nom de *rameaux efférents* ou *émergents*.

Cette idée générale de la disposition du grand sympathique montre assez que sa double chaîne ganglionnaire ne représente point deux nerfs particuliers, naissant dans un point déterminé et finissant dans un autre. Ces deux cordons n'ont, à proprement parler, ni origine, ni terminaison. On pourrait les comparer, sous ce rapport, à l'artère spinale médiane qui présente à peu près le même mode de constitution, avec ses *afférents* fournis par les rameaux spinaux des trous de conjugaison, et ses *efférents* destinés à la substance de la moelle.

Pour décrire la chaîne sympathique, nous la diviserons en cinq sections : une *céphalique*, une *cervicale*, une *dorsale*, une *lombaire*, une *sacrée*.

1° Portion céphalique de la chaîne sympathique.

Elle se compose des *ganglions sphéno-palatin*, *ophthalmique*, *otique*, qui communiquent tous trois avec le ganglion cervical supérieur. Leur description a été rattachée à celle de la cinquième paire encéphalique.

2° Portion cervicale de la chaîne sympathique.

La section cervicale de la chaîne ganglionnaire est formée de deux gros ganglions placés l'un en haut, l'autre en bas du cou, et reliés l'un à l'autre par un cordon intermédiaire.

A. Ganglion cervical supérieur ou guttural (fig. 191, 1). — Ce ganglion représente un corps fusiforme très allongé, accolé à l'artère carotide interne, compris avec elle dans un repli particulier de la membrane de la poche gutturale, et situé ainsi en avant de l'apophyse transverse de l'atlas, à proximité des nerfs glosso-pharyngien, pneumogastrique, spinal, hypoglosse, et de la branche inférieure de la première paire cervicale : nerfs mis en communication avec le ganglion par de minces filets, et formant de cette manière autour de lui un véritable plexus qui a été appelé *plexus guttural* par les anatomistes vétérinaires.

Rameaux afférents. — Ce sont les filets de communication appartenant aux nerfs qui viennent d'être énumérés. Ils sont trop peu importants pour mériter une mention particulière.

Rameaux émergents. — Ce sont : 1° des branches accompagnant l'artère carotide interne jusque dans le crâne ; 2° un gros faisceau qui gagne l'origine des trois divisions terminales de la carotide primitive ; 3° de petits filets pour la membrane de la poche gutturale et la paroi du pharynx.

Voici les principaux caractères anatomiques de ces trois ordres de rameaux :

a. Les *branches satellites de l'artère carotide interne* naissent à l'extrémité supérieure du ganglion. Elles peuvent varier de nombre. On en trouve généralement deux de volume inégal, une *postérieure*, et une *antérieure* qui est la plus petite. On les voit enlacer la carotide interne en s'anastomosant entre elles, et pénétrer avec ce vaisseau dans le sinus caverneux, où elles forment, par leurs divisions, un petit appareil plexiforme désigné sous le nom de *plexus caverneux*, plexus dont les diverses branches se mettent en rapport avec plusieurs des nerfs encéphaliques. Parmi ces branches on remarquera : 1° quelques filets réunis aux filets analogues du côté opposé, sur l'anastomose transverse qui joint les deux carotides internes dans le sinus caverneux ; 2° un rameau accolé au grand nerf pétreux, et concourant ainsi à la formation du nerf vidien, qui s'insère au ganglion sphéno-palatin ; 3° un ramuscule se rendant au ganglion ophthalmique, en compagnie des fibres de la branche ophthalmique de la cinquième paire ; 4° plusieurs filets se rendant au ganglion de Gasser ; 5° des rameaux qui se mêlent aux fibres des trois nerfs moteurs de l'œil.

b. Le *faisceau carotidien inférieur*, ou le faisceau destiné à l'extrémité terminale de la carotide primitive, s'échappe de la partie inférieure du ganglion guttural. Souvent il ne forme à son origine qu'un seul gros cordon. Mais ordinairement il est composé, dès son point de départ, de plusieurs rameaux reliés les uns aux autres par des filets de communication. Arrivés à leur destination, ces rameaux rencontrent des ramuscules émanés du glosso-pharyngien et du pneumogastrique, et s'anastomosent avec eux, pour former, autour de l'origine des trois branches terminales de la carotide primitive, le *plexus* dit *carotidien*, dont les ramifications suivent presque exclusivement la carotide externe et vont se perdre en majeure partie dans les glandes et les granulations salivaires. La division qui suit, chez l'homme, l'artère sphéno-épineuse se rend au ganglion otique ; il en est de même sans doute dans les animaux.

c. Les *filets gutturaux* et *pharyngiens*, nés du bord antérieur du ganglion et du faisceau carotidien inférieur, sont généralement fort déliés. Ceux qui gagnent la paroi supérieure du pharynx concourent, avec le glosso-pharyngien et le pneumogastrique, à former le *plexus pharyngien*.

B. CORDON INTERMÉDIAIRE AUX DEUX GANGLIONS CERVICAUX. — Ce cordon

Fig. 191 (*).

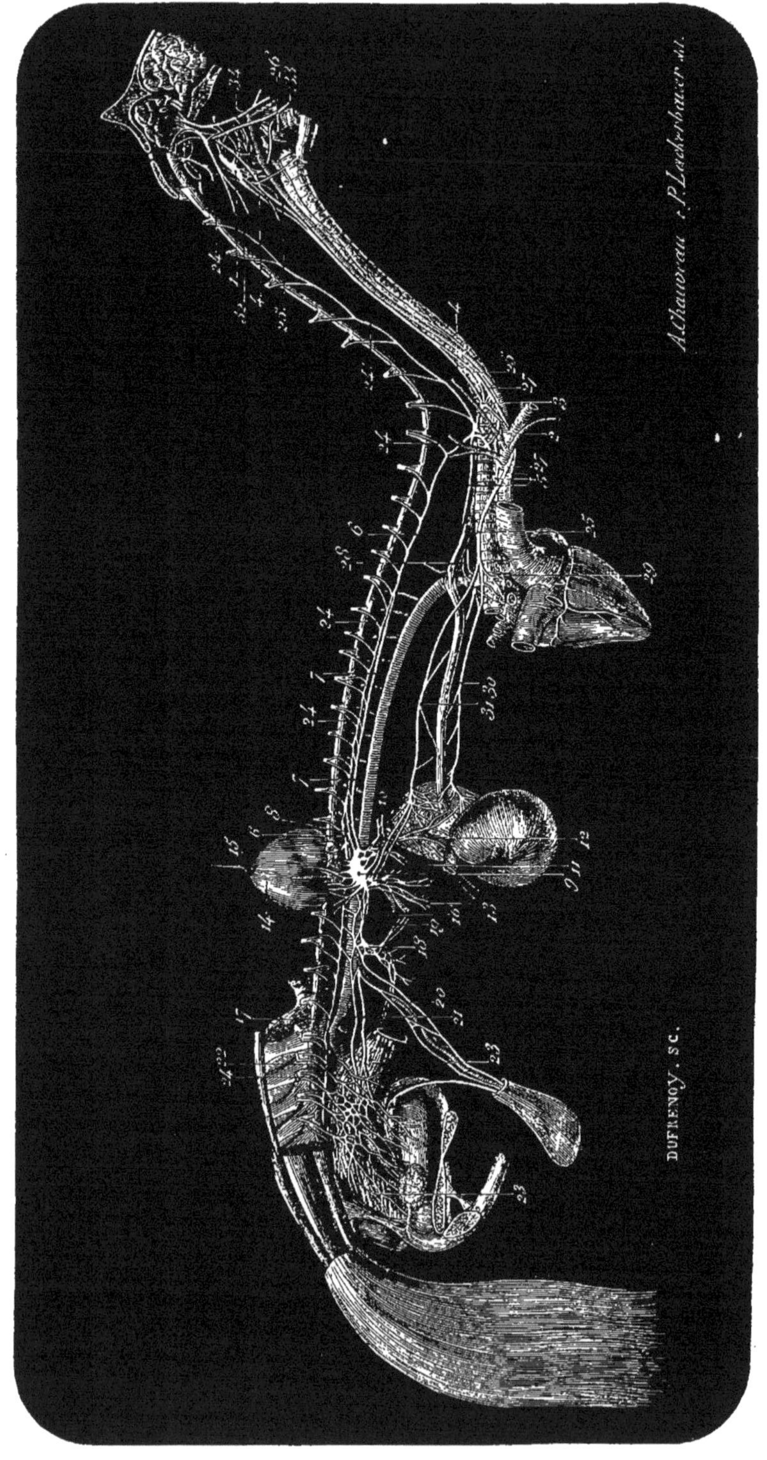

part de l'extrémité inférieure du ganglion cervical supérieur, s'accole intimement au pneumogastrique, qui le surpasse toujours en volume, et descend ainsi jusqu'à l'entrée de la poitrine, où il se sépare du nerf vague et se jette dans le ganglion cervical inférieur. Il ne reçoit ni ne donne aucune branche dans son trajet.

C. GANGLION CERVICAL INFÉRIEUR (fig. 191, 2). — Généralement plus gros que le supérieur, ce ganglion est placé en dedans de l'insertion costale du muscle scalène inférieur. Le droit, toujours un peu plus antérieur que l'autre se trouve immédiatement appliqué contre le côté de la trachée. Celui du côté gauche en est séparé par l'œsophage. L'un et l'autre répondent en dehors à l'artère vertébrale.

Le ganglion cervical inférieur présente des formes fort sujettes à varier et très irrégulières. Il est tantôt lenticulaire, tantôt plus ou moins allongé, toujours comme étoilé, quelquefois double. Dans ce dernier cas, qui se rencontre peut-être plus fréquemment à gauche qu'à droite, ses deux portions se distinguent en antérieure et postérieure : celle-ci formant le *ganglion cervical inférieur* proprement dit (fig. 191, 2); celle-là beaucoup plus petite, reliée à l'autre par un large et court ruban grisâtre, et constituant ce qui a été appelé chez l'homme le *ganglion cervical moyen* (fig. 191, 3).

En avant, le ganglion dont la description nous occupe reçoit le cordon intermédiaire aux deux renflements ganglionnaires de la région du cou, soit directement, soit par l'intermédiaire du ganglion cervical moyen, quand celui-ci existe. Il se continue en arrière avec la portion dorsale de la chaîne sympathique.

Rameaux afférents. — On en compte deux, provenant des paires cervicales.

L'un est un gros nerf satellite de l'artère vertébrale, logé avec elle dans les trous trachéliens des vertèbres du cou, formé par des filets émanés des deuxième, troisième, quatrième, cinquième, sixième et septième paires cervicales, et qui apporte ainsi en masse au grand sympathique le contingent de fibres nerveuses afférentes de la plupart des nerfs cervicaux (fig. 191, 24').

L'autre rameau est une branche isolée venant de la huitième paire cervicale.

On doit signaler de plus, au nombre des afférents, les filets envoyés par le pneumo gastrique, filets qui aboutissent au ganglion cervical moyen lorsque celui-ci ne manque point. (*Voir la description du pneumogastrique.*)

Rameaux émergents. — Ils se détachent de la partie postérieure et inférieure

(*) Fig. 191. — *Ensemble du grand sympathique. (Figure en partie théorique. La moelle épinière est représentée dépouillée de son étui osseux dans toute l'étendue de ses portions cervicale, dorsale et lombaire.)*

De 1 à 2. *Portion cervicale de la chaîne sympathique.* — 1. Ganglion cervical supérieur, au milieu du plexus guttural. 2. Ganglion cervical inférieur. 3. Ganglion cervical moyen. 4. Cordon cervical intermédiaire, intimement uni, dans sa partie moyenne, avec le pneumogastrique. 5. Nerfs cardiaques.

6. *Portion dorsale de la chaîne sympathique.* — 7. Nerf grand splanchnique. 8. Nerf petit splanchnique. 9. Ganglion semi-lunaire, centre du plexus solaire. 10. Portion de l'artère hépatique entourée par son plexus. 11. L'artère splénique *de même.* 12. L'artère gastrique *de même.* 13. L'artère mésentérique antérieure *de même.* 14. Rein, maintenu relevé par une érigne, recevant le plexus rénal. 15. La capsule surrénale *de même.* 16. Plexus lombo-aortique.

17. *Portion lombaire de la chaîne sympathique.* — 18. Plexus mésentérique postérieur. 19. Branches de ce plexus allant au plexus mésentérique antérieur. 20. Plexus testiculaire. 21. Les rameaux qui vont au plexus pelvien.

22. *Portion sacrée de la chaîne sympathique.* — 23. Plexus pelvien.

24. *Rameaux afférents fournis au sympathique par les paires rachidiennes.* — 24'. Le cordon qui reçoit six des rameaux cervicaux.

25. *Nerf pneumogastrique.* — 26. Nerf laryngé supérieur (on voit le rameau pharyngien se détacher du pneumogastrique un peu au-dessous). 27. Nerf laryngé inférieur du côté droit. 28. Celui du côté gauche au point où il contourne la crosse de l'aorte. 29. Nerfs du plexus bronchique. 30. Rameau œsophagien supérieur. 31. Rameau œsophagien inférieur. — 32. *Nerf spinal.* — 33. *Nerf hypoglosse.* — 34. *Nerf glosso-pharyngien* (représenté trop gros).

du ganglion, et se portent, pour la plupart, au cœur. Quelques filets extrêmement fins vont au médiastin antérieur ou se jettent sur les artères collatérales du tronc brachial.

Les *nerfs cardiaques* (fig. 191, 5) traversent le péricarde par sa base, s'accolent à l'aorte primitive, et se distribuent ensuite au tissu des ventricules et des oreillettes. Quelques-uns suivent les divisions de l'artère pulmonaire, et vont concourir à la formation du plexus bronchique.

Pour arriver au cœur, ces nerfs suivent les artères axillaires et la trachée, en formant sur la face inférieure de ce dernier conduit un très large faisceau nommé *plexus trachéal* en anatomie vétérinaire, plexus impair, traversé d'arrière en avant par les deux nerfs récurrents, qui lui abandonnent ou qui en reçoivent de nombreux filets.

3° Portion dorsale de la chaîne sympathique.

Le cordon représenté par cette portion de la chaîne sympathique part du ganglion cervical inférieur, et s'étend, d'avant en arrière, jusqu'au diaphragme, en passant sous l'extrémité supérieure des côtes, ou plutôt sous les articulations vertébro-costales, contre lesquelles il se trouve appliqué par la plèvre, et en croisant les artères intercostales. Il se continue dans la cavité abdominale par la portion lombaire, après avoir franchi, avec le petit psoas, l'arcade du bord supérieur du diaphragme.

Ce cordon présente sur son trajet, au niveau de chaque espace intercostal, un petit renflement ganglionnaire fusiforme, soit dix-sept en tout. Les deux ou trois premiers manquent le plus souvent; mais alors l'extrémité antérieure du cordon offre, dans une assez grande étendue, l'aspect d'un ganglion rubané, qui semble provenir de l'allongement en arrière de la masse grise inférieure de la portion cervicale.

Rameaux afférents. — Fournis par les branches inférieures des nerfs dorsaux, ces rameaux sont au nombre de un à trois pour chaque ganglion. Pour se rendre du trou de conjugaison au sympathique, ils traversent l'extrémité supérieure de l'espace intercostal, en passant tantôt en arrière, tantôt en avant de l'artère de même nom.

Rameaux émergents. — Quelques-uns, en fort petit nombre et très déliés, sont destinés aux plèvres. Ceux qui doivent surtout fixer l'attention sont les *nerfs grand et petit splanchniques.*

a. Nerf grand splanchnique (fig. 191, 7). — Il commence à se détacher de la chaîne dorsale vers le sixième ou le septième ganglion, se dirige en arrière, accolé au côté externe de cette chaîne, reçoit un rameau de renforcement de chacun des renflements au voisinage desquels il passe, les deux ou trois derniers exceptés, et pénètre dans la cavité abdominale par l'arcade du psoas, où il présente habituellement une petite masse ganglionnaire; après quoi il s'infléchit en dedans, et se termine, sur le côté de l'aorte, entre les troncs cœliaque et mésentérique, par une seconde masse énormément développée, désignée sous le nom de *ganglion solaire.*

Les deux *ganglions solaires* ou *semi-lunaires*, comme on dit encore, les plus considérables de l'économie tout entière, sont allongés d'avant en arrière et aplatis de dessus en dessous. Ils communiquent l'un avec l'autre au moyen d'un large et fort cordon grisâtre embrassant en arrière le tronc de la grande mésentérique, et par une multitude de filets qui vont du gauche au droit en avant de ce même vaisseau : disposition d'où résulte un plexus impair situé à la face inférieure de l'aorte entre l'origine des deux troncs artériels précités.

Ce plexus, nommé *plexus solaire*, reçoit quelques branches du cordon œsophagien supérieur du pneumogastrique. Il se subdivise, sur la périphérie, en plusieurs plexus secondaires qui partent, comme d'un centre, du réseau principal, et dont les ramifications, très grosses et très nombreuses, se portent dans les organes voisins en accompagnant les divisions artérielles, autour desquelles on les voit s'enlacer et s'anastomoser d'une manière très compliquée. C'est ainsi que l'on décrit à part : 1° un *plexus gastrique*, allant à l'estomac, sur les parois duquel ses rameaux s'anastomosent avec ceux des pneumogastriques ; 2° un *plexus hépatique*, destiné au foie, au duodénum, au pylore, au pancréas ; 3° un *plexus splénique*, qui se jette dans la rate et en partie sur l'estomac ; 4° un *plexus mésentérique antérieur*, le plus considérable de tous, se distribuant aux mêmes organes que l'artère de même nom ; 5° un *plexus rénal* et un *plexus surrénal*, ces deux derniers doubles, peu distincts l'un de l'autre, et gagnant, par leurs divisions terminales, les reins et les capsules surrénales.

Il faut ajouter enfin à ce riche appareil nerveux le plexus *lombo-aortique*, formé par des branches fortes et nombreuses qui naissent du plexus solaire en arrière de l'artère grande mésentérique, rampent sur les côtés et la face inférieure de l'aorte, en s'anastomosant fréquemment ensemble, et se réunissent au plexus mésentérique postérieur.

b. Nerf petit splanchnique (fig. 191, 8). — Ce rameau est constitué par deux ou trois filets qui émanent des derniers ganglions sous-dorsaux, et qui, au lieu de se réunir, comme les autres, au nerf grand splanchnique, avec lequel ils communiquent, du reste, par une ou deux fines divisions, se rassemblent en un court et mince cordon, dont les ramifications se jettent directement dans le plexus solaire ou se confondent avec les nerfs du rein et de la capsule surrénale.

4° Portion lombaire de la chaîne sympathique.

Elle représente un cordon semblable à celui de la portion dorsale, pourvu de renflements ganglionnaires fusiformes en nombre égal à celui des paires nerveuses lombaires. Ce cordon, appliqué sur le petit psoas près du ligament vertébral commun inférieur, est recouvert à gauche par l'aorte, à droite par la veine cave postérieure. Il se continue directement avec la portion sacrée de la chaîne sympathique au niveau de l'articulation lombo-sacrée.

Rameaux afférents. — Fournis par les branches inférieures des nerfs lombaires, ces rameaux se comportent exactement comme ceux de la région dorsale.

Rameaux émergents. — Ce sont de courts filets analogues à ceux qui constituent par leur réunion les nerfs splanchniques. Leur nombre n'est pas constant. Il est, en général, inférieur à celui des ganglions. On en compte deux ou trois qu se réunissent au plexus lombo-aortique. Les autres gagnent l'origine de l'artère petite mésentérique, s'anastomosent autour d'elle avec l'extrémité postérieure des branches de ce plexus, et forment ainsi un nouveau réseau nerveux impair désigné sous le nom de *plexus mésentérique postérieur* (fig. 191, 18).

Ce plexus, au centre duquel existe un ganglion plus ou moins volumineux, envoie sur les diverses branches de l'artère petite mésentérique des ramifications destinées aux parois du côlon flottant et du rectum.

Il fournit de plus : 1° deux ou trois gros rameaux qui suivent la veine mésaraïque postérieure et vont rejoindre le plexus mésentérique antérieur, après avoir jeté quelques divisions dans l'épaisseur du mésentère colique (fig. 191, 19).

2° Des branches satellites des deux *artères spermatiques*, constituant les plexus de même nom (fig. 191, 20).

3° Deux ou trois longues divisions (fig. 191, 21) qui entrent de chaque côté dans le bassin, en rampant sous la face externe du péritoine, et qui gagnent le plan latéral du rectum, où elles rencontrent des filets émanés directement des nerfs sacrés inférieurs. De l'anastomose de ces divisions résulte un riche réseau nerveux, appelé chez l'homme *plexus hypogastrique*, et que nous désignerons sous le nom de *plexus pelvien*, réseau destiné à tous les organes contenus dans la cavité du bassin (fig. 191, 23).

5° Portion sacrée de la chaîne sympathique.

Continuation du cordon lombaire, cette partie de la chaîne sympathique se trouve située sous le sacrum, en dedans des nerfs sacrés inférieurs. Elle présente quatre ganglions très allongés, qui communiquent avec ces nerfs par un ou plusieurs filets, et qui donnent naissance à plusieurs ramuscules très fins, perdus dans le tissu cellulaire de la face inférieure du sacrum. Son extrémité postérieure, qui termine en arrière le grand sympathique, ne semble pas se comporter toujours de la même manière. On la voit parfois s'effiler en un ramuscule très délié, qui se porte sur l'artère coccygienne médiane et s'anastomose avec celui du côté opposé. Mais parfois aussi on ne distingue pas ce ramuscule, et le cordon sous-sacré semble être brusquement terminé par le filet de communication de la dernière paire sacrée.

LIVRE SEPTIÈME.

APPAREILS DES SENS.

Parmi les nerfs dont la description vient d'être faite dans le livre précédent, ceux qui ont été désignés sous le nom de *nerfs sensibles* ont pour usage principal ou même exclusif, avons-nous dit, de conduire à l'encéphale les excitations qui ont leur source dans le monde physique extérieur. Ces nerfs représentent donc les instruments essentiels des sensations, et les organes dans lesquels ils se rendent constituent les **Appareils des sens.** Ceux-ci, admirablement disposés pour la réception des excitations cérébrales, sont au nombre de cinq : l'*appareil du sens du toucher*, l'*appareil du goût*, l'*appareil de l'odorat*, l'*appareil de la vision* et l'*appareil de l'ouïe*. Nous allons, dans une esquisse rapide, faire connaître leurs principaux caractères.

CHAPITRE PREMIER.

APPAREIL DU TOUCHER.

Le sens du toucher est préposé à l'appréciation des sensations tactiles et, accessoirement, de celles qui résultent des variations de température.

L'appareil qui le constitue est formé par les radicules périphériques des nerfs de la sensibilité générale, dispersées dans le tégument externe, c'est-à-dire dans la peau, cette membrane résistante qui enveloppe exactement tout le corps de l'animal, et se continue au pourtour des ouvertures naturelles avec le tégument interne ou les membranes muqueuses.

La peau tout entière représente donc l'organe du toucher ; mais cette membrane offre, comme dans l'homme, certaines régions privilégiées qui jouent un rôle beaucoup plus actif que les autres dans l'exercice de ce sens : ce sont les quatre extrémités et les lèvres.

L'étude de la peau étant du ressort de l'anatomie générale, cette membrane ne peut être décrite ici avec détail ; on se bornera à examiner la disposition fondamentale de la *peau proprement dite* et de *ses appendices*.

Art. I. — De la peau proprement dite.

La peau proprement dite se compose de deux parties : le *derme* et l'*épiderme*.

Le *derme* ou le *chorion* forme presque la totalité de l'épaisseur de la membrane. C'est un tissu de fibres celluleuses et élastiques, disposées en faisceaux entrecroisés et nattés d'une manière très solide, tissu extrêmement serré, dans lequel se ramifient un nombre considérable de nerfs et de vaisseaux sanguins ou lymphatiques. Sa face interne adhère plus ou moins aux parties sous-jacentes par l'intermédiaire d'une expansion cellulo-graisseuse. Sa face externe, couverte par l'épiderme, qu'elle sécrète, est percée de trous qui livrent passage aux poils, ou qui versent à la surface de la peau le produit de sécrétion des glandes sudoripares et sébacées, glandes microscopiques situées dans l'épaisseur du tégument ou dans la couche cellulo-graisseuse qui en double la face profonde ; cette face externe présente de plus une multitude de petites élevures désignées sous le nom de *papilles*, et dans lesquelles se terminent le plus grand nombre des extrémités nerveuses.

Le derme n'a point partout la même épaisseur ; il est beaucoup plus mince dans les points qui se trouvent protégés par leur position même contre les causes vulnérantes, comme le dessous du ventre, la face interne des membres, l'entre-deux des cuisses, etc. ; il est aussi fort peu épais au pourtour des ouvertures naturelles, pour ménager la transition entre les deux téguments, et laisser à ces ouvertures toute la flexibilité dont elles ont besoin.

L'*épiderme* est une mince pellicule recouvrant la face superficielle du derme, pellicule privée de nerfs et de vaisseaux, formée de cellules microscopiques qui sont incessamment déposées sur le chorion, qui s'aplatissent en lamelles en s'éloignant de celui-ci, et se détruisent par les frottements extérieurs. Cette pellicule est moulée par sa face profonde sur la face externe du derme ; sa face superficielle se trouve couverte par les poils.

Chez les Solipèdes et d'autres animaux, l'épiderme est presque généralement coloré en noir par des corpuscules pigmentaires mêlés à ses cellules constituantes, coloration qui a pour but de prévenir les effets rubéfiants de l'ardeur des rayons solaires en augmentant le pouvoir absorbant et rayonnant de la surface cutanée. Dans le plus grand nombre des cas, cette coloration manque chez le mouton, dont la peau se trouve protégée par une toison épaisse, et le plus souvent aussi chez le porc, que ses habitudes, à l'état sauvage, comme en domesticité, tiennent éloigné de l'action directe du soleil.

Art. II. — Des appendices tégumentaires.

On désigne ainsi les *poils* et les *productions cornées*, dépendances de la couche épidermique de la peau.

§ I. — Des poils.

Les poils sont les filaments qui forment par leur ensemble le revêtement extérieur de la peau des animaux. Ces filaments sont implantés dans l'épaisseur du derme et quelquefois même dans les tissus sous-jacents, enveloppés par leur base dans un follicule, *petite gaîne* plus ou moins compliquée, au fond de laquelle se développent les éléments de ces appendices.

Chez le cheval, on doit distinguer les *crins* des *poils proprement dits :* ceux-ci fins, courts, surtout dans les régions où la peau est mince, imbriqués les uns sur les autres, et répandus sur toute la surface du corps, en une couche continue qui prend le nom de *robe* ; ceux-là longs et flottants, occupant le sommet de la tête, où ils représentent le *toupet*, le bord supérieur de l'encolure, où ils constituent la *crinière*, et enveloppant d'une belle touffe l'appendice caudal. Quelques-uns forment, au bord libre des paupières, les organes spéciaux désignés sous le nom de *cils*, et les *tentacules* des lèvres.

Dans l'âne et le mulet, le toupet et la crinière sont nuls ou rudimentaires; et les crins de la queue, moins abondants que dans le cheval chez ce dernier animal, sont à peine suffisants chez le premier pour composer un simple bouquet à l'extrémité de l'organe.

Chez le bœuf, il n'existe de crins, comme dans l'âne, qu'à l'extrémité de la queue.

Il n'y en a point dans les autres animaux, qui ne possèdent que les poils de la robe.

§ II. — Des productions cornées.

Les tissus cornés forment plusieurs groupes : le premier comprend les *cornes* des animaux ruminants ; le second, les *châtaignes* des solipèdes ; le troisième, la couche protectrice qui enveloppe l'extrémité des doigts, c'est-à-dire les *ongles* des carnassiers et des rongeurs, les *onglons* du porc, du bœuf, du mouton et de la chèvre, les *sabots* du cheval, de l'âne et du mulet. Ces dernières productions, rangées au nombre des organes les plus importants de l'appareil locomoteur des animaux solipèdes, nous arrêteront seules quelques instants.

1° Des cornes frontales.

Ce sont des étuis coniques, plus ou moins larges, plus ou moins contournés, plus ou moins annelés transversalement, formés de couches ou cornets concentriques dans la constitution desquels n'entrent que des lamelles épithéliales et quelques corpuscules pigmentaires. Les cornes s'accroissent comme l'épiderme et les poils ; leurs éléments sont sécrétés par la portion du chorion qui s'étend sur les chevilles osseuses du frontal et les enveloppe complétement, portion de peau remarquable par sa grande vascularité.

2° Des chataignes.

On appelle *châtaigne* une petite plaque cornée qui existe chez le cheval, sur la face interne de l'avant-bras, vers le tiers inférieur de la région, et à l'extrémité supérieure de la face interne du canon, au membre postérieur. C'est un amas de lamelles épithéliales disposées en couches superposées, amas qui représente peut-être le vestige du pouce chez les animaux Solipèdes (Joly et Lavocat).

Les châtaignes postérieures manquent dans l'âne. Celles du mulet sont fort petites.

3° Des ongles des carnassiers et des rongeurs.

Chez ces animaux, la troisième phalange des doigts est enveloppée d'un étui conique recourbé par en bas comme cette phalange elle-même. Cet étui corné, désigné sous le nom d'*ongle* ou de *griffe*, présente à peu près la même organisation que les cornes des Ruminants; il se développe et s'accroît de la même manière que le sabot des Solipèdes; sa matrice est un prolongement du chorion tégumentaire, qui s'étend sur la troisième phalange après s'être enfoncé dans la rainure circulaire creusée autour de la base de cet os.

Placé à l'extrémité de la région digitée, l'ongle, chez aucun de ces animaux, ne sert en rien dans les actes locomoteurs, l'appui des membres sur le sol s'opérant, non par l'extrémité des doigts, mais par toute l'étendue de leur face plantaire. Aussi trouve-t-on sur cette face une sorte de semelle épidermique couvrant cinq tubercules fibro-graisseux : quatre petits, placés sur le trajet des quatre doigts principaux (le pouce n'est jamais assez développé pour appuyer à terre), et un plus gros, central, circonscrit en avant par les autres; tubercules destinés à amortir l'effet de la pression du corps.

Chez le chat, les griffes, très aiguës, sont rétractiles, c'est-à-dire qu'elles se relèvent en se renversant dans les espaces interdigités, à l'aide d'un petit ligament jaune élastique qui se porte de la seconde à la troisième phalange. Elles constituent le plus puissant moyen d'attaque et de défense de cet animal. Dans le lapin, elles permettent à l'animal de fouir le sol. Elles peuvent avoir le même usage chez le chien.

4° Des onglons des pachydermes et des ruminants.

L'enveloppe cornée qui revêt l'extrémité des doigts de ces animaux représente une espèce de cupule à parois épaisses, ayant à peu près exactement la forme de la troisième phalange, et généralement désignée sous le nom d'*onglon*.

On en distingue à chaque membre deux grands et deux petits : les premiers, enveloppant l'extrémité des doigts principaux, reposant seuls sur le sol, et figurant dans leur ensemble le sabot des solipèdes; les seconds, placés au-dessus et en arrière des premiers, tout à fait rudimentaires dans les ruminants, où ils prennent particulièrement le nom d'*ergots*.

Comme les caractères anatomiques de ces onglons, de même que la disposition du chorion formateur, se rapprochent de ce qui existe chez les solipèdes, nous n'entrerons à leur sujet dans aucun détail les concernant spécialement.

5° Du sabot des solipèdes.

Le sabot des solipèdes est d'une étude extrêmement importante, à cause des nombreuses maladies dont cette région peut être le siége. Aussi a-t-il fait à lui seul le sujet de plusieurs ouvrages volumineux auxquels nous renverrons pour l'étude complète de son organisation (1), car nous ne pouvons donner ici que les détails descriptifs essentiels, c'est-à-dire ceux qui sont nécessaires pour remplir le cadre que nous nous sommes tracé.

Nous allons nous occuper d'abord de passer en revue les parties contenues dans le sabot, pour revenir ensuite sur la description de cette boîte cornée.

a. Des parties contenues dans le sabot.

En procédant de dedans en dehors, on trouve à l'intérieur de la boîte cornée : 1° le troisième phalangien, le petit sésamoïde et la partie inférieure du deuxième phalangien, os réunis par l'articulation du pied ; 2° les quatre ligaments qui assujettissent cette articulation ; 3° le tendon de l'extenseur commun des phalanges, qui l'affermit en avant, et celui du perforant, qui la soutient en arrière, en se fixant sur l'os du pied après avoir glissé sur la face postérieure du petit sésamoïde; 4° l'appareil complémentaire du troisième phalangien; 5° la matrice du sabot ou la membrane kératogène, prolongement du derme qui recouvre la région digitée : parties auxquelles il faut joindre les vaisseaux et les nerfs de cette région.

La description des os a été faite pages 83, 84 et 85 ;

Celle de l'articulation et de ses ligaments, pages 153 et 154 ;

Celle du tendon de l'extenseur antérieur des phalanges, pages 256 et 257 ;

Celle du tendon du perforant, page 264 ;

Celle des artères, pages 517, 518, 519, 520 ;

Celle des veines, page 578 à 583 ;

Celle des nerfs, page 714.

Il nous reste à nous occuper ici de l'*appareil complémentaire du troisième phalangien* et de la *membrane kératogène.*

A. Appareil complémentaire de l'os du pied. — Dans l'indication que nous avons faite de cet appareil à la page 85, nous avons dit qu'il se compose de « deux pièces latérales, les *fibro-cartilages* de l'os du pied, réunis en arrière et en bas par le *coussinet plantaire*, masse fibreuse et élastique sur laquelle repose le petit sésamoïde par l'intermédiaire du tendon perforant. » Nous allons prendre cette distinction pour base de notre étude.

1° **Fibro-cartilages de l'os du pied.** — Chacune de ces pièces représente une plaque aplatie d'un côté à l'autre, offrant la forme d'un parallélogramme obliquangle prolongeant en arrière le troisième phalangien. — Leur face externe, convexe, percée de trous qui livrent passage à des veines, surplombe légèrement celle de l'os du pied.—La *face interne*, concave, creusée de gouttières vasculaires, recouvre en avant l'articulation du pied et le cul-de-sac synovial qui s'échappe entre les deux ligaments latéraux de cette articulation ; en bas et en arrière, elle s'unit au coussinet plantaire, soit par continuité de tissu, ce qui s'observe près du bord inférieur, soit par des tractus fibreux qui se portent de l'un à l'autre organe. — Le *bord supérieur*, tantôt convexe, tantôt rectiligne, est mince et taillé en écaille ; il est séparé du bord postérieur par un angle obtus, en avant duquel ce

(1) Voir particulièrement, parmi les ouvrages français, le plus complet et le plus récent, le *Traité de l'organisation du pied du cheval*, par M. H. Bouley.

bord est souvent entaillé d'une encoche profonde qui livre passage aux vaisseaux et aux nerfs de la portion digitée. — Le *bord inférieur* est attaché en avant sur les apophyses basilaire et rétrossale. En arrière de celle-ci, il se réfléchit en dedans pour se continuer avec le tissu de la face inférieure du coussinet plantaire. — Le *bord postérieur*, oblique d'avant en arrière et de haut en bas, est légèrement convexe, et rejoint les deux précédents. — Le *bord antérieur*, oblique dans le même sens, s'unit de la manière la plus intime au ligament latéral antérieur de l'articulation du pied, dont on ne peut le séparer que par un artifice de dissection. Il envoie sur ce ligament et sur le tendon de l'extenseur antérieur des phalanges une expansion fibreuse qui se confond avec celle du côté opposé.

Les fibro-cartilages comprennent dans leur structure un mélange de tissu fibreux et de tissu cartilagineux, mélange qui est loin d'être parfaitement homogène et fait partout dans les mêmes proportions. L'observation y démontre en outre des vaisseaux et même quelques fibres nerveuses.

Ceux du membre antérieur sont plus épais et plus étendus que les postérieurs.

2° **Coussinet plantaire.** — Le coussinet plantaire représente une espèce de coin, situé dans l'intervalle des deux plaques cartilagineuses du troisième phalangien, entre le tendon perforant et la paroi inférieure de la boite cornée. Sa forme permet d'y considérer une *face antéro-supérieure*, une *face inféro-postérieure*, une *base*, un *sommet*, deux *bords latéraux*.

La *face antéro-supérieure*, moulée sur l'expansion aponévrotique du tendon perforant, est « revêtue d'une membrane cellulo-fibreuse, *tunique propre du coussinet plantaire*, qui fait continuité par sa face interne aux cloisons fibreuses dont la substance de ce coussinet est traversée, et adhère par sa face externe (c'est-à-dire la face antérieure) à la *gaîne de renforcement* interposée entre elle et le tendon perforant (Bouley). » Cette expansion, qui se prolonge par en haut jusqu'au boulet, où elle se confond avec le fascia superficiel de la région métacarpienne, est bordée latéralement de deux bandelettes ligamenteuses, sorte d'ourlets très résistants, qui croisent très obliquement, dans leur partie moyenne, le faisceau formé par les vaisseaux et les nerfs du doigt. Chacune de ces bandelettes se fixe supérieurement, d'une part, à la base du doigt rudimentaire désigné sous le nom d'*ergot*, d'autre part au bouton du métacarpien latéral ; leur extrémité inférieure s'attache en dedans de l'apophyse rétrossale.

La *face inféro-postérieure* du coussinet, couverte par la membrane kératogène, présente dans son milieu le *corps pyramidal*, relief dont la forme rappelle exactement celle de la fourchette, à laquelle ce relief répond. Il présente donc, en avant, un prolongement conique impair ; en arrière, deux saillies divergentes séparées par une excavation médiane.

La *base* de l'appareil, tournée en arrière et en haut, est divisée par une dépression en deux renflements latéraux, désignés sous le nom de *bulbes du coussinet plantaire*, renflements sur lesquels arrivent, en dedans, les saillies postérieures du corps pyramidal, et qui se confondent en dehors avec l'angle postérieur et inférieur des plaques cartilagineuses. Cette partie du coussinet est, comme la face antérieure, couverte d'une expansion cellulo-fibreuse qui la sépare de la peau du paturon, expansion attachée par ses bords latéraux sur le bord postérieur des cartilages, et continuée supérieurement sur la surface de l'expansion antérieure, avec laquelle elle ne tarde pas à s'unir.

Le *sommet* forme un bord tranchant, plus ou moins régulièrement convexe, fixé sur la face plantaire de l'os du pied, en avant de la crête semi-lunaire et de l'insertion du tendon perforant, avec lequel le coussinet plantaire confond ses fibres à ce point.

Les *bords latéraux* présentent plus de largeur en arrière qu'en avant, à cause de la forme en coin qu'affecte l'organe tout entier. Ils sont en continuité avec la face interne des cartilages latéraux de la manière que nous avons indiquée en décrivant ceux-ci.

L'*organisation* du coussinet plantaire diffère notablement de celle des cartilages. Il a pour base un canevas fibreux, continu avec celui qui constitue la trame fondamentale de ces deux appareils latéraux, extrêmement serré vers la face inféro-postérieure de l'organe, devenant de plus en plus lâche en s'éloignant de cette région, et circonscrivant des aréoles remplies d'une pulpe jaunâtre, que M. H. Bouley a démontré être formée par une mince membrane cellulo-fibreuse jaune, élastique, plissée sur elle-même, et non par du tissu adipeux. Des vaisseaux sanguins et des nerfs abondants complètent cette organisation.

B. TÉGUMENT SOUS-CORNÉ OU MEMBRANE KÉRATOGÈNE. — La membrane kératogène enveloppe l'extrémité du doigt, en s'étalant sur l'expansion terminale du tendon de l'extenseur principal des phalanges, par l'intermédiaire d'un fascia fibreux, dépendance des cartilages latéraux, sur la moitié inférieure de la face externe de ces cartilages, sur les bulbes du coussinet plantaire, le corps pyramidal, la partie antérieure de la face plantaire du troisième phalangien, et sur la face antérieure du même os. Elle recouvre toutes ces parties à la manière d'un bas, sur lequel le sabot se trouve appliqué comme le soulier qui chausse le pied humain.

Cette membrane se continue avec la peau de la région digitée au niveau d'une ligne circulaire qui coupe la partie moyenne de la deuxième phalange, en s'inclinant obliquement d'avant en arrière et de haut en bas.

En dessous de cette ligne, le tissu sous-ongulé forme, en avant et sur les côtés, un renflement semi-cylindrique, couvert de prolongements villeux, et désigné sous le nom de *bourrelet*.

Sur le coussinet plantaire et la face inférieure de l'os du pied, elle représente une tunique également villeuse, le *tissu velouté*, tunique continue vers les bulbes du coussinet avec les extrémités du bourrelet.

La partie étalée sur la face antérieure du troisième phalangien constitue le *tissu feuilleté*, ainsi appelé à cause des lames ou feuillets parallèles qu'il présente à sa surface.

Nous allons étudier successivement ces trois régions de l'appareil kératogène.

1° **Bourrelet**. — Encore appelé *cutidure* (Bracy-Clarck), cet organe, qui représente la matrice de la paroi, se trouve logé dans la cavité creusée au bord supérieur de cette partie du sabot. Il forme, selon l'expression de M. H. Bouley, une saillie arrondie qui « proémine à la manière d'une corniche d'entablement » au-dessus du tissu podophylleux.

Son *bord inférieur* est séparé par une zone blanchâtre de l'extrémité supérieure des feuillets qui constituent ce dernier.

Le *bord supérieur* est limité par une petite bordure en saillie, large de 2 ou 3 millimètres, désignée sous le nom de *bourrelet périoplique*, parce que c'est elle qui donne naissance à la corne du périople. Entre cette bordure et le *bourrelet principal* existe un sillon nettement accusé.

Les *extrémités*, plus étroites que la partie moyenne, arrivent près des bulbes du coussinet plantaire, et se replient au-dessous d'eux dans les lacunes latérales du corps pyramidal, où elles se confondent avec le tissu velouté.

Quant à la *surface* de l'organe, elle présente les prolongements filiformes appelés *papilles*, *villo-papilles*, *villosités*, *houppes villeuses*, prolongements dont les dimensions sont d'autant plus considérables qu'ils sont rapprochés du bord inférieur du bourrelet, où ils atteignent 5 ou 6 millimètres de longueur. Ceux du bourrelet périoplique ont à peine un demi-millimètre de profondeur. Enfoncés dans les orifices du bord supérieur de la paroi, ces papilles forment, quand on les considère dans leur ensemble, après la chute du sabot déterminée par macération, comme un gazon touffu, qui apparaît de la manière la plus parfaite quand on examine ces petits organes sous l'eau.

La structure du bourrelet rappelle celle du derme cutané, dont cet organe n'est que la continuation. Elle comprend une trame fibreuse remarquable par son épaisseur, avec un nombre considérable de vaisseaux et de nerfs, dont on peut suivre les ramifications jusqu'à l'extrémité des prolongements villeux. Le bourrelet doit à sa grande vascularité la couleur rouge-vif qu'il présente à sa surface, couleur qui est parfois dissimulée par du pigment noir appartenant au corps muqueux du sabot.

2° **Tissu velouté.** — Beaucoup plus mince que le bourrelet, le *tissu velouté*, organe formateur de la sole et de la fourchette, s'étend sur toute la région plantaire du troisième phalangien, et sur le coussinet plantaire, dont il recouvre les bulbes et le renflement pyramidal, en s'adaptant exactement aux reliefs et aux cavités de cette masse élastique.

Sa *surface*, qui rappelle tout à fait par sa configuration générale la surface plantaire du sabot, se décompose en deux régions : l'une centrale, répondant au corps pyramidal et à la fourchette, et se continuant, sur les bulbes du coussinet, avec les extrémités des deux bourrelets, mais principalement avec celui du périople ; l'autre, périphérique, couverte par la sole, séparée du tissu podophylleux par le bord plantaire du pied, envahie en arrière, dans une petite partie de son étendue, par les feuillets de ce tissu qui correspondent aux barres, se continuant, au-dessus de ces feuillets, c'est-à-dire par les extrémités du croissant qu'elle représente, avec le bourrelet principal.

La surface du tissu velouté est hérissée de villosités semblables à celles du bourrelet, et, comme elles, de dimensions inégales. Les plus longues, qui ont de 5 à 6 millimètres, existent vers la circonférence de cette surface ; les plus courtes, dans la lacune médiane du corps pyramidal. Toutes se logent dans les porosités de la face interne de la sole et de la fourchette.

Le tissu velouté présente la même organisation que le bourrelet. Le chorion vasculaire, qui en forme la base, se trouve doublé, dans la portion périphérique de la membrane, d'un lacis fibreux nommé *réticulum plantaire*, dans les mailles duquel sont soutenues les veines de la face inférieure du pied.

3° **Tissu feuilleté.** — Cette partie de la membrane kératogène est encore appelée fort souvent *tissu podophylleux*. Elle est étalée sur la face antérieure du troisième phalangien, où elle occupe l'espace compris entre le bord plantaire de cet os et le bord inférieur du bourrelet; son étendue en hauteur est donc plus considérable dans sa partie moyenne, c'est-à-dire au milieu de la face antérieure de la phalange, que sur les côtés, où l'on voit les extrémités de la membrane se réfléchir en dessous des bulbes du coussinet plantaire sur le tissu velouté.

Cette membrane doit son nom aux feuillets qu'elle présente à sa superficie, feuillets au nombre de cinq à six cents, parallèles entre eux, séparés par des sillons profonds, dans lesquels s'engrènent les feuillets analogues de la face interne de la paroi, s'étendant de la zone blanchâtre qui limite le bord inférieur du bourrelet, où leur saillie est à peine sensible, jusqu'au bord plantaire du pied, où ils se terminent par cinq ou six prolongements villeux fort développés, qui s'enfoncent dans les tubes cornés de la circonférence de la sole.

La structure de la membrane podophylleuse rappelle celle des autres parties de l'appareil kératogène. Son chorion est, comme celui de la partie périphérique du tissu velouté, séparé de l'os du pied par un *reticulum* fibreux qui supporte les veines, et qui forme en quelque sorte le périoste de la troisième phalange.

Les feuillets de la membrane podophylleuse ne participent point à la formation de la corne; ils ne font donc pas partie de la matrice proprement dite de l'ongle. Ce sont évidemment d'immenses papilles lamelleuses, qui doivent être rangées au nombre des principaux instruments de la sensibilité tactile du pied du cheval, et qui jouent de plus un véritable rôle mécanique, en concourant, par leur engrènement avec les lames kéraphylleuses, à assurer la solidité de l'union du sabot avec les parties vives.

b. Description du sabot.

Le sabot du cheval, considéré dans son ensemble, représente une sorte de boîte engaînante, qui enveloppe l'extrémité inférieure du doigt, en s'appliquant exactement sur la membrane kératogène, avec laquelle elle s'unit de la manière la plus intime, par une pénétration réciproque des prolongements et des cavités dessinées sur les surfaces en contact.

Sa forme générale est, comme l'a démontré Bracy-Clarck, celle d'une moitié de cylindre coupé très obliquement en travers dans sa partie moyenne, et posé sur la surface de section. Elle affecte cependant sur presque tous les pieds une disposition légèrement conoïde.

Une macération prolongée divise cette boîte en trois parties: la *paroi*, la *sole* et la *fourchette*.

Paroi. — La *paroi*, encore appelée *muraille*, est la partie du sabot apparente à l'extérieur quand le pied repose sur le sol. L'épaisse lame de corne qu'elle représente s'applique, par sa partie moyenne, sur la face antérieure de la région ongulée, se contourne en arrière et de chaque côté en se rétrécissant graduellement, et en diminuant légèrement d'épaisseur, puis se réfléchit brusquement en dedans près des bulbes du coussinet plantaire, par ses extrémités, qui s'enclavent entre la fourchette et le bord interne de la sole, pour se confondre avec ce bord, vers son milieu ou son tiers antérieur, après s'être tout à fait rétrécies et amincies.

La partie moyenne, médiane ou antérieure de cette enveloppe cornée porte le nom de *pince;* on appelle *mamelles* les deux côtés de la pince; les deux régions latérales constituent les *quartiers;* les *talons* sont formés par les angles d'inflexion des extrémités; et ces extrémités elles-mêmes, repliées le long du bord interne de la sole, représentent les *barres*.

Envisagée au point de vue de la direction qu'elle affecte par rapport au sol, cette enveloppe se montre fortement inclinée dans sa région médiane, c'est-à-dire vers la pince, obliquité qui se prononce de moins en moins des mamelles à la partie postérieure des quartiers, où la paroi est presque perpendiculaire à la surface du sol.

Voici les caractères qu'elle offre dans la conformation de ses faces, de ses bords et de ses extrémités.

La *face externe*, convexe d'un côté à l'autre, et parfaitement rectiligne du bord supérieur au bord inférieur, est lisse, polie, luisante, aspect qu'elle doit à une mince couche cornée, indépendante de la paroi proprement dite, et désignée sous le nom de *périople*.

Ce *périople* forme sur la partie supérieure de la face externe de la paroi une espèce de cercle, en continuité, vers les bulbes du coussinet plantaire, avec la fourchette, dont il n'est qu'une dépendance, répondant, par son bord supérieur, au bourrelet périoplique qui le sécrète, et se perdant sur la paroi par son bord inférieur, que les frottements amincissent et détruisent incessamment.

La *face interne*, présente, dans toute son étendue, des lamelles blanches parallèles, exactement disposées comme celles du tissu podophylleux, avec lesquelles on les voit s'engrener. L'ensemble que forment ces lamelles ou feuillets prend le nom de *tissu kéraphylleux*.

Le *bord supérieur* est taillé en un biseau interne excavé, formant une espèce de gouttière circulaire dans laquelle se loge le bourrelet. Cette gouttière, appelée *biseau* de la paroi à cause de sa forme, *cavité cutigérale* en raison de ses rapports, offre à son fond une multitude de petits trous, origine des canalicules cornés, dans lesquels s'enfoncent les villosités de la cutidure.

Le *bord inférieur*, en rapport avec le sol et soumis à l'usure, chez les animaux non ferrés, s'unit en dedans d'une manière intime avec la circonférence de la sole.

Les *extrémités*, constituées, comme on l'a vu, par les prolongements réfléchis et rentrés désignés sous le nom de *barres*, forment, en dehors, la paroi externe des lacunes latérales de la fourchette; elles sont pourvues, en dedans, de feuillets comme le reste de la muraille. Le bord supérieur de ces prolongements se confond avec la fourchette et la sole; l'inférieur apparaît entre ces deux parties, et s'efface à une certaine distance de la pointe de la fourchette.

Sole. — La sole est une épaisse plaque cornée comprise entre le bord interne de la paroi et ses prolongements réfléchis, occupant ainsi la face inférieure du sabot.

Elle offre deux faces et deux bords ou circonférences.

La *face inférieure* ou *externe* forme une espèce de voûte plus ou moins concave, suivant les sujets.—La *supérieure*, encore appelée *face interne*, répond à la portion périphérique du tissu velouté; elle présente une multitude de petits orifices, analogues à ceux de la cavité cutigérale, et dans lesquels s'enfoncent les papilles de la membrane kératogène.

Le *bord externe*, ou la *grande circonférence*, s'unit dans toute son étendue au contour interne du bord inférieur de la paroi. — Le *bord interne*, ou la *petite circonférence*, représente une profonde échancrure, en forme de V ouvert en arrière, qui répond aux barres, et dans le fond de laquelle s'enclave le sommet de la fourchette.

Fourchette. — C'est une masse de corne de forme pyramidale, logée entre les deux portions rentrantes de la paroi.

On doit y reconnaître quatre *plans*, une *base*, un *sommet*.

Le *plan inférieur* et les deux *plans latéraux* constituent la *surface extérieure* de l'organe. — Le premier est creusé d'une excavation longitudinale, peu profonde dans les pieds bien conformés, appelée *lacune médiane* de la fourchette, séparant deux saillies ou *branches*, divergentes en arrière, qui vont rejoindre les talons. — Les deux autres plans, obliquement dirigés de haut en bas et de dehors en dedans, sont intimement adhérents, par leur tiers supérieur, à la face latérale externe des barres, et antérieurement au bord interne de la sole. « Cette union est telle, qu'il n'existe pas entre ces parties de ligne de démarcation, et que leur séparation ne peut être obtenue que par une macération prolongée. La portion non adhérente ou libre forme le côté interne des cavités angulaires désignées sous le nom de *lacunes latérales* ou de *commissures de la fourchette*, dont le côté externe est constitué par la face inférieure des barres. » (H. Bouley.)

Le *plan supérieur*, formant la face interne de la fourchette, criblé de trous comme celui de la sole, se moule exactement sur le corps pyramidal du coussinet plantaire. Aussi représente-t-il une excavation triangulaire, divisée postérieurement en deux gouttières latérales, par une saillie allongée d'avant en arrière, à laquelle les traducteurs de Bracy-Clarck ont donné le nom de *arrête-fourchette*, expression à laquelle M. H. Bouley préfère celle de *arête de la fourchette*.

La *base*, ou l'*extrémité postérieure* de la fourchette, constituée par l'extrémité des branches de l'organe, forme deux éminences arrondies, flexibles, élastiques, séparées l'une de l'autre par le prolongement de la lacune médiane, recouvrant les angles d'inflexion de la paroi, et se continuant à ce point avec la bande périoplique. Bracy-Clarck les appelle les *glômes* de la fourchette.

Quant au *sommet* ou à l'*extrémité antérieure* de l'organe, c'est une pointe enclavée dans l'angle rentrant compris entre les deux portions du bord interne de la sole.

Structure de la corne du sabot. — La substance cornée qui constitue le sabot des animaux solipèdes se présente avec un aspect fibreux, très nettement prononcé dans la paroi, moins apparent dans la fourchette et les parties profondes de la sole, et impossible à distinguer dans la couche superficielle de cette dernière région du sabot, où le travail de désagrégation dont cette couche est le siége sépare la corne en fragments écailleux plus ou moins épais et plus ou moins étendus. La consistance de cette substance est toujours moindre dans la fourchette que dans la paroi et la sole. Sa couleur est tantôt noire, tantôt blanche, tantôt marbrée par un mélange de ces deux nuances. Jamais la face interne de la paroi ne présente la première, et quand le membre porte une balzane ou un principe de balzane, on peut être sûr que toute l'épaisseur de la muraille offrira la couleur blanche dans les points qui correspondent aux taches blanches de la robe, et partant dans toute l'étendue du sabot si la balzane est complète.

Quelle que soit la région où on l'examine, la corne unguéale se présente toujours avec les mêmes caractères d'organisation intime. Partout elle est creusée de canaux cylindriques dont l'extrémité supérieure, évasée en entonnoir, engaîne les papilles de la matrice de l'ongle, soit du bourrelet, soit du tissu velouté, pendant que l'extrémité inférieure vient s'ouvrir, dans la paroi, sur le bord plantaire, dans la sole et la fourchette, à la face externe ou inférieure.

Ces canaux sont rectilignes, à l'exception de ceux de la fourchette qui se montrent plus ou moins flexueux.

Tous affectent la même direction oblique de bas en haut et d'arrière en avant, c'est-à-dire qu'ils suivent l'inclinaison de la partie médiane de la muraille. Ils sont donc à peu près exactement parallèles entre eux, non-seulement dans la même région du sabot, mais encore quand on les envisage dans deux régions différentes.

Leur diamètre peut varier dans des proportions considérables. Ainsi on en trouve qui mesurent seulement $0,^{mm}02$, d'autres qui vont jusqu'à 0,3 ou $0,^{mm}4$. Du reste, les plus petits sont toujours ceux du périople. Dans la paroi, on les voit d'autant plus étroits qu'on les observe plus près de la surface externe.

Ces tubes ne sont point simplement creusés dans la substance cornée, ils ont des parois propres d'une très grande épaisseur, formées elles-mêmes de nombreuses couches concentriques emboîtées les unes dans les autres. La substance cornée qui les réunit ne présente aucune disposition stratiforme apparente.

Remplis par les papilles de la membrane kératogène à leur extrémité supérieure, ces canaux ne sont point vides dans le reste de leur étendue ; ils contiennent une substance particulière de couleur blanche, et d'une opacité telle, qu'elle paraît d'un beau noir quand on l'examine par transparence sous le microscope. Cette substance n'est pas uniformément déposée dans la longueur des canaux de la corne. Ainsi on la trouve souvent interrompue de distance en distance, de manière à figurer une corde noueuse ou un chapelet. D'un autre côté, dans les points où elle existe, elle ne remplit pas toujours exactement le calibre du tube corné qui la renferme; on constate un intervalle entre la paroi intérieure de celui-ci et le dépôt intra-tubulaire que cette substance constitue. Quelquefois, elle se répand en dehors des tubes parmi les lamelles concentriques de leurs parois, et même dans la substance cornée intertubulaire.

Si l'on cherche à compléter la connaissance de cette organisation intime de la corne du sabot par l'étude des éléments anatomiques qui en constituent la base, on reconnaît que le tissu corné est formé de lamelles épithéliales appartenant au genre d'épiderme le plus répandu dans l'économie animale, c'est-à-dire à l'épithélium pavimenteux. Très minces, pâles, polygonales, et généralement oblongues, ces lamelles se présentent avec des bords nets et des faces finement granulées.

Elles offrent quelquefois un noyau avec nucléole simple ou multiple, noyau qui occupe tantôt le centre, tantôt un autre point de la surface, et qu'on peut rencontrer même tout à fait sur les bords. L'acide acétique n'agit que très lentement sur elles, et encore se borne-t-il à les rendre plus transparentes. Quant à la potasse caustique, elle les ramollit d'abord, les gonfle, en fait disparaître l'aspect grenu et arrondit leurs contours ; sous l'influence de ce puissant réactif, elles deviennent tout à fait diaphanes, et finissent enfin par se dissoudre complétement.

Examinées dans leurs rapports réciproques, ces lamelles épithéliales de la corne ne se présentent point agglomérées confusément les unes à côté des autres. Elles se montrent, au contraire, disposées d'une manière régulière sur un plan bien arrêté, et forment dans le sabot une véritable charpente intérieure qui concourt singulièrement à en assurer la solidité et la flexibilité. Dans les parois des tubes cornés, on les voit, en effet, groupées à plat autour du canal intérieur de ceux-ci, et stratifiées de dedans en dehors de manière à former des couches successives et concentriques. Dans la corne interlobulaire ces lamelles s'arrangent d'une manière toute différente. Leur stratification n'est plus parallèle à la direction des tubes, mais bien perpendiculaire à cette direction ; la corne interlobulaire est donc formée de lamelles épithéliales empilées les unes sur les autres dans les intervalles qui séparent les tubes cornés.

Indépendamment de ces lamelles épithéliales, base fondamentale du tissu corné on doit signaler au nombre des éléments anatomiques de ce tissu : 1° la substance blanche amorphe dont nous avons déjà parlé ; 2° des corpuscules pigmentaires qui donnent à la corne la coloration noire, corpuscules presque exclusivement dispersés parmi les lamelles des parois des tubes, et qui manquent, bien entendu, quand la corne est blanche.

Mode de développement du sabot. — Le sabot est le résultat d'une sécrétion qui a son siége dans la matrice de l'ongle, c'est-à-dire dans le bourrelet et le tissu velouté, sécrétion dont le mécanisme est des plus simples. Elle consiste dans l'épanchement, à la surface de la membrane kératogène, d'un plasma dans lequel se développent des cellules arrondies, qui s'aplatissent en lamelles dans le sens de la surface sécrétante, au fur et à mesure qu'elles s'éloignent de cette surface. La paroi s'accroît donc de son bord supérieur à son bord inférieur, et les deux autres parties du sabot, de leur face interne à leur face externe. Cet accroissement est permanent, et il finirait par donner au sabot une longueur démesurée sans l'usure produite par les frottements, ou sans l'intervention des instruments du maréchal.

Du sabot chez l'âne et le mulet. — Toujours plus étroit que celui du cheval, c'est-à-dire déprimé d'un côté à l'autre, il tire de cette forme une apparence carrée en pince. La muraille est du reste plus haute et plus épaisse, la sole plus concave, la fourchette plus petite et profondément enfoncée au fond de l'excavation formée par la sole, la corne beaucoup plus dure et plus résistante.

CHAPITRE II.

APPAREIL DU GOUT.

Le sens du goût est celui qui nous fait apprécier les saveurs, c'est-à-dire les propriétés sapides des corps.

Deux nerfs sont préposés à l'exercice de ce sens, le petit hypoglosse, branche de la cinquième paire encéphalique, et le rameau lingual de la neuvième paire ou du glosso-pharyngien, nerfs ramifiés dans les papilles de la muqueuse linguale, qui représente ainsi l'organe du goût.

La langue et sa membrane muqueuse ayant été décrites à la page 313, nous n'avons pas à rappeler ici leur disposition anatomique. Il nous reste cependant à revenir sur l'organisation de la muqueuse, en la considérant spécialement comme appareil sensitif. Cette nouvelle étude comprendra la description de la *surface libre de la membrane*, qui se met en rapport avec les corps sapides, et quelques considérations sur les *divisions nerveuses* chargées de transmettre à l'encéphale les excitations développées par ces corps.

A. **Surface libre de la muqueuse linguale.** — Cette surface est hérissée d'une multitude de prolongements papillaires, constituant, à proprement parler, les organules du sens du goût. Ces prolongements sont presque tous confinés sur la face supérieure de la langue, à laquelle ils donnent un aspect tomenteux. Leur forme et leur volume sont très variables, suivant les régions de l'organe et suivant les espèces animales : les uns microscopiques, les autres formant de volumineuses caroncules ; les uns longs, coniques, effilés, les autres arrondis ou déprimés, au point de représenter un tubercule hémisphérique dont la saillie se dessine à peine, et souvent même rejetés au fond d'une excavation creusée dans l'épaisseur de la muqueuse ; les uns mous et flexibles, les autres durs et résistants. Nous nous bornerons à cette indication sommaire, malgré le vif désir que nous aurions de faire connaître avec quelques détails la disposition de ces papilles. Mais le manque d'espace nous force à négliger cette étude, qui ne présente guère, du reste, qu'un intérêt de curiosité.

B. **Divisions nerveuses de la muqueuse linguale.** — Ces divisions, fournies par le glosso-pharyngien dans le quart ou le tiers postérieur de la langue et par le lingual dans le reste de l'organe, se jettent principalement dans les papilles.

« S'y terminent-elles par une extréminé libre, dit M. Sappey, ou bien reviennent-elles sur elles-mêmes pour former des anses ? Les deux opinions ont été soutenues. Burdach, qui se range à la seconde, dit avoir observé la terminaison en anse sur la langue d'une grenouille ; Valentin serait arrivé au même résultat en faisant usage de la potasse caustique. Pour m'éclaircir à ce sujet, j'ai examiné avec beaucoup de soin des coupes faites sur les papilles de tous les ordres ; mais il m'a toujours été impossible de reconnaître nettement comment les fibres nerveuses qui les pénètrent se comportent dans leur épaisseur. J'ai seulement pu constater que l'élément nerveux ne tient qu'une très minime place dans l'intérieur de la papille; la muqueuse qui l'entoure, des fibres de tissu cellulaire très nombreuses, ses artères, ses veines, et ses vaisseaux lymphatiques composent la presque totalité de son volume. »

Comme ces divisions nerveuses communiquent à la langue et la sensibilité gustative et la sensibilité générale, on se trouve en présence d'une grave difficulté à résoudre. « Chaque fibre réunit-elle les deux modes de sensibilité? ou bien la sensibilité gustative est-elle l'apanage des unes, et la sensibilité générale l'attribut des autres? Nous ne possédons sur ce point aucune notion positive. Cependant la seconde hypothèse paraît la plus probable. Pour la démontrer il faudrait pouvoir isoler les deux modes de sensibilité sur un même tronc, paralyser par exemple la sensibilité spéciale en laissant intacte la sensibilité générale; or comme ces deux ordres de fibres sont intimement mélangés, il est tout à fait impossible, par les moyens que nous possédons, de réaliser un semblable isolement. Mais la nature, qui l'a réalisé quelquefois sur d'autres nerfs à la suite d'altérations diverses, semble l'avoir réalisé aussi sur ceux-ci : M. le professeur Bérard, dans son *Traité de physiologie*, rapporte six faits de paralysie de la sensibilité générale avec conservation parfaite du goût. Dans l'hypothèse où la même fibre possède les deux sensibilités, il est bien difficile de se rendre compte de ces faits. Dans celle, au contraire, où chaque fibre ne possède que l'une d'elles, leur interprétation devient facile; car on conçoit très bien que certaines fibres d'un même tronc nerveux puissent être altérées et paralysées sans que les autres le soient. » (Sappey.)

CHAPITRE III.

APPAREIL DE L'ODORAT.

Le sens de l'odorat est celui qui fait connaître les odeurs aux animaux.

Les instruments actifs de ce sens sont les filets de la première paire encéphalique, ramifiés dans la partie supérieure de la membrane pituitaire, qui représente ainsi, avec le système de cavités qu'elle tapisse, l'*appareil de l'olfaction.*

Comme toutes ces parties sont déjà connues, nous passerons immédiatement à un autre sens.

CHAPITRE IV.

APPAREIL DE LA VISION.

Préposé à la perception des images extérieures rendues visibles par les rayons lumineux, le sens de la vue dépend de l'activité du nerf optique, dont l'extrémité terminale s'épanouit en une mince membrane au fond de l'*œil*, organe globuleux pair, logé dans la cavité orbitaire, mû par des muscles qui lui font exécuter des mouvements en tous sens, protégé par des voiles membraneux et mobiles désignés sous le nom de paupières, voiles dont le jeu sur la surface de l'œil est facilité par l'humeur lacrymale, liquide qui humecte constamment leur face interne.

Nous décrirons d'abord le *globe de l'œil*, ou l'*organe essentiel de la vision;* puis sous le nom de *parties accessoires de l'appareil visuel*, nous ferons connaître le réceptacle du globe, ou la *cavité orbitaire*, les *muscles* qui le meuvent, les voiles qui le protégent, c'est-à-dire les deux *paupières* et le *corps clignotant* ou la *paupière accessoire*, et enfin l'*appareil lacrymal* qui concourt à la protection du globe oculaire, par l'humeur qu'il verse incessamment à sa surface.

ART. I. — ORGANE ESSENTIEL DE LA VISION OU GLOBE DE L'ŒIL (fig. 192).

Le *globe* ou *bulbe de l'œil* est une coque sphéroïdale, dont l'intérieur se trouve rempli de parties liquides ou semi-fluides appelées *milieux de l'œil*.

Les parois de cette coque sont formées par une enveloppe continue, très résistante, enveloppe incolore, limpide et translucide dans sa partie antérieure qui constitue la *cornée transparente*, blanche et opaque dans le reste de son étendue qu'on désigne sous le nom de *sclérotique*.

Sur la face interne de la sclérotique s'étend une seconde membrane, la *choroïde*, membrane noire, que tapisse, en dedans, l'expansion du nerf optique, c'est-à-dire la *rétine*, et qui, aux environs du point de réunion des deux parties constituantes de l'enveloppe externe, projette, dans l'intérieur de l'œil, l'*iris*, diaphragme elliptique percé à son centre d'une grande ouverture.

Immédiatement en arrière de ce disque, se trouve soutenu et comme enchatonné, à la manière d'une *rose* en brillants, au centre d'une zone circulaire dépendance de la choroïde, une lentille biconvexe, le *cristallin*, l'un des milieux de l'œil, qui divise ainsi l'intérieur de la cavité oculaire en deux compartiments : un postérieur, très vaste, occupé par l'*humeur vitrée ;* un antérieur, partagé lui-même, par l'iris, en deux chambres d'inégales dimensions, que remplit l'*humeur aqueuse*.

Considéré à l'extérieur, dans son ensemble, l'organe résultant de la réunion de toutes ces parties représente un corps globuleux, dont la région antérieure, qui répond à la cornée, est plus bombée que les autres points, ce qui tend à augmenter le diamètre antéro-postérieur de l'œil ; mais comme le sphéroïde oculaire, auquel s'ajoute en avant ce segment d'un autre sphéroïde plus petit, est sensiblement déprimé d'avant en arrière, il en résulte que les deux autres principaux diamètres du globe, c'est-à-dire le vertical et le transverse, présentent sensiblement les mêmes dimensions que le premier ; Girard a pu avancer même que celui-ci est le plus court.

Deux paragraphes vont être consacrés à la description des parties constituantes de ce globe : l'un pour les *membranes*, l'autre pour les *milieux*.

§ I. — Des membranes de l'œil.

1° DE LA SCLÉROTIQUE (fig. 192, *b*).

La sclérotique est une membrane blanche, très solide, formant à elle seule les quatre cinquièmes environ de la coque extérieure du globe de l'œil.

Sa *face externe*, en rapport avec les muscles droits et du tissu adipeux, reçoit à son fond, non pas au milieu, mais plus bas, l'insertion du nerf optique, qui traverse à ce point cette membrane et la choroïde pour aller former la rétine. Sa *face interne* est unie d'une manière assez lâche à la choroïde, par des vaisseaux, des nerfs et du tissu cellulaire.

La sclérotique offre en avant une *ouverture ellipsoïde*, dont le grand diamètre est transversal, et dont le bord, taillé en biseau du côté interne, s'unit de la manière la plus intime à la circonférence de la cornée.

L'*épaisseur* de cette membrane traversée par des vaisseaux et des nerfs nombreux, n'est pas la même dans tous les points. C'est vers le fond de l'œil, autour de l'insertion du nerf optique que cette épaisseur est le plus considérable.

L'étude de la *structure* de la sclérotique montre cette partie entièrement formée par une expansion de tissu fibreux blanc, qui reçoit des vaisseaux sanguins, peut-être quelques nerfs et « qui semble se continuer avec le névrilème du nerf optique. Ce tissu y est disposé par faisceaux entrecroisés en différents sens, et c'est à tort qu'on a voulu y distinguer deux couches, et surtout les rapporter aux différentes enveloppes des centres nerveux.

» On trouve souvent dans l'âne, surtout lorsqu'il est vieux, le fond de la sclérotique incrusté d'une couche osseuse bien marquée. Ce fait a échappé à Carus, qui avance que nulle part dans les mammifères cette membrane ne présente d'ossifications.

» La sclérotique ne présente pas de différences notables dans les mammifères domestiques. Dans les oiseaux, elle porte à sa partie antérieure un cercle composé d'écailles osseuses, imbriquées, pouvant glisser les unes sur les autres et modifier la forme du globe de l'œil (1). »

2° De la cornée transparente (fig. 192, *e*).

La *cornée* est une membrane transparente, comme son nom l'indique, formant la partie antérieure ou la *vitre* de l'œil, à l'intérieur duquel elle permet l'entrée des rayons lumineux. Elle bouche l'ouverture antérieure de la sclérotique et complète ainsi l'enveloppe ou la coque extérieure du globe, dont elle représente la cinquième partie environ.

Ellipsoïde comme l'ouverture qu'elle ferme, la cornée présente : 1° deux *faces* parfaitement polies, l'une *externe*, convexe, l'autre *interne*, concave, formant la paroi externe de la chambre antérieure ; 2° une *circonférence* taillée en biseau aux dépens de la lame externe de la membrane, circonférence reçue dans le biseau de l'ouverture de la sclérotique, à la manière d'un verre de montre dans le cercle qui le soutient.

Trois couches entrent dans la composition de la cornée : L'*externe*, continuation de l'épiderme de la conjonctive, et l'*interne* qui fait partie de la membrane de l'humeur aqueuse, toutes deux extrêmement minces, seront décrites plus tard. Quant à la *couche moyenne*, ou la cornée proprement dite, couche remarquable

(1) F. Lecocq, *Traité de l'extérieur du cheval*, etc.

par son épaisseur, elle est de nature fibreuse. Lorsqu'on presse cette membrane entre deux doigts, on peut aisément faire glisser ses deux faces l'une sur l'autre, preuve que ses fibres constituantes se disposent en plans superposés et parallèles ; il est possible, en effet, de décomposer la cornée en plusieurs lames et lamelles ; mais le nombre de ces couches étant susceptible de varier suivant le degré d'habileté que l'on peut consacrer à leur séparation, on doit les considérer comme un produit artificiel de la dissection.

Entre ces fibres, ou dans leur épaisseur, se trouve répandue « une sérosité transparente comme la cornée, qui entretient sa souplesse, et qui, comme elle aussi, perd sa transparence sous l'influence de différentes causes. Il suffit, sur un œil encore frais, de comprimer le globe pour amener dans la cornée un trouble en rapport avec le degré de compression, et cependant la membrane reprend sa transparence aussitôt que la compression a cessé. Serait-ce à un semblable effet déterminé par le gonflement de l'œil, que serait dû le trouble de la cornée dans l'ophthalmie? » (M. F. Lecoq.)

On n'a pas encore démontré anatomiquement les vaisseaux de la cornée. Les nerfs y manquent sans doute d'une manière absolue.

3° De la choroïde (fig. 192, c).

La choroïde est une mince membrane de couleur noire ou brun foncé, étalée sur la face interne de la sclérotique, dont elle répète la conformation générale ; membrane qui transforme en une véritable chambre noire la cavité postérieure du globe oculaire.

Sa *face externe* répond à la sclérotique. — La *face interne* se met en contact avec la rétine, mais sans y adhérer. — A son fond, cette membrane offre l'orifice qui livre passage au nerf optique. — En avant, c'est-à-dire près de l'ouverture antérieure de la sclérotique, elle est bordée par le *cercle ciliaire*, zone circulaire blanchâtre, apparente seulement du côté externe de la membrane, continue avec la grande circonférence de l'iris. Au même point, mais du côté de la face interne de la choroïde, apparaît une autre zone beaucoup plus large, et de couleur noire foncée, constituant le *corps ciliaire*, qui embrasse le cristallin par sa petite circonférence.

Cercle ciliaire (fig. 192, *g*). — Le *cercle* ou *ligament ciliaire* présente une largeur qui varie entre 1 et 2 millimètres. Sa face externe adhère intimement à la sclérotique ; l'interne se confond avec les procès ciliaires. Le bord postérieur se continue avec la choroïde. L'antérieur donne attache à la grande circonférence de l'iris. Ce cercle semble avoir la texture fibreuse. On a voulu le considérer comme un véritable ganglion nerveux, parce qu'il reçoit les nerfs ciliaires, ou encore comme un muscle ; mais l'étude de son organisation ne justifie ni l'une ni l'autre de ces deux manières de voir.

Corps ciliaire (fig. 192, *h*). — La zone représentée par le *corps ciliaire* étant beaucoup plus large que la première, dépasse celle-ci en avant et en arrière ; elle s'étend donc, d'un côté, sur la face interne de la choroïde ; de l'autre, sur la face postérieure de l'iris. Quand on a enlevé la cornée et la sclérotique, de manière à découvrir le cercle ciliaire, on ne voit nullement la zone dont nous nous occupons maintenant. Il faut, pour la mettre en évidence et l'étudier convenablement, exciser toute la partie postérieure de la coque de l'œil au moyen d'une incision circulaire,

Fig. 192 (*).

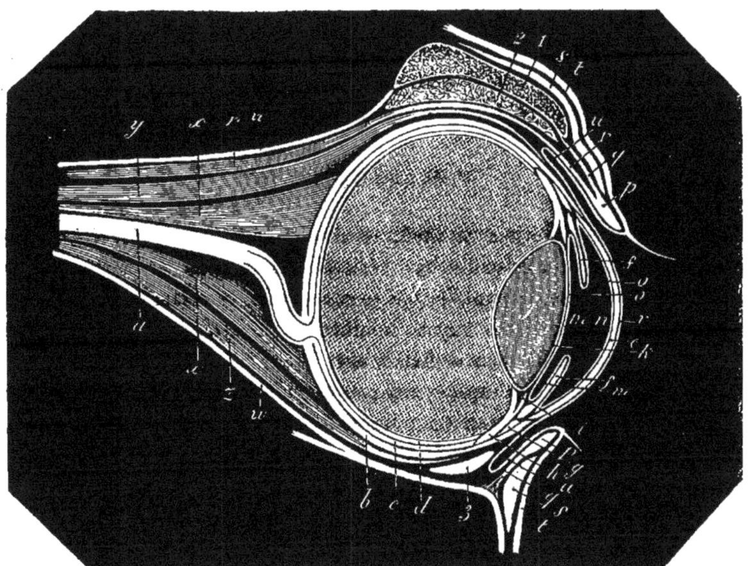

et faire évacuer le corps vitré. On remarque alors autour du cristallin un large cercle très noir, formant des plis radiés d'un aspect très régulier, se projetant en dedans par leur extrémité interne, qui apparaît dans la chambre postérieure de l'œil, après l'excision de l'iris, et aboutissant tous, par cette extrémité, sur la circonférence du cristallin, qui se trouve ainsi soutenu et enchatonné au centre du corps ciliaire. Ces plis de la zone choroïdienne interne sont, dit-on, contractiles. Leur vascularité est remarquable. Ils sont couverts, en arrière, d'une couche épaisse de pigment.

Structure de la choroïde. — Trois couches superposées concourent à former la membrane choroïdienne : une moyenne, une externe, une interne.

La *couche moyenne* est une expansion cellulo-vasculaire, d'un tissu fin et serré, plus épaisse dans le fond de l'œil que partout ailleurs, lisse sur sa face interne qui reflète une belle teinte azurée ou verdâtre très brillante, dont le ton diminue d'intensité du centre à la circonférence, expansion qui présente en dehors un magnifique réseau de veines tourbillonnantes, sur lequel rampent les artères de la membrane.

(*) Fig. 192. — *Œil de cheval (coupe théorique)*. — *a*. Nerf optique. *b*. Sclérotique. *c*. Choroïde. *d*. Rétine. *e*. Cornée. *f*. Iris. *g*, *h*. Cercle et corps ciliaires, dépendances de la choroïde, dont ils ont été représentés isolés pour mieux indiquer leurs limites. *i*. Insertion des procès ciliaires sur le cristallin. *j*. Cristallin. *k*. Capsule cristalline. *l*. Corps vitré. *m*, *n*. Chambres de l'humeur aqueuse. *o*. Indication théorique de la membrane de l'humeur aqueuse. *p*. Cartilage tarse. *q*. Membrane fibreuse des paupières. *r*. Muscle releveur de la paupière supérieure. *s*. Orbiculaire des paupières. *t*. Peau des paupières. *u*. Membrane conjonctive. *v*. Lame épidermique qui représente cette membrane sur la cornée. *x*. Muscle droit postérieur. *y*. Muscle droit supérieur. *z*. Muscle droit inférieur. *w*. Gaîne fibreuse de l'orbite.

La *couche interne* constitue un revêtement de pigment noir formé de belles cellules polyédriques, couche extrêmement mince dans le fond de l'œil, au-dessus de l'insertion du nerf optique, où la couleur azurée de la tunique moyenne se distingue parfaitement à travers le revêtement pigmentaire, et forme une tache brillante, triangulaire, très nettement accusée vers sa base.

La *couche externe*, noire comme la précédente, représente un lacis de fibres de tissu cellulaire dans lequel se trouvent déposés un grand nombre de granules pigmentaires, le plus souvent rassemblés en amas confus sur le trajet des faisceaux celluleux, parfois contenus dans des cellules très irrégulières.

4° De l'iris (fig. 192, *f*).

L'iris forme dans l'intérieur de l'œil, au niveau de l'ouverture antérieure de la sclérotique, en avant du cristallin, un véritable diaphragme, percé d'une ouverture centrale elliptique, la *pupille*, qui se resserre ou se dilate suivant l'intensité plus ou moins prononcée des rayons lumineux et la distance plus ou moins rapprochée des objets sur lesquels se fixe la vue.

Ce diaphragme partage l'espace compris entre la cornée d'une part, la face antérieure du cristallin et l'extrémité interne des procès ciliaires d'autre part, en deux compartiments ou chambres d'inégale grandeur : l'un antérieur, le plus considérable ; l'autre postérieur, n'existant pour ainsi dire que virtuellement, l'iris se trouvant à peu près immédiatement appliqué sur le cristallin.

L'iris affecte la forme elliptique, comme la cornée et l'ouverture de la sclérotique.

Sa *face antérieure*, plane ou très légèrement convexe, présente des sillons circulaires, très prononcés et des stries rayonnées, sensibles seulement vers la grande circonférence de la membrane. Elle est diversement colorée, non-seulement suivant les espèces, mais encore suivant les individus. Chez les Solipèdes, elle reflète presque toujours une teinte brune, plus ou moins jaunâtre ; on la trouve parfois presque blanche, ou tout au moins gris très clair, et l'on dit alors que les yeux sont *vairons*. Elle offre une couleur analogue chez le bœuf. Dans le chien, elle se montre le plus souvent d'un jaune doré plus ou moins vif. C'est la teinte jaune verdâtre qui se remarque ordinairement chez le chat adulte, et la nuance bleu clair dans les individus jeunes.

La *face postérieure*, en rapport avec le cristallin et les procès ciliaires, est enduite d'une couche très épaisse de pigment noir, désignée sous le nom d'*uvée*, pigment dont une portion, supportée par un petit pédicule, traverse souvent l'ouverture pupillaire et vient faire hernie dans la chambre antérieure de l'œil ; on appelle ordinairement *fongus* ou *grain de suie* ce petit peloton noirâtre.

La *grande circonférence* de l'iris est attachée sur le cercle ciliaire, qui l'unit à la choroïde ; elle répond aussi au pourtour de la cornée ainsi qu'à l'ouverture de la sclérotique.

La *petite circonférence*, ou la *circonférence interne*, circonscrit l'ouverture pupillaire. Elliptique chez le cheval et chez le bœuf, elle se présente avec la forme circulaire dans le chien. Chez le chat, elle est ronde également quand la pupille est très dilatée; mais lorsqu'elle se resserre, elle devient elliptique de haut en bas, et arrive même à ne plus représenter qu'une étroite fente verticale.

On a beaucoup discuté sur l'organisation de l'iris. Aujourd'hui tout le monde admet, comme élément fondamental de cette organisation, des fibres contractiles circulaires, ayant pour fonction de resserrer l'ouverture pupillaire. Quelques anatomistes reconnaissent de plus d'autres fibres contractiles, affectant la disposition rayonnée, et produisant par leur action la dilatation de la pupille. Mais d'après plusieurs auteurs, ce dernier phénomène serait purement passif et s'expliquerait par une sorte d'érectilité ou d'élasticité des tissus de l'iris. Cette dernière opinion ne nous paraît pas la mieux fondée. L'iris est, du reste, très vasculaire. Ce sont les nerfs ciliaires qui animent sa contractilité.

Dans le jeune fœtus, la jeune pupille est bouchée par un très mince feuillet transparent désigné sous le nom de membrane pupillaire.

5° De la rétine (fig. 192, *d*).

La *rétine*, partie essentielle du globe de l'œil, considérée comme l'expansion terminale du nerf optique, s'étend sur la face interne de la choroïde, dont il est facile de la séparer, entre cette membrane et le corps vitré. Arrivée sur le corps ciliaire, elle se moule exactement sur les plis radiés de sa face postérieure, et se prolonge avec eux jusqu'à la circonférence du cristallin, où elle semble se confondre avec la membrane d'enveloppe de cette lentille, membrane à laquelle elle se trouve, en tout cas, très solidement fixée. Elle adhère également de la manière la plus intime aux procès ciliaires, dont il est presque impossible de la détacher sur l'œil tout à fait frais. La disjonction des deux parties s'opère au contraire très facilement sur les yeux déjà flétris : on enlève la cornée et une certaine étendue de la sclérotique ; puis, après avoir partagé l'iris en plusieurs lambeaux, à l'aide d'incisions rayonnantes, on renverse chacun d'eux en dehors, en exerçant une légère traction qui déchire la zone ciliaire et la choroïde ; la rétine étant ainsi dépouillée des parties qui la recouvrent dans sa région antérieure, on voit cette membrane former autour du cristallin une sorte de collerette plissée comme une fraise du temps de la Renaissance, et engrenée avec les procès ciliaires. C'est à cette collerette qu'on a donné le nom de *zone de Zinn*. Le plus grand nombre des anatomistes la considèrent, à tort, comme un organe distinct de la rétine, pour avoir négligé de l'étudier, disons-le, sur des yeux provenant d'animaux récemment tués.

Si la rétine est la plus importante des trois membranes de l'œil, c'est aussi la plus mince et la plus délicate. Elle forme une expansion molle, pulpeuse, de couleur blanche, opalescente. Le microscope démontre dans son organisation cinq couches distinctes, que nous allons indiquer successivement en procédant de dehors en dedans.

La *couche externe*, la plus épaisse, se sépare spontanément des autres quelques heures après la mort. Elle est constituée par des cylindres dits *bâtonnets*, rangés de champ, les uns à côté des autres, perpendiculairement à la surface de la membrane.

La *deuxième couche* représente une agglomération de petits noyaux réguliers, ayant à peu près le volume des globules du sang.

La *troisième couche* comprend de fort belles cellules à noyau, rappelant les corpuscules ganglionnaires, et reliées entre elles, dit-on, par de petits prolongements qui leur donnent l'aspect étoilé.

La *quatrième couche* est formée de fibres divergentes, partant de l'extrémité du nerf optique, et se répandant dans toutes les directions, en s'écartant de plus en plus les unes des autres.

La *couche interne* est une expansion celluleuse dans laquelle se ramifie l'artère centrale de la rétine.

§ II. — Des milieux de l'œil.

1° Du cristallin (fig. 192, *j*).

Le *cristallin* représente de la manière la plus parfaite une lentille transparente soutenue dans la petite circonférence de la zone formée par les procès ciliaires, lentille bi-convexe plus plane sur sa face antérieure que sur la postérieure.

Cette lentille est enveloppée d'une membrane transparente, qu'on désigne sous le nom de *capsule cristalline*, et qui est sans adhérence avec le tissu propre du cristallin.

Quant à ce tissu, il est disposé en couches concentriques que le microscope démontre être composées de fibres, couches presque fluides à la surface de l'organe, et dont la consistance augmente de l'extérieur à l'intérieur. Il n'y a ni vaisseaux, ni nerfs, dans cette substance du cristallin. La capsule cristalline reçoit, chez le fœtus jeune, de l'artère centrale de la rétine, une branche qui traverse le corps vitré d'arrière en avant, et aborde le cristallin par sa face postérieure; mais cette artère disparaît longtemps avant la naissance.

2° Du corps vitré (fig. 192, *l*).

Le *corps vitré*, ou l'*humeur vitrée*, occupe toute l'étendue de la cavité de l'œil qui se trouve située en arrière du cristallin, c'est-à-dire la plus grande partie de cette cavité.

C'est une sorte de gelée incolore et transparente, beaucoup plus fluide que la substance du cristallin, entièrement amorphe, d'après M. Ch. Robin, composée, d'après le plus grand nombre des anatomistes, d'une trame celluleuse dont les mailles sont remplies de liquide, et qui se dispose à la surface de la masse vitrée en un très mince feuillet, désigné sous le nom de *membrane hyaloïde*, membrane en rapport, par sa face externe, soit avec la rétine, soit avec la face postérieure du cristallin (1).

3° De l'humeur aqueuse.

C'est un liquide qui doit son nom à sa grande fluidité, liquide renfermé dans la partie de l'œil située en avant du cristallin, c'est-à-dire dans la chambre antérieure et la chambre postérieure du globe oculaire.

(1) On a décrit autour du cristallin, entre la membrane hyaloïde et la zone de Zinn, un conduit circulaire appelé *canal godroné* à cause de sa forme. Je regarde ce conduit comme le produit artificiel des moyens employés pour le mettre en évidence, chez l'homme comme chez les animaux.

Il est sécrété par une membrane particulière, la *membrane de l'humeur aqueuse*, *de Descemet* ou *de Demours*, sorte de séreuse extrêmement mince, qui se distingue assez nettement sur la face postérieure de la cornée, et qu'on admet théoriquement sur toute l'étendue des parois des chambres de l'œil, c'est-à-dire sur les deux faces de l'iris, l'extrémité interne des procès ciliaires et la face antérieure du cristallin (fig. 192, *o*).

ART. II. — ORGANES ACCESSOIRES DE L'APPAREIL DE LA VISION.

§ I. — Cavité orbitaire.

Située sur le côté de la tête, au point qui répond à l'union du crâne et de la face, cette cavité est circonscrite, à son entrée, par un contour osseux, à la formation duquel concourent l'apophyse orbitaire, le frontal, le lacrymal, l'os malaire et une petite portion de l'apophyse zygomatique du temporal.

Mais, à son fond, elle ne présente plus de parois osseuses et se trouve confondue, dans le squelette, avec la fosse temporale. C'est un cornet fibreux qui, chez nos animaux domestiques, complète la cavité orbitaire et en fait un compartiment spécial, tout à fait distinct de la fosse précitée.

Désigné sous le nom de *gaîne oculaire*, ce cornet fibreux s'attache par son fond au pourtour de l'hiatus orbitaire. Le feuillet qui le forme se fixe, en avant, sur la face interne de l'orbite, et se prolonge au delà du sourcil extérieur de ce contour osseux, pour former la membrane fibreuse des paupières. Forte en dehors, la gaîne oculaire est assez mince du côté interne qui répond à une paroi osseuse. Elle est traversée par des vaisseaux et des nerfs, et se trouve entièrement composée de fibres blanches inextensibles.

Ainsi complétée, la cavité orbitaire présente la forme d'un cône creux, assez régulier, ouvert à sa base, fermé à son fond, qui correspond à l'hiatus orbitaire. Dans la position la plus habituelle de la tête, l'ouverture de ce cône regarde en avant, en bas et en dehors.

Indépendamment du globe de l'œil, la cavité orbitaire loge les muscles qui le meuvent, la paupière clignotante et la glande lacrymale.

§ II.— Muscles moteurs du globe de l'œil (fig. 193).

Ils sont au nombre de sept : cinq désignés sous le nom de *muscles droits*, et distingués en *postérieur*, *supérieur*, *inférieur*, *externe* et *interne*; deux appelés *muscles obliques de l'œil*, l'un *grand*, l'autre *petit*.

1° **Muscle droit postérieur.** — Ce muscle enveloppe complétement la portion extra-crânienne du nerf optique. C'est une gaîne musculeuse dont la forme rappelle assez bien celle du cornet fibreux de la cavité orbitaire. Ses fibres, disposées longitudinalement, prennent leur origine auprès du trou optique et se terminent sur la partie postérieure de la face externe de la sclérotique. Ce muscle est toujours plus ou moins fasciculé; on peut le séparer le plus souvent en quatre portions régulières, une supérieure, une inférieure, une externe, une interne.

Il tire le globe de l'œil au fond de l'orbite, en se contractant. On verra plus loin la finalité physiologique de ce mouvement.

2° **Muscles droits supérieur, inférieur, externe et interne.** — Ces quatre muscles sont appliqués longitudinalement sur le précédent, et répètent, plus en grand, la disposition de ses quatre faisceaux. Comme ils se touchent par leurs bords, ils forment autour de lui une gaîne charnue analogue à celle que le droit postérieur forme lui-même autour du nerf optique.

Fig. 193 (*).

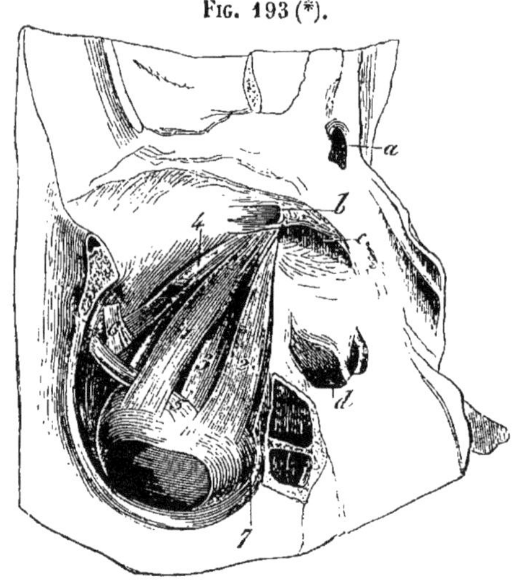

Exactement ressemblants les uns aux autres, ils constituent, à eux quatre, un groupe tellement naturel que leur description ne peut se séparer.

Chacun d'eux représente une bandelette musculeuse aplatie, formée de fibres parallèles, attachée fixément, par son extrémité postérieure, dans le fond de la gaîne oculaire, sur le sphénoïde, et suivie antérieurement d'une mince aponévrose qui s'insère sur la sclérotique au pourtour de la cornée. Séparés les uns des autres et du droit postérieur par le peloton adipeux qui complète la paupière clignotante, ces petits muscles répondent extérieurement à la gaîne oculaire.

Comme traits particuliers, ils n'offrent rien autre chose à signaler que leur position, qui est, du reste, suffisamment indiquée par le nom de chacun d'eux.

Ils ont pour usage de porter l'ouverture pupillaire à la rencontre des rayons lumineux, en tournant la cornée transparente du côté de ces rayons, soit en haut, soit en bas, soit en dehors, soit en dedans, soit encore dans des positions intermédiaires, ce qui arrive lorsque deux muscles adjacents, le droit inférieur et l'externe, par exemple, agissent au même moment en combinant leur action.

3° **Muscle grand oblique.** — Couché à côté du droit interne et du droit supérieur, formé, comme eux, d'une bandelette charnue terminée par une mince aponévrose, ce muscle diffère des précédents par son trajet brisé. Il part, en effet, du fond de l'orbite, se dirige en avant, contre la paroi interne de cette cavité, gagne une forte bride fibro-cartilagineuse dépendante de l'aponévrose de l'orbite, sorte de poulie de renvoi fixée par ses extrémités sur l'os frontal, à la base de l'apophyse orbitaire, s'engage sous cette bride, et, de ce point, se réfléchit en dehors, pour s'insinuer sous l'extrémité terminale du muscle droit supérieur, et aller s'insérer sur la sclérotique, entre ce dernier muscle et le droit externe.

Ce muscle fait pivoter le globe de l'œil dans la cavité orbitaire, de dehors en

(*) Fig. 193. — *Muscles moteurs du globe de l'œil.* — 1. Muscle droit supérieur. 2. Muscle droit externe. 3. Muscle droit postérieur. 4. Muscle grand oblique. 5. Insertion de ce muscle sur le globe de l'œil. 6. Bride fibro-cartilagineuse qui lui sert de poulie de renvoi. 7. Muscle petit oblique.

dedans et de bas en haut, c'est-à-dire qu'il porte en haut la partie externe de l'œil, et la partie inférieure en dehors. C'est à sa réflexion sur sa poulie cartilagineuse que le grand oblique doit de pouvoir imprimer à l'œil ce mouvement de rotation, ce muscle agissant comme s'il avait son insertion fixe au niveau du coude qui le brise en deux parties.

4° **Muscle petit oblique**. — Plus épais, mais beaucoup plus court que le précédent, et presque entièrement charnu, ce muscle est placé sur le globe de l'œil dans une direction transversale, c'est-à-dire analogue, à peu près, à celle de la portion réfléchie du grand oblique. Il prend son origine dans la fossette lacrymale, se porte en dehors, et se termine à la sclérotique entre le droit externe et le droit inférieur.

Antagoniste du grand oblique, il fait pivoter l'œil en sens inverse.

Il est à remarquer que le double mouvement rotatoire exécuté par les muscles obliques est tout à fait involontaire, et qu'il se produit constamment à l'insu de l'animal quand la tête s'incline de côté, sans doute pour maintenir l'axe visuel dans des rapports toujours identiques avec le même point de la rétine. Ce mouvement s'observe fort bien sur l'homme lorsqu'il penche la tête sur l'une ou l'autre épaule ; l'œil pivote alors dans l'orbite en sens inverse de l'inclinaison de la tête, en sorte qu'une tache, placée à la partie supérieure de l'iris quand la tête est droite, occupe encore la même position après le mouvement d'inclinaison. Simultané dans les deux yeux, ce pivotement est exécuté par des muscles différents pour chacun d'eux, le grand oblique pour l'un, le petit oblique pour l'autre, suivant le sens de l'inclinaison de la tête.

§ III. — Des voiles protecteurs de l'œil.

1° Des paupières (fig. 192).

La surface de l'œil se trouve couverte et protégée, en avant, par les deux voiles membraneux et mobiles qui constituent les *paupières :* l'une *supérieure*, l'autre *inférieure*.

Attachées sur le pourtour de l'orbite par leur contour extérieur, les paupières ont une *surface externe* convexe, formée par la peau, et une *surface interne* concave, moulée sur la face antérieure du globe oculaire et tapissée par la membrane conjonctive.

Chacune d'elles présente en outre un *bord libre*, qui regarde celui de la paupière opposée, en s'unissant angulairement avec lui par ses extrémités, de manière à former deux *commissures*. Ce bord, légèrement taillé en biseau du côté interne, offre une série de petits trous, orifices excréteurs des *glandes de Meibomius*, et une rangée de poils dressés qui constituent les *cils :* glandes et poils dont il sera traité dans l'étude de la structure des paupières.

Quand les deux paupières se rapprochent l'une de l'autre par leur bord libre, elles couvrent l'œil complétement, et forment une fente étroite qu'on peut comparer à une boutonnière parfaitement fermée. Lorsqu'elles sont écartées, elles circonscrivent une ouverture ovalaire, dont le grand axe est obliquement dirigé de haut en bas, d'arrière en avant et de dehors en dedans. La lèvre ou le contour supérieur de cette ouverture, formé par le bord libre de la paupière d'en haut, est toujours plus courbe que l'inférieur. Son extrémité ou commissure supérieure a encore été appelée *angle temporal de l'œil*. L'*angle nasal*, constitué par la commissure inférieure, est toujours plus arrondi que le premier ; il loge la caroncule lacrymale.

STRUCTURE DES PAUPIÈRES. — Un *feuillet fibreux* terminé, vers le bord libre de la paupière, par un petit fibro-cartilage qu'on désigne sous le nom de *cartilage tarse*; un muscle sphincter, l'*orbiculaire des paupières*, appliqué sur la membrane fibreuse; un *muscle releveur de la paupière supérieure*, logé en partie dans la gaîne oculaire, et terminé antérieurement par une très large et très mince expansion qui se place sous le feuillet fibreux supérieur; une *enveloppe tégumentaire* formée de deux lames, l'une *externe* cutanée, l'autre *interne* de nature muqueuse, constituant la *conjonctive*, lesquelles lames, continues l'une à l'autre vers le bord libre des paupières, comprennent entre elles les parties précédemment indiquées : tels sont les éléments qui entrent dans l'organisation des voiles protecteurs de l'œil.

1° **Membrane fibreuse**. — Ordinairement plus épaisse à la paupière inférieure qu'à la supérieure, cette membrane s'attache par son bord adhérent sur le sourcil de l'orbite, où elle se continue avec le périoste et le feuillet fibreux de la gaîne oculaire. Son bord libre est bordé par le cartilage tarse, dont la description suit.

2° **Cartilage tarse**. — C'est une lamelle fibro-cartilagineuse qui forme une charpente solide pour le bord libre de la paupière, lamelle allongée, rétrécie à ses extrémités, amincie à son bord adhérent qui se confond avec la membrane fibreuse, creusée sur sa face interne de plusieurs petits sillons transversaux, parallèles entre eux, qui logent les *glandes de Meibomius*. La présence de ce petit cartilage régularise la contraction de l'orbiculaire, et l'empêche de froncer les bords de l'ouverture palpébrale à la manière d'une bourse à cordons en coulisse; c'est lui qui, par la rigidité qu'il donne aux paupières, permet à ces organes de se rapprocher bord à bord, sans se plisser, quand l'orbiculaire entre en action.

3° **Muscle orbiculaire des paupières**. — Ce muscle représente un large et mince sphincter, commun aux deux paupières, appliqué sur le feuillet fibreux palpébral et les os formant le pourtour de l'orbite. Sa face externe, recouverte par la peau, adhère à cette membrane de la manière la plus intime. Un petit tendon, qui se rend du tubercule lacrymal à l'angle nasal de l'œil, est généralement considéré comme le point de départ des fibres de ce muscle : les unes, les plus nombreuses, se dirigent en haut, et se disposent circulairement dans l'épaisseur de la paupière supérieure ; les autres gagnent la paupière inférieure, et vont rejoindre les premières vers l'angle temporal de l'œil.

C'est la contraction de ce muscle qui détermine l'occlusion de l'ouverture palpébrale.

On peut regarder comme annexe de l'orbiculaire un petit faisceau musculeux court et aplati, qu'on désigne ordinairement sous le nom de *muscle fronto-sourcilier*, à cause de ses attaches : ce faisceau part, en effet, de la face externe du frontal, se dirige en bas et en dehors, et vient confondre ses fibres avec celles de l'orbiculaire, au niveau du trou sourcilier, qu'il recouvre, et de la peau du sourcil. Il a été considéré, à tort, comme un muscle releveur de la paupière supérieure; quand il se contracte, il se borne à froncer la peau du sourcil en tendant légèrement l'angle nasal de l'œil, rôle qu'il remplit aussi bien si les paupières sont écartées que si elles sont rapprochées.

4° **Muscle releveur de la paupière supérieure** ou **orbito-palpébral.** — Quand le sphincter oculaire cesse de se contracter, la paupière inférieure s'abaisse en vertu de son propre poids. Mais la paupière supérieure avait besoin de l'aide d'une puissance musculaire spéciale pour s'écarter de la première en se relevant, puissance représentée par le muscle que nous allons décrire maintenant.

Ce muscle n'est qu'une très mince, très étroite bandelette charnue, logée dans la gaîne oculaire, avec les organes moteurs du globe, et appliquée sur le muscle droit supérieur, dont elle suit le trajet. Arrivé sous la glande lacrymale, il s'épanouit en formant une large et mince membrane aponévrotique, qui se porte entre la conjonctive et le feuillet fibreux de la paupière supérieure pour se terminer au cartilage tarse.

On remarquera que ce muscle s'infléchit sur le globe de l'œil comme sur une poulie de renvoi, et qu'il doit à cette disposition la propriété de relever la paupière supérieure. Si l'œil manquait, ce muscle orbito-palpébral tendrait à tirer au fond de la cavité orbitaire le bord libre du voile qu'il est chargé de soulever.

5° **Téguments des paupières.** — Les différentes couches qui viennent d'être signalées sont comprises, a-t-on dit, entre deux feuillets tégumentaires, la *peau* et la *membrane conjonctive*, continues l'une à l'autre vers le bord libre des paupières. Nous allons examiner ces deux feuillets et leurs dépendances, c'est-à-dire les *cils* et les *glandes de Meibomius.*

a. Peau. — Intimement adhérente par sa face interne au muscle orbiculaire des paupières, cette membrane est mince et couverte de poils fins, courts et nombreux. Chez le fœtus, elle présente au niveau du contour de l'arcade sourcilière, quand elle est encore nue partout ailleurs, un arc de poils bien apparents, constituant le *sourcil.*

b. Conjonctive. — La conjonctive, comme l'indique son nom, a pour usage de joindre les paupières au globe de l'œil. Très fine et très vasculaire, cette membrane muqueuse se continue avec la peau sur le bord libre des paupières, tapisse la face interne de chacune d'elles, enveloppe la portion antérieure du corps clignotant dans un repli particulier, recouvre la caroncule lacrymale et se prolonge dans les points lacrymaux, puis se réfléchit, au niveau du bord adhérent des voiles palpébraux, sur le globe oculaire, en tapissant la sclérotique et l'expansion aponévrotique terminale des muscles droits. Mais, arrivée au pourtour de la cornée, il devient impossible de la suivre sur la face antérieure de cette membrane. Elle y est cependant représentée par une fine lamelle d'épithélium pavimenteux, que le microscope met facilement en évidence.

c. Cils. — Ce sont deux rangées de poils implantés sur le bord libre des paupières, et chargés d'arrêter les petits corps en suspension dans l'air qui tendraient à venir se déposer sur la cornée. Ils sont beaucoup plus abondants, plus longs et plus forts à la paupière supérieure, où leur présence est plus utile qu'à la paupière inférieure, le poids des particules solides qu'ils sont chargés d'arrêter entraînant toujours ces particules de haut en bas. Mais si ceux de la paupière inférieure sont tout à fait rudimentaires, on trouve en plus, à la surface de ce voile, quelques longs poils roides, disséminés çà et là, exactement semblables aux tentacules des lèvres.

Comme tous les poils, sans exception, les cils sont flanqués à leur base par deux ou trois petites glandes sébacées, s'ouvrant dans leur gaîne ou follicule.

d. Glandes de Meibomius. — Ce sont de petites grappes allongées, logées dans les sillons transversaux qui existent à la face interne des cartilages tarses. L'humeur onctueuse et grasse qu'elles sont chargées de sécréter est versée sur le bord libre des paupières, et lui communique ainsi la propriété de retenir plus facilement les larmes en dedans de l'ouverture oculaire. C'est le dépôt formé par cette humeur à la base des cils, dans les cas maladifs, qui prend le nom de *chassie.*

6° **Vaisseaux et nerfs des paupières.** — Ces voiles membraneux reçoivent le sang principalement par les artères sourcilière et lacrymale, et par la branche orbitaire de la dentaire supérieure. On voit s'y ramifier l'extrémité terminale des trois nerfs sensitifs de l'œil, formés par la branche ophthalmique de la cinquième paire, et celle des rameaux orbitaires de la branche maxillaire supérieure. C'est le nerf auriculaire antérieur qui provoque les contractions du muscle orbiculaire. Les filets nerveux moteurs de l'orbito-palpébral viennent de la troisième paire.

2° Corps clignotant.

« Cet organe, que l'on appelle aussi *troisième paupière*, *paupière clignotante*, est placé dans le grand angle de l'œil, d'où il s'étend sur le globe pour le débarrasser des corps étrangers qui pourraient s'y attacher.

» Le corps clignotant a pour base un fibro-cartilage de forme assez irrégulière, épais et presque prismatique à sa base, s'amincissant à sa partie antérieure, qui est recouverte par un repli de la conjonctive, et se continuant en arrière par un fort coussinet graisseux, qui s'insinue entre tous les muscles de l'œil et contracte avec eux des adhérences peu intimes.

» Aucun muscle ne concourt d'une manière directe à l'exécution des mouvements du corps clignotant, qui sont entièrement mécaniques. Lorsque l'œil est dans sa position habituelle, on n'aperçoit de ce corps que le repli de la conjonctive qui le termine en avant; le reste est caché dans la gaîne fibreuse de l'œil. Mais si ce dernier vient à être retiré en arrière par la contraction de ses muscles droits, le globe comprimant le peloton graisseux qui fait suite au cartilage, ce coussinet tend à s'échapper au dehors et pousse devant lui le corps clignotant, qui cache entièrement la vitre de l'œil et l'essuie dans toute son étendue. Ce mouvement est instantané; mais on peut fixer momentanément cet organe en appuyant légèrement sur l'œil, que l'animal retire alors vers le fond de l'orbite.

» L'usage du corps clignotant est, comme nous l'avons déjà vu, d'entretenir la netteté de la surface de l'œil en enlevant les corpuscules que les paupières ont pu laisser arriver jusqu'à lui; et ce qui démontre parfaitement cet usage, c'est le rapport inverse qui existe constamment entre le développement de ce corps et la facilité qu'ont les animaux de se frotter l'œil avec le membre antérieur. C'est ainsi que, dans le cheval et le bœuf, dont le membre thoracique ne peut servir à cet usage, le corps clignotant est très développé ; qu'il devient plus petit dans le chien, qui peut déjà un peu se servir de sa patte pour le remplacer, plus petit encore dans le chat, et rudimentaire dans le singe et dans l'homme, dont la main est parfaite.

» Dans le tétanos, le corps clignotant reste souvent en permanence devant le globe de l'œil par suite de la contraction constante des muscles droits.

» La membrane clignotante des oiseaux correspond à l'organe qui nous occupe, et sert, en outre, chez ces animaux, à modérer l'action des rayons lumineux. » (F. Lecoq.)

Glande de Harder. — A cette troisième paupière se trouve annexée, chez le porc, les ruminants, les carnassiers, les lapins, les oiseaux, la *glande de Harder*, située avec le corps clignotant dans l'angle nasal de l'œil, et remplacée, dans les solipèdes, par quelques granulations éparses. L'humeur que cette glande sécrète, humeur épaisse et blanchâtre, est versée par un ou deux orifices sous la troisième paupière. Elle a sans doute pour usage de favoriser le mouvement de cet organe sur la surface de l'œil et des paupières proprement dites.

§ IV. — Appareil lacrymal.

« Cet appareil comprend : 1° une glande sécrétant les larmes; 2° une série de canaux qui transmettent le superflu de ce liquide à l'orifice externe des cavités nasales.

» *Glande lacrymale.* — Cette glande, située entre l'apophyse orbitaire et la partie supérieure du globe de l'œil, dont elle est séparée par les muscles droit supérieur et orbito-palpébral, présente une face supérieure convexe, et une face inférieure concave, pour s'accommoder à la disposition de ces parties. Elle est peu développée et formée de granulations très ténues, réunies par un tissu cellulaire très fin, et donnant naissance à des radicules déliées, dont la réunion forme un certain nombre de canaux très étroits, qui viennent s'ouvrir à la face interne de l'angle temporal des paupières, et que l'on désigne sous le nom de *canaux hygrophthalmiques*.

» La glande lacrymale sécrète les larmes destinées à lubrifier la surface antérieure de l'œil. Ce liquide aborde à l'organe par l'angle temporal, et se porte entre les paupières et le globe, vers l'angle nasal. Sa sécrétion, qui a lieu continuellement, est activée par toutes les causes qui peuvent irriter la conjonctive, et sa nature peut changer sous les mêmes influences.

» *Caroncule lacrymale.* — On appelle ainsi un petit corps arrondi, légèrement rugueux, que l'on remarque dans l'angle nasal de l'œil, et qui n'est autre chose qu'un léger repli de la conjonctive recouvrant quelques follicules agglomérés et les bulbes de quelques poils fins, que l'on voit facilement à sa surface.

» La caroncule lacrymale est assez souvent noirâtre ou marbrée de cette couleur. On la regarde soit comme destinée à diriger les larmes vers les points lacrymaux, soit comme servant à séparer de ce liquide les corpuscules qu'il pourrait entraîner.

» *Points lacrymaux.* — Ce sont deux petites ouvertures, situées une à chaque paupière, à peu de distance de la commissure nasale, et par lesquelles les larmes passent de la surface oculo-palpébrale dans les conduits lacrymaux.

» *Conduits lacrymaux.* — Ces deux petits canaux font suite aux points du même nom ; ils sont comme eux très étroits, et conduisent les larmes dans le sac lacrymal.

» Le conduit supérieur est plus long que l'inférieur, et gagne le sac lacrymal en arrière de celui-ci.

» Ces conduits sont formés par un prolongement fin de la conjonctive, qui s'introduit par les points lacrymaux et tapisse la surface interne de tout l'appareil excréteur des larmes.

» *Sac lacrymal.* — Ce petit réservoir, logé dans l'infundibulum qui précède le trou lacrymal de l'os de ce nom, reçoit les larmes des deux conduits lacrymaux, et les réunit pour les faire passer ensuite dans le canal lacrymal. La muqueuse qui le forme fait suite à celle des canaux précédents.

» *Canal lacrymal.* — Les larmes que recueille le sac lacrymal passent dans le canal de même nom, long conduit qui s'étend jusqu'à l'orifice inférieur de la narine. La moitié environ de son trajet a lieu dans le conduit osseux de l'os lacrymal qui le protége, et se termine entre les deux cornets. Le reste du canal est placé sous la muqueuse nasale, vient passer à la face interne de l'aile externe de la narine, et se termine par un orifice, quelquefois double, qui semble percé à l'emporte-pièce, vers la commissure inférieure, près du point où s'établit la ligne de démarcation entre la couleur foncée de la peau et la teinte rosée de la muqueuse.

» Cet orifice constitue ce qu'on appelle l'*égout nasal.*

» Dans toute son étendue, le canal lacrymal est tapissé par la continuation de la muqueuse du sac lacrymal. Dans les solipèdes, ce canal s'ouvre sur la surface cutanée de l'entrée de la narine. Il en résulte que, chez ces animaux, la conjonctive, avec ses dépendances, forme une muqueuse particulière réellement séparée de la grande muqueuse gastro-pulmonaire.

Dans l'âne et dans le mulet, l'orifice du canal lacrymal se trouve situé à la face interne de l'aile externe de la narine, et non vers la commissure inférieure, comme dans le cheval. » (F. LECOQ, *Extérieur du cheval*, etc.)

CHAPITRE V.

APPAREIL DE L'AUDITION.

Le sens de l'ouïe, destiné à la perception des *sons* produits par les vibrations des corps, a pour agents essentiels les nerfs auditifs ou de la huitième paire encéphalique, nerfs dont les fibrilles terminales se ramifient dans les parois membraneuses d'un système de cavités formant l'*oreille interne*, cavités creusées dans l'épaisseur du rocher, et mises en relation avec l'extérieur par deux autres systèmes de diverticules constituant l'*oreille moyenne* et l'*oreille externe* (1).

(1) Voyez l'ouvrage de G. Breschet, *Recherches anatomiques et physiologiques sur l'organe de l'ouïe et l'audition dans l'homme et les animaux vertébrés.* Paris, 1836, in-4, avec 13 planches.

Art. I. — Oreille interne ou labyrinthe.

Les cavités qui forment, par leur ensemble, cette partie de l'appareil de l'audition étant entièrement creusées dans l'épaisseur de la portion pétrée du temporal, ont pour parois la substance même de cet os, parois formant ce qu'on appelle le *labyrinthe osseux*. Elles contiennent des parties molles désignées sous le nom de *labyrinthe membraneux*. On y trouve aussi des *liquides*.

§ I. — Du labyrinthe osseux,

Il se compose de trois parties : le *vestibule*, les *canaux demi-circulaires*, le *limçon*.

1° Du vestibule.

C'est une petite cavité presque ovalaire située au centre du rocher, en dehors de la lame osseuse criblée qui forme le fond de l'hiatus auditif interne. Elle joue bien le rôle d'un véritable vestibule à l'égard des autres parties du labyrinthe, qui viennent toutes y aborder.

Sur sa *paroi externe* se remarque la fenêtre ovale, ouverture bouchée par l'étrier. L'*interne* offre les trous qui livrent passage aux filets de la branche vestibulaire du nerf acoustique. En *bas* et en *avant*, on observe un large orifice, origine de la rampe inférieure du limaçon. En *haut* se trouvent percés cinq petits orifices, embouchures des canaux demi-circulaires.

2° Des canaux demi-circulaires.

Au nombre de trois, et fort étroits, ces canaux doivent leur nom à la forme qu'ils présentent.

Ils sont placés tous trois au-dessus du vestibule, à la manière de trois arcades à plein cintre réunies en triangle par leur base.

On les distingue en *supérieur* ou *antérieur*, *postérieur* et *externe*. Les deux premiers s'ouvrent en commun dans le vestibule par leur extrémité adjacente, d'où il résulte qu'on trouve dans cette cavité cinq orifices seulement, servant d'embouchure aux canaux semi-circulaires ; et encore les ouvertures adjacentes des canaux postérieur et externe sont-elles si rapprochées l'une de l'autre, qu'elles paraissent parfois réunies au fond d'un court canal commun.

3° Du limaçon.

Situé en dehors et au-dessous du vestibule, au niveau de la paroi interne de la caisse du tympan, le *limaçon* ou *cochlée* mérite bien le nom qu'on lui a donné, car il présente exactement la forme de certaines coquilles de mollusques.

C'est une cavité spiroïde conique, enroulée autour d'un axe central, conique lui-même, d'arrière en bas, et de bas en avant et en haut, de manière que son extrémité vienne répondre au centre, à peu près, de la paroi interne du tympan.

Une lame, spiroïde comme la cavité, la partage en deux sections ou rampes distinctes, l'une supérieure, l'autre inférieure, lame attachée par son bord interne sur l'axe central du limaçon, libre à son bord extérieur, qui ne rejoint pas tout à fait la périphérie de la cavité cochléenne. Les deux rampes de cette cavité communiquent donc, dans le squelette, l'une avec l'autre, au moyen d'une fente assez large qui suit, dans toute son étendue, le bord libre de la lame spirale.

La *rampe inférieure* a, comme on l'a vu, son entrée dans le vestibule; aussi prend-elle le plus souvent le nom de *rampe vestibulaire.* L'origine de la *rampe supérieure* ou *tympanique* est formée par la fenêtre ronde, qui la ferait communiquer avec l'oreille moyenne sans la présence d'une membrane chargée de boucher exactement cet orifice.

§ II. — Du labyrinthe membraneux.

Le labyrinthe membraneux comprend trois parties correspondant aux trois systèmes de cavités du labyrinthe osseux : 1° le *vestibule*, 2° les *tubes demi-circulaires*, 3° le *limaçon.*

1° Du vestibule membraneux.

Il se compose de deux ampoules logées dans le labyrinthe osseux, ampoules à parois molles et minces : l'une supérieure, la plus considérable, de forme ovoïde, désignée sous le nom d'*utricule*, communiquant avec les canaux demi-circulaires, dont elle représente comme le confluent; l'autre inférieure, plus petite, sphérique, formant le *saccule*, qui semble être parfaitement clos, et sans communication avec l'utricule, quoique accolé à cette dernière cavité.

Le vestibule membraneux présente dans sa structure deux couches distinctes : l'une externe, *celluleuse ;* l'autre interne, *épithéliale.* Au niveau de l'épanouissement des divisions nerveuses, celle-ci manque, et est remplacée par une substance blanche de nature calcaire, se présentant sous forme pulvérulente dans nos animaux domestiques, où elle prend le nom de *poudre calcaire du vestibule*, *poussière auditive*, *otoconie.*

2° Canaux demi-circulaires membraneux.

Ce sont trois minces tubes qui reproduisent exactement, avec un moindre diamètre, les canaux demi-circulaires osseux, et s'ouvrent dans l'utricule de la même manière que ces derniers dans le vestibule osseux.

Tous trois présentent une de leurs deux extrémités renflée en ampoule; c'est l'extrémité antérieure pour les deux conduits supérieur et externe, et l'externe pour le canal postérieur.

Leur structure rappelle tout à fait celle des ampoules vestibulaires.

3° Limaçon membraneux.

La partie membraneuse du limaçon est représentée par une simple bandelette qui complète la lame spirale, en isolant ainsi tout à fait les deux rampes cochléennes. Ce n'est donc plus, comme dans les deux autres régions du labyrinthe, un système de cavités membraneuses incluses dans les cavités osseuses.

On démontre que cette bandelette se compose de deux zones : une périphérique, de nature fibreuse; une autre interne, attachée par son bord concave sur le bord convexe de la lame osseuse spirale, et présentant la consistance du fibro-cartilage.

§ III. — Liquides du labyrinthe.

Ces liquides sont de deux sortes : l'un est renfermé dans le labyrinthe membraneux, l'autre dans le labyrinthe osseux.

Le *liquide du labyrinthe membraneux*, *endolymphe* de Breschet, est contenu dans les ampoules et les tubes qui constituent le vestibule et les canaux demi-circulaires membraneux. Il présente la limpidité et la fluidité de l'eau.

Le *liquide du labyrinthe osseux*, *périlymphe* de Breschet, remplit les deux rampes du limaçon, et baigne la surface externe du vestibule et des canaux demi-circulaires membraneux, que ce liquide sépare ainsi des parois correspondantes du labyrinthe osseux.

§ IV. — Distribution et terminaison du nerf auditif dans le labyrinthe membraneux.

Ce nerf se divise, comme on l'a dit, en deux branches, l'une *cochléenne*, l'autre *vestibulaire*.

La branche cochléenne, la plus grosse, atteint la base du limaçon, puis se décompose en un très grand nombre de filets, dont une portion s'épanouit sur le premier tour de la lame spirale, une autre sur le deuxième tour et une dernière sur le troisième.

La branche vestibulaire se divise en trois rameaux dont les filets terminaux se ramifient dans les parois du saccule, de l'utricule et de l'extrémité ampullaire des trois canaux demi-circulaires.

On discute encore aujourd'hui sur la manière dont se comportent, à leur terminaison, tous ces filets du nerf auditif : les uns pensent qu'ils forment des anses, les autres les regardent comme étant terminés par des extrémités libres.

Art. II. — Oreille moyenne ou caisse du tympan.

Creusée dans l'épaisseur de la portion tubéreuse du temporal, sur la limite de la section pétrée et de la section mastoïdienne, mais principalement dans cette dernière, l'oreille moyenne constitue une cavité irrégulière, déprimée d'un côté à l'autre, dans laquelle on peut considérer deux *parois* et une *circonférence*.

La *paroi externe* est principalement constituée par la *membrane du tympan*.

La *paroi interne*, formée par le rocher, présente deux ouvertures, la *fenêtre ovale* et la *fenêtre ronde*, situées l'une au-devant de l'autre, et séparées par une petite éminence qui porte le nom de *promontoire*.

La *circonférence* est occupée, dans presque toute son étendue, par les *cellules mastoïdiennes*, cavités irrégulières largement ouvertes dans la caisse du tympan.

A l'*intérieur*, cette caisse contient une *chaîne de petits osselets*, composée du *marteau*, de l'*enclume*, du *lenticulaire* et de l'*étrier* ; chaîne qui met en rapport la membrane du tympan avec la fenêtre ovale, en s'étendant ainsi d'une paroi à l'autre de la cavité tympanique.

Cette cavité, tapissée par une fine *membrane muqueuse*, communique enfin avec le pharynx à l'aide d'un tube cartilagineux désigné sous le nom de *trompe d'Eustache*, tube amenant l'air extérieur dans l'oreille moyenne.

On va signaler rapidement les caractères anatomiques de toutes les parties qui viennent d'être énumérées comme entrant dans la constitution de l'oreille moyenne.

1° Membrane du tympan.

Située sur la paroi externe de l'oreille moyenne, qu'elle sépare du fond du conduit auditif, cette membrane présente la forme ovalaire. Elle est mince, sèche et susceptible de vibrer. — Sa *face interne*, tirée en dedans et légèrement convexe, est adhérente au manche du marteau. — Sa *face externe*, c'est-à-dire celle qui forme le fond du conduit auditif, se trouve au contraire légèrement concave. — La *circonférence* est attachée sur un petit cadre osseux nommé cercle tympanal, cadre très nettement dessiné, incomplet à sa partie supérieure et enveloppé par les cellules mastoïdiennes, dont les cloisons s'échappent en rayonnant du pourtour de ce cercle.

Bien que très mince, cette membrane du tympan se compose de trois couches : une moyenne, de nature fibreuse, une externe épidermique, une interne, qui n'est autre chose que la muqueuse de l'oreille moyenne. Cette membrane reçoit des vaisseaux et des nerfs.

2° Promontoire, fenêtre ovale, fenêtre ronde.

Situé en haut de la paroi interne de la caisse tympanique, le *promontoire* ne représente qu'une fort légère éminence séparant la fenêtre ronde de la fenêtre ovale.

La *fenêtre ovale*, placée en avant du promontoire, représente une ouverture dont la forme est suffisamment indiquée par son nom, ouverture qui fait communiquer le tympan avec le vestibule osseux, et qui est bouchée par la base de l'étrier.

La *fenêtre ronde*, séparée de la précédente par le promontoire et, partant, placée en arrière de cette petite saillie, se trouve bouchée, dans l'état frais, par une mince membrane, sorte de diaphragme interposé entre l'oreille moyenne et la rampe tympanique du limaçon.

3° Cellules mastoïdiennes.

Ces cellules occupent toute la circonférence de la caisse tympanique excepté par en haut. Ce sont de petites cavités plus ou moins irrégulières, plus ou moins profondes, séparées par de minces cloisons qui sont disposées en rayons autour du cercle tympanal et qui présentent un bord libre, tourné vers le centre de la cavité.

Dans plusieurs animaux, et notamment chez les carnassiers, les cellules mas-

FIG. 194 (*).

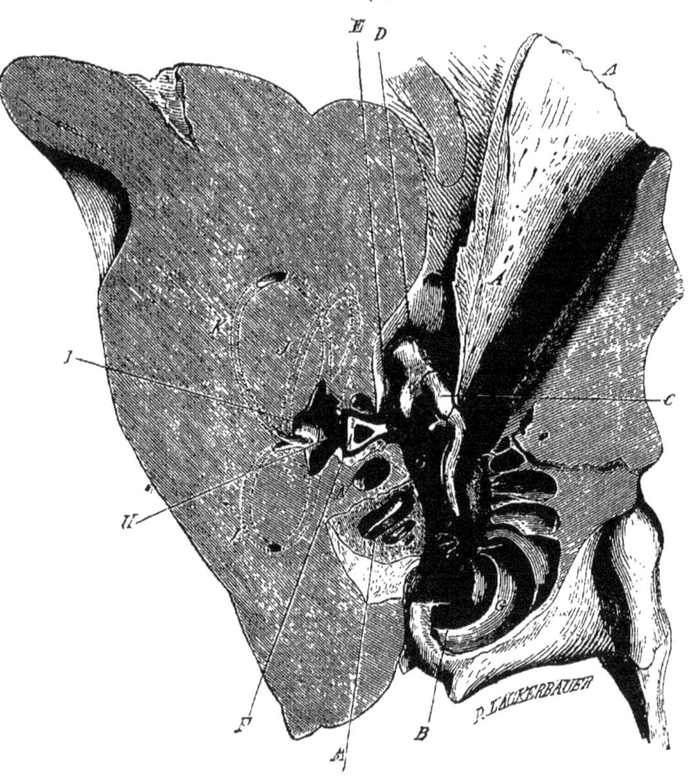

toïdiennes forment un compartiment spécial de la caisse tympanique qu'une ouverture unique met en communication avec cette cavité.

4° CHAÎNE DES OSSELETS DE L'OREILLE MOYENNE.

Quatre pièces articulées, déjà désignées sous les noms de *marteau*, *enclume*, *lenticulaire* et *étrier*, composent cette chaîne osseuse, qui s'étend, en suivant un trajet brisé, de la paroi externe à la paroi interne du tympan. Ces pièces sont mobiles les unes sur les autres, unies par des *ligaments*, et mues par des *muscles*.

1° **Marteau**. — Le plus allongé des osselets de l'ouïe, le marteau présente un *manche* et une *tête*.

Le *manche*, situé à peu près verticalement, est comme soudé à la face interne de la membrane tympanique. — La *tête*, dirigée en haut, porte une facette diarthrodiale qui s'articule avec l'enclume. — Le *col*, c'est-à-dire la partie supérieure

(*) Fig. 194. — *Caisse du tympan du côté droit chez le cheval (coupe verticale et transverse, plan antérieur)*. — *A*. Conduit auditif. *B*. Membrane du tympan. *C*. Marteau. *D*. Enclume. *E*. Lenticulaire. *F*. Étrier. *G*. Cellules mastoïdiennes. *H*. Fenêtre ovale. *I*. Vestibule. *J*. *K*. *L*. Indication schématique des canaux demi-circulaires. *M*. Limaçon. *N*. Origine de la rampe tympanique.

du manche, offre deux petites saillies d'insertion dont une interne très développée.

2° **Enclume.** — Elle présente un *corps* ou partie moyenne et deux *branches.* — Le *corps* est creusé, sur sa partie externe, d'une facette diarthrodiale en rapport avec celle du marteau. — Des deux *branches*, l'une *supérieure* se termine par une pointe mousse, l'autre *inférieure* s'unit, par son extrémité, avec le lenticulaire.

3° **Lenticulaire.** — C'est un très petit grain osseux circulaire, déprimé, discoïde, compris entre la branche inférieure de l'enclume et l'étrier.

4° **Étrier.** — Remarquable par sa forme, qui rappelle exactement celle d'un étrier, cet os affecte une direction presque horizontale. — Son *sommet* est articulé avec la face interne du lenticulaire. — Sa *partie moyenne* se trouve divisée en deux *branches*, qui interceptent entre elles une ouverture bouchée par la muqueuse tympanique. — Sa *base*, engagée dans la fenêtre ovale, représente une petite plaque de même forme que cette ouverture, et maintenue dans sa position par le feuillet muqueux du tympan ; feuillet se portant sur l'étrier après s'être réfléchi au pourtour de la fenêtre ovale.

5° **Ligaments de la chaîne des osselets de l'ouïe.** — Nous ne faisons que les mentionner ici, ces liens étant trop petits et trop peu importants pour mériter une description particulière.

6° **Muscles de la chaîne des osselets de l'ouïe.** — On en a décrit quatre : trois destinés à mouvoir le marteau, et un pour l'étrier. Mais deux de ces muscles étant extrêmement petits, et leur nature musculaire étant même douteuse aux yeux de beaucoup d'anatomistes, nous nous bornerons à signaler ici le *muscle interne du marteau* et le *muscle de l'étrier*.

a. Muscle interne du marteau. — C'est un petit faisceau allongé, logé dans une scissure particulière de la portion mastoïdienne du temporal, et prenant son origine près de l'extrémité supérieure de la trompe d'Eustache ; il se dirige de haut en bas et d'avant en arrière, et se termine par un tendon qui se réfléchit en dehors, au devant de la fenêtre ovale, pour venir s'insérer sur le col du marteau.

b. Muscle de l'étrier. — Logé dans une excavation de la paroi interne du tympan, près de la fenêtre vestibulaire, sur le trajet de l'aqueduc de Fallope, ce muscle est remarquable par son peu de longueur, son épaisseur relativement considérable et sa forme conique. Il se termine, au moyen d'un petit tendon, en avant de la tête de l'étrier.

5° Membrane muqueuse de la caisse du tympan.

Très fine et très vasculaire, cette membrane tapisse toutes les anfractuosités de l'oreille moyenne, en se réfléchissant sur la chaîne des osselets, et en se prolongeant dans les cellules mastoïdiennes. Elle est continue avec celle qui tapisse la trompe d'Eustache, et partant doit être considérée comme un prolongement de la membrane tégumentaire étalée sur les parois du vestibule pharyngien.

6° Trompe d'Eustache.

La *trompe d'Eustache* est un étui fibro-cartilagineux qui met en communication la cavité de l'oreille moyenne avec le pharynx.

Étendu en ligne droite sous la base du crâne, depuis la caisse du tympan jusqu'à la partie supérieure et latérale de la cavité pharyngienne, cet étui, encore appelé *conduit guttural* du tympan, long de près d'un décimètre chez les solipèdes, « est aplati d'un côté à l'autre, et longé, en dehors, par le muscle stylo-pharyngien.

» Son orifice *supérieur* ou *tympanique* est étroit.

» L'*orifice inférieur*, *guttural* ou *pharyngien*, situé près et en arrière de l'ouverture gutturale des cavités nasales, est évasé et représente une grande fente oblique en bas et en dehors; les bords contigus de cet orifice sont soutenus par une lame cartilagineuse, sorte de pavillon, épanouissement de la substance qui forme la base de la trompe.

» Dans sa longueur, le conduit guttural est fendu inférieurement, et, par cette longue ouverture, la muqueuse s'échappe et descend pour constituer le grand sac particulier aux monodactyles et connu sous le nom de *poche gutturale*.

7° Poches gutturales.

» La muqueuse qui tapisse la trompe d'Eustache est continue en avant avec celle de l'arrière-bouche; en arrière et en haut, elle se prolonge dans la cavité tympanique qu'elle tapisse. En bas, elle se dilate et forme la *poche gutturale*.

» Au nombre de deux, une de chaque côté, les poches gutturales sont adossées l'une à l'autre dans le plan médian, et descendent jusqu'au niveau du larynx, où elles se terminent en un cul-de-sac constituant leur *fond*.

» D'avant en arrière, elles s'étendent depuis la partie antérieure du pharynx jusqu'à la face inférieure de l'atlas.

» La capacité moyenne de chacune d'elles est d'environ 4 décilitres; mais en raison de l'extensibilité de la muqueuse, l'étendue et la capacité des poches gutturales peuvent varier.

» De forme irrégulière, comme l'espace où elle se déploie, la poche gutturale répond, en haut et en arrière, à la base du sphénoïde et de l'occipital. Quand ce réservoir est distendu, sa partie inférieure ou son *fond* descend sur les parties latérales du pharynx et du larynx, jusqu'au niveau de l'extrémité inférieure de la parotide, dans le tissu celluleux lâche de cette région.

» Du côté externe, la poche gutturale contracte de nombreux rapports, qui sont différents dans la portion *inter-maxillaire*, dans la région *parotidienne* et dans la portion *postérieure*.

» *a*. Dans la région *inter-maxillaire*, la poche répond aux muscles stylo-staphylin, ptérygo et kérato-pharyngien, ainsi qu'à l'artère maxillaire interne et au nerf lingual; elle enveloppe la grande branche de l'hyoïde et tapisse la face interne du muscle sphéno-maxillaire.

» *b*. Dans la région *parotidienne*, la poche gutturale répond, tout à fait en haut, à la face interne de la parotide, dont elle est séparée par les vaisseaux et les nerfs auriculaires; un peu plus bas, à l'angle postérieur de l'hyoïde, au muscle stylo-hyoïdien et à l'apophyse styloïde de l'occipital; en cet endroit monte l'artère auriculaire, oblique en haut et en arrière; là aussi la membrane de la poche est unie d'une manière moins lâche aux parties qui la recouvrent.

» Au-dessous de ce point, le sac guttural est en rapport avec le muscle stylo-maxillaire, la carotide externe et les nerfs qui forment le plexus guttural, tels que la neuvième et la douzième paire, des filets de la dixième, du grand sympathique, etc. Plus bas, il répond à la parotide, et peut se prolonger jusqu'à l'extrémité inférieure de cette glande.

» *c. En arrière*, la poche gutturale répond à l'atlas, aux muscles fléchisseurs de la tête, à l'artère occipitale, etc.; elle forme un repli qui enveloppe principalement le pneumogastrique et le sympathique, et, plus antérieurement, une autre duplicature qui entoure la carotide interne.

» La *muqueuse* des poches gutturales est plus épaisse et plus résistante que la portion comprise dans la trompe d'Eustache et dans la caisse du tympan. Généralement peu adhérente aux parties voisines, si ce n'est à la branche hyoïdienne, à la face interne du stylo-hyoïdien, etc., elle est lisse intérieurement et lubrifiée par du mucus qu'elle sécrète; elle peut devenir le siége de collections purulentes qui compriment le larynx et gênent la respiration; c'est dans ce cas que l'on pratique la ponction des poches gutturales.

» Cette membrane reçoit des divisions *vasculaires* et *nerveuses*, nombreuses et fines, fournies par les branches qui l'avoisinent.

» Les poches gutturales, communiquant avec l'arrière-bouche et la cavité tympanique, renferment habituellement de l'air; la quantité de ce fluide peut varier dans l'état physiologique, suivant que les réservoirs membraneux sont dilatés ou non; la dilatation est principalement opérée par le muscle ptérygo-pharyngien, dont plusieurs fibres se prolongent et s'épanouissent sur la muqueuse; en outre, quand l'oreille est redressée, la membrane est mise en état de tension par le prolongement inférieur de la conque adhérant à sa surface.

» Quoi qu'il en soit, les fonctions des poches gutturales sont loin d'être connues. On ne saurait affirmer qu'elles servent au perfectionnement de la phonation; leurs usages paraissent plutôt relatifs à l'audition, si l'on considère que ces annexes du conduit guttural du tympan coïncident, chez les solipèdes, avec un développement des cellules mastoïdiennes moindre que chez les autres animaux.

» Quant à la trompe d'Eustache, elle sert à renouveler dans la caisse tympanique l'air indispensable à l'accomplissement exact des phénomènes auditifs. » (A. Lavocat.)

Art. III. — De l'oreille externe.

L'oreille externe est représentée par le *conduit auditif externe* et par l'évasement appendiculaire, en forme de cornet ouvert à l'extérieur, désigné sous le nom de *conque* ou de *pavillon*.

§ I. — Du conduit auditif externe.

Ce canal, décrit en ostéologie, offre à son fond la membrane du tympan, qui le sépare de l'oreille moyenne. Son entrée, ou l'hiatus auditif externe, donne attache à l'infundibulum de l'appareil conchinien. Il est revêtu d'une mince membrane tégumentaire présentant les caractères intermédiaires entre ceux de la peau et ceux des muqueuses, et contenant dans son épaisseur un grand nombre de glandes pelotonnées, dites *cérumineuses*, parce qu'elles sont chargées de sécréter le liquide onctueux désigné sous le nom de *cérumen*.

§ II. — De la conque ou pavillon.

L'appendice extérieur, en forme de cornet, que représente la conque, varie beaucoup dans sa configuration chez les différents animaux; mais dans tous il offre les mêmes détails d'organisation, c'est-à-dire une *charpente cartilagineuse* composée de trois pièces, des *muscles* pour mouvoir ces pièces, un *coussinet graisseux* qui assure la liberté des mouvements, et des *téguments* qui recouvrent le tout.

1° Charpente cartilagineuse de la conque.

Les trois pièces qui la composent sont: 1° le *cartilage conchinien* ; 2° le *cartilage annulaire* ; 3° le *cartilage scutiforme*.

1° **Cartilage conchinien.** — Pièce principale du pavillon, ce cartilage en détermine la configuration générale. Il présente donc la forme d'un cornet très largement ouvert sur le côté.— Son *entrée* est elliptique, allongée de haut en bas, et circonscrite par deux bords minces réunis, par en haut, sur une pointe qui constitue le sommet de l'organe. — Son *fond*, renflé en cul-de-sac, se termine en avant par un infundibulum rétréci, fixé au pourtour de l'hiatus auditif à l'aide du cartilage annulaire, et sur la surface de la poche gutturale par un prolongement pointu qui descend en dehors de ce cartilage annulaire, sous la glande parotide, et se termine par plusieurs filaments fibreux.

C'est une lame cartilagineuse roulée sur elle-même qui forme cette pièce de la charpente conchinienne, lame roulée de manière à circonscrire entre ses deux bords l'entrée du pavillon, et à former, par en bas, le canal infundibuliforme complet dont nous venons de parler.

Cette lame est rigide et dressée dans les solipèdes, beaucoup plus développée dans l'âne et le mulet que chez le cheval.

Elle est mince, inclinée en dehors et largement ouverte dans les animaux ruminants.

Le cartilage conchinien du porc, un peu variable suivant les races, est toujours fortement développé, quelquefois dressé, plus souvent retombant.

On le trouve toujours court, pointu, dressé et ouvert en avant dans le chat.

Chez le chien, il est tantôt court et droit, tantôt large et pendant.

2° **Cartilage annulaire.** — On désigne ainsi une toute petite lame roulée en anneau, comme la partie inférieure de la lame conchinienne, et servant d'intermédiaire entre ce dernier cartilage et le conduit auditif. C'est la membrane tégumentaire interne, doublée de quelques faisceaux jaunes élastiques, qui unit le cartilage annulaire aux deux parties entre lesquelles il se trouve placé. Ses rapports avec ces deux pièces sont tels, qu'il reçoit la saillie osseuse circulaire formant le contour de l'hiatus auditif, et que lui-même peut s'enfoncer dans le canal infundibuliforme du cartilage conchinien ; disposition qui rappelle le mode d'articulation des différents tubes d'une lunette d'approche.

3° **Cartilage scutiforme.** — On appelle ainsi une petite plaque cartilagineuse située en avant de la base de la conque, à la surface du muscle crotaphite ; plaque irrégulièrement triangulaire, rattachée au cartilage conchinien par des faisceaux charnus, et transmettant à ce cartilage l'action de quelques autres muscles fixés sur les os du crâne.

2° Muscles de l'oreille externe.

On trouve à la surface de la conque, en dedans et en dehors, quelques fibres charnues représentant de véritables *muscles intrinsèques*. Mais le peu d'importance de ces éléments musculaires nous engage à les passer tout à fait sous silence, pour nous occuper exclusivement des *muscles extrinsèques* chargés de mouvoir l'appareil conchinien. Ceux-ci sont au nombre de dix : en premier plan, le *zygomato-auriculaire*, le *temporo-auriculaire externe*, le *scuto-auriculaire externe*, les trois *cervico-auriculaires*, le *parotido-auriculaire* ; en second plan, le *temporo-auriculaire interne*, le *scuto-auriculaire interne*, le *mastoïdo-auriculaire*.

1° **Muscle zygomato-auriculaire** (fig. 196, 12). — Ce muscle est formé généralement de deux bandelettes charnues, unies entre elles par un feuillet celluleux, prenant leur origine à la surface de l'apophyse zygomatique du temporal, au moyen d'une aponévrose confondue en avant avec le muscle orbiculaire des paupières. De ces deux bandelettes, l'une, inférieure, s'insère en dehors de la base de la conque en confondant ses fibres avec celles du parotido-auriculaire ; l'autre, supérieure, se termine sur le bord externe du cartilage scutiforme.

Placé immédiatement sous la peau, ce muscle couvre en partie l'extrémité supérieure de la glande parotide et l'apophyse zygomatique.

Il tire l'oreille en avant.

2° **Muscle temporo-auriculaire externe** (fig. 195, 11). — Très mince et très large muscle flabelliforme, couvert par la peau, appliqué sur le muscle crotaphite, uni en arrière au cervico-auriculaire supérieur, en avant et en dehors au zygomato-auriculaire ; il prend son origine sur toute l'étendue de la crête pariétale (1) en se confondant sur la ligne médiane, dans sa moitié ou son tiers supérieur, avec le muscle du côté opposé, et se termine, d'une part, sur le bord interne du cartilage scutiforme, d'autre part, au moyen d'un mince faisceau qui couvre une partie de ce cartilage et le muscle scuto-auriculaire externe, sur le côté interne du cartilage conchinien.

Il remplit le rôle d'un adducteur de la conque, c'est-à-dire qu'il ramène cet appendice en dedans. Il le porte aussi en avant, et concourt à le faire pivoter sur lui-même de manière que l'ouverture de l'oreille se trouve tournée en avant.

3° **Muscle scuto-auriculaire externe** (fig. 195, 4).—Ce muscle est, pour ainsi dire, une dépendance du précédent, dont il transmet l'action jusqu'au cartilage conchinien, en la complétant, du reste.

(1) Cette crête bordant en dedans la fosse temporale, Girard a cru devoir donner aux deux muscles de l'oreille qui s'y attachent le nom de *temporo-auriculaires ;* mais ils mériteraient tout aussi bien, sinon mieux, celui de *pariéto-auriculaires*.

Étendu de la face externe du cartilage scutiforme au côté interne de la conque, et généralement composé de deux faisceaux, il est recouvert par la peau et la bandelette conchinienne du muscle temporo-auriculaire externe, et il recouvre en partie le muscle scuto-auriculaire interne.

Quand ce muscle se contracte, il participe principalement à l'exécution du mouvement rotatoire qui porte de dehors en avant l'ouverture de la conque.

4° **Muscles cervico-auriculaires** (fig. 196, 14, 15, 16). — Au nombre de trois, ces muscles, situés derrière l'oreille, représentent de larges et minces bandelettes, étendues de la corde du ligament cervical au cartilage conchinien.

Ils peuvent être distingués, eu égard au mode de superposition qu'ils présentent

Fig. 195 (*).

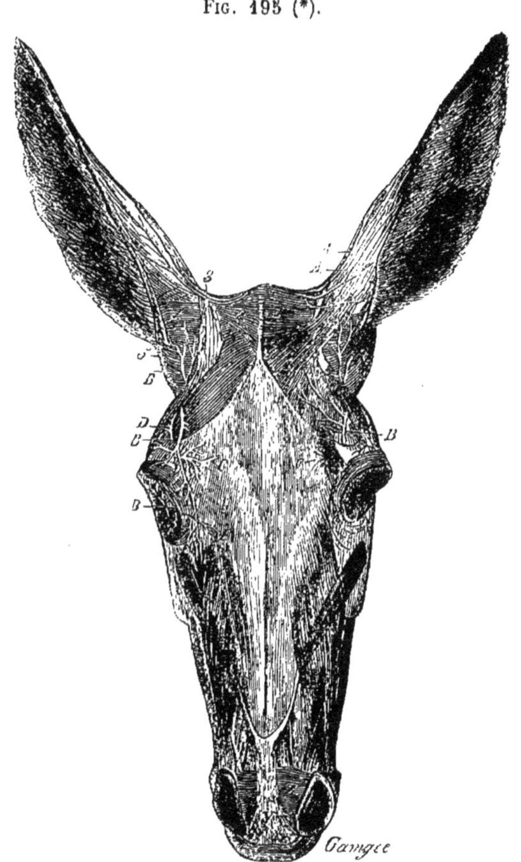

vers leur origine, en *superficiel*, *moyen* et *profond*. La situation de leur point d'insertion sur la conque permet aussi leur distinction en muscles *supérieur*, *moyen* et *inférieur*.

(*) Fig. 195. — *Muscles de l'oreille externe.* — 1,1. Muscle temporo-auriculaire externe. 2. M. temporo-auriculaire interne. 3. Cartilage scutiforme. 4. Muscle scuto-auriculaire externe. — *A.* Branches auriculaires de la première paire nerveuse cervicale. *B.* Nerf auriculaire antérieur (du facial). *C.* Rameaux terminaux du nerf sourcilier. *D.* Branche superficielle ou temporale du nerf lacrymal.

Le *cervico-auriculaire superficiel* ou *supérieur*, intimement uni au temporo-auriculaire externe, et couvert par la peau, recouvre les muscles cervico-auricu-

Fig. 196 (*).

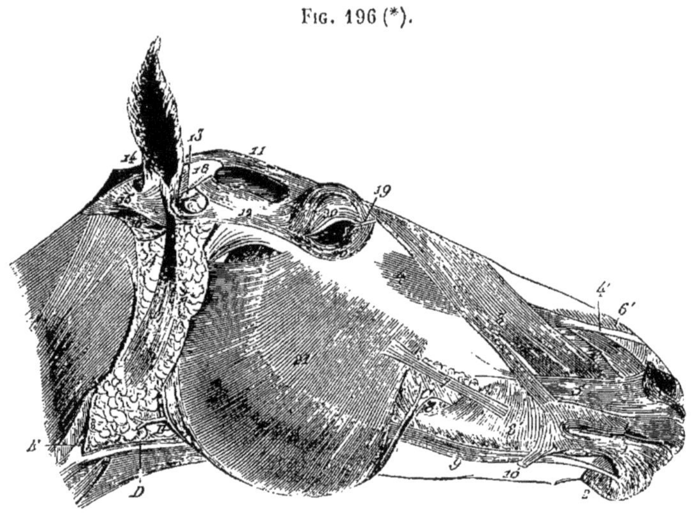

laire moyen et temporo-auriculaire interne. Attaché par son extrémité terminale sur le milieu de la face postérieure de la conque, il tire ce cartilage en arrière et en bas (fig. 196, 14).

Le *cervico-auriculaire moyen*, compris à son origine entre les deux autres, et intimement uni avec eux, surtout avec le profond, est en rapport avec la peau par la plus grande partie de sa face externe. Son extrémité terminale, très large et très mince, passe sur l'extrémité supérieure de la glande parotide et s'insère en dehors de la base de la conque, après s'être légèrement insinuée sous le muscle parotido-auriculaire. C'est un muscle rotateur qui fait tourner en dehors et en arrière l'ouverture de l'oreille (fig. 196, 15).

Le *cervico-auriculaire profond* ou *inférieur*, caché sous le muscle moyen, et sous l'extrémité supérieure de la parotide, à laquelle il adhère assez intimement, s'insère tout à fait à la base du renflement que présente en bas le cartilage conchinien. Il concourt à l'exécution du mouvement rotatoire imprimé à l'oreille par le muscle moyen (fig. 196, 16).

5° **Muscle parotido-auriculaire** (fig. 196, 17). — Appliqué sur la face externe de la glande parotide, ce muscle représente une longue et mince bandelette rubanée, plus étroite et plus épaisse à son extrémité supérieure qu'à l'inférieure.

Il prend son origine sur le tissu parotidien, et se termine en dehors de la base de la conque, en dessous de la commissure inférieure formée par la réunion des deux bords de ce cartilage.

Couvert en dehors par une partie très mince du peaucier cervico-facial, ce

(*) Fig. 196. — *Muscles de l'oreille externe.* — 11. Muscle temporo-auriculaire externe. 12. Zygomato-auriculaire. 13. Scuto-auriculaire interne. 14, 15, 16. Cervico-auriculaires. 17. Parotido-auriculaire. 18. Cartilage scutiforme.

muscle joue le rôle d'un abducteur de l'oreille externe, c'est-à-dire qu'il l'incline en dehors.

6° **Muscle temporo-auriculaire interne** (fig. 195, 2). — Situé sous le muscle homonyme superficiel, et couvert en partie par le cervico-auriculaire supérieur, le muscle temporo-auriculaire interne forme un faisceau triangulaire, très allongé, d'un rouge vif, étendu transversalement à la surface du crotaphite, fixé par son extrémité interne, sur l'éperon médian qui représente comme l'origine commune des deux crêtes pariétales, attaché par son extrémité externe, au moyen d'un petit tendon, sur le côté interne de la conque, en dedans de l'insertion terminale du muscle cervico-auriculaire superficiel.

Ce muscle est un adducteur de l'oreille.

7° **Muscle scuto-auriculaire interne.** — C'est un muscle formé de deux faisceaux croisés très obliquement en sautoir, faisceaux courts, épais, d'une couleur moins pâle que les autres muscles auriculaires, cachés sous le cartilage scutiforme et le muscle scuto-auriculaire externe ou superficiel, et reposant directement sur le coussinet adipeux de l'oreille.

Ces faisceaux prennent leur origine sur la face interne de la plaque scutiforme, se dirigent en arrière, et vont se terminer sur la base du cartilage conchinien, derrière le tube infundibuliforme qui termine ce cartilage par en bas.

Le muscle scuto-auriculaire interne est antagoniste du muscle homonyme superficiel, car il fait pivoter le pavillon de l'oreille de manière à tourner son ouverture en dehors et même en arrière.

8° **Muscle mastoïdo-auriculaire.** — On donne ce nom à un très grêle faisceau appliqué verticalement contre le côté interne du tube cartilagineux qui représente l'entrée du conduit auditif, tube formé par le cartilage annulaire et le canal infundibuliforme du cartilage conchinien. Attaché, d'une part, sur le sourcil de l'hiatus auditif externe, d'autre part sur la base de la conque, ce petit muscle raccourcit, en se contractant, le tube cartilagineux avec lequel il se trouve en rapport.

3° Coussinet adipeux de l'oreille externe.

Ce coussinet, qui ne manque jamais, même chez les animaux les plus maigres, enveloppe la base de la conque en avant, en dedans et en arrière. Il a pour usage de faciliter les mouvements de cet organe en permettant le glissement des muscles et des pièces cartilagineuses qui le composent.

4° Téguments de l'oreille externe.

La peau qui recouvre la conque en dehors est couverte de poils fins et serrés.

Celle qui tapisse l'intérieur du cornet se trouve très mince, très vasculaire, très adhérente à la surface cartilagineuse, et se montre hérissée de longs poils soyeux qui s'opposent à l'entrée de la poussière dans l'oreille.

LIVRE HUITIÈME.

APPAREILS DE LA GÉNÉRATION.

Les *individus*, dans le règne organique, possèdent la faculté de se reproduire et de propager ainsi l'espèce à laquelle ils appartiennent : grande et belle loi de la force vitale qui tient sous sa sauvegarde la conservation du monde organisé ! Dans les animaux mammifères, la *génération* d'un nouvel être exige le concours de deux individus, l'un *mâle* et l'autre *femelle*, qui s'accouplent dans certaines circonstances déterminées. Celui-ci fournit un germe, l'*ovule* ; et le premier une liqueur fécondante, le *sperme*, qui anime le germe et le rend apte à se développer.

Nous avons donc à étudier séparément les organes *génitaux* ou *générateurs du mâle*, et les *organes génitaux de la femelle.*

CHAPITRE PREMIER.

ORGANES GÉNITAUX DU MALE.

Le sperme est élaboré au sein des deux *testicules*, glandes globuleuses pourvues chacune d'un conduit excréteur, replié un très grand nombre de fois sur lui-même à son origine qui forme l'*épididyme*, et dépourvu de sinuosités dans le reste de son trajet qui prend le nom de *canal déférent*. Ce conduit transporte la liqueur fécondante dans les *vésicules séminales*, réservoirs à parois contractiles, où cette liqueur s'accumule et d'où elle est expulsée, lors de l'accouplement, en suivant la voie des *canaux éjaculateurs* et du *canal de l'urèthre*. Ce dernier, pourvu sur son trajet de trois glandes accessoires, la *prostate* et les *glandes de Cowper*, est un canal impair, commun aux deux appareils de la génération et de la dépuration urinaire. Il est supporté par une tige érectile, le *corps caverneux*, avec lequel il forme un organe allongé, le *pénis* ou la *verge*, qui, dans l'acte du rapprochement des sexes, est introduit dans le vagin, au fond duquel il va porter le fluide spermatique.

Nous considérerons successivement les *organes sécréteurs* ou les *testicules*, et l'*appareil d'excrétion*, comprenant tous les autres organes.

§ I. — Des testicules ou organes sécréteurs du sperme.

Les *testicules* sont deux glandes suspendues, de chaque côté de la verge, dans le pli de l'aine, où elles occupent une poche séreuse particulière, la gaîne vaginale.

Nous commencerons par décrire cette cavité pour revenir ensuite à l'organe qui s'y trouve contenu.

1° Description de la gaîne vaginale.

La *gaîne vaginale* n'est, chez nos animaux domestiques, qu'un diverticule de la cavité abdominale, dont la membrane séreuse (le péritoine) a fait hernie dans le trajet inguinal, en passant par l'anneau inguinal supérieur, et s'est prolongée au-dessous de l'anneau inférieur, de manière à former un sac séreux enveloppé de parois membraneuses.

Nous devons étudier dans la gaîne vaginale : 1° son *intérieur* ; 2° les *membranes enveloppantes* qui en forment les parois extérieures et auxquelles on donne communément le nom de *bourses*.

Intérieur. — Le sac séreux qui constitue la gaîne vaginale est allongé verticalement, un peu oblique en bas, en dedans et en arrière. — Son *extrémité inférieure*, formant le fond ou cul-de-sac de la cavité, est renflée en poire et loge le testicule avec l'épididyme. — Sa *partie moyenne*, rétrécie en conduit étroit, contient le cordon testiculaire. — Son *extrémité supérieure*, ou l'*entrée de la gaîne vaginale*, est ouverte pour établir la communication avec la cavité abdominale ; elle livre passage aux vaisseaux spermatiques et au canal déférent.

C'est le péritoine, avons-nous dit, qui forme le sac vaginal. Comme dans la cavité abdominale, il se divise en deux feuillets, l'un *pariétal* et l'autre *viscéral*. Celui-ci recouvre le testicule et le cordon testiculaire. Le premier tapisse la plus interne des membranes enveloppantes qui servent de paroi à la gaîne vaginale. Ces deux feuillets sont mis en continuité par un frein séreux, frein analogue au mésentère qui soutient le côlon flottant, et formé, comme lui, de deux lames adossées. Aplati d'un côté à l'autre, allongé de haut en bas et étendu verticalement d'une extrémité à l'autre de la gaîne, ce frein est attaché, par son bord postérieur, à la paroi postérieure de celle-ci, et s'insère, par son bord antérieur, en arrière du cordon testiculaire ; son extrémité inférieure se porte sur l'épididyme, et de là sur le testicule ; à son extrémité supérieure, il se continue dans la cavité abdominale, en accompagnant les différents canaux qui composent le cordon.

Membranes enveloppantes. — Les couches stratifiées qui forment les parois extérieures de la gaîne vaginale, et que l'on décrit généralement, dans les traités d'anatomie, avec ses deux feuillets séreux eux-mêmes, sous le nom d'*enveloppes du testicule*, se trouvent au nombre de quatre. Ce sont, en les comptant de dedans en dehors : 1° la *tunique fibreuse*, 2° le *muscle crémaster*, 3° le *dartos*, 4° le *scrotum*.

Tunique fibreuse. — C'est elle qui forme à la gaîne vaginale son revêtement le plus complet ; elle s'étend, en effet, sur toute la surface externe du feuillet séreux pariétal, avec lequel elle est très intimement unie. Fort mince, dans les points surtout qui correspondent au crémaster, cette membrane se continue, au pourtour de l'anneau inguinal supérieur, avec le fascia transversalis, dont elle n'est qu'une dépendance. Sa face externe est en rapport avec le crémaster et le dartos.

Crémaster. — Ce muscle, que l'on est dans l'habitude de décrire comme une enveloppe testiculaire sous le nom de *tunique érythroïde*, constitue, chez nos animaux domestiques, une bandelette d'un rouge vif, qui s'attache en haut à la surface interne ou péritonéale de l'aponévrose lombo-iliaque. Il descend dans le trajet inguinal, enveloppe, en dehors seulement, la partie moyenne de la gaîne testiculaire et s'épanouit inférieurement sur son cul-de-sac, où l'on voit ses fibres se terminer par de petits tendons, qui s'insèrent à la surface externe de la tunique fibreuse. L'enveloppe que le crémaster forme à la gaîne vaginale est donc très incomplète; la plus grande partie du testicule et le côté interne du cordon ne sont nullement protégés par cette tunique musculeuse. Elle est en rapport, en dedans, avec la membrane fibreuse à laquelle elle est unie par un tissu cellulaire assez abondant; par sa face externe, elle répond à la paroi postérieure du canal inguinal et au dartos.

C'est la contraction du crémaster qui détermine les mouvements d'ascension brusque du testicule.

Dartos. — Le tissu qui forme cette tunique est contractile; il tient le milieu, pour ainsi dire, entre le tissu cellulaire proprement dit et la fibre musculaire organique. — La tunique dartoïque ne remonte pas dans le canal inguinal; elle ne recouvre point, conséquemment, la partie de la gaîne vaginale qui s'y trouve engagée. Elle forme une poche au-dessous de l'anneau inguinal, et se répand au pourtour de celui-ci sur les parties environnantes, auxquelles elle adhère assez intimement. C'est ainsi qu'on la voit se prolonger, en s'amincissant graduellement, dans le fourreau et sur la verge elle-même, sur la tunique abdominale et dans l'entre-deux des cuisses. — Les deux poches dartoïques sont parfaitement indépendantes l'une de l'autre; elles ne se confondent point, mais s'adossent seulement sur la ligne médiane, en formant une double cloison dont les lames s'écartent supérieurement pour livrer passage à la verge. — Le dartos est en rapport, en dedans, avec les tuniques fibreuse et érythroïde, dont il se trouve séparé par un tissu cellulaire abondant et lamelleux, tissu cellulaire très condensé vers la queue de l'épididyme, et formant, à ce point, une espèce de cordon qui se porte de la tunique fibreuse au dartos, en adhérant fortement à l'un et à l'autre. Extérieurement le dartos est recouvert par le scrotum.

C'est le dartos qui détermine les mouvements vermiculaires dont les bourses sont le siége.

Scrotum. — Les différentes membranes que nous venons d'examiner sont paires, c'est-à-dire qu'il en existe une pour chaque gaîne vaginale; le scrotum, qu'il nous reste à examiner, constitue une poche unique enveloppant les deux testicules à la fois. Cette tunique est tout simplement la portion de peau qui recouvre la région testiculaire. On observera que la peau du scrotum est mince, et si adhérente au dartos qu'on l'en isole difficilement; elle est recouverte d'un duvet très court et très fin; et des follicules sébacés extrêmement nombreux, contenus dans son épaisseur, sécrètent une humeur onctueuse qui rend sa surface douce au toucher.

2° Description des testicules (fig. 153 et 154).

Conformation extérieure. — Chaque testicule représente un ovoïde comprimé d'un côté à l'autre, logé dans le cul-de-sac de la gaîne vaginale, et suspendu à l'extrémité du cordon testiculaire. La description de cet organe est extrêmement simple ; elle comporte l'étude de *deux faces*, de *deux bords* et de *deux extrémités.*

Les *faces*, l'une *externe*, l'autre *interne*, sont lisses et arrondies. — Le *bord inférieur* est convexe, et libre comme les faces. Le *supérieur*, à peu près droit, se trouve en rapport avec l'épididyme, qui lui adhère par sa tête et par sa queue. — Les *extrémités* sont régulièrement obtuses ; la *postérieure* descend toujours plus bas que l'*antérieure*.

Moyens de fixité. — Le testicule est libre au fond de la gaîne vaginale, où il ne peut cependant éprouver de grands déplacements, à cause de l'étroitesse de l'espace qui le renferme. De plus, il est suspendu par son bord supérieur, au *cordon testiculaire* ou *spermatique* (1), gros funicule contenu dans la partie moyenne de la gaîne vaginale, et formé par l'accolement des vaisseaux spermatiques avec le canal déférent. Ce cordon est soutenu lui-même dans la gaîne vaginale par le frein qui établit la continuité entre les deux feuillets séreux de cette cavité.

STRUCTURE. — Indépendamment du feuillet séreux qui revêt le testicule extérieurement, il entre dans la structure de cette glande : 1° une *membrane fibreuse*, 2° un *tissu propre*, 3° des *vaisseaux* et des *nerfs*. Le conduit excréteur sera étudié à part.

Membrane fibreuse. — Cette membrane, qui a reçu le nom de *tunique albuginée*, forme autour du testicule une espèce de coque extérieure épaisse, extrêmement résistante, creusée dans son épaisseur de vacuoles sinueuses qui logent les gros vaisseaux spermatiques. Elle est tapissée à sa face externe par le feuillet viscéral de la gaîne vaginale, qui lui adhère d'une manière très-intime ; sa face interne envoie dans la substance propre de la glande de minces cloisons, qui s'interposent aux lobules spermatiques. — Vers le bord supérieur du testicule et en avant, la tunique albuginée présente un épaississement peu marqué, auquel on a donné le nom de corps d'Highmore ; c'est à ce point que les conduits séminifères la traversent pour gagner l'épididyme.

Tissu propre. — La substance propre du testicule ressemble à une pulpe d'un jaune grisâtre, renfermée dans la coque albuginée ; elle est divisée, par les prolongements que cette tunique envoie dans son intérieur, en petits lobules distincts et indépendants les uns des autres. — Ces lobules, dont le nombre varie de 2 à 300, ont tous la même organisation. Chacun d'eux résulte du pelotonnement de deux ou trois tubes filiformes ayant jusqu'à un et deux mètres de longueur. Ces tubes, appelés *vaisseaux* ou *canalicules séminifères*, s'anastomosent très fréquemment ensemble, s'entortillent les uns sur les autres, et sont déroulables comme un peloton de fil. Une de leurs extrémités se termine en cul-de-sal ; l'autre se détache du lobule et aboutit à un système central de canaux excréteurs dont nous avons maintenant à nous occuper.

Quand on incise un testicule verticalement et suivant sa longueur, de manière à partager le corps d'Highmore en deux moitiés latérales, on voit, dans la substance testiculaire, une traînée blanchâtre, souvent peu apparente, qui s'étend, en décri-

(1) En anatomie chirurgicale, on comprend aussi quelquefois dans le cordon testiculaire la partie moyenne de la gaîne vaginale et toutes ses enveloppes, c'est-à-dire les tuniques séreuse, fibreuse et érythroïde.

vant une courbe à concavité supérieure, du corps d'Highmore vers l'extrémité postérieure du testicule, où elle se perd insensiblement, et l'on découvre une grande quantité de prolongements fibrillaires partant de cette traînée, et rayonnant dans toutes les directions. Une injection mercurielle, poussée par le canal déférent, permet de reconnaître que cette partie du testicule est formée principalement par un faisceau ramifié de canaux rectilignes, à parois très minces, qui se jettent les uns dans les autres, et se réunissent, en arrivant près du corps d'Highmore, en une vingtaine de branches principales de 0,3 à 0,6^{mm} de diamètre. Ces canaux, auxquels on a donné le nom de *canalicules droits* pour les distinguer des canalicules pelotonnés, reçoivent ceux-ci à leur sortie du lobule auxquels ils appartiennent. Ils sont entourés par de nombreux vaisseaux sanguins, et soutenus par les tractus fibreux de la tunique albuginée, qui semblent converger vers le point qu'ils occupent. Arrivés au niveau du corps d'Highmore, les canalicules droits le traversent d'outre en outre, en formant dans son épaisseur un réseau anastomotique connu sous le nom de *rete testis*, et ils se continuent dans l'épididyme par les *canaux efférents*.

Vaisseaux et nerfs. — Le sang est apporté au testicule par l'artère *grande testiculaire*, qui lui est presque exclusivement destinée. Cette artère, après avoir décrit, dans le cordon, un grand nombre de flexuosités très remarquables, arrive sur le testicule et le pénètre, par son bord supérieur, un peu en arrière de l'épididyme. Elle ne se plonge pas immédiatement dans la substance glandulaire; on la voit suivre, dans l'épaisseur même de la tunique albuginée, les bords de l'organe, qu'elle entoure dans un cercle complet. De ce cercle partent des divisions qui se répandent sur les faces, et d'où s'échappent les fines ramifications artérielles qui pénètrent dans le tissu propre du testicule, en accompagnant les cloisons inter-lobulaires.

Les *veines*, très volumineuses et souvent variqueuses, se comportent comme les divisions artérielles; elles se réunissent en un tronc unique, qui se dégage dans la veine cave postérieure, près des veines rénales.

Les *lymphatiques* existent surtout sous le feuillet séreux; ils gagnent les ganglions sous-lombaires.

Les *nerfs*, fournis par la chaîne sympathique, forment autour de l'artère un petit plexus particulier.

DÉVELOPPEMENT. — Chez le fœtus très jeune, le testicule flotte dans la cavité abdominale, suspendu à la région sous-lombaire, vers le flanc, par un large repli péritonéal, au bord antérieur duquel se trouvent les vaisseaux spermatiques (fig. 197, *e*). La gaîne vaginale n'existe donc pas encore. Le mécanisme qui préside à sa formation est des plus simples, et facile à comprendre avec l'aide de la figure ci-contre.

On constatera d'abord que le feuillet viscéral de la gaîne, c'est-à-dire celui qui enveloppe le testicule et le cordon, se trouve déjà tout formé, ainsi que le frein séreux qui établit, chez l'adulte, la continuité entre ce feuillet viscéral et la lame pariétale. Il ne reste donc à expliquer que le procédé employé par la nature pour créer cette dernière, c'est-à-dire la poche vaginale elle-même.

Or, on remarquera qu'à l'extrémité postérieure du testicule se trouve attaché un gros funicule arrondi, engagé d'autre part dans l'anneau inguinal supérieur, enveloppé par le péritoine, et fixé au bord postérieur de la lame séreuse qui tient le testicule en suspension; ce funicule, nommé *gubernaculum testis*, se continue, par son extrémité inguinale, avec le dartos, dont il paraît partager la structure, et qui remplit à lui tout seul le sac scrotal; le feuillet séreux qui le recouvre est doublé en dehors, sur sa face adhérente, par le muscle crémaster, muscle attaché sur l'aponévrose lombo-iliaque, aux environs de l'anneau inguinal, s'engageant dans le tube séreux formé par le revêtement péritonéal du gubernaculum, et s'avançant jusque auprès du testicule par son extrémité terminale. C'est à cet organe qu'est dû le rôle principal dans la formation de la poche vaginale.

Fig. 197 (*).

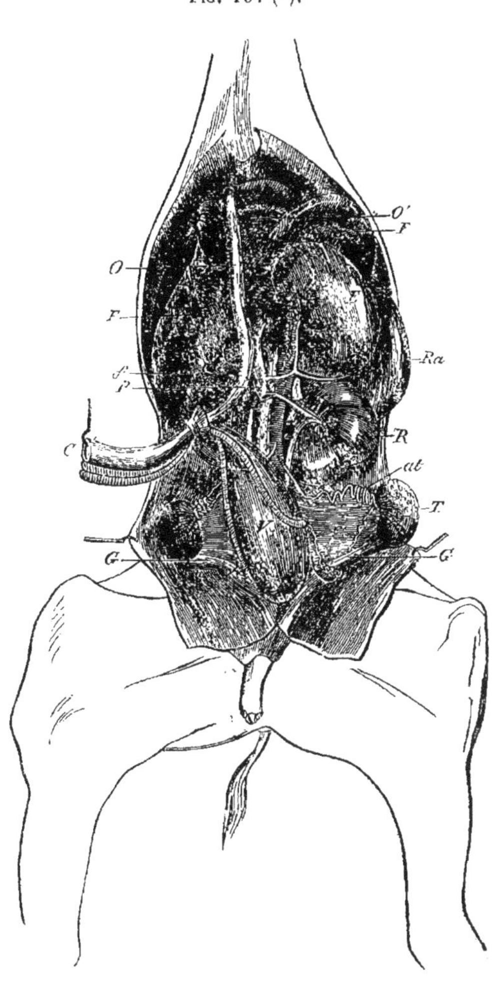

Quand la marche du travail de développement du fœtus pousse le testicule vers la région inguinale, le gubernaculum lui sert de guide, comme son nom pittoresque l'indique suffisamment. C'est donc lui qui descend le premier dans le trajet inguinal, tirant le testicule à sa suite. Mais en exécutant ce mouvement, il entraîne également avec lui son enveloppe péritonéale, qui l'abandonne peu à peu pour se mettre en rapport, par sa face adhérente, avec les parois du canal inguinal, et se retourne ainsi à la manière d'un bas dont on dépouillerait la jambe en le renversant de haut en bas, jusqu'au pied, représentant ici le testicule.

Le feuillet pariétal de la gaîne vaginale n'est donc autre chose que le tube séreux qui enveloppe, chez le fœtus, le gubernaculum testis encore contenu dans la cavité abdominale, tube retourné sur le testicule et le cordon testiculaire après leur des-

(*) Fig. 197. — *Les organes génito-urinaires internes, avec l'estomac, le foie et la rate, chez le fœtus de jument.* — *R*, Rein gauche. *V*. Vessie. *T*. Testicule. *at*. Artère grande testiculaire. *G*. Gubernaculum testis. *e*. Epididyme (cette lettre *e* se trouve placée au centre de la lame séreuse qui suspend à la région sous-lombaire le testicule et les vaisseaux du cordon testiculaire, lame séreuse formant, après la descente du testicule dans les bourses, le frein qui établit la continuité entre les deux feuillets de la gaîne vaginale). *E*. Estomac. *F*. Foie. *f*. Lobule de Spigel. *P*. Veine porte. *C*. Cordon ombilical. *O*. Veine ombilicale. *O'*. Trajet intra-hépatique de cette veine, indiqué par un double trait ponctué.

cente dans le sac scrotal, et présentant alors le muscle crémaster sur sa face adhérente de venue extérieure.

Le travail de la descente du testicule commence à s'opérer avant la naissance dans toutes les espèces. Dans l'espèce bovine, il est même achevé dès les premiers mois de la vie intra-utérine. Mais chez les Solipèdes, le testicule reste le plus souvent engagé dans le canal inguinal jusqu'à l'âge de six à dix mois.

Différences. —Chez les Ruminants, les testicules sont très volumineux, ovoïdes et allongés verticalement. La masse qu'ils représentent à l'extérieur, avec leurs enveloppes, est pendante, et occupe la région inguinale.

Ceux du Chien, du Chat et du Porc, placés dans la région périnéale, au-dessous de l'anus, se montrent plus ou moins arrondis, et sont toujours très peu détachés.

Dans les *Oiseaux*, ces organes sont placés dans la cavité abdominale, à la région sous-lombaire, en arrière des poumons et sous l'extrémité antérieure des reins. Leur forme est généralement ovoïde. Le volume qu'ils présentent, variable d'une espèce à l'autre, diffère également selon les saisons; à l'époque des amours, ils sont toujours énormément développés.

§ II. — Appareil d'excrétion du sperme.

1° De l'épididyme et du canal déférent (fig. 153, 154, 191)..

Épididyme. — L'organe ainsi appelé commence le canal excréteur du testicule; c'est un corps allongé d'avant en arrière, appliqué contre le bord supérieur et un peu en dehors de l'organe sécréteur du sperme. On y considère une *partie moyenne* et *deux extrémités.*

La *partie moyenne*, rétrécie, aplatie d'un côté à l'autre, est libre en dehors; elle répond, en dedans, aux vaisseaux spermatiques et au testicule auquel elle se trouve attachée par une lame séreuse très courte.

Les *extrémités* sont renflées et adhèrent intimement au testicule. L'*antérieure*, la plus grosse, porte le nom de *tête de l'épididyme* (*globus major*). La *postérieure*, ou la *queue de l'épididyme* (*globus minor*), est plus détachée du testicule que la première; elle se recourbe en haut pour se continuer par le canal déférent.

L'épididyme reçoit ses rameaux artériels et ses filets nerveux des mêmes sources que le testicule. Il est constitué par un long conduit à parois très minces, replié un très grand nombre de fois sur lui-même, et dont on voit très bien les différentes circonvolutions à travers la membrane séreuse après une injection au mercure. Ce conduit résulte de la réunion de douze à vingt petits tubes, les *canaux efférents*, partant du rete testis et s'abouchant ensemble, à des distances variables, dans la tête de l'épididyme. Vers la queue de l'organe, la membrane muqueuse qui forme le conduit se double d'une tunique dartoïque. Il devient alors plus volumineux, moins flexueux, et finit par se détacher du lobe postérieur de l'épididyme pour constituer le canal déférent.

Canal déférent. — Celui-ci, de la grosseur d'une plume à écrire, est d'abord flexueux, puis rectiligne. Il s'accole aux vaisseaux spermatiques, qu'il suit en arrière et en dedans jusqu'à l'ouverture de la gaîne vaginale, franchit cette ouverture pour pénétrer dans la cavité abdominale, et gagne l'entrée du bassin, où il croise obliquement la direction de l'uretère et du cordon oblitéré de l'artère ombilicale. Puis il s'infléchit en arrière, se place au-dessus de la vessie, se renfle alors tout à coup, et se prolonge ainsi jusqu'au col de ce réservoir, où il se termine, après avoir pénétré sous la glande prostate, par un rétrécissement subit, à l'origine duquel vient s'ouvrir, en dehors, la vésicule séminale, et qui se continue par les canaux éjaculateurs.

Le canal déférent est soutenu, à l'intérieur de la gaîne vaginale, par un très court repli séreux, dépendance du frein qui développe ses deux feuillets autour des vaisseaux spermatiques, en dedans et en arrière desquels se trouve situé ce conduit excréteur. Dans la cavité abdominale, il est fixé par le prolongement de ce repli séreux. Sa portion renflée ou pelvienne, en rapport supérieurement avec les vésicules séminales, s'unit au renflement homologue, dont on la voit se rapprocher de plus en plus, au moyen d'une lame péritonéale triangulaire, qui comprend entre ses deux feuillets une petite poche en forme de massue, sur le compte de laquelle nous revenons plus loin.

La lumière du conduit déférent est très étroite dans ses portions vaginale et abdominale, mais elle est plus large vers le renflement pelvien, où les parois du conduit présentent une disposition aréolaire bien marquée.

Le canal déférent est formé à l'intérieur par une membrane muqueuse très fine, à laquelle s'ajoute, en dehors, une couche de tissu dartoïque, très épaisse dans la partie renflée, couche dont la grande densité donne au conduit déférent la consistance d'un cordon dur et rigide.

Dans les *Oiseaux*, il n'y a pas à proprement parler d'épididyme. Le canal déférent s'échappe en dedans de l'extrémité postérieure du testicule, se dirige en arrière, en décrivant des flexuosités, se rapproche de l'urèthre de son côté, passe avec lui le long du rein et arrive au cloaque, où il se termine par un orifice sur lequel nous reviendrons dans l'étude de l'organe copulateur. Chez le canard, il présente, près de sa terminaison, une petite vésicule ovale, toujours remplie de fluide spermatique.

2° Des vésicules séminales et des canaux éjaculateurs (fig. 191, 198).

Les *vésicules séminales* sont deux poches ovoïdes, dont le volume varie avec l'état de plénitude, poches placées dans la cavité pelvienne, au-dessus de la vessie et du canal déférent.

Chaque vésicule séminale présente à étudier une *partie moyenne* et deux *extrémités*.

La *partie moyenne*, enveloppée par un tissu cellulaire lâche et abondant, est en rapport en haut avec le rectum, en bas avec la vessie et le canal déférent.

L'*extrémité antérieure*, la plus grosse, forme un cul-de-sac arrondi, recouvert, de la même manière à peu près que la vessie, par la membrane péritonéale, qui fournit à ce point un très petit frein triangulaire destiné à unir les deux vésicules séminales.

L'*extrémité postérieure* s'effile en un *col* ou *goulot* étroit, qui s'insinue sous la prostate et s'abouche, à angle très aigu, avec l'extrémité terminale du conduit déférent pour constituer le canal éjaculateur.

Les parois de cette poche comprennent dans leur structure deux membranes : l'une interne, *muqueuse*, l'autre externe, *musculeuse*.

La *couche muqueuse*, continue avec celle des canaux éjaculateurs et du conduit déférent, est très mince, très délicate et très folliculeuse. Elle présente sur sa face interne de nombreux plis effaçables par la distension.

La *couche externe* appartient bien évidemment à la classe des membranes musculeuses. L'examen à l'œil nu ou armé du microscope démontre l'identité la plus complète entre les fibres qui la constituent et celles de la vessie. Vers le fond du cul-de-sac, on en voit se détacher plusieurs faisceaux qui s'irradient à la surface extérieure du péritoine.

Fig. 198 (*).

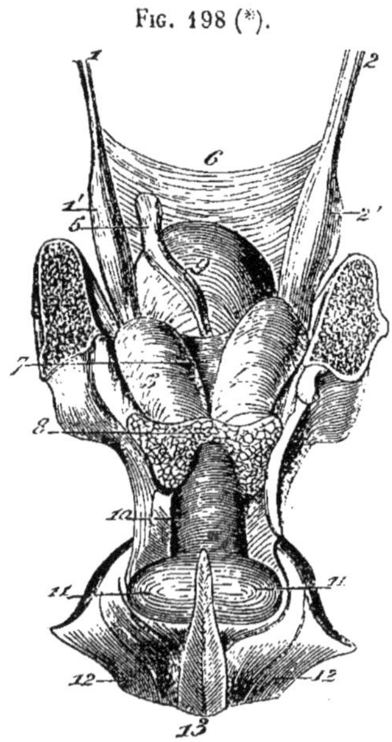

Ces deux membranes reçoivent le sang par l'artère vésico-prostatique. Leurs nerfs proviennent du plexus pelvien.

Quant au *canal éjaculateur*, c'est un conduit très court qui succède au goulot de la vésicule séminale, après que celle-ci s'est abouchée avec le canal déférent. Les deux canaux éjaculateurs rampent entre la prostate et l'urèthre, et vont s'ouvrir, après un trajet de un à deux centimètres, dans l'intérieur de celui-ci, sur le côté du *verumontanum*, tubercule dont il sera question plus loin.

En avant et très près de ce tubercule se remarque un troisième orifice, très étroit, embouchure de la poche comprise entre les deux feuillets de la lame séreuse qui réunit les deux canaux déférents. Improprement désignée sous le nom de *troisième vésicule*, cette poche sécrète un liquide qui est versé à l'intérieur du canal de l'urèthre.

DIFFÉRENCES. — Chez les Ruminants, on trouve à la place des vésicules séminales, et dans la même position, deux corps glanduleux allongés, bosselés à leur surface extérieure, présentant un canal intérieur fort étroit qui renferme un fluide dans lequel on ne rencontre point de spermatozoïdes.

Dans le Chien et le Chat, on ne rencontre ni les vésicules proprement dites, ni les deux glandes qui les remplacent chez les animaux ruminants.

(*) Fig. 198. — *Vue supérieure de la portion pelvienne des canaux déférents, des vésicules séminales, de la prostate, des glandes de Cowper, et de la portion intra pelvienne du canal de l'urèthre.* — 1. Canal déférent gauche. 1'. Son renflement pelvien. 2, 2'. Les mêmes du côté droit. 3, 4. Vésicules séminales. 5. La troisième vésicule. 6. Lame séreuse unissant les canaux deférents. 7. Celle qui se trouve comprise entre les deux vésicules séminales. 8. Prostate. 9. Vessie urinaire vue à travers le repli séreux des canaux déférents. 10. Portion membraneuse ou intra-pelvienne du canal de l'urèthre, recouverte par le muscle de Wilson. 11, 11. Glandes de Cowper enveloppées par ce même muscle. 12, 12. Muscles ischio-caverneux. 13. Muscle accélérateur.

3° Du canal de l'urèthre.

Le *canal de l'urèthre* est un conduit impair, à parois membraneuses et érectiles, commençant au col de la vessie et se terminant à l'extrémité de la verge.

Trajet. — Quand on le suit de son origine à sa terminaison, on le voit marcher d'abord horizontalement en arrière, puis contourner l'arcade ischiale de haut en bas, sortir du bassin, en se plaçant entre les deux racines du corps caverneux, se loger alors dans la gouttière dont celui-ci se trouve creusé sur son bord inférieur, et arriver ainsi vers la tête du pénis, où le canal se termine en formant un petit prolongement désigné par le nom de *tube uréthral.* Le canal de l'urèthre se décompose donc dans son trajet en deux portions bien distinctes : l'une *intra-pelvienne*, la plus courte ; l'autre, *extra-pelvienne*, la plus étendue, supportée par le corps caverneux. Celle-ci se trouvant seule enveloppée, ainsi qu'on le verra plus loin, par le tissu érectile qui entre dans la composition des parois du conduit, on l'appelle encore *portion spongieuse* du canal de l'urèthre, et la première porte le nom de *portion membraneuse.*

Intérieur. — Étudié à l'intérieur, ce conduit ne se présente pas avec le même diamètre dans toute son étendue. Très rétréci à son origine, c'est-à-dire vers le col de la vessie, il s'agrandit presque subitement au niveau de la prostate ; sa dilatation, improprement appelée, chez l'homme, *cul-de-sac du bulbe* et mieux *ventricule*, s'étend jusqu'à la courbure décrite par le canal, sur l'arcade ischiale, où cette dilatation s'éteint peu à peu. Le conduit uréthral conserve alors les mêmes dimensions réduites dans tout le reste de son étendue, dimensions susceptibles d'augmenter pendant le passage de l'urine ou du sperme.

Lisse dans toute la portion extra-pelvienne, la surface intérieure du canal de l'urèthre présente, près du col, et sur sa paroi supérieure, les orifices d'excrétion de la prostate, formant deux lignes latérales de très petits tubercules perforés. Entre ces deux lignes, on trouve la *crête uréthrale* ou le *verumontanum*, petite éminence allongée d'avant en arrière, sur les côtés de laquelle viennent s'ouvrir les canaux éjaculateurs. Plus en arrière se montrent les orifices excréteurs des glandes de Cowper.

Rapports. — La portion intra-pelvienne du canal de l'urèthre est en rapport, en haut, avec la prostate, qui lui adhère intimement, et avec le rectum, auquel l'unit le tissu cellulaire lâche et abondant confiné dans le fond du bassin ; en bas, le conduit repose sur le muscle obturateur interne ; et il répond, de côté, aux muscles et aux lames ligamenteuses ou aponévrotiques qui closent latéralement la cavité pelvienne. Hors du bassin, le canal de l'urèthre se trouve uni de la manière la plus étroite au corps caverneux.

Structure. — Le canal de l'urèthre comprend dans son organisation : 1° une *membrane muqueuse*, 2° une *enveloppe érectile*, 3° des *muscles*, 4° des *vaisseaux* et des *nerfs*.

1° **Membrane muqueuse.** — C'est une membrane assez délicate, formant le revêtement intérieur du canal de l'urèthre, se continuant en arrière avec celle de la vessie, et en avant avec le tégument qui enveloppe la tête du pénis, se prolongeant dans les canaux excréteurs des glandes annexées au conduit uréthral, et dans les canaux éjaculateurs.

2° **Enveloppe érectile.** — Cette enveloppe, appliquée sur la face externe de la membrane muqueuse, ne recouvre point la portion intra-pelvienne du canal. Elle commence un peu au-dessus du contour ischial, en arrière des glandes de Cowper, par une portion très épaisse et renflée à laquelle on donne le nom de *bulbe de l'urèthre*. En avant, elle se termine par un autre renflement extrêmement développé, dans lequel se plonge l'extrémité antérieure du corps caverneux, et constituant la *tête de la verge*.

Le tissu qui forme cette enveloppe présente l'organisation de tous les appareils érectiles. Il est donc creusé d'aréoles veineuses, communiquant entre elles, et séparées par des cloisons élastiques offrant dans leur structure quelques éléments contractiles.

3° **Muscles.** — En arrière de la prostate, la membrane muqueuse du canal de l'urèthre est doublée, à l'extérieur, d'une couche charnue disposée circulairement, et formant le *muscle de Wilson*. Une autre enveloppe musculeuse, constituant le *bulbo-caverneux* ou l'*accélérateur*, recouvre le tissu érectile de l'urèthre, qu'il accompagne jusqu'auprès de la tête du pénis, où ce muscle se perd insensiblement. A ces deux principaux muscles du conduit uréthral s'ajoutent deux paires de faisceaux secondaires, qu'on nomme muscles *ischio-uréthral* et *transverse du périnée*. Voici la description résumée de cet appareil musculaire.

a. Muscle de Wilson. — Nous décrivons ce muscle comme un organe impair, composé de deux portions, l'une inférieure, l'autre supérieure.

Toutes deux sont formées par des fibres transversales jetées sur la portion membraneuse du canal de l'urèthre, et réunies, les inférieures avec les supérieures, à leurs extrémités, qui s'attachent, par l'intermédiaire de fascicules aponévrotiques, sur les parois latérales du bassin.

En arrière, les fibres du plan supérieur recouvrent les glandes de Cowper et se confondent, de même que les inférieures, avec le muscle accélérateur.

b. Muscle bulbo-caverneux. — Composé de fibres transversales qui entourent circulairement l'urèthre, depuis l'arcade ischiale jusqu'à l'extrémité libre du pénis, ce muscle sera aussi étudié comme un organe impair, séparé en deux portions latérales par un raphé médian régnant tout le long de la face postérieure de l'urèthre. Les fibres partant de ce raphé se portent à droite et à gauche, s'enfoncent dans la gouttière du corps caverneux, et gagnent la face supérieure du canal, en s'avançant à la rencontre les unes des autres; mais elles ne se rejoignent pas sur la ligne médiane, en sorte que le canal formé autour de l'urèthre par le muscle accélérateur est nécessairement incomplet.

c. Muscle ischio-uréthral. — C'est une mince bandelette charnue, paire, située en dessous et sur le côté de la portion membraneuse du canal de l'urèthre. Attaché par quelques fibres aponévrotiques à l'arcade ischiale, ce muscle se dirige en avant en se portant sur la glande de Cowper, dont il recouvre exactement la face inférieure. Il est confondu sur la périphérie de cet organe avec la portion du muscle de Wilson qui en enveloppe la face supérieure.

d. Muscle transverse du périnée. — Ce petit organe forme un faisceau rubané très mince, souvent peu distinct du muscle ischio-anal. Il s'étend transversalement de la tubérosité ischiale, sur laquelle il s'attache par l'intermédiaire du ligament sacro-ischiatique, à la ligne médiane du périnée, où ses fibres, confondues avec celles du muscle homologue du côté opposé, semblent s'insérer sur le muscle bulbo-caverneux, à l'origine même de celui-ci.

e. Usages des muscles uréthraux. — 1° Le *muscle de Wilson*, quand il se contracte, comprime entre ses deux couches la portion membraneuse du canal de l'urèthre. C'est un véritable sphincter qui s'oppose à la sortie de l'urine et qui, lorsque le sperme est chassé des vésicules séminales dans le canal de l'urèthre, empêche ce fluide d'entrer dans la vessie, en permettant ainsi au muscle accélérateur de vider d'avant en arrière la dilatation initiale du canal de l'urèthre. 2° Le *bulbo-caverneux* doit justement son nom de *muscle accélérateur* au rôle qu'il remplit dans la projection du sperme hors du canal de l'urèthre, projection dont il est l'agent essentiel. 3° L'*ischio-uréthral* tire en arrière la portion membraneuse du canal de l'urèthre, avec les glandes de Cowper, à l'égard desquelles il joue, de même que le muscle de Wilson, le rôle de muscle compresseur. 4° Quant au *transverse du périnée*, il dilate la portion bulbeuse du canal en la tirant par côté.

4° *Vaisseaux et nerfs.* — Le sang arrive au canal de l'urèthre par les artères bulbeuses et les deux paires d'artères dorsales du pénis. Ce conduit reçoit ses filets nerveux du cordon honteux interne.

4° Des glandes annexées au canal de l'urèthre.

A. **Prostate** (fig. 198, 8). — Cette glande, impaire et symétrique, se trouve située tout à fait à l'origine du canal de l'urèthre, appliquée en travers du col de la vessie.

Un étranglement moyen la divise en deux lobes latéraux volumineux se déviant légèrement en avant.

Sa face supérieure répond au rectum par l'intermédiaire du tissu cellulaire du fond de la cavité pelvienne.

Sa face inférieure, moulée sur le col de la vessie, l'embrasse en haut et par côté, en s'unissant assez étroitement avec lui ; elle recouvre l'extrémité terminale des canaux déférents, le col ou goulot des vésicules séminales et les canaux éjaculateurs.

Le tissu qui constitue cet organe est creusé de cellules communicantes, plus larges dans l'âne que chez le cheval, cellules dans lesquelles s'accumule un fluide visqueux sécrété par leurs parois, et qui le versent, à leur tour, à l'intérieur du canal de l'urèthre, par deux rangées d'orifices disposées sur les côtés du vérumontanum.

B. **Glandes de Cowper.** — En anatomie vétérinaire, on les appelle encore assez souvent *petites prostates*. Elles manquent chez le chien, mais on les rencontre dans le chat. Ce sont deux corps globuleux d'une texture plus dense, plus serrée que la prostate proprement dite, mais présentant du reste les mêmes caractères d'organisation. Ces petites glandes, situées sur le côté du canal de l'urèthre, dans la région périnéale, au-dessus de l'arcade des ischions, se trouvent entièrement enveloppées par une couche charnue assez épaisse que forment autour d'elles les fibres du muscle de Wilson et de l'ischio-uréthral.

Le liquide qu'elles sécrètent est versé dans le canal de l'urèthre par de nombreux orifices disposés sur plusieurs rangées.

Ce fluide présente les mêmes propriétés physiques que celui de la prostate. Tous deux sont versés en abondance à l'intérieur du canal de l'urèthre dans le moment qui précède l'éjaculation et facilitent ainsi l'expulsion du liquide spermatique.

5° Du corps caverneux.

Le corps caverneux est une tige érectile qui forme la base du pénis et supporte le canal de l'urèthre, tige située entre les deux cuisses, prolongée sous le ventre, attachée en arrière sur l'arcade ischiale, et terminée en avant par une extrémité libre qui est englobée dans le renflement érectile de la tête de la verge.

Conformation extérieure. — Déprimée d'un côté à l'autre, cette tige offre à étudier deux *faces latérales*, deux *bords* et deux *extrémités*.

Les *faces* sont planes et dépourvues de toutes particularités dignes d'intérêt.

Le *bord supérieur* ou *bord dorsal* est le plus épais. Il est arrondi d'un côté à l'autre. — L'*inférieur* est creusé dans toute son étendue d'une gouttière profonde qui loge le canal de l'urèthre.

L'*extrémité postérieure* est bifurquée. Les deux branches de cette bifurcation, constituant les *racines du pénis*, sont fixées sur l'arcade ischiale, l'une à droite, l'autre à gauche, et recouvertes par les deux *muscles ischio-caverneux*, muscles courts, épais et puissants, entrecoupés de nombreuses intersections tendineuses, cachés eux-mêmes en partie par les muscles demi-membraneux, prenant leur origine sur la crête ischiale, et se terminant sur la membrane d'enveloppe des racines du pénis, qu'ils enveloppent en arrière et en dehors. — Quant à l'*extrémité antérieure* du corps caverneux, elle forme une pointe mousse entourée par le tissu spongieux de la tête de la verge.

Moyens de fixité propres au corps caverneux. — Le principal est constitué par l'insertion des deux racines de l'organe sur l'arcade ischiale. On trouve de plus un double *ligament suspenseur* procédant de la symphyse ischio-pubienne, où il se confond avec les attaches supérieures du muscle du plat de la cuisse, et se portant sur le bord dorsal du corps caverneux, un peu en avant du point de réunion des deux racines.

Structure. — L'organe érectile représenté par le corps caverneux est formé extérieurement d'une enveloppe fibreuse, blanche, élastique, remarquable par la grande épaisseur qu'elle présente, surtout au bord dorsal de la verge, et laissant échapper de sa face interne un certain nombre de trabécules lamelleux, qui cloisonnent la cavité intérieure limitée par cette membrane. Une de ces lames, dirigée verticalement du bord supérieur au bord inférieur, divise le corps caverneux en deux moitiés latérales, et semblerait indiquer que les deux racines de l'organe ne se confondent pas à leur point de réunion, mais s'accolent simplement l'une à l'autre en opérant leur soudure. Chez le cheval, cette lame est généralement très incomplète, et on ne la retrouve même point dans toute la longueur de la tige caverneuse.

Ces prolongements lamelleux soutiennent, à la manière d'une charpente, les larges aréoles veineuses, base fondamentale de tous les tissus érectiles, aréoles communiquant entre elles, et présentant, dans leurs parois, des fibres musculaires d'une nature particulière, qui exercent sans doute une grande influence sur le mécanisme de l'érection.

Le sang versé dans ces cellules est apporté par les artères caverneuses et dorsales de la verge. Leurs parois reçoivent de nombreux filets du nerf honteux interne.

6° Du pénis ou de la verge.

Le *pénis* ou la *verge*, organe de copulation du mâle, résulte de l'accolement du corps caverneux et de la portion spongieuse du canal de l'urèthre.

On a fait une description particulière de ces deux parties ; il reste à considérer dans son ensemble l'organe qu'elles constituent.

La verge commence au niveau de l'arcade ischiale, descend entre les cuisses, passe entre les deux sacs dartoïques, qui logent les testicules, et se prolonge sous le ventre, où elle se termine par une extrémité libre.

Toute la partie comprise entre l'arcade ischiale et les bourses, cachée et maintenue profondément entre les tissus environnants, prend le nom de *portion fixe* du pénis. Le reste de l'organe, c'est-à-dire la moitié antérieure, s'appelle au contraire *partie libre* de la verge, parce qu'elle forme, en effet, un appendice détaché, soutenu dans le repli cutané qui constitue le fourreau.

La *portion fixe* occupe la région périnéale et l'entre-deux des cuisses, où elle est enveloppée d'artères, de veines, de nerfs déjà connus, et d'une grande quantité de tissu cellulaire.

La *portion libre*, logée dans le fourreau pendant l'état d'inactivité de l'organe, sort de ce repli quand la verge s'allonge et se gonfle au moment de l'érection. On la voit alors couverte d'une membrane tégumentaire lisse, onctueuse, très papillaire, de couleur variable, mais le plus souvent noirâtre ou marbrée. — Sa *base* présente un léger renflement circulaire dû à l'accumulation, sous la muqueuse, d'une petite masse annulaire de tissu dartoïque. — Son *extrémité*, ou la *tête de la verge*, constitue un renflement circulaire, échancré par en bas, qui prend, au moment de l'éjaculation, un développement considérable, et présente alors la forme d'une pomme d'arrosoir, renflement ayant pour base l'expansion terminale du tissu érectile de l'urèthre, et présentant sur son plan antérieur : 1° au centre, une saillie arrondie due à la pointe antérieure du corps caverneux ; 2° au-dessous, le *tube uréthral*, entouré d'une fosse circulaire; 3° au fond de cette fosse et sous l'urèthre, l'orifice d'une cavité biloculaire dite *sinus uréthral* ou *fossette naviculaire*, cavité élargie à son fond, dans laquelle s'accumule une matière sébacée et qui se durcit parfois au point de gêner l'écoulement de l'urine en comprimant le tube uréthral ; 4° tout à fait en bas, l'*échancrure sous-uréthrale*.

Pour achever la description d'ensemble de la verge nous n'avons plus qu'à faire connaître : 1° deux *cordons suspenseurs* et *rétracteurs* qui concourent, avec l'élasticité naturelle de l'enveloppe fibreuse du corps caverneux, à ramener la verge à sa position de repos quand cesse le phénomène de l'érection ; 2° le repli tégumentaire qui enveloppe la partie libre de l'organe, dans cette même position de repos, c'est-à-dire le fourreau.

A. **Cordons suspenseurs et rétracteurs de la verge.** — Au nombre de deux, ces cordons prennent naissance à la face inférieure du sacrum, descendent, sous forme de bandelettes aplaties, en avant du sphincter anal, entre le muscle rétracteur de l'anus et la paroi du rectum, auquel ils abandonnent de nombreux et courts faisceaux émanés de leur bord postérieur, puis se réunissent sur la ligne médiane, en dessous de l'ouverture postérieure du canal alimentaire, en formant ainsi, au-

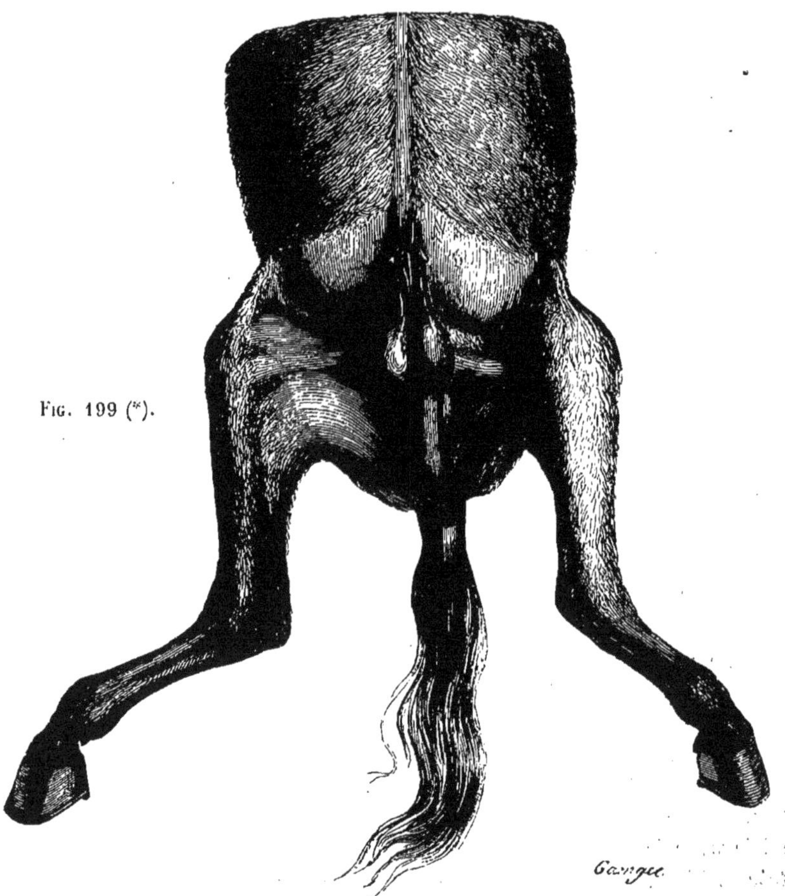

Fig. 199 (*).

tour de l'extrémité terminale du rectum, un véritable anneau suspenseur. Puis ils se prolongent, accolés l'un à l'autre et intimement unis, sur le muscle bulbo-caverneux, dont ils suivent le raphé médian, pour aller se perdre dans son tissu, auprès de l'extrémité libre du pénis.

Ces cordons sont formés de fibres musculaires de la vie organique.

B. **Fourreau.** — Le fourreau est une cavité formée par un repli de la peau

(*) Fig. 199. — *Vue extérieure du fourreau et des bourses chez l'âne.*

abdominale, cavité qui loge l'extrémité libre de la verge, et qui s'efface entièrement au moment de l'érection, quand l'organe copulateur grossit et s'allonge.

En considérant la peau à l'entrée du fourreau, on la voit s'enfoncer dans cette cavité, arriver à la partie libre du pénis, et former un cul-de-sac circulaire en se repliant sur cet organe qu'elle enveloppe.

Ce tégument interne du fourreau est fin, très irrégulièrement plissé, entièrement dépourvu de poils, et tient le milieu, par ses caractères d'organisation, entre la peau proprement dite et les muqueuses. Il renferme dans son épaisseur ou sous sa face adhérente un nombre considérable de *glandules* dites *prépuciales*, qui sécrètent une matière sébacée, onctueuse, répandue comme un enduit à la surface libre de la membrane.

En haut, le tégument interne de la cavité du fourreau est appliqué sur la tunique abdominale. En bas et par côté, le repli cutané qui constitue cette cavité contient entre ses deux lames une expansion de tissu fibreux jaune élastique, dont les parties latérales, attachées sur la tunique abdominale, prennent le nom de *ligaments suspenseurs du fourreau.*

Différences. — Chez l'**Ane**, existe, près de l'entrée du fourreau et de chaque côté, un petit tubercule, trace du trayon mammaire de la femelle (fig. 199).

Dans le **Bœuf** (fig. 200), la verge est longue, mince, très prolongée sous le ventre.

Fig. 200 (*).

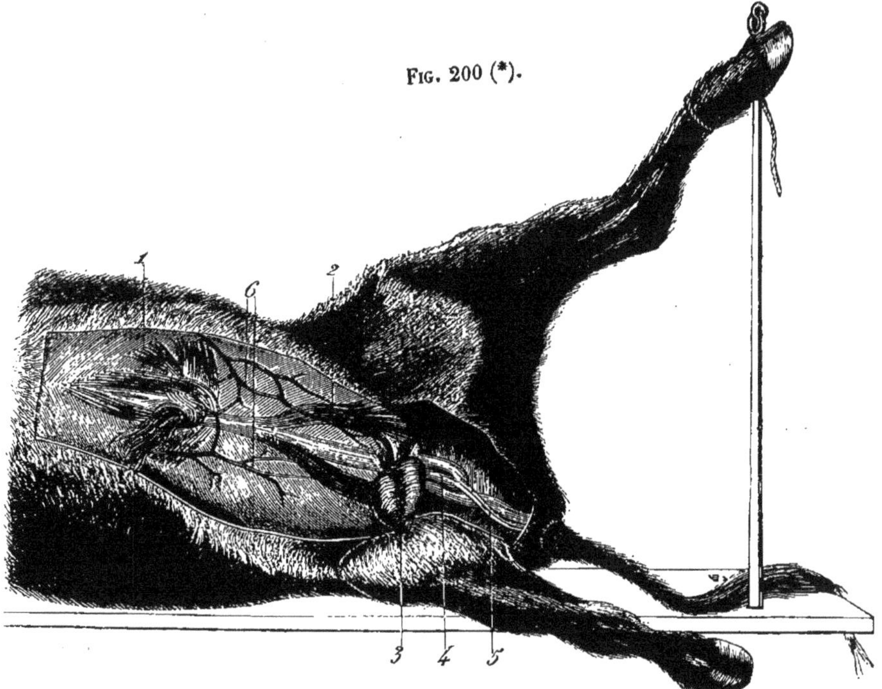

(*) Fig. 200. — *Pénis et muscles du fourreau chez le bœuf.* — 1. Muscle protracteur du fourreau. 2. Muscle rétracteur. 3. Testicules renfermés dans le sac scrotal. 4. L'S pénienne. 5. Cordons suspenseurs de la verge, fixés sur la seconde courbure de l'S pénienne. 6. Veine sous-cutanée abdominale.

Elle décrit, en arrière des bourses, deux courbures superposées, l'une inférieure, à convexité antérieure, l'autre supérieure, à convexité tournée en arrière. Sur celle-ci viennent se terminer les cordons suspenseurs de la verge.

La partie libre de l'organe, fortement effilée, se trouve couverte d'une muqueuse rosée, fine, papillaire et très sensible.

Elle est logée dans un fourreau étroit, qui s'avance sous le ventre beaucoup plus loin que dans les solipèdes, et qui porte à son entrée un bouquet de poils longs et roides. Cette gaîne cutanée est mue par quatre muscles peauciers : deux *postérieurs* ou *rétracteurs* (fig. 200, 2), tirant le fourreau en arrière et concourant ainsi à découvrir la verge au moment de l'érection ; deux *antérieurs* ou *protracteurs* (fig. 200, 1), ramenant le manchon prépucial dans sa position première ; ces derniers muscles se retrouvent chez la vache, où ils paraissent sans usages.

Les deux parties constituantes de l'organe copulateur ne se mettent point en rapport de la même manière que chez les solipèdes ; car la gouttière destinée à loger l'urèthre est transformée en un canal complet par une lame étroite de l'enveloppe fibreuse du corps caverneux.

Celui-ci est peu développé. Il présente intérieurement un cordon longitudinal fibreux, et se dilate très peu pendant l'érection. Aussi la verge, à ce moment, s'allonge-t-elle par l'effacement des courbures de l'S pénienne, plutôt qu'en augmentant réellement de longueur ; et quand l'érection cesse, le pénis est retiré dans la cavité prépuciale par la contraction de ses cordons suspenseurs, qui reforment la double inflexion décrite par l'organe en arrière des bourses.

Chez le **Bélier** et le **Bouc**, la disposition est à peu près semblable.

Dans le **Porc** également. Mais cet animal manque de muscles du fourreau, et présente une poche prépuciale particulière bien étudiée par Lacauchie.

« Chez le **Chien**, le pénis est long et terminé en pointe. La moitié postérieure est constituée par le corps caverneux peu développé et pourvu d'une cloison médiane complète. La moitié antérieure a pour base un os qu'on retrouve chez plusieurs autres mammifères, et qui est destiné à favoriser l'introduction de la verge dans les organes génitaux de la femelle.

» L'os *pénien* ou *pénial* est allongé, conoïde et incurvé de manière à constituer une gouttière inférieure, dans laquelle se loge l'urèthre en quittant la gouttière fibreuse du corps caverneux ; son sommet, antérieur, fait partie de la pointe du pénis ; sa base est intimement unie à la partie antérieure du corps caverneux ; la cloison médiane, devenue très dense, s'implante sur cet os ; il en est de même pour l'enveloppe fibreuse, qui se confond avec le périoste.

» L'os pénien, presque en totalité, constitue la base de toute la portion du pénis comprise dans le fourrreau ; en outre, cette partie possède *deux renflements érectiles* distincts, l'un *antérieur*, l'autre *postérieur*.

» Le premier, analogue à celui de la tête pénienne chez le cheval, est l'épanouissement du tissu érectile de l'urèthre ; taillé en massue, à base antérieure, il forme de ce côté une pointe brusque dirigée en bas et au-dessous de laquelle est percé l'orifice uréthral ; postérieurement il s'amincit et recouvre en partie l'autre masse érectile.

» Le *second renflement* est supplémentaire ; il commence à la base de la partie libre du pénis, au point où le tégument du fourreau se replie circulairement sur cet organe.

» Dans une longueur de 3 à 4 centimètres, il embrasse le bord supérieur et les faces latérales de l'os pénien; de forme pyramidale, sa base, postérieure, est épaisse de 2 à 3 centimètres; en avant il s'amincit sous le tissu érectile de la tête.

» Telles sont ces deux masses érectiles dont les sommets se chevauchent, de sorte que la partie libre de la verge, renflée en avant et surtout en arrière, présente un volume moindre vers son milieu.

» Bien que contigus, ces deux renflements vasculaires sont indépendants l'un de l'autre; le postérieur est également sans communications avec le corps caverneux, et possède deux veines particulières qui se dirigent postérieurement dans un sillon latéral.

» Chacun d'eux s'érige isolément pendant la copulation; ils prennent alors un développement considérable, et le grand volume du renflement postérieur prolonge forcément la durée de cet acte, jusqu'au retour de la flaccidité; cette particularité est une conséquence de l'absence de réservoirs spermatiques.

» On rencontre, chez le chien, deux petits *muscles* qui paraissent destinés à relever le pénis et à le diriger convenablement pour son introduction dans les parties sexuelles de la femelle, en raison de ce que son érection préalable est toujours faible; ce sont deux faisceaux qui procèdent des racines péniennes, se portent en avant et se réunissent par un tendon commun, implanté sur le bord dorsal de la verge. Ils représentent ainsi la corde d'un arc.

» Les cordons musculeux sous-péniens existent comme dans les autres animaux.

» Le *fourreau*, étroit et long, présente, comme chez les didactyles, des muscles *protracteurs*, et le tégument qui le tapisse est mince et rosé comme celui qui revêt la portion libre du pénis.

» Chez le **Chat**, le pénis est court et dirigé en arrière; mais en état d'érection, il se dirige en avant pour l'accouplement.

» La partie libre de la verge présente encore ici des dispositions particulières.

» Elle est conique; son sommet, près duquel est percé l'orifice uréthral, a pour base un petit os pénien incomplet, qu'entoure une couche de tissu érectile, épanouissement de celui de l'urèthre.

» Cette partie libre est revêtue d'un tégument hérissé de petites papilles, un peu rudes, dirigées vers la base et susceptibles de se redresser pendant l'érection; ces pointes, qu'on retrouve dans presque toutes les espèces du genre *chat*, sont analogues aux poils, aux écailles, aux fortes épines et même aux scies cartilagineuses que présentent certains autres animaux, et qui paraissent être en rapport avec le degré de sensibilité des organes sexuels de la femelle. » (A. LAVOCAT.)

Dans les **Gallinacés**, l'organe copulateur n'est représenté que par une petite papille placée en bas, près de la marge de l'ouverture du cloaque, entre les deux orifices des canaux déférents.

Chez les **Palmipèdes**, cet organe est beaucoup plus développé et offre une disposition singulière. Rentré dans une cavité tubuleuse du cloaque, il devient extérieur au moment de la copulation par le renversement de cette cavité, qui se retourne à la manière d'un doigt de gant. Il apparaît alors sous forme d'un appendice long, pendant, contourné en tire-bouchon.

CHAPITRE II.

ORGANES GÉNITAUX DE LA FEMELLE.

Ces organes rappellent ceux du mâle par leur disposition générale. Ainsi, on trouve dans la femelle : 1° deux organes sécréteurs semblables aux testicules, et chargés de la fabrication du germe : ce sont les *ovaires* ; 2° la *trompe utérine*, disposée, comme l'épididyme et le canal déférent, en un tube flexueux dans lequel s'engage l'ovule à sa sortie de l'ovaire ; 3° l'*utérus*, réservoir impair, formé de deux moitiés latérales qui rappellent les vésicules séminales : c'est là, en effet, que séjourne le germe jusqu'à son entier développement ; 4° le *vagin*, canal membraneux analogue à l'urèthre, et livrant passage au nouvel être qui s'est formé dans la matrice : ce canal, qui reçoit le pénis pendant l'accouplement, présente même à son ouverture extérieure, désignée sous le nom de *vulve*, un appareil érectile appelé *clitoris*, véritable rudiment du corps caverneux du mâle. Les femelles présentent enfin des glandes particulières qui, dans beaucoup d'espèces, existent à l'état de vestige chez le mâle ; nous voulons parler des *mamelles*, organes préposés à la sécrétion du lait, première nourriture du jeune sujet.

On peut remarquer, d'après cet énoncé, que les appareils génitaux mâle et femelle sont construits d'après un type unique, caractère qui se montre encore plus clairement dans les premiers temps de la vie intra-utérine, où il est impossible de distinguer le sexe des individus.

1° Des ovaires (fig. 201).

Situation. Forme. Rapports. — Les ovaires, organes essentiels de la génération chez la femelle, sont deux corps ovoïdes, plus petits que les testicules, mais de même forme, situés dans la cavité abdominale, et suspendus à la région sous-lombaire, où ils répondent aux circonvolutions intestinales, un peu en arrière des reins. Lisses à leur surface, ces organes présentent, sur le milieu de leur plan supérieur, une scissure profonde plus ou moins oblique, qui rappelle le hile du rein, et qui donne attache au pavillon de la trompe.

Moyens de fixité. — Les ovaires flottent au bord antérieur des ligaments larges. Ils sont encore soutenus par les vaisseaux qui les pénètrent.

Structure. — L'organisation des ovaires comprend une *membrane séreuse*, une *tunique albuginée*, un *tissu propre*, et les *vésicules de Graaf*, noyées dans ce tissu.

Membrane séreuse. — Continue avec les ligaments larges, elle enveloppe tout l'organe, en adhérant intimement à la tunique albuginée.

Tunique albuginée. — Celle-ci, exactement semblable à la membrane propre du testicule, représente une coque fibreuse très résistante, qui envoie des prolongements lamelleux dans la substance de l'ovaire.

Tissu propre. — Beaucoup plus dense et plus dur que celui du testicule, il crie sous l'instrument tranchant, et s'offre aux yeux avec une teinte grisâtre plus ou moins marbrée. Il ne possède point la texture des glandes; c'est une gangue cellulo-vasculaire, dans laquelle se trouvent disséminées, comme dans un nid, les vésicules de Graaf. Les auteurs allemands lui ont donné le nom de *stroma*.

Vésicules de Graaf. — Ces vésicules sont remplies d'un liquide citrin et contiennent l'ovule. Leur nombre, leur volume, leur position, varient suivant les sujets. Nous ferons connaître les principaux traits de leur organisation quand nous étudierons le fœtus. Bornons-nous à dire ici qu'elles arrivent tour à tour près de la surface de l'ovaire, et qu'elles se crèvent alors, à l'époque des chaleurs, pour laisser échapper l'ovule.

Vaisseaux et nerfs. — Les divisions artérielles, grosses et flexueuses, viennent de l'*artère utéro-ovarienne.* — Les veines satellites sont d'un calibre énorme et se dégorgent dans le tronc de la veine cave, près des veines rénales. — Les lymphatiques vont aux ganglions sous-lombaires. — Les nerfs émanent du plexus de la petite mésentérique.

DÉVELOPPEMENT. — L'ovaire des solipèdes présente un volume énorme chez le fœtus; il est souvent aussi gros que dans l'animal adulte. La figure 201 montre la proportion qui existe entre ce volume et celui de l'utérus dans un fœtus de six mois. Cet organe s'atrophie chez les bêtes âgées.

FIG. 201 (*).

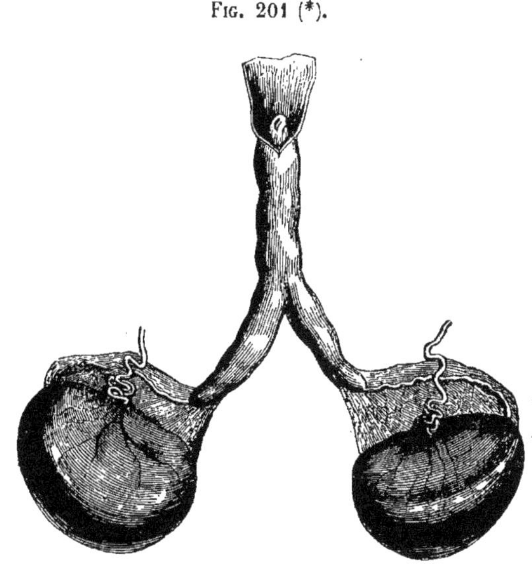

FONCTIONS. — Organes producteurs du germe, les ovaires sont les *testicules* de la femelle. Leur ablation condamne celle-ci à la stérilité.

DIFFÉRENCES. — Chez la **Vache**, les ovaires sont relativement beaucoup plus petits que dans la jument. Ceux de la **Truie** présentent un aspect lobulé qui rappelle la grappe ovarienne des oiseaux; c'est que les vésicules de Graaf bien développées, au lieu de rester englobées dans le stroma, font saillie à la surface de l'organe, sur lequel elles semblent comme implantées. Dans la **Chienne** et la **Chatte**, on trouve une disposition analogue.

Chez les **Oiseaux**, il n'existe qu'un seul ovaire, celui du côté gauche, le droit s'atrophiant de très bonne heure dans la presque unanimité des espèces. Cet ovaire, situé, comme les testicules, dans la cavité abdominale, à la région sous-lombaire, constitue une grappe plus ou moins volumineuse, composée d'un nombre variable

(*) Fig. 201. — *Ovaires, oviductes et utérus d'un jeune fœtus.*

d'ovules en voie de développement : les uns, très jeunes, petits et blanchâtres, les autres, plus avancés en âge, offrant un volume plus considérable et la couleur jaune. Ces ovules sont enveloppés d'une membrane celluleuse très vasculaire, qui, à l'époque de leur maturité, se fend circulairement suivant une ligne équatoriale, et laisse échapper son contenu, partie essentielle de l'œuf désignée sous le nom de *jaune* ou *vitellus*.

2° Des trompes utérines, trompes de Fallope ou oviductes.

La *trompe utérine* est un petit canal flexueux logé dans le ligament large, près du bord antérieur de cette lame séreuse. Il commence sur l'ovaire par une extrémité libre, évasée, formant le *pavillon de la trompe*, et se termine sur le cul-de-sac de la corne utérine en s'abouchant avec celle-ci. Son calibre intérieur ne peut guère admettre qu'un très mince chalumeau de paille dans la partie moyenne ; il est encore plus étroit vers l'extrémité utérine ; mais il s'agrandit près de l'ovaire au point de permettre l'introduction d'une grosse plume à écrire.

L'orifice de l'*extrémité utérine* est percé sur un tout petit tubercule très dur.

L'*extrémité ovarienne* présente, chez tous les mammifères, une disposition fort remarquable. Elle s'ouvre dans la cavité du péritoine, près de la scissure de l'ovaire, au centre de l'évasement que nous avons appelé le *pavillon de la trompe* et qui porte encore le nom de *morceau frangé :* pavillon fixé au côté externe de l'ovaire, offrant une circonférence fort irrégulière, découpée en plusieurs prolongements lancéolés, inégaux, qui flottent librement dans l'abdomen. Il y a donc là deux faits anatomiques importants : la discontinuité entre une glande et son canal excréteur, et la communication d'une cavité séreuse avec l'extérieur.

Structure. — L'oviducte est formé de deux membranes : une *externe*, de nature dartoïque, comprise entre les lames du ligament large ; une *interne*, muqueuse, plissée longitudinalement et couverte d'épithélium vibratile. Cette dernière membrane s'épanouit autour de l'orifice abdominal pour former le morceau frangé ; elle s'arrête brusquement sur le bord des franges et se continue, à ce point, avec le péritoine.

Fonctions. — Canal excréteur de l'ovaire, la trompe utérine saisit l'ovule chassé de la vésicule de Graaf, et le transporte dans la matrice. Il faut donc qu'au moment de la rupture de chaque vésicule, le morceau frangé s'applique sur l'ovaire pour recevoir le germe et l'amener à l'orifice abdominal de la trompe. Ce mécanisme est quelquefois insuffisant ; l'œuf tombe alors dans la cavité abdominale, s'y greffe et s'y développe, s'il a été préalablement fécondé ; fait qui constitue la variété la plus remarquable des gestations extra-utérines.

C'est encore l'oviducte qui porte la liqueur fécondante du mâle à la rencontre de l'œuf.

Différences. — Dans les *Oiseaux*, l'oviducte forme avec l'ovaire l'appareil génital femelle tout entier. Ce conduit est long, très large, très dilatable, très flexueux. Il commence près de l'ovaire par un *pavillon* non frangé, et se termine dans le cloaque par un orifice assez étroit, qui s'agrandit considérablement au moment du passage de l'œuf. Celui-ci, constitué, à son entrée dans l'oviducte, par la partie fondamentale désignée sous le nom de *jaune* ou de *vitellus*, s'enveloppe en cheminant vers le cloaque d'une sphère albumineuse, puis d'une coque protectrice. L'oviducte des oiseaux ne joue donc pas seulement le rôle d'un canal excréteur, puisqu'il participe à la formation de l'œuf. Il est formé de trois membranes : une *interne*, muqueuse ; une *moyenne*, charnue ; une *externe*, séreuse, maintenant le tube replié.

3° De l'utérus ou de la matrice.

L'utérus est un sac membraneux dans lequel arrive et se développe l'ovule.

Situation. — Il est situé dans la cavité abdominale, à la région sous-lombaire, à l'entrée de la cavité pelvienne, où son extrémité postérieure se trouve engagée.

Forme et rapports. — Dans sa moitié postérieure, la matrice représente un réservoir simple, cylindrique, légèrement déprimé de dessus en dessous, et nommé le *corps de l'utérus.* Dans sa moitié antérieure, il est bifide et divisé en *deux cornes* recourbées par en haut.

Le *corps* répond, par sa *face supérieure*, au rectum, qui s'applique sur lui après avoir passé entre les deux cornes ; il reçoit, sur les côtés de cette face, l'insertion des ligaments larges ; ses *faces latérales* et *inférieure* sont en rapport avec les circonvolutions intestinales. — Son *extrémité antérieure* se continue, sans délimitation, avec chacune des cornes ; la *postérieure* est séparée du vagin par un rétrécissement qui prend le nom de *col de l'utérus.*

Les *cornes*, mêlées aux diverses portions de l'intestin qui occupent la même région, offrent : une *courbure inférieure* convexe et libre ; une *courbure supérieure* concave, sur laquelle s'attachent les ligaments suspenseurs ; une *extrémité postérieure* ou *base*, fixée au corps de l'organe ; une *extrémité antérieure*, ou *sommet*, arrondie en cul-de-sac, tournée en haut, présentant l'insertion de l'oviducte.

Moyens de fixité. — Flottant dans la cavité abdominale à la manière des intestins, l'utérus se trouve attaché comme eux par des liens lamelleux, qui le suspendent à la région sous-lombaire, et qui ont reçu pour cette raison la dénomination de *ligaments larges* ou *ligaments suspenseurs de l'utérus.*

Ces liens, au nombre de deux, sont plus développés en avant qu'en arrière, et irrégulièrement triangulaires. Rapprochés l'un de l'autre en arrière, écartés en avant comme les branches d'un V, ils partent de la paroi sous-lombaire et descendent vers l'utérus pour se fixer, par leur bord inférieur, sur les côtés de la face supérieure du corps et sur la petite courbure des cornes. Leur bord antérieur est libre ; il soutient les oviductes et les ovaires : l'oviducte est compris entre les deux lames séreuses du ligament ; l'ovaire, placé en dedans de ce ligament, reçoit une lamelle détachée de la lame principale, et formant avec elle, en dessous de l'ovaire, une sorte de petite cupule.

Une autre petite lamelle, étroite et longue, existe en dehors du ligament large. On peut la suivre postérieurement jusqu'à l'anneau inguinal supérieur ; antérieurement, elle offre un petit appendice renflé ; entre les deux feuillets qui forment ce repli se trouve un muscle grêle tout à fait semblable au crémaster du mâle, avant la descente du testicule dans les bourses. On doit voir dans cette lamelle l'analogue du ligament rond de la femme.

L'utérus se trouve encore fixé par sa continuité avec le vagin.

Intérieur. — La surface intérieure de cet organe offre des replis muqueux qui existent déjà chez le fœtus. Ces replis, rangés en séries longitudinales, sont ineffaçables par la distension ; mais ils disparaissent pendant la gestation, sous l'influence du travail d'agrandissement dont la cavité utérine est le siége.

Cette cavité présente trois compartiments : la *cavité du corps* et les *cavités des cornes*. Celles-ci sont percées à leur fond par l'orifice utérin de la trompe de Fallope. Celle-là communique avec le vagin par un étroit canal qui traverse le rétrécissement postérieur de la matrice, et qui s'appelle, en anatomie humaine, la *cavité du col*. Chez toutes les femelles domestiques, la lapine exceptée, on voit le canal utérin se prolonger au fond du vagin, à la manière d'un robinet dans un tonneau, et former ainsi une saillie toujours très prononcée. C'est sur cette saillie qu'est percé l'orifice vaginal du canal dont nous parlons. Au pourtour de cette ouverture, la muqueuse utéro-vaginale présente des plis transversaux, disposés circulairement, qui donnent au prolongement tapissé par cette membrane l'apparence d'une fleur radiée ; aussi appelle-t-on cette saillie du col *fleur épanouie*, dans le langage de l'anatomie vétérinaire ; c'est le *museau de tanche* chez la femme.

Structure. — Les parois de la matrice sont composées de trois membranes : une externe, séreuse ; une moyenne, charnue ; une interne, muqueuse ; avec des vaisseaux et des nerfs.

La *tunique séreuse* enveloppe tout l'organe ; c'est une expansion des ligaments larges, laquelle se prolonge en arrière sur l'extrémité postérieure du vagin et se replie ensuite circulairement autour de ce canal pour se porter soit sur le rectum, soit sur la vessie, soit sur les parois latérales du bassin. Entre les deux cornes, cette membrane forme un frein particulier très peu développé chez les solipèdes.

La *couche charnue* comprend des fibres longitudinales et des fibres circulaires, analogues à celles de l'intestin grêle. Elle émet, vers l'insertion des ligaments larges, une série de faisceaux qui se prolongent entre les deux lames de ces ligaments.

Chez la femelle en état de gestation, le nombre des fibres qui composent cette couche est beaucoup plus considérable que dans les circonstances ordinaires. Cet accroissement a pour but de permettre la dilatation de l'utérus sans trop amincir les parois de ce réservoir ; elles s'amincissent cependant, plus ou moins, suivant les espèces.

La *membrane muqueuse* nous occupera spécialement quand nous traiterons du développement et de la greffe de l'embryon. Sa texture ne diffère point des autres muqueuses. Cette membrane n'offre point de villosités ; mais elle est criblée d'orifices folliculeux dans lesquels s'enfoncent les villosités placentaires, lors de la gestation.

Le sang, amené dans l'utérus par les *artères utérines* et *utéro-ovariennes*, est transporté hors de l'organe par les *veines* correspondantes à ces derniers vaisseaux.

Chez les femelles qui ont eu plusieurs portées, ces vaisseaux se distinguent par leur énorme volume et par les flexuosités qu'ils décrivent.

Les *lymphatiques* qui sortent de la matrice sont aussi remarquables par leur nombre que par leurs dimensions. Ils gagnent la région sous-lombaire.

Les *nerfs* qui abordent l'organe viennent du plexus de la petite mésentérique et du plexus pelvien.

DÉVELOPPEMENT. — Étroit dans le fœtus et la femelle adulte qui n'a point encore été fécondée, l'utérus prend plus d'ampleur chez les bêtes qui ont mis bas plusieurs fois.

FONCTIONS. — La matrice est le lieu où se développe l'embryon. C'est sur la membrane muqueuse de ce réservoir que l'œuf se greffe par son appareil placentaire, pour puiser indirectement dans le sang de la mère les matériaux de son développement. Cette fonction de l'utérus donne lieu aux considérations anatomiques et physiologiques les plus intéressantes. Nous aurons à y revenir en faisant l'histoire de l'œuf.

DIFFÉRENCES. — L'utérus de la vache, comparé à celui de la jument, ne présente que très peu de caractères différentiels, eu égard à sa disposition générale dans les cavités pelvienne et abdominale; seulement, il s'avance un peu moins dans cette dernière cavité. En effet, l'utérus étant supposé parfaitement horizontal, une ligne transverse tirée dans le plan de l'abdomen, en avant de l'angle externe de l'ilium, se trouverait dépassée tout au plus de 4 à 5 centimètres par l'extrémité des cornes, ce qui revient à dire que l'animal étant sur le dos, l'utérus se prolongerait seulement jusqu'au niveau de la quatrième ou de la cinquième vertèbre lombaire.

Étudié au point de vue de la forme, l'utérus présente chez la vache une disposition fort remarquable qu'il importe de noter : la courbure concave des cornes regarde en bas, tandis que cette même courbure est tourné en haut dans l'utérus de la jument. Or, chez l'une et l'autre femelle, l'attache des ligaments sous-lombaires se fait sur la concavité des cornes ; il arrive donc chez la vache, si l'on considère l'utérus librement suspendu dans l'abdomen, que l'extrémité des cornes se montre tordue en dehors et en haut, tandis que la base, bien que tirée dans le même sens par ces ligaments, conserve sa direction, maintenue qu'elle se trouve, d'une manière fixe et invariable, par le corps de l'utérus. Celui-ci reçoit, comme les cornes, l'insertion des ligaments larges sur son plan inférieur. Aussi proémine-t-il au-dessus de cette insertion, tandis que celui de la jument fait saillie par dessous. Ces ligaments sont, du reste, très amples, surtout à leur bord antérieur, et fortement écartés l'un de l'autre, en avant, vers leur attache sous-lombaire, qui se prolonge même sur les parois du flanc : on pourrait les comparer dans leur ensemble, à une cravate triangulaire dont l'angle impair serait attaché au fond de la cavité pelvienne, et les deux autres aux tubérosités des hanches ; sur cette cravate reposeraient le corps et une partie des cornes de l'utérus (1).

(1) Ces détails sont empruntés à la note que nous avons publiée en 1848 dans le *Recueil de médecine vétérinaire*, alors que nous étions encore sur les bancs de l'école d'Alfort. Je saisis cette occasion pour déclarer que des fautes d'impression nombreuses rendent quelques points de cette note à peu près incompréhensibles.

La cavité intérieure de la matrice, chez la vache, est moins ample que dans la jument. Cette cavité se montre parsemée de tubercules arrondis désignés sous le nom de *cotylédons*, et qui seront étudiés dans l'histoire du fœtus.

Sous le rapport des particularités de structure générale, nous n'avons rien à signaler, sinon que la membrane charnue est généralement plus épaisse que chez les solipèdes.

Dans la **Brebis** et dans la **Chèvre**, on retrouve la disposition décrite chez la vache. Mais les cotylédons sont creusés en cupule à leur centre. Aussi méritent-ils parfaitement leur nom.

Chez la **Truie**, le corps de la matrice est fort court, et les cornes, excessivement longues, flottent avec les circonvolutions intestinales. La même remarque s'applique à la **Chienne** et à la **Chatte**.

La **Lapine** a réellement deux matrices, chaque corne venant s'ouvrir par un orifice distinct au fond du vagin.

4° Du vagin.

Le vagin est un canal membraneux à minces parois, faisant suite à l'utérus et se terminant en arrière par l'ouverture extérieure désignée sous le nom de *vulve*. Situé dans la cavité pelvienne, qu'il traverse horizontalement d'avant en arrière, entre le rectum et la vessie, il répond par côté aux parois latérales du bassin et aux uretères.

Sa *surface intérieure*, toujours lubrifiée par un mucus abondant, est plissée longitudinalement. On y remarque en avant, au fond du canal, la saillie formée par le col utérin, c'est-à-dire le *museau de tanche* ou la *fleur épanouie*. En arrière, cette surface se continue avec celle de la vulve.

Étudié dans sa *structure*, le vagin se montre formé par deux membranes : l'*interne*, ou la *couche muqueuse*, se continue avec celle de la matrice ; l'*externe*, de nature dartoïque, est entourée, dans la plus grande partie de son étendue, d'une couche abondante de tissu cellulaire, qui la met en rapport avec les organes renfermés dans la cavité pelvienne ; mais en avant, elle se trouve enveloppée par la membrane péritonéale, repliée circulairement autour du canal vaginal pour se porter sur l'utérus.

Le sang est apporté à ces membranes par l'*artère honteuse interne* ; il en sort par des veines nombreuses qui sont disposées en plexus autour de l'organe et se dégorgent dans le tronc satellite de l'artère. — Les *nerfs* viennent du *plexus pelvien*.

Fonctions. — Le vagin reçoit l'organe mâle pendant l'accouplement, et livre passage au fœtus à l'époque de l'accouchement.

Différences. — Dans la **Vache** et la **Truie**, les parois latérales du vagin sont parcourues, jusqu'à une certaine distance, par un canal muqueux qui s'ouvre dans la cavité vulvaire, à côté du méat urinaire. Ces conduits, dont la signification est inconnue, sont désignés sous le nom de *canaux de Gœrtner*.

5° De la vulve.

Orifice extérieur du vagin, la vulve se trouve située dans la région périnéale, immédiatement au-dessous de l'anus. Nous considérerons successivement son *ouverture extérieure*, sa *cavité intérieure*, sa *structure*.

OUVERTURE EXTÉRIEURE DE LA VULVE. — C'est une fente allongée verticalement, présentant deux *lèvres* et deux *commissures*. — Les *lèvres*, tapissées en dehors par une peau riche en pigment colorant, fine, lisse, onctueuse et dépourvue de poils, sont recouvertes en dedans par la muqueuse; sur leur bord libre, se trouve la limite nette et précise des deux téguments. — La *commissure supérieure* est très aiguë et répond presque à l'anus, dont on la voit néanmoins séparée par un espace étroit constituant le *périnée*. — La *commissure inférieure* est obtuse et arrondie; elle loge le clitoris.

CAVITÉ INTÉRIEURE DE LA VULVE. — Cette cavité est décrite dans tous les auteurs d'anatomie vétérinaire comme appartenant au vagin, dont elle forme l'entrée; la considération des analogies qui existent entre les parties génitales de la femme et celles de brutes femelles exige cependant qu'on distingue cette cavité du canal vaginal. Elle offre à étudier la *membrane hymen*, qui la sépare de celui-ci, le *méat urinaire* et sa *valvule*, et enfin le *clitoris*.

Du clitoris. — Exactement semblable au corps caverneux du mâle, dont il représente une véritable miniature, long de 5 à 8 centimètres, le clitoris commence par deux racines fixées sur l'arcade ischiale, et recouvertes d'un muscle ischio-caverneux rudimentaire. Après s'être attaché sur la symphyse ischiale, au moyen d'un ligament suspenseur analogue à celui du mâle, il se dirige en arrière et vient faire saillie dans la cavité vulvaire, vers la commissure inférieure. Son extrémité libre, ainsi logée dans cette commissure, s'enveloppe d'un capuchon muqueux constituant le *prépuce du clitoris*, prépuce plissé en différents sens et creusé, vers le centre du tubercule clitorien, d'une *cavité folliculeuse* qui représente celle de l'extrémité de la verge du mâle. L'organisation du clitoris rappelle de tous points la structure du corps caverneux pénien : charpente fibreuse, tissu érectile, vaisseaux caverneux, tout se ressemble de la manière la plus exacte. C'est l'attouchement exercé par la verge du mâle sur cet organe, pendant la copulation, qui développe principalement l'excitation vénérienne.

Du méat urinaire et de sa valvule. — Le canal de l'urèthre, chez la femelle, est excessivement court. Il s'engage immédiatement sous le muscle sphincter antérieur de la vulve, et après un trajet de quelques centimètres, dans l'épaisseur de la paroi inférieure du vagin, il s'ouvre à l'intérieur de la cavité vulvaire, par un orifice couvert d'une large valvule muqueuse : c'est là le *méat urinaire* et sa *valvule*. — L'*orifice urinaire*, percé sur le plan inférieur de la cavité de la vulve, à 10 ou 15 centimètres de l'ouverture extérieure, est plus large que le canal uréthral du mâle, et peut admettre ainsi des sondes d'un assez fort calibre, pour le cathétérisme de la vessie. — La *valvule* a son bord libre tourné en arrière; elle semble ainsi diriger les urines vers l'ouverture extérieure de la vulve, et empêche leur reflux au fond du vagin.

De la membrane hymen. — Cette membrane, quand elle existe, sépare de la manière la plus nette la cavité vulvaire de la cavité vaginale. Mais elle se rencontre fort rarement; nous avons pu cependant l'observer plusieurs fois chez la jument adulte. Elle forme une cloison circulaire, fixée par son contour sur les parois vulvo-vaginales ainsi que sur la valvule du méat urinaire, et percée d'une ou plusieurs ouvertures, quelquefois fort étroites, chargées de faire communiquer la vulve avec le vagin. Maintes fois nous avons trouvé sur les vieilles juments poulinières des appendices pédiculés, débris de cette cloison muqueuse.

STRUCTURE DE LA VULVE. — La vulve offre à étudier dans sa structure : 1° la *membrane muqueuse* qui tapisse sa cavité intérieure; 2° un corps érectile appliqué sur cette membrane, et désigné sous le nom de *bulbe vaginal*; 3° *deux muscles constricteurs*, l'un *antérieur*, l'autre *postérieur*; 4° *deux ligaments musculeux*; 5° la *peau extérieure*.

1° *Membrane muqueuse.* — Continue avec celle du vagin et de la vessie, cette membrane offre une couleur rosée qui peut passer au rouge vif à l'époque des chaleurs. Souvent elle présente, près du bord libre des lèvres, des taches pigmentaires qui la colorent en noir, ou lui donnent une teinte marbrée; c'est le cas ordinaire du capuchon clitorien. Elle possède dans son épaisseur une grande quantité de follicules muqueux et de glandes sébacées. Celles-ci existent près du bord libre, et se trouvent surtout accumulées sur le clitoris, ainsi que dans l'espace compris entre cet organe érectile et la commissure inférieure de la vulve, où on les voit confluer dans plusieurs petits sinus.

2° *Bulbe vaginal.* — C'est un organe entièrement formé de tissu érectile à larges aréoles, et divisé en deux branches, qui partent des environs des racines clitoriennes, pour se porter sur les côtés de la vulve, où on les voit se terminer par un lobe arrondi. Recouvert par le constricteur postérieur de la vulve, le bulbe vaginal communique inférieurement avec les veines caverneuses. L'afflux du sang dans les cellules de son tissu resserre la cavité vulvaire, et concourt à rendre plus parfaite la coaptation des organes copulateurs pendant l'acte de l'accouplement.

3° *Muscles de la vulve.* — Imparfaitement décrits et déterminés dans les ouvrages d'anatomie vétérinaire, ils appartiennent à la catégorie des muscles volontaires. Nous en reconnaissons deux que nous décrivons sous les noms de *constricteurs postérieur* et *antérieur*.

Constricteur postérieur de la vulve. — Analogue au *constricteur du vagin* de la femme, ce muscle forme un véritable sphincter compris dans l'épaisseur des lèvres de la vulve. Supérieurement, ses fibres se confondent avec celles du sphincter anal, ou s'attachent au sacrum par l'intermédiaire des ligaments suspenseurs. Inférieurement, les plus antérieures se fixent sur la base du clitoris; les postérieures se contournent en anses sous la commissure; les moyennes se prolongent dans l'entre-deux des cuisses, et s'insèrent sur la face interne de la peau.

En dedans, il répond au bulbe vaginal et à la muqueuse de la vulve. Sa face externe est séparée de la peau des lèvres par un tissu cellulo-fibreux très vasculaire, susceptible d'éprouver la contraction tonique, tissu au milieu duquel on rencontre toujours plusieurs faisceaux rouges isolés, dépendances du muscle principal.

Ce muscle, en se contractant pendant la copulation, resserre l'entrée du vagin et comprime la verge; et comme en raison de son attache au clitoris il ne peut entrer en action sans relever cet organe érectile, il l'applique sur l'organe du mâle, en rendant ainsi les attouchements plus sensibles. Chez les femelles en chaleur, on voit souvent les mouvements du clitoris amener cet organe au dehors, surtout après l'expulsion de l'urine ; dans ce cas, les fibres du constricteur attachées sur le clitoris relèvent celui-ci par sa base, et celles qui prennent leur appui sur la peau de l'entre-deux des cuisses abaissent la commissure inférieure de la vulve ; cette double action découvre nécessairement le tubercule érectile logé dans cette commissure.

Constricteur antérieur de la vulve. — Analogue au muscle de Wilson du mâle, ce constricteur est formé de fibres arciformes qui enveloppent, en dessous et par côté, les parois du vagin, à l'entrée même de ce conduit, et dont les extrémités sont continuées, au moyen de faisceaux aponévrotiques, jusque sur les côtés du rectum, où elles se perdent. Par son bord antérieur, ce muscle se confond avec le précédent.

4° *Ligaments musculeux de la vulve.* — Trace des cordons suspenseurs de la verge du mâle, ces ligaments se montrent disposés de la même manière à leur origine. Après s'être réunis sous le rectum, ils descendent en plusieurs faisceaux dans les lèvres de la vulve, et se perdent parmi les fibres du constricteur postérieur.

5° *Peau extérieure.* — Elle est fine, noire, dépourvue de poils, lisse, onctueuse, et fortement adhérente aux tissus sous-jacents.

6° Des mamelles.

Les mamelles sont des organes glanduleux chargés de sécréter le fluide qui doit nourrir le petit sujet dans les premiers mois qui suivent la naissance ; organes rudimentaires dans la jeunesse, se développant à l'âge où les femelles deviennent aptes à la reproduction, prenant tout leur volume à la fin de la gestation, entrant en pleine activité après la mise bas, se tarissant et revenant sur elles-mêmes quand la période d'allaitement est terminée.

Elles sont au nombre de deux, accolées l'une à l'autre, et placées dans la région inguinale, où elles occupent la place des bourses, chez le mâle.

A l'extérieur, elles représentent deux masses hémisphériques, séparées l'une de l'autre par un sillon médian peu profond, présentant chacune dans leur centre un prolongement dit *trayon*, *mamelon* ou *tétine*, prolongement percé à son extrémité libre de plusieurs orifices, d'où s'échappe le lait, et par lequel le petit sujet opère la succion.

Ces deux masses sont fixées dans leur position par la peau qui les recouvre, peau mince, noirâtre, couverte d'un duvet court et fin, et tout à fait dépourvue de poils aux environs du mamelon ainsi que sur ce prolongement, où la surface cutanée se montre lisse, grasse et onctueuse. Elles se trouvent de plus attachées à la tunique abdominale à l'aide de plusieurs lames élastiques, larges et courtes, rappelant les ligaments suspenseurs du fourreau chez le mâle.

Étudiées dans leur structure, les glandes mammaires offrent à considérer : 1° une *enveloppe fibreuse jaune ;* 2° un *tissu glandulaire ;* 3° les *sinus* ou *réservoirs galactophores ;* 4° les *canaux excréteurs proprement dits*, ou les *conduits du mamelon.*

L'*enveloppe de tissu élastique*, adossée sur la ligne médiane avec son homologue, se confond avec les lames de suspension qui descendent de la tunique abdominale, et envoie dans l'épaisseur de la glande un certain nombre de cloisons interposées entre les principaux lobules.

Le *tissu glandulaire* se décompose en *grains* ou *acini*, rassemblés en grappes sur les *canaux lactifères*. Ceux-ci commencent par des extrémités en cul-de-sac, se jettent les uns dans les autres, et finissent par constituer un certain nombre de canaux principaux, qui s'ouvrent dans les *sinus galactophores*.

Placés à la base du mamelon, ces *sinus*, ou *réservoirs galactophores*, sont généralement au nombre de deux principaux, quelquefois trois et même quatre, communiquant ensemble presque toujours, et prolongés dans le mamelon par un nombre égal de canaux *excréteurs définitifs* parfaitement indépendants, dont les orifices, toujours très étroits, se montrent les uns à côté des autres à l'extrémité libre de la tetine. Une fine membrane muqueuse tapisse la face interne de cet appareil d'excrétion, membrane doublée, dans le mamelon, par une couche épaisse de tissu dartoïque susceptible de contractions ; et cette couche est elle-même enveloppée par la peau, qui lui adhère intimement.

Du *tissu cellulaire*, des *vaisseaux* et des *nerfs* connus complètent cette organisation.

Chez la **Vache**, chaque masse mammaire latérale, quoique enveloppée dans une seule capsule fibreuse, se compose de deux glandes bien distinctes, ayant chacune leur *trayon*. Cet animal possède donc réellement *quatre mamelles* et *quatre tetines*.

On trouve même souvent, en arrière de celles-ci, deux petits trayons rudimentaires et imperforés.

Au centre de chaque glande, et à la base de la tetine, existe un seul *sinus galactophore*, confluent général de tous les *conduits lactifères*, vaste cavité ouverte à l'extérieur par un seul *canal excréteur* définitif.

Dans la **Brebis** et dans la **Chèvre** il n'y a que deux mamelles, comme chez la jument ou l'ânesse; mais ces mamelles sont exactement conformées sur le même plan que celles de la vache. La chèvre présente souvent deux mamelons postérieurs rudimentaires.

Chez les femelles multipares, c'est-à-dire la **Lapine**, la **Truie**, la **Chienne**, la **Chatte**, les mamelles sont en nombre approximativement proportionnel à celui des petits de chaque portée. Ainsi, on en trouve habituellement dix dans les trois premières, et huit chez la dernière. Ces mamelles sont disposées sur deux rangées latérales étendues depuis le pli de l'aine jusque dans la poitrine; aussi sont-elles ou *inguinales* ou *abdominales*, ou *pectorales*, suivant leur position. Elles n'offrent plus, comme dans les autres femelles, de réservoirs galactophores, les canaux lactifères se réunissant directement en un nombre variable de conduits définitifs, qui traversent le mamelon pour s'ouvrir à son extrémité par cinq à dix orifices.

APPENDICE AU LIVRE HUITIÈME.

DU FŒTUS.

L'*œuf* contenu dans les *vésicules de Graaf* se présente avec des dimensions extrêmement exiguës : c'est un petit sphéroïde du diamètre de un dixième de millimètre au plus. Pour arriver à former le nouvel être désigné sous le nom de *fœtus*, il passe par plusieurs phases successives d'une étude extrêmement intéressante, mais qui appartient au domaine de la physiologie.

Aussi le supposerons-nous descendu dans l'intérieur de la cavité utérine, et arrivé vers le terme de son développement, pour en présenter l'étude anatomique.

Cette étude a déjà été faite en partie, puisque nous avons indiqué, dans la description spéciale de chaque organe, les caractères qu'il présente pendant la vie intra-utérine. Mais il est un appareil particulier au fœtus qui n'a pas même encore été signalé, et par l'intermédiaire duquel le jeune sujet se met en rapport avec la face interne de l'utérus de la mère, appareil annexe dont nous allons nous occuper maintenant, et qui comprend : 1° une enveloppe membraneuse exactement conformée comme la matrice, et connue sous le nom de *chorion ;* 2° un second sac, ovoïde, inclus dans le premier, et contenant lui-même le fœtus : c'est l'*amnios ;* 3° l'*allantoïde*, membrane formée de deux feuillets, étalée sur la face interne du sac chorial et sur la face externe du sac amniotique, tapissant ainsi les parois de la cavité comprise entre ces deux enveloppes ; 4° une petite ampoule piriforme constituant la *vésicule ombilicale ;* 5° le *placenta*, ensemble de houppes vasculaires répandues sur la face externe du chorion, enfoncées dans les follicules de la muqueuse utérine, et greffant ainsi le petit sujet sur la mère ; 6° le *cordon ombilical*, composé de vaisseaux qui rattachent le fœtus aux enveloppes dans lesquelles celui-ci se trouve contenu, et qui vont se ramifier dans les houppes placentaires.

1° Du chorion (fig. 202, 203).

Enveloppe la plus extérieure de l'œuf, le chorion représente un sac membraneux parfaitement clos, dont la forme générale rappelle tout à fait celle de la matrice elle-même. On lui trouve donc un *corps* et deux *cornes :* celles-ci se montrant plissées et bosselées, à la manière du cæcum, après l'insufflation du sac, et présentant toujours un volume inégal, celle dans laquelle s'est développé le fœtus ayant, bien entendu, de plus grandes dimensions.

La *face externe* est parsemée de petits tubercules rougeâtres formés par les houppes placentaires.

La *face interne*, tapissée par le feuillet externe de l'allantoïde, se trouve unie de la manière la plus étroite à cette membrane, excepté vers le point d'insertion du cordon vasculaire, où il existe une sorte d'infundibulum conique occupé par la vésicule ombilicale.

Fig. 202 (*).

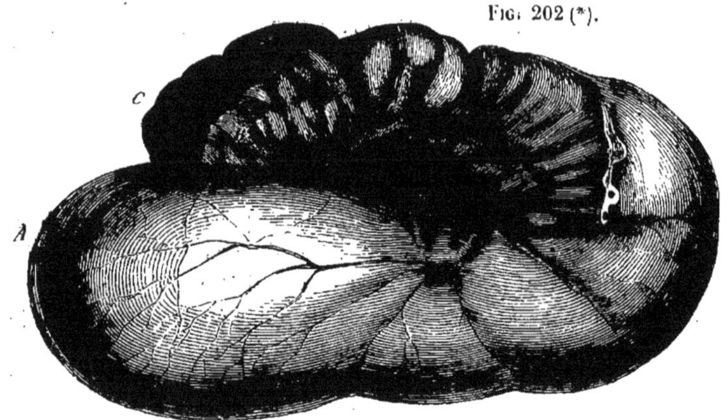

C'est une trame fibro-celluleuse qui forme la base du tissu du chorion.

2° De l'Amnios (fig. 203. C.).

Deuxième sac enveloppant du petit sujet; l'amnios flotte librement à l'intérieur du sac chorial, avec lequel il n'est uni que dans un seul point, par l'intermédiaire du cordon ombilical. Il contient dans sa cavité le petit sujet, qui se trouve fixé sur la face interne du sac, également au moyen des vaisseaux du cordon.

L'amnios s'offre avec une forme ovoïde et des parois minces et transparentes.

La *face externe* est recouverte par le feuillet interne de la membrane allantoïdienne, et n'adhère que faiblement à cette membrane.

La *face interne* est parfaitement lisse, et appliquée plus ou moins directement sur la peau du fœtus. Elle laisse exhaler un liquide dans lequel baigne celui-ci, et qui forme le *fluide amniotique*, ou les *eaux de l'amnios.*

L'amnios offre la même texture que le chorion; c'est donc une membrane fibro-celluleuse. On démontre, chez le jeune fœtus, qu'elle se continue avec la peau de celui-ci au pourtour de l'ombilic.

Liquide amniotique. — Renfermé avec le fœtus dans la cavité de l'amnios, ce liquide se montre plus ou moins abondant, suivant l'époque de la gestation. Sa quantité relative est toujours d'autant moindre que le fœtus est plus avancé. On lui trouve une couleur un peu lactescente dans l'œuf récent, couleur qui devient plus tard citrine et légèrement roussâtre.

3° De l'Allantoïde.

L'allantoïde est une membrane qui tapisse la face interne du chorion, et qui se replie autour du point d'insertion du cordon ombilical pour aller s'étendre sur toute la face extérieure de l'amnios. Elle transforme ainsi le sac du chorion en une

(*) Fig. 202. — *Vue extérieure du sac chorial dans le fœtus de jument.* — A. Corps. B, C. Cornes.

sorte de cavité séreuse, dans laquelle le sac amniotique se trouve enfermé à la manière d'un viscère.

Le *feuillet interne* ou *amniotique* contracte avec l'amnios « une adhérence peu intime, que la dissection et surtout l'insufflation détruisent facilement. Lorsqu'on a

Fig. 203 (*).

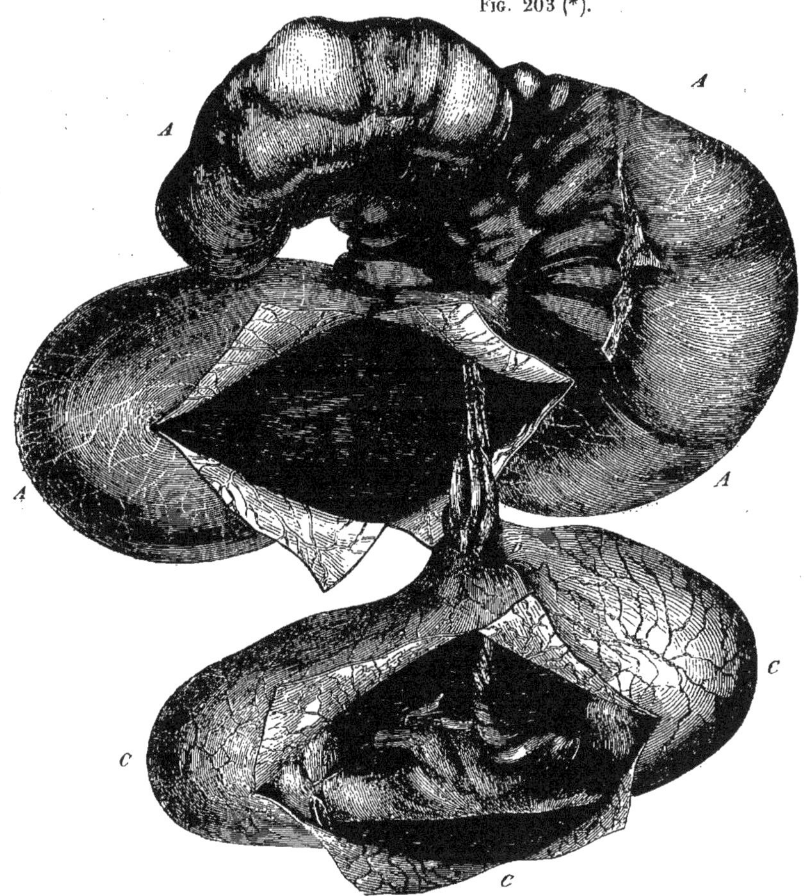

recours au second de ces moyens pour séparer les deux membranes, on voit la surface de l'allantoïde prendre une apparence bouillonnée, due aux nombreuses brides cellulaires qui la lient à l'amnios. Ces brides se rompent à mesure que l'on force l'insufflation, en faisant entendre un bruit analogue à celui que produirait le froissement d'un parchemin sec. On peut, avec un peu de soin, détacher en entier cette portion de l'allantoïde, dont l'étendue égale celle de l'amnios.

» Le degré d'adhérence de l'*allantoïde choriale* est beaucoup plus marqué. La dissection ordinaire, assez facile à exécuter le long des premières divisions du

(*) Fig. 203. — *Fœtus de jument et ses enveloppes.* — *A*. Sac chorial. *C*. Sac amniotique retiré hors de la cavité allantoïdienne, et ouvert lui-même de manière à laisser voir le fœtus. *D*. Infundibulum de l'ouraque. *B*. Portion allantoïdienne du cordon ombilical. *b*. Point de la surface externe du chorion dépourvu de villosités placentaires et correspondant au lieu d'insertion de trois hippomanes pédiculés.

cordon, rencontre d'autant plus de difficultés, que l'on se rapproche davantage du chorion, et devient bientôt, sinon impossible, du moins assez difficile pour que l'on ne puisse séparer que des lambeaux d'allantoïde. Mais ici l'insufflation vient démontrer l'existence de cette membrane, et sa continuité avec la portion que nous avons séparée assez facilement de l'amnios.

» En effet, si, après avoir ouvert le sac allantoïdien en fendant le chorion et le feuillet qui le tapisse, on introduit un tube entre les deux membranes, ce qui est facile à exécuter auprès d'un gros vaisseau, on voit, par une légère insufflation, l'air pénétrer entre l'allantoïde et le chorion, mais seulement en suivant le trajet des vaisseaux d'un certain volume, sur les côtés desquels il y a à peine adhérence. Si l'on force l'insufflation, l'air, suivant les plus petites ramifications vasculaires, rend la membrane bien plus apparente encore, sans cependant pouvoir, par son effort, la détacher des points où les vaisseaux sont devenus à peu près capillaires.

» Si, au lieu de pousser l'injection aérienne vers les ramifications, on la dirige en sens contraire, on voit bientôt le fluide se porter vers la portion allantoïdienne du cordon ombilical, et s'insinuer entre l'amnios et la portion de l'allantoïde qui le recouvre : preuve évidente de la continuité des deux feuillets que nous avons séparés pour les étudier, mais qui ne sont que deux parties d'une membrane unique, dont l'ensemble forme un sac complet. » (F. LECOQ, *Des annexes du fœtus.*)

La cavité de ce sac est mise en communication avec l'intérieur de la vessie au moyen de l'*ouraque*, canal étroit contenu dans la portion amniotique du cordon ombilical, et s'évasant vers l'origine de la portion allantoïdienne (au point D, fig. 203), où ses parois se continuent, d'une part avec le feuillet amniotique de la membrane, d'autre part avec le feuillet chorial, après s'être prolongées en gaîne autour du cordon, BB. Cette disposition montre la véritable nature de la cavité allantoïdienne; celle-ci représente évidemment une sorte de réservoir urinaire, dépendant de la vessie, dont le fond se prolonge en infundibulum jusqu'à l'ombilic (fig. 145 et 197) pour constituer l'ouraque, qui suit les vaisseaux ombilicaux dans la portion amniotique du cordon, et s'épanouit bientôt en formant la cavité allantoïdienne.

Liquide allantoïdien. — Cette cavité renferme un liquide analogue aux eaux de l'amnios et qui présente à peu près les mêmes caractères physiques. L'analyse démontre, dans ce liquide, pendant les premiers mois de la vie du fœtus, une assez grande proportion de sucre, qui diminue peu à peu, et finit par disparaître tout à fait.

Hippomanes. — On appelle ainsi de petits corps brunâtres qui flottent dans le liquide allantoïdien, corps plus ou moins nombreux, mais le plus souvent réduits à un seul.

« Ces corps, de consistance analogue à celle du gluten et élastiques comme cette substance, sont de forme aplatie, plus minces sur les bords que vers le centre, ovales ou irrégulièrement arrondis et du diamètre moyen d'une pièce de cinq francs.

» Il est difficile d'expliquer la présence de l'hippomane dans le sac de l'allantoïde. Rien dans son aspect n'annonce qu'il puisse être formé aux dépens du liquide que contient cette membrane. Quelquefois on rencontre des hippomanes pédiculés, et peut-être ce fait pourrait-il aider à expliquer la formation de l'hippomane libre. Bourgelat a parlé, dans son Anatomie, des hippomanes pédiculés, et j'ai pu, sur un fœtus où je les ai rencontrés en grand nombre, faire les observations suivantes :

» Outre l'hippomane libre que l'on rencontre flottant dans les eaux de l'allantoïde, on remarquait, à la paroi externe du sac, un grand nombre de petits corps en forme de larmes et de grosseur variable, adhérant par un pédicule d'autant plus étroit que ces corps étaient plus développés. Leur couleur était la même que celle de l'hippomane principal, et si on les pressait entre les doigts, on voyait la matière brune, contenue dans un sac à minces parois, disparaître par le pédicule pour aller s'échapper à la surface externe du chorion. Là, les villosités du placenta manquaient aux abords de l'ouverture, qui se trouvait entourée d'une espèce d'auréole blanchâtre (fig. 203, *b*).

» Ne pourrait-on pas admettre, d'après cette disposition, que l'hippomane se développe entre le placenta et l'utérus, et se porte en dedans en poussant devant lui le chorion et le feuillet de l'allantoïde qui le tapisse, pour s'avancer, et par suite se détacher dans la cavité allantoïdienne, comme certains corps fibreux ou cartilagineux pénètrent dans les cavités synoviales ou séreuses ? » (F. Lecoq.)

4° De la vésicule ombilicale.

La vésicule ombilicale est une petite poche fusiforme ou piriforme, logée dans l'infundibulum qui est placé à l'extrémité du cordon ombilical. Son fond adhère au chorion ; l'extrémité opposée se prolonge plus ou moins loin dans l'épaisseur du cordon et se continue même, chez le fœtus très jeune, jusque dans la cavité abdominale, par un canal étroit qui communique avec la portion terminale de l'intestin grêle.

Cette poche présente une couleur rougeâtre qu'elle doit à sa grande vascularité. Ses parois reçoivent, en effet, une artère spéciale provenant de la mésentérique antérieure ; elles donnent naissance à une veine correspondante qui se termine dans la veine porte. Ce sont là les deux *vaisseaux omphalo-mésentériques*.

Dans les derniers mois de la vie fœtale, cette vésicule ombilicale se montre presque toujours plus ou moins atrophiée ; sa cavité a disparu, et elle ne forme plus qu'une sorte de cordon rouge brun d'un très petit diamètre. Ses vaisseaux s'atrophient de la même manière, et presque toujours même on ne rencontre plus alors que l'artère réduite aux dimensions d'un fil.

5° Du placenta.

Chez les solipèdes, le placenta est constitué par une multitude de petits tubercules répandus uniformément à la surface extérieure du chorion, qu'ils recouvrent à peu près complétement.

Ces petits tubercules sont formés par une réunion de villosités extrêmement vasculaires, qui s'enfoncent dans les follicules de la muqueuse utérine. Ce sont les ramifications terminales des vaisseaux du cordon qui constituent l'appareil vasculaire de ces villosités.

6° Du cordon ombilical.

Le cordon est formé par les vaisseaux qui, du petit sujet, portent le sang aux enveloppes et principalement au placenta.

Ce cordon se divise en deux parties : l'une *amniotique*, la plus longue, toujours tordue sur elle-même à la manière d'une véritable corde, et recouverte extérieurement par la membrane amniotique, qui se prolonge à sa surface pour aller se continuer avec la peau au pourtour de l'ombilic; l'autre *allantoïdienne* (fig. 203, B),

Fig. 204 (*).

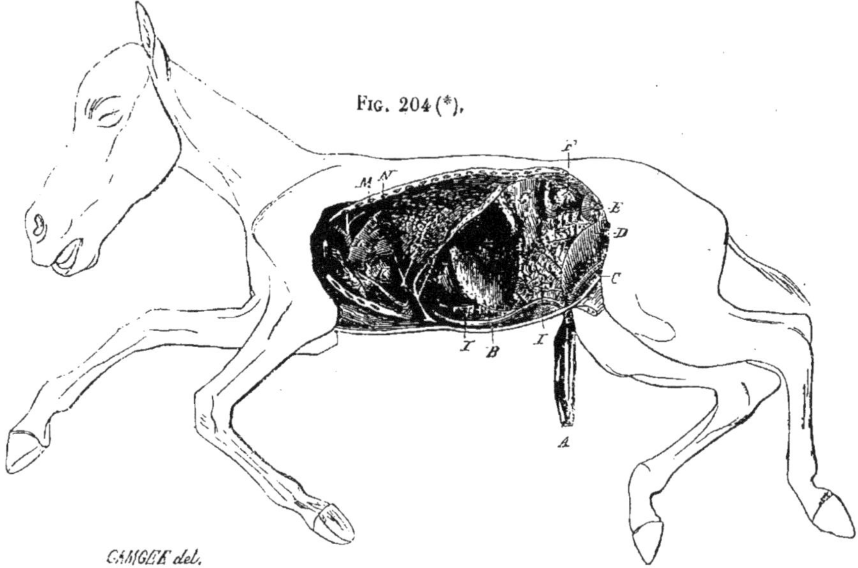

beaucoup plus courte, moins tordue, enveloppée par la gaîne qui établit la continuité entre les deux feuillets de l'allantoïde, et s'insérant sur la paroi supérieure du sac chorial, entre les deux cornes.

Trois vaisseaux entrent dans la composition de ce cordon : deux *artères* et une *veine*, vaisseaux enveloppés d'une couche de matière gélatiniforme, qui les fait paraître beaucoup plus volumineux qu'ils ne sont réellement.

Les ARTÈRES OMBILICALES (fig. 145, 3) naissent de l'artère iliaque interne, se portent sur les côtés de la vessie, gagnent l'ombilic, traversent cette ouverture, arrivent à l'extrémité terminale de la portion amniotique du cordon, abandonnent à ce point quelques rameaux destinés aux parois du sac de l'amnios, et se continuent jusqu'à l'extrémité de la portion allantoïdienne du cordon, où elles se terminent par une expansion de branches placentaires.

Les *divisions amniotiques* de ces artères sont extrêmement flexueuses et peu

(*) Fig. 204. — *Fœtus ouvert du côté gauche (figure principalement destinée à montrer le trajet des vaisseaux ombilicaux à l'intérieur du corps)*. *A*. Cordon ombilical. *B*. Veine ombilicale. *C*. Artère ombilicale. *D*. Vessie. *E*. Testicule. *F*. Rein. *G*. Rate. *H*. Foie. *I*. Intestin. *J*. Poumon. *K*. Cœur. *L*. Artère pulmonaire. *M*. Canal artériel. *O*. Thymus.

abondantes; elles se trouvent comprises entre le feuillet allantoïdien et la membrane du sac amniotique, en dedans duquel on les voit faire saillie.

Les *divisions placentaires* ou *choriales*, infiniment plus nombreuses et plus grosses, partent de l'extrémité terminale du cordon, se dirigent dans toutes les directions, en rampant entre le chorion et le feuillet externe de l'allantoïde, sous lequel elles se dessinent en saillie. Elles forment, par leurs anastomoses, un réseau d'une grande richesse, d'où procèdent les ramuscules capillaires qui se jettent dans les villosités du placenta. L'observation démontre que ces ramuscules sont sans

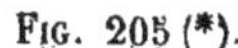

Fig. 205 (*).

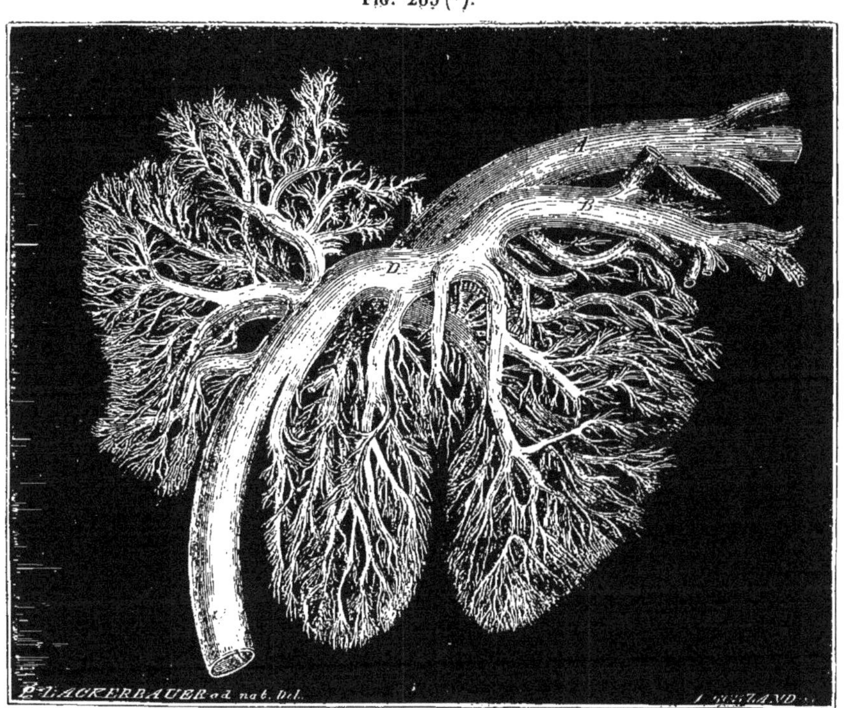

communication avec les vaisseaux de la mère, et qu'elles sont continuées par les radicules veineuses, origine du vaisseau que nous allons faire connaître.

La VEINE OMBILICALE commence donc par les radicules capillaires des villosités du placenta, radicules formant par leur réunion entre le chorion et l'amnios, un réseau de divisions plus volumineuses, dont la richesse est encore supérieure à celle de l'arborisation artérielle. Deux branches principales succèdent enfin à cet appareil radiculaire, branches bientôt réunies en un seul tronc, qui suit dans le cordon les deux artères correspondantes. Arrivé à l'ombilic, ce tronc vasculaire, c'est-à-dire la veine ombilicale (fig. 204), s'infléchit en avant, sur la face interne de la paroi abdominale, où elle est couverte par le péritoine, arrive au foie, se plonge dans

(*) Fig. 205. — *Vaisseaux du foie d'un fœtus de jument à mi-terme.* — *A.* Veine cave postérieure. *B.* Veine porte. *C.* Veine ombilicale. *D.* Anastomose du tronc de la veine ombilicale avec celui de la veine porte. (Empruntée à M. Colin, *Physiologie comparée des animaux domestiques.* Paris, 1856, t. II, fig. 107, p. 595.)

sa substance, et s'abouche directement avec la veine porte. Il résulte de cette réunion, que ces deux vaisseaux forment, dans l'intérieur du foie, un seul et même canal d'où procèdent les veines sous-hépatiques (fig. 205). Dans les animaux autres que les solipèdes, ce canal unique donne naissance, en plus, à un vaisseau particulier, d'un volume assez considérable, qui se jette directement dans la veine cave postérieure; vaisseau formant ce qu'on appelle le *canal veineux* (fig. 205).

Fig. 206 (*).

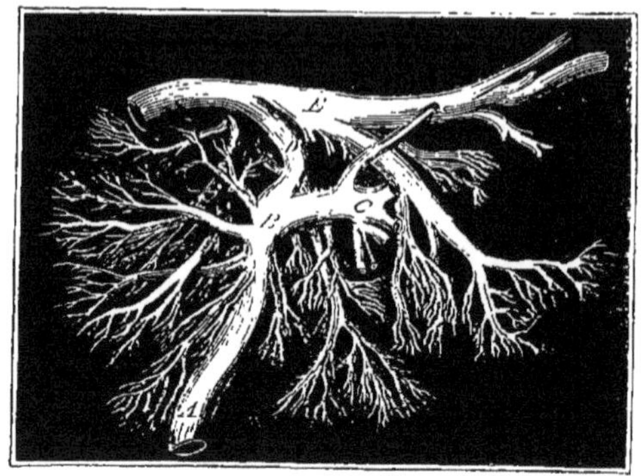

Tels sont les vaisseaux ombilicaux. Comme on le voit, ils font partie du système sanguin du petit sujet, qu'il n'est pas sans intérêt d'étudier ici d'une manière générale, pour faire comprendre le mécanisme de la circulation dans le fœtus.

Et d'abord, on observera que le cœur présente, au milieu de la cloison interauriculaire, un vaste orifice qui fait communiquer les deux oreillettes (fig. 207, 5). Appelé *trou de Botal*, cet orifice présente une valvule, dont le bord libre, tourné du côté de la cavité auriculaire gauche, se soude, après la naissance, avec le contour de l'orifice qui se bouche ainsi hermétiquement. On remarquera encore que l'artère pulmonaire se jette, presque tout entière, dans l'aorte thoracique par le conduit déjà signalé sous le nom de *canal artériel*. Le cœur du fœtus se comporte donc comme s'il était formé d'une seule cavité, puisque les deux compartiments auriculaires sont mis en communication par le trou de Botal, et que les deux compartiments ventriculaires s'ouvrent également l'un dans l'autre, mais d'une manière indirecte, au moyen du canal artériel.

Fig. 207 (*).

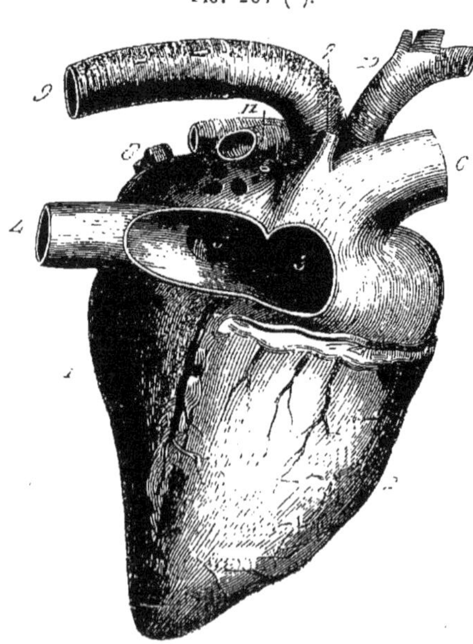

Que ce cœur se contracte, et il chassera le fluide qu'il contient dans ces deux

(*) Fig. 206. — *Foie d'agneau à terme.* — *A.* Veine ombilicale. *B.* Anastomose de cette dernière avec la veine porte. *C.* Veine porte. *D.* Canal veineux. *E.* Veine cave postérieure. (Empruntée à M. Colin, *Traité de physiologie comparée des animaux domestiques*. Paris, 1856, t. II, fig. 108, page 596).

(*) Fig. 207. — *Cœur d'un fœtus de jument* (*l'oreillette droite et la veine cave postérieure ont été ouvertes pour laisser voir le trou de Botal*). — 1. Ventricule gauche. 2. Ventricule droit. 3. Intérieur de l'oreillette droite. 4. Veine cave postérieure. 5. Trou de Botal.

cavités à l'intérieur du système aortique, qui le transportera dans toutes les parties du corps et jusqu'au placenta. Ramené de ce dernier appareil, par la veine ombilicale, au sein de la glande hépatique, le sang se mêle alors avec celui que la veine porte a pris dans les parois du tube gastro-intestinal. Il traverse ensuite le réseau intermédiaire aux vaisseaux sus-hépatiques et sous-hépatiques, arrive dans la veine cave postérieure, se réunit là avec le fluide veineux revenu de la partie postérieure du tronc, gagne enfin l'oreillette droite, et s'y mélange avec le sang versé par la veine cave antérieure. La masse qui résulte de ce mélange tombe en partie seulement dans le ventricule droit, l'autre partie passant, par le trou de Botal, dans le cœur gauche, où arrive également la petite quantité de sang qui traverse le poumon.

7° Des annexes du foetus chez les ruminants.

Placenta. — L'appareil placentaire de la *vache* n'est pas uniformément répandu sur la surface externe du chorion. Il est constitué par un nombre variable de corps vasculaires, une soixantaine en moyenne, disséminés çà et là, engrenés, par pénétration réciproque des reliefs et des cavités, avec des corps analogues de la face interne de la matrice, qu'on désigne sous le nom de *cotylédons*.

Ceux-ci ne sont que des points épaissis de la membrane muqueuse, dont les follicules se sont énormément agrandis. Ils existent déjà, comme on l'a vu, avant la gestation; mais l'observation démontre qu'il peut s'en former de toutes pièces, surtout dans les cas où des circonstances tout à fait accidentelles rendent les premiers insuffisants. Les plus gros se rencontrent dans le corps de l'utérus; au sein des cornes, on les trouve d'autant plus petits qu'ils sont plus rapprochés de l'extrémité. Leur forme est généralement ellipsoïde. Ils tiennent à la surface utérine par un large pédoncule muqueux. Leur surface est convexe, criblée d'orifices dans lesquels pénètrent les villosités placentaires. On les observe toujours avec une couleur jaunâtre qui, jointe à leurs autres caractères extérieurs, les fait ressembler aux champignons appelés morilles.

Quant aux *placentas*, ils répètent, à la surface du chorion, la disposition présentée par les cotylédons sur la matrice. Ce sont des plaques vasculaires, concaves, embrassant exactement les cotylédons, et offrant à leur surface une multitude de longues papilles ramifiées, qui s'enfoncent dans les cavités cotylédonaires. Ils tiennent au chorion par un pédicule vasculaire très épais et très court.

Dans la *brebis* et la *chèvre*, on retrouve une disposition exactement semblable, avec cette différence, néanmoins, que les cotylédons sont creusés, à leur centre, d'une vaste excavation dans laquelle s'enfonce le placenta.

Chorion. — Cette membrane répond à la face interne de l'utérus dans les points inter-placentaires. Sa face profonde est unie, au moyen d'un tissu cellulaire lamelleux, à l'amnios et à l'allantoïde. La forme générale de ce sac répète, du reste, exactement celle de la cavité utérine.

Allantoïde. — Bien différente de celle du cheval, et beaucoup moins compliquée, du reste, l'allantoïde des ruminants représente une cavité très allongée, dont la partie moyenne reçoit l'insertion de l'ouraque, et dont les extrémités se prolongent dans les deux cornes du chorion. Ce sac, épanouissement du canal ouraque, se trouve toujours renversé sur l'un des côtés de l'amnios. Dans le liquide qu'il contient, flottent parfois des hippomanes.

Amnios. — Tout à fait semblable à celle des solipèdes, cette membrane, assez facilement décomposable en deux lames, présente, sur sa face interne, une grande quantité de petites plaques épidermoïdes, d'un blanc jaunâtre, apparentes surtout sur la gaîne amniotique du cordon.

Cordon ombilical. — Il comprend deux artères et deux veines, ces dernières se réunissant en un seul tronc à leur entrée dans l'abdomen. Ces vaisseaux, pour gagner le chorion, traversent seulement la cavité amniotique. Ils sont accompagnés par l'ouraque, qui offre, à leur extrémité terminale, la dilatation d'où résulte le sac allantoïdien.

Vésicule ombilicale. — Cette poche disparaît de très bonne heure. On n'en retrouve même plus les vestiges après la formation des parois abdominales.

8° Des annexes du fœtus dans l'espèce porcine.

Le *placenta* est formé par une expansion de tubercules villeux exactement semblables à ceux des solipèdes.

Le *chorion* ne présente plus un corps et deux cornes. C'est un sac allongé dont les deux extrémités se mettent en rapport avec les enveloppes des fœtus voisins. La face interne répond, ainsi que dans les ruminants, à l'amnios et à l'allantoïde.

Celle-ci offre la même disposition que dans la vache; mais elle est incomparablement plus courte.

La *vésicule ombilicale*, l'*amnios* et le *cordon* donnent lieu également aux mêmes considérations que chez les ruminants.

9° Des annexes du fœtus dans les carnassiers.

Le *placenta* représente une ceinture épaisse entourant circulairement la partie moyenne du chorion.

Celui-ci ressemble tout à fait au chorion de l'espèce porcine.

L'*allantoïde* est disposée en principe comme chez les solipèdes.

La *vésicule ombilicale*, qui reste très développée à toutes les époques de la vie fœtale, rappelle par sa forme l'allantoïde du porc; c'est un sac allongé transversalement, compris entre l'amnios et le feuillet allantoïdien interne, pourvu, dans sa partie moyenne, d'un pédicule étroit qui se prolonge dans le cordon ombilical, et présentant des parois extrêmement vasculaires.

L'*amnios* est tapissé sur sa face externe par le feuillet interne de l'allantoïde.

Quant au *cordon ombilical*, il présente, comme chez les solipèdes, une portion allantoïdienne, mais elle est extrêmement courte et enveloppée dans un large repli de la membrane allantoïde.

FIN.

TABLE DES MATIÈRES.

LIVRE PREMIER.

APPAREIL DE LA LOCOMOTION.

LIVRE DEUXIÈME.

APPAREIL DE LA DIGESTION.

LIVRE TROISIÈME.

APPAREIL DE LA RESPIRATION.

LIVRE QUATRIÈME.

APPAREIL DE LA DÉPURATION URINAIRE.

LIVRE CINQUIÈME.

APPAREIL DE LA CIRCULATION.

LIVRE SIXIÈME.

APPAREIL DE L'INNERVATION.

LIVRE SEPTIÈME.

APPAREILS DES SENS.

LIVRE HUITIÈME.

APPAREILS DE LA GÉNÉRATION.

APPENDICE AU LIVRE HUITIÈME.

DU FŒTUS ET DE SES ANNEXES.

FIN DE LA TABLE DES MATIÈRES.